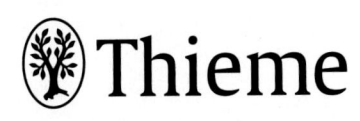

Normalbefunde in der Skelettreifung

S. Lowell Kahn
Cree M. Gaskin
Victoria L. Sharp, DO
Theodore E. Keats, MD †

2304 Abbildungen

Georg Thieme Verlag
New York · Stuttgart

Bibliografische Information
der Deutschen Nationalbibliothek

Die Deutsche Nationalbibliothek verzeichnet diese Publikation in der Deutschen Nationalbibliografie; detaillierte bibliografische Daten sind im Internet über http://dnb.d-nb.de abrufbar.

1. englische Ausgabe 2012; Kahn SL, Gaskin CM, Sharp VL, Keats TE. Radiographic Atlas of Skeletal Maturation. Thieme Medical Publishers, Inc., New York, NY, USA

Wichtiger Hinweis: Wie jede Wissenschaft ist die Medizin ständigen Entwicklungen unterworfen. Forschung und klinische Erfahrung erweitern unsere Erkenntnisse, insbesondere was Behandlung und medikamentöse Therapie anbelangt. Soweit in diesem Werk eine Dosierung oder eine Applikation erwähnt wird, darf der Leser zwar darauf vertrauen, dass Autoren, Herausgeber und Verlag große Sorgfalt darauf verwandt haben, dass diese Angabe **dem Wissensstand bei Fertigstellung des Werkes** entspricht.
Für Angaben über Dosierungsanweisungen und Applikationsformen kann vom Verlag jedoch keine Gewähr übernommen werden. **Jeder Benutzer ist angehalten,** durch sorgfältige Prüfung der Beipackzettel der verwendeten Präparate und gegebenenfalls nach Konsultation eines Spezialisten festzustellen, ob die dort gegebene Empfehlung für Dosierungen oder die Beachtung von Kontraindikationen gegenüber der Angabe in diesem Buch abweicht. Eine solche Prüfung ist besonders wichtig bei selten verwendeten Präparaten oder solchen, die neu auf den Markt gebracht worden sind. **Jede Dosierung oder Applikation erfolgt auf eigene Gefahr des Benutzers.** Autoren und Verlag appellieren an jeden Benutzer, ihm etwa auffallende Ungenauigkeiten dem Verlag mitzuteilen.

© 2013 Georg Thieme Verlag KG
Rüdigerstraße 14
70469 Stuttgart
Deutschland
Telefon: +49/(0)711/8931-0
Unsere Homepage: www.thieme.de

Printed in Germany

Umschlaggestaltung: Thieme Verlagsgruppe
Übersetzer: Dolphin Translations GmbH, Stuttgart
Printer: Sheridan Press
Satz: medionet Publishing Services Ltd., Berlin
gesetzt in: Adobe InDesign CS5
Druck: Stürtz GmbH, Würzburg

ISBN 978-3-13-172341-3
Auch erhältlich als E-Book:
eISBN (PDF) 978-3-13-172351-2

Geschützte Warennamen (Marken) werden **nicht** besonders kenntlich gemacht. Aus dem Fehlen eines solchen Hinweises kann also nicht geschlossen werden, dass es sich um einen freien Warennamen handelt.
Das Werk, einschließlich aller seiner Teile, ist urheberrechtlich geschützt. Jede Verwertung außerhalb der engen Grenzen des Urheberrechtsgesetzes ist ohne Zustimmung des Verlages unzulässig und strafbar. Das gilt insbesondere für Vervielfältigungen, Übersetzungen, Mikro-verfilmungen und die Einspeicherung und Verarbeitung in elektronischen Systemen.

Widmung

Für meinen Vater Larry für seine unermüdliche Liebe,
Inspiration, Kraft und Ermutigung. —SLK

Für meine Frau Kathy und unsere Kinder
Anna Kate, Warner, Audrey und Arwen:
Danke für die Liebe und die Freude, die ihr in mein Leben bringt. —CMG

Ich danke meiner Familie für ihre Geduld, Unterstützung
und Liebe in dieser Zeit und für die Zukunft. —VLS

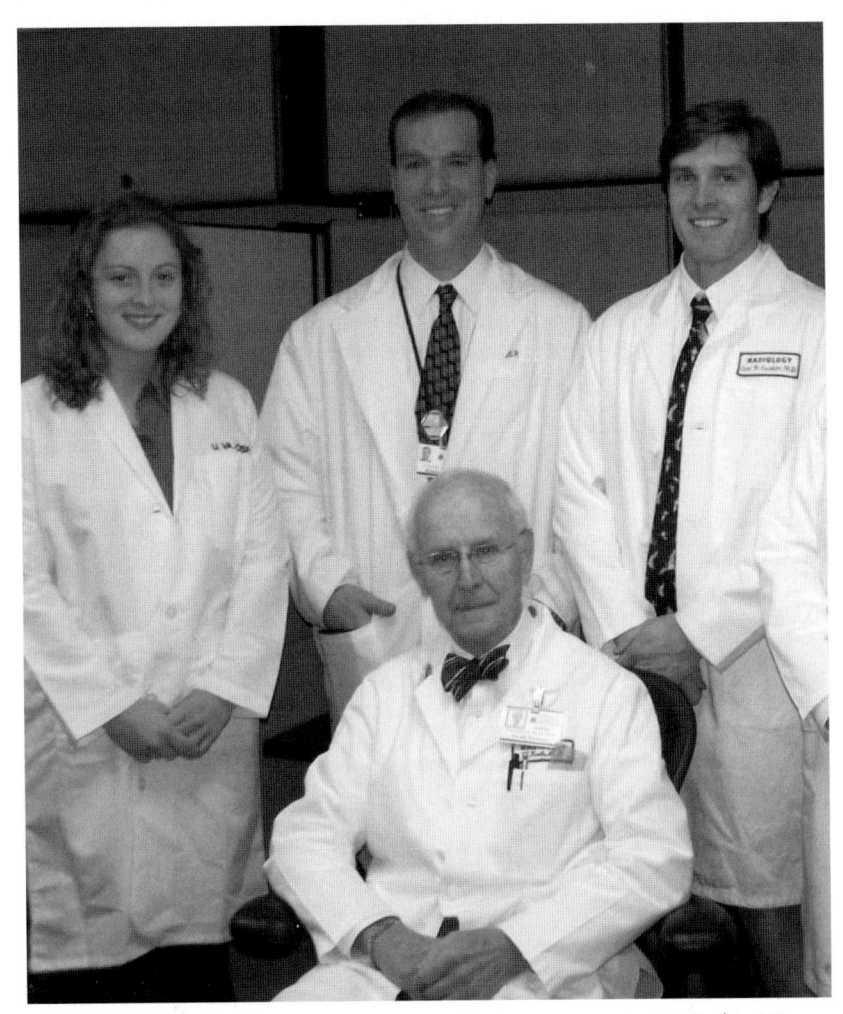

Oben, von links: Victoria L. Sharp, DO; S. Lowell Kahn, MD, MBA; Cree M. Gaskin, MD.
Vorne: Theodore E. Keats, MD†

Geleitwort

Dieser Atlas von S. Lowell Kahn, Cree M. Gaskin, Victoria L. Sharp und mir ist der direkte Nachfolger meiner früheren Veröffentlichung zu diesem Thema. Der Fortschritt in der digitalen Bildgebung und die große Anzahl der in PACS archivierten Aufnahmen haben die Sammlung größerer Fallzahlen für unterschiedliche Altersgruppen erleichtert. So können wir das durchschnittliche Erscheinungsbild des Skeletts in jedem beliebigen Alter mit größerer Genauigkeit darstellen. Dank der neuartigen Anwenderoberfläche der Software können die Leser Bilder von früheren und späteren Altersstufen ansehen und so ein besseres Bewusstsein für die Variationen in den Wachstumsmustern entwickeln.

Die Rechtfertigung dieses Aufwands lässt sich gut in zwei Grundsätzen darstellen, die John Caffey, der Vater der amerikanischen Radiologie, geprägt hat. Caffey sagte, dass man erst einmal das Normale kennen muss, bevor man das Pathologische erkennen kann. Und zweitens stellte er fest, dass es keinen größeren Fehler gibt, als das Normale für pathologisch zu halten.

Mit einiger Erfahrung ist es möglich, das Normale recht sicher auf Abbildungen erwachsener Skelette zu erkennen. Aber wenn es um das unreife Skelett geht, das viele Wachstumsabweichungen zeigt, ist man ständig mit der Frage nach der Normalität konfrontiert. Deswegen enthält dieser Atlas geeignete Standards für die Skelettreifung und erleichtert damit die Beurteilung. Ich glaube, die Präzision und Leichtigkeit der Interpretation von Abbildungen pädiatrischer Skelette wird verbessert, wenn man die Möglichkeit hat, am Lesegerät schnell auf diese Standards zuzugreifen.

Theodore E. Keats, MD[†]
Früherer Alumni Professor of Radiology
University of Virginia Health System
Charlottesville, Virginia

Vorwort

Auch nach Aufkommen der modernen Schnittbildverfahren bleibt die Skelettradiologie ein Problem bei der Erstdiagnose. Dies gilt insbesondere in der Notaufnahme und in ambulanten Einrichtungen. Daher ist ein umfassendes Verständnis des regulären Erscheinungsbildes dieser Aufnahmen äußerst wichtig für die richtige Beurteilung. Dieses Wissen ist wegen des typischen komplexen Skelettwachstums bei Kindern am schwierigsten zu beherrschen. Eine Fehlinterpretation regulärer Anatomie bleibt nicht ohne Folgen. Sie führt zu teuren Folgeuntersuchungen, übermäßiger Belastung mit ionisierenden Strahlen, potenziell schädlichen Therapien und nicht zuletzt zur Angst, die mit einer falschen Diagnose einhergeht.

Der vor Kurzem verstorbene Theodore E. Keats war ein Pionier der frühen Darstellung der regulären Anatomie in Röntgenbildern. Als solcher hat er uns zu dem vorliegenden Werk inspiriert und war uns während der Entstehung ein unschätzbar wertvoller Berater. Dank digitaler Röntgenaufnahmetechnik und dem Wechsel von Röntgenfilmen zu PACS-Workstations konnten wir seine Arbeit durch verbesserte Bildqualität, eine breite Palette von Bildbearbeitungswerkzeugen und eine große Menge an Bildmaterial für die Auswahl unserer Aufnahmen noch erweitern.

Die Bilder in diesem Atlas stellen „zusammengesetzte" Individuen dar und wurden in Abständen von drei Monaten in den ersten beiden Lebensjahren sowie einmal jährlich in den folgenden Lebensjahren erstellt. Die Abstände in den ersten beiden Lebensjahren waren kürzer, weil in dieser Phase eine rasche Reifung stattfindet. Obwohl für jede Aufnahme eine große Anzahl von Bildern geprüft wurde, um eine möglichst „durchschnittliche" Aufnahme zu finden, versteht sich dieser Atlas keinesfalls als Referenz für normales Knochenalter. Es gibt zahlreiche Veröffentlichungen, die diesem Thema gewidmet sind. Hierzu zählen beispielsweise die Arbeit von Greulich und Pyle und unser eigenes neueres Werk *Skeletal Development of the Hand and Wrist: A Radiographic Atlas and Digital Bone Age Companion* (Oxford University Press, 2011). Ziel dieses Atlasses ist es vielmehr, einen umfassenden Satz Referenzaufnahmen zur Verfügung zu stellen, der die fortschreitende Skelettentwicklung dokumentiert und die Konfiguration, Dichte und relative Größe der verschiedenen Körperteile für Jungen und Mädchen zeigt. Da wir uns der Einschränkungen bewusst sind, die beim Vergleich eines „durchschnittlichen" Bildes mit dem Bild eines Patienten bestehen, ermöglicht die beiliegende Software einen schnellen Zugriff auf Bilder von jüngeren und älteren Kindern.

Da Röntgenbilder im klinischen Alltag häufig eingesetzt werden, ist dieser Atlas nicht nur für die Ausbildung von Radiologen gedacht, sondern für alle Mediziner, die in ihrer Praxis mit Röntgenaufnahmen zu tun haben. Wir hoffen, Sie finden diesen Atlas ebenso praxisnah und wissenschaftlich, wie wir ihn beim Einsatz in unseren Instituten empfunden haben.

Danksagung

Die Arbeit an diesem Buch und an der DVD hat sich über mehrere Jahre erstreckt. In ihnen verbirgt sich nicht nur eine immens große Anzahl von Bildern, sondern auch ein erheblicher Arbeitsaufwand vieler Einzelpersonen. Ohne die Zeit, Geduld und Ausdauer dieser Personen würde es diesen Atlas nicht geben.

Unser besonderer Dank gilt daher Matthew J. Bassignani und Talissa A. Altes für ihre kundige Anleitung und die innovativen Ideen bei der Entwicklung dieses Projekts. Ohne ihre Hilfe wäre dieser Atlas nicht das, was er heute ist. Auch Bennett A. Alford gebührt unser besonderer Dank für seine sorgfältige Prüfung großer Teile dieses Werkes. Vielen Dank an D. Laurie Persson für seine „künstlerische Sicht" und an die IT-Mitarbeiter der UVA, einschließlich Sean Moynihan, Winnie Sager, Pamela Schwartz, Sandra Dorrier, David Roberts, Chris Moore und Dan O'Malley. Besonders dankbar sind wir auch Eric Meier für seine Hilfe bei der Erstellung der Betaversion unserer Softwareanwendung.

Unser herzlicher Dank geht ebenso an Susan J. Back und ihre Mitarbeiter im Kinderkrankenhaus von Philadelphia für ihre unermüdliche Unterstützung bei der endgültigen Zusammenstellung der Bilddatenbank. Ebenfalls dankbar sind wird den Medizinstudenten, die uns bei der Sammlung der ursprünglichen Aufnahmen geholfen haben, insbesondere Mark R. Jensen, Megan Dunning, Steven Gilday, Jennifer Hsu, Cyrus Jahansouz, Valerie Jensen, Babita Panigrahi, Patrick Tyler und Brian Wright.

Wir danken außerdem für die Unterstützung und Beratung verschiedener Kollegen unserer Abteilung, darunter Michael Dake, Spencer Gay und Mark Anderson.

Und schließlich möchten wir Timothy Hiscock und J. Owen Zurhellen vom Thieme Verlag sowie Barbara Chernow von Chernow Editorial Services für die unzähligen Stunden danken, die sie in den Erfolg dieses Projekts investiert haben.

Anschriften

Gaskin, Cree M., MD
Associate Professor of Radiology and Orthopaedic Surgery;
Vice-Chair, Radiology Informatics;
Director Musculoskeletal Radiology Fellowship,
University of Virginia Health System
P.O. Box 800170
Charlottesville, VA 22908-0170
USA

Kahn, S. Lowell, MD, MBA
Assistant Professor of Interventional Radiology and Surgery,
Tufts University School of Medicine,
Baystate Vascular Services, Baystate Medical Center
Chestnut Street 759
Springfield, MA 01199
USA

Keats, Theodore E., MD †
ehem. Alumni Professor of Radiology,
University of Virginia Health System,
Charlottesville, VA, USA

Sharp, Victoria L., DO
General Surgery Resident, Botsford Hospital
Grand River Ave. 28050
Farmington Hills, MI 48336-5919
USA

DVD-Programmierung:

Li, Bing, PhD
R&D Manager (China)
Reticle and Photomask Inspection Division
KLA-Tencor
Shanghai, China

Inhaltsverzeichnis

1. Teil | **Männlich** 13
| 1 Schädel, männlich 15
| 2 Halswirbelsäule, männlich 30
| 3 Brustwirbelsäule, männlich 50
| 4 Lendenwirbelsäule, männlich 64
| 5 Thorax, männlich 78
| 6 Schulter, männlich 92
| 7 Humerus, männlich 105
| 8 Ellbogen, männlich 120
| 9 Unterarm, männlich 143
| 10 Handgelenk, männlich 157
| 11 Hand, männlich 180
| 12 Becken, männlich 200
| 13 Femur, männlich 214
| 14 Knie, männlich 235
| 15 Tibia und Fibula, männlich 256
| 16 Knöchel, männlich 271
| 17 Fuß, männlich 291

2. Teil | **Weiblich** 311
| 18 Schädel, weiblich 313
| 19 Halswirbelsäule, weiblich 328
| 20 Brustwirbelsäule, weiblich 346
| 21 Lendenwirbelsäule, weiblich 360
| 22 Thorax, weiblich 374
| 23 Schulter, weiblich 388
| 24 Humerus, weiblich 401
| 25 Ellbogen, weiblich 415
| 26 Unterarm, weiblich 437
| 27 Handgelenk, weiblich 451
| 28 Hand, weiblich 474
| 29 Becken, weiblich 494
| 30 Femur, weiblich 507
| 31 Knie, weiblich 529
| 32 Tibia und Fibula, weiblich 549
| 33 Knöchel, weiblich 563
| 34 Fuß, weiblich 583

Anhang | **Wachstumstabelle** 605
| 35 Wachstumstabelle nach Sontag, Snell und Anderson 607

1. Teil

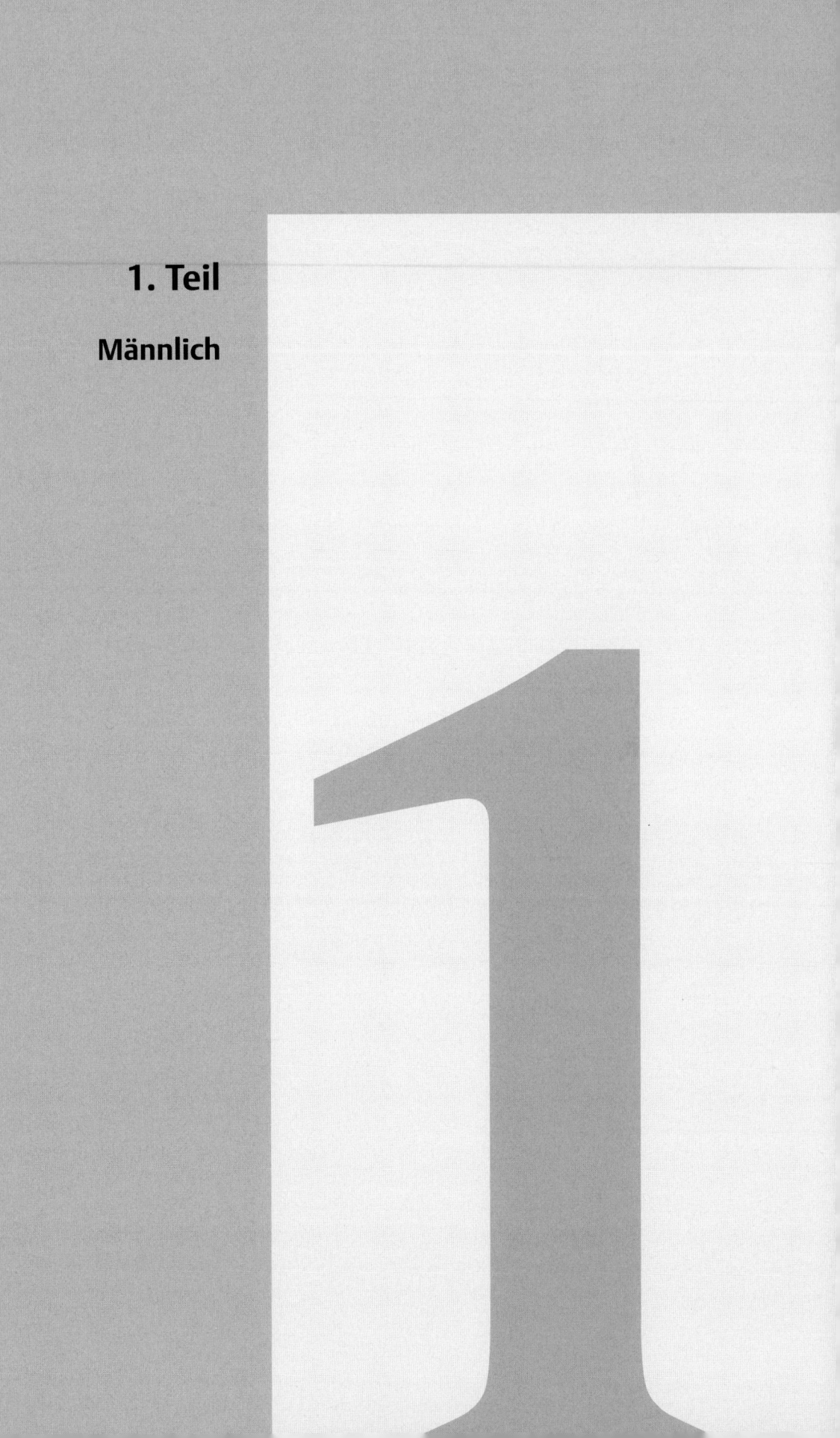

Männlich

1 Schädel, männlich

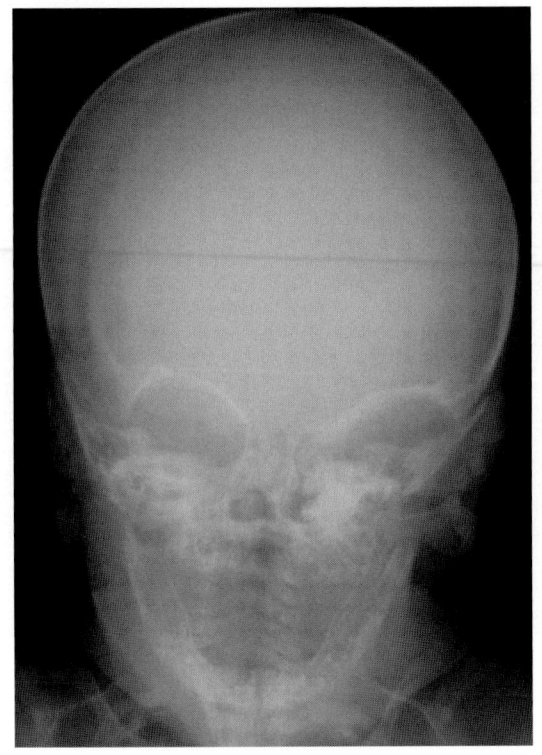

Abb. 1.1 Neugeboren (m.)

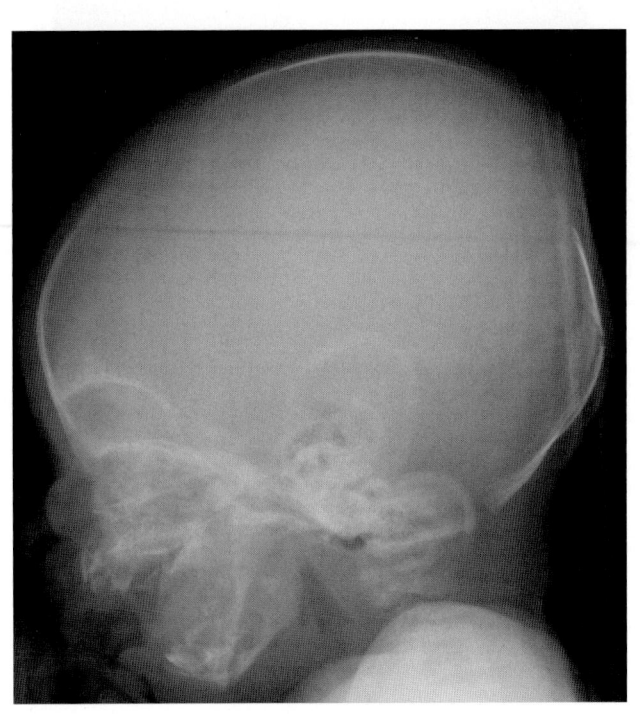

Abb. 1.2 Neugeboren (m.)

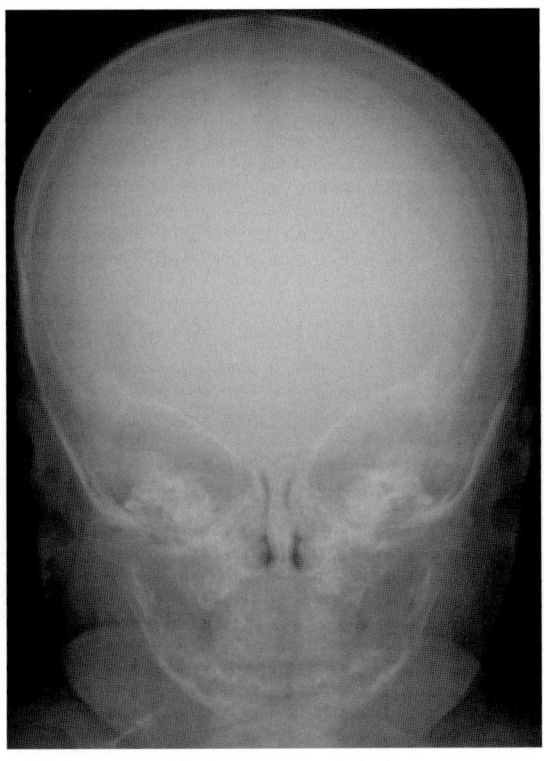

Abb. 1.3 3 Monate alt (m.)

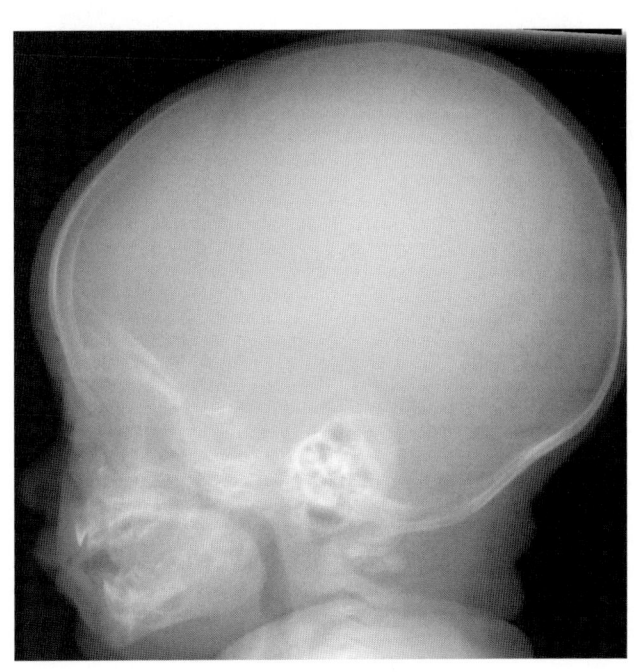

Abb. 1.4 3 Monate alt (m.)

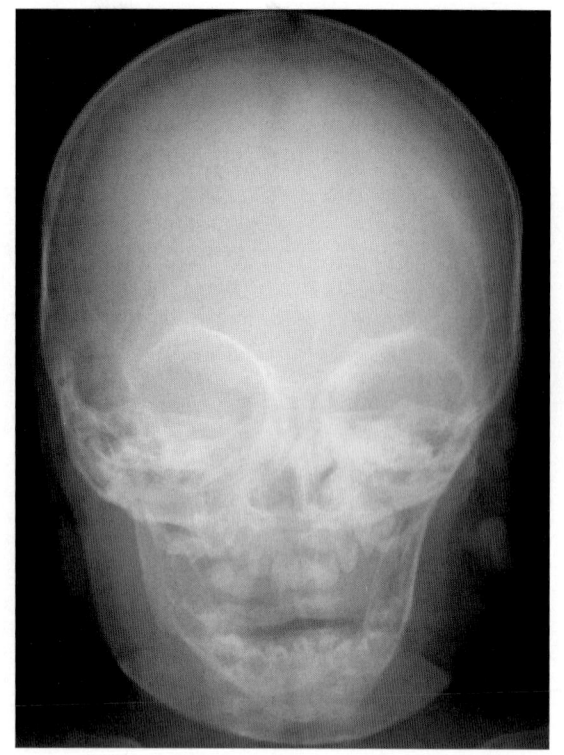

Abb. 1.5 6 Monate alt (m.)

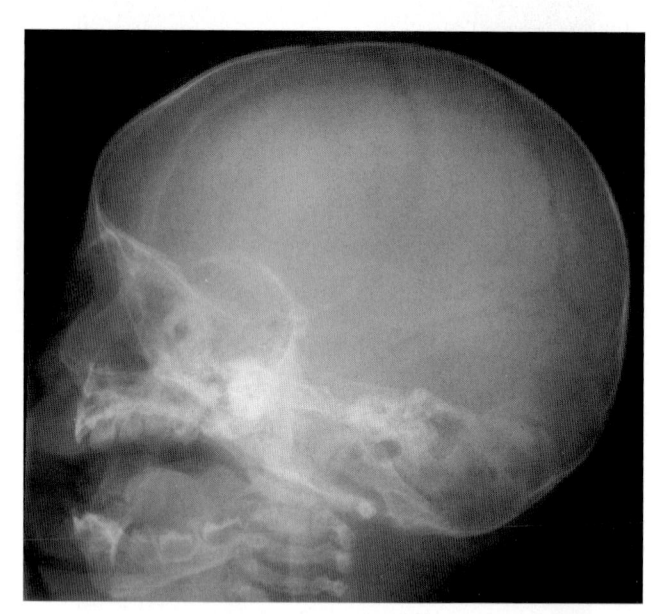

Abb. 1.6 6 Monate alt (m.)

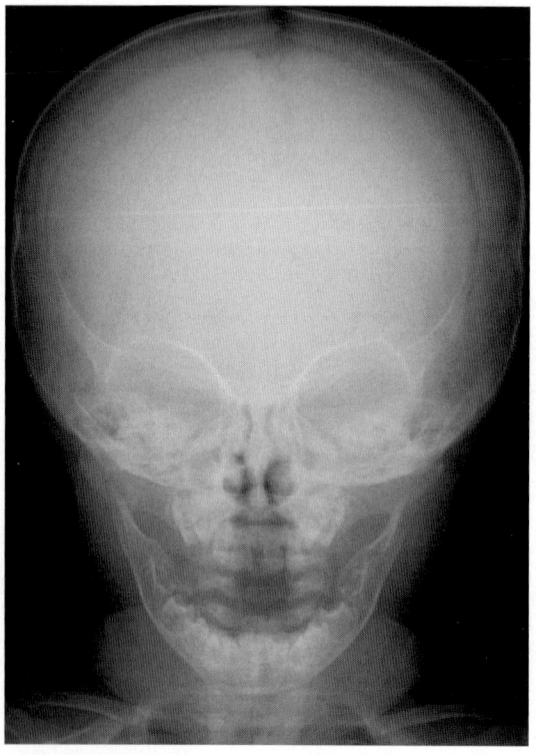

Abb. 1.7 9 Monate alt (m.)

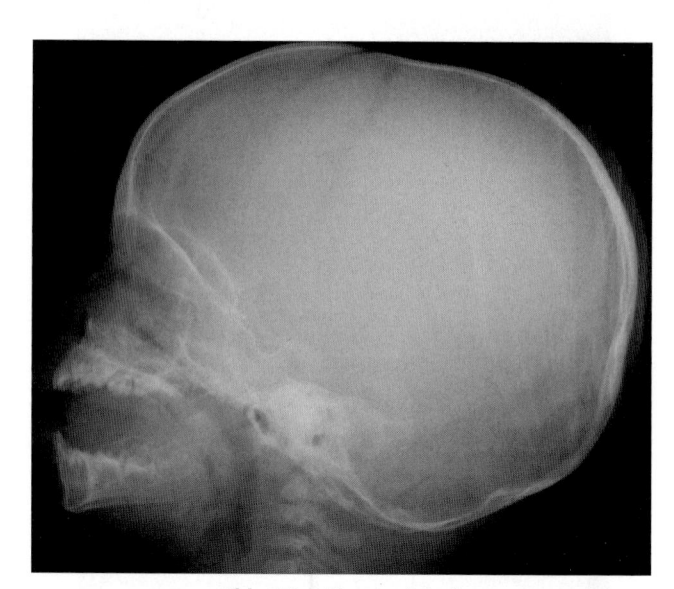

Abb. 1.8 9 Monate alt (m.)

1 Schädel, männlich

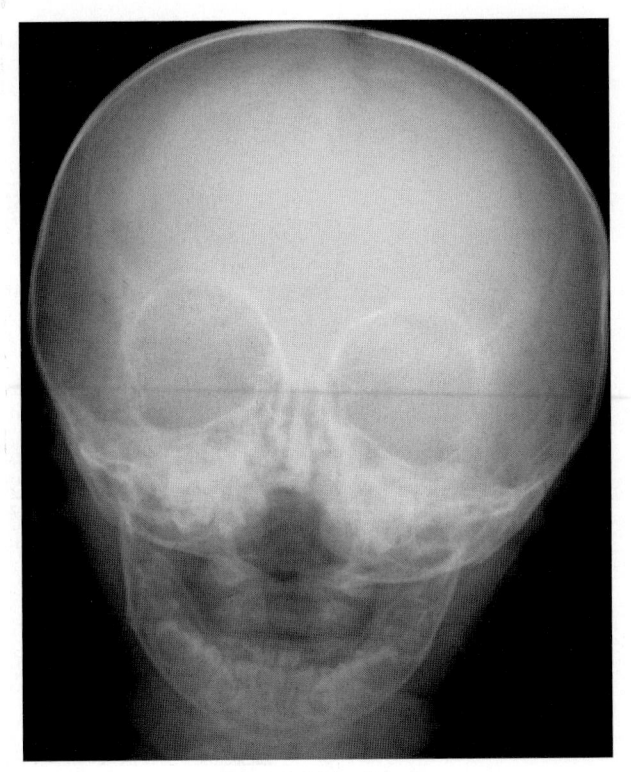

Abb. 1.9 1 Jahr alt (m.)

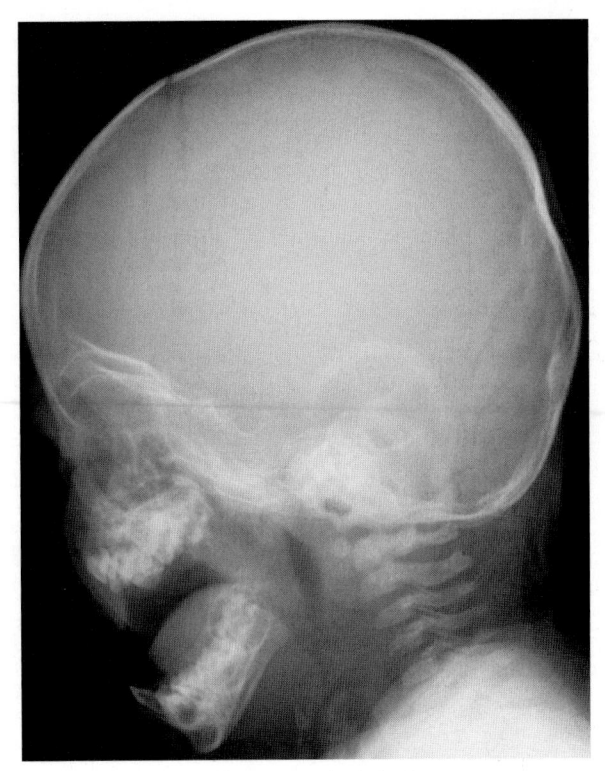

Abb. 1.10 1 Jahr alt (m.)

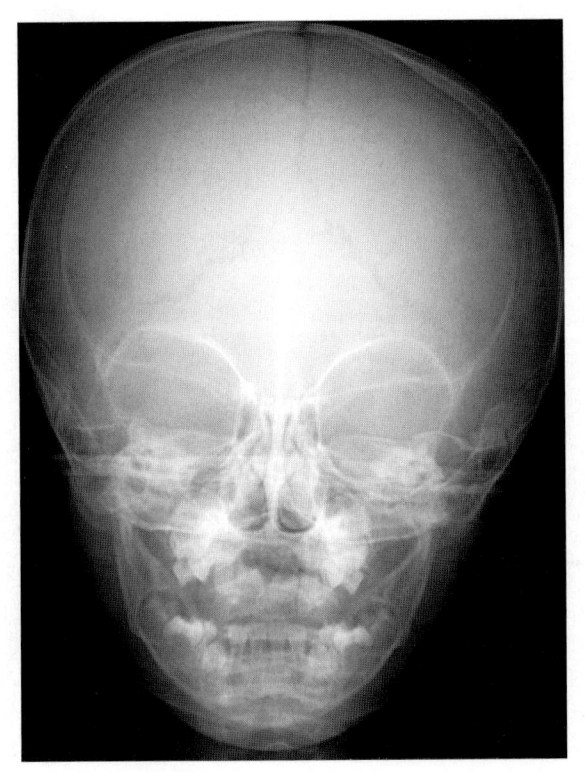

Abb. 1.11 15 Monate alt (m.)

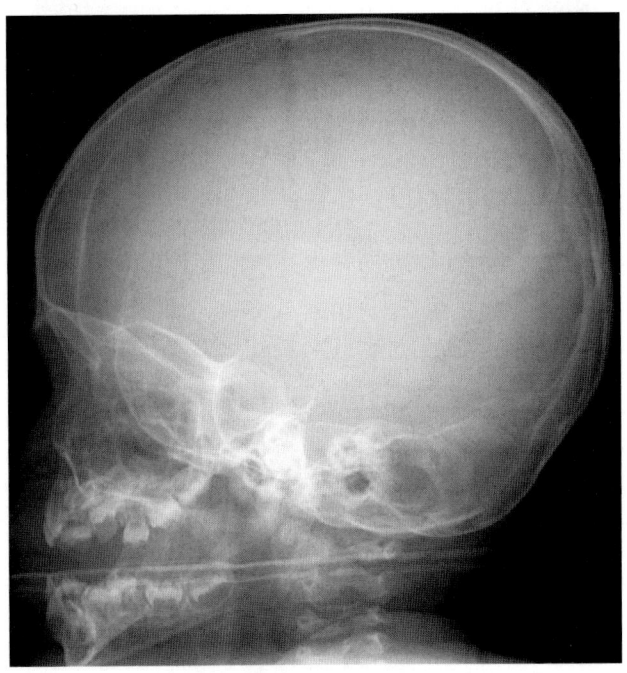

Abb. 1.12 15 Monate alt (m.)

18 1 Schädel, männlich

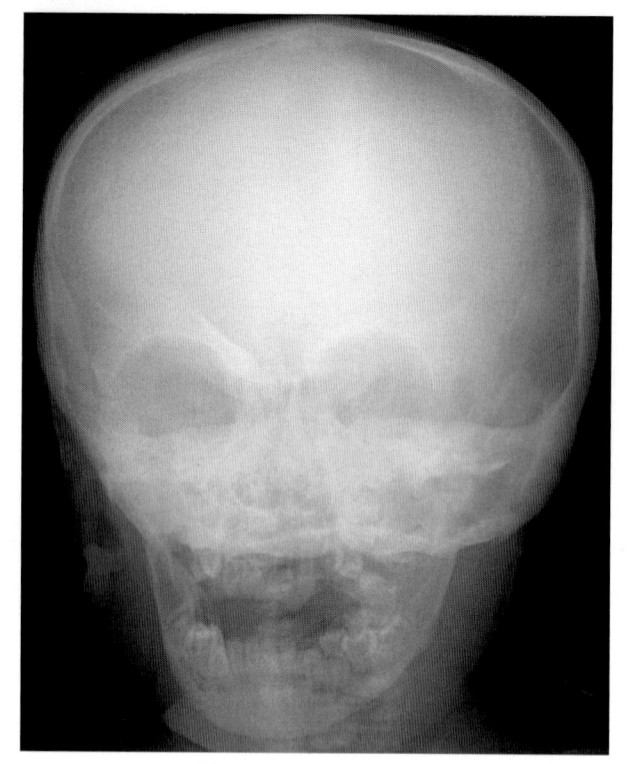

Abb. 1.13 18 Monate alt (m.)

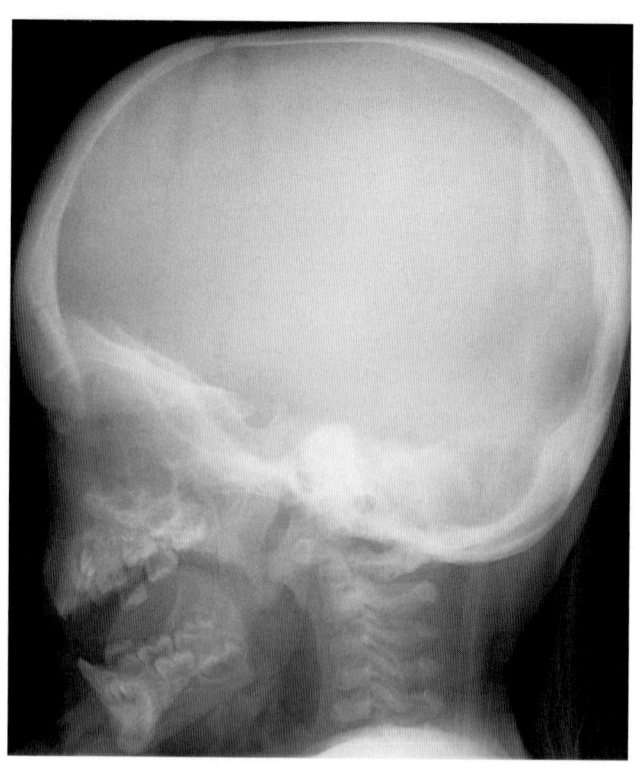

Abb. 1.14 18 Monate alt (m.)

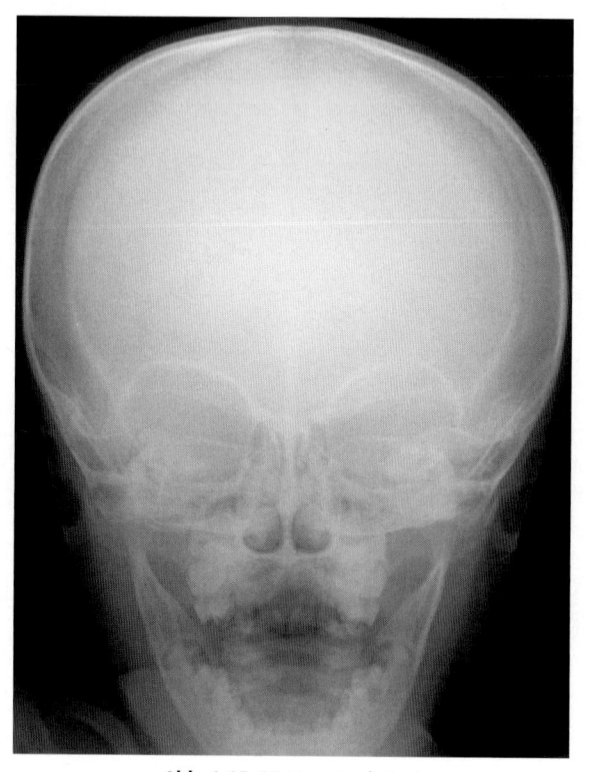

Abb. 1.15 21 Monate alt (m.)

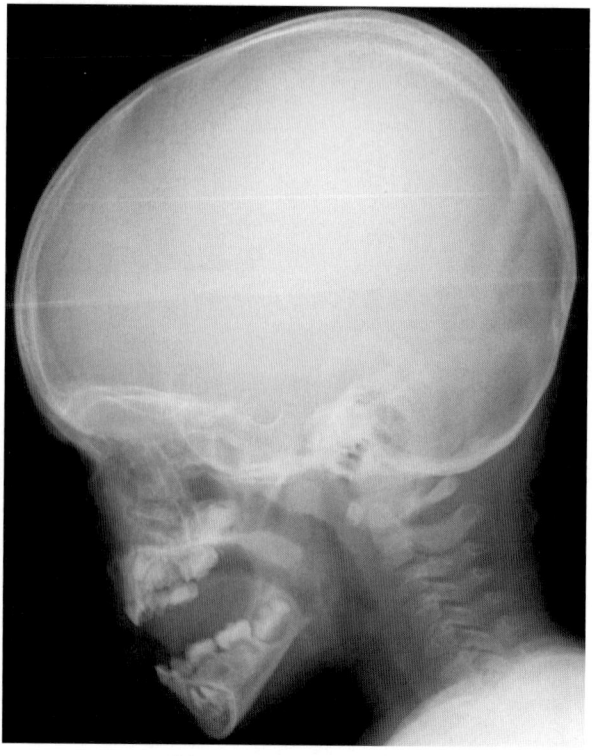

Abb. 1.16 21 Monate alt (m.)

1 Schädel, männlich

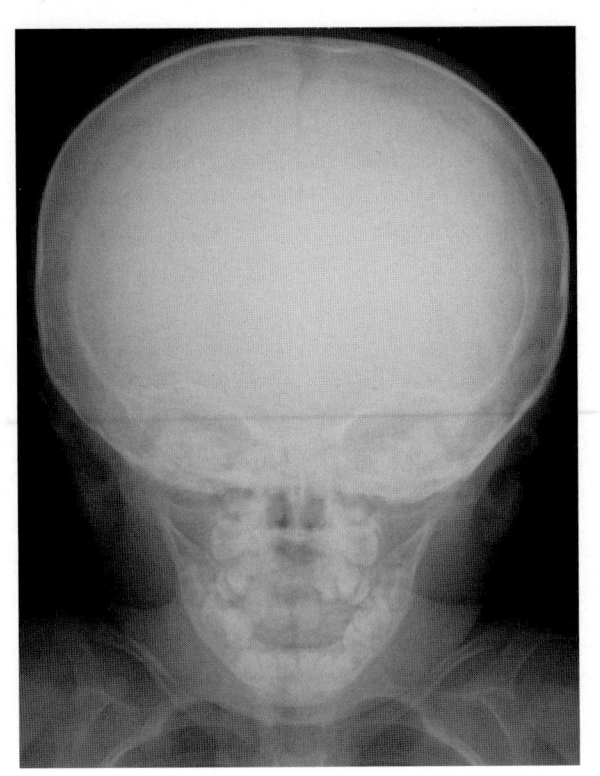

Abb. 1.17 2 Jahre alt (m.)

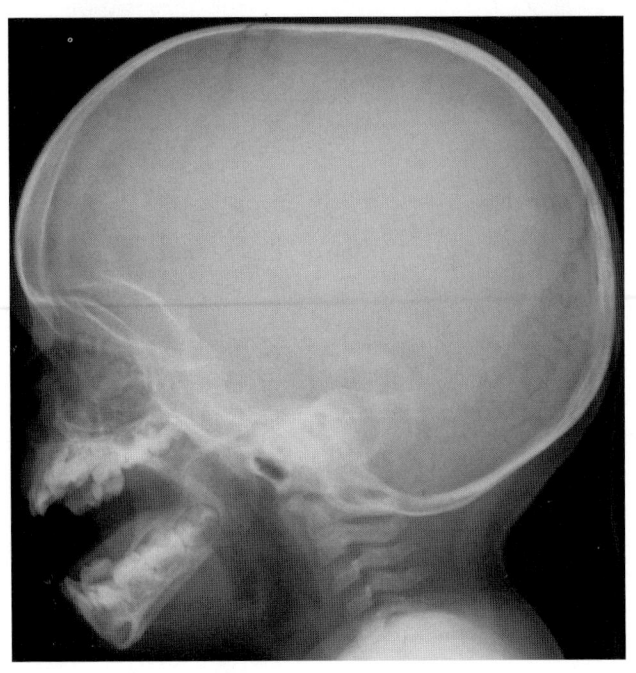

Abb. 1.18 2 Jahre alt (m.)

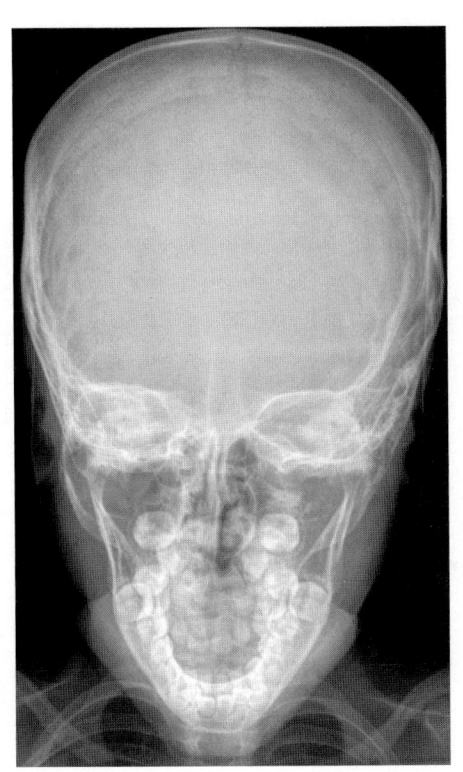

Abb. 1.19 3 Jahre alt (m.)

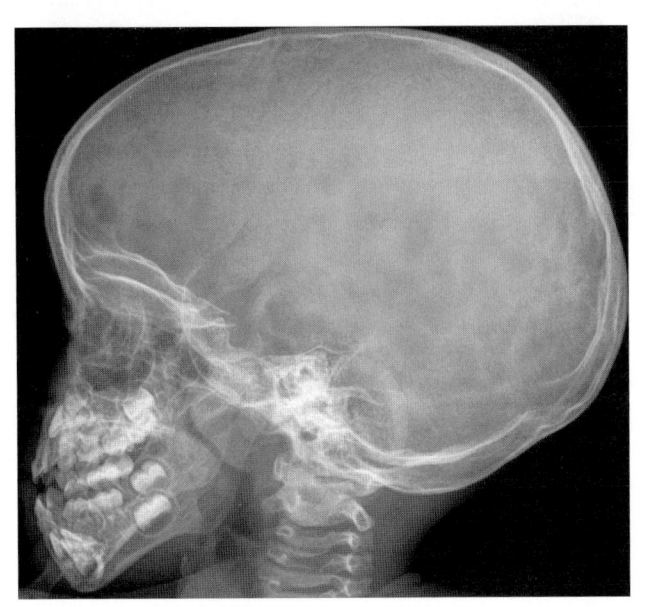

Abb. 1.20 3 Jahre alt (m.)

1 Schädel, männlich

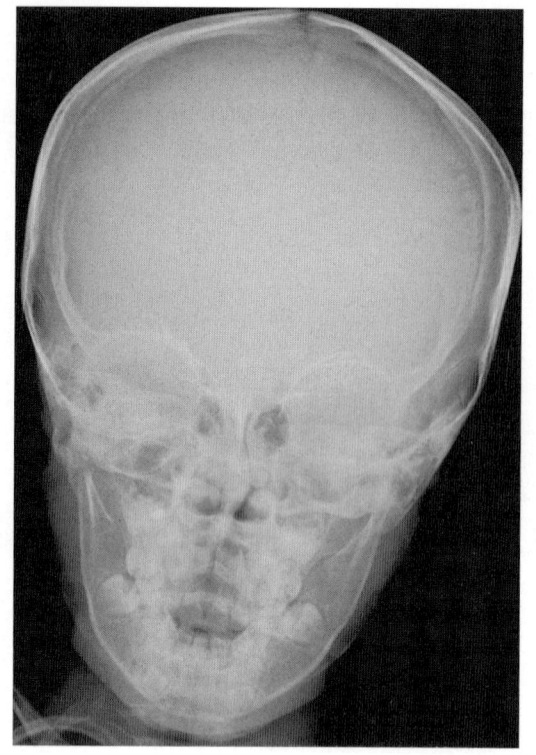

Abb. 1.21 4 Jahre alt (m.)

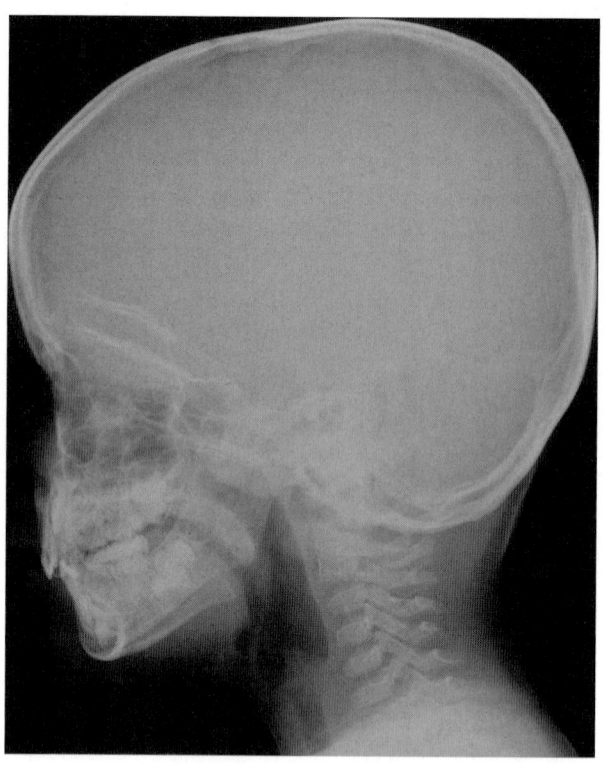

Abb. 1.22 4 Jahre alt (m.)

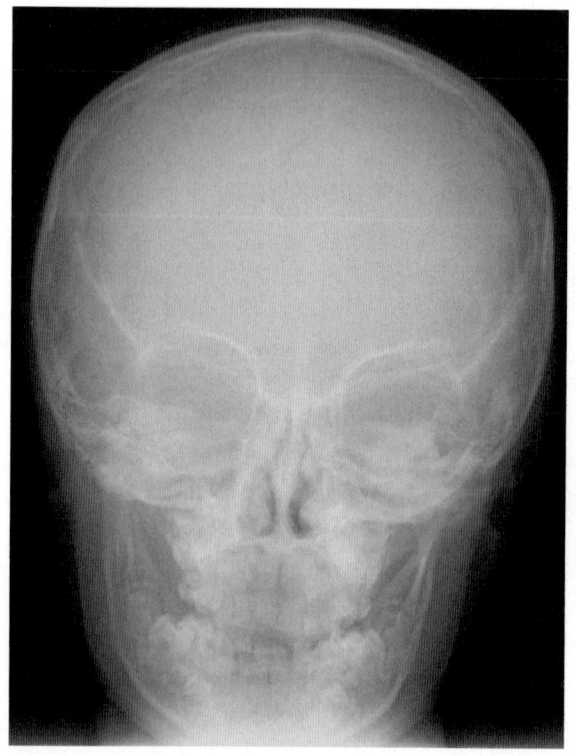

Abb. 1.23 5 Jahre alt (m.)

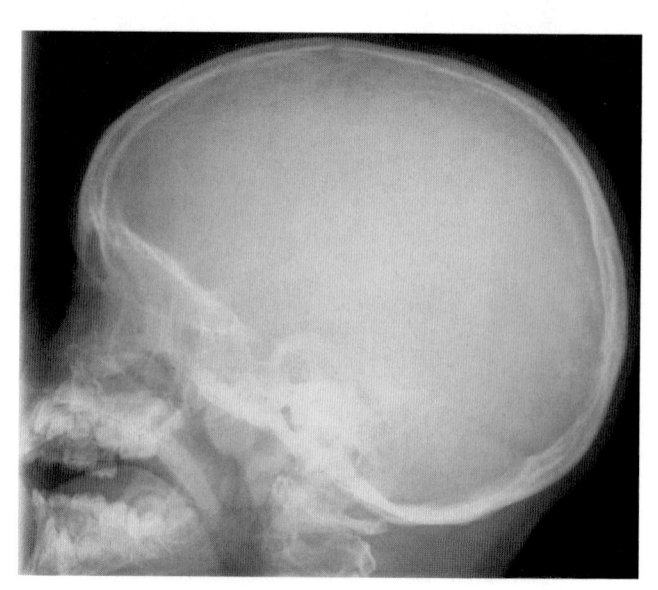

Abb. 1.24 5 Jahre alt (m.)

1 Schädel, männlich

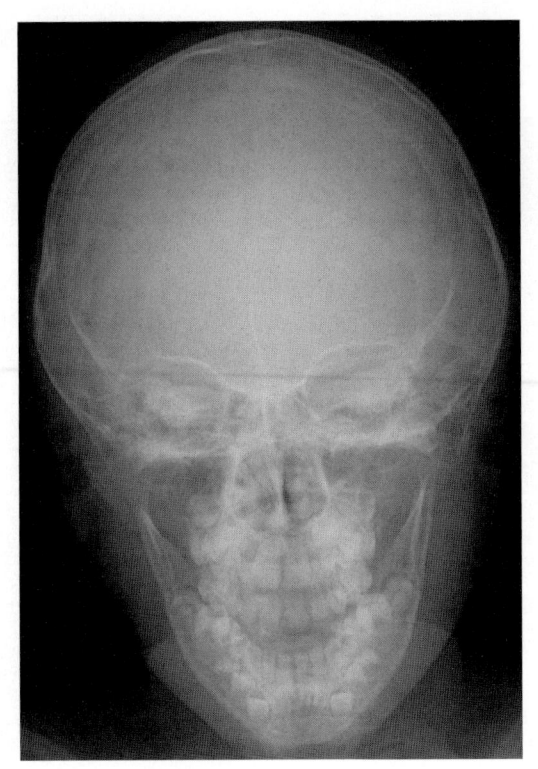

Abb. 1.25 6 Jahre alt (m.)

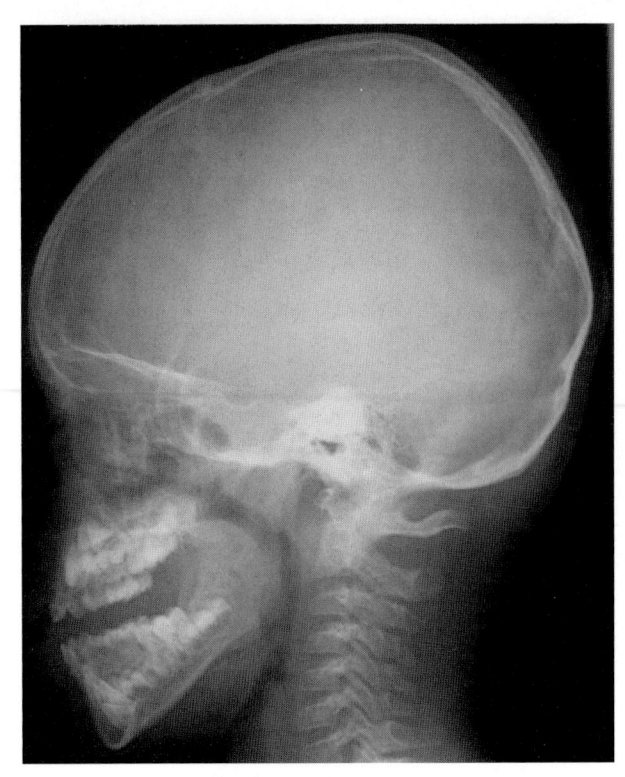

Abb. 1.26 6 Jahre alt (m.)

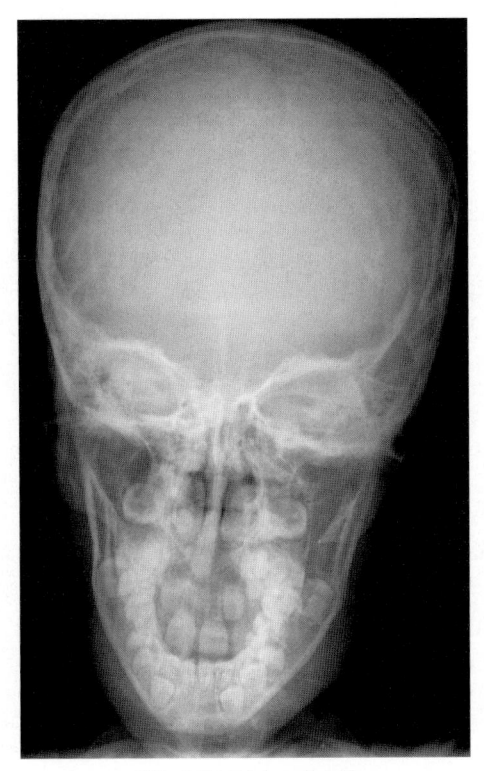

Abb. 1.27 7 Jahre alt (m.)

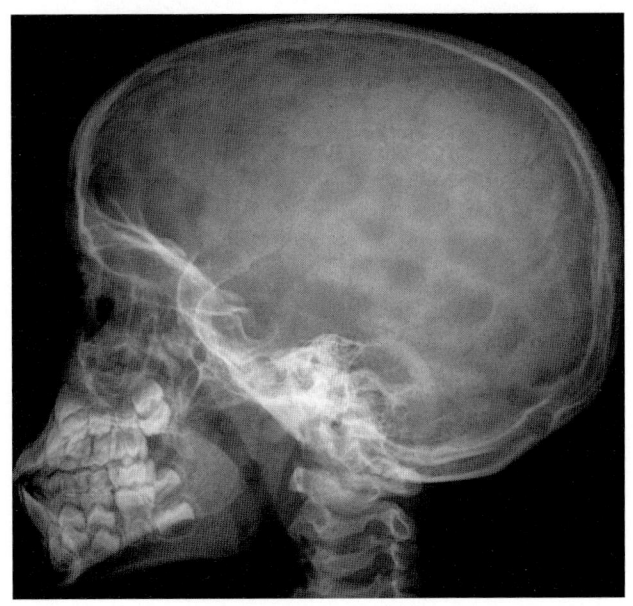

Abb. 1.28 7 Jahre alt (m.)

1 Schädel, männlich

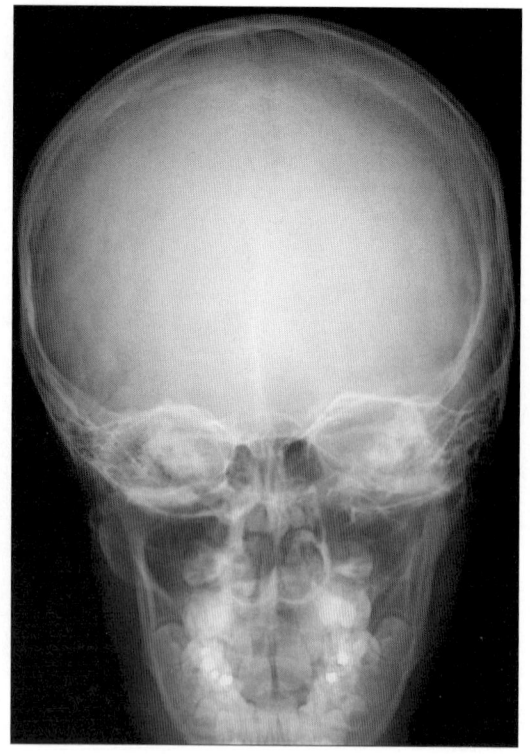

Abb. 1.29 8 Jahre alt (m.)

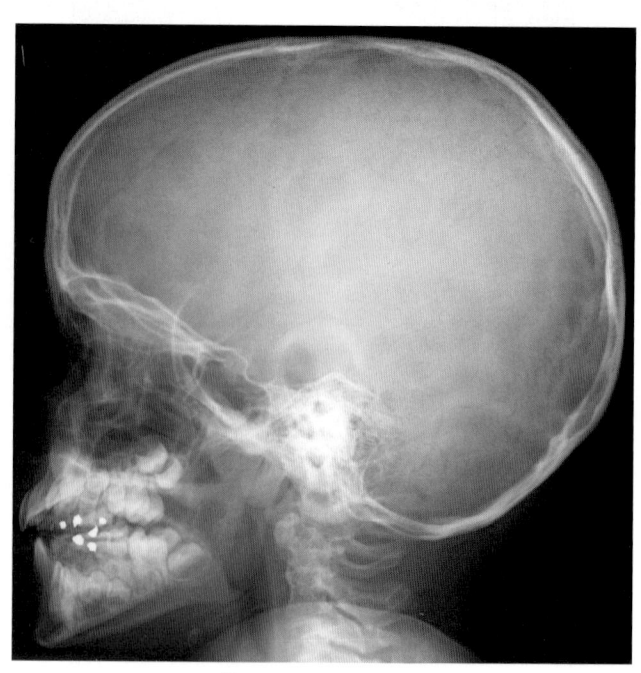

Abb. 1.30 8 Jahre alt (m.)

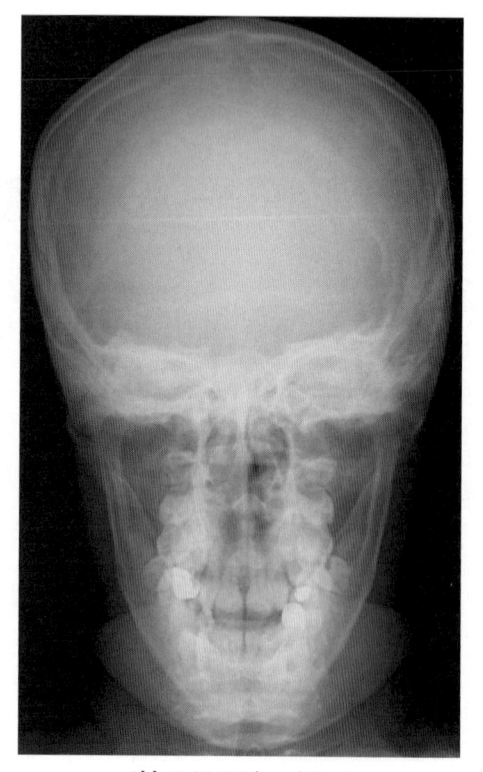

Abb. 1.31 9 Jahre alt (m.)

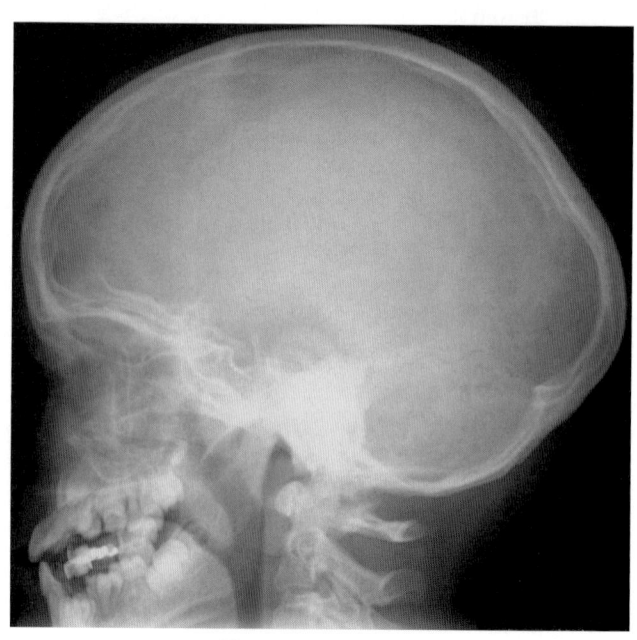

Abb. 1.32 9 Jahre alt (m.)

1 Schädel, männlich 23

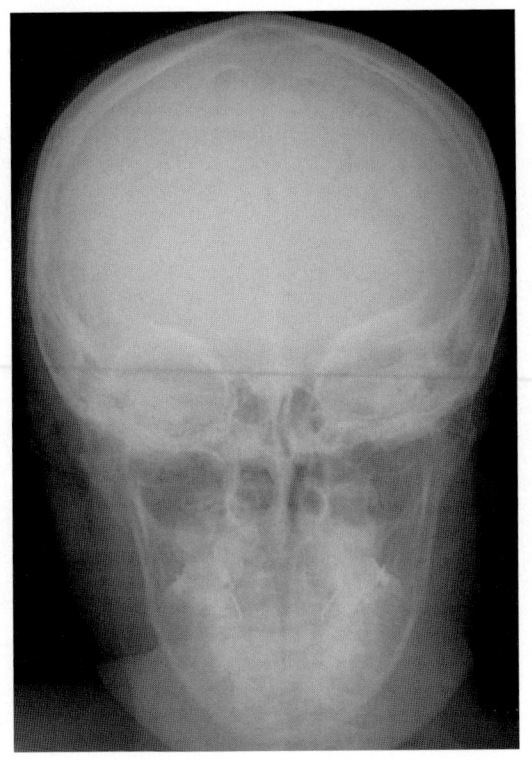

Abb. 1.33 10 Jahre alt (m.)

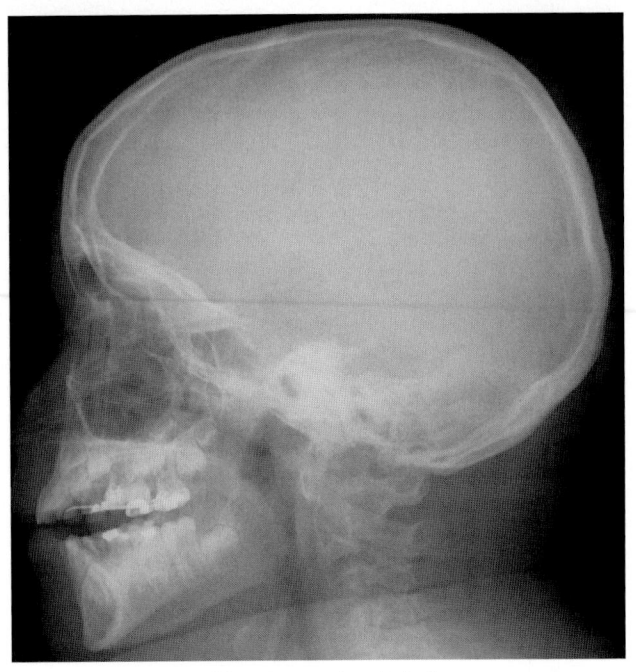

Abb. 1.34 10 Jahre alt (m.)

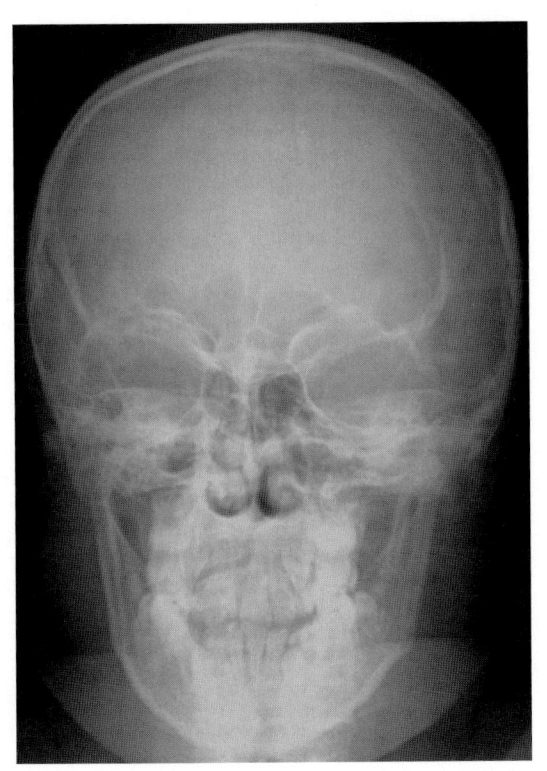

Abb. 1.35 11 Jahre alt (m.)

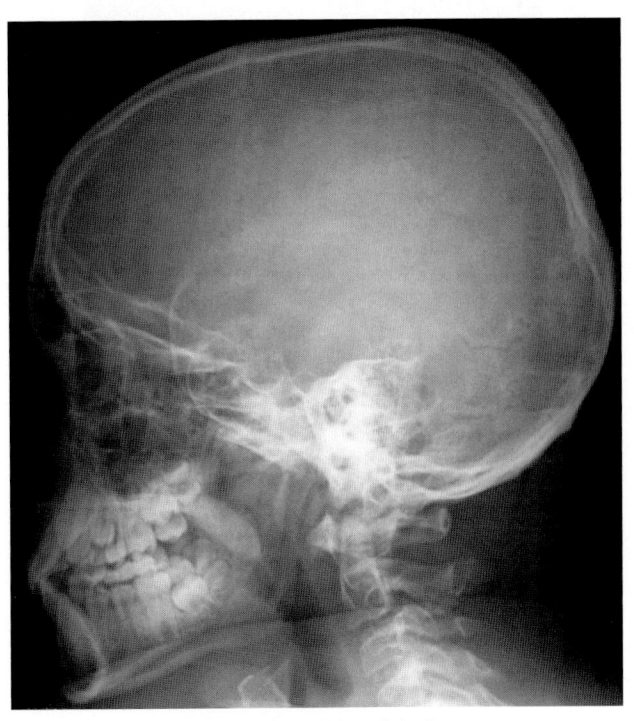

Abb. 1.36 11 Jahre alt (m.)

24   1 Schädel, männlich

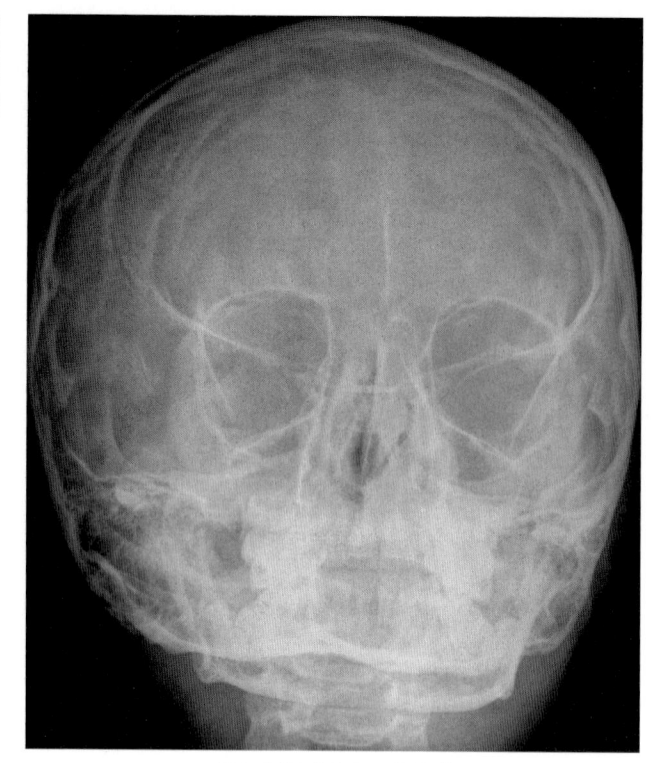

Abb. 1.37 12 Jahre alt (m.)

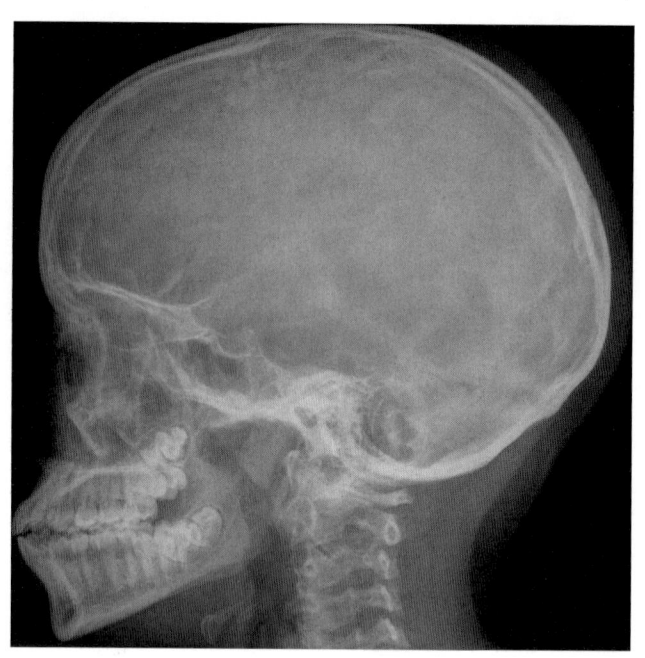

Abb. 1.38 12 Jahre alt (m.)

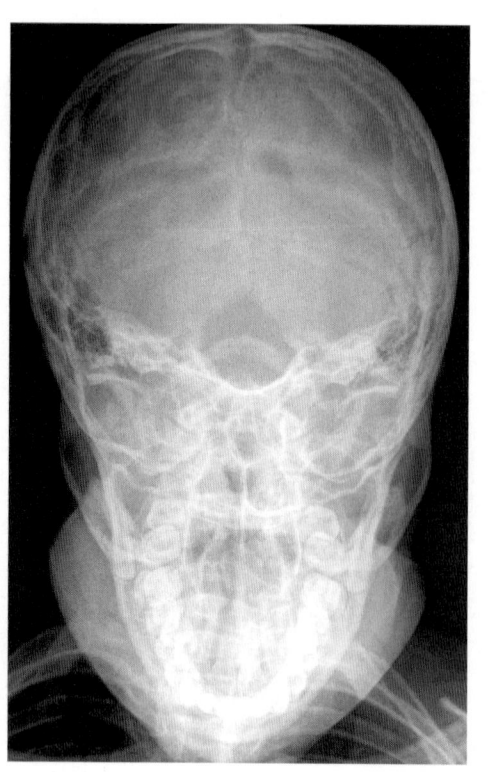

Abb. 1.39 12 Jahre alt (m.)

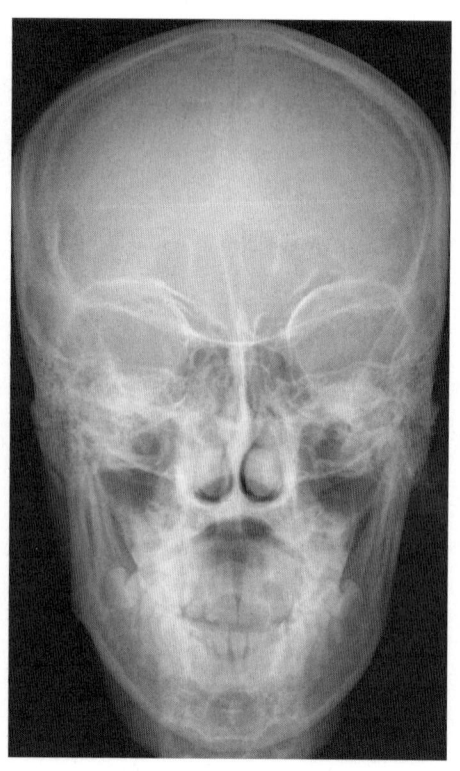

Abb. 1.40 13 Jahre alt (m.)

1 Schädel, männlich

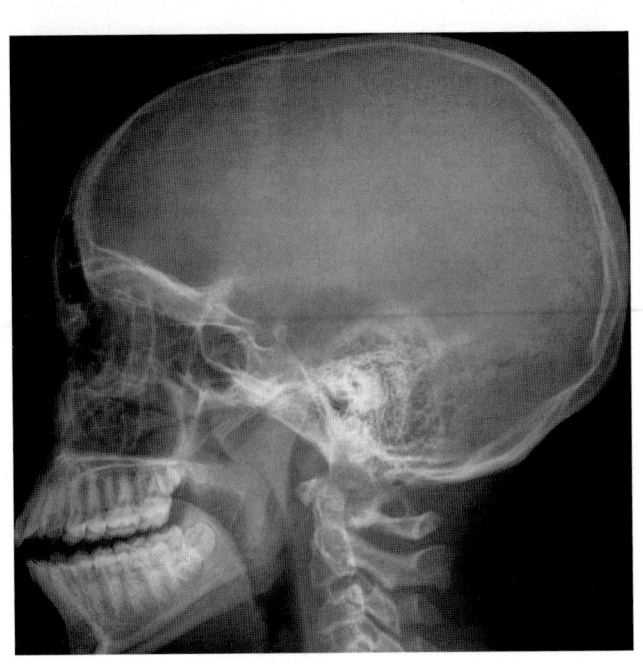

Abb. 1.41 13 Jahre alt (m.)

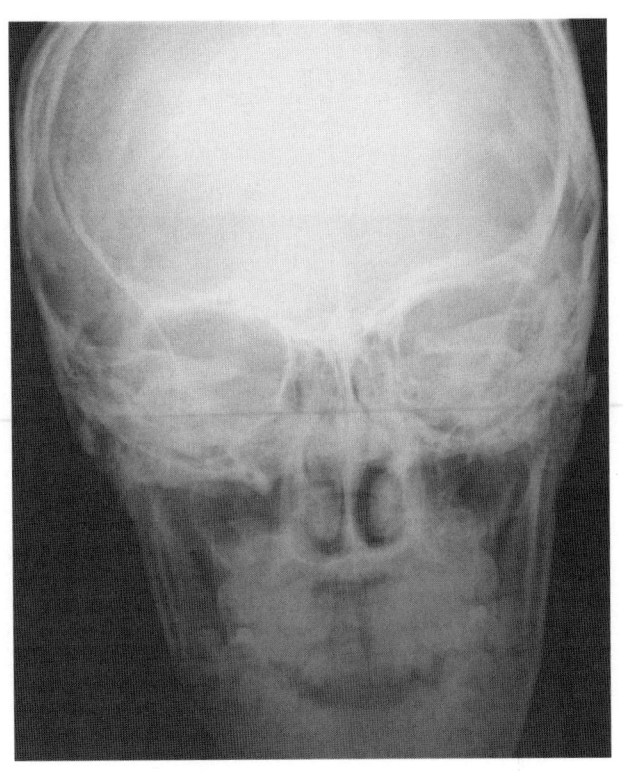

Abb. 1.42 14 Jahre alt (m.)

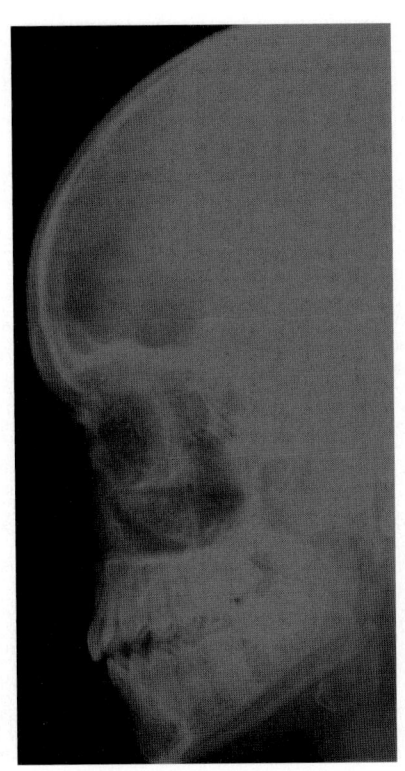

Abb. 1.43 14 Jahre alt (m.)

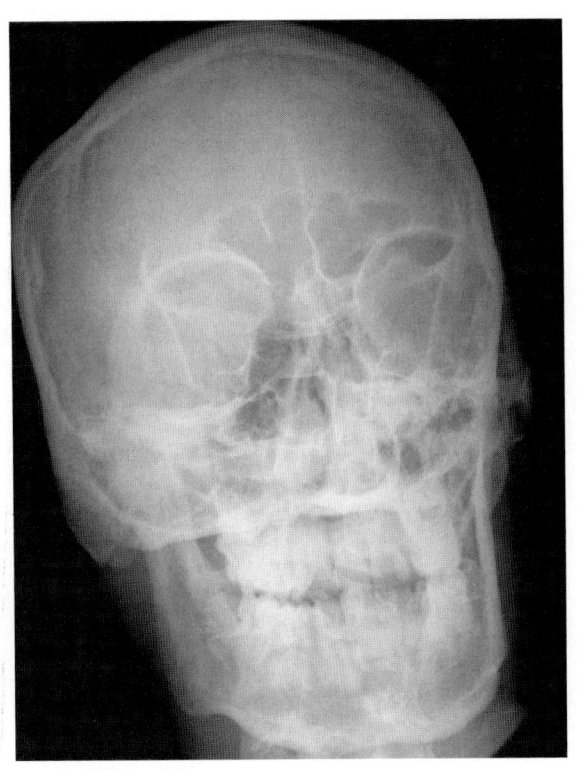

Abb. 1.44 15 Jahre alt (m.)

26 1 Schädel, männlich

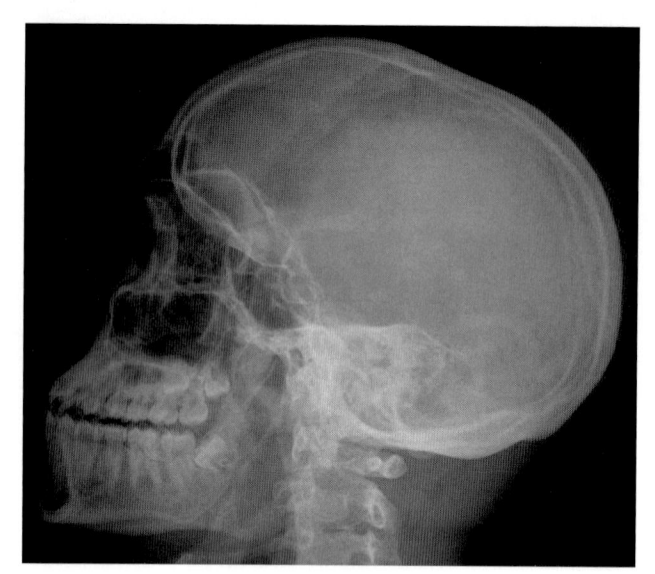

Abb. 1.45 15 Jahre alt (m.)

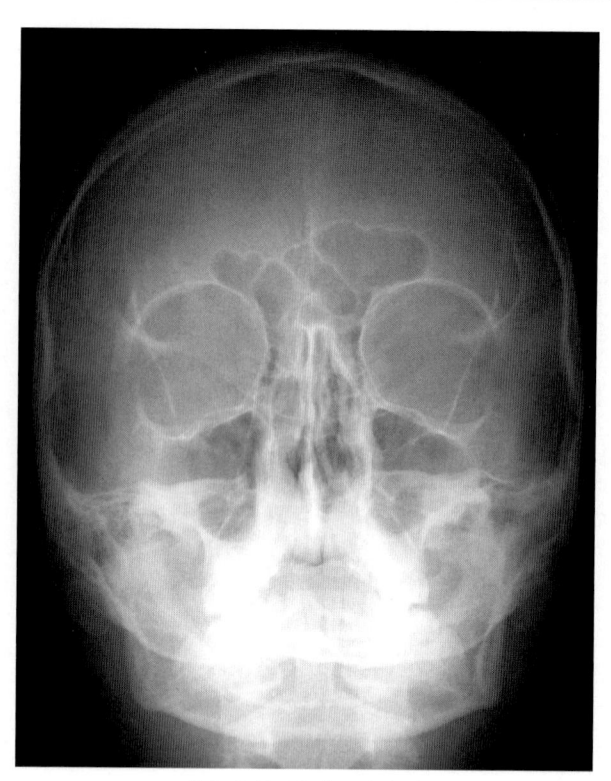

Abb. 1.46 16 Jahre alt (m.)

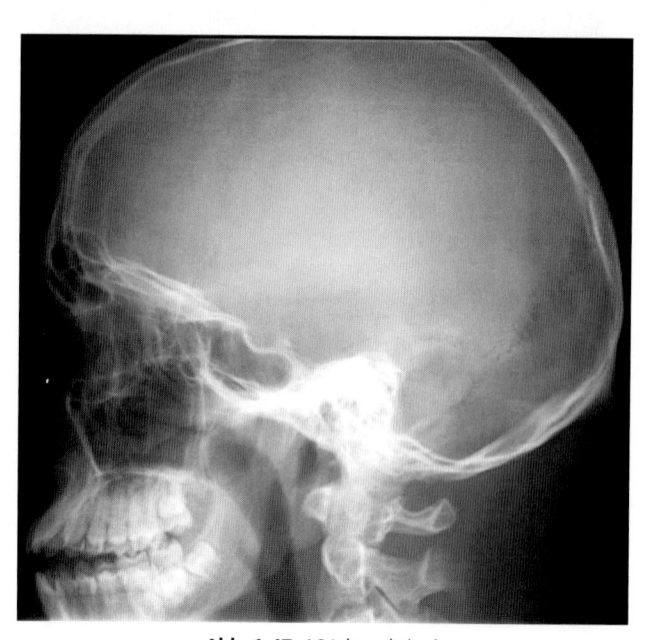

Abb. 1.47 16 Jahre alt (m.)

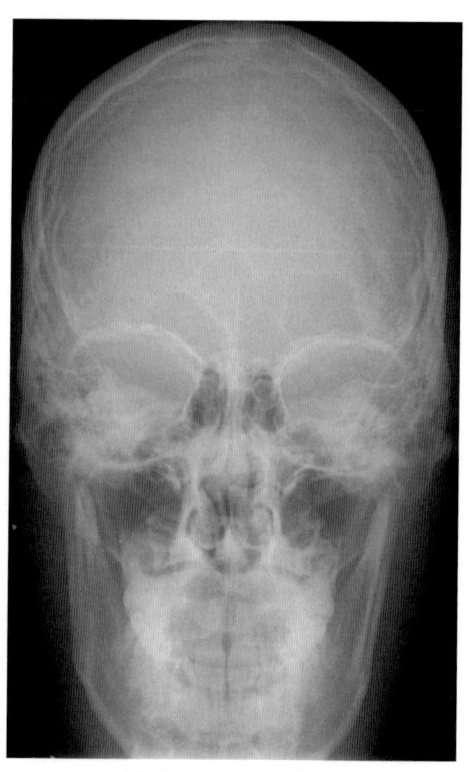

Abb. 1.48 17 Jahre alt (m.)

1 Schädel, männlich 27

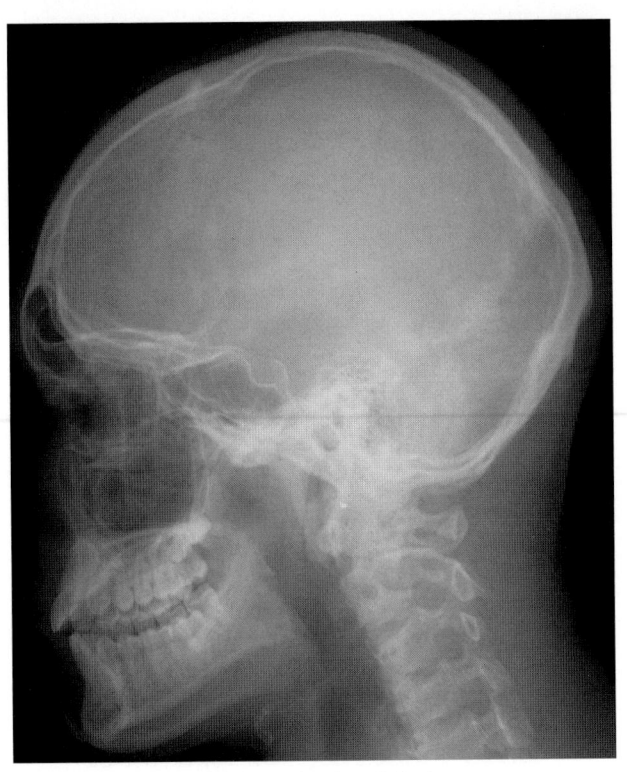

Abb. 1.49 17 Jahre alt (m.)

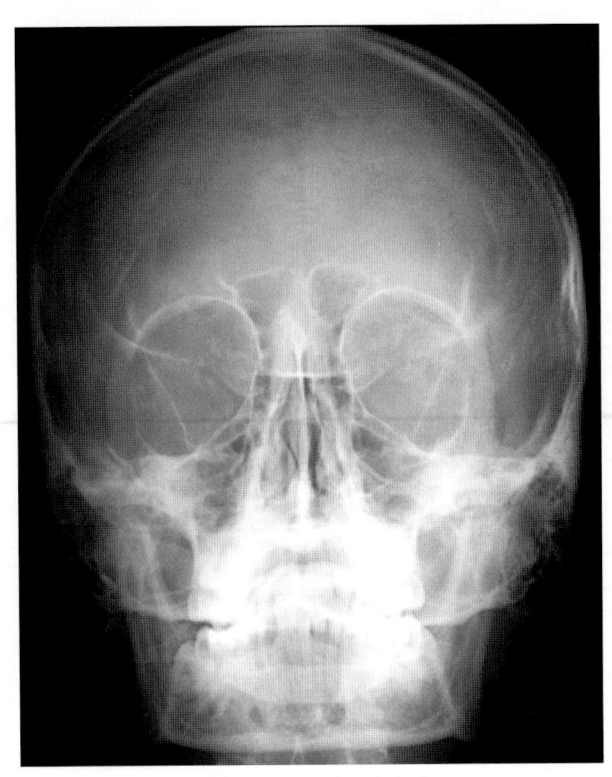

Abb. 1.50 18 Jahre alt (m.)

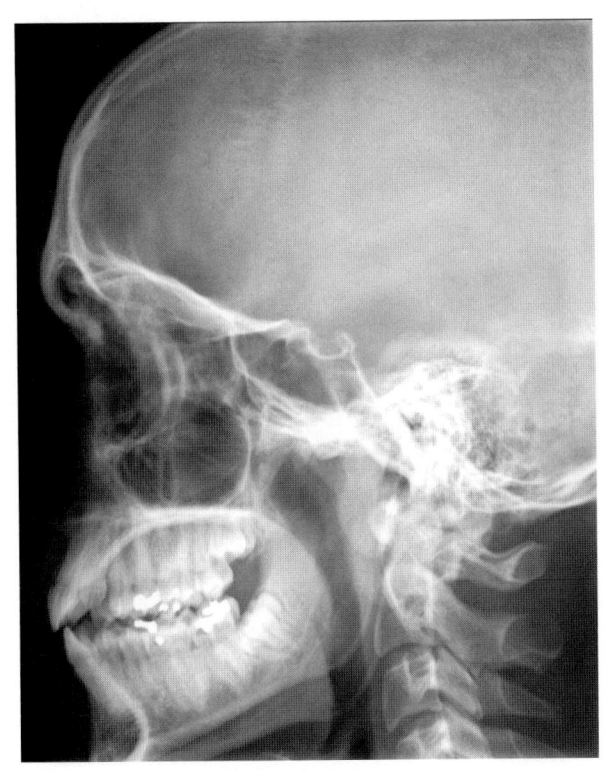

Abb. 1.51 18 Jahre alt (m.)

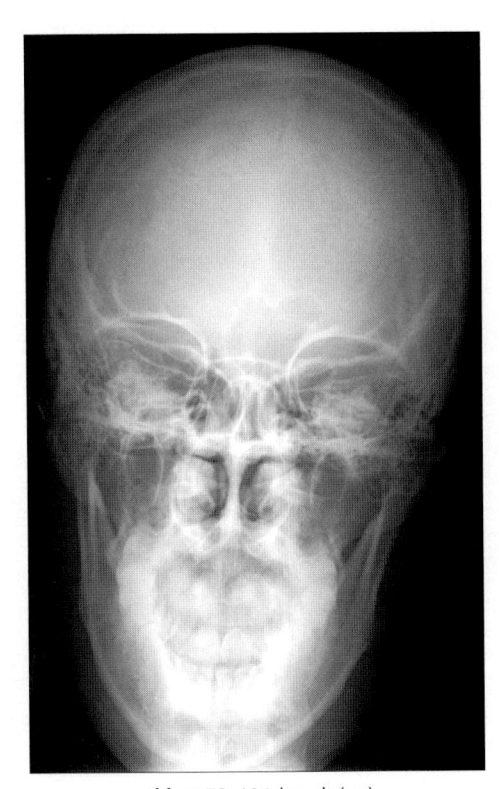

Abb. 1.52 19 Jahre alt (m.)

28 1 Schädel, männlich

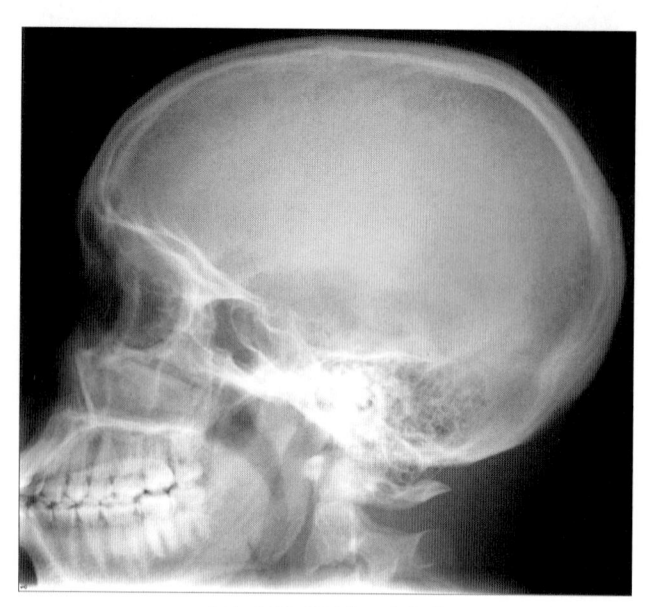

Abb. 1.53 19 Jahre alt (m.)

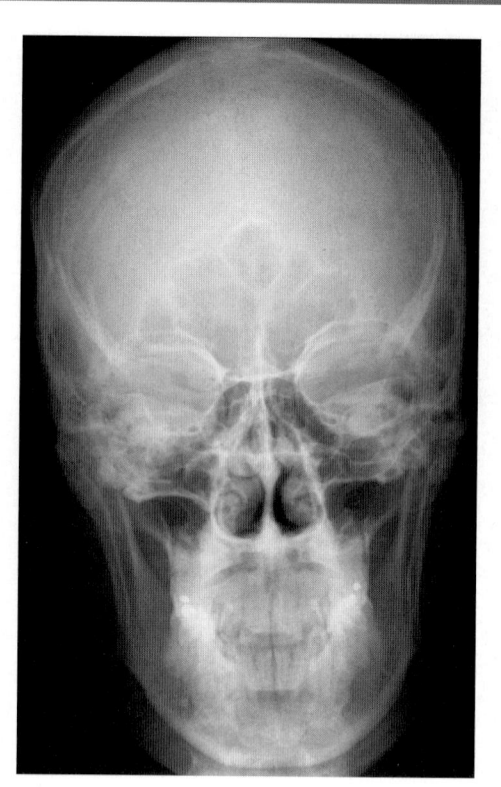

Abb. 1.54 20 Jahre alt (m.)

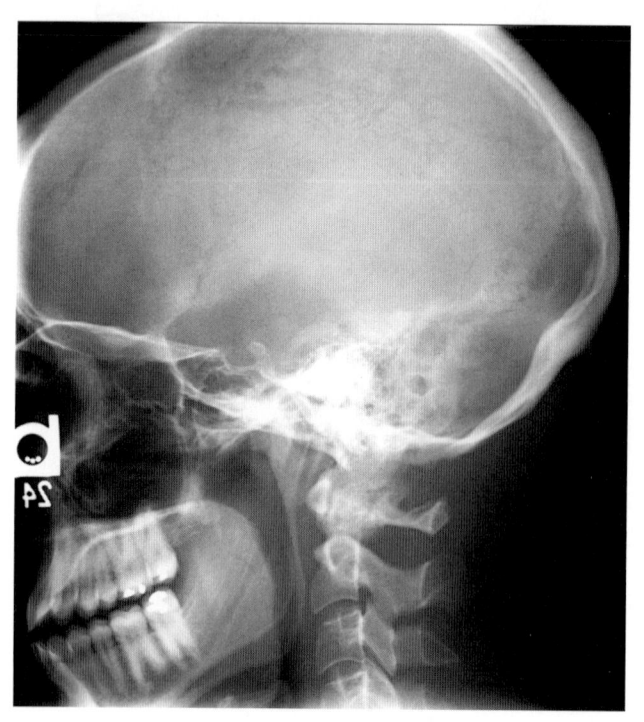

Abb. 1.55 20 Jahre alt (m.)

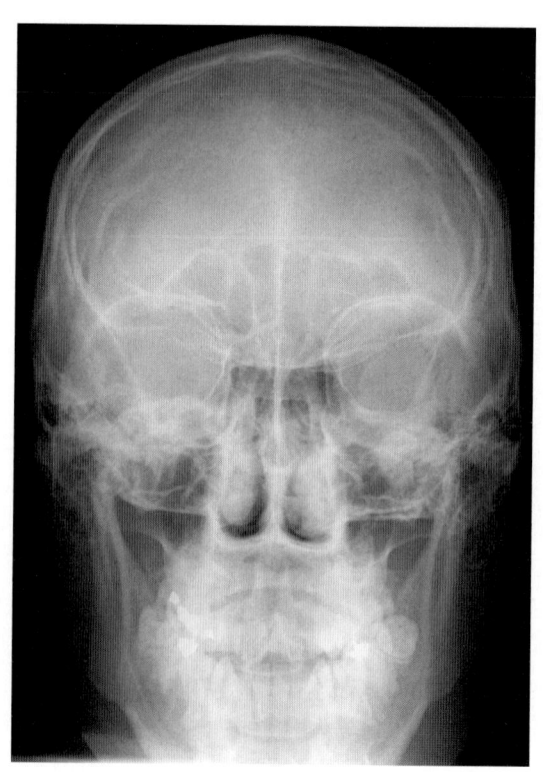

Abb. 1.56 21 Jahre alt (m.)

1 Schädel, männlich

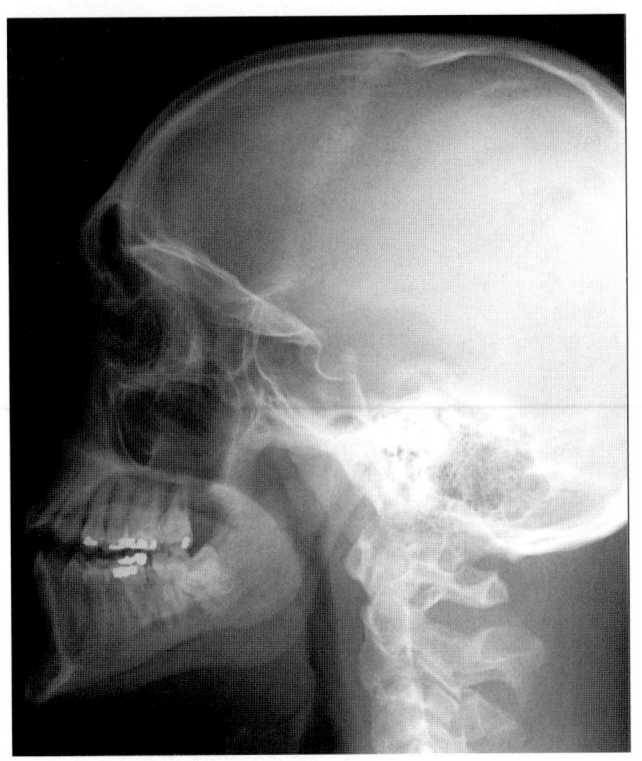

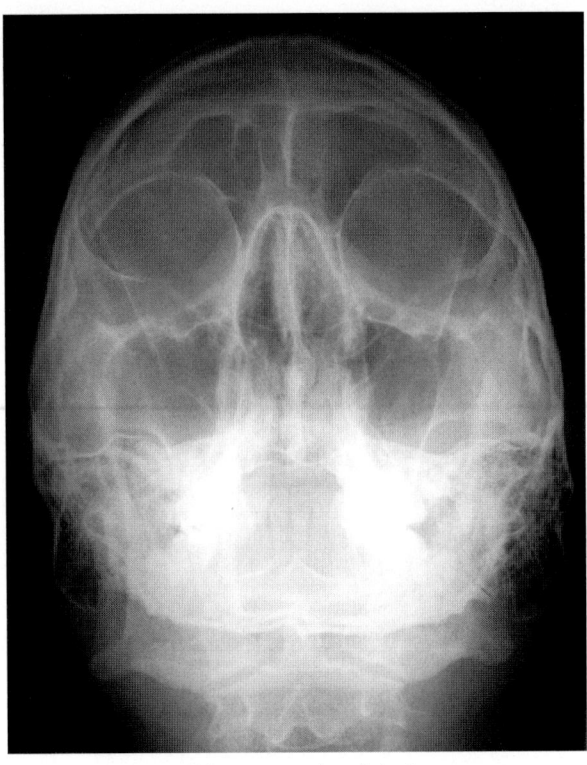

Abb. 1.57 21 Jahre alt (m.)

Abb. 1.58 21 Jahre alt (m.)

2 Halswirbelsäule, männlich

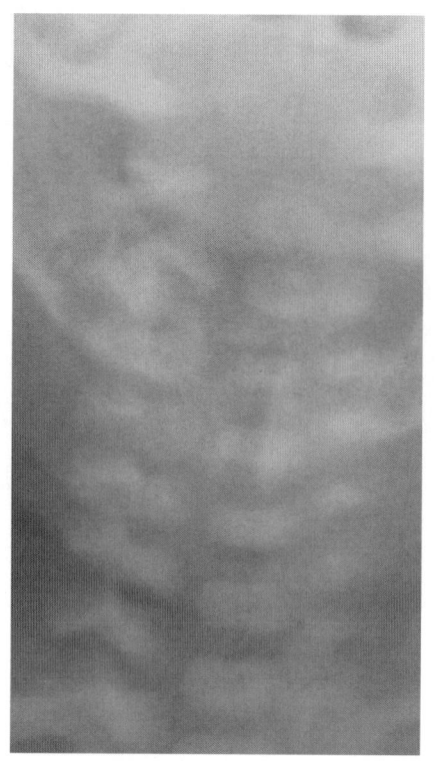

Abb. 2.1 Neugeboren (m.)

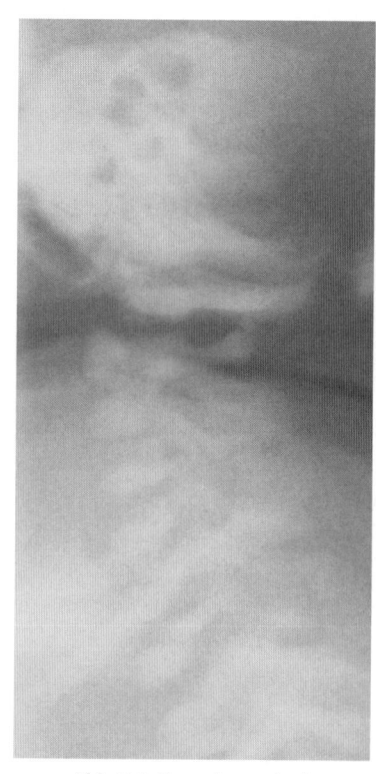

Abb. 2.2 Neugeboren (m.)

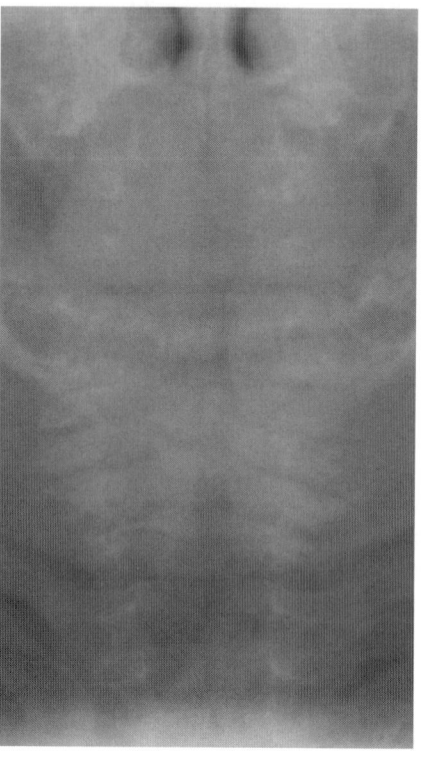

Abb. 2.3 3 Monate alt (m.)

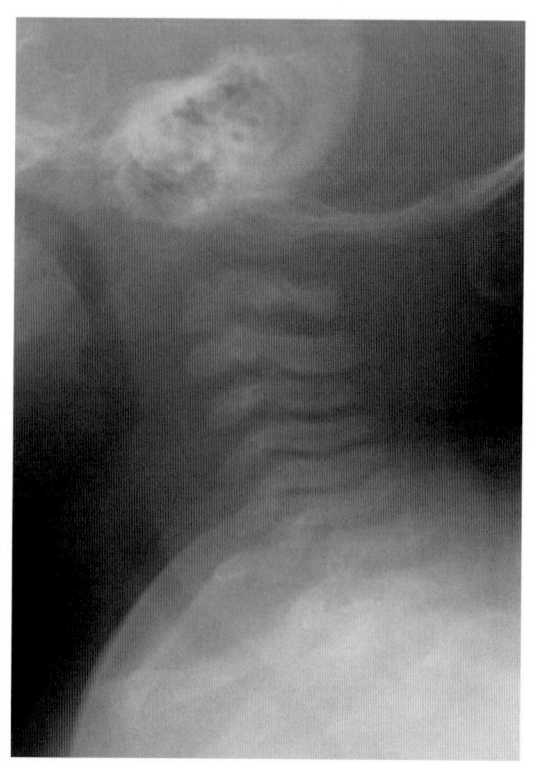

Abb. 2.4 3 Monate alt (m.)

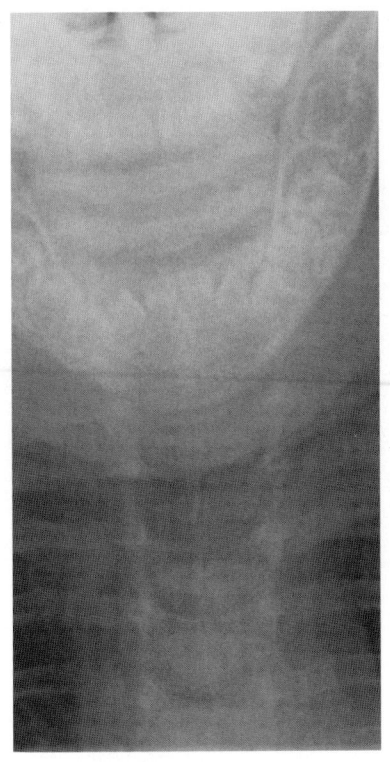

Abb. 2.5 6 Monate alt (m.)

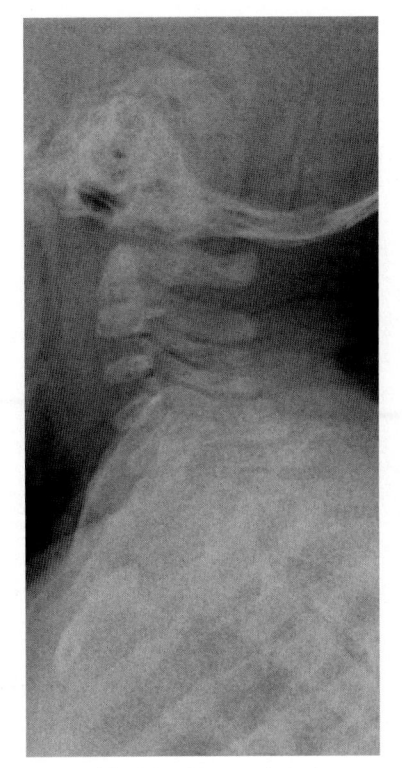

Abb. 2.6 6 Monate alt (m.)

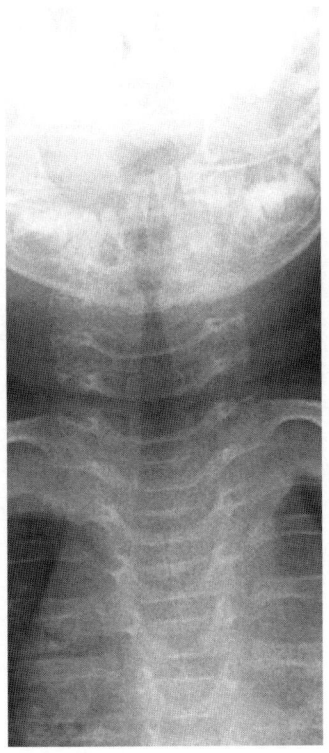

Abb. 2.7 9 Monate alt (m.)

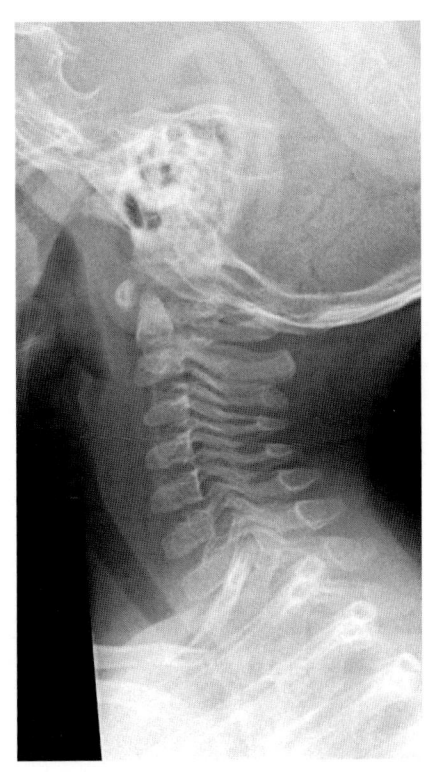

Abb. 2.8 9 Monate alt (m.)

2 Halswirbelsäule, männlich

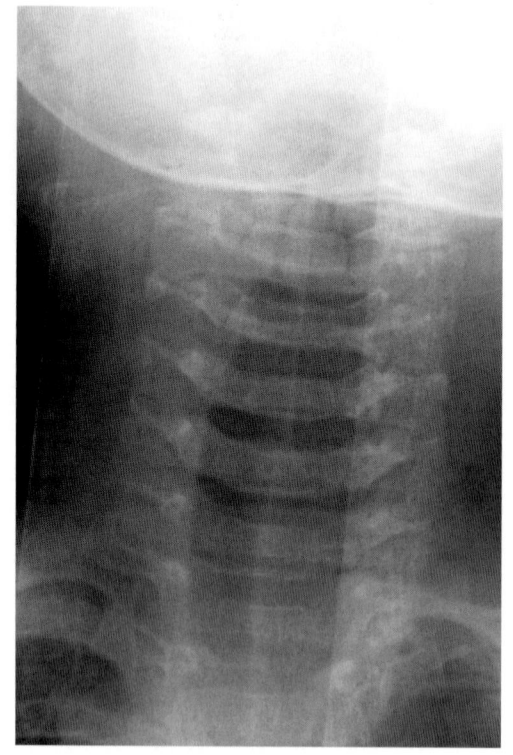

Abb. 2.9 1 Jahr alt (m.)

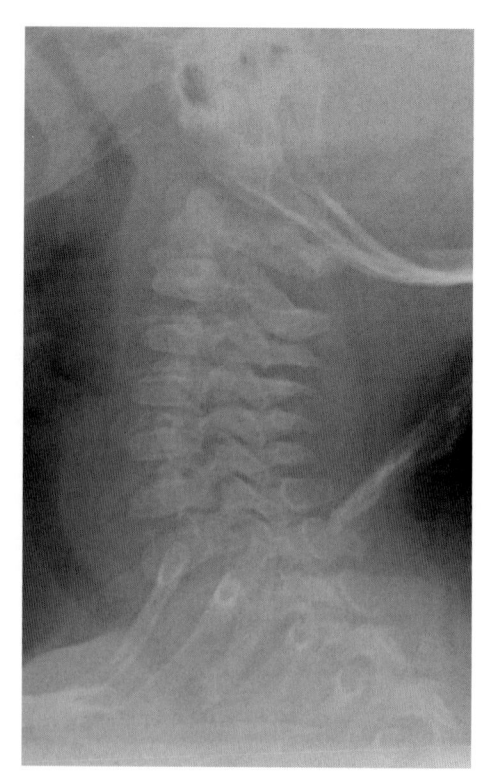

Abb. 2.10 1 Jahr alt (m.)

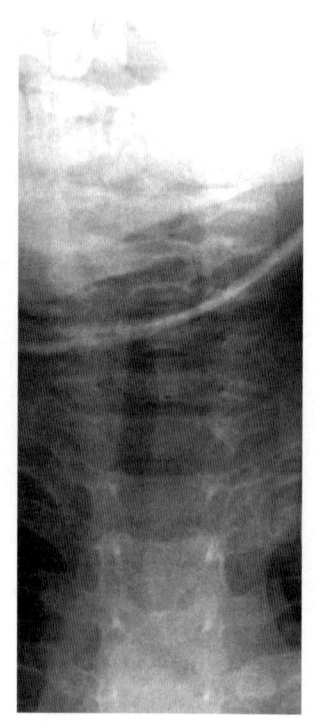

Abb. 2.11 15 Monate alt (m.)

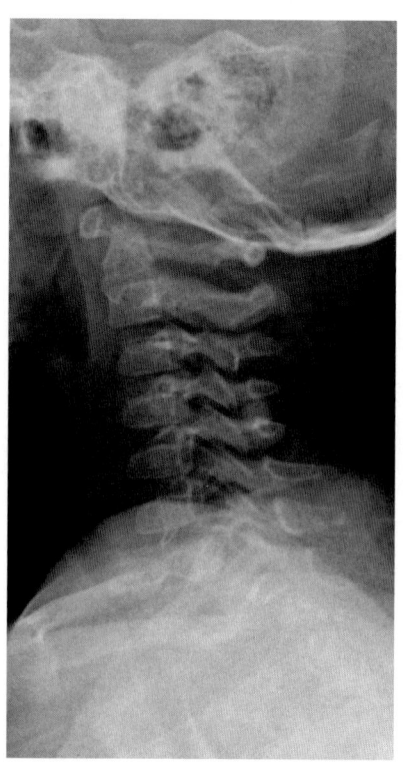

Abb. 2.12 15 Monate alt (m.)

2 Halswirbelsäule, männlich

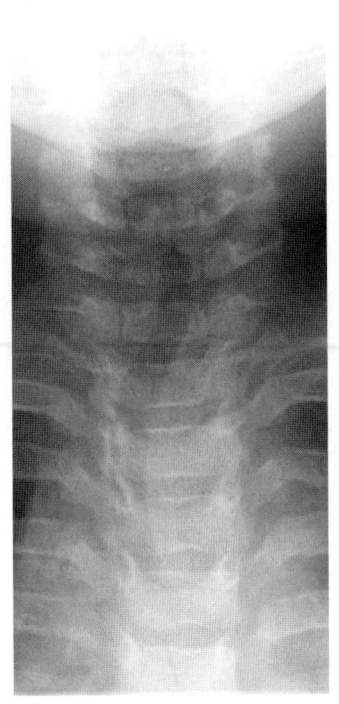

Abb. 2.13 18 Monate alt (m.)

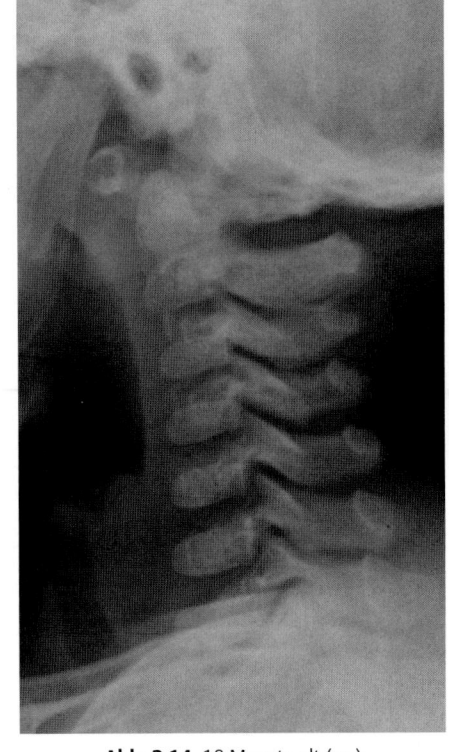

Abb. 2.14 18 Monate alt (m.)

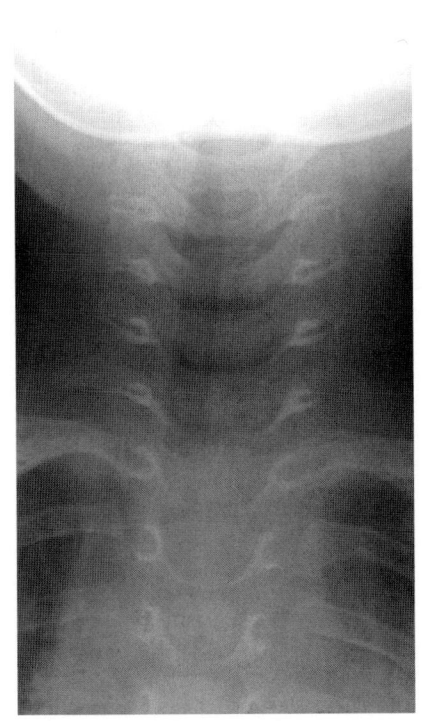

Abb. 2.15 21 Monate alt (m.)

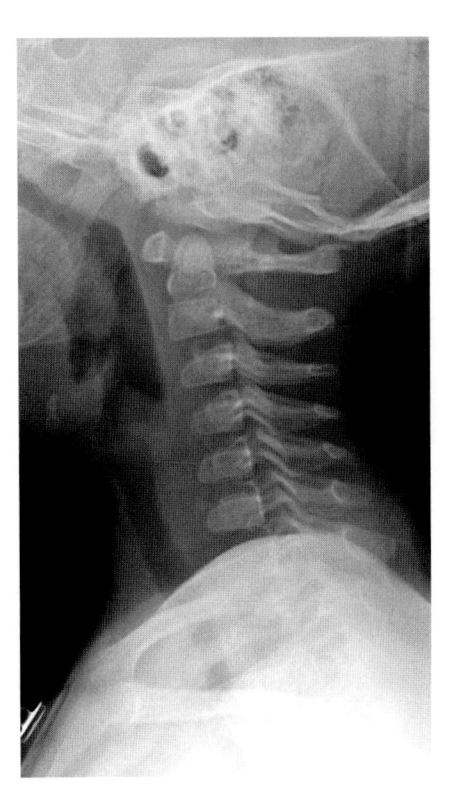

Abb. 2.16 21 Monate alt (m.)

2 Halswirbelsäule, männlich

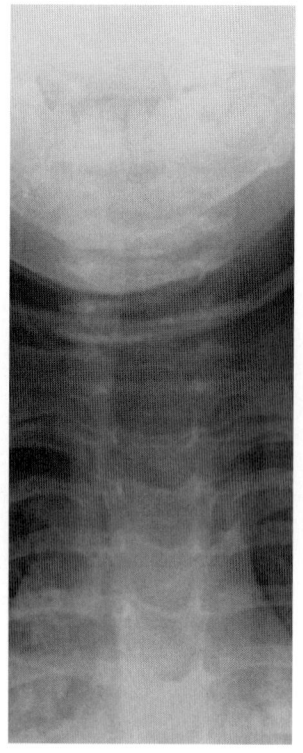

Abb. 2.17 2 Jahre alt (m.)

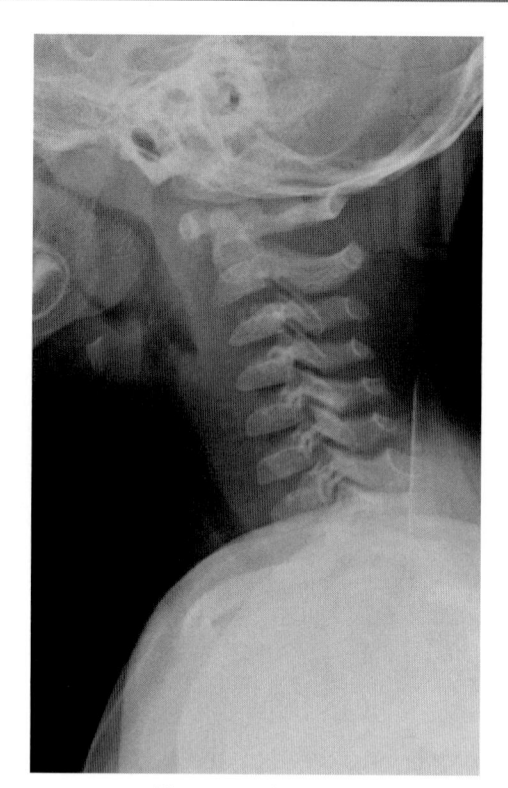

Abb. 2.18 2 Jahre alt (m.)

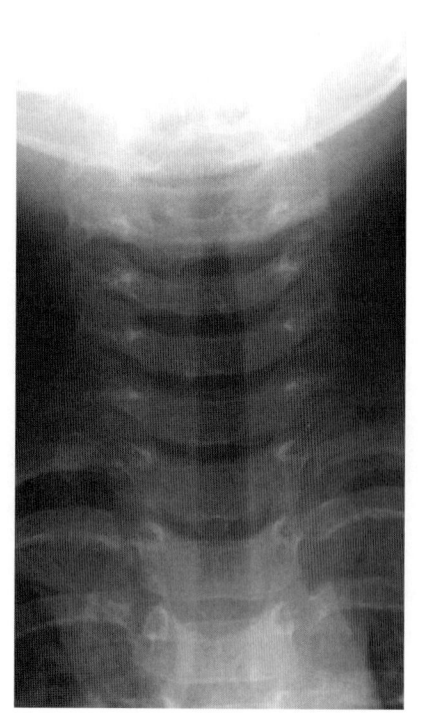

Abb. 2.19 3 Jahre alt (m.)

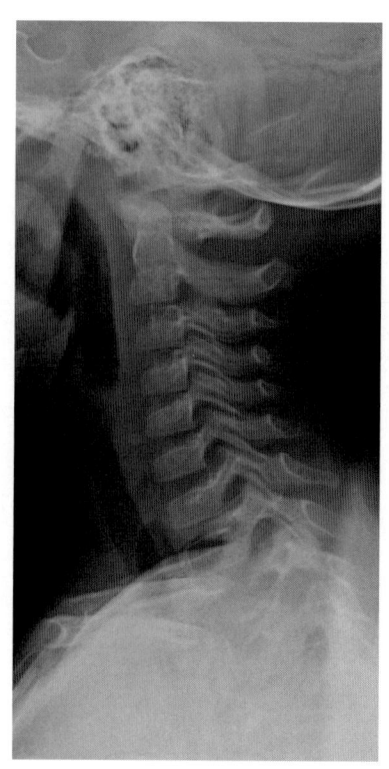

Abb. 2.20 3 Jahre alt (m.)

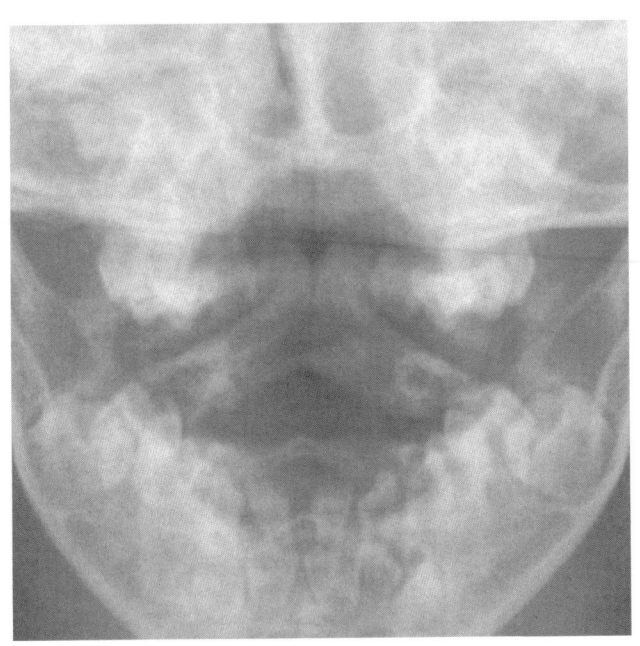

Abb. 2.21 3 Jahre alt (m.)

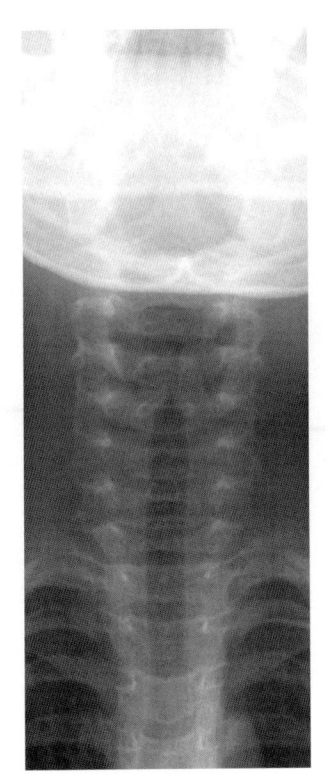

Abb. 2.22 4 Jahre alt (m.)

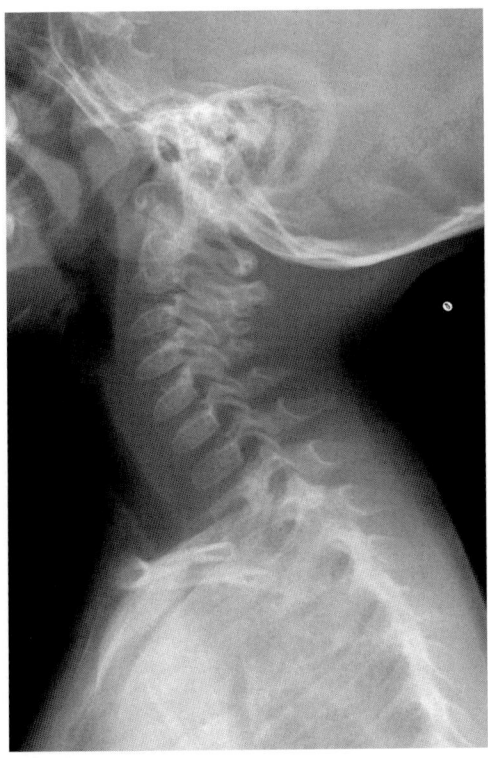

Abb. 2.23 4 Jahre alt (m.)

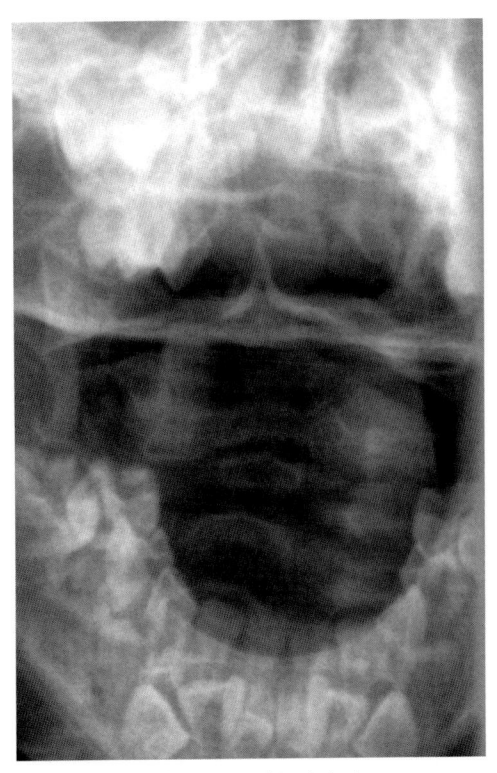

Abb. 2.24 4 Jahre alt (m.)

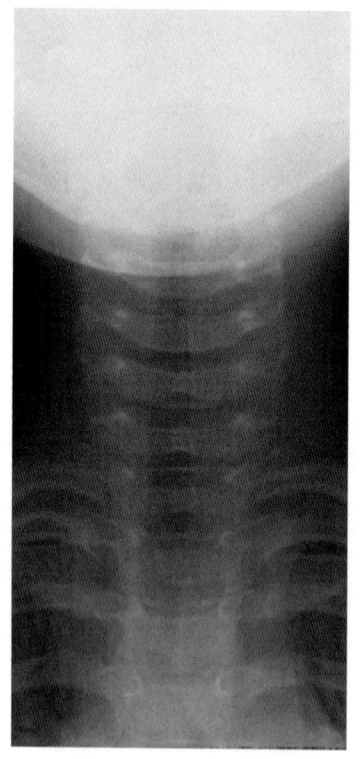

Abb. 2.25 5 Jahre alt (m.)

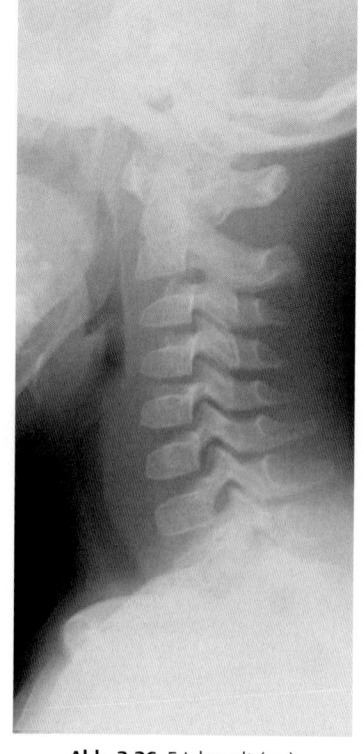

Abb. 2.26 5 Jahre alt (m.)

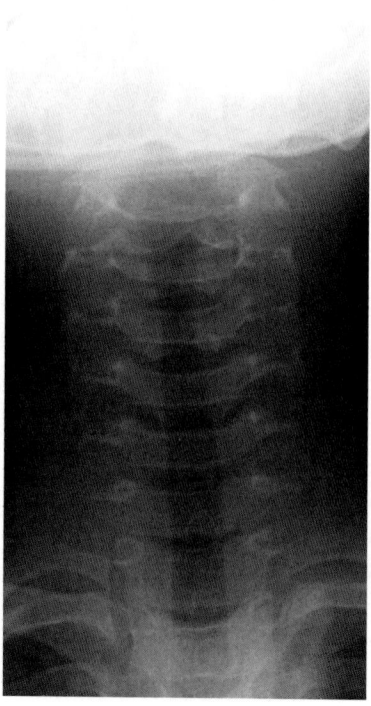

Abb. 2.27 6 Jahre alt (m.)

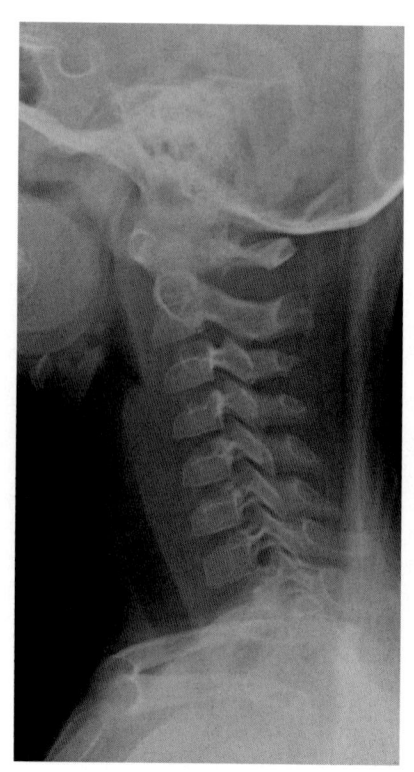

Abb. 2.28 6 Jahre alt (m.)

2 Halswirbelsäule, männlich

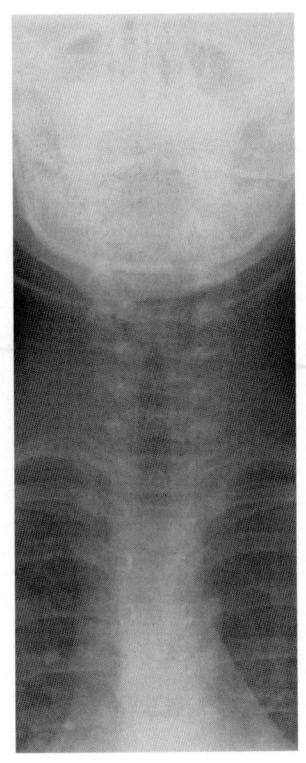

Abb. 2.29 7 Jahre alt (m.)

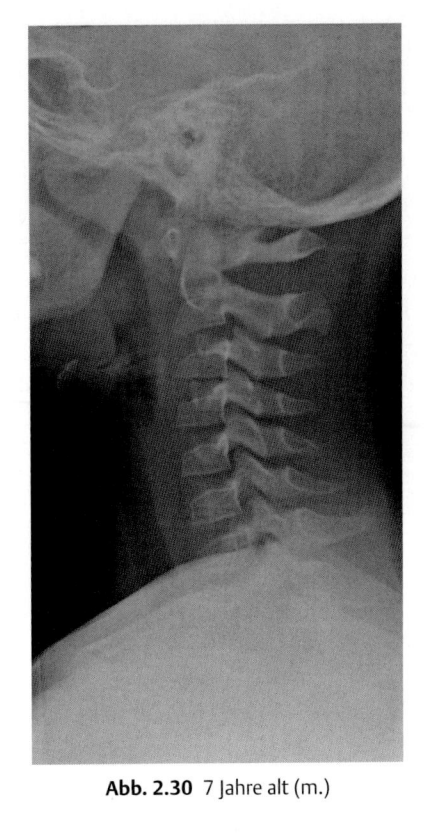

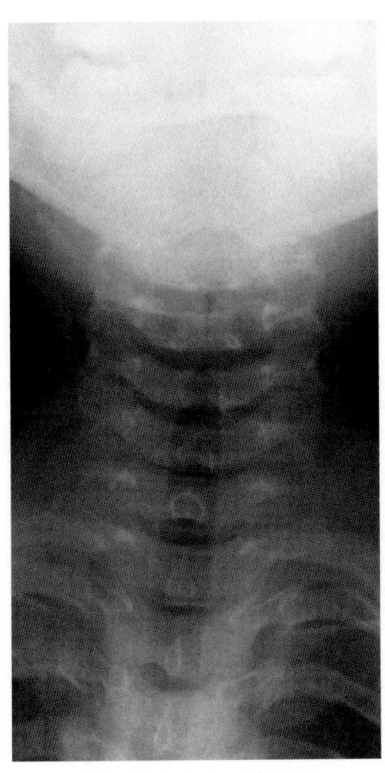

Abb. 2.30 7 Jahre alt (m.)

Abb. 2.31 8 Jahre alt (m.)

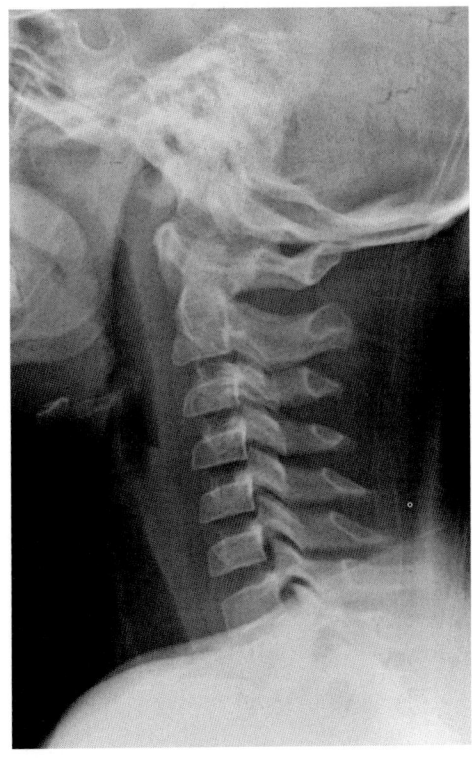

Abb. 2.32 8 Jahre alt (m.)

2 Halswirbelsäule, männlich

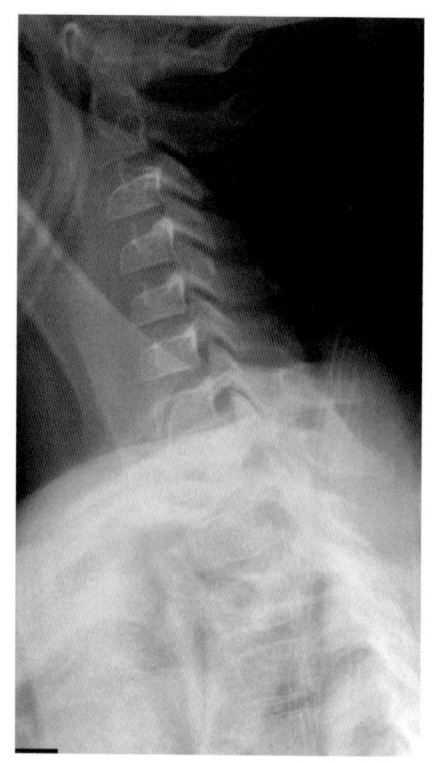

Abb. 2.33 8 Jahre alt (m.)

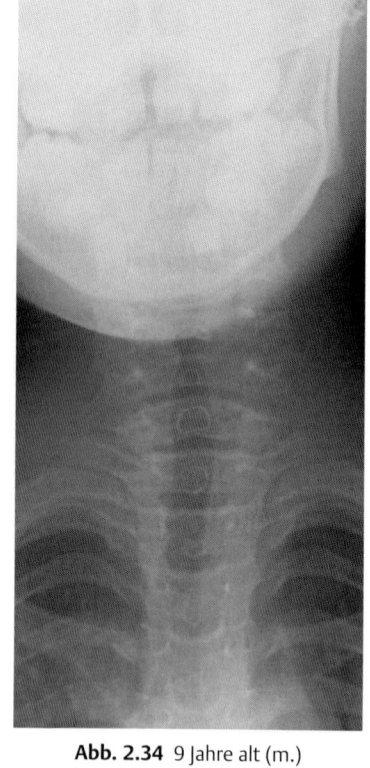

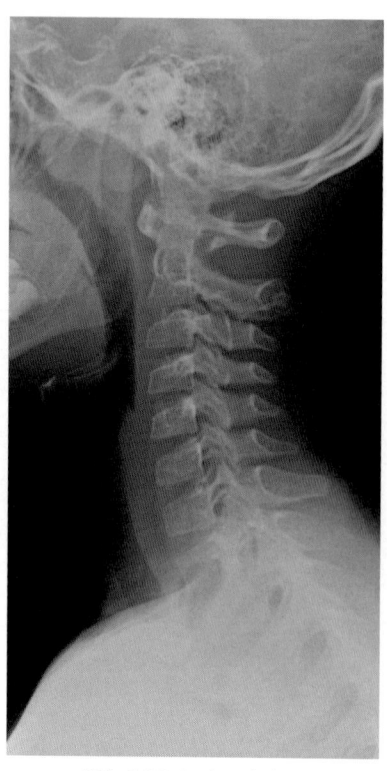

Abb. 2.34 9 Jahre alt (m.)

Abb. 2.35 9 Jahre alt (m.)

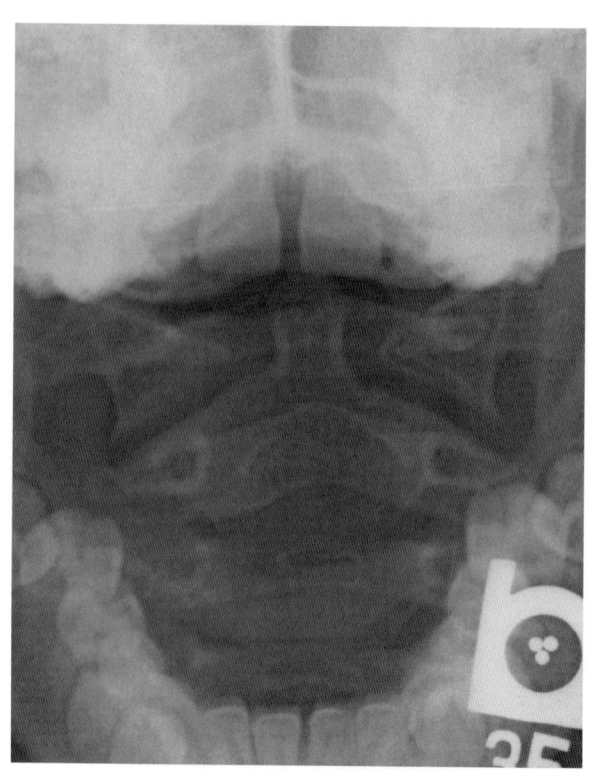

Abb. 2.36 9 Jahre alt (m.)

2 Halswirbelsäule, männlich

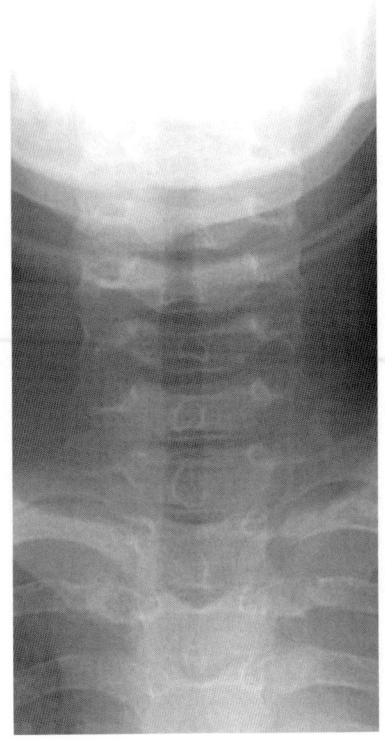

Abb. 2.37 10 Jahre alt (m.)

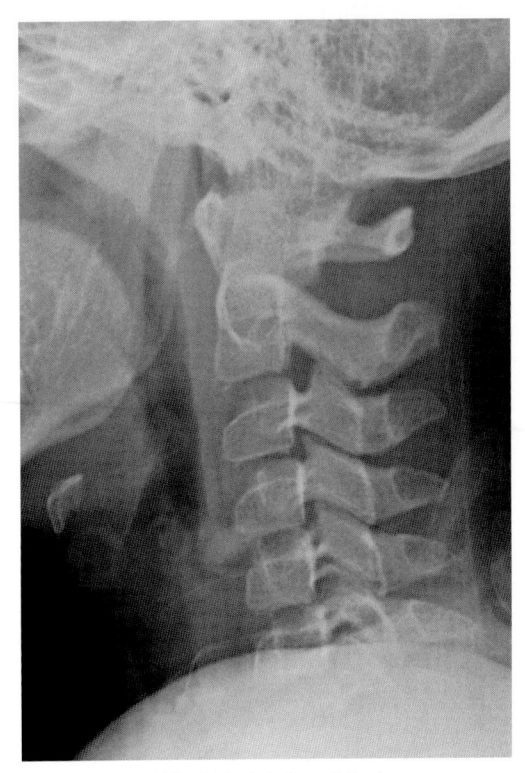

Abb. 2.38 10 Jahre alt (m.)

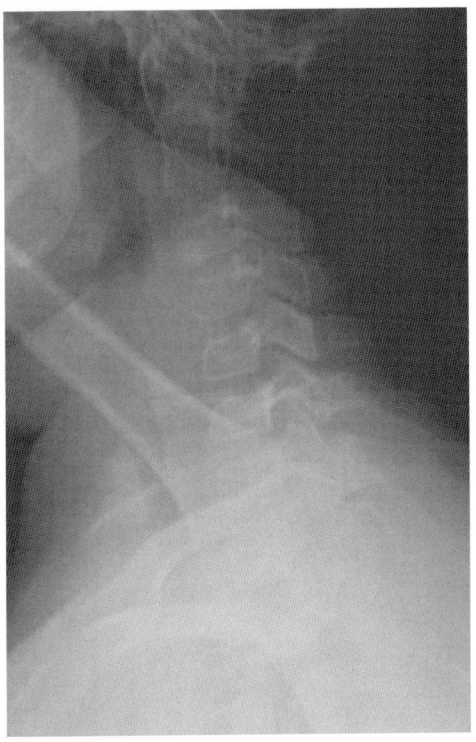

Abb. 2.39 10 Jahre alt (m.)

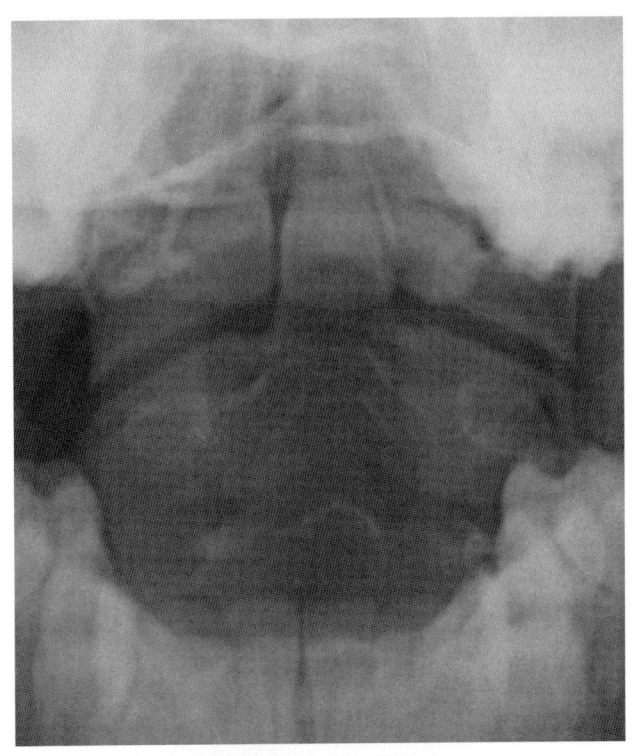

Abb. 2.40 10 Jahre alt (m.)

40 2 Halswirbelsäule, männlich

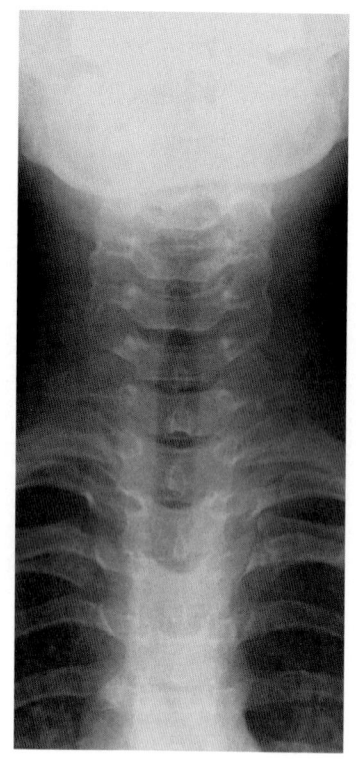

Abb. 2.41 11 Jahre alt (m.)

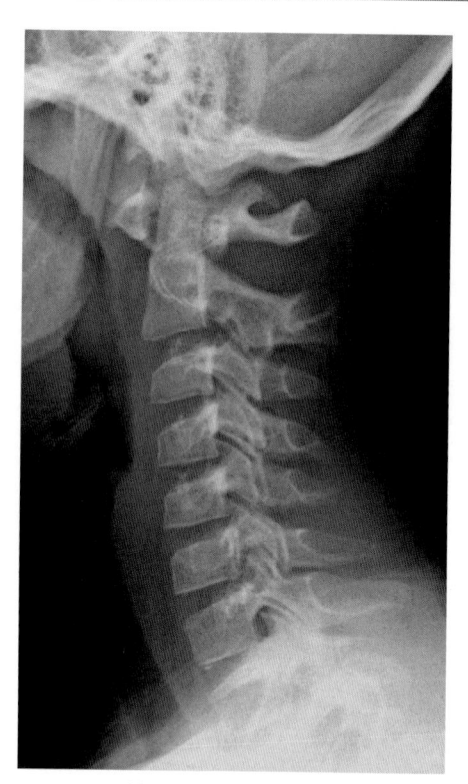

Abb. 2.42 11 Jahre alt (m.)

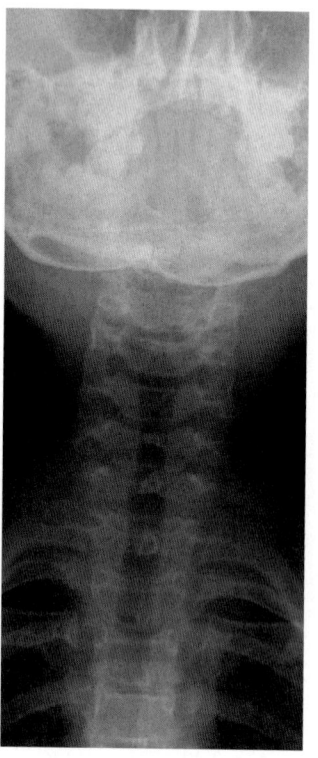

Abb. 2.43 12 Jahre alt (m.)

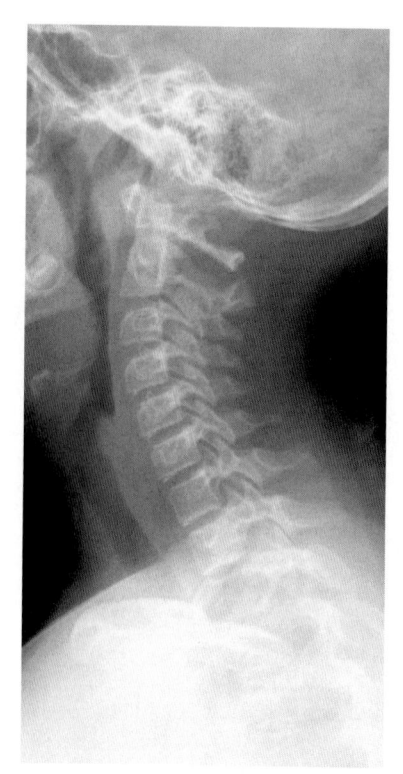

Abb. 2.44 12 Jahre alt (m.)

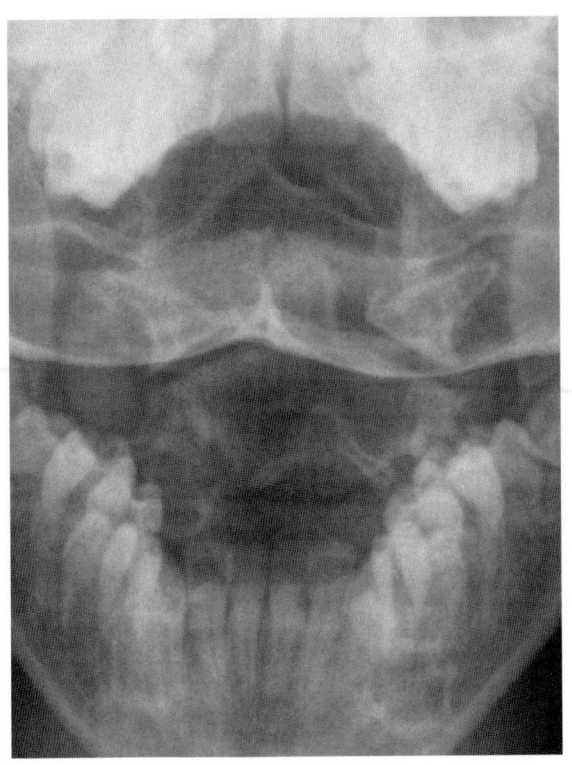

Abb. 2.45 12 Jahre alt (m.)

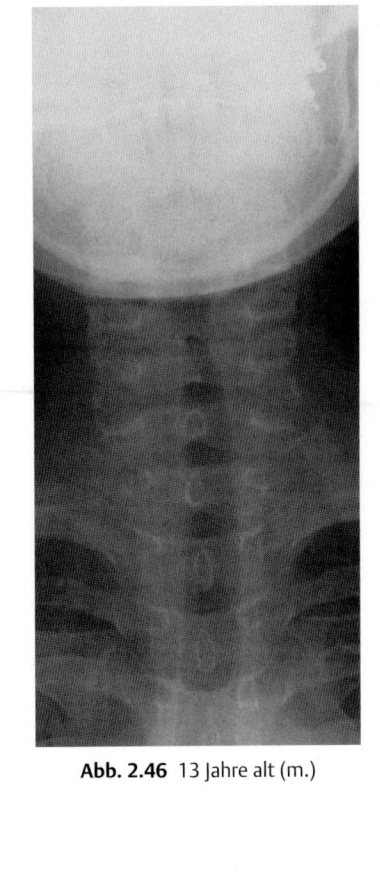

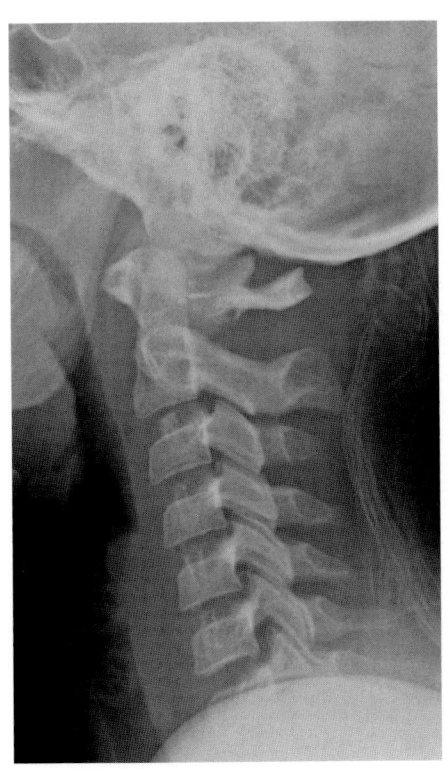

Abb. 2.46 13 Jahre alt (m.)

Abb. 2.47 13 Jahre alt (m.)

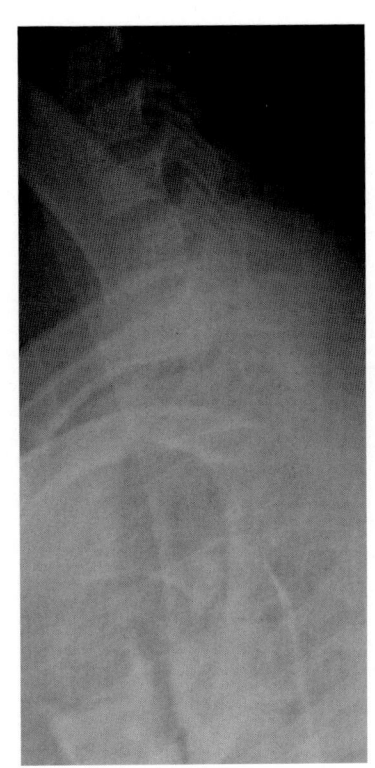

Abb. 2.48 13 Jahre alt (m.)

42 2 Halswirbelsäule, männlich

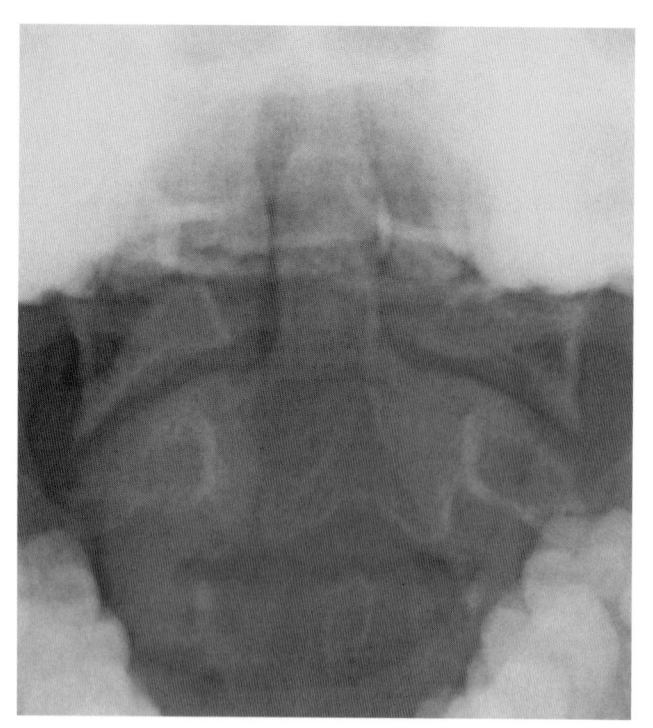

Abb. 2.49 13 Jahre alt (m.)

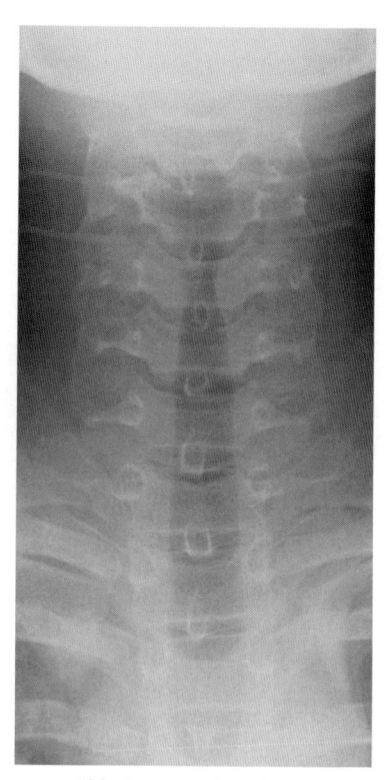

Abb. 2.50 14 Jahre alt (m.)

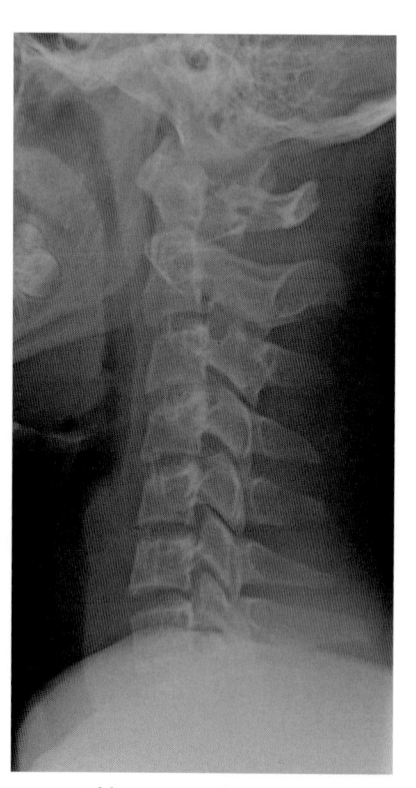

Abb. 2.51 14 Jahre alt (m.)

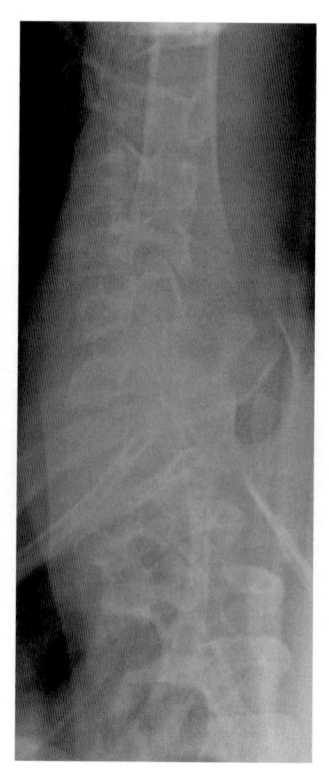

Abb. 2.52 14 Jahre alt (m.)

2 Halswirbelsäule, männlich

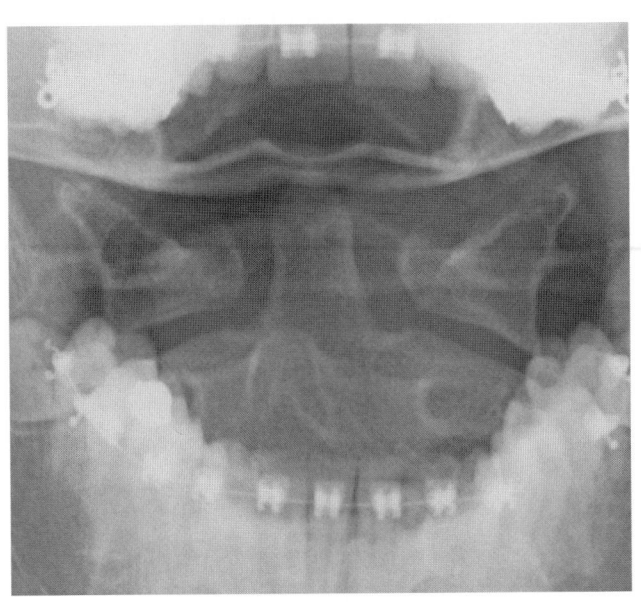

Abb. 2.53 14 Jahre alt (m.)

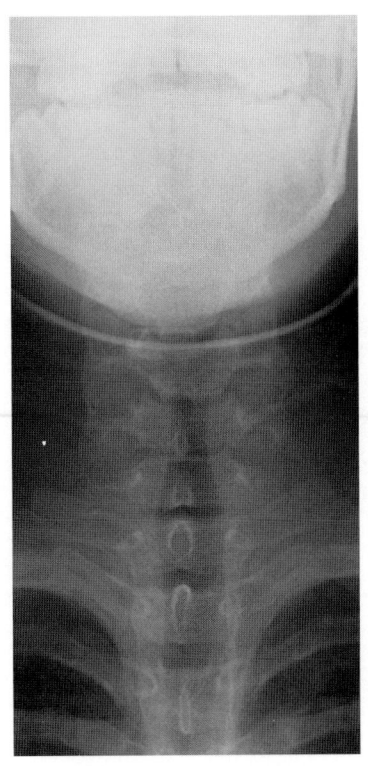

Abb. 2.54 15 Jahre alt (m.)

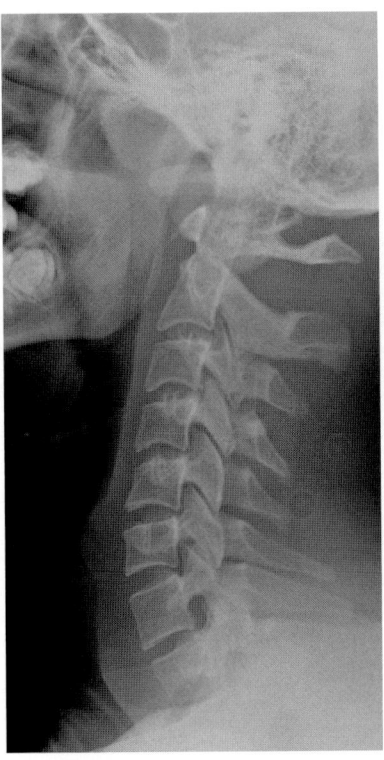

Abb. 2.55 15 Jahre alt (m.)

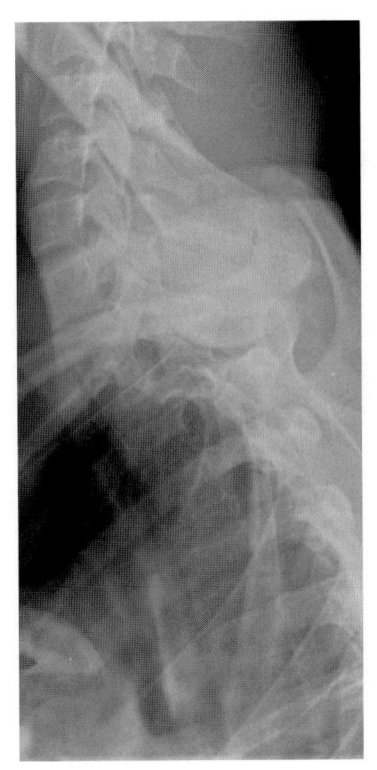

Abb. 2.56 15 Jahre alt (m.)

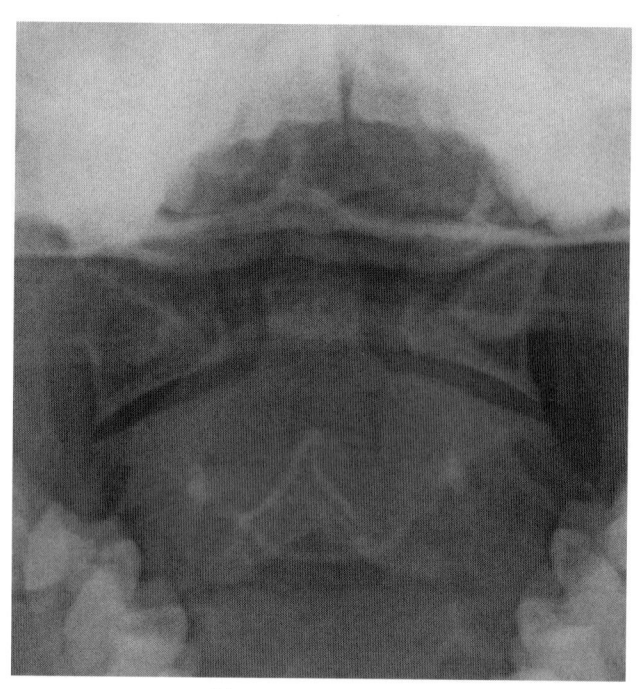

Abb. 2.57 15 Jahre alt (m.)

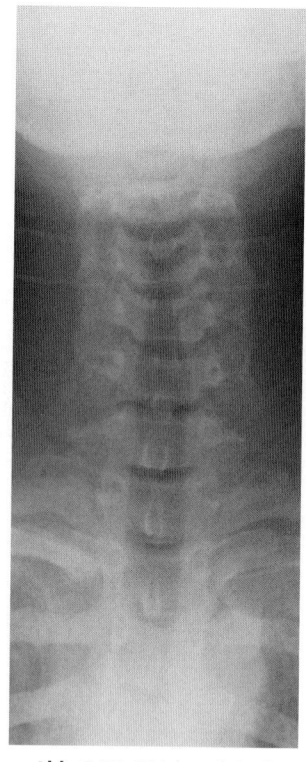

Abb. 2.58 16 Jahre alt (m.)

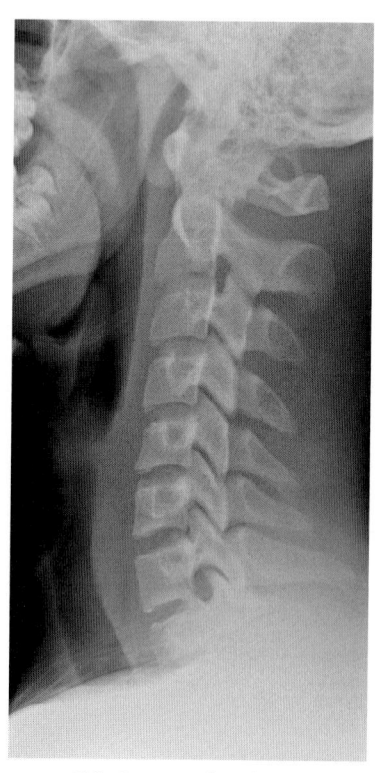

Abb. 2.59 16 Jahre alt (m.)

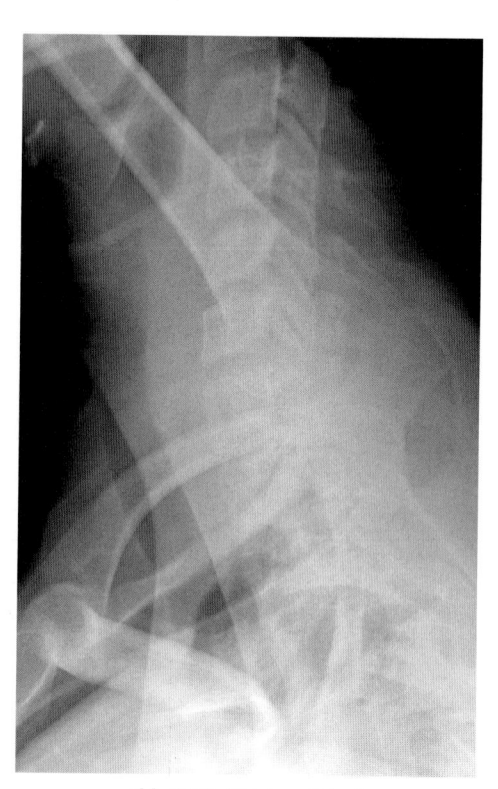

Abb. 2.60 16 Jahre alt (m.)

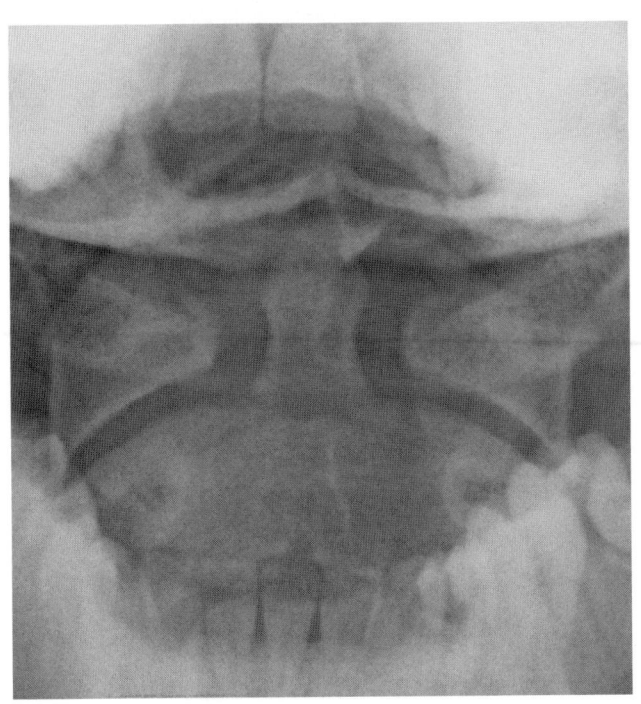

Abb. 2.61 16 Jahre alt (m.)

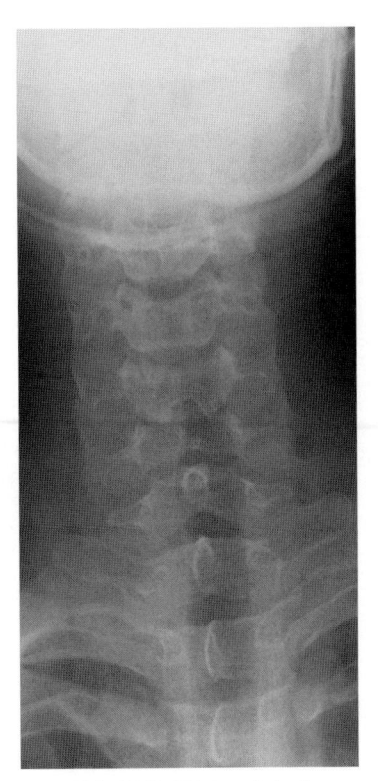

Abb. 2.62 17 Jahre alt (m.)

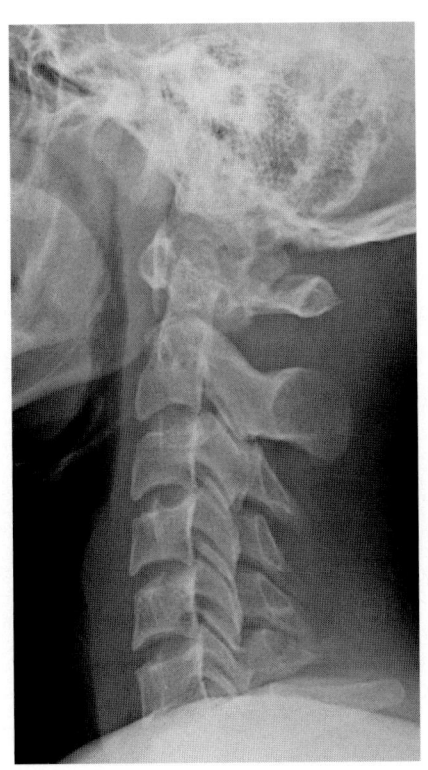

Abb. 2.63 17 Jahre alt (m.)

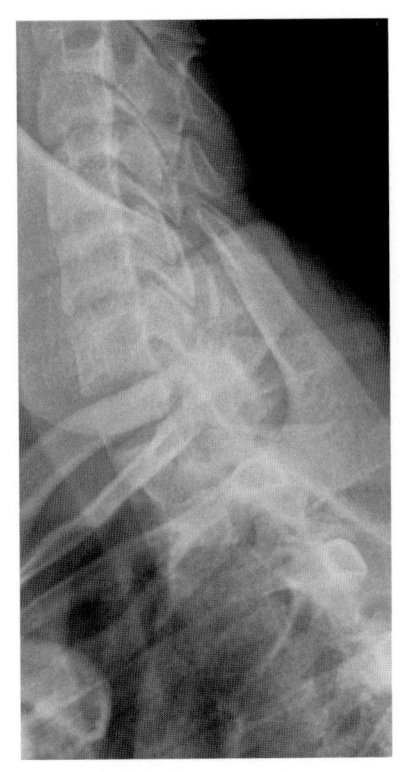

Abb. 2.64 17 Jahre alt (m.)

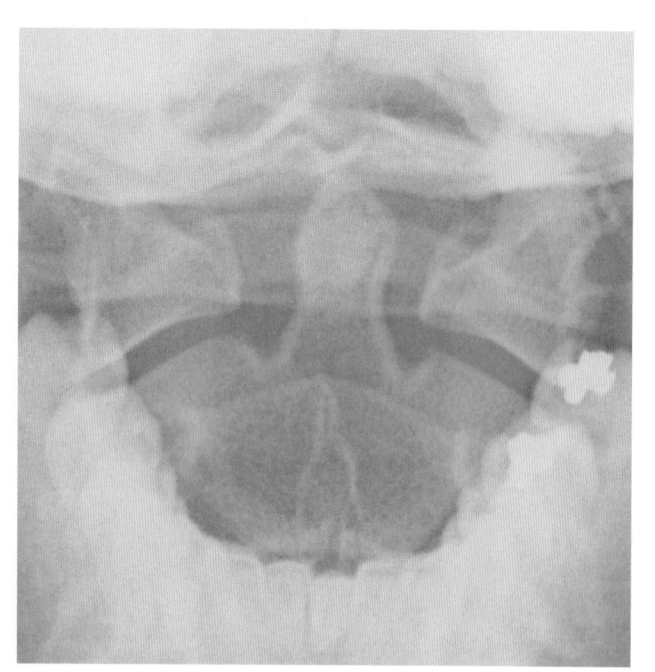

Abb. 2.65 17 Jahre alt (m.)

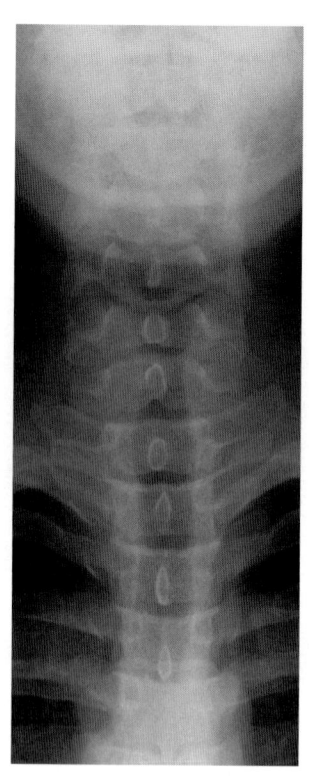

Abb. 2.66 18 Jahre alt (m.)

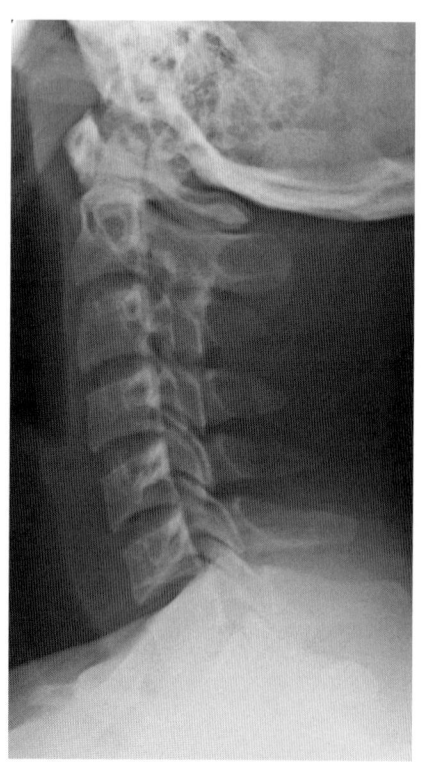

Abb. 2.67 18 Jahre alt (m.)

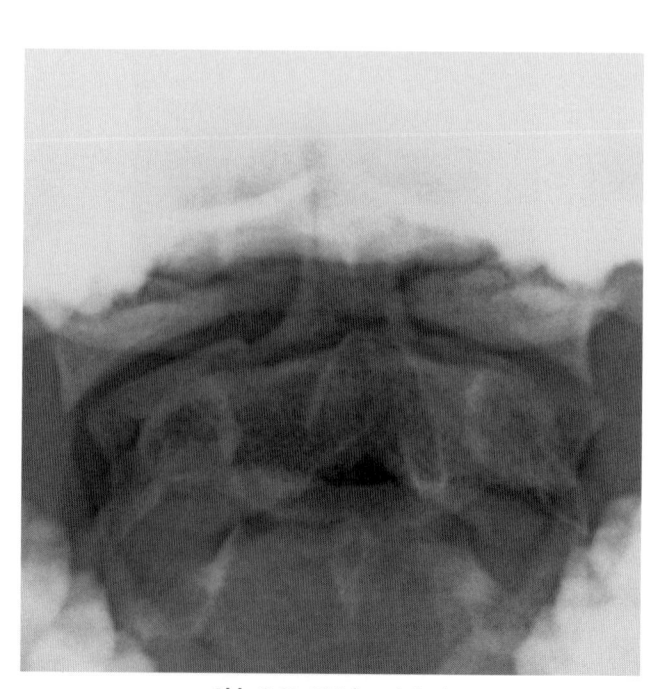

Abb. 2.68 18 Jahre alt (m.)

2 Halswirbelsäule, männlich

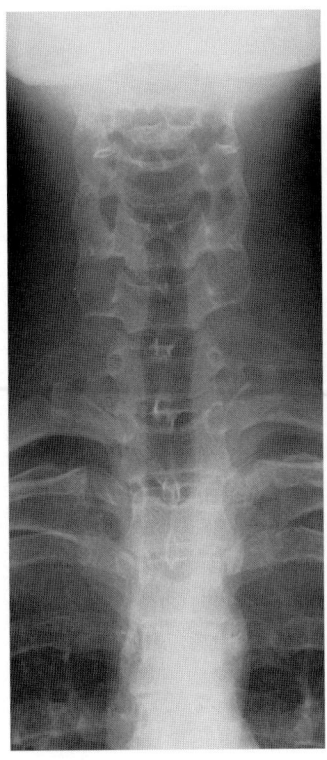

Abb. 2.69 19 Jahre alt (m.)

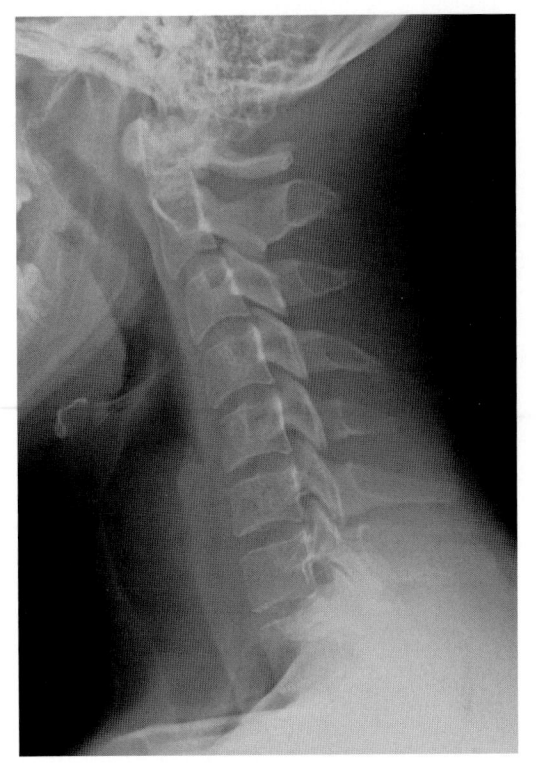

Abb. 2.70 19 Jahre alt (m.)

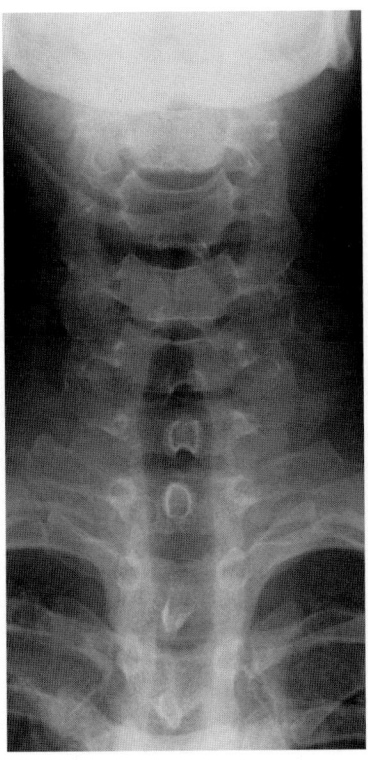

Abb. 2.71 20 Jahre alt (m.)

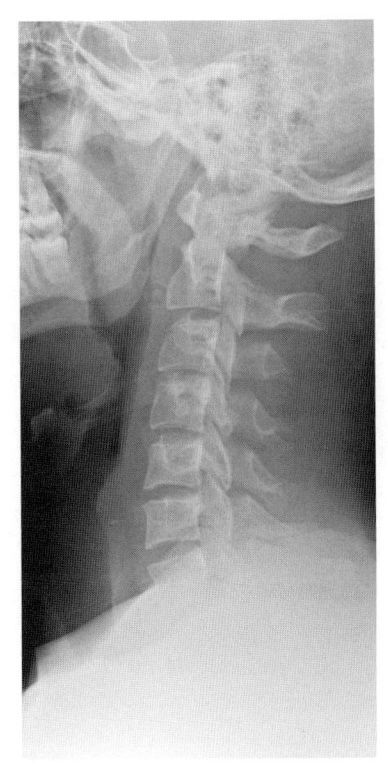

Abb. 2.72 20 Jahre alt (m.)

2 Halswirbelsäule, männlich

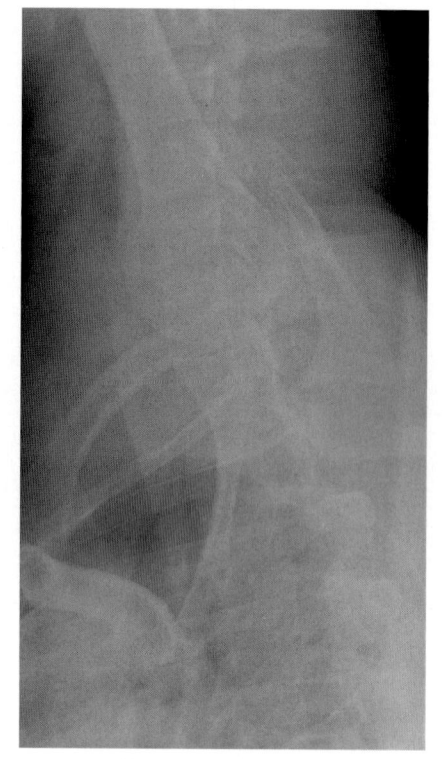

Abb. 2.73 20 Jahre alt (m.)

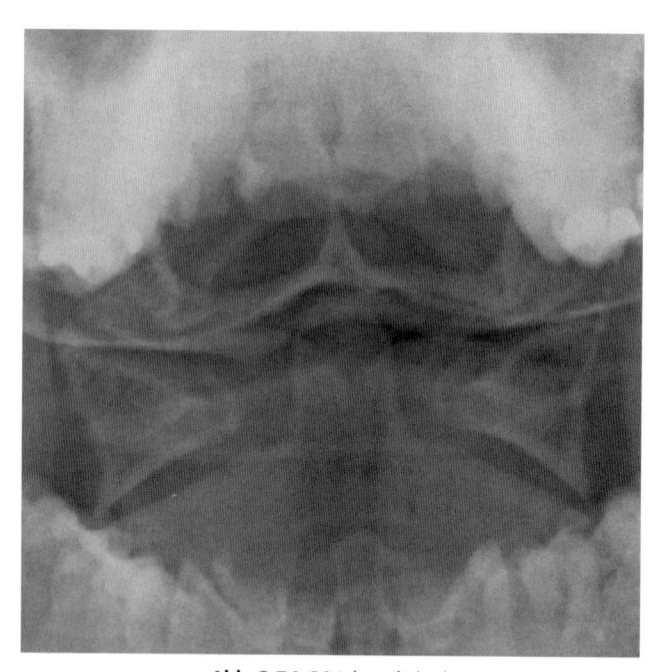

Abb. 2.74 20 Jahre alt (m.)

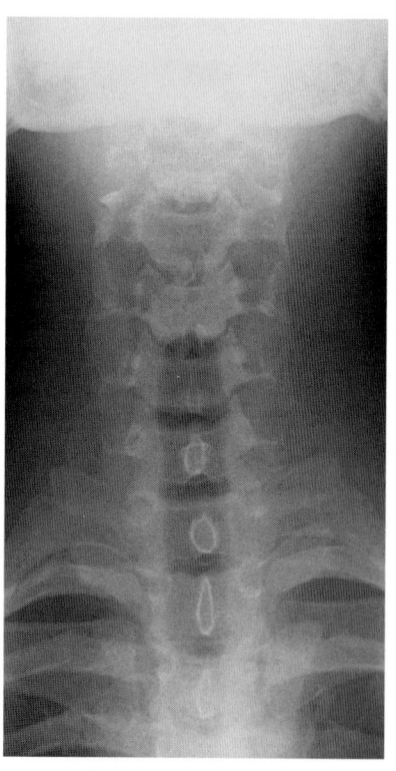

Abb. 2.75 21 Jahre alt (m.)

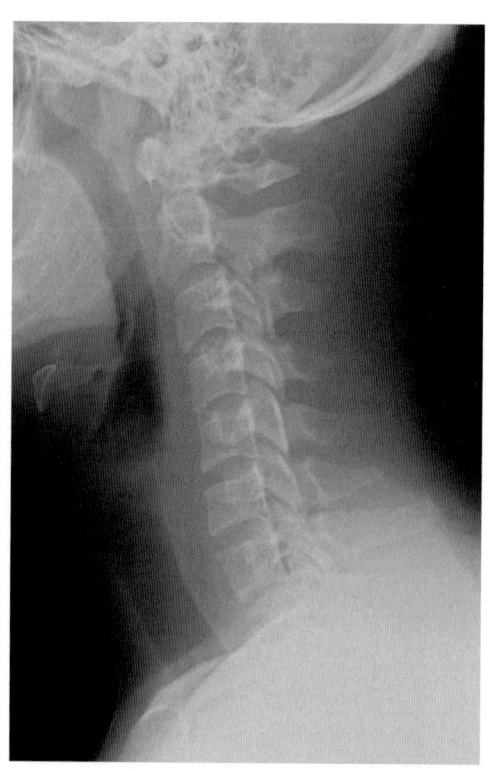

Abb. 2.76 21 Jahre alt (m.)

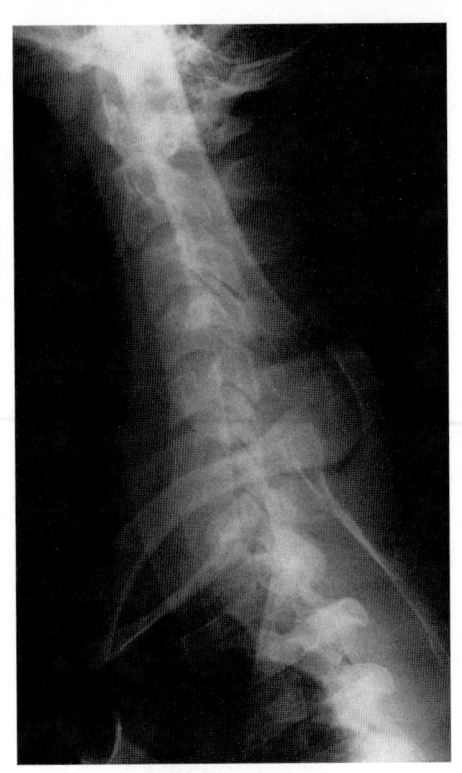

Abb. 2.77 21 Jahre alt (m.)

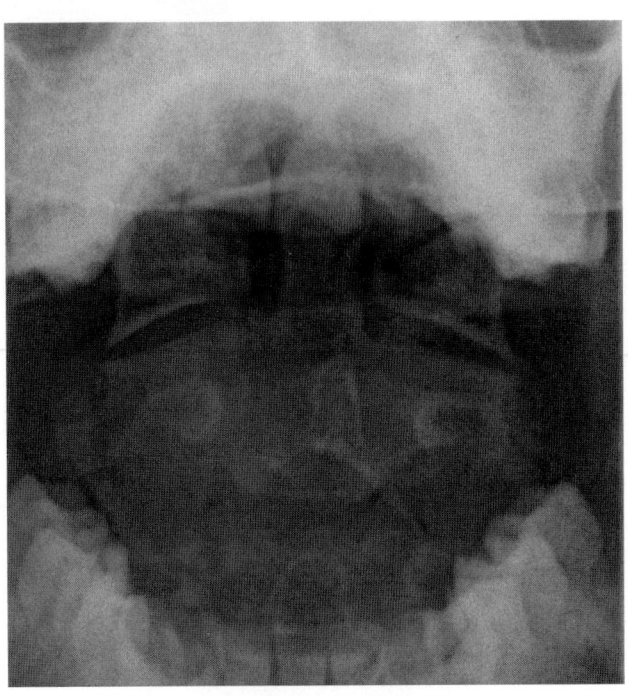

Abb. 2.78 21 Jahre alt (m.)

3 Brustwirbelsäule, männlich

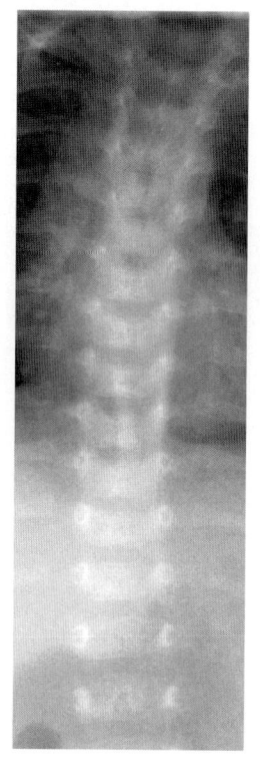

Abb. 3.1 Neugeboren (m.)

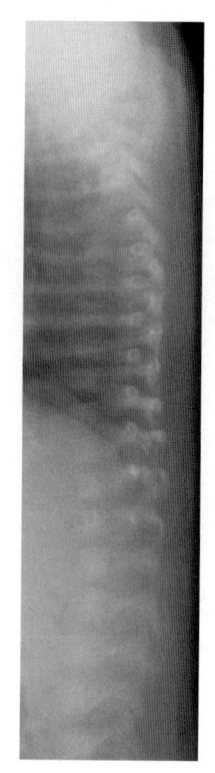

Abb. 3.2 Neugeboren (m.)

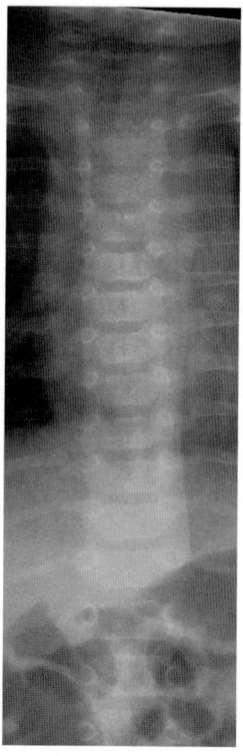

Abb. 3.3 3 Monate alt (m.)

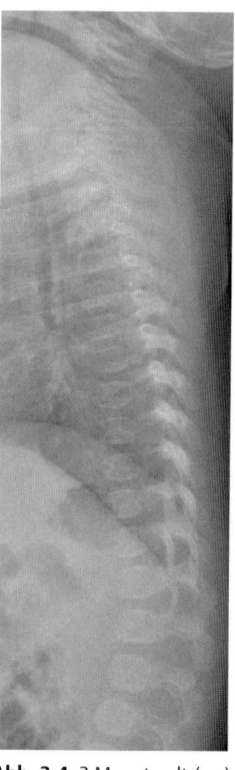

Abb. 3.4 3 Monate alt (m.)

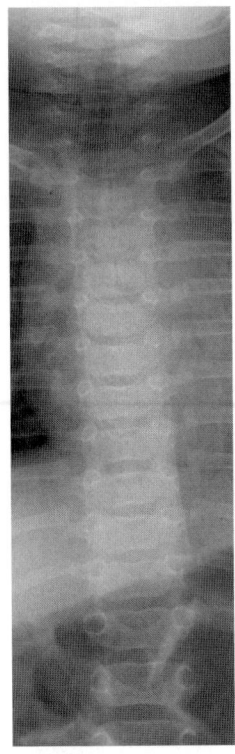

Abb. 3.5 6 Monate alt (m.)

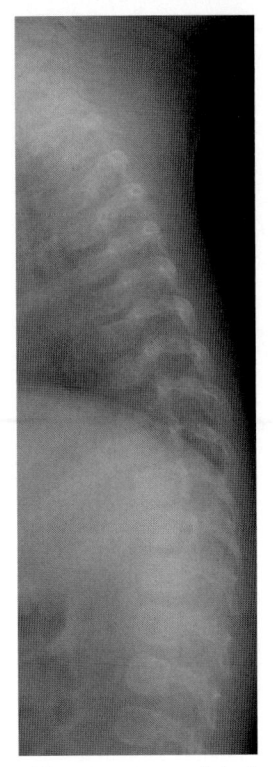

Abb. 3.6 6 Monate alt (m.)

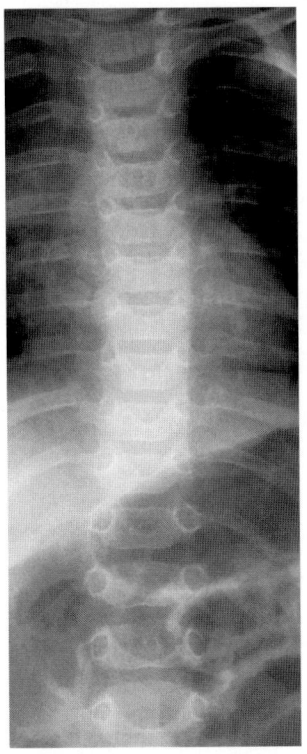

Abb. 3.7 9 Monate alt (m.)

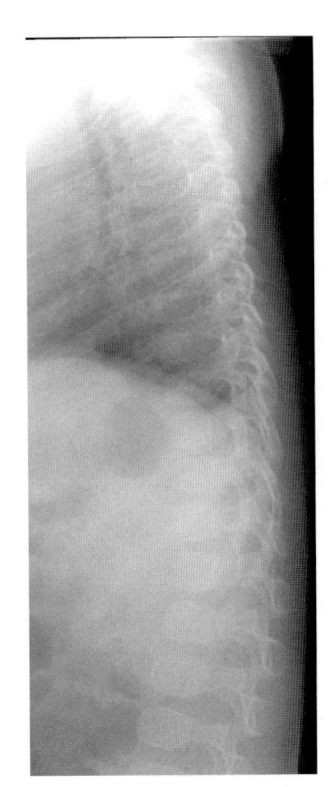

Abb. 3.8 9 Monate alt (m.)

3 Brustwirbelsäule, männlich

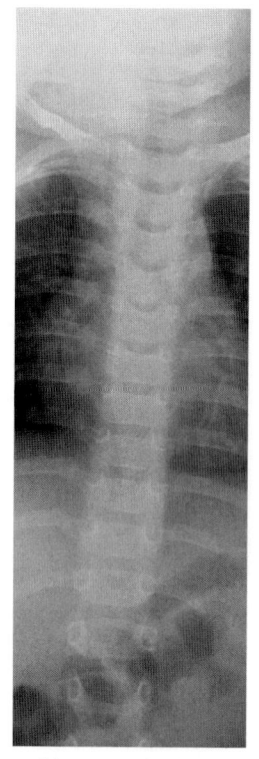

Abb. 3.9 1 Jahr alt (m.)

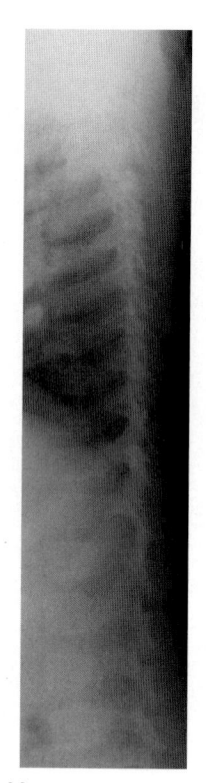

Abb. 3.10 1 Jahr alt (m.)

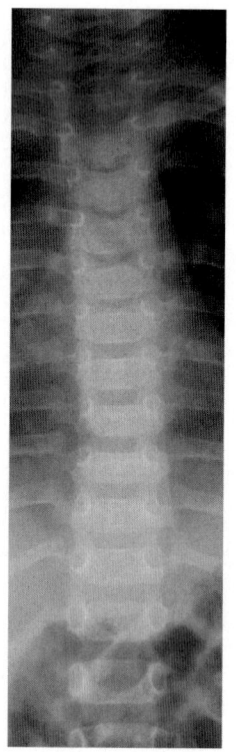

Abb. 3.11 15 Monate alt (m.)

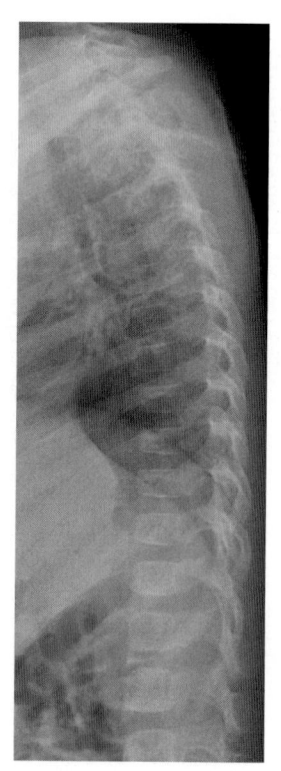

Abb. 3.12 15 Monate alt (m.)

3 Brustwirbelsäule, männlich

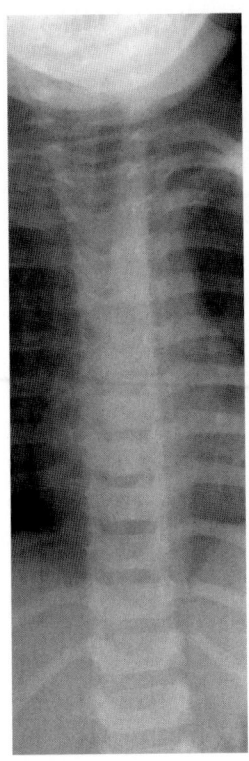

Abb. 3.13 18 Monate alt (m.)

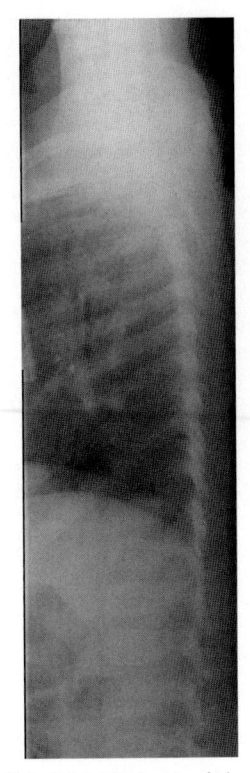

Abb. 3.14 18 Monate alt (m.)

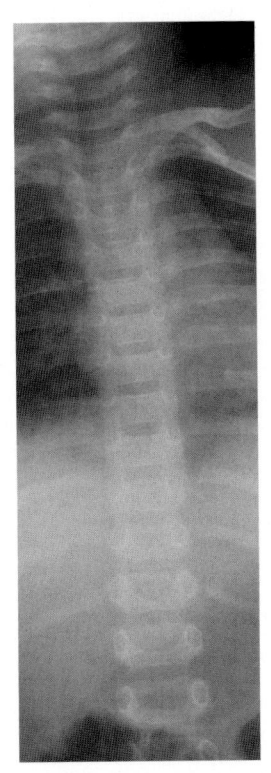

Abb. 3.15 21 Monate alt (m.)

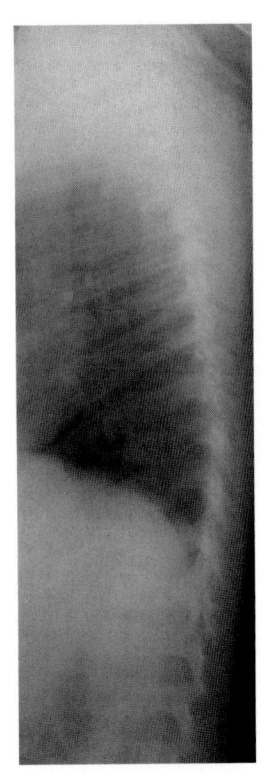

Abb. 3.16 21 Monate alt (m.)

3 Brustwirbelsäule, männlich

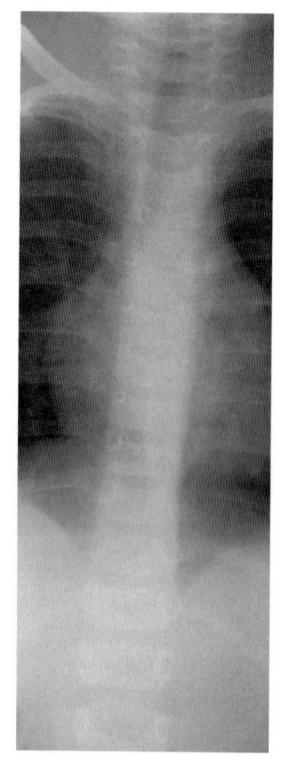

Abb. 3.17 2 Jahre alt (m.)

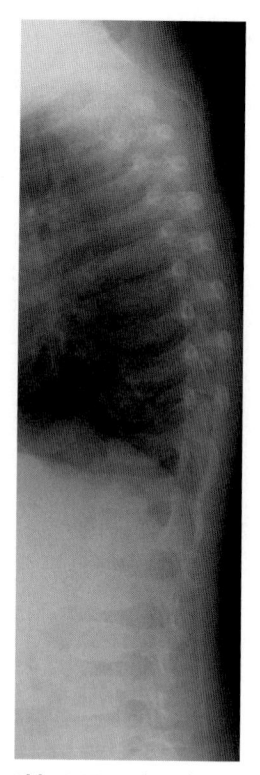

Abb. 3.18 2 Jahre alt (m.)

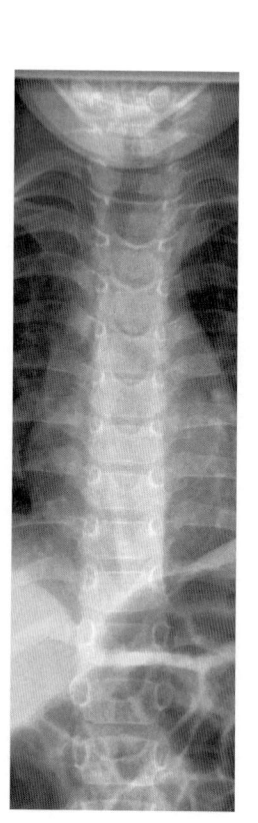

Abb. 3.19 3 Jahre alt (m.)

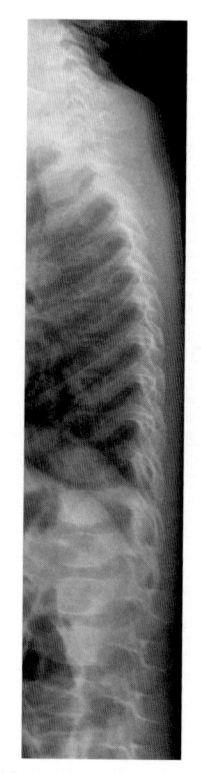

Abb. 3.20 3 Jahre alt (m.)

3 Brustwirbelsäule, männlich

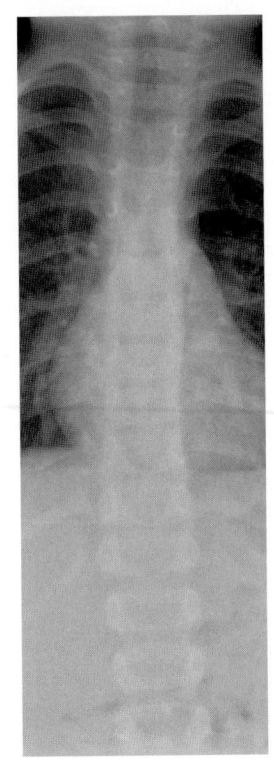

Abb. 3.21 4 Jahre alt (m.)

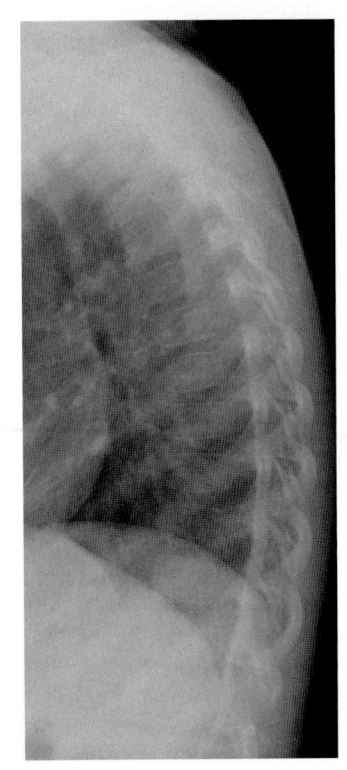

Abb. 3.22 4 Jahre alt (m.)

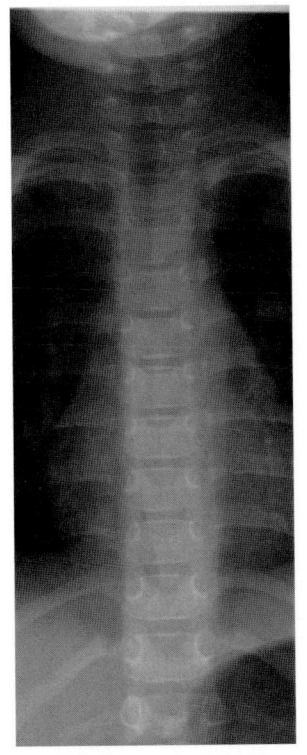

Abb. 3.23 5 Jahre alt (m.)

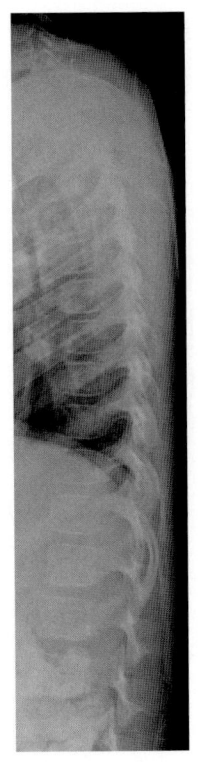

Abb. 3.24 5 Jahre alt (m.)

3 Brustwirbelsäule, männlich

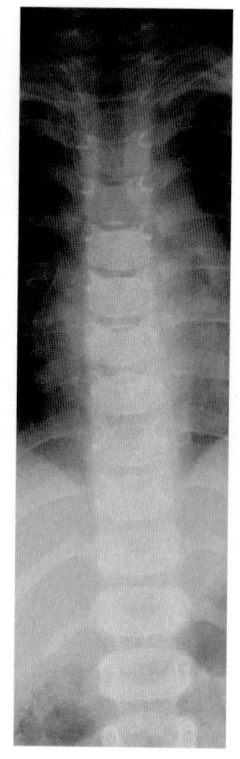

Abb. 3.25 6 Jahre alt (m.)

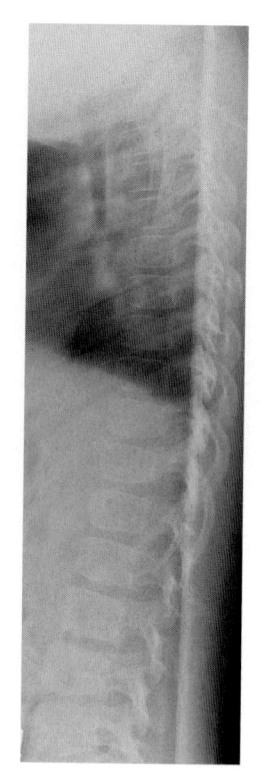

Abb. 3.26 6 Jahre alt (m.)

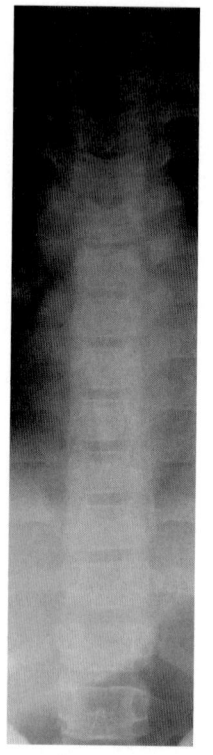

Abb. 3.27 7 Jahre alt (m.)

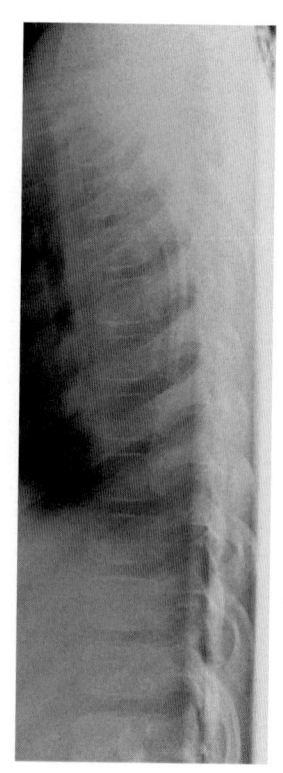

Abb. 3.28 7 Jahre alt (m.)

3 Brustwirbelsäule, männlich 57

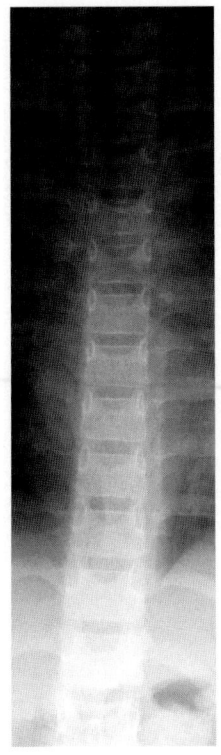

Abb. 3.29 8 Jahre alt (m.)

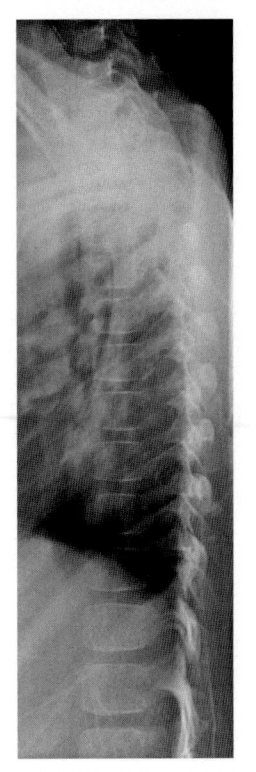

Abb. 3.30 8 Jahre alt (m.)

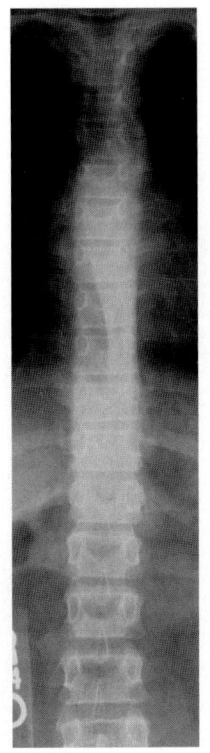

Abb. 3.31 9 Jahre alt (m.)

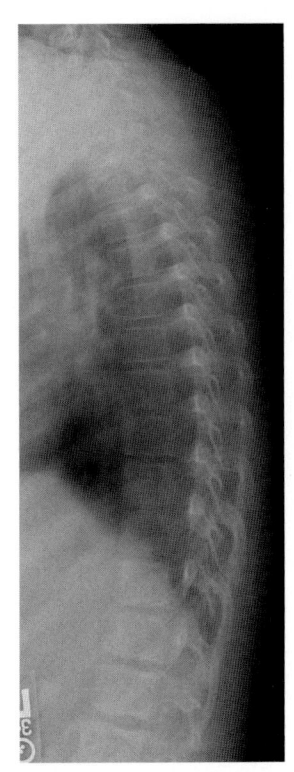

Abb. 3.32 9 Jahre alt (m.)

58   3 Brustwirbelsäule, männlich

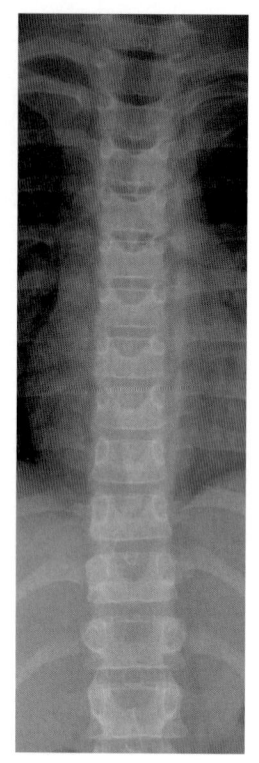

Abb. 3.33 10 Jahre alt (m.)

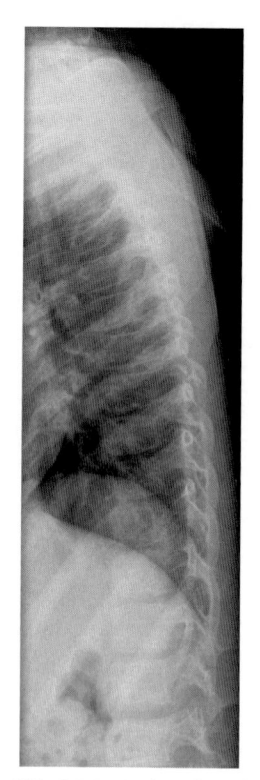

Abb. 3.34 10 Jahre alt (m.)

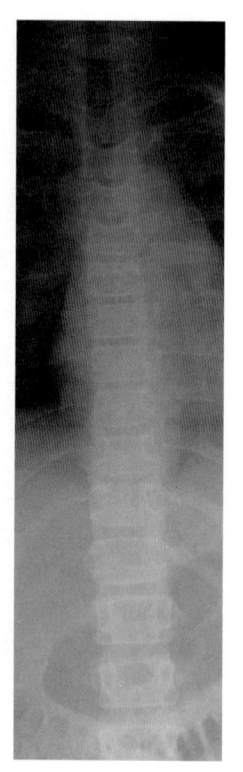

Abb. 3.35 11 Jahre alt (m.)

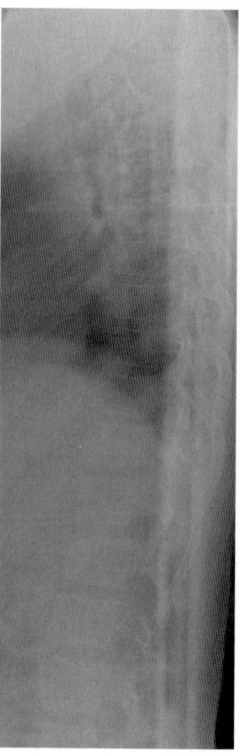

Abb. 3.36 11 Jahre alt (m.)

3 Brustwirbelsäule, männlich

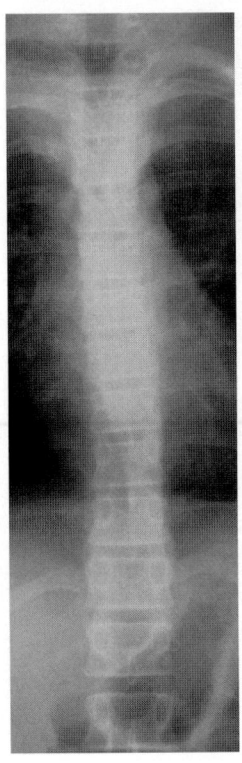

Abb. 3.37 12 Jahre alt (m.)

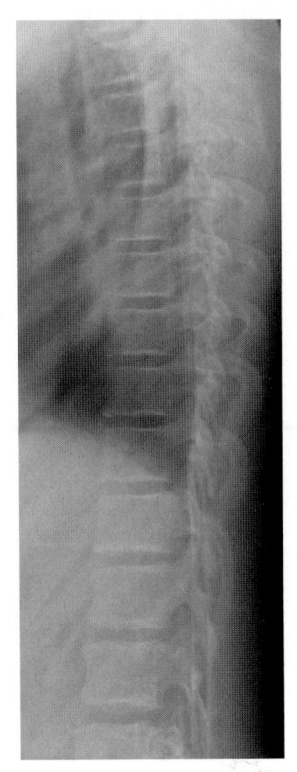

Abb. 3.38 12 Jahre alt (m.)

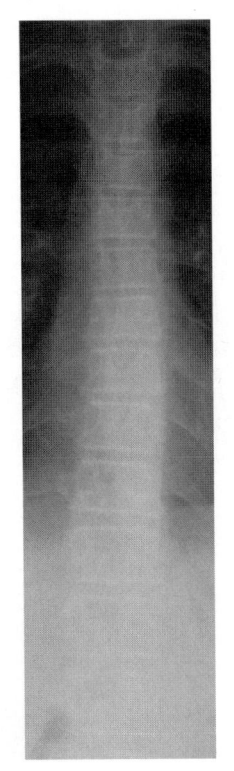

Abb. 3.39 13 Jahre alt (m.)

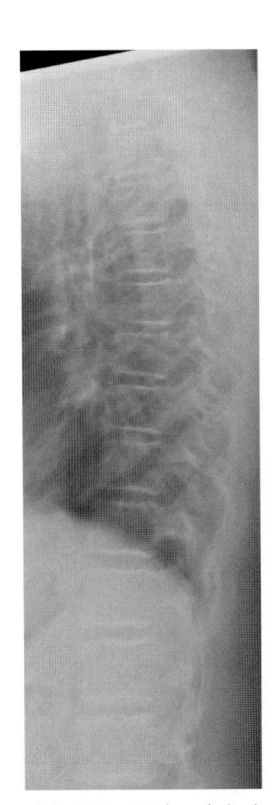

Abb. 3.40 13 Jahre alt (m.)

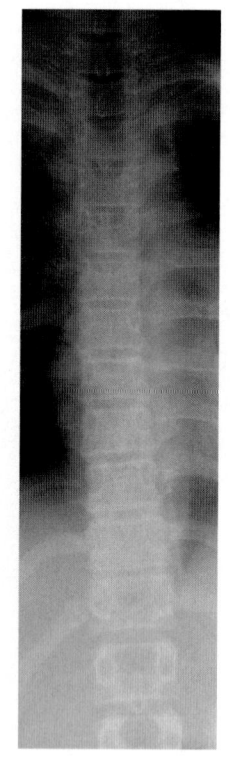

Abb. 3.41 14 Jahre alt (m.)

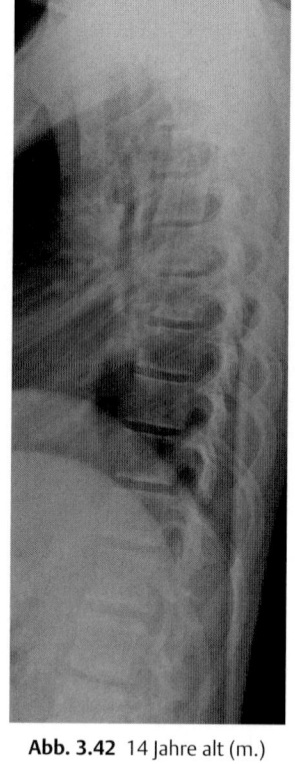

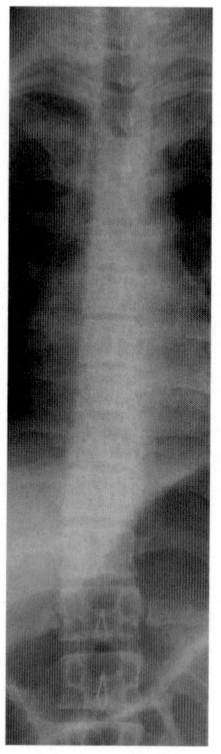

Abb. 3.42 14 Jahre alt (m.)

Abb. 3.43 15 Jahre alt (m.)

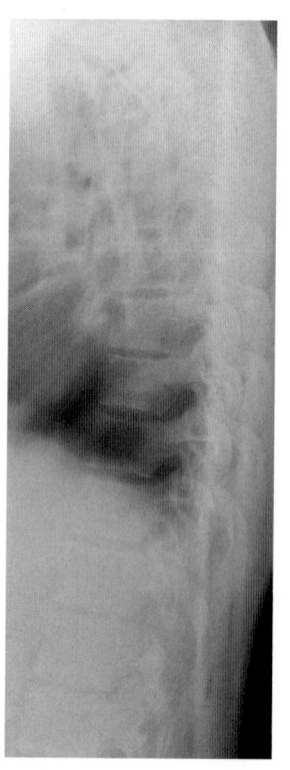

Abb. 3.44 15 Jahre alt (m.)

3 Brustwirbelsäule, männlich

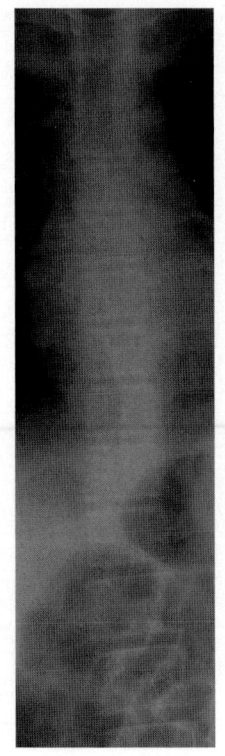

Abb. 3.45 16 Jahre alt (m.)

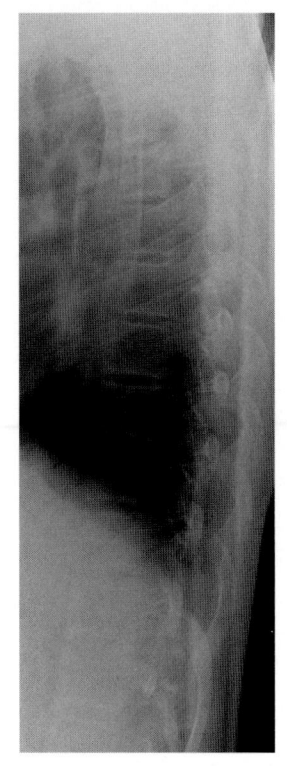

Abb. 3.46 16 Jahre alt (m.)

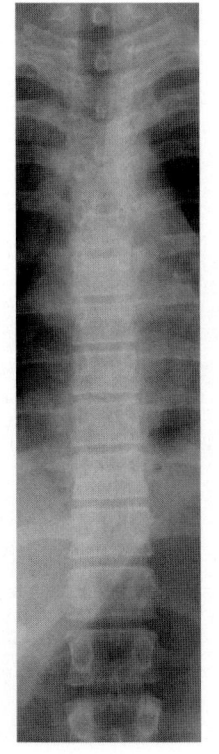

Abb. 3.47 17 Jahre alt (m.)

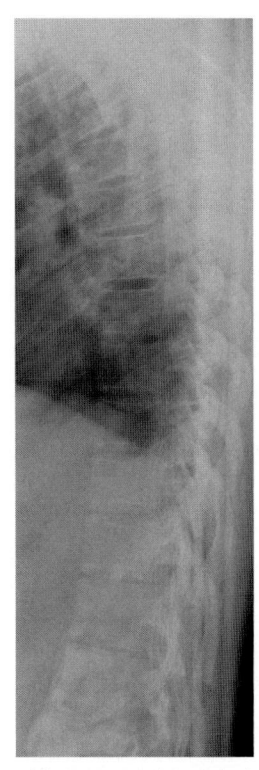

Abb. 3.48 17 Jahre alt (m.)

62   3 Brustwirbelsäule, männlich

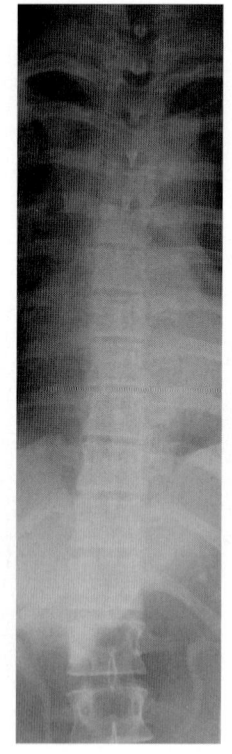

Abb. 3.49 18 Jahre alt (m.)

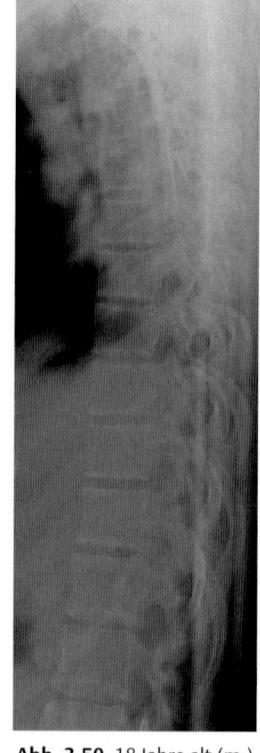

Abb. 3.50 18 Jahre alt (m.)

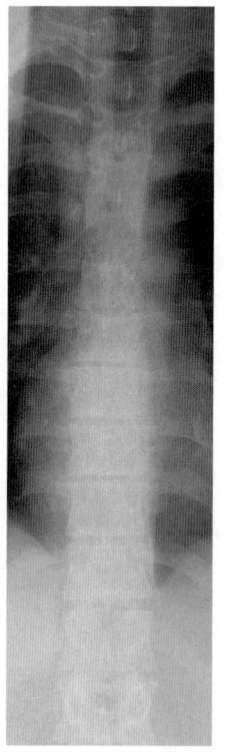

Abb. 3.51 19 Jahre alt (m.)

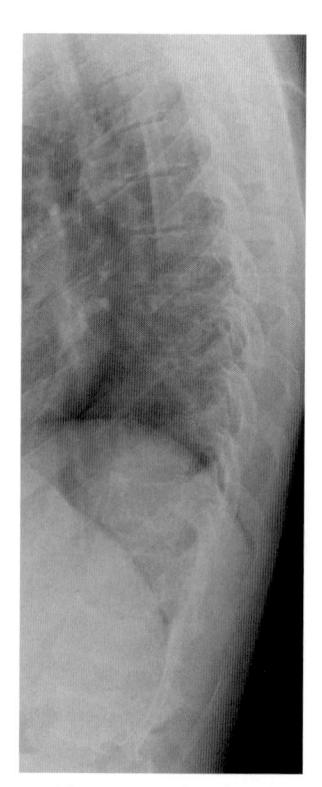

Abb. 3.52 19 Jahre alt (m.)

3 Brustwirbelsäule, männlich

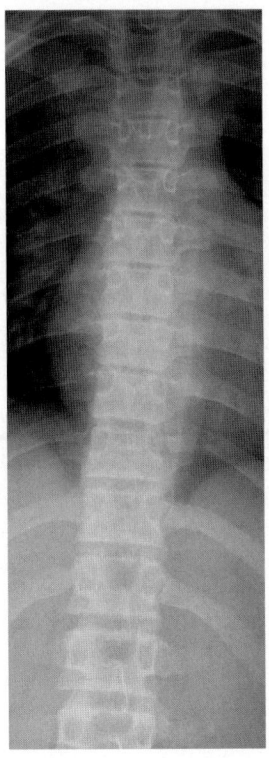

Abb. 3.53 20 Jahre alt (m.)

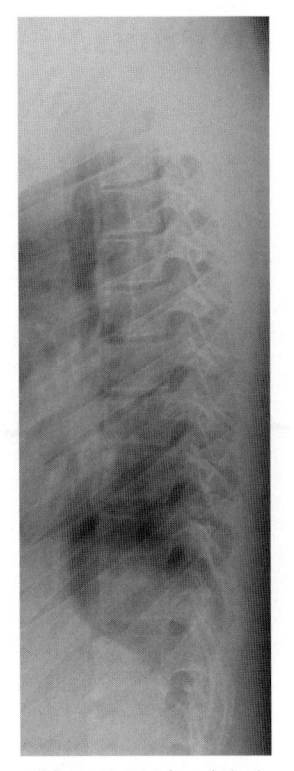

Abb. 3.54 20 Jahre alt (m.)

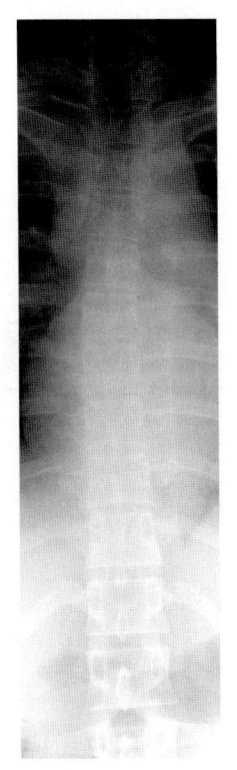

Abb. 3.55 21 Jahre alt (m.)

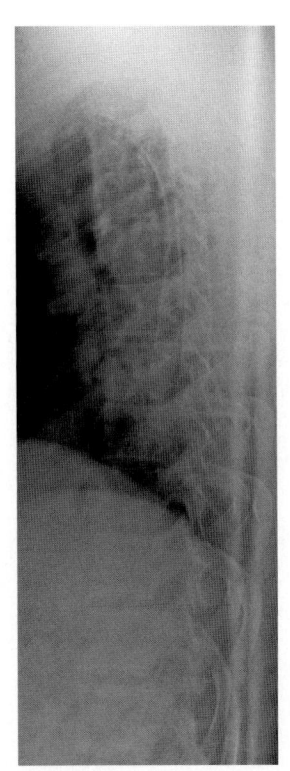

Abb. 3.56 21 Jahre alt (m.)

4 Lendenwirbelsäule, männlich

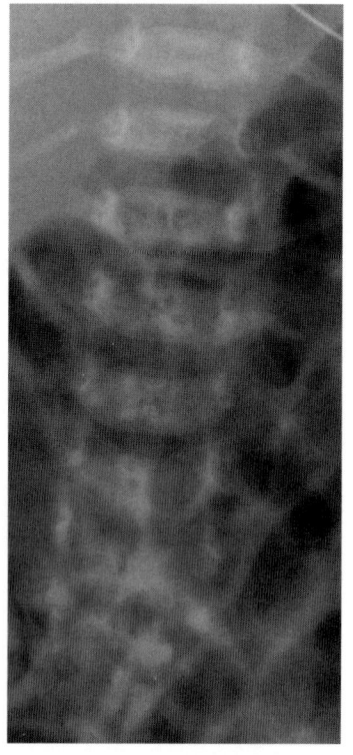

Abb. 4.1 Neugeboren (m.)

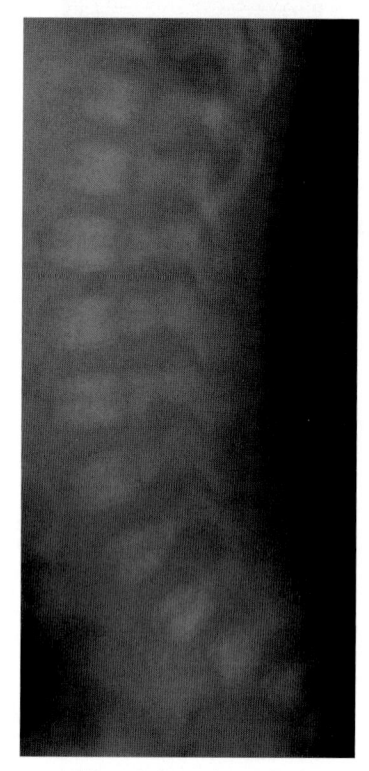

Abb. 4.2 Neugeboren (m.)

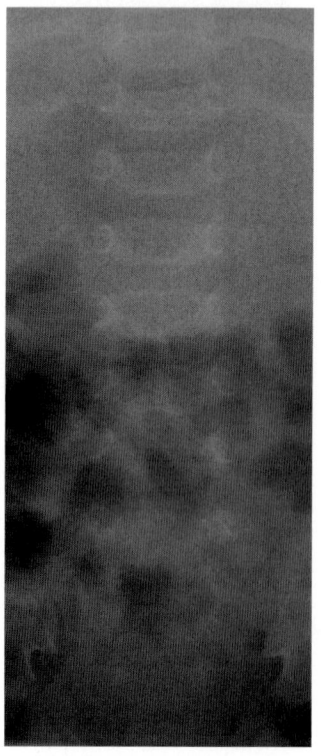

Abb. 4.3 3 Monate alt (m.)

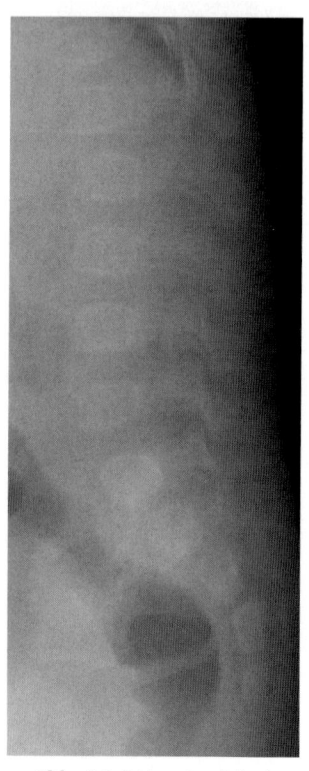

Abb. 4.4 3 Monate alt (m.)

4 Lendenwirbelsäule, männlich

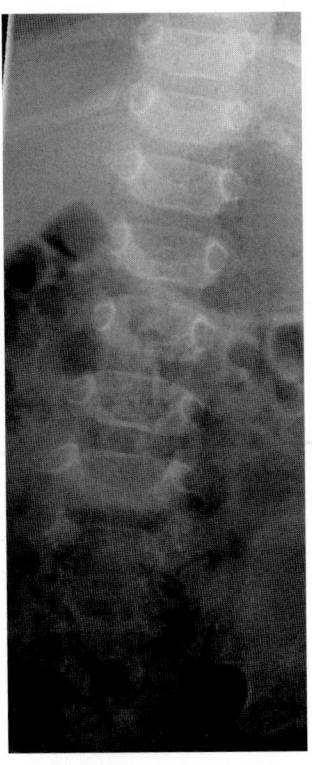

Abb. 4.5 6 Monate alt (m.)

Abb. 4.6 6 Monate alt (m.)

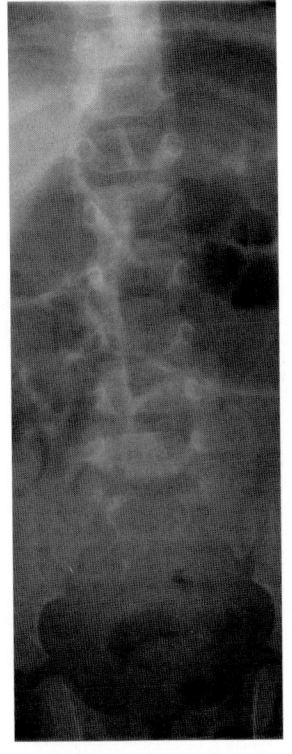

Abb. 4.7 9 Monate alt (m.)

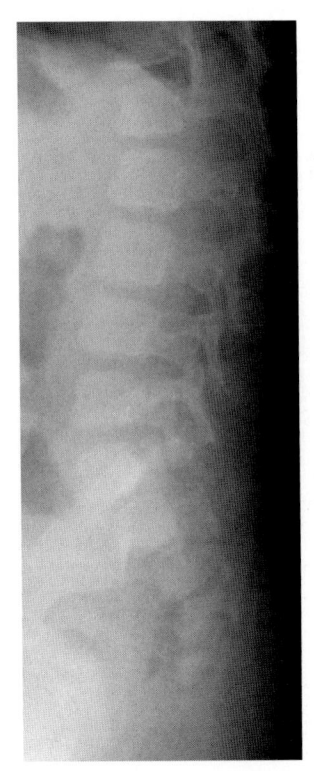

Abb. 4.8 9 Monate alt (m.)

4 Lendenwirbelsäule, männlich

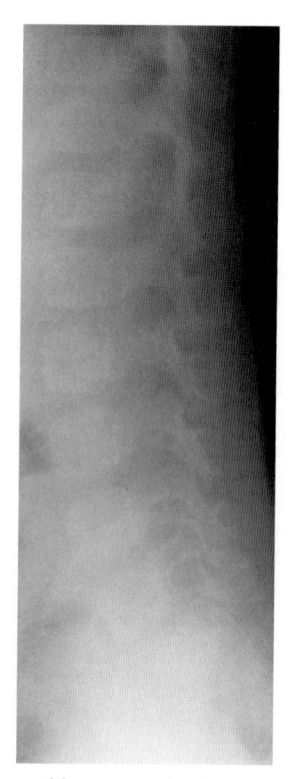

Abb. 4.9 1 Jahr alt (m.)

Abb. 4.10 1 Jahr alt (m.)

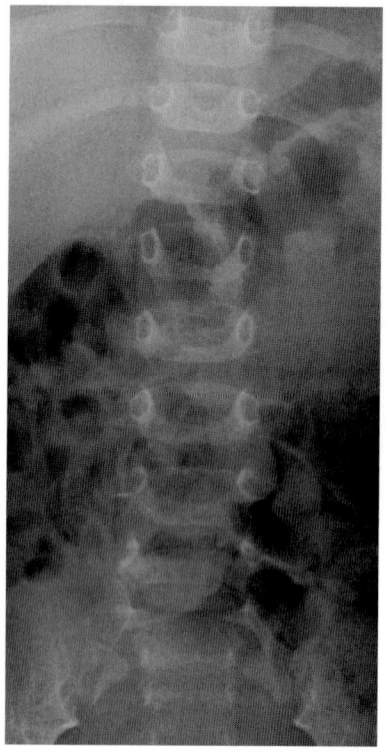

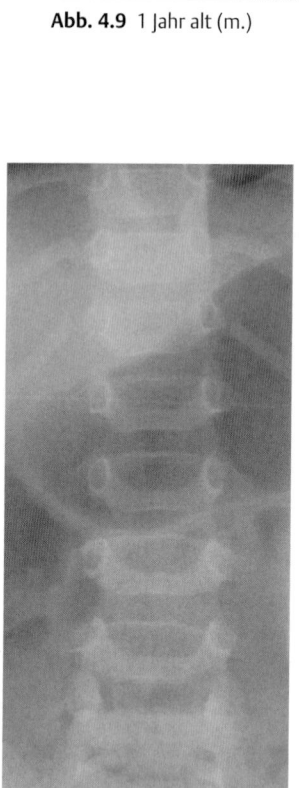

Abb. 4.11 15 Monate alt (m.)

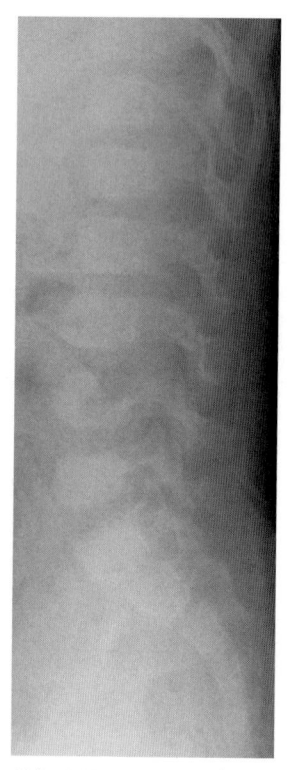

Abb. 4.12 15 Monate alt (m.)

4 Lendenwirbelsäule, männlich 67

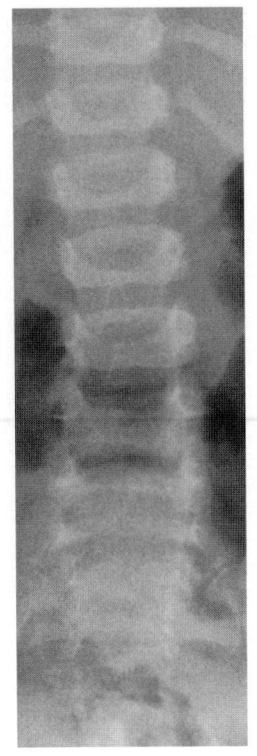

Abb. 4.13 18 Monate alt (m.)

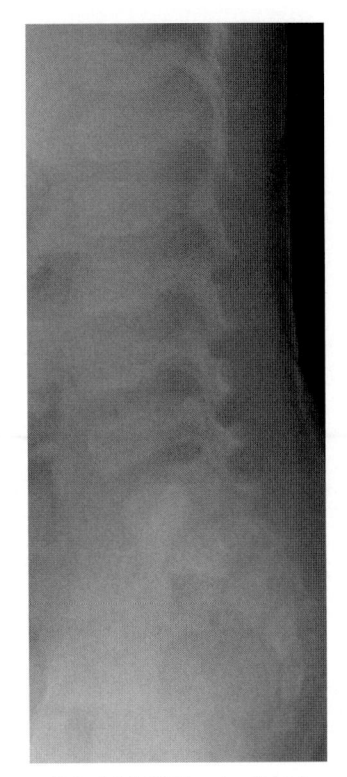

Abb. 4.14 18 Monate alt (m.)

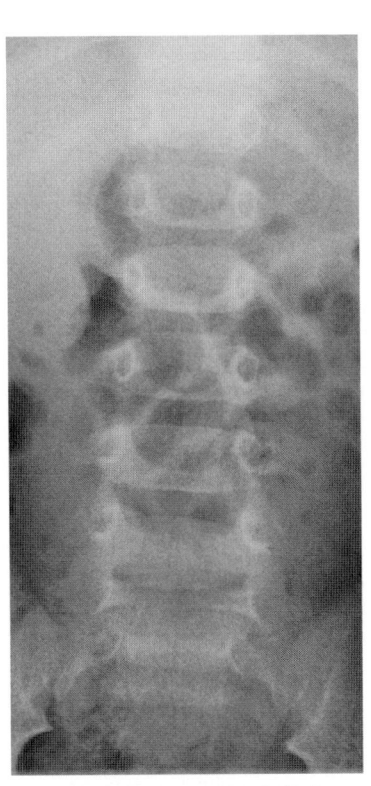

Abb. 4.15 21 Monate alt, (m.)

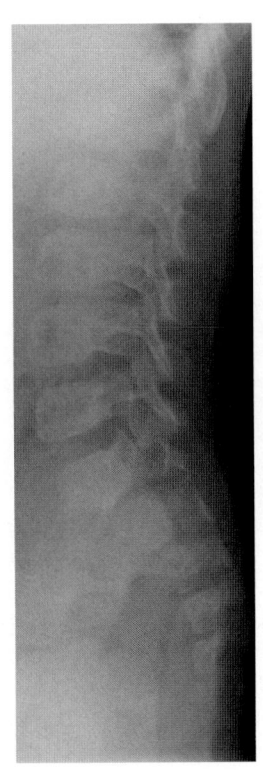

Abb. 4.16 21 Monate alt, (m.)

4 Lendenwirbelsäule, männlich

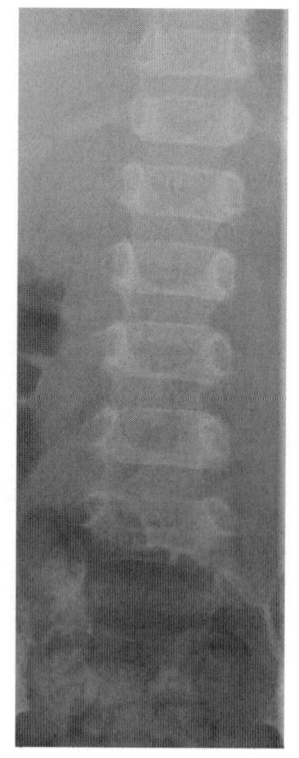

Abb. 4.17 2 Jahre alt (m.)

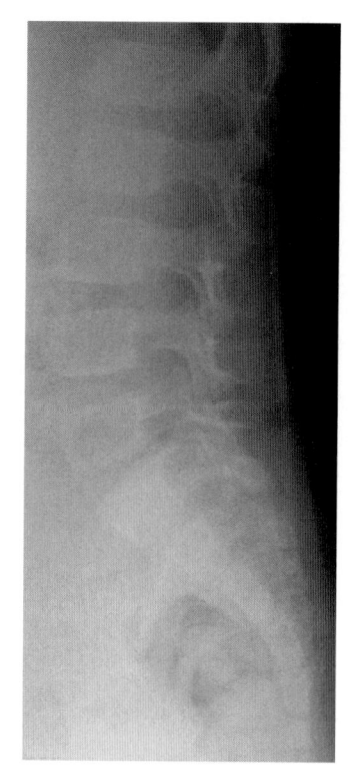

Abb. 4.18 2 Jahre alt (m.)

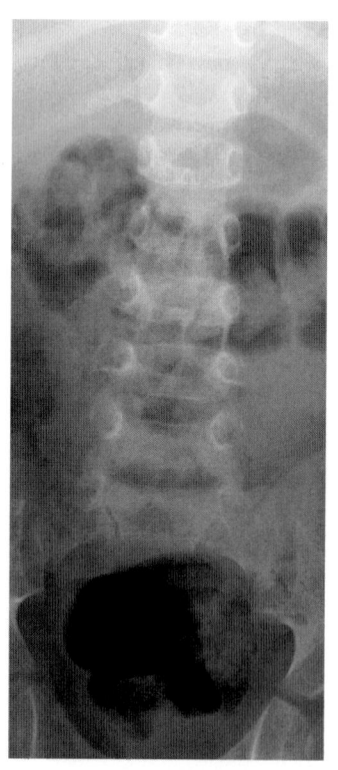

Abb. 4.19 3 Jahre alt (m.)

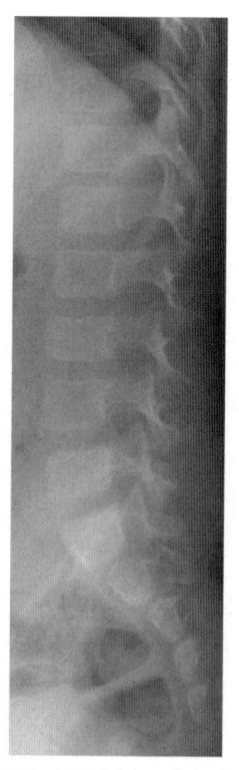

Abb. 4.20 3 Jahre alt (m.)

4 Lendenwirbelsäule, männlich

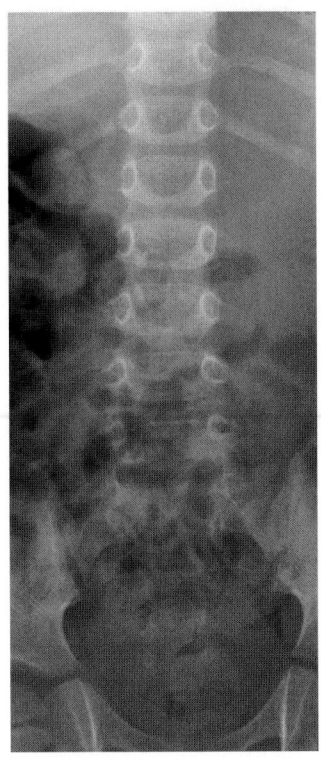

Abb. 4.21 4 Jahre alt (m.)

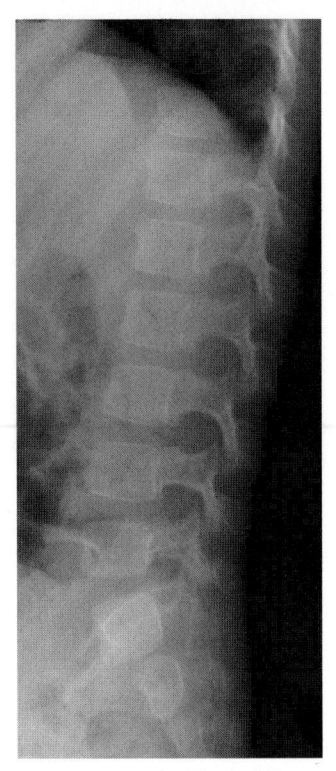

Abb. 4.22 4 Jahre alt (m.)

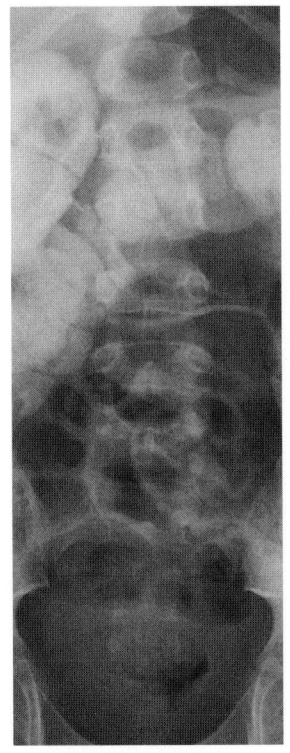

Abb. 4.23 5 Jahre alt (m.)

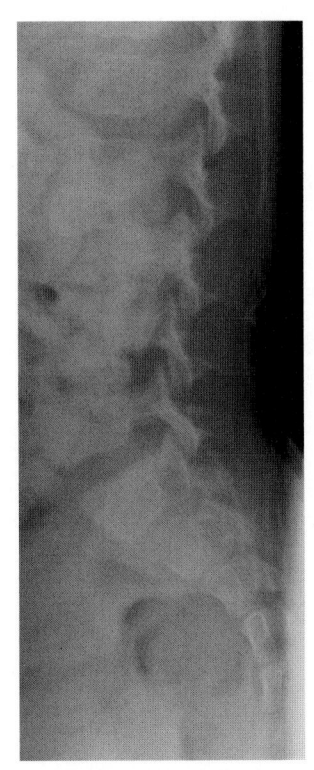

Abb. 4.24 5 Jahre alt (m.)

4 Lendenwirbelsäule, männlich

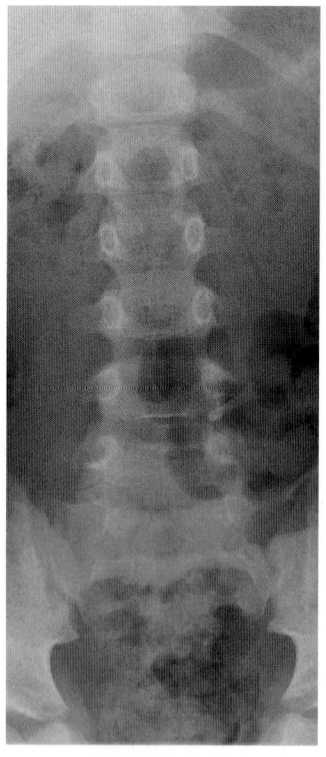

Abb. 4.25 6 Jahre alt (m.)

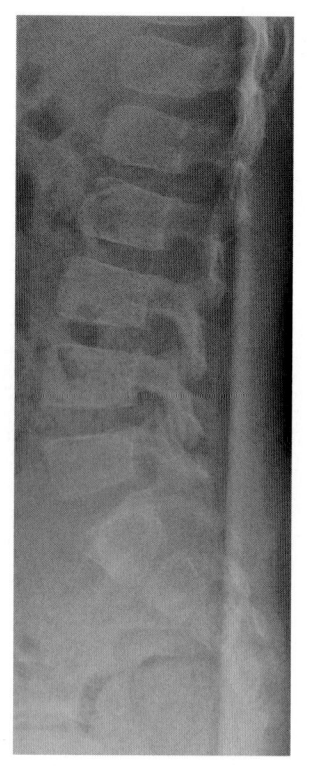

Abb. 4.26 6 Jahre alt (m.)

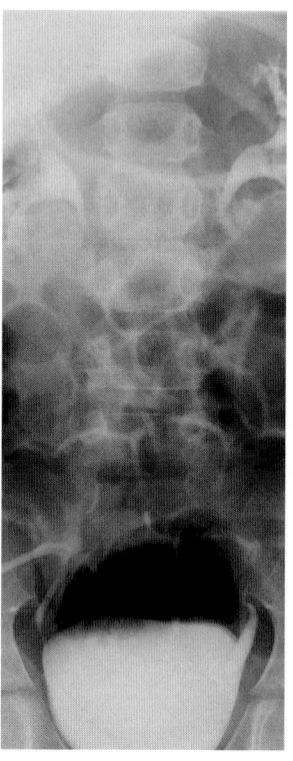

Abb. 4.27 7 Jahre alt (m.)

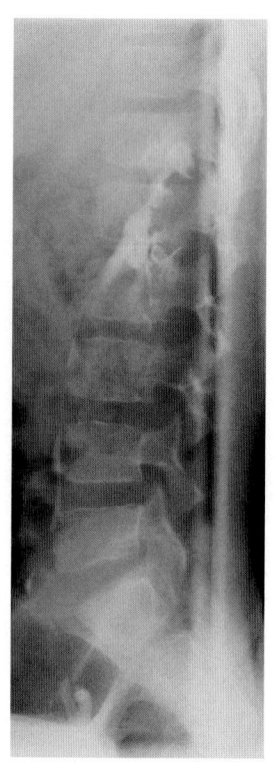

Abb. 4.28 7 Jahre alt (m.)

4 Lendenwirbelsäule, männlich

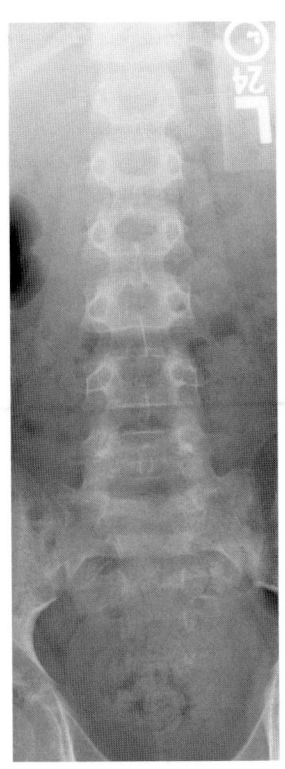

Abb. 4.29 8 Jahre alt (m.)

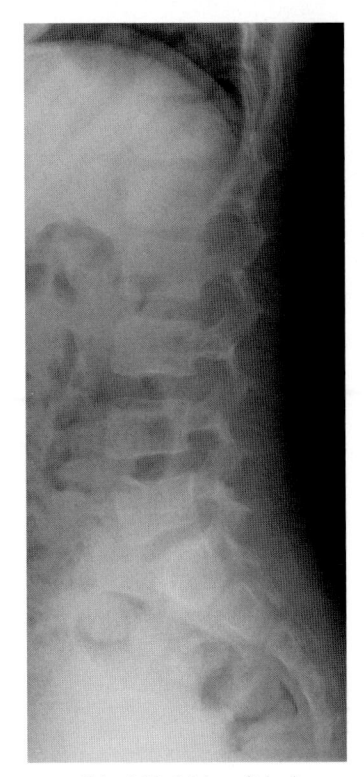

Abb. 4.30 8 Jahre alt (m.)

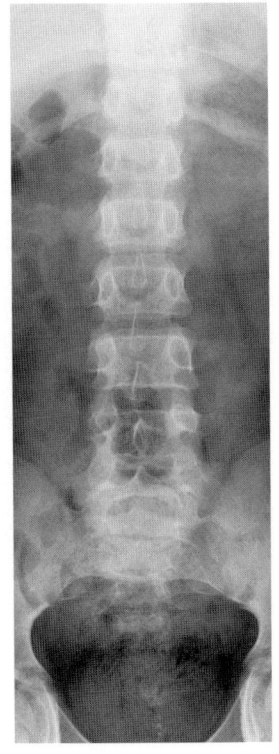

Abb. 4.31 9 Jahre alt (m.)

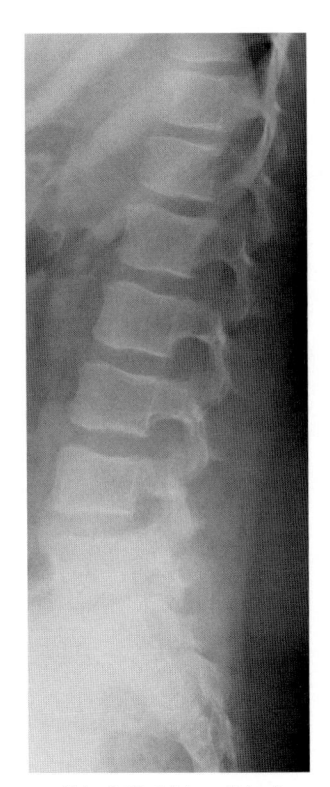

Abb. 4.32 9 Jahre alt (m.)

4 Lendenwirbelsäule, männlich

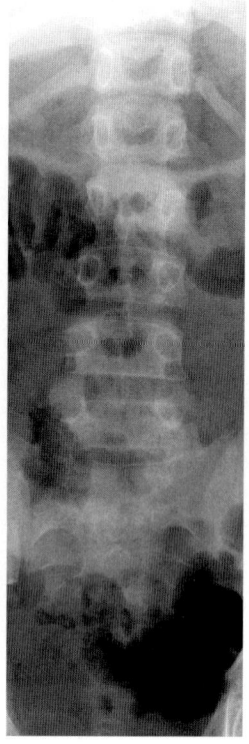

Abb. 4.33 10 Jahre alt (m.)

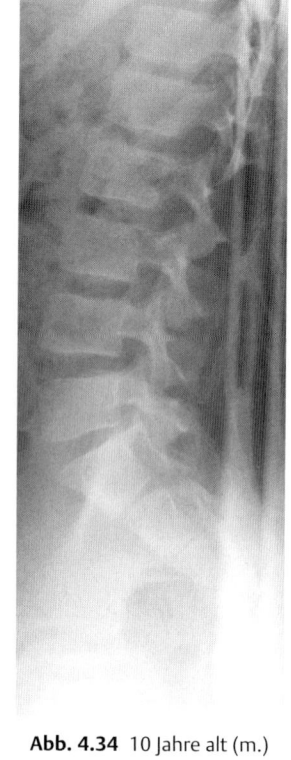

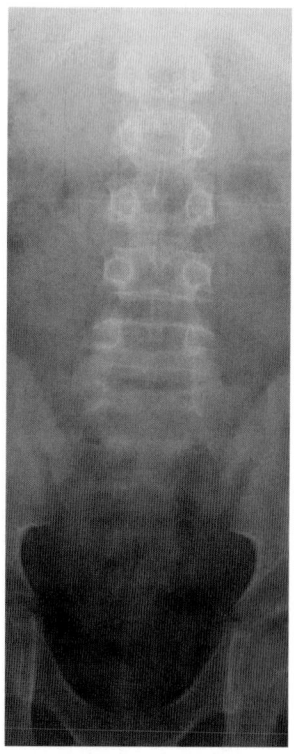

Abb. 4.34 10 Jahre alt (m.)

Abb. 4.35 11 Jahre alt (m.)

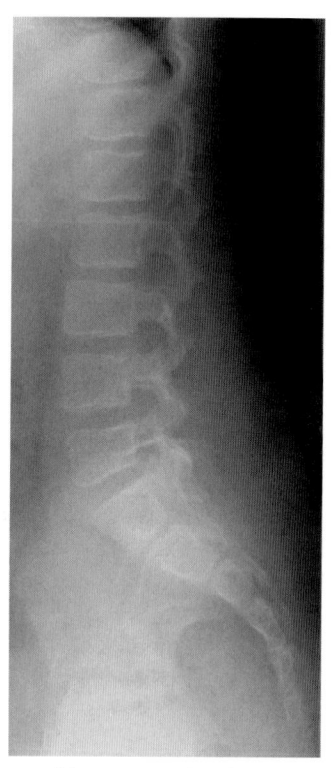

Abb. 4.36 11 Jahre alt (m.)

4 Lendenwirbelsäule, männlich

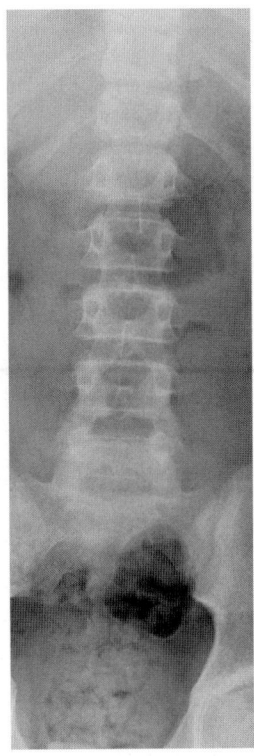

Abb. 4.37 12 Jahre alt (m.)

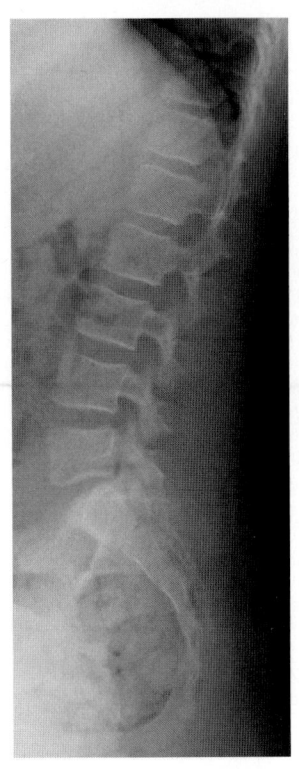

Abb. 4.38 12 Jahre alt (m.)

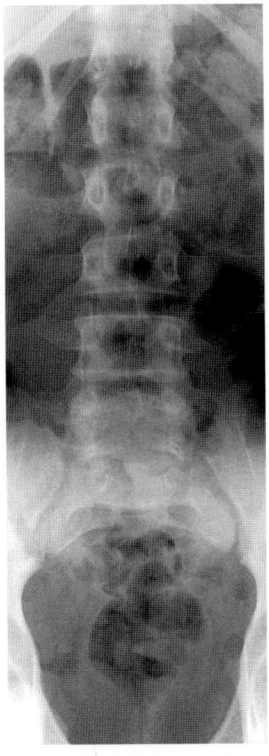

Abb. 4.39 13 Jahre alt (m.)

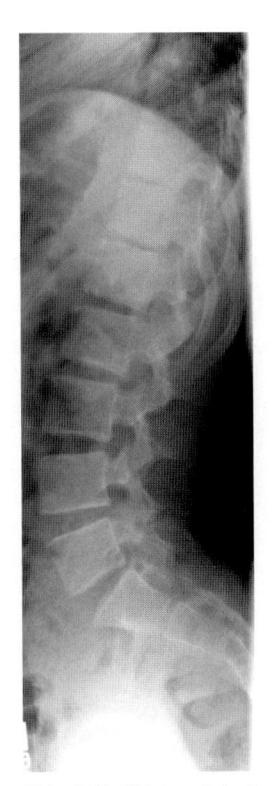

Abb. 4.40 13 Jahre alt (m.)

4 Lendenwirbelsäule, männlich

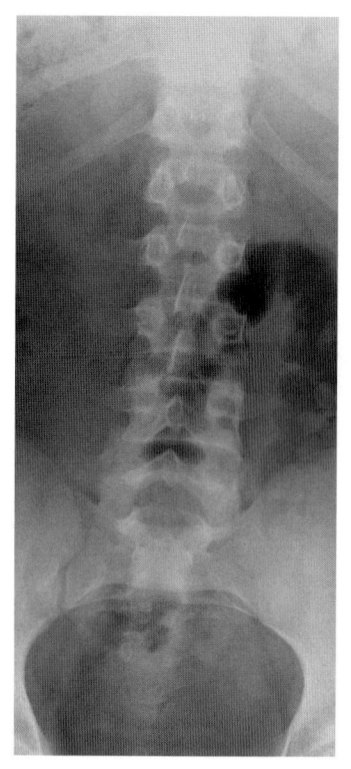

Abb. 4.41 14 Jahre alt (m.)

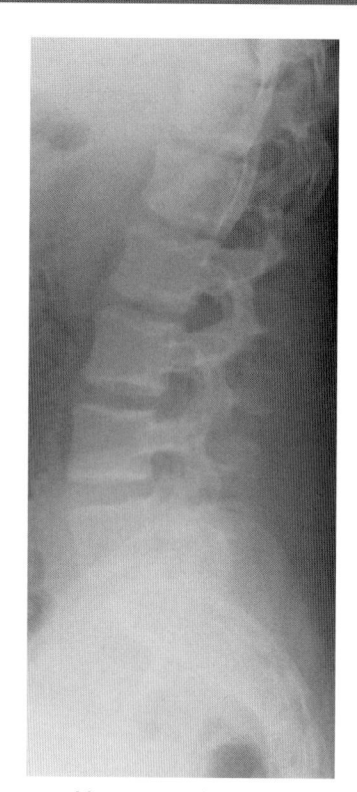

Abb. 4.42 14 Jahre alt (m.)

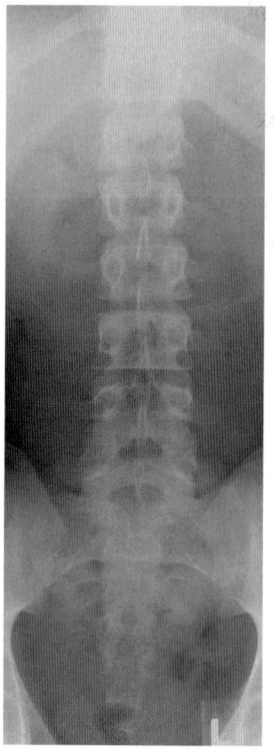

Abb. 4.43 15 Jahre alt (m.)

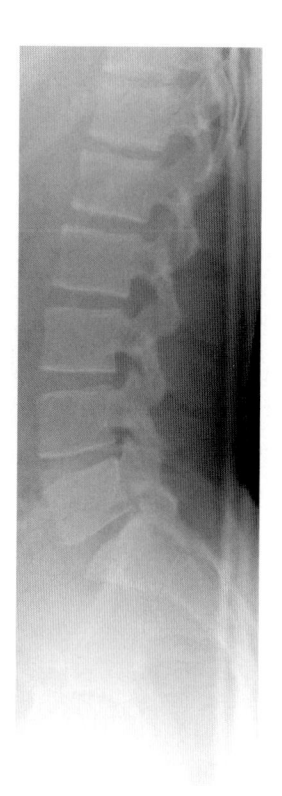

Abb. 4.44 15 Jahre alt (m.)

4 Lendenwirbelsäule, männlich 75

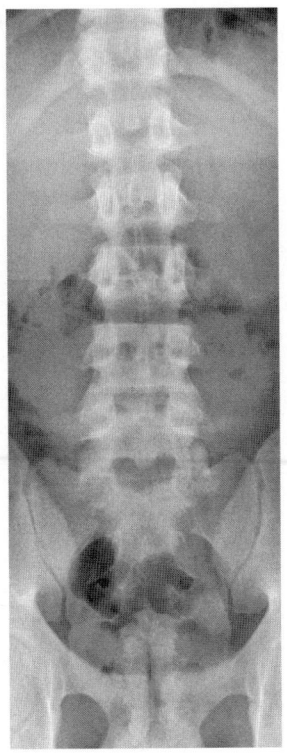

Abb. 4.45 16 Jahre alt (m.)

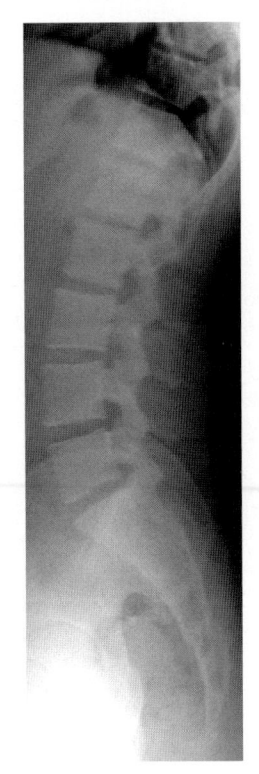

Abb. 4.46 16 Jahre alt (m.)

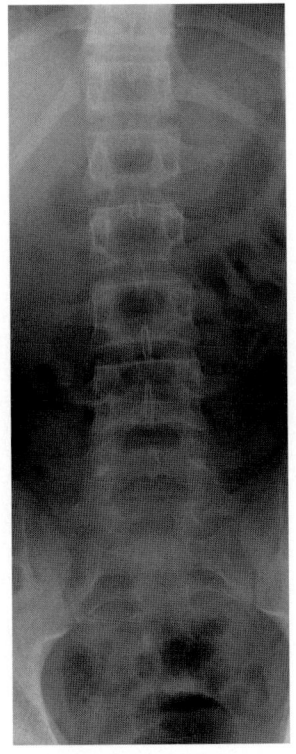

Abb. 4.47 17 Jahre alt (m.)

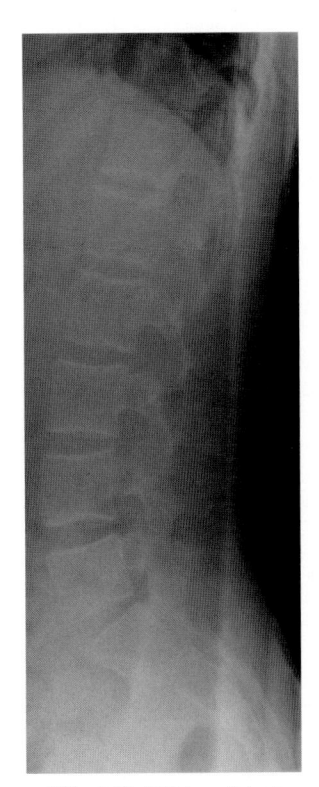

Abb. 4.48 17 Jahre alt (m.)

4 Lendenwirbelsäule, männlich

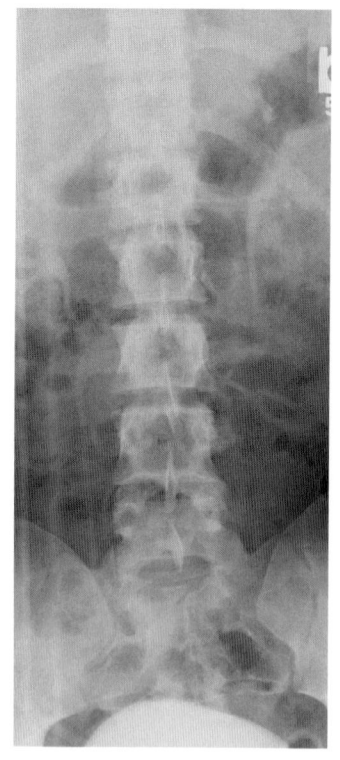

Abb. 4.49 18 Jahre alt (m.)

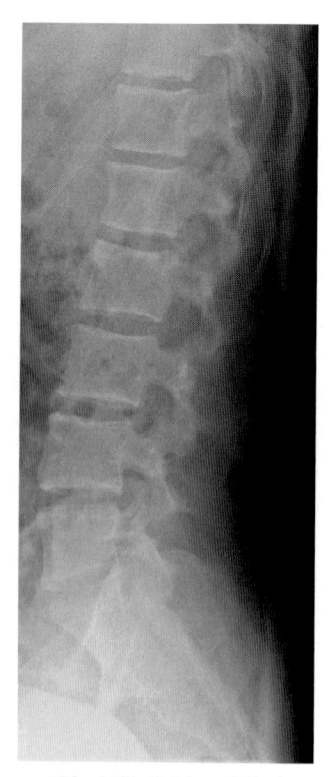

Abb. 4.50 18 Jahre alt (m.)

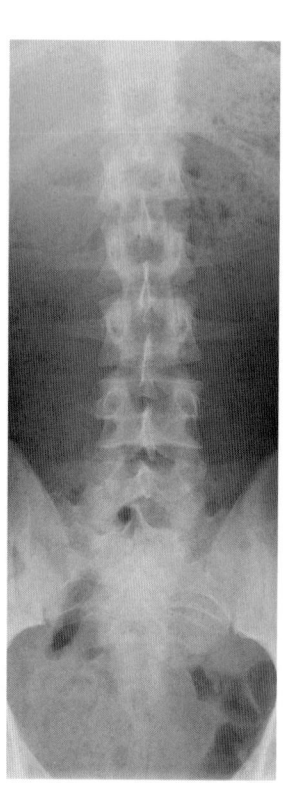

Abb. 4.51 19 Jahre alt (m.)

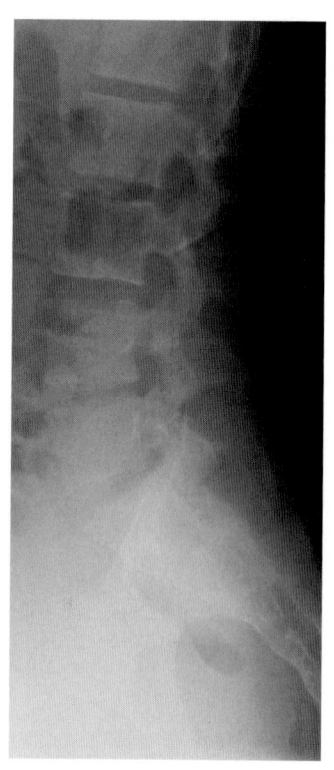

Abb. 4.52 19 Jahre alt (m.)

4 Lendenwirbelsäule, männlich

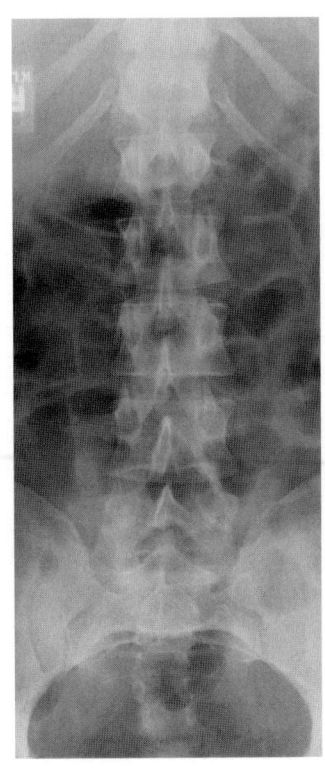

Abb. 4.53 20 Jahre alt (m.)

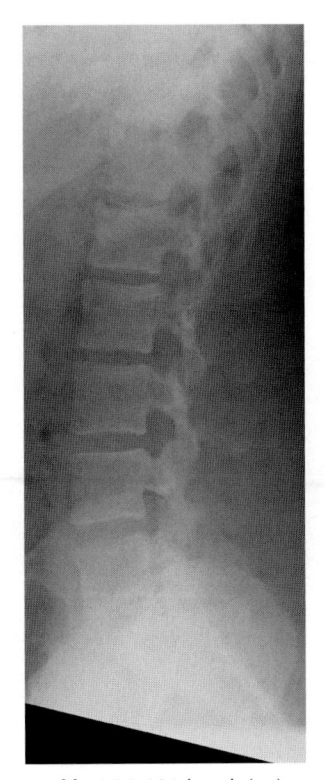

Abb. 4.54 20 Jahre alt (m.)

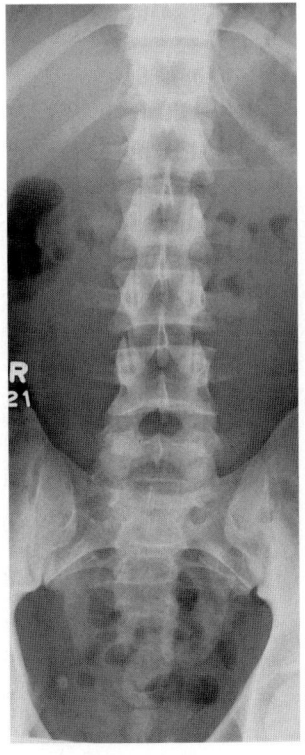

Abb. 4.55 21 Jahre alt (m.)

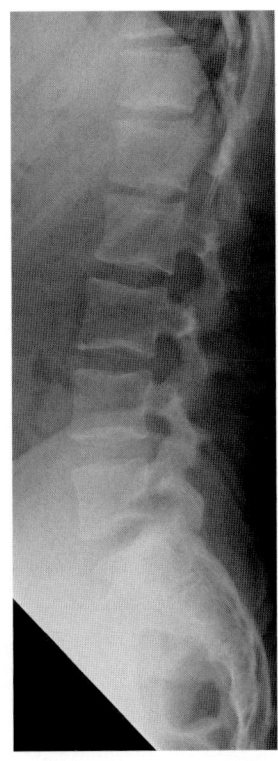

Abb. 4.56 21 Jahre alt (m.)

5 Thorax, männlich

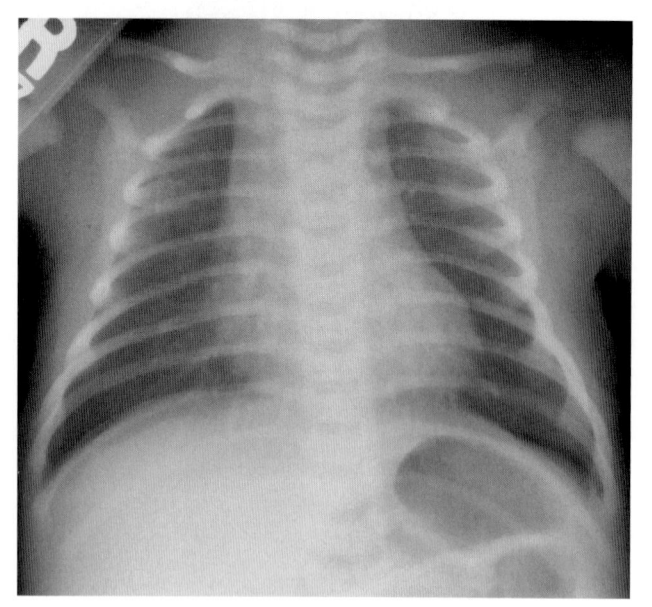

Abb. 5.1 Neugeboren (m.)

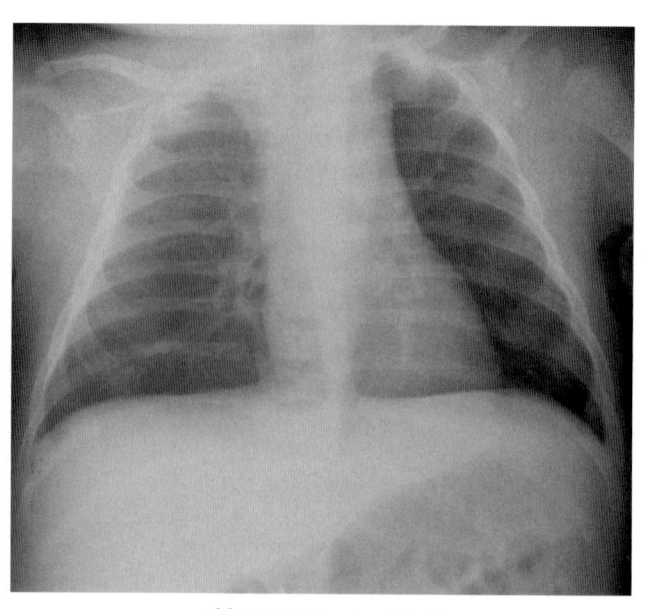

Abb. 5.2 3 Monate alt (m.)

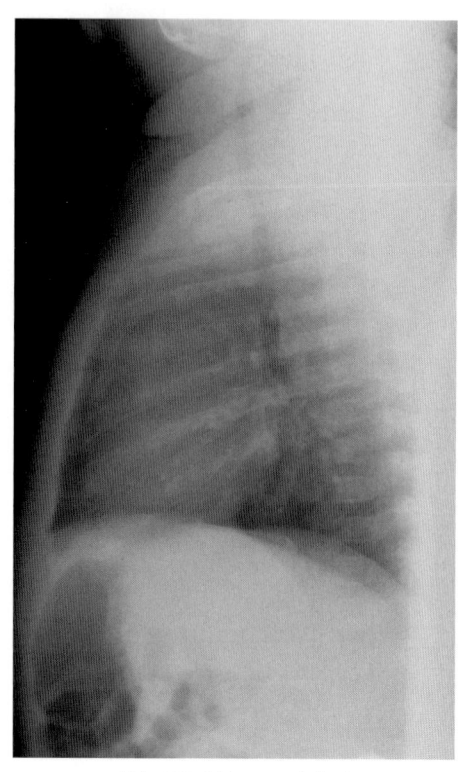

Abb. 5.3 3 Monate alt (m.)

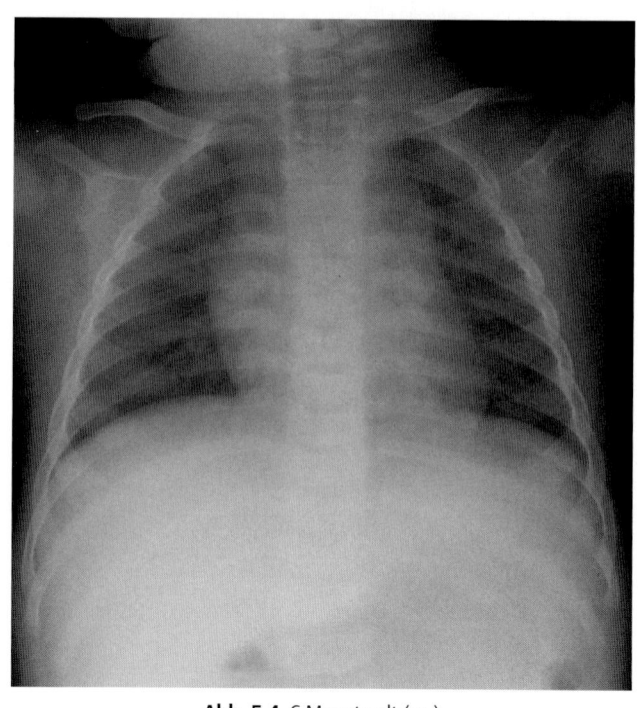

Abb. 5.4 6 Monate alt (m.)

5 Thorax, männlich 79

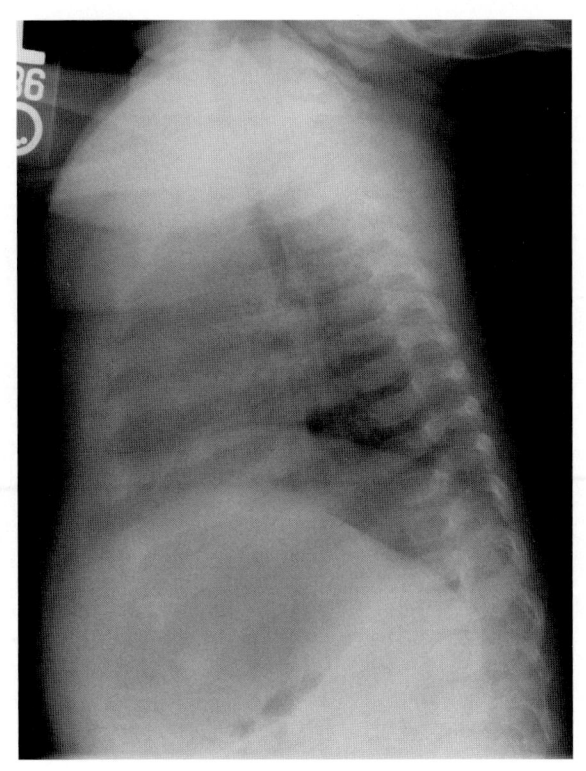

Abb. 5.5 6 Monate alt (m.)

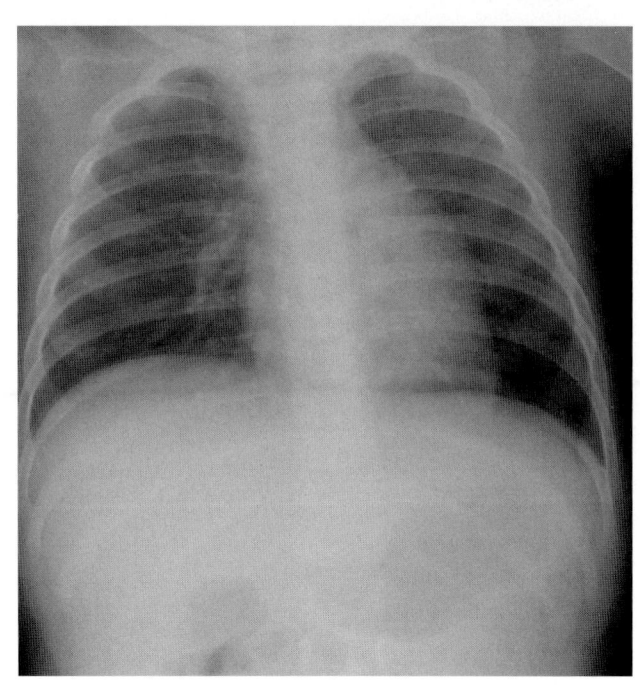

Abb. 5.6 9 Monate alt (m.)

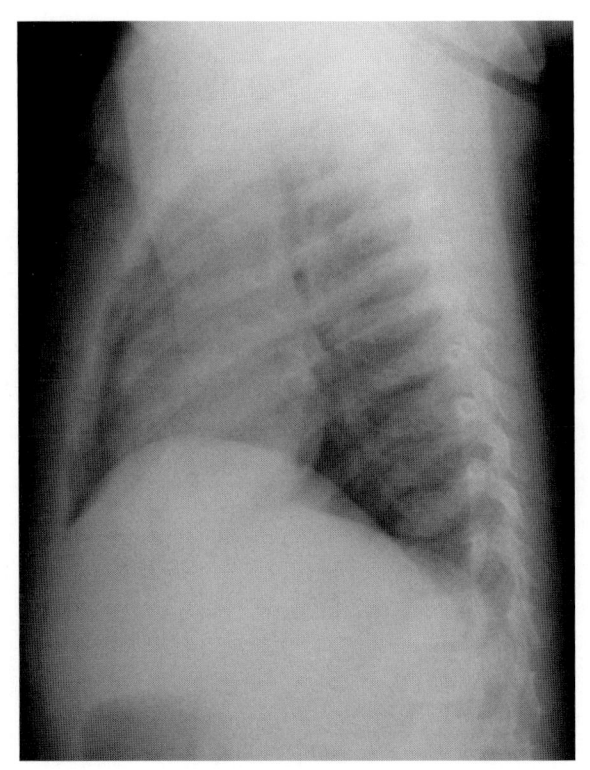

Abb. 5.7 9 Monate alt (m.)

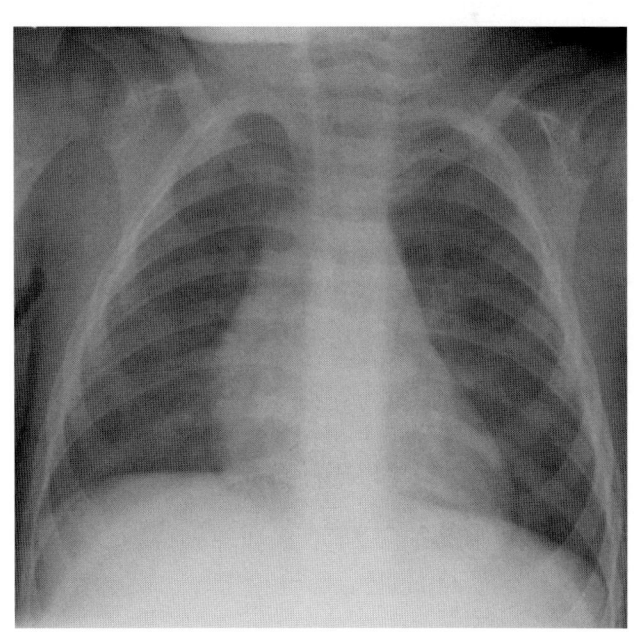

Abb. 5.8 1 Jahr alt (m.)

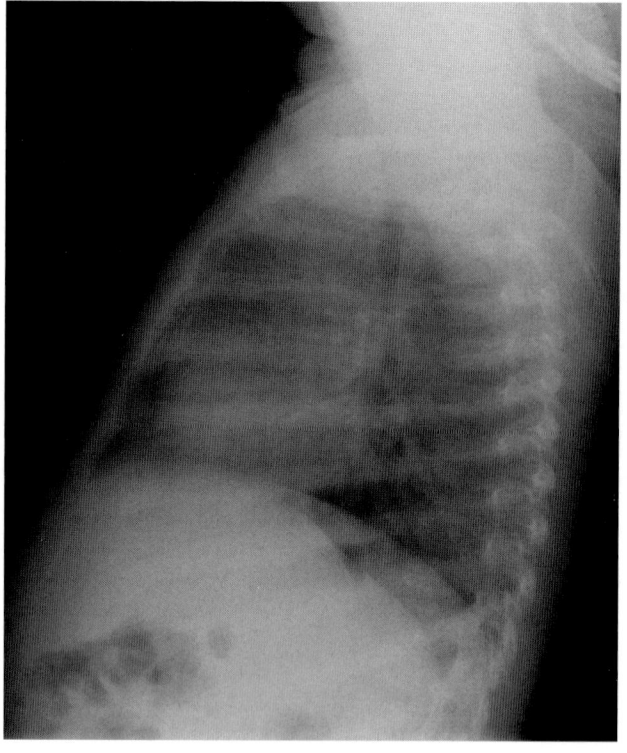

Abb. 5.9 1 Jahr alt (m.)

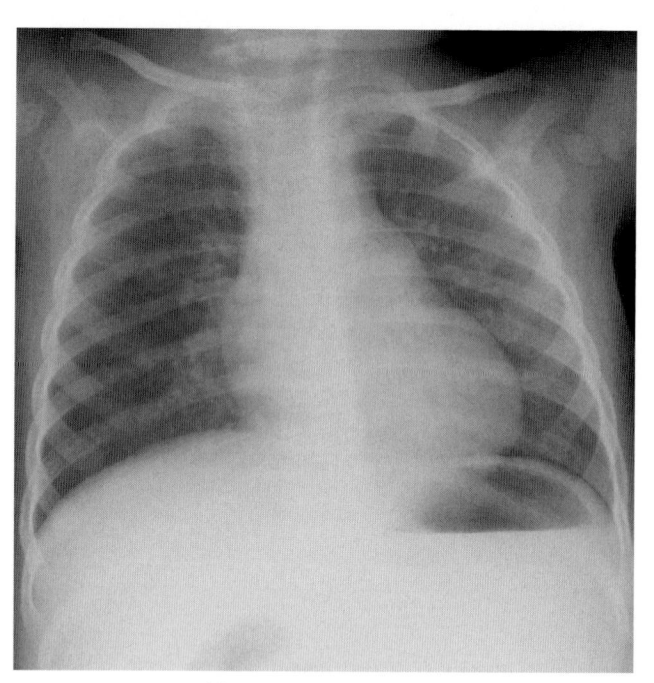

Abb. 5.10 15 Monate alt (m.)

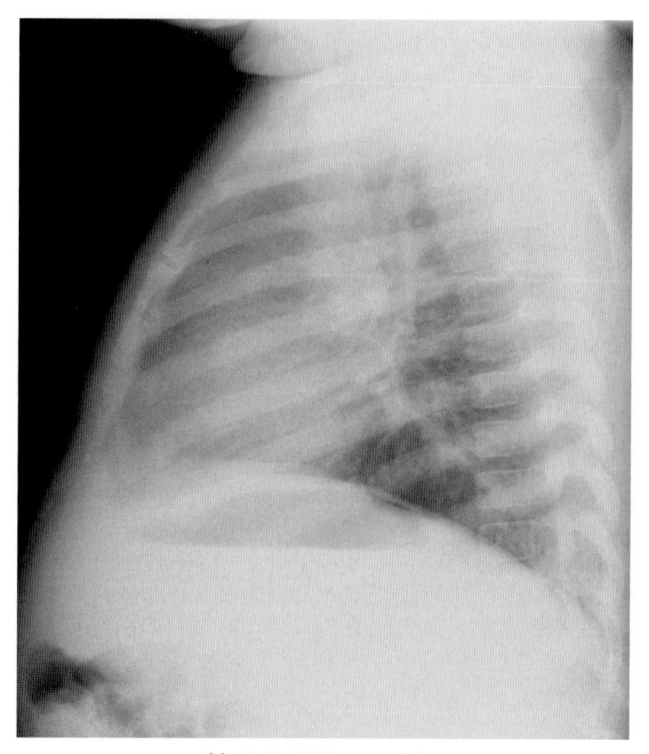

Abb. 5.11 15 Monate alt (m.)

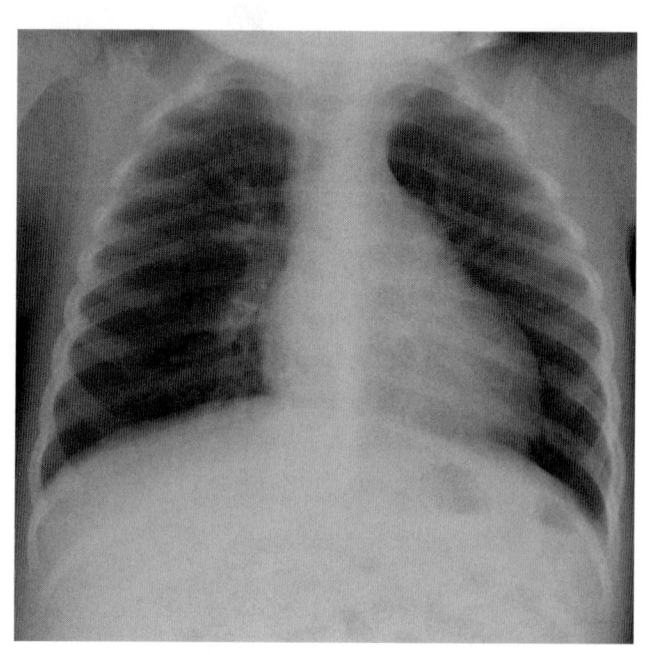

Abb. 5.12 18 Monate alt (m.)

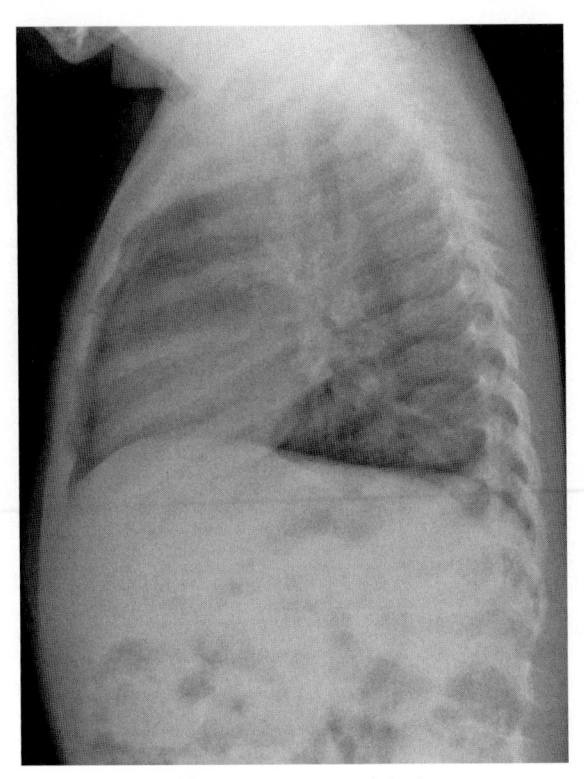

Abb. 5.13 18 Monate alt (m.)

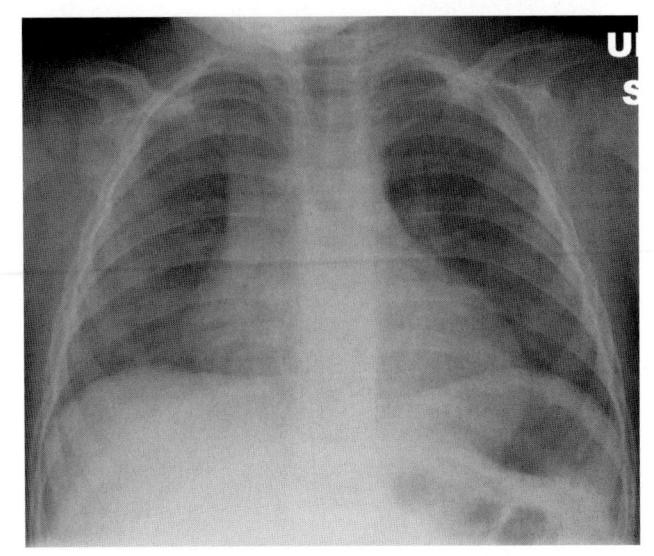

Abb. 5.14 21 Monate alt (m.)

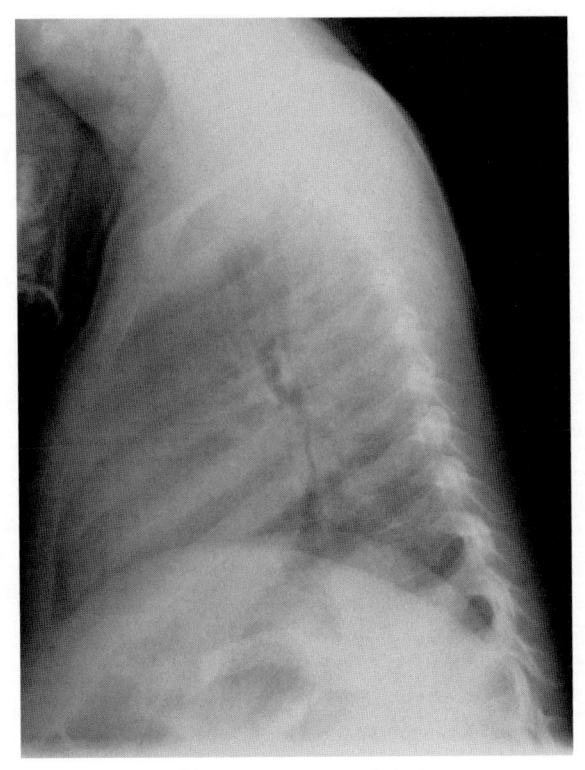

Abb. 5.15 21 Monate alt (m.)

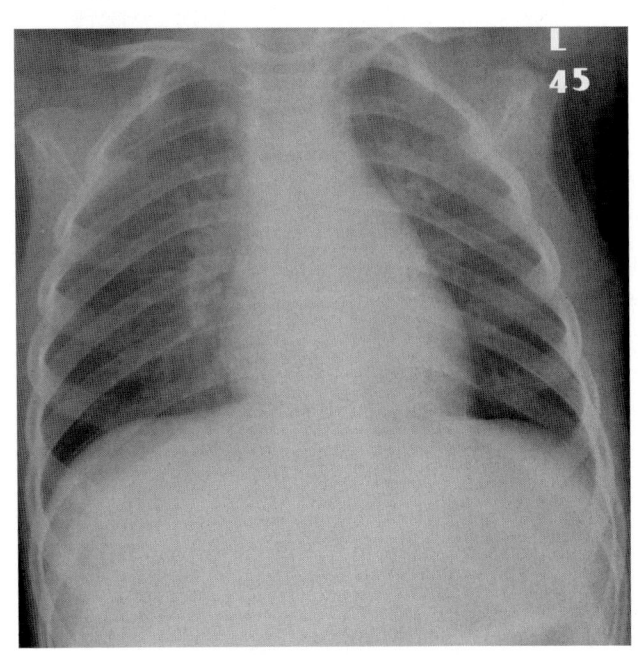

Abb. 5.16 2 Jahre alt (m.)

5 Thorax, männlich

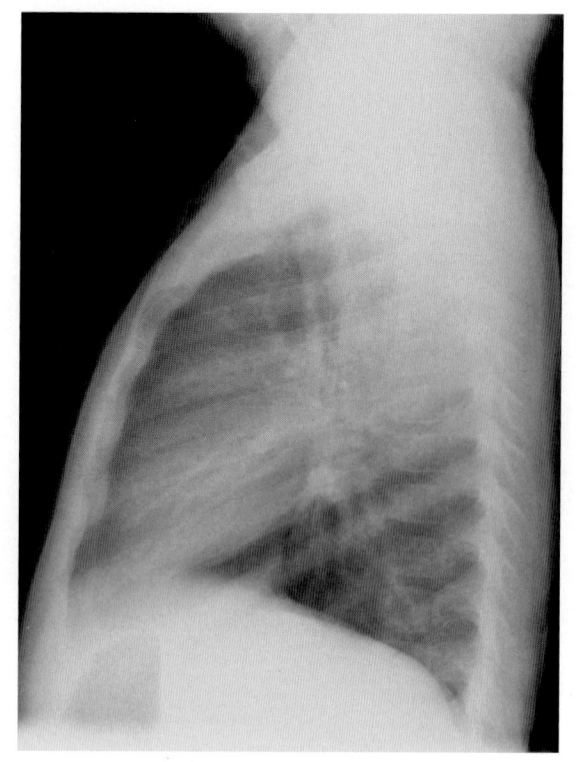

Abb. 5.17 2 Jahre alt (m.)

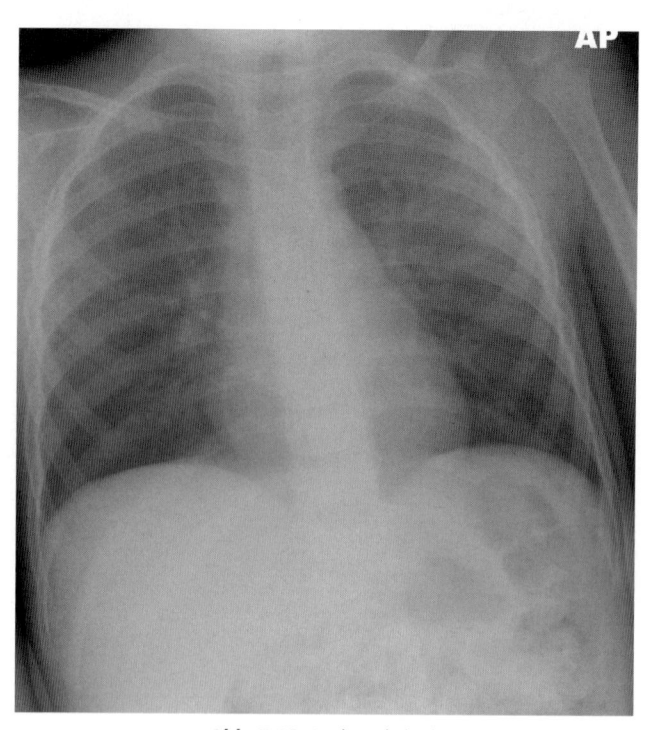

Abb. 5.18 3 Jahre alt (m.)

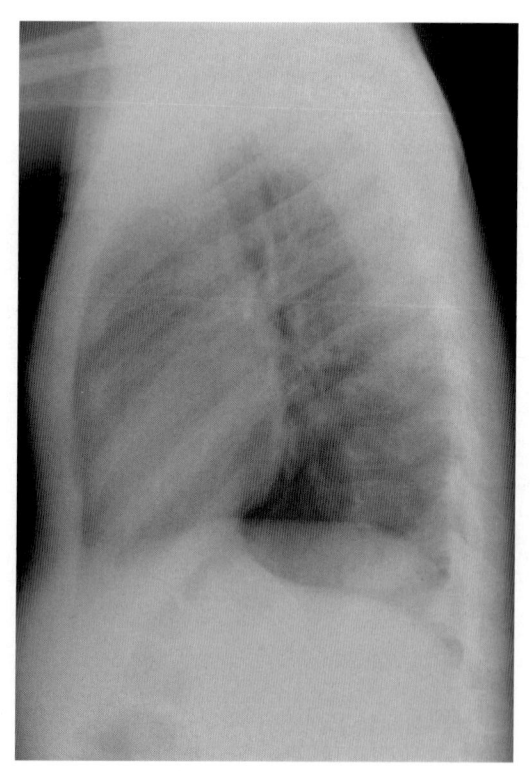

Abb. 5.19 3 Jahre alt (m.)

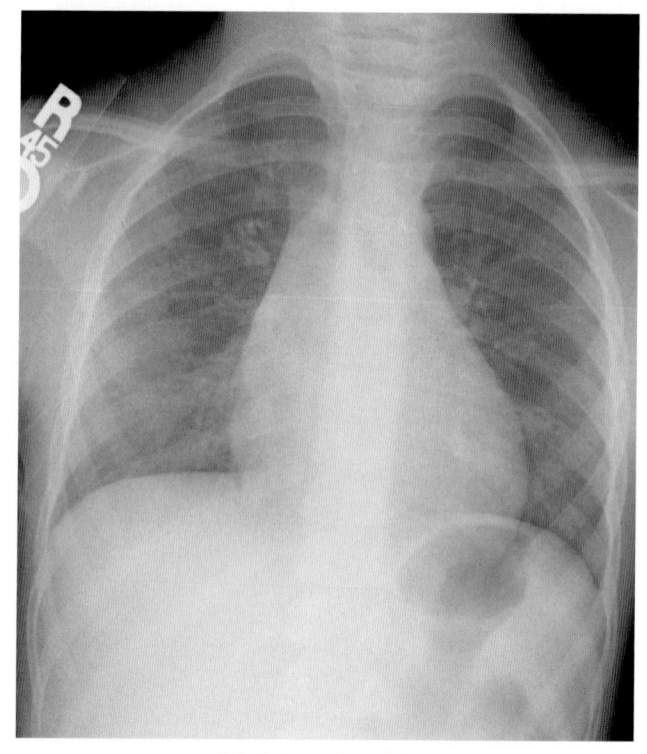

Abb. 5.20 4 Jahre alt (m.)

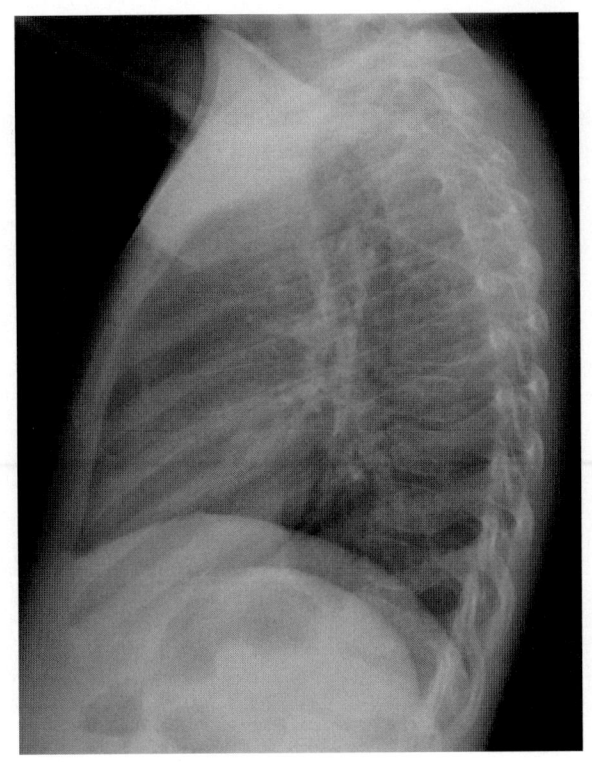

Abb. 5.21 4 Jahre alt (m.)

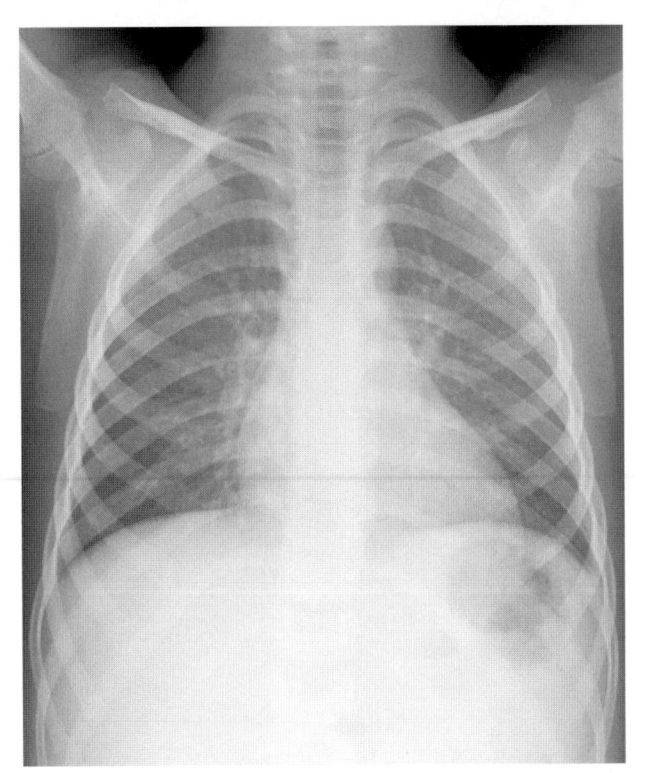

Abb. 5.22 5 Jahre alt (m.)

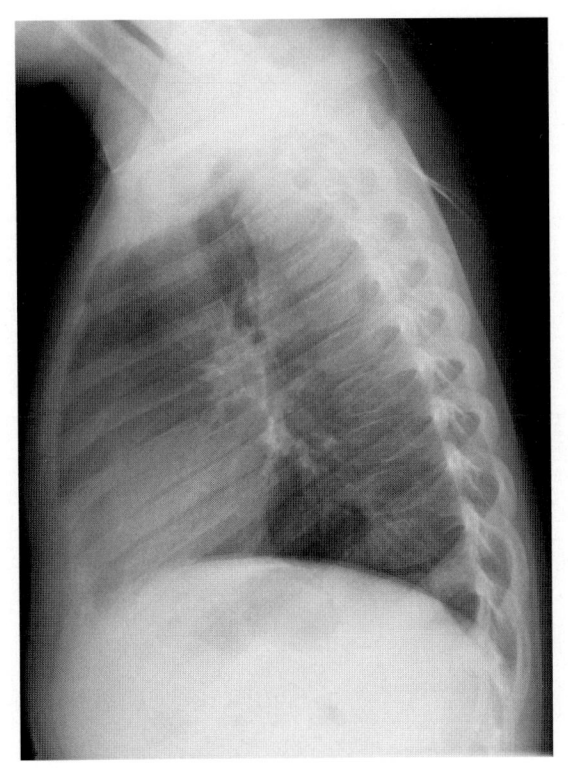

Abb. 5.23 5 Jahre alt (m.)

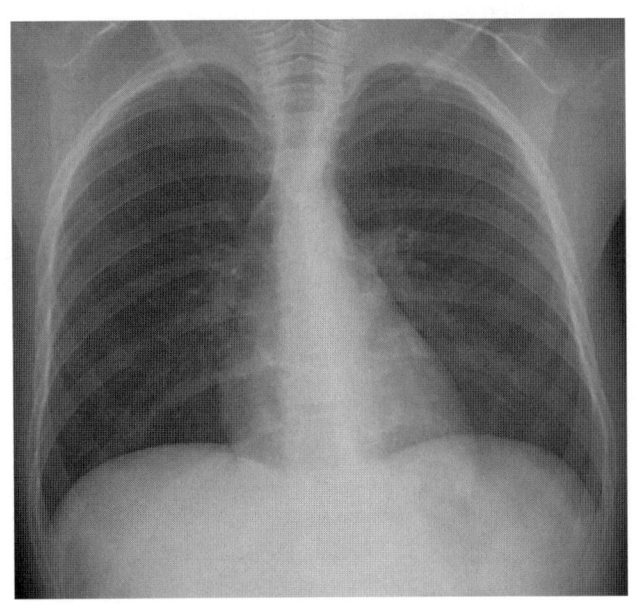

Abb. 5.24 6 Jahre alt (m.)

5 Thorax, männlich

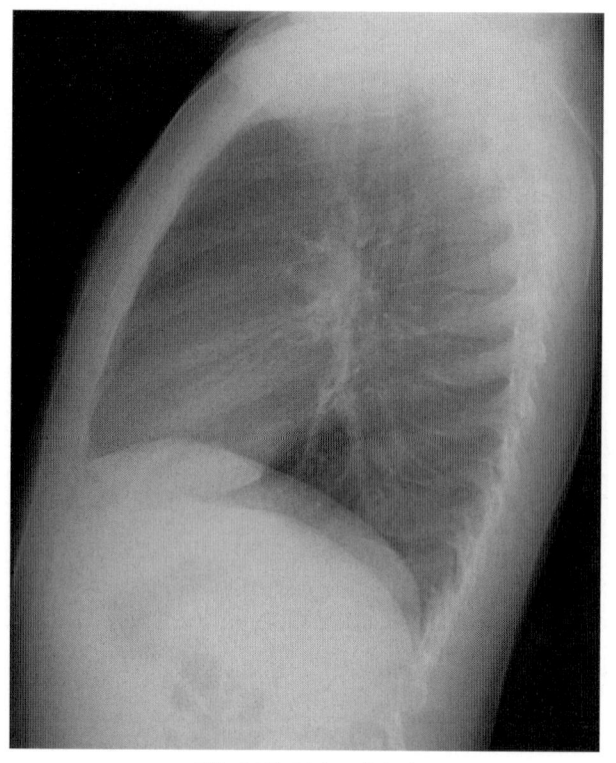

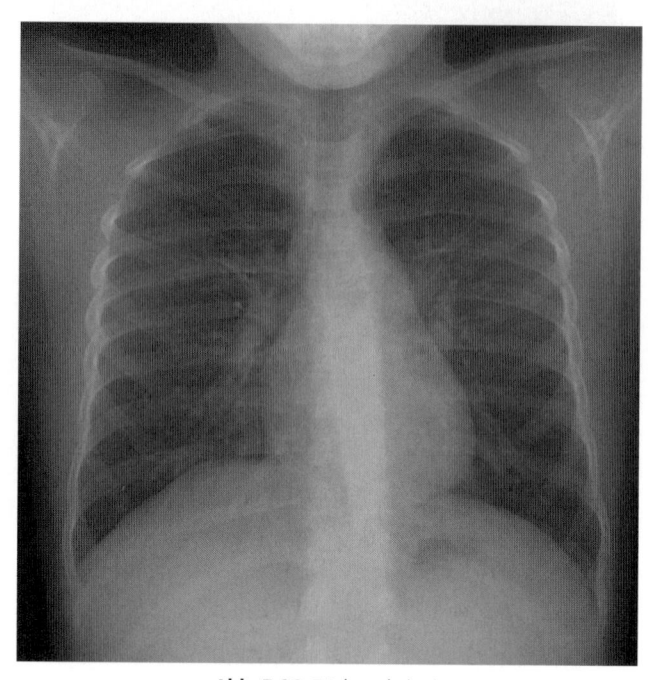

Abb. 5.25 6 Jahre alt (m.)

Abb. 5.26 7 Jahre alt (m.)

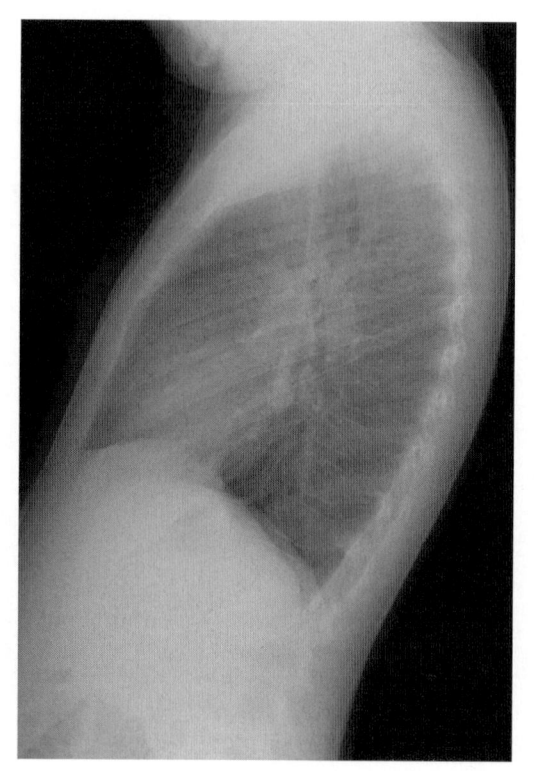

Abb. 5.27 7 Jahre alt (m.)

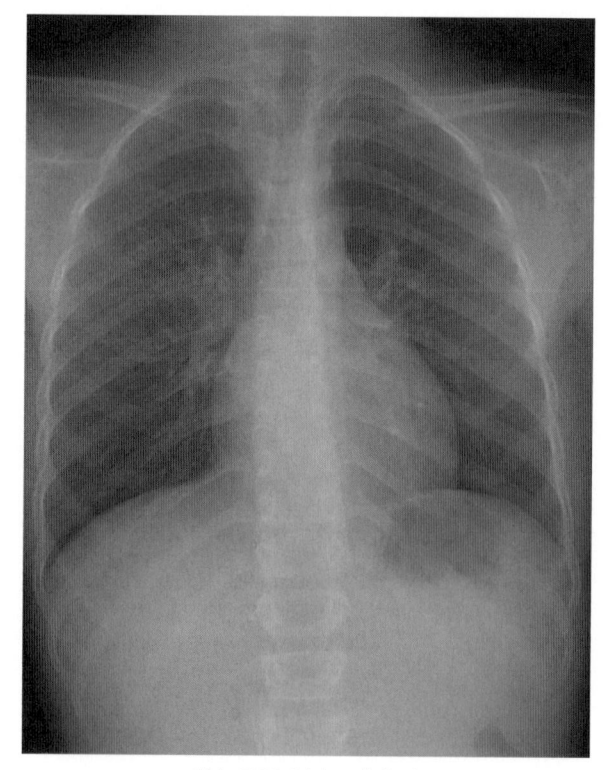

Abb. 5.28 8 Jahre alt (m.)

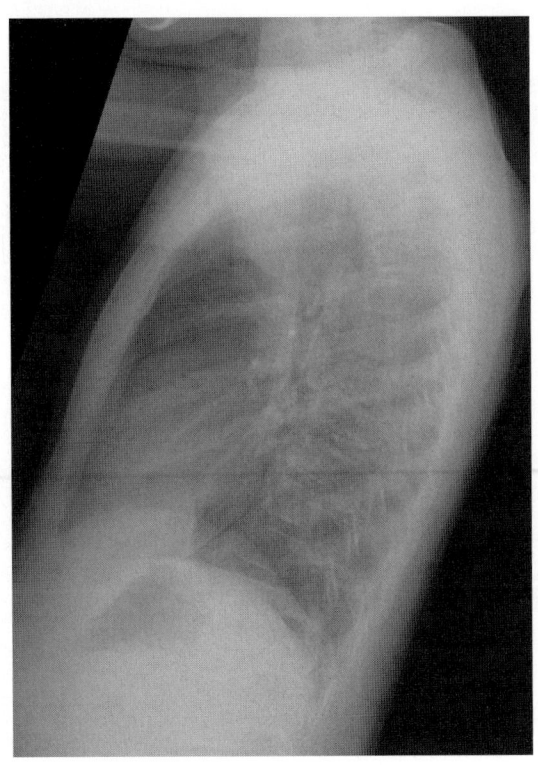

Abb. 5.29 8 Jahre alt (m.)

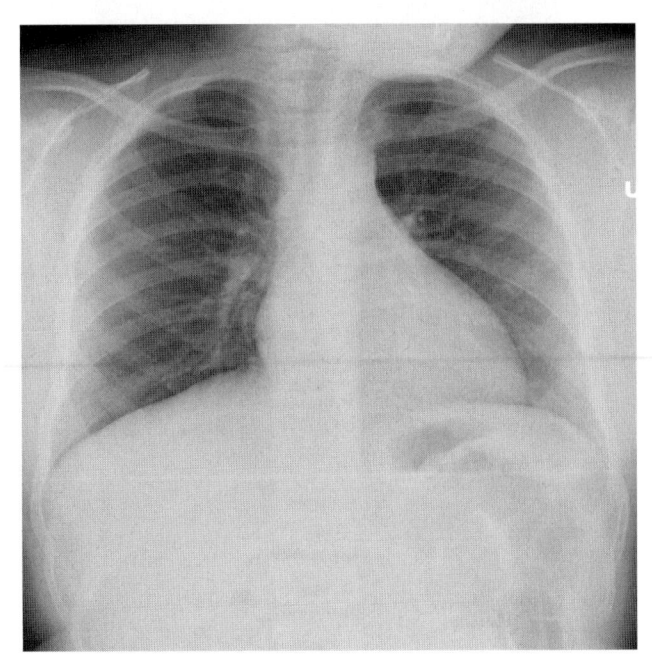

Abb. 5.30 9 Jahre alt (m.)

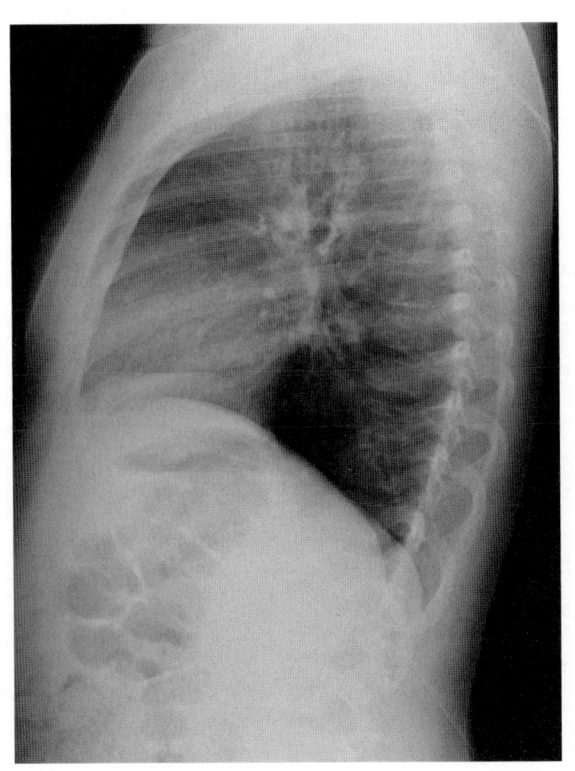

Abb. 5.31 9 Jahre alt (m.)

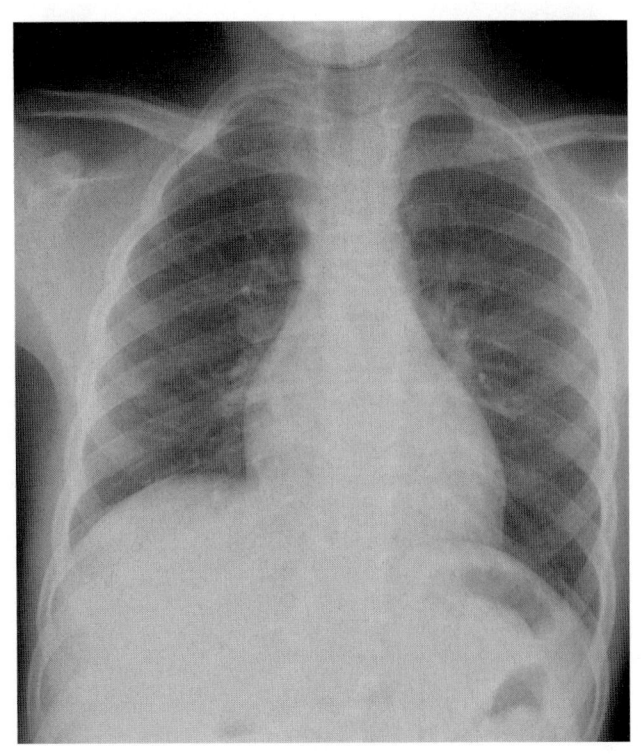

Abb. 5.32 10 Jahre alt (m.)

86 5 Thorax, männlich

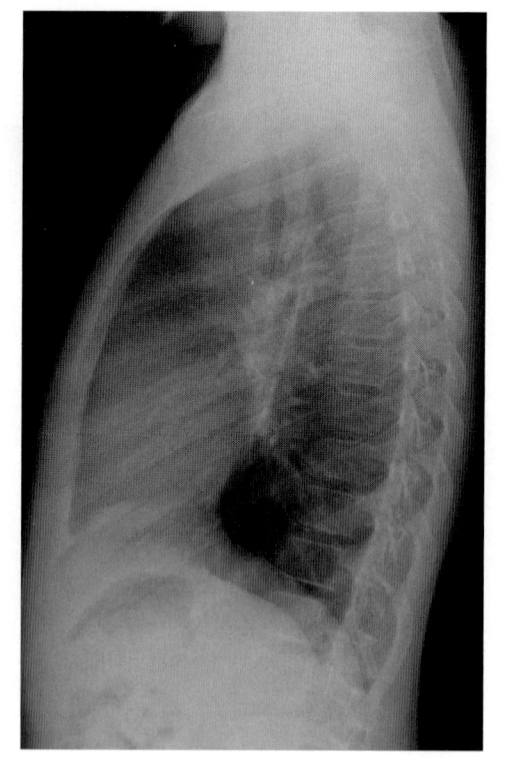

Abb. 5.33 10 Jahre alt (m.)

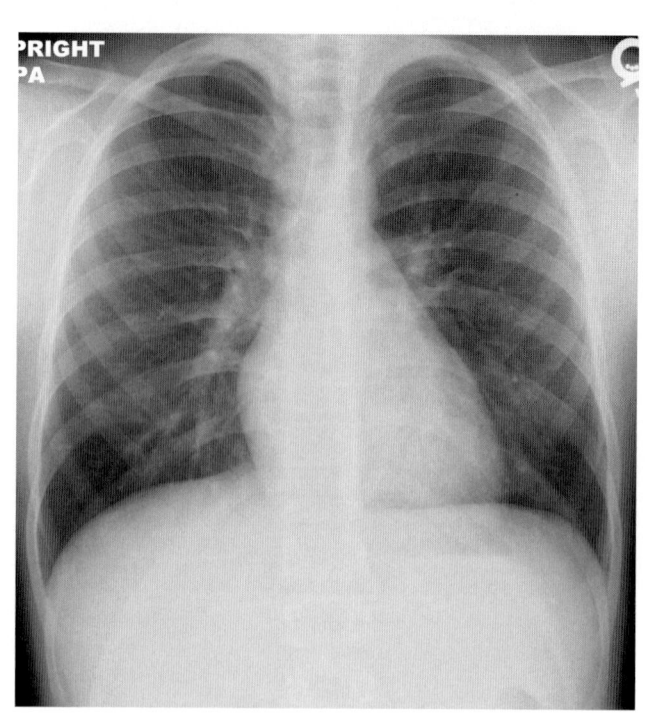

Abb. 5.34 11 Jahre alt (m.)

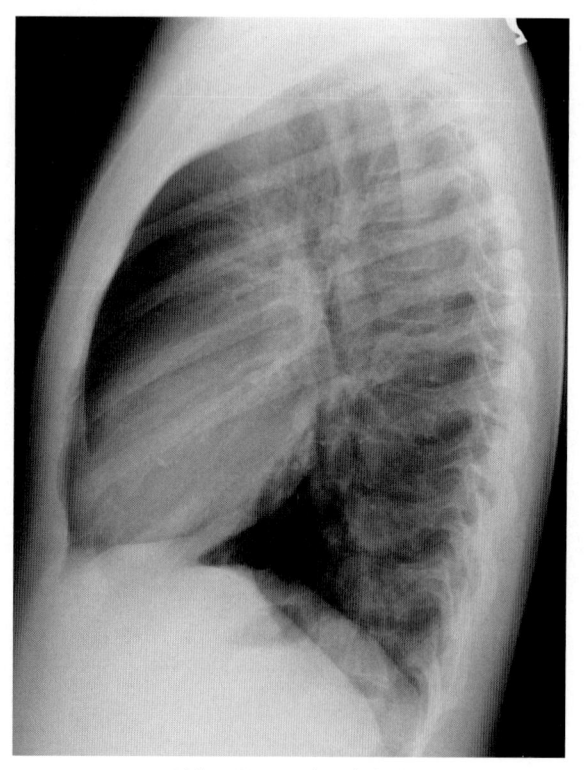

Abb. 5.35 11 Jahre alt (m.)

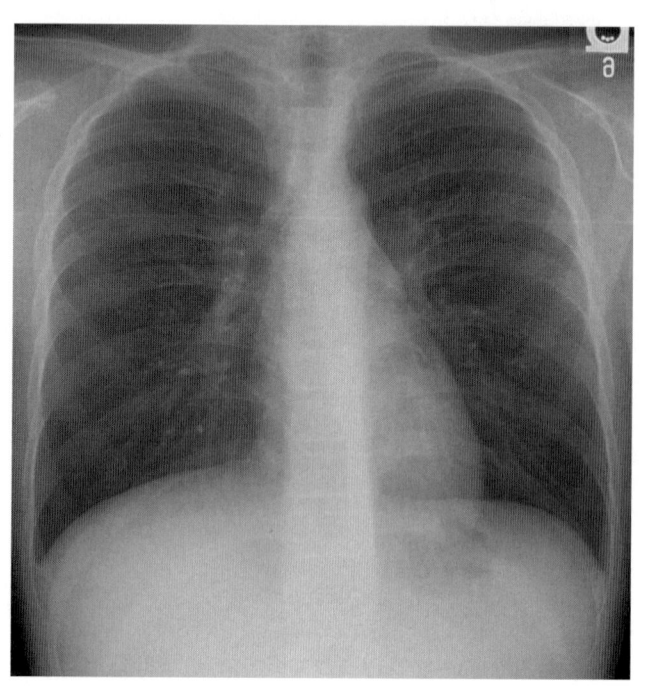

Abb. 5.36 12 Jahre alt (m.)

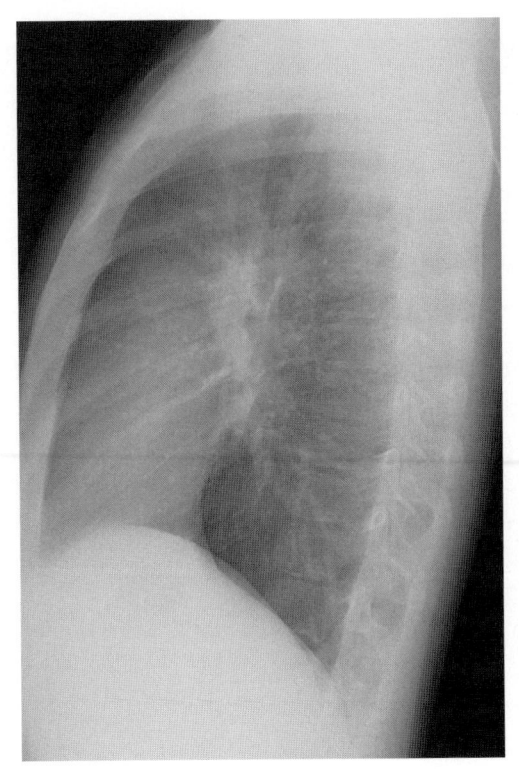

Abb. 5.37 12 Jahre alt (m.)

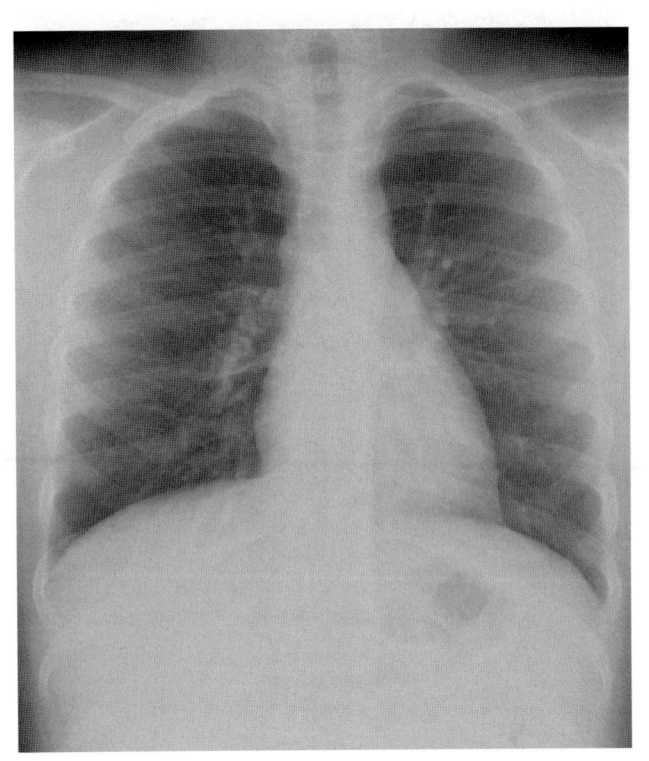

Abb. 5.38 13 Jahre alt (m.)

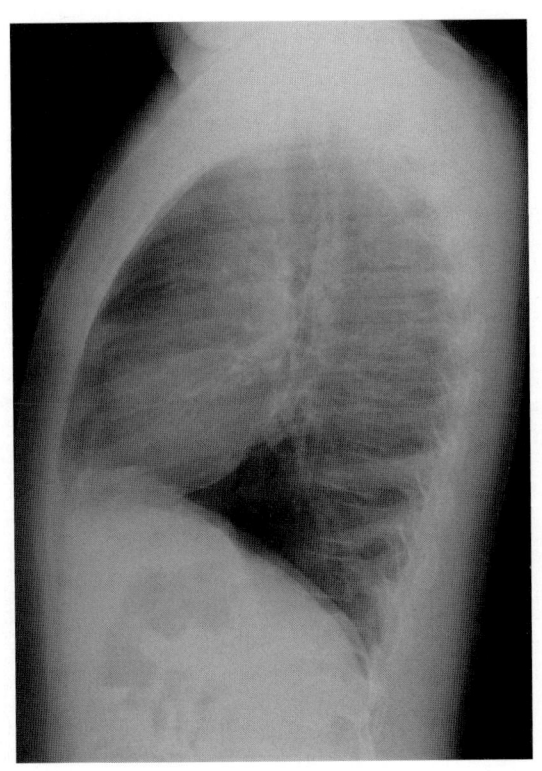

Abb. 5.39 13 Jahre alt (m.)

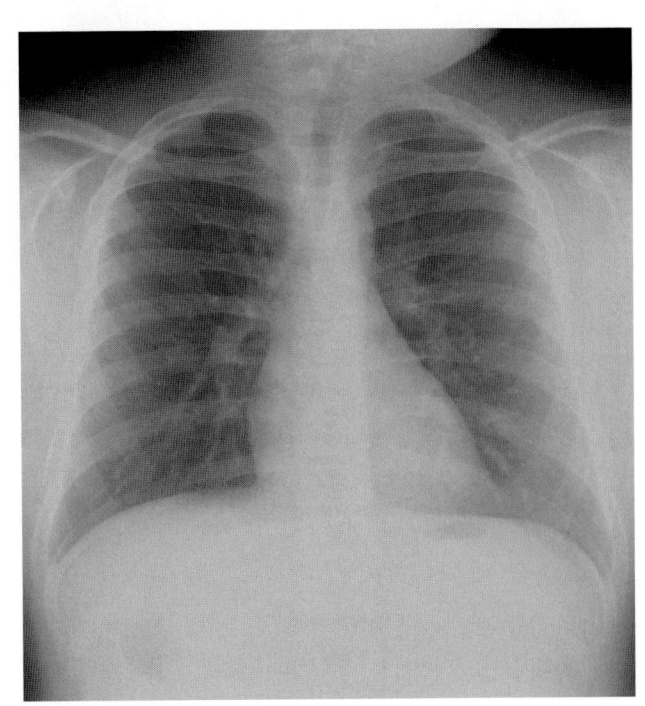

Abb. 5.40 14 Jahre alt (m.)

5 Thorax, männlich

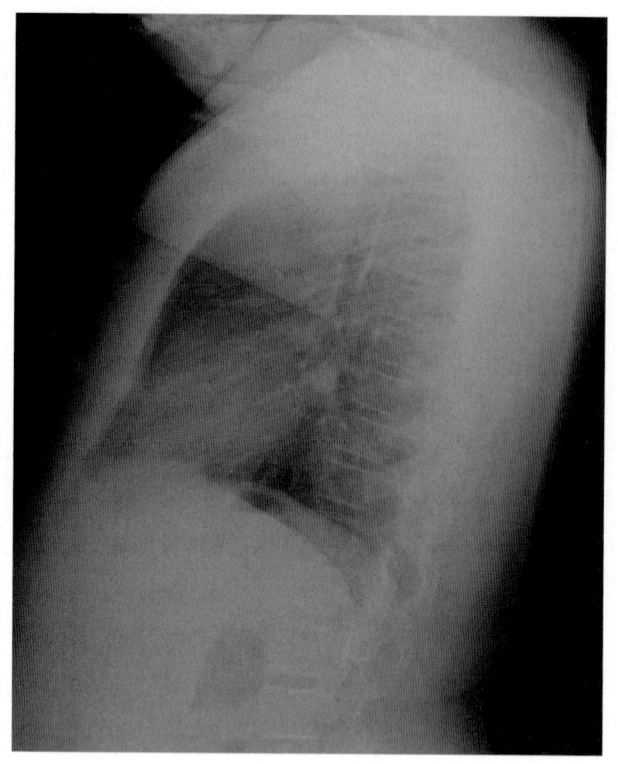

Abb. 5.41 14 Jahre alt (m.)

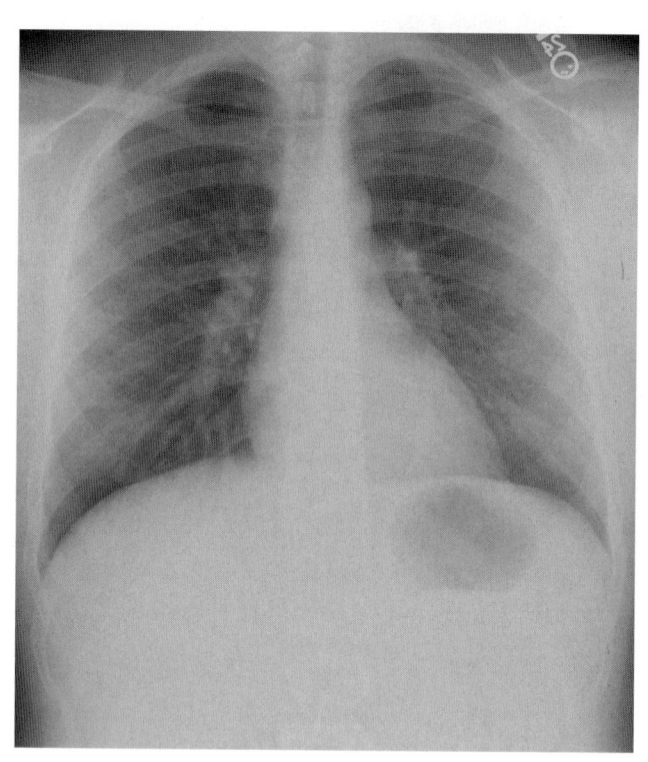

Abb. 5.42 15 Jahre alt (m.)

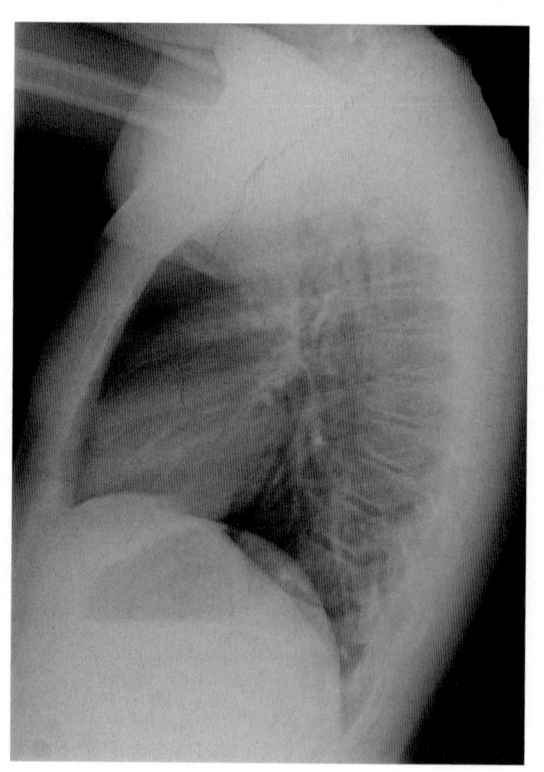

Abb. 5.43 15 Jahre alt (m.)

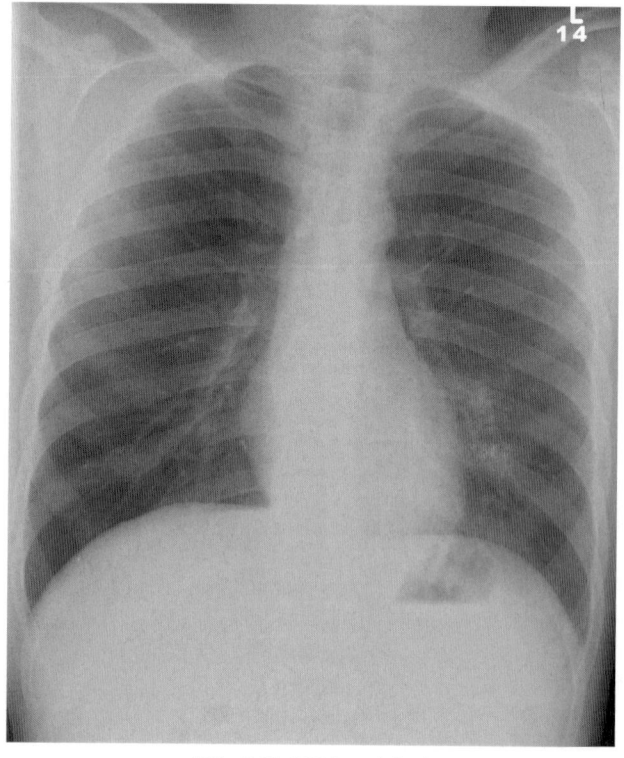

Abb. 5.44 16 Jahre alt (m.)

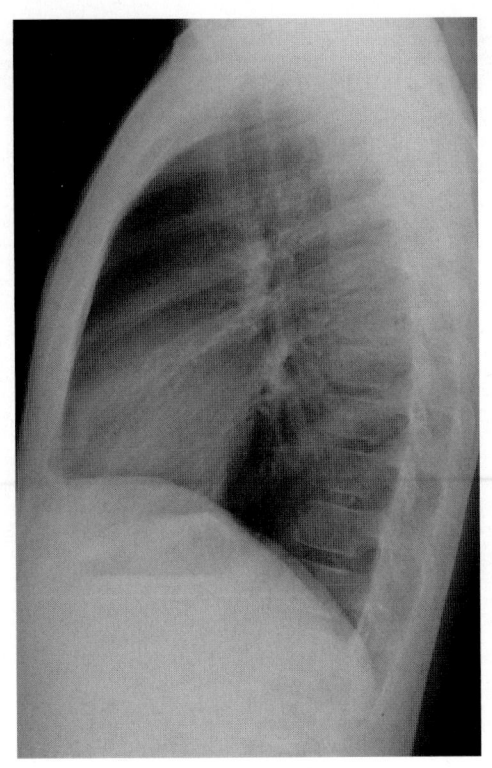

Abb. 5.45 16 Jahre alt (m.)

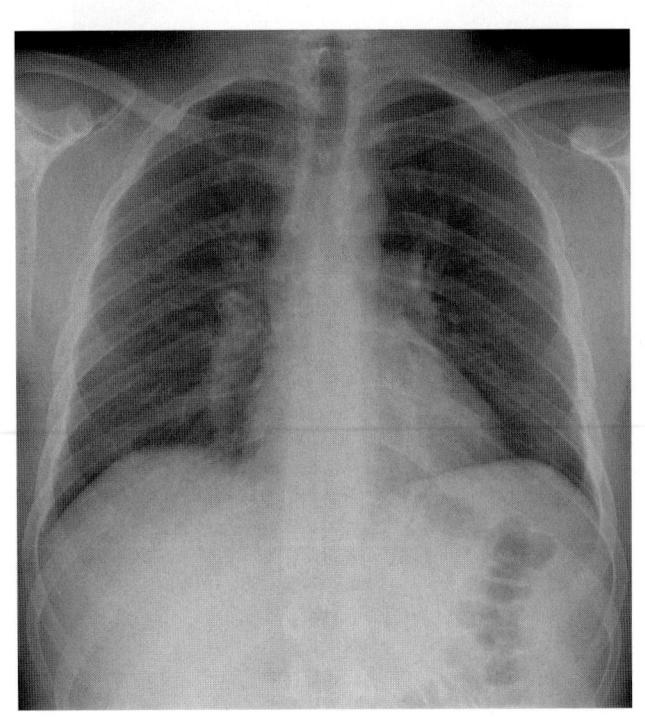

Abb. 5.46 17 Jahre alt (m.)

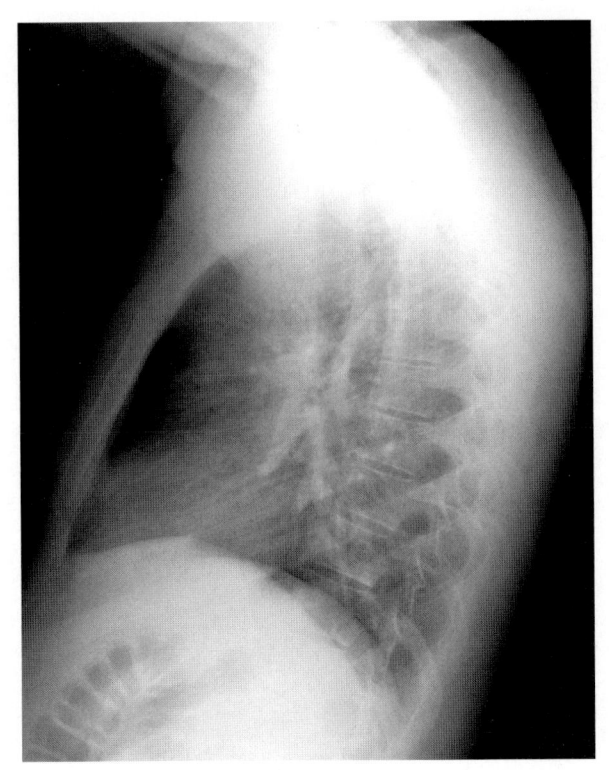

Abb. 5.47 17 Jahre alt (m.)

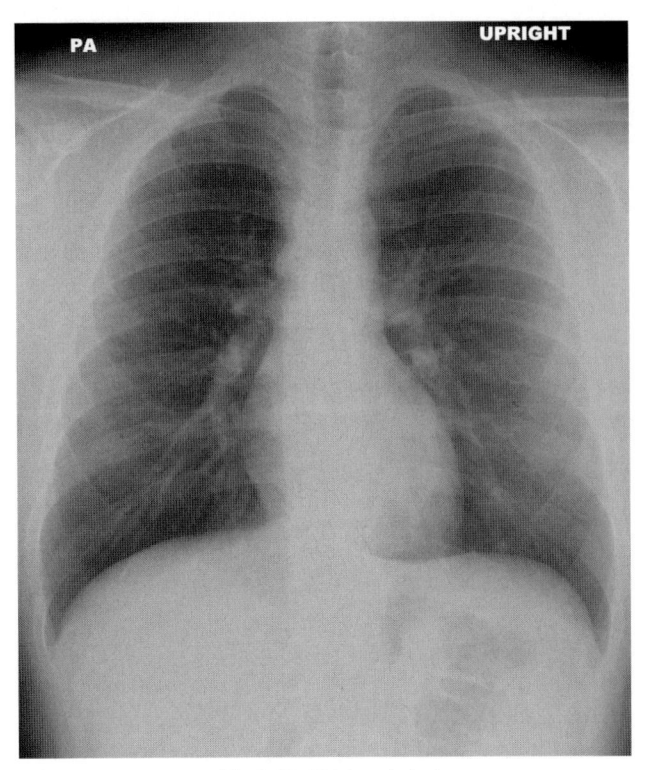

Abb. 5.48 18 Jahre alt (m.)

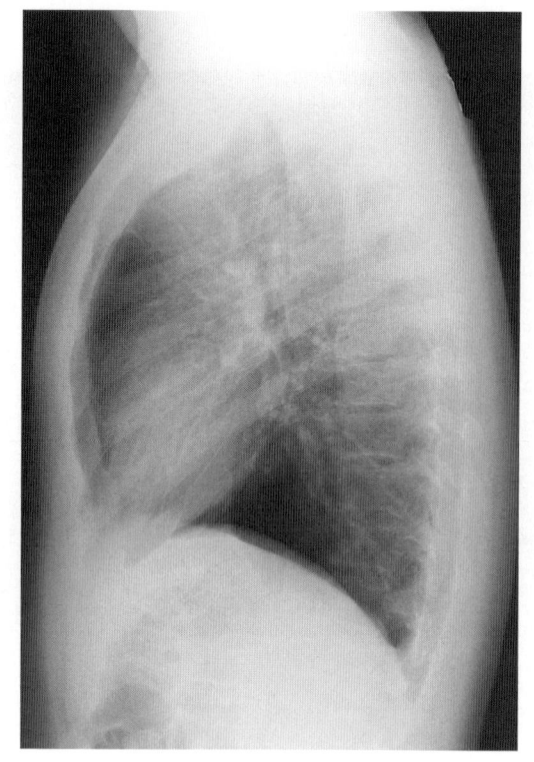

Abb. 5.49 18 Jahre alt (m.)

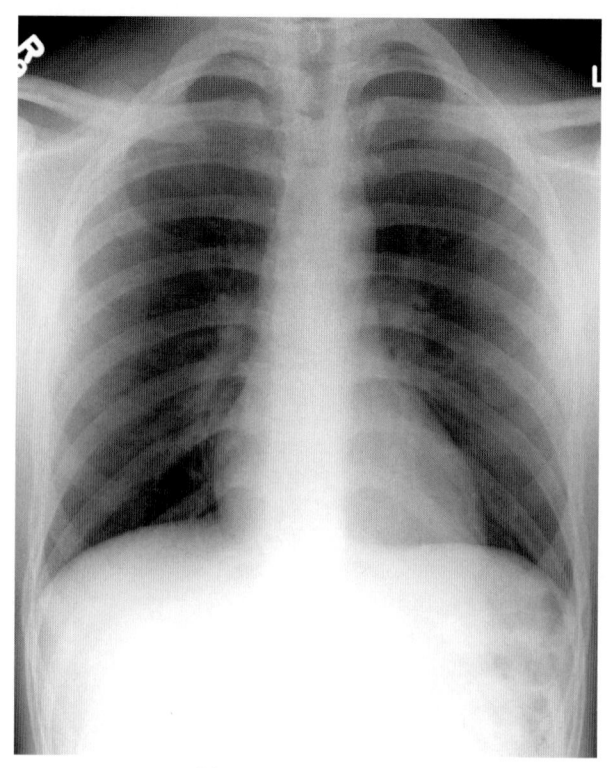

Abb. 5.50 19 Jahre alt (m.)

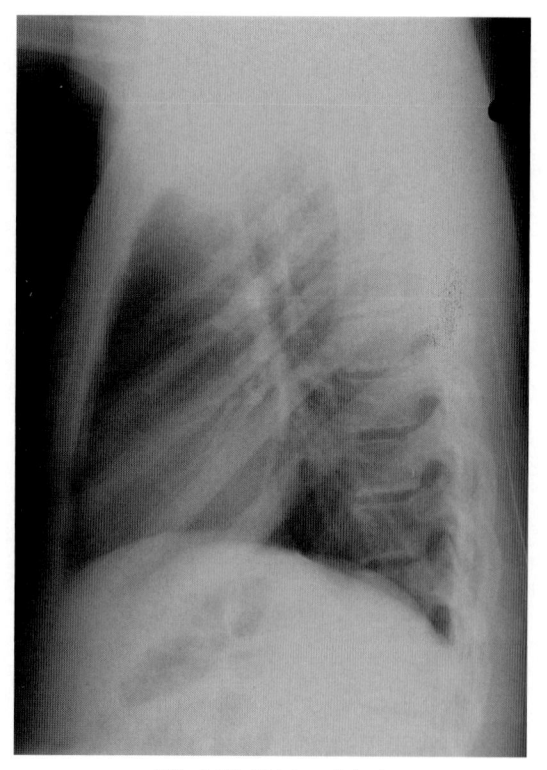

Abb. 5.51 19 Jahre alt (m.)

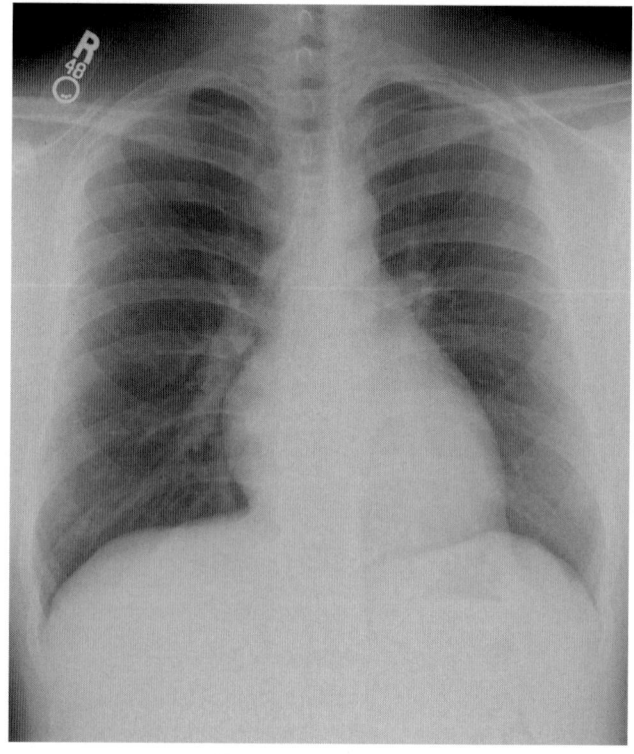

Abb. 5.52 20 Jahre alt (m.)

5 Thorax, männlich

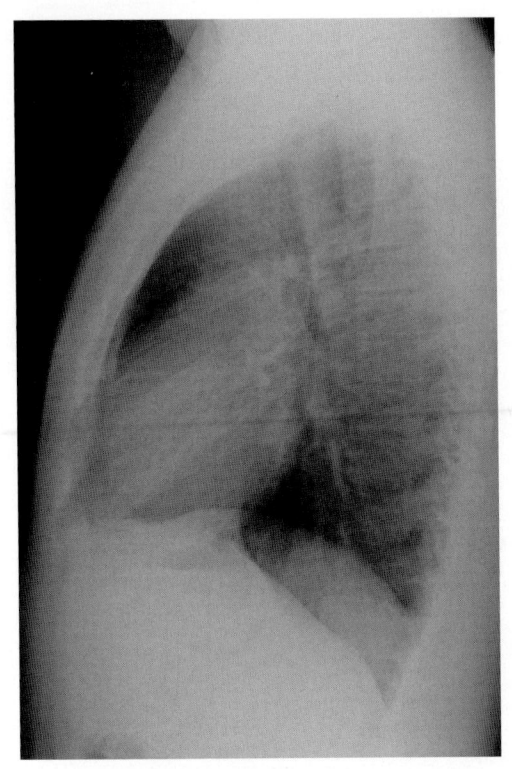

Abb. 5.53 20 Jahre alt (m.)

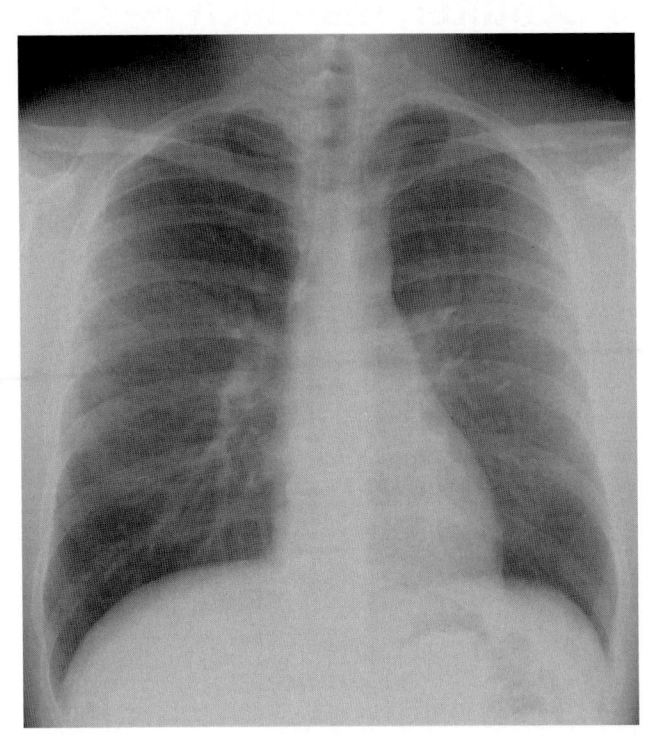

Abb. 5.54 21 Jahre alt (m.)

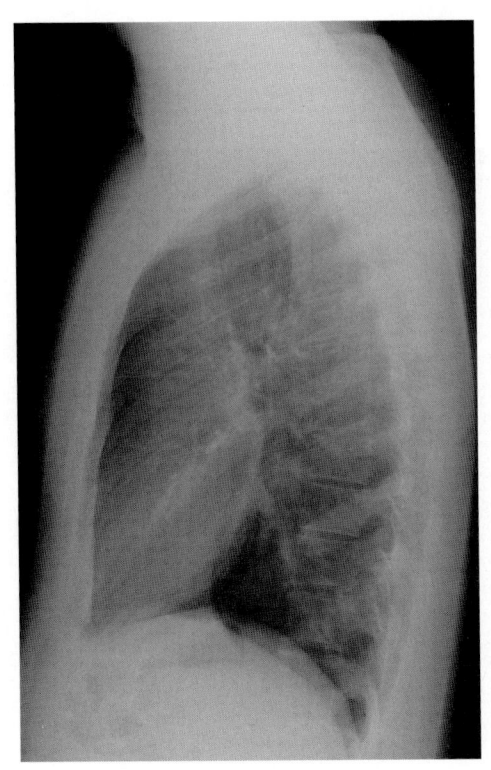

Abb. 5.55 21 Jahre alt (m.)

6 Schulter, männlich

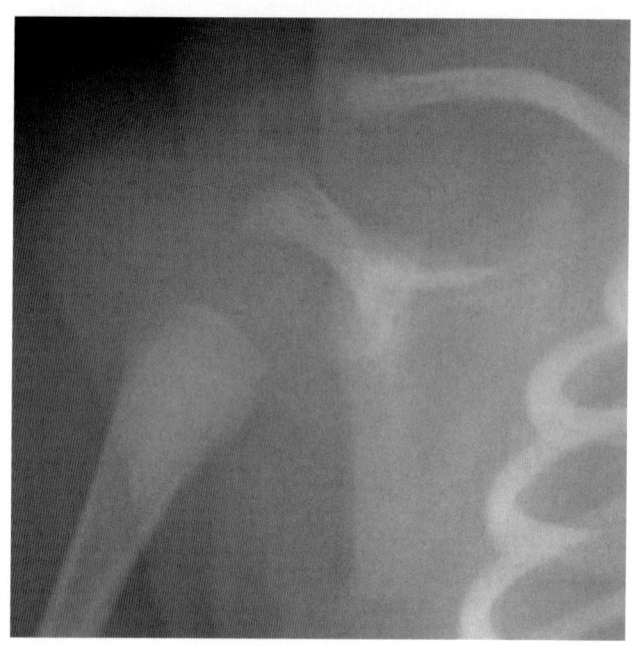

Abb. 6.1 Neugeboren (m.)

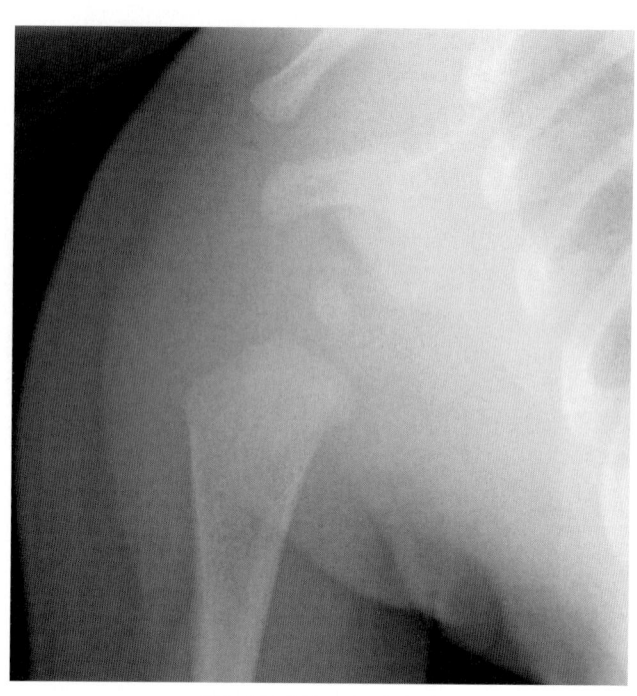

Abb. 6.2 3 Monate alt (m.)

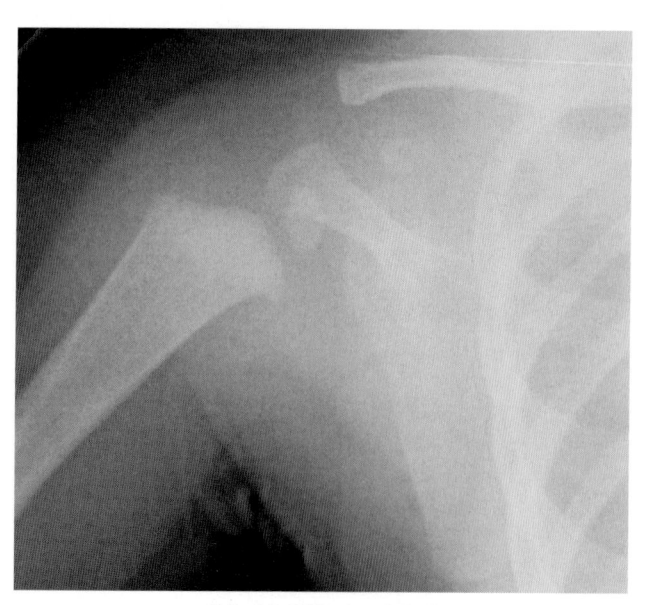

Abb. 6.3 6 Monate alt (m.)

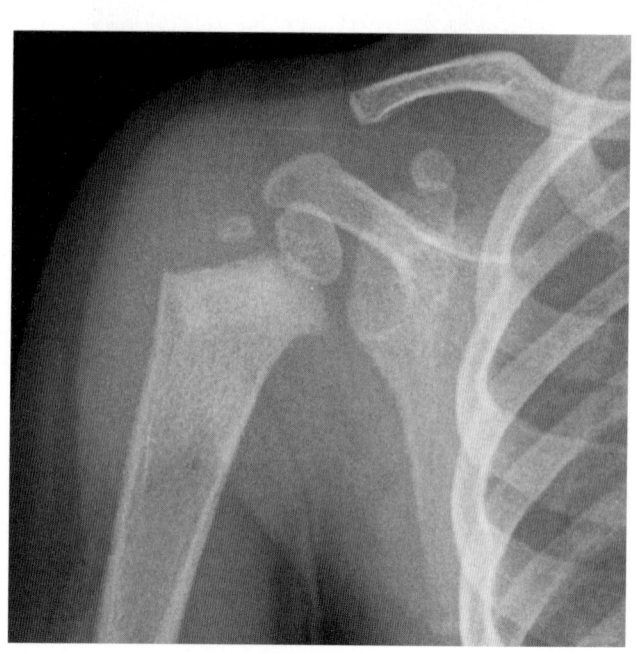

Abb. 6.4 9 Monate alt (m.)

6 Schulter, männlich

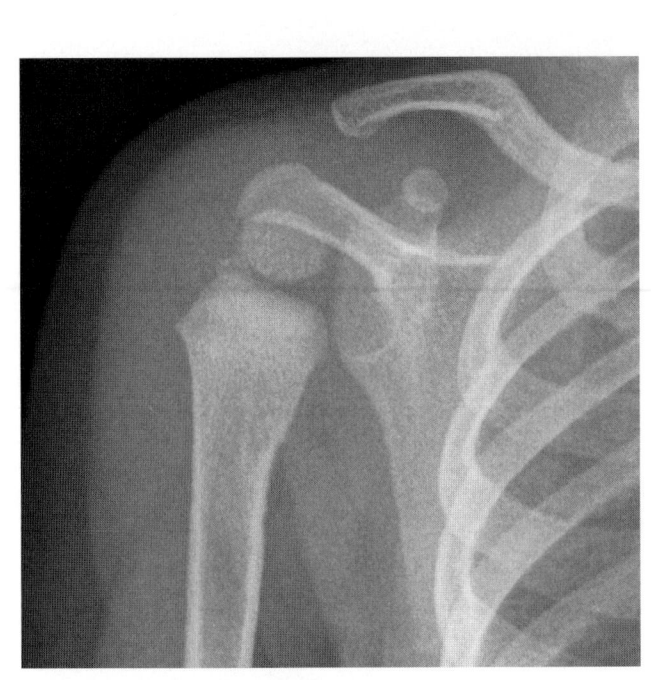

Abb. 6.5 9 Monate alt (m.)

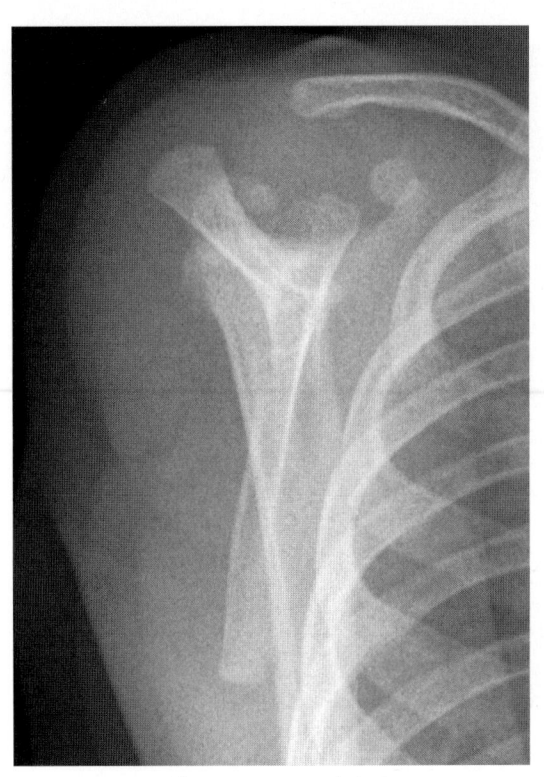

Abb. 6.6 9 Monate alt (m.)

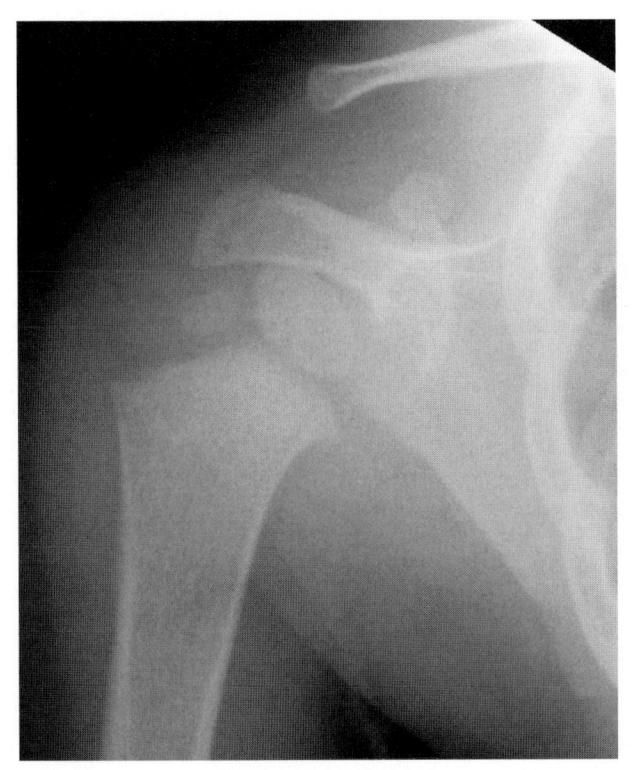

Abb. 6.7 1 Jahr alt (m.)

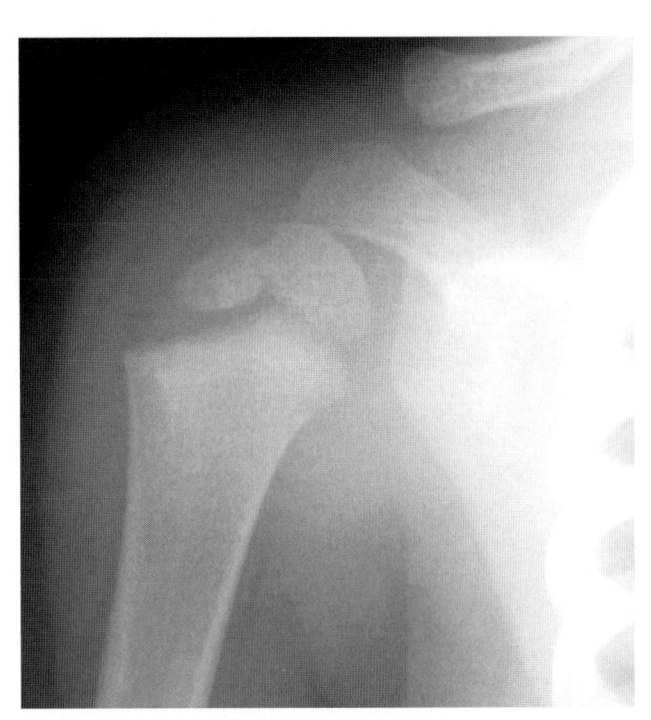

Abb. 6.8 15 Monate alt (m.)

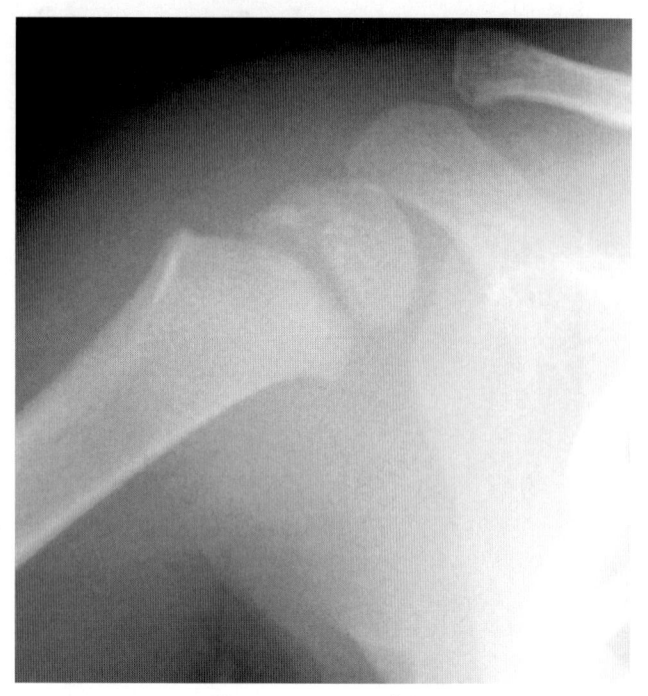

Abb. 6.9 15 Monate alt (m.)

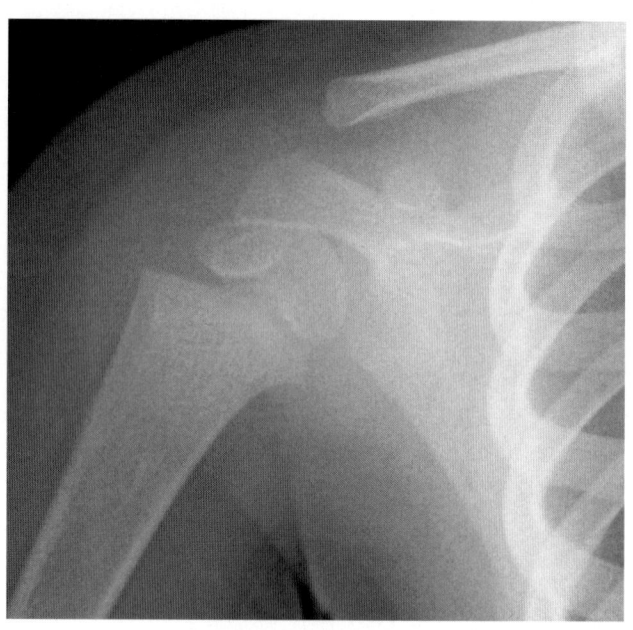

Abb. 6.10 18 Monate alt (m.)

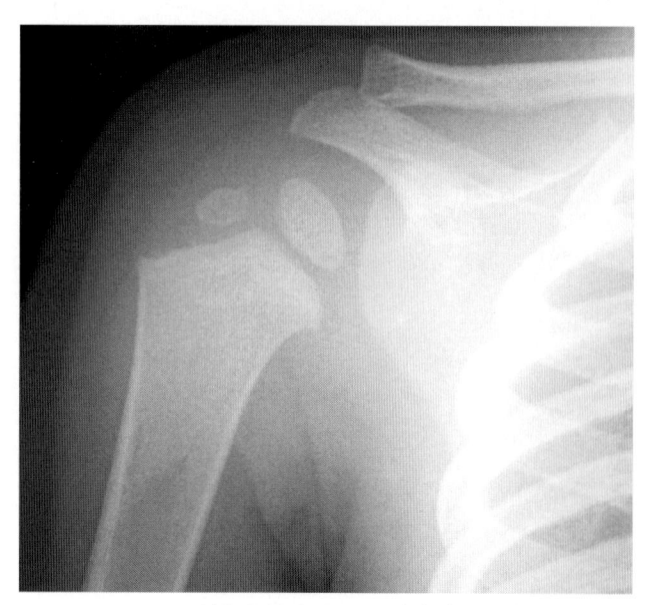

Abb. 6.11 21 Monate alt (m.)

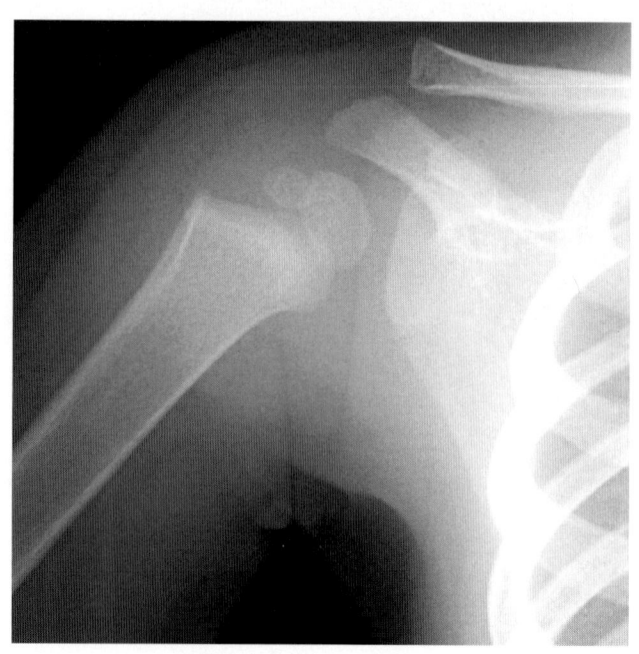

Abb. 6.12 21 Monate alt (m.)

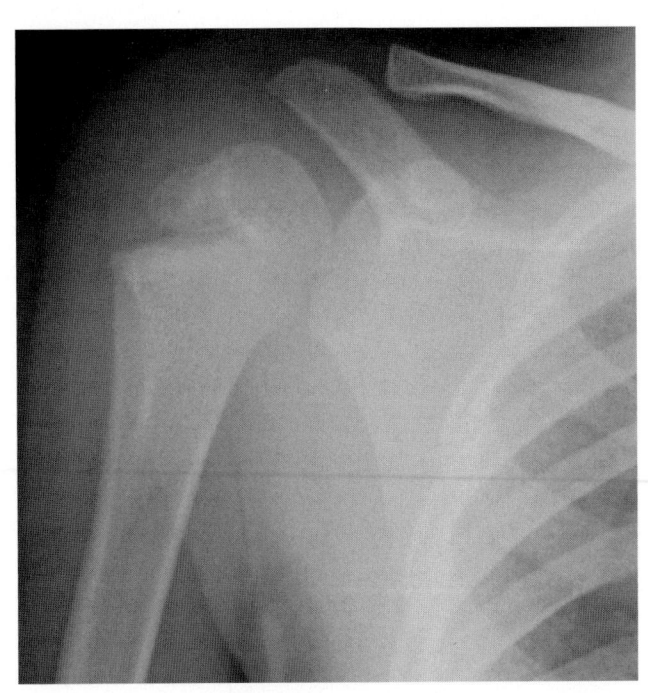

Abb. 6.13 2 Jahre alt (m.)

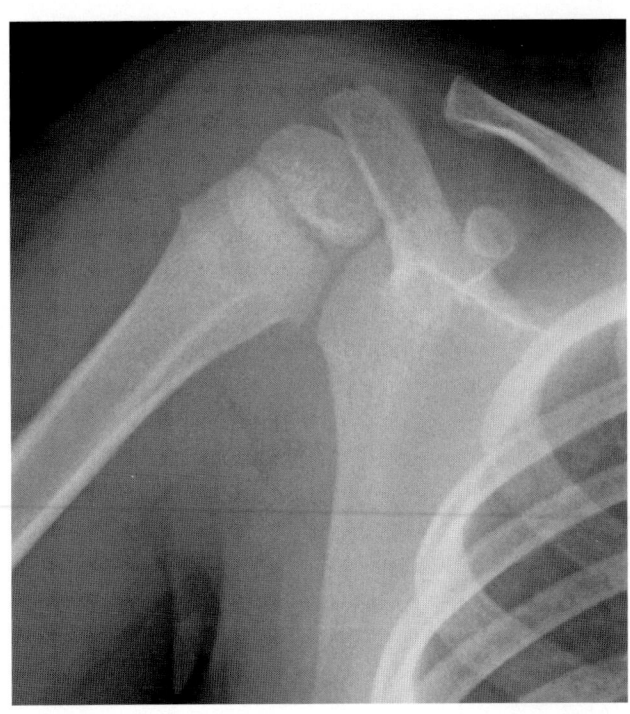

Abb. 6.14 2 Jahre alt (m.)

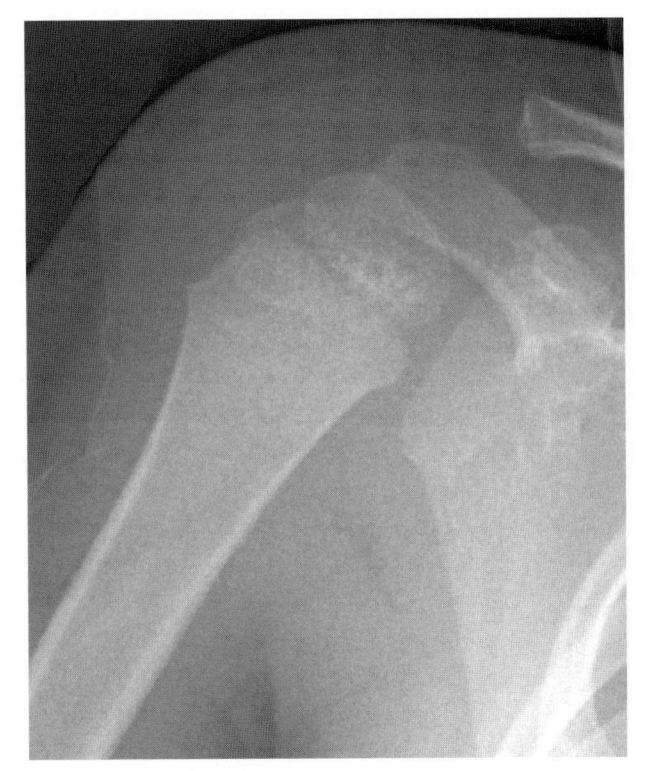

Abb. 6.15 3 Jahre alt (m.)

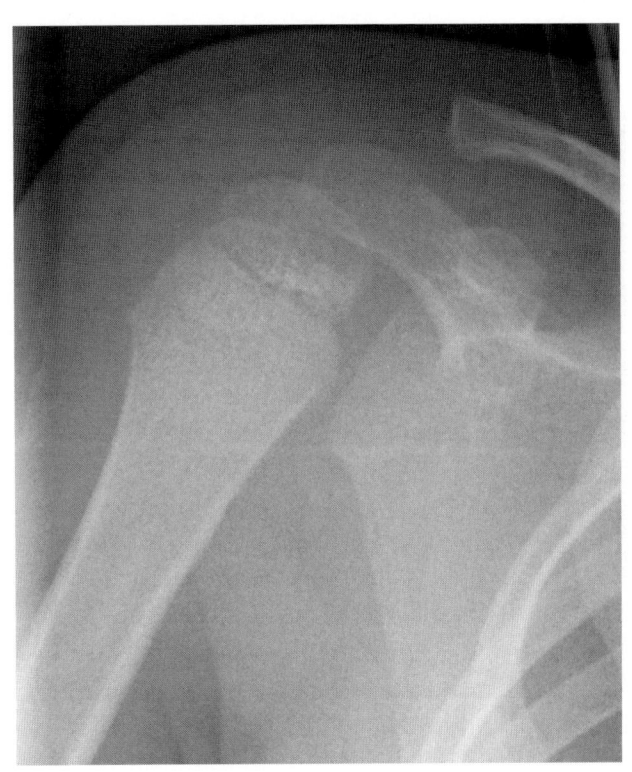

Abb. 6.16 3 Jahre alt (m.)

6 Schulter, männlich

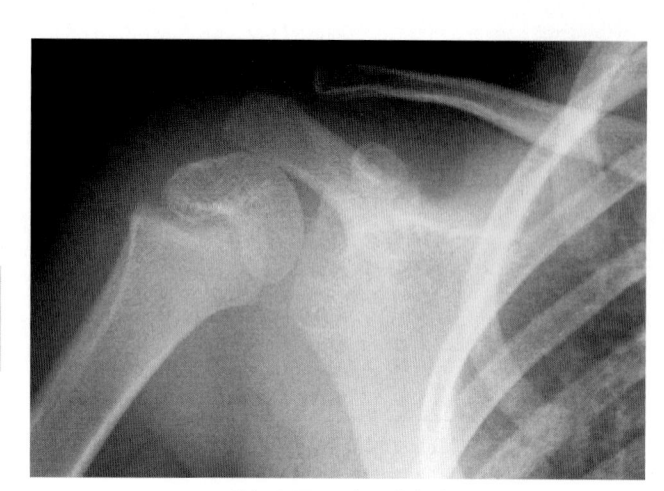

Abb. 6.17 4 Jahre alt (m.)

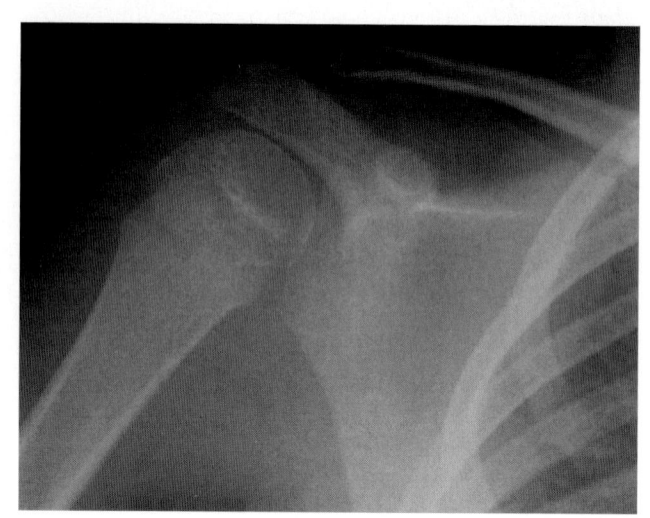

Abb. 6.18 4 Jahre alt (m.)

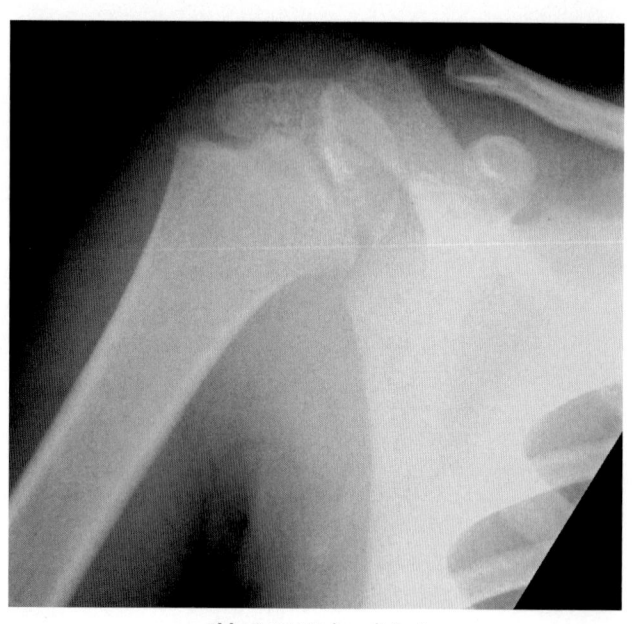

Abb. 6.19 5 Jahre alt (m.)

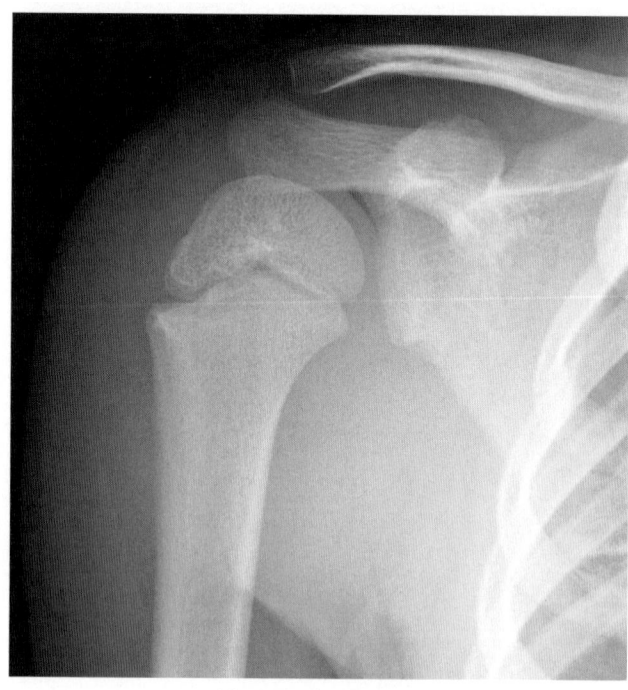

Abb. 6.20 6 Jahre alt (m.)

6 Schulter, männlich

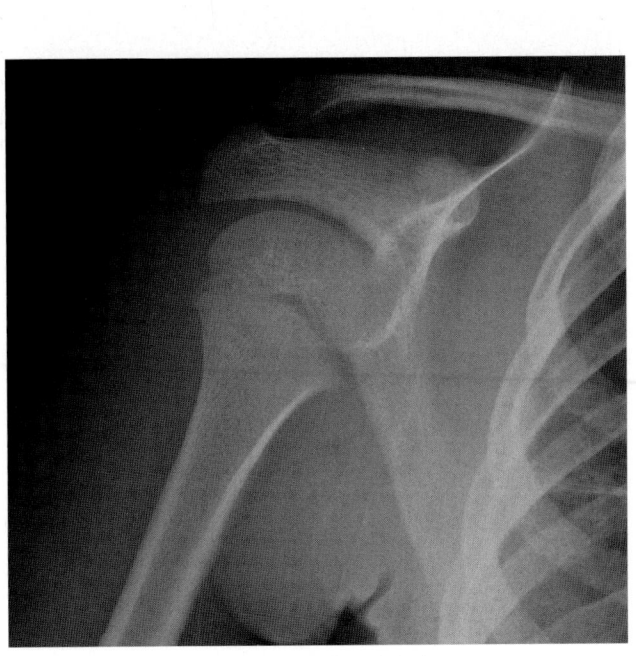

Abb. 6.21 6 Jahre alt (m.)

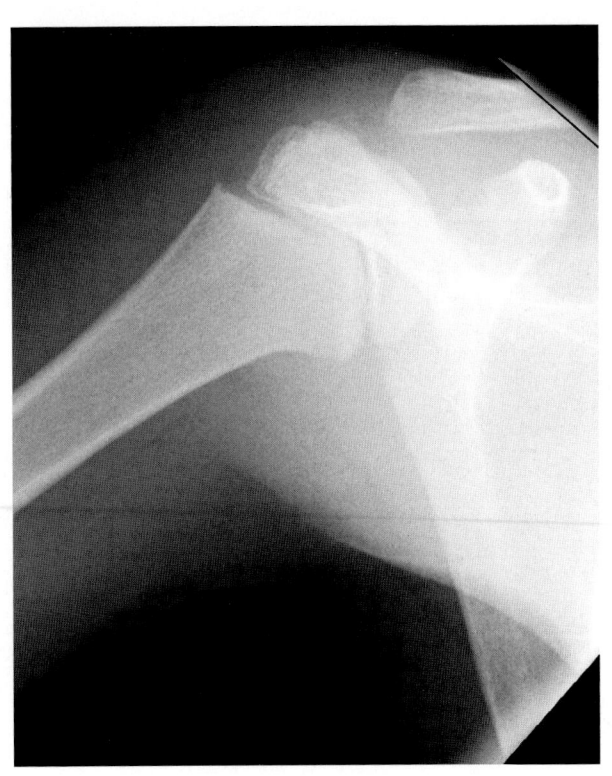

Abb. 6.22 7 Jahre alt (m.)

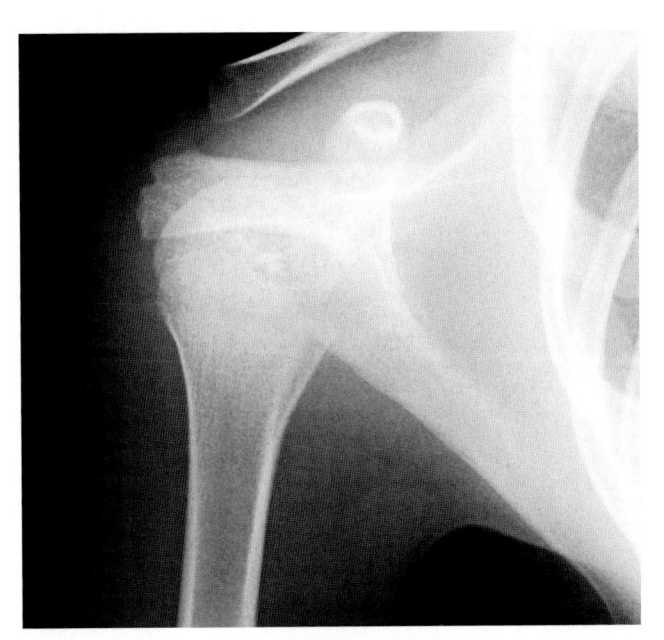

Abb. 6.23 7 Jahre alt (m.)

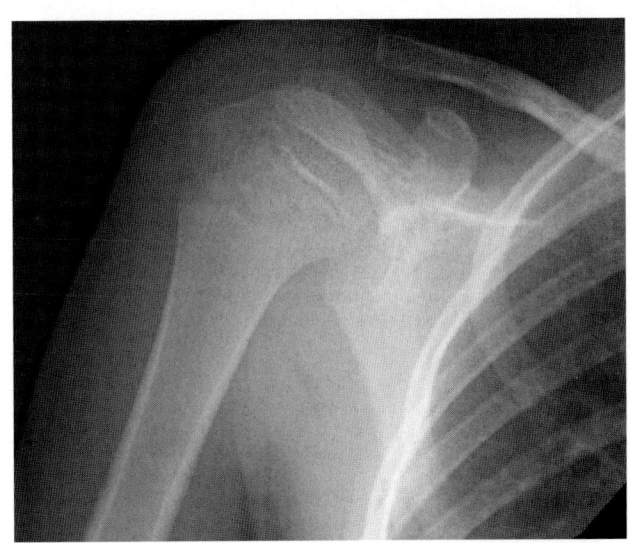

Abb. 6.24 8 Jahre alt (m.)

98 6 Schulter, männlich

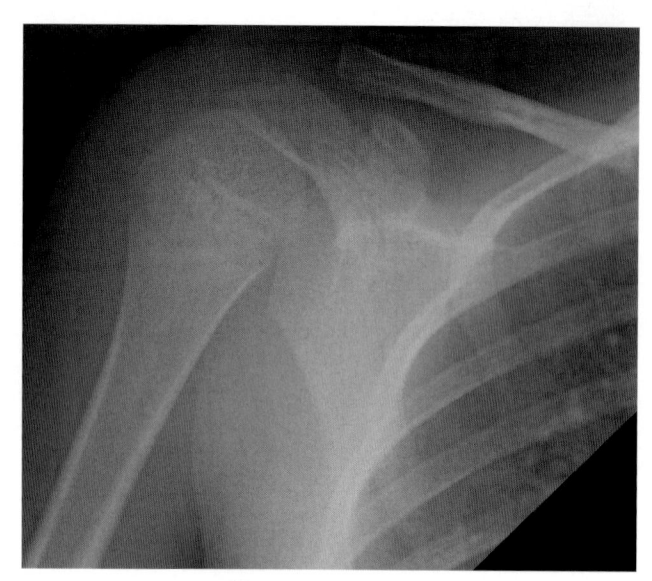

Abb. 6.25 8 Jahre alt (m.)

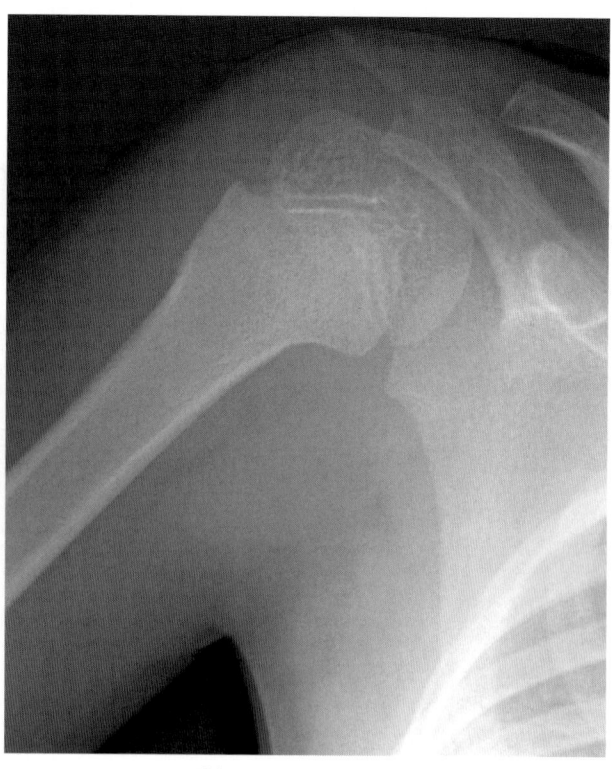

Abb. 6.26 9 Jahre alt (m.)

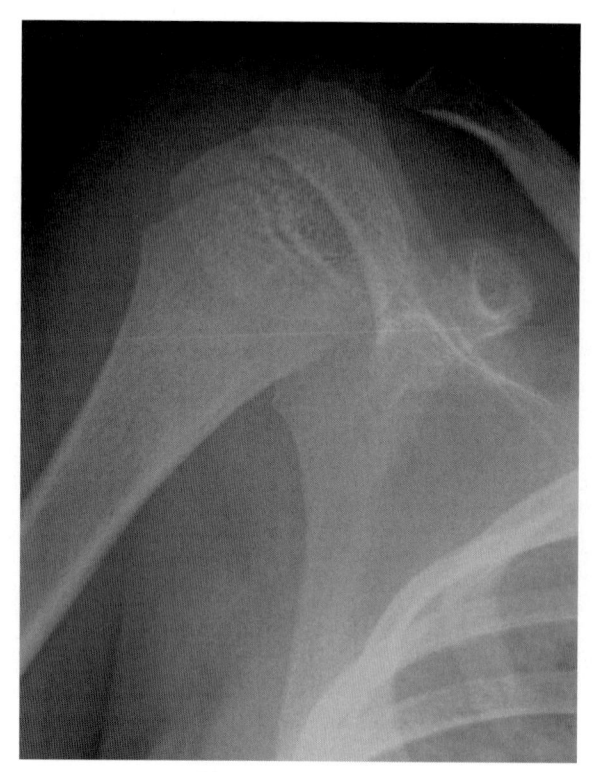

Abb. 6.27 9 Jahre alt (m.)

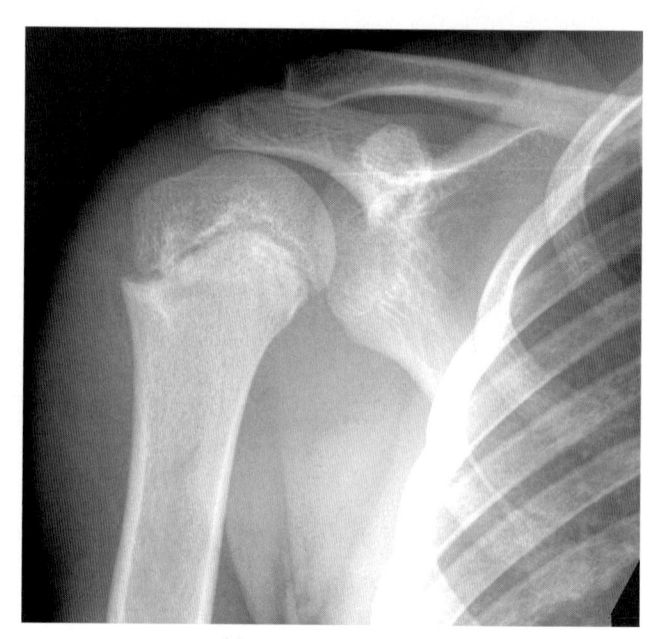

Abb. 6.28 10 Jahre alt (m.)

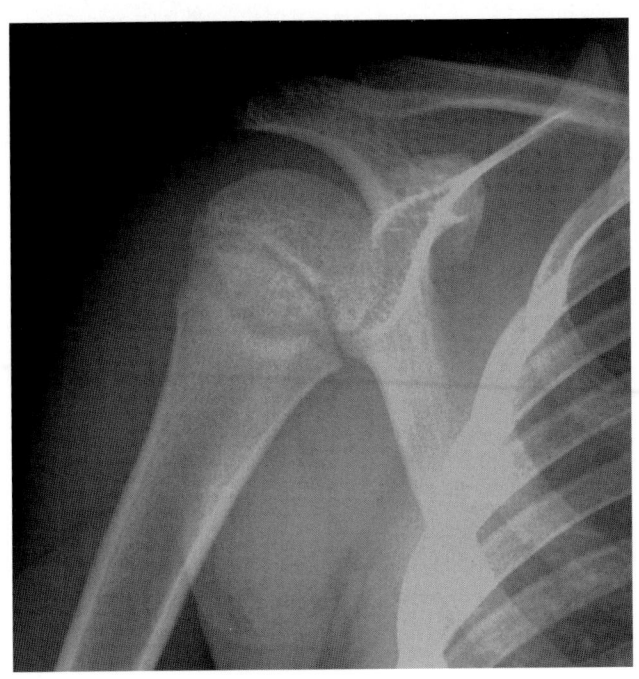

Abb. 6.29 10 Jahre alt (m.)

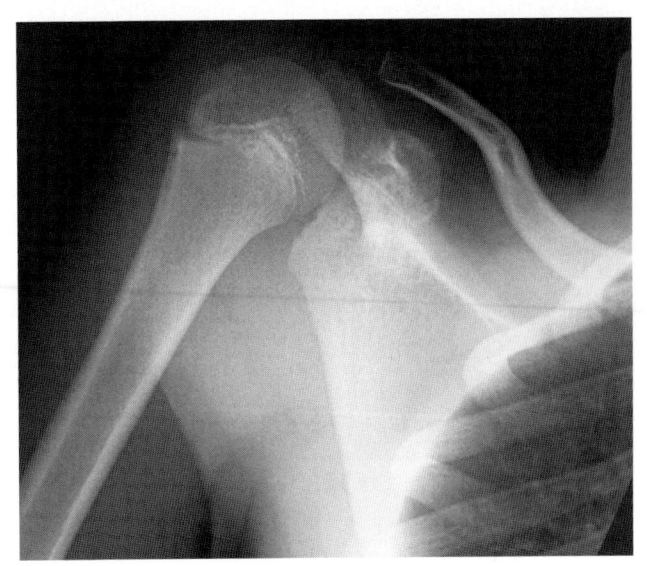

Abb. 6.30 11 Jahre alt (m.)

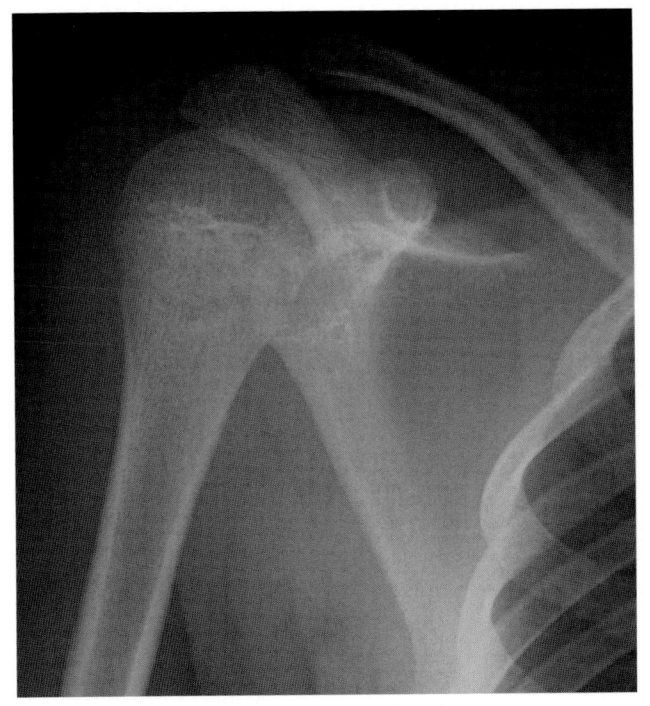

Abb. 6.31 11 Jahre alt (m.)

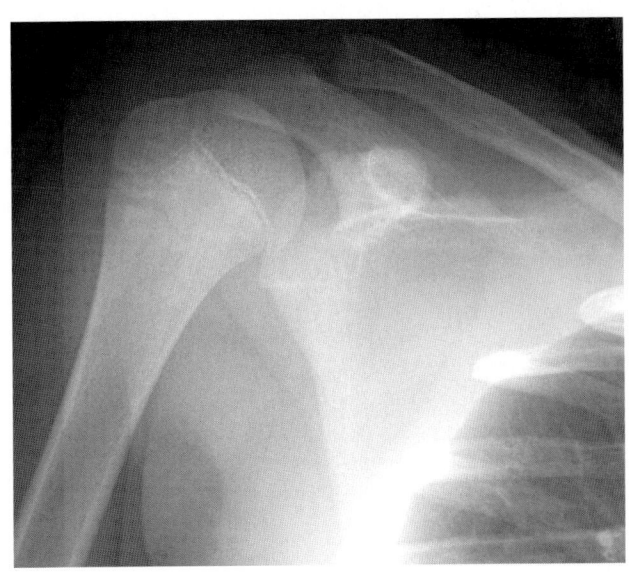

Abb. 6.32 12 Jahre alt (m.)

100 6 Schulter, männlich

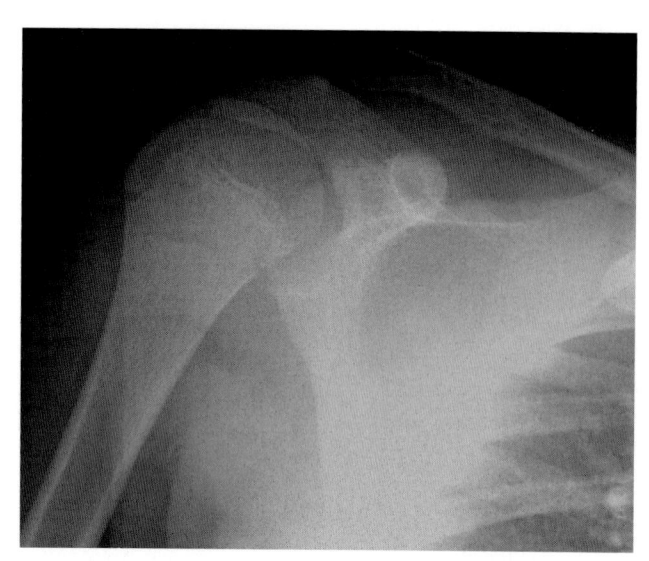

Abb. 6.33 12 Jahre alt (m.)

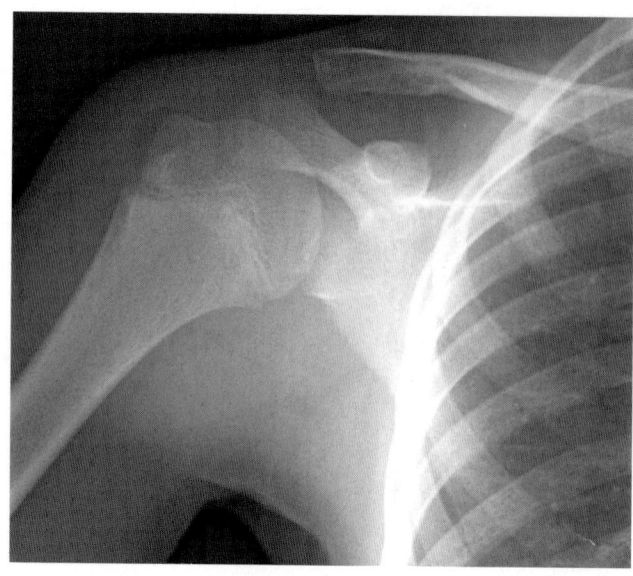

Abb. 6.34 13 Jahre alt (m.)

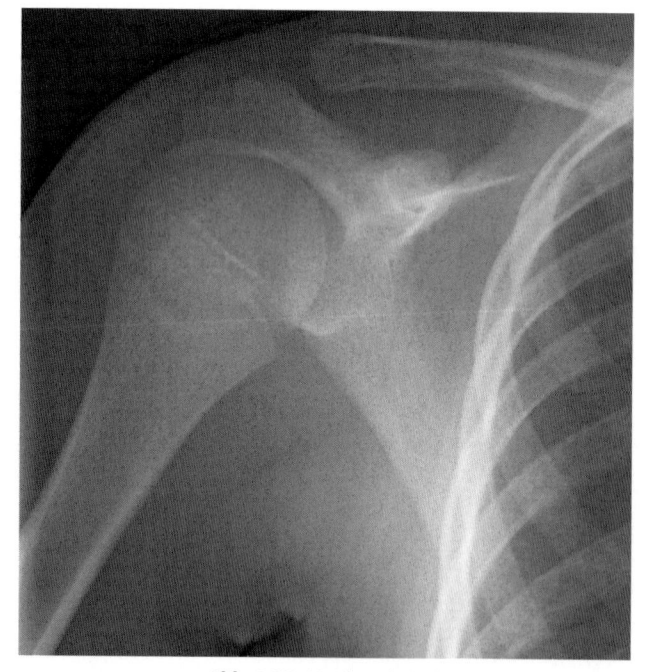

Abb. 6.35 13 Jahre alt (m.)

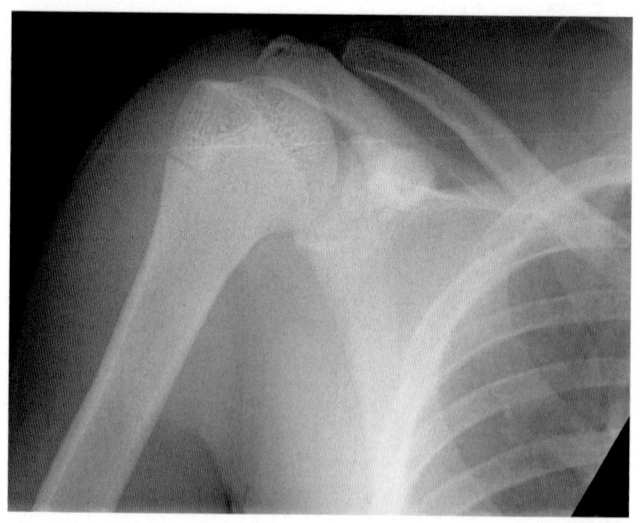

Abb. 6.36 14 Jahre alt (m.)

6 Schulter, männlich

Abb. 6.37 14 Jahre alt (m.)

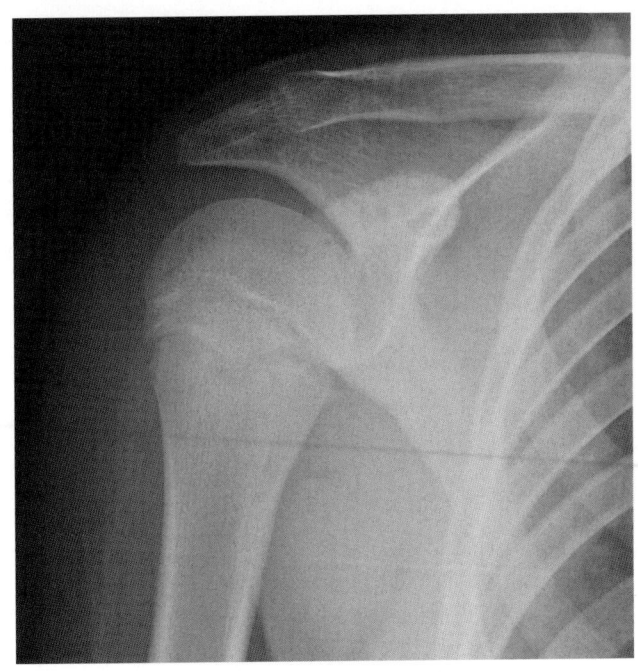

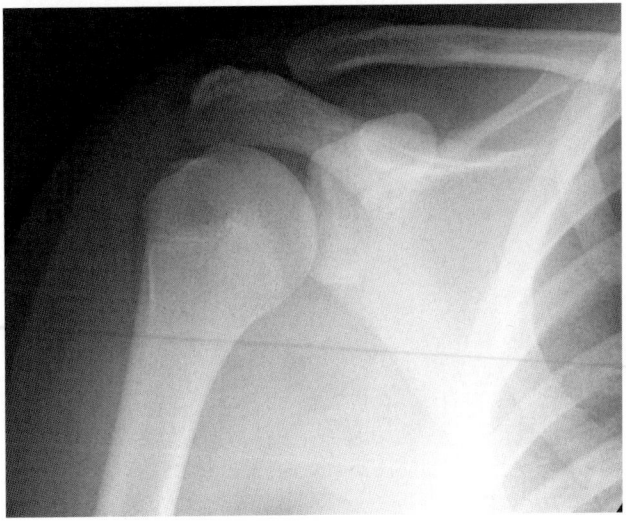

Abb. 6.38 15 Jahre alt (m.)

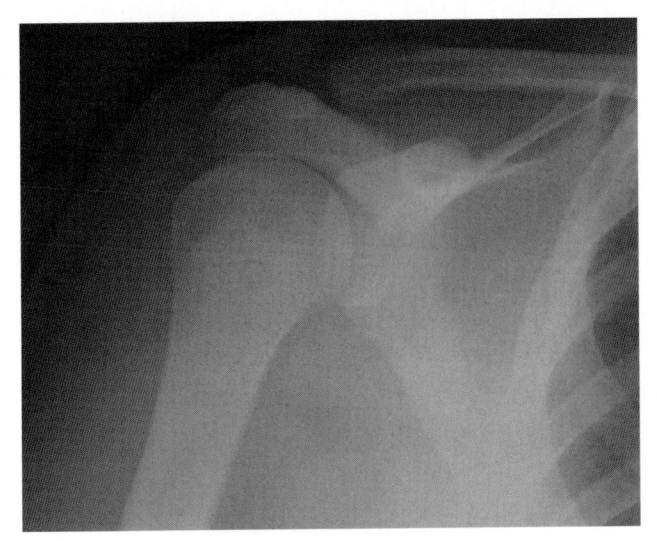

Abb. 6.39 15 Jahre alt (m.)

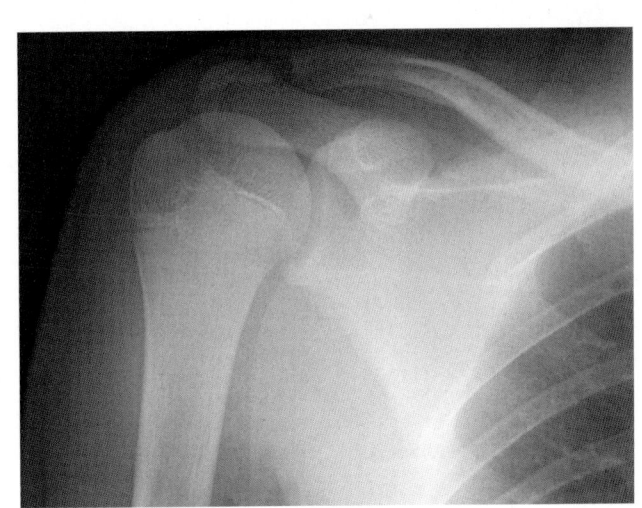

Abb. 6.40 16 Jahre alt (m.)

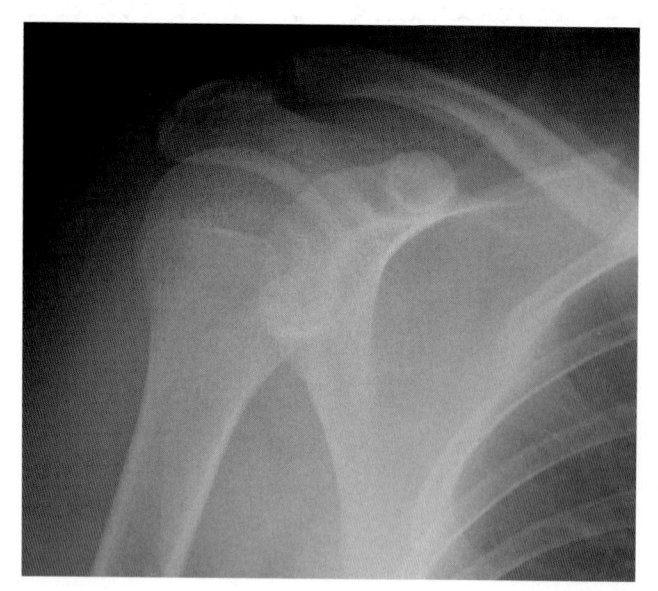

Abb. 6.41 16 Jahre alt (m.)

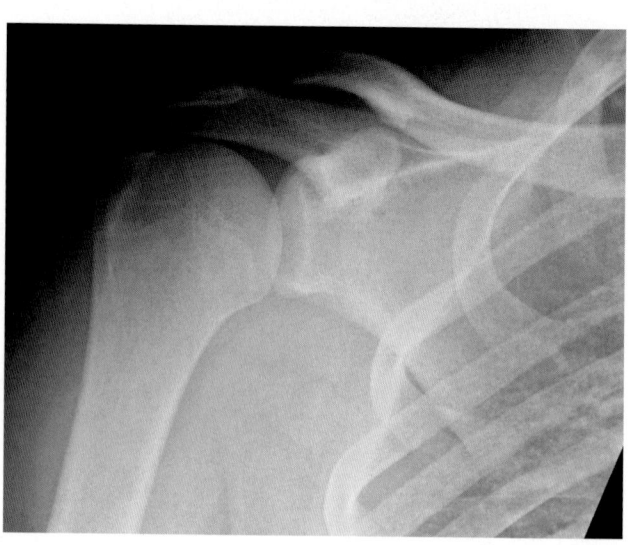

Abb. 6.42 17 Jahre alt (m.)

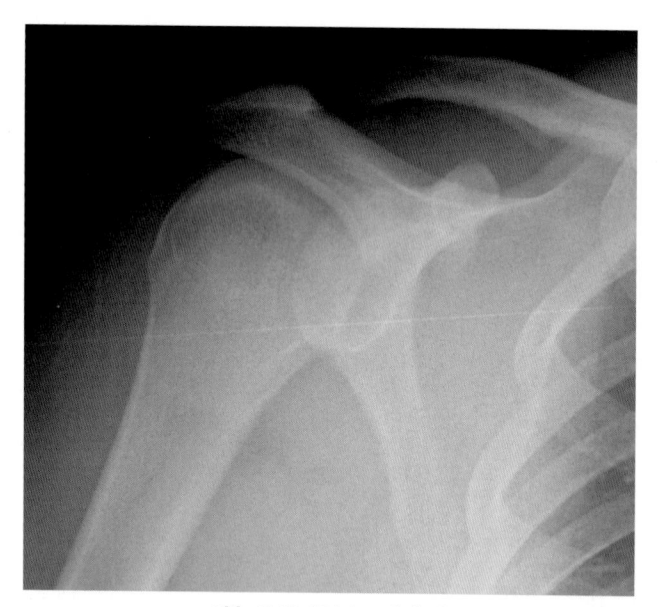

Abb. 6.43 17 Jahre alt (m.)

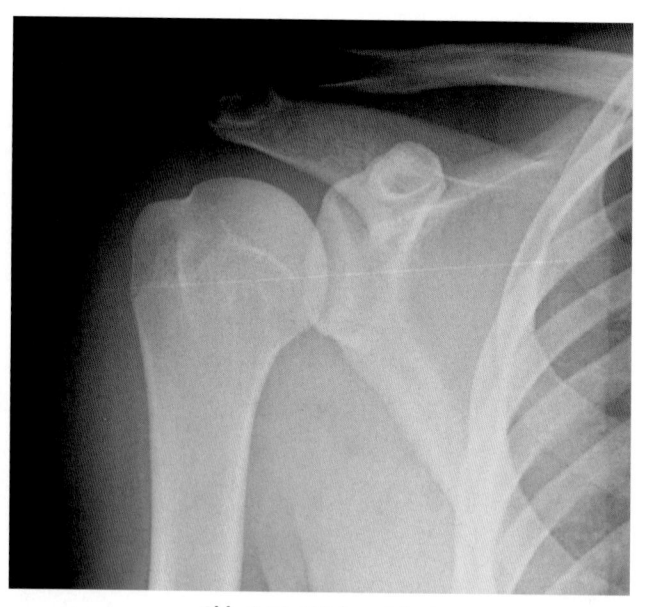

Abb. 6.44 18 Jahre alt (m.)

6 Schulter, männlich 103

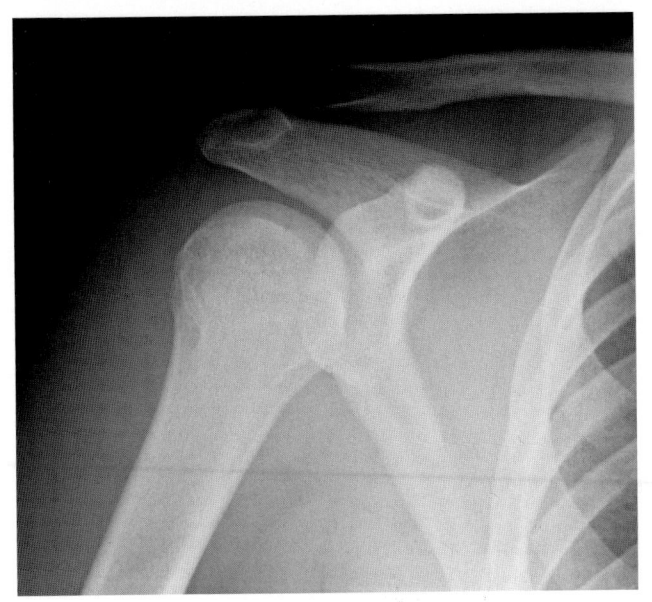

Abb. 6.45 18 Jahre alt (m.)

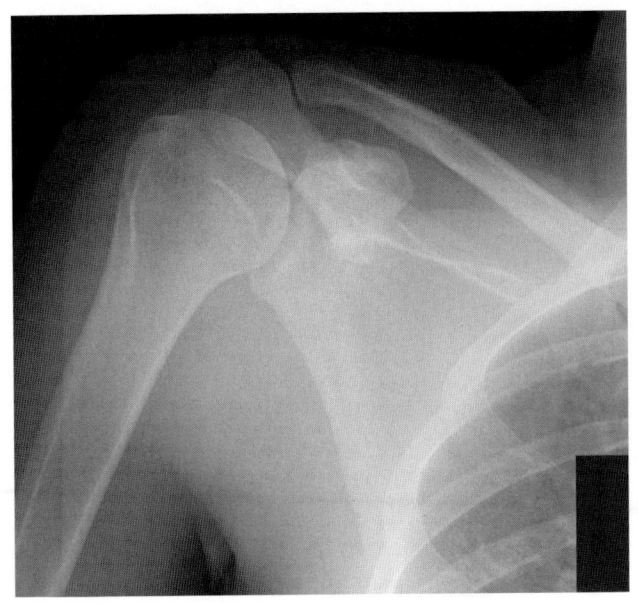

Abb. 6.46 19 Jahre alt (m.)

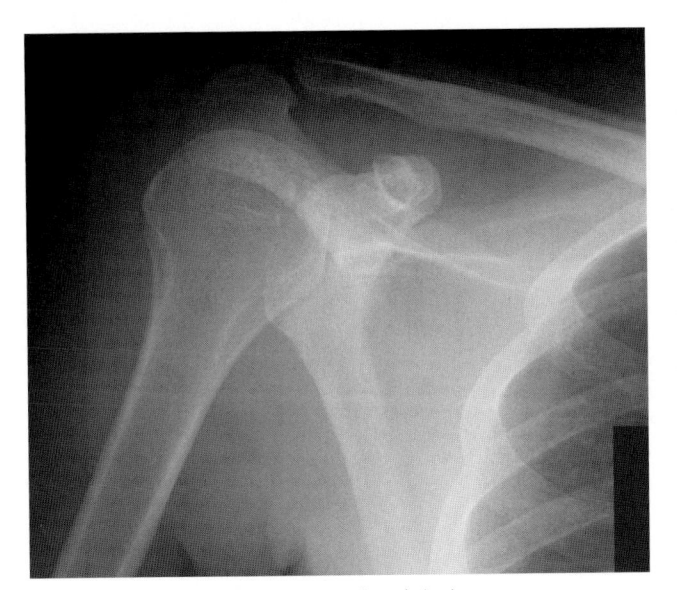

Abb. 6.47 19 Jahre alt (m.)

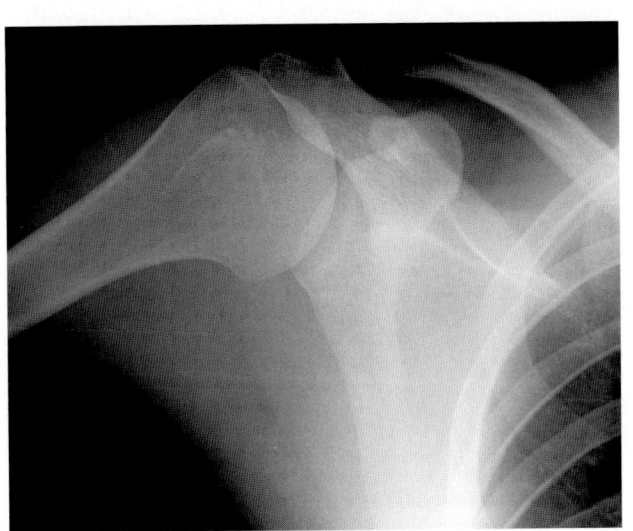

Abb. 6.48 20 Jahre alt (m.)

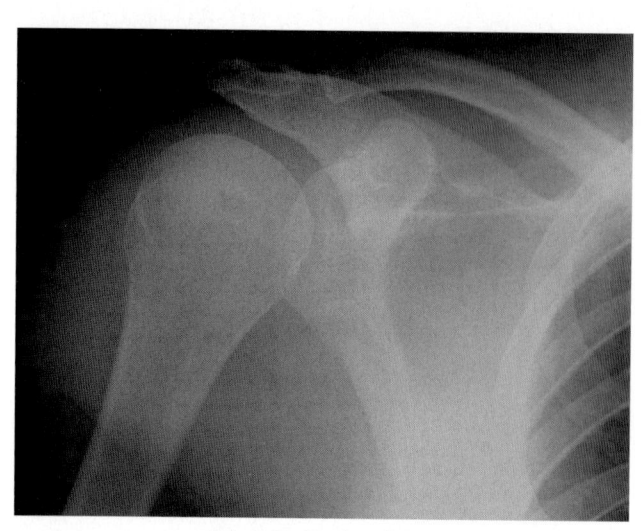

Abb. 6.49 20 Jahre alt (m.)

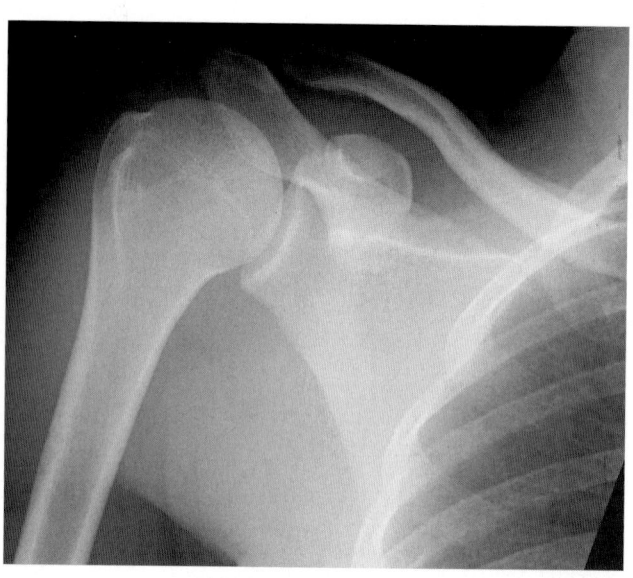

Abb. 6.50 21 Jahre alt (m.)

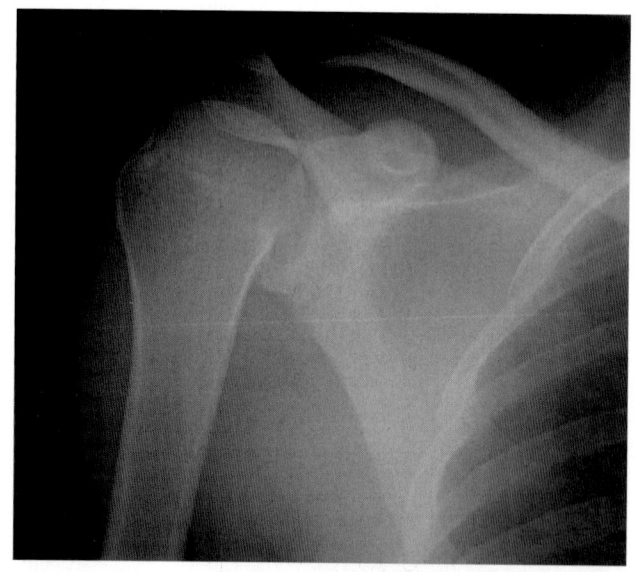

Abb. 6.51 21 Jahre alt (m.)

7 Humerus, männlich

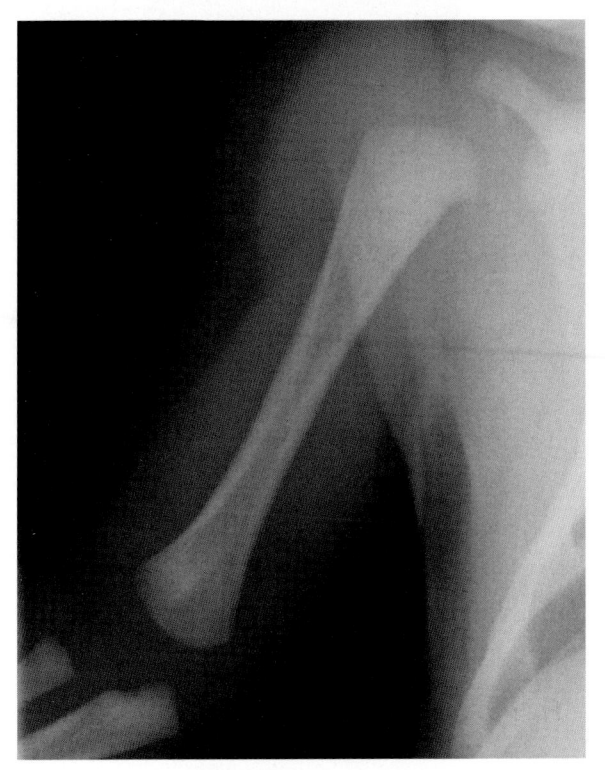

Abb. 7.1 Neugeboren (m.)

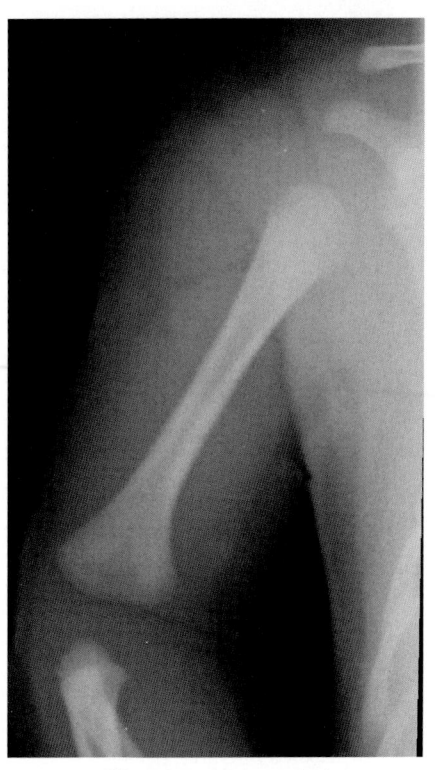

Abb. 7.2 Neugeboren (m.)

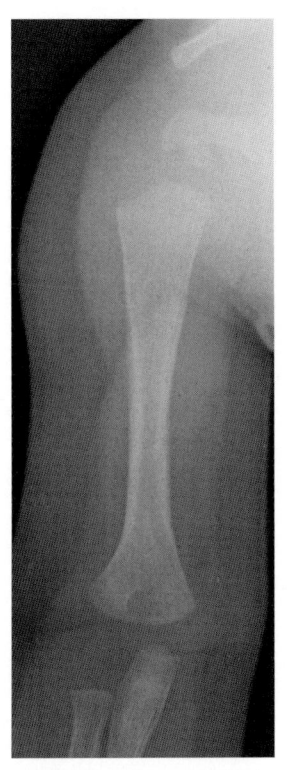

Abb. 7.3 3 Monate alt (m.)

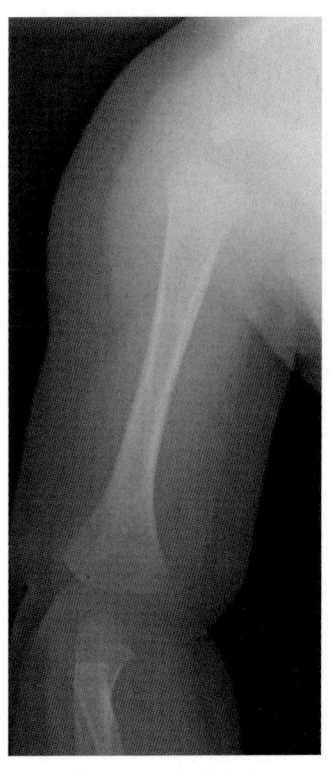

Abb. 7.4 3 Monate alt (m.)

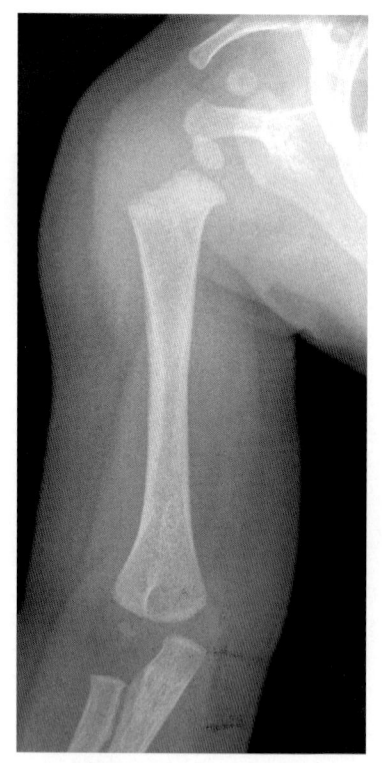

Abb. 7.5 6 Monate alt (m.)

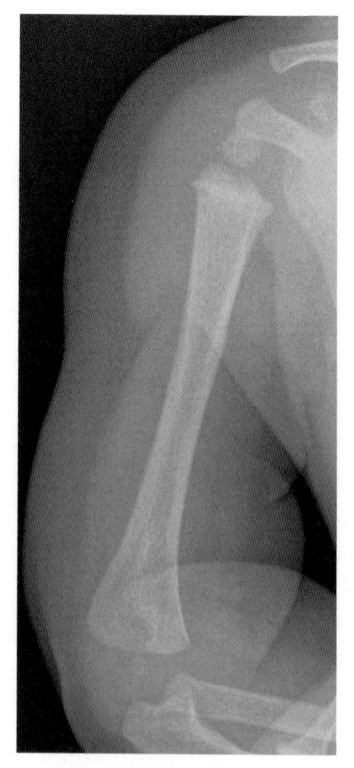

Abb. 7.6 6 Monate alt (m.)

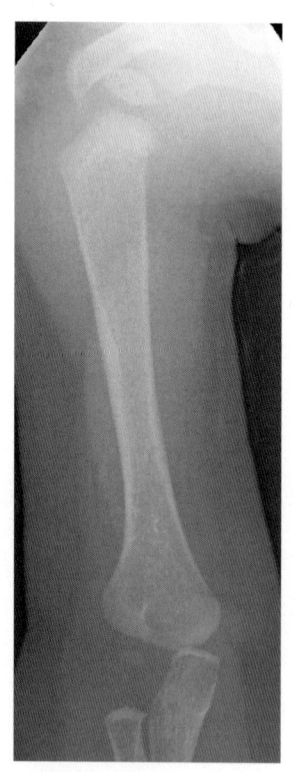

Abb. 7.7 9 Monate alt (m.)

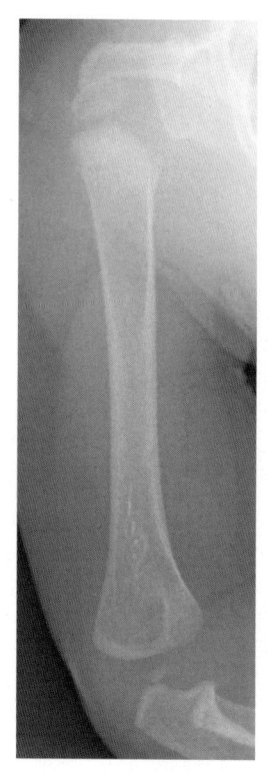

Abb. 7.8 9 Monate alt (m.)

7 Humerus, männlich 107

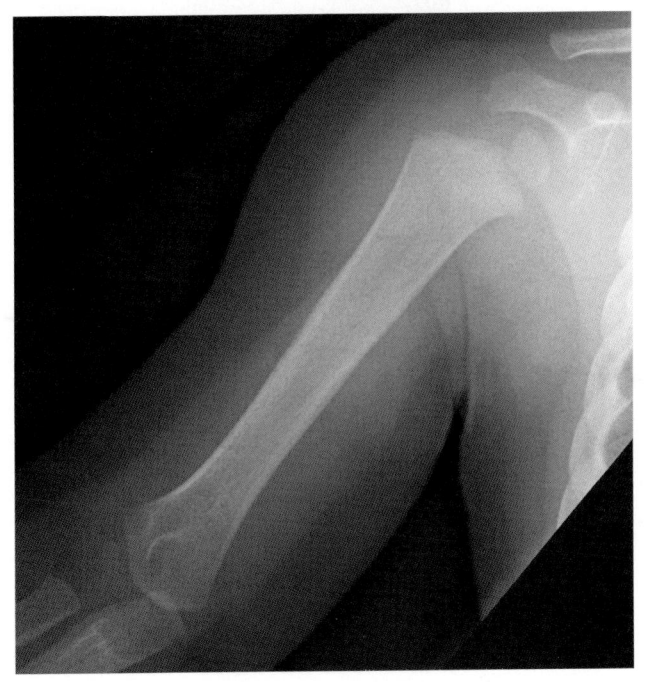

Abb. 7.9 1 Jahr alt (m.)

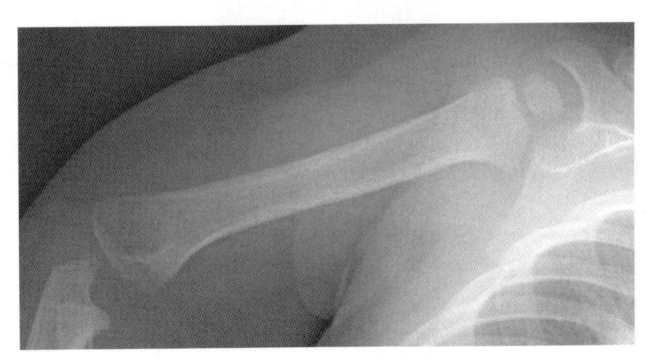

Abb. 7.10 1 Jahr alt (m.)

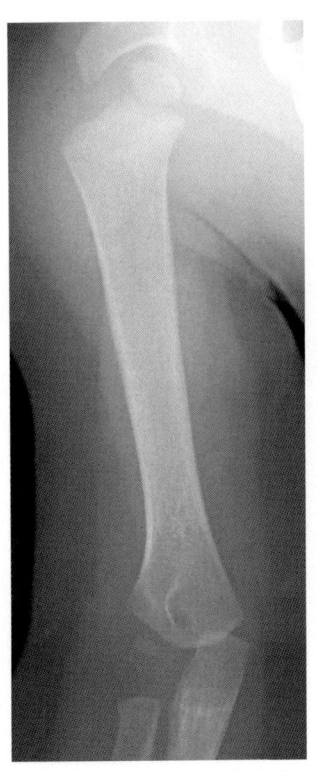

Abb. 7.11 15 Monate alt (m.)

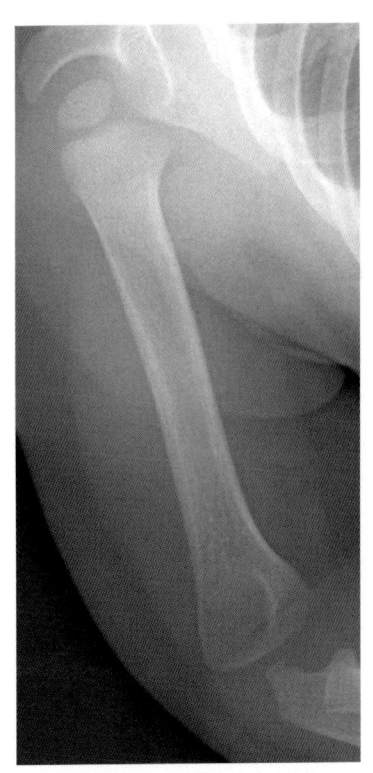

Abb. 7.12 15 Monate alt (m.)

7 Humerus, männlich

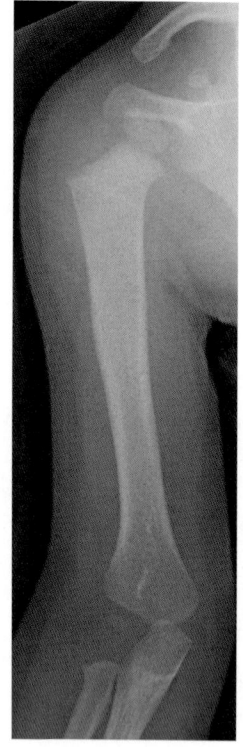

Abb. 7.13 18 Monate alt (m.)

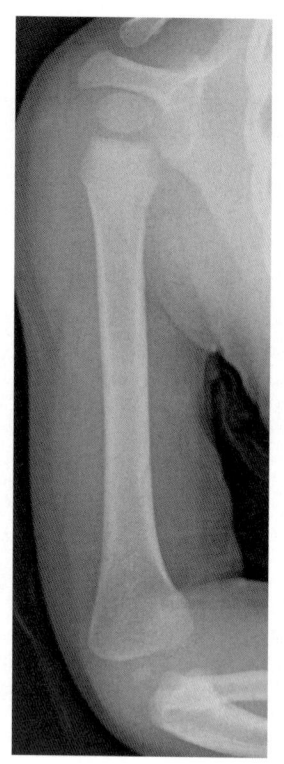

Abb. 7.14 18 Monate alt (m.)

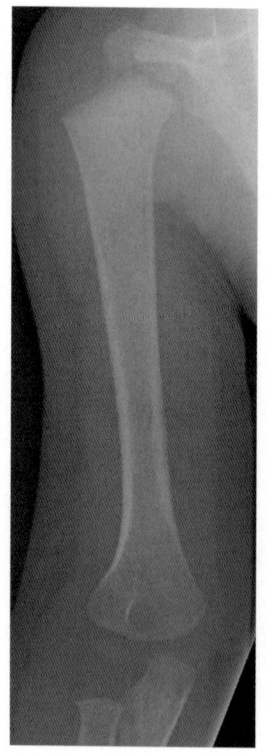

Abb. 7.15 21 Monate alt (m.)

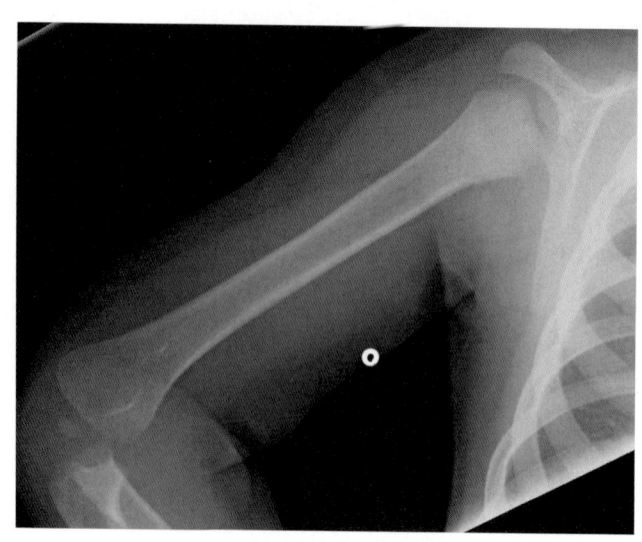

Abb. 7.16 21 Monate alt, (m.)

7 Humerus, männlich

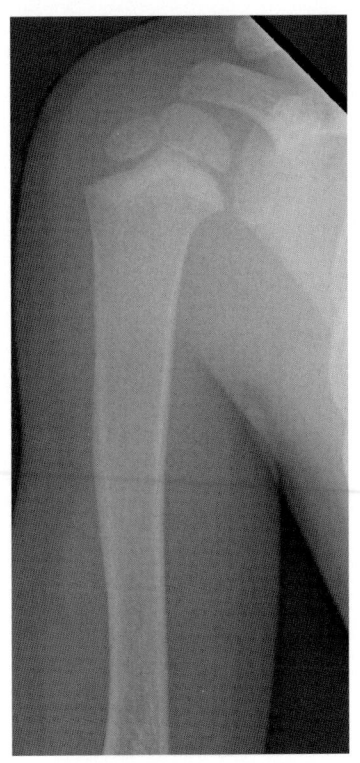

Abb. 7.17 2 Jahre alt (m.)

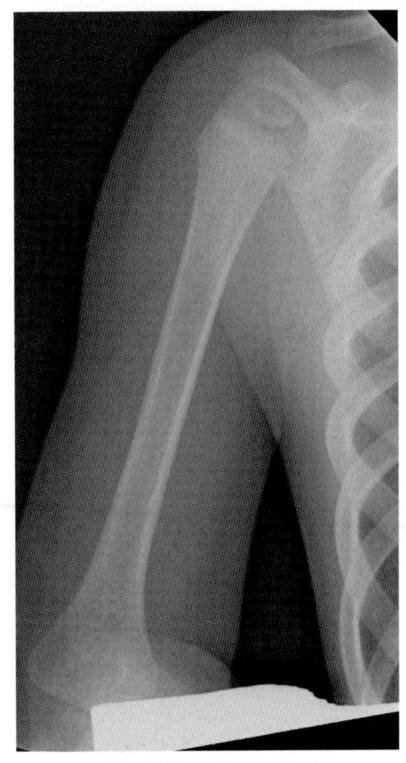

Abb. 7.18 2 Jahre alt (m.)

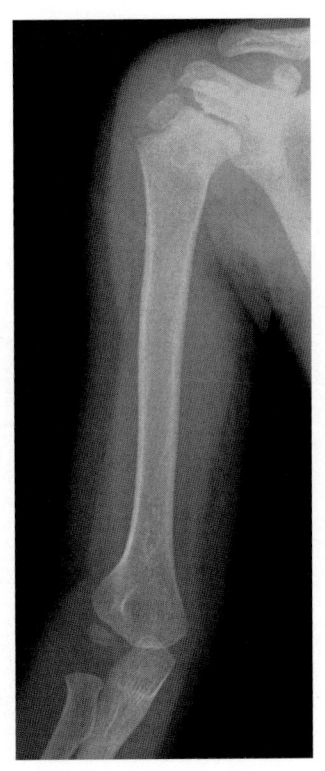

Abb. 7.19 3 Jahre alt (m.)

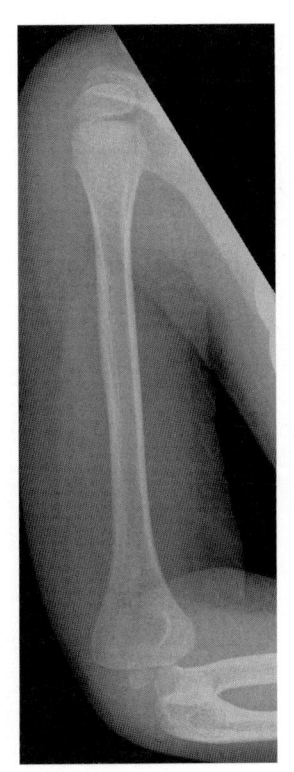

Abb. 7.20 3 Jahre alt (m.)

7 Humerus, männlich

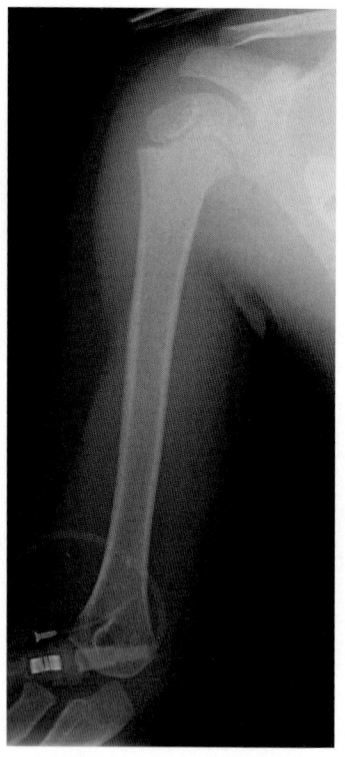

Abb. 7.21 4 Jahre alt (m.)

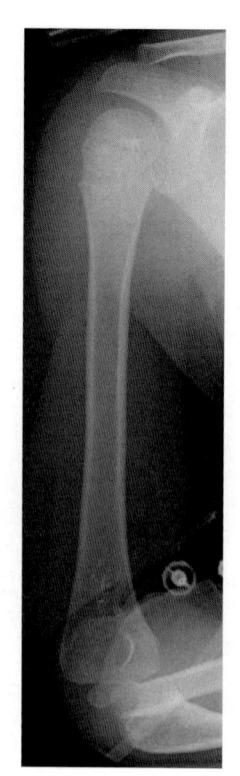

Abb. 7.22 4 Jahre alt (m.)

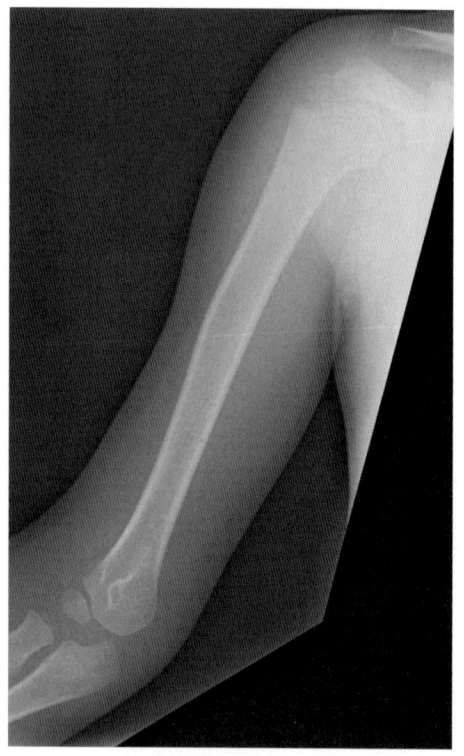

Abb. 7.23 5 Jahre alt (m.)

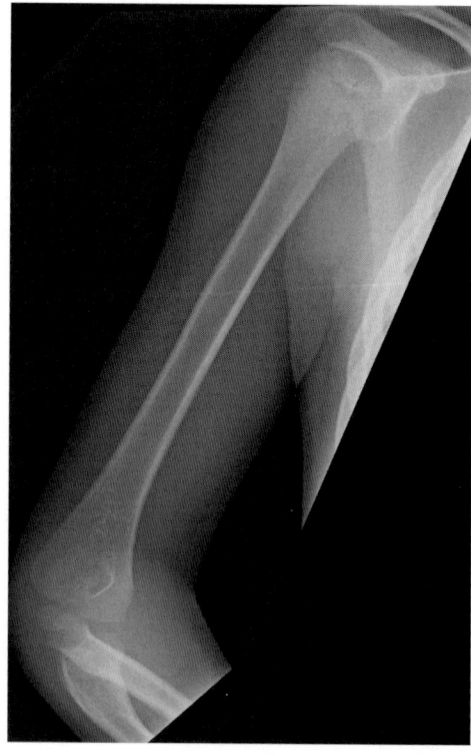

Abb. 7.24 5 Jahre alt (m.)

7 Humerus, männlich 111

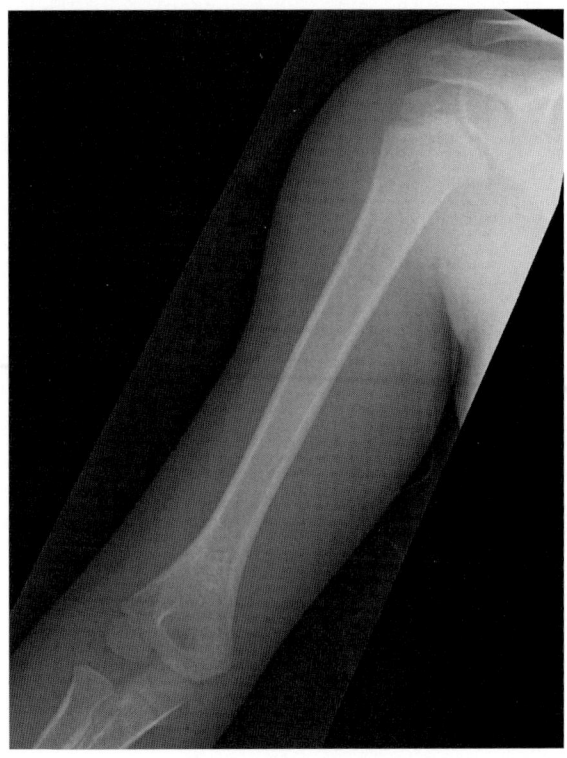

Abb. 7.25 6 Jahre alt (m.)

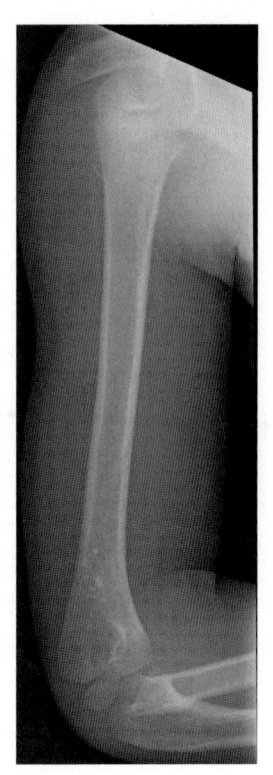

Abb. 7.26 6 Jahre alt (m.)

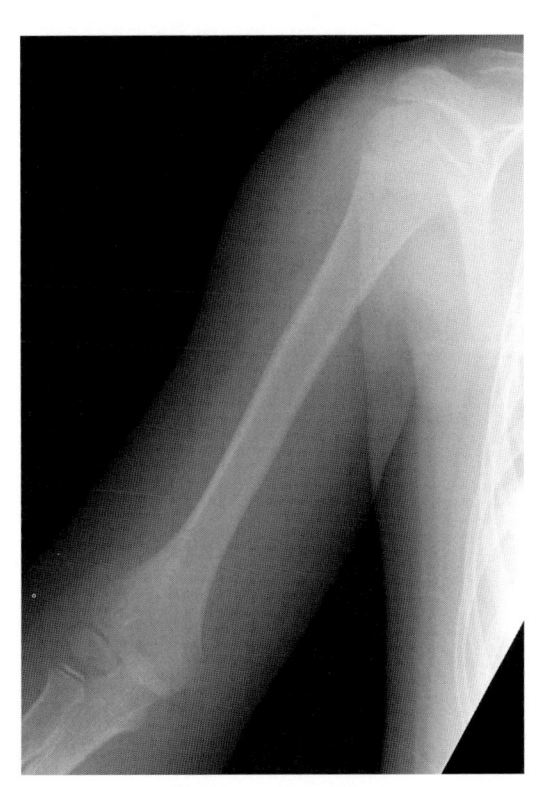

Abb. 7.27 7 Jahre alt (m.)

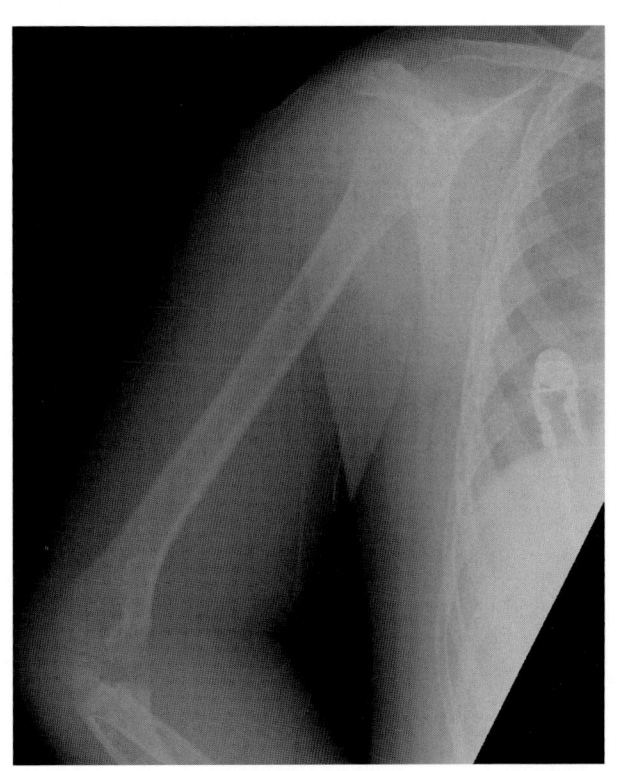

Abb. 7.28 7 Jahre alt (m.)

112 7 Humerus, männlich

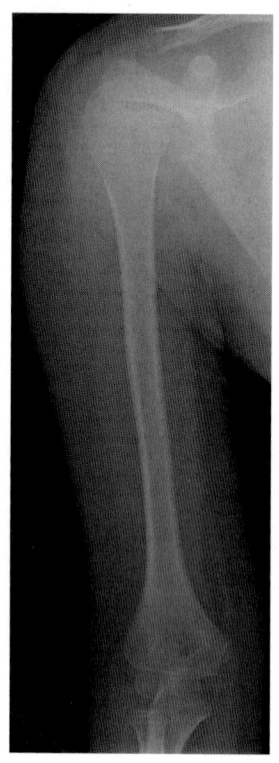

Abb. 7.29 8 Jahre alt (m.)

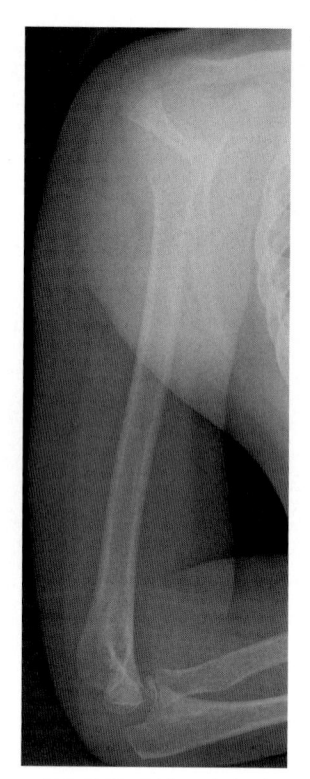

Abb. 7.30 8 Jahre alt (m.)

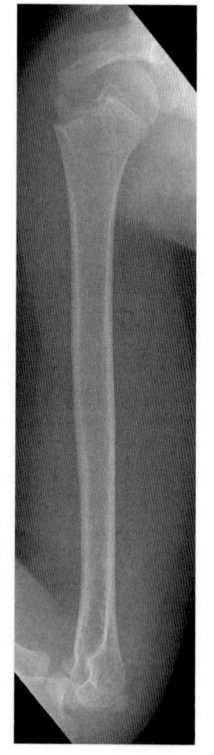

Abb. 7.31 9 Jahre alt (m.)

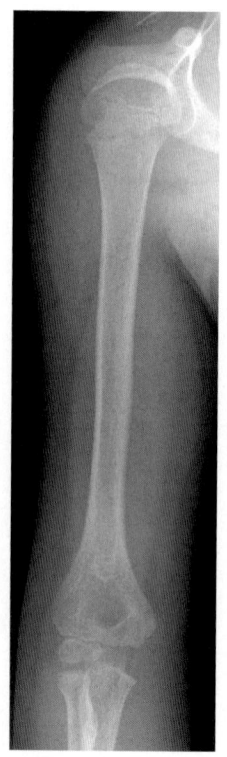

Abb. 7.32 9 Jahre alt (m.)

7 Humerus, männlich 113

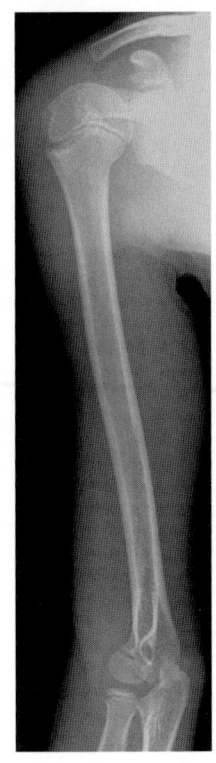

Abb. 7.33 10 Jahre alt (m.)

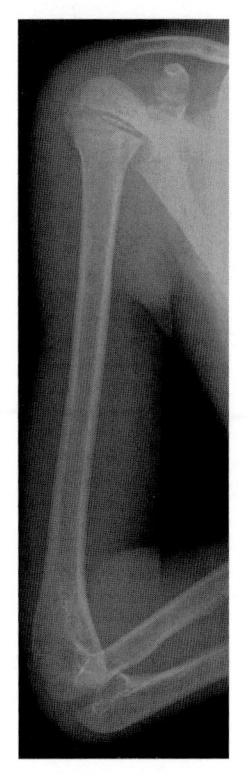

Abb. 7.34 10 Jahre alt (m.)

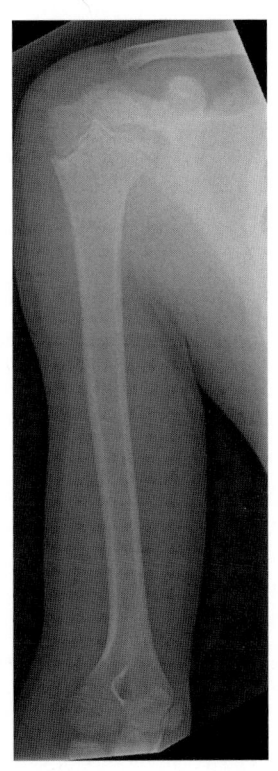

Abb. 7.35 11 Jahre alt (m.)

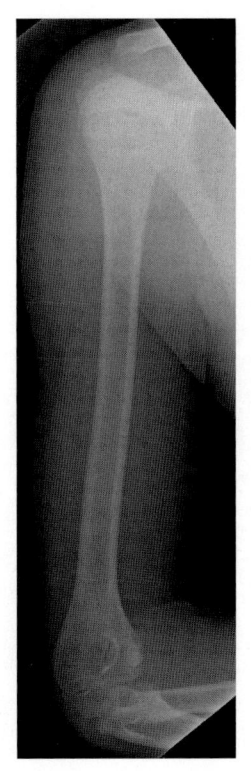

Abb. 7.36 11 Jahre alt (m.)

7 Humerus, männlich

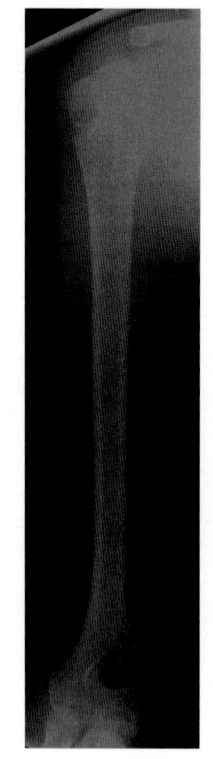

Abb. 7.37 12 Jahre alt (m.)

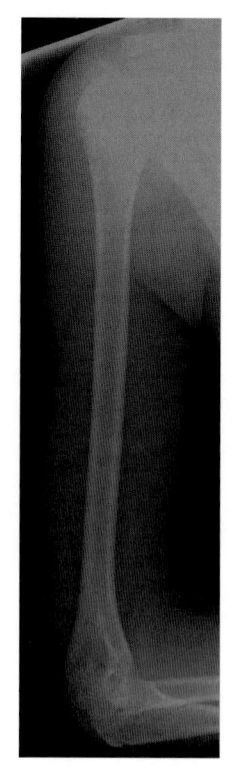

Abb. 7.38 12 Jahre alt (m.)

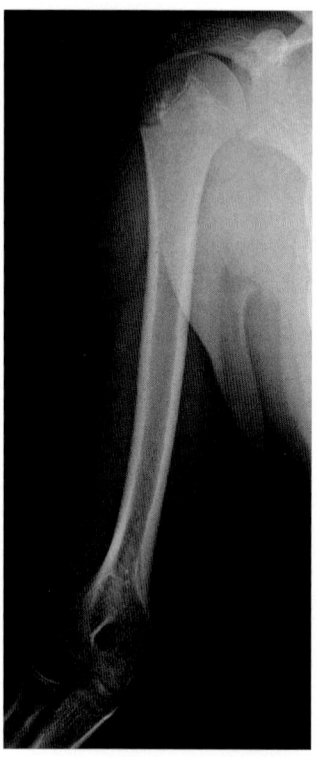

Abb. 7.39 13 Jahre alt (m.)

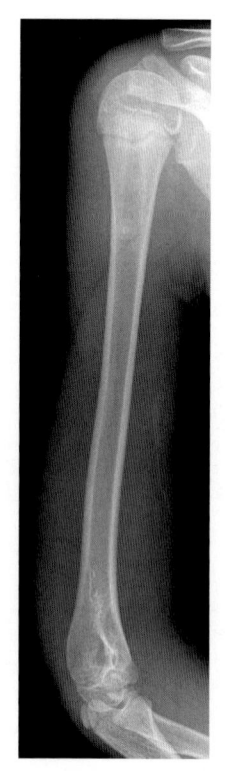

Abb. 7.40 13 Jahre alt (m.)

7 Humerus, männlich

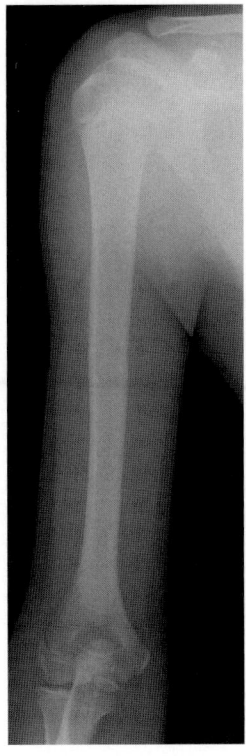

Abb. 7.41 14 Jahre alt (m.)

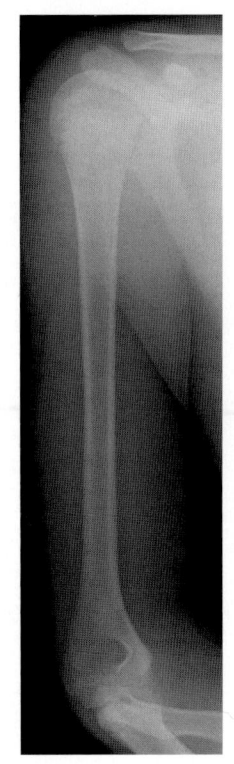

Abb. 7.42 14 Jahre alt (m.)

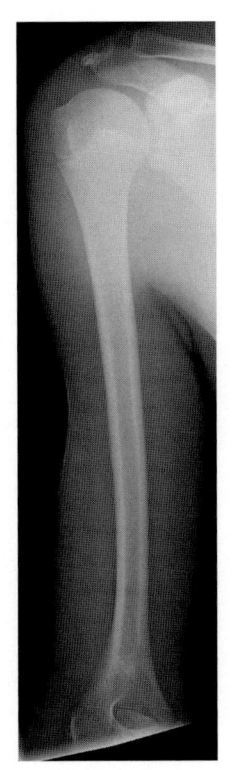

Abb. 7.43 15 Jahre alt (m.)

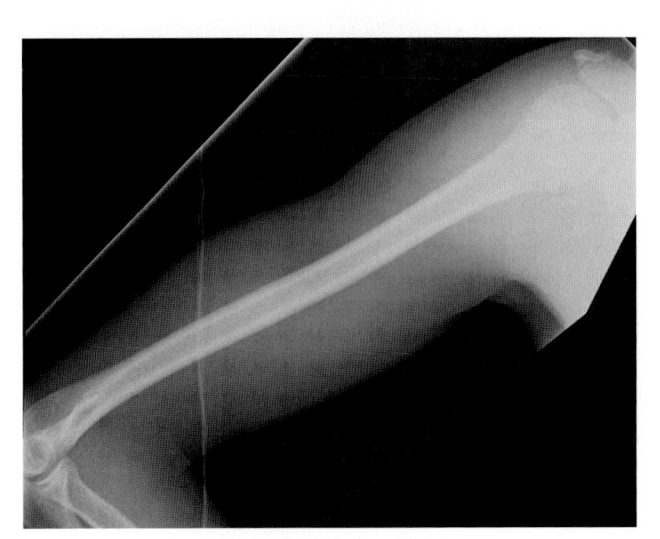

Abb. 7.44 15 Jahre alt (m.)

7 Humerus, männlich

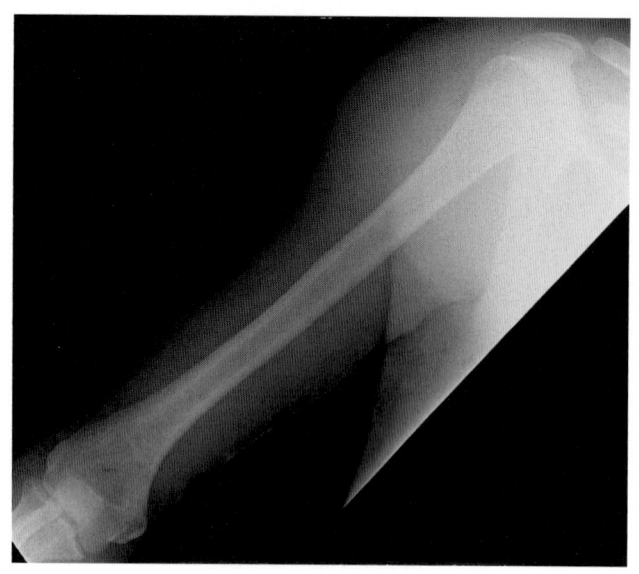

Abb. 7.45 16 Jahre alt (m.)

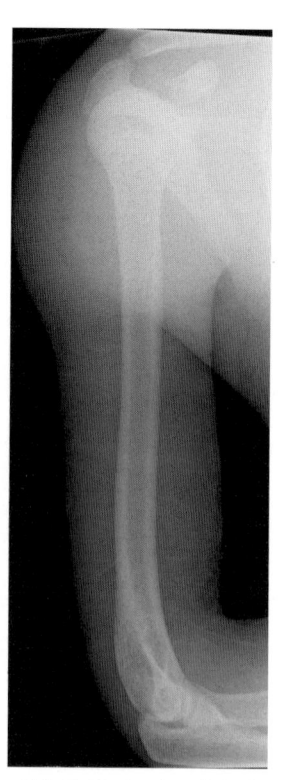

Abb. 7.46 16 Jahre alt (m.)

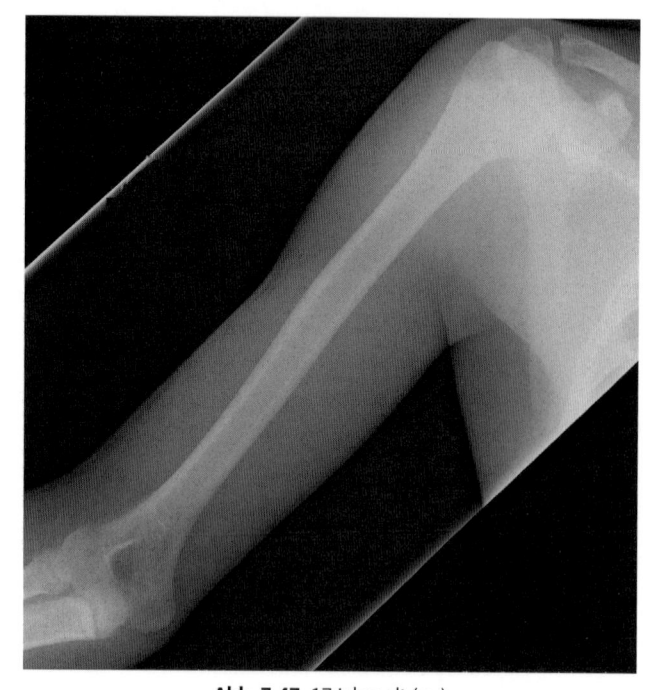

Abb. 7.47 17 Jahre alt (m.)

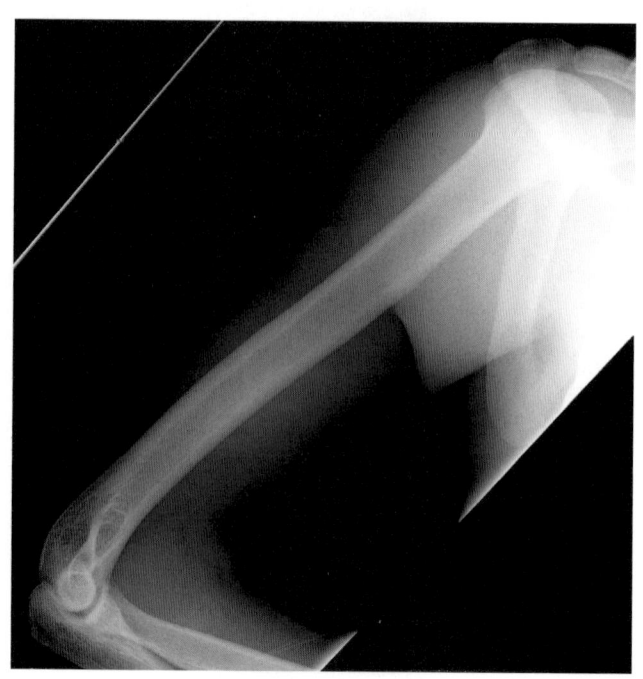

Abb. 7.48 17 Jahre alt (m.)

7 Humerus, männlich 117

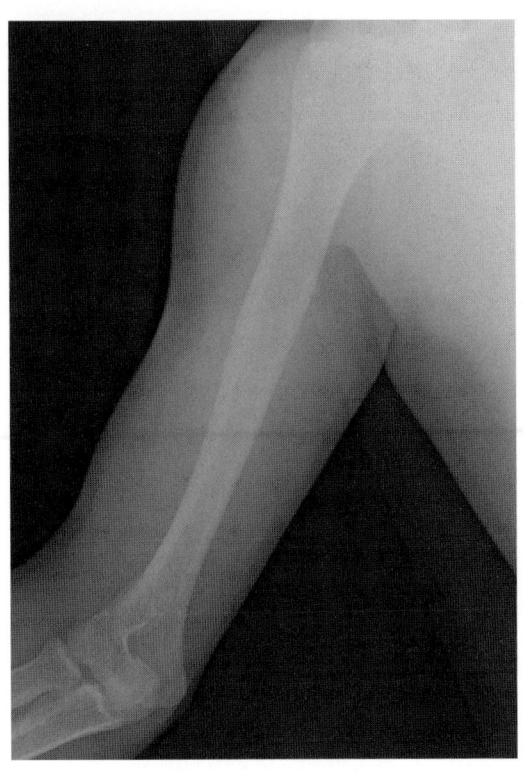

Abb. 7.49 18 Jahre alt (m.)

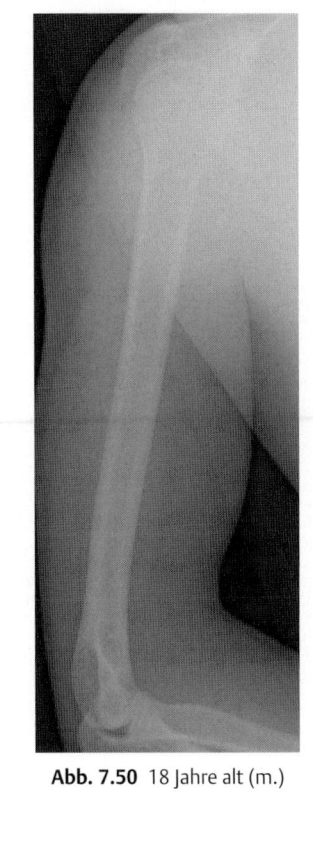

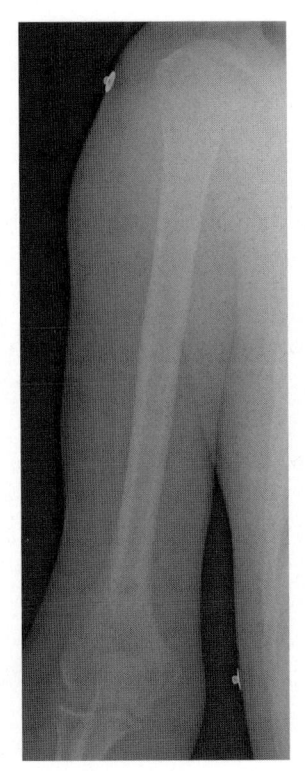

Abb. 7.50 18 Jahre alt (m.)

Abb. 7.51 19 Jahre alt (m.)

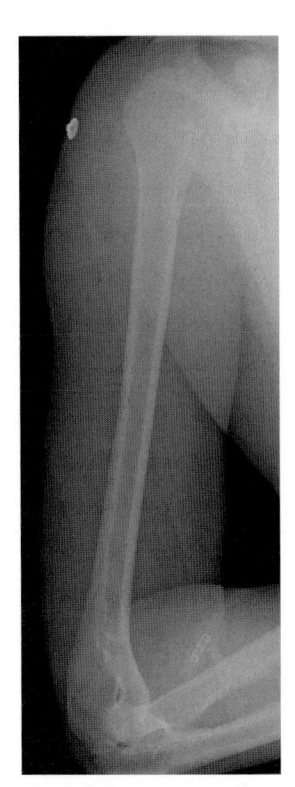

Abb. 7.52 19 Jahre alt (m.)

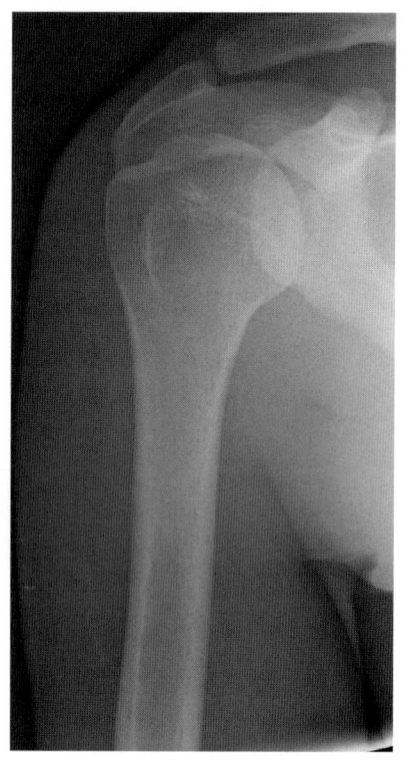

Abb. 7.53 20 Jahre alt (m.)

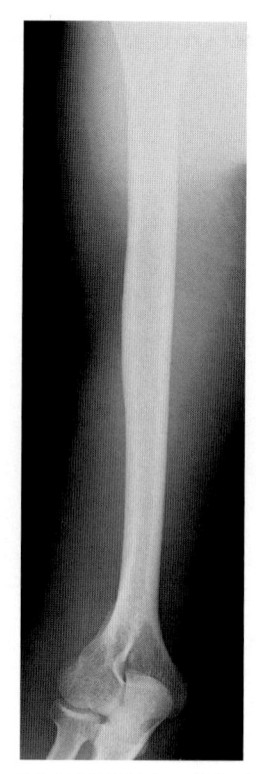

Abb. 7.54 20 Jahre alt (m.)

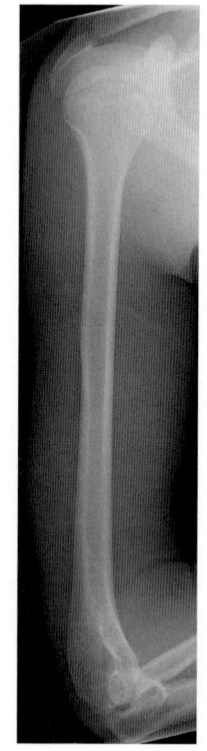

Abb. 7.55 20 Jahre alt (m.)

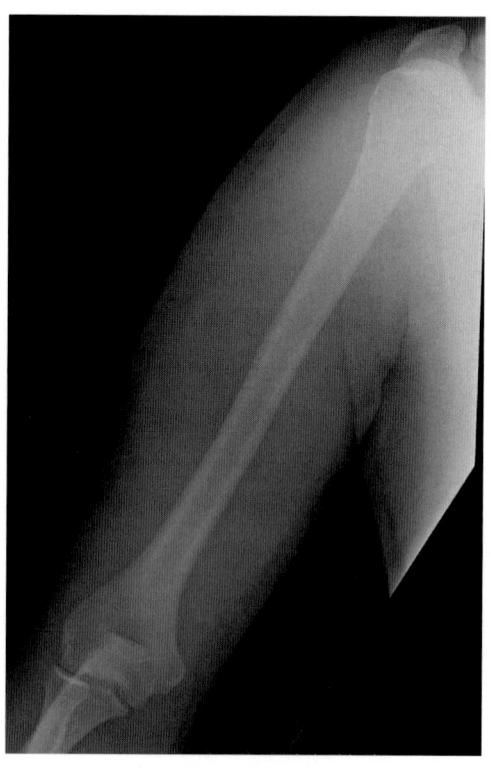

Abb. 7.56 21 Jahre alt (m.)

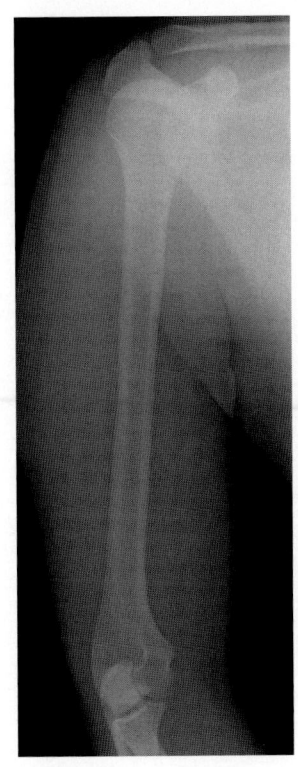

Abb. 7.57 21 Jahre alt (m.)

8 Ellbogen, männlich

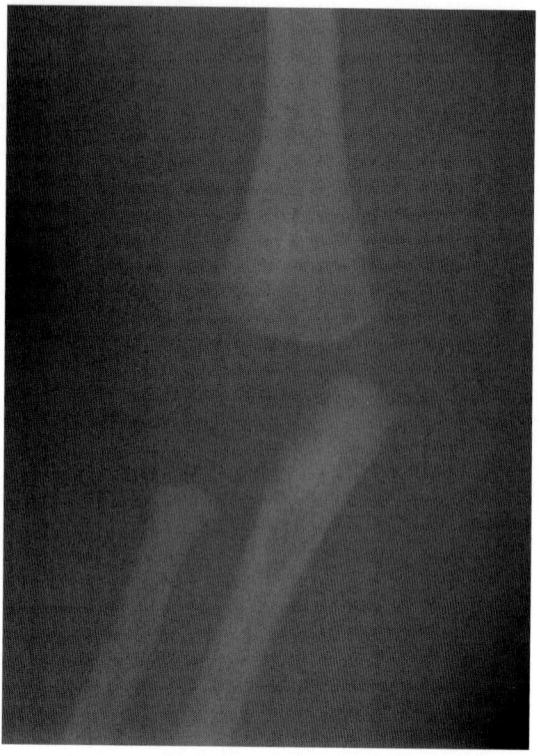

Abb. 8.1 Neugeboren (m.)

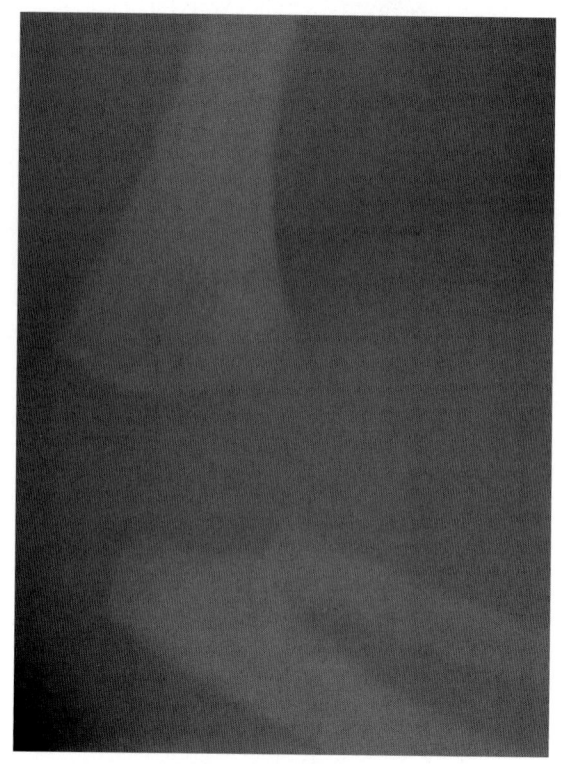

Abb. 8.2 Neugeboren (m.)

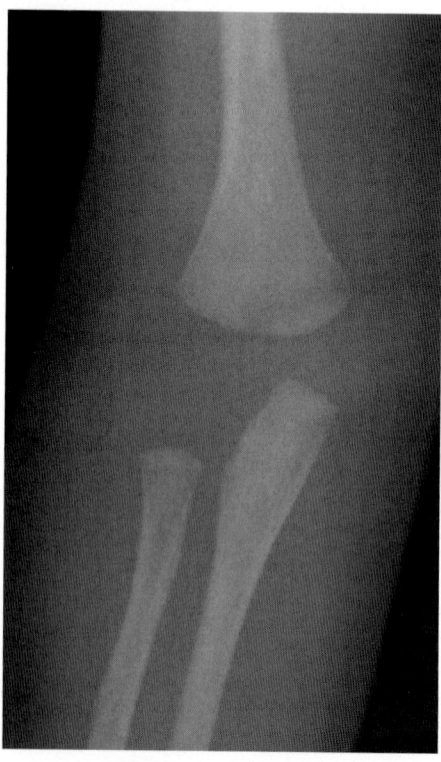

Abb. 8.3 3 Monate alt (m.)

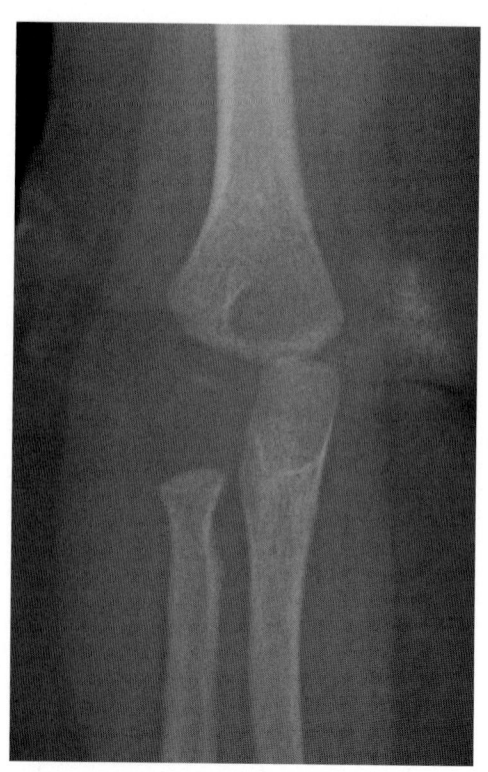

Abb. 8.4 6 Monate alt (m.)

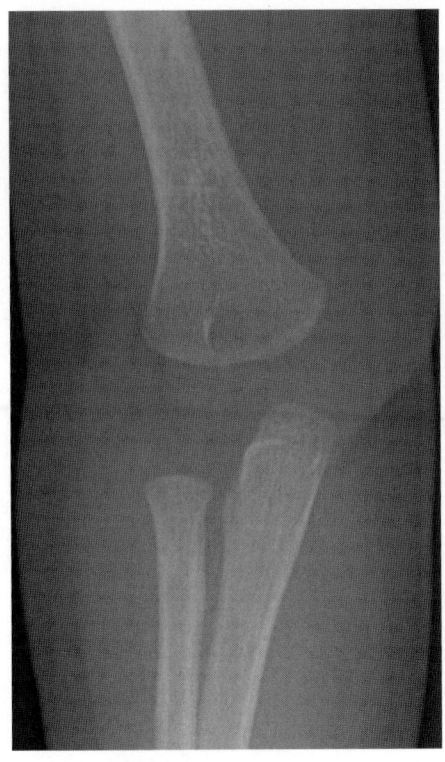

Abb. 8.5 9 Monate alt (m.)

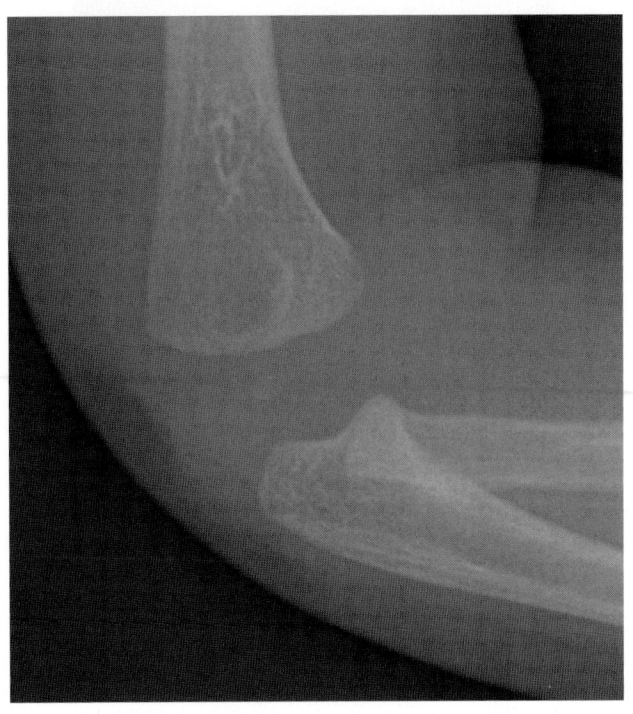

Abb. 8.6 9 Monate alt (m.)

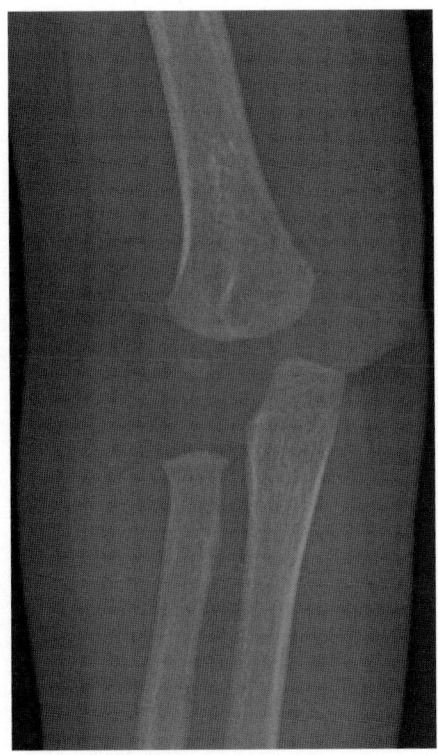

Abb. 8.7 9 Monate alt (m.)

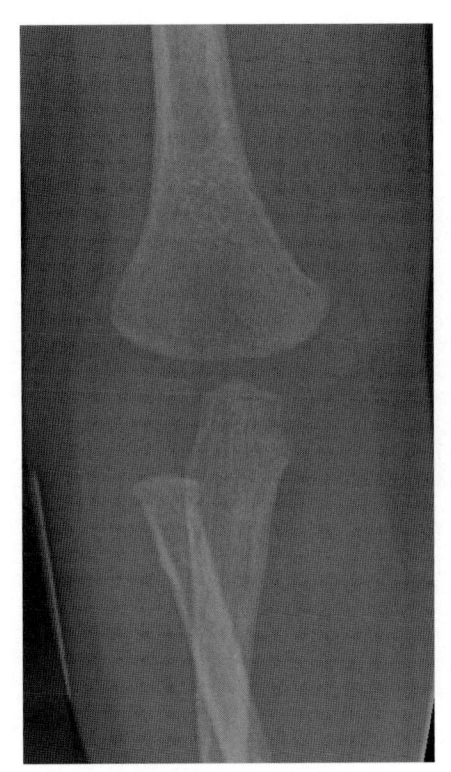

Abb. 8.8 9 Monate alt (m.)

122　8 Ellbogen, männlich

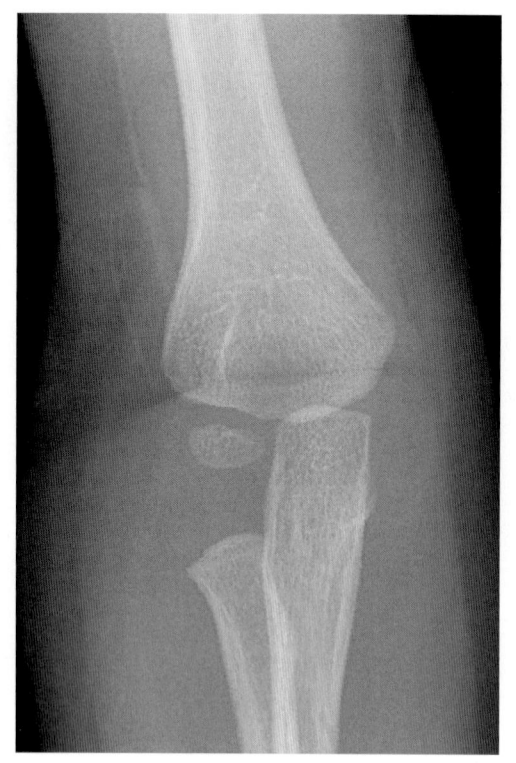

Abb. 8.9 1 Jahr alt (m.)

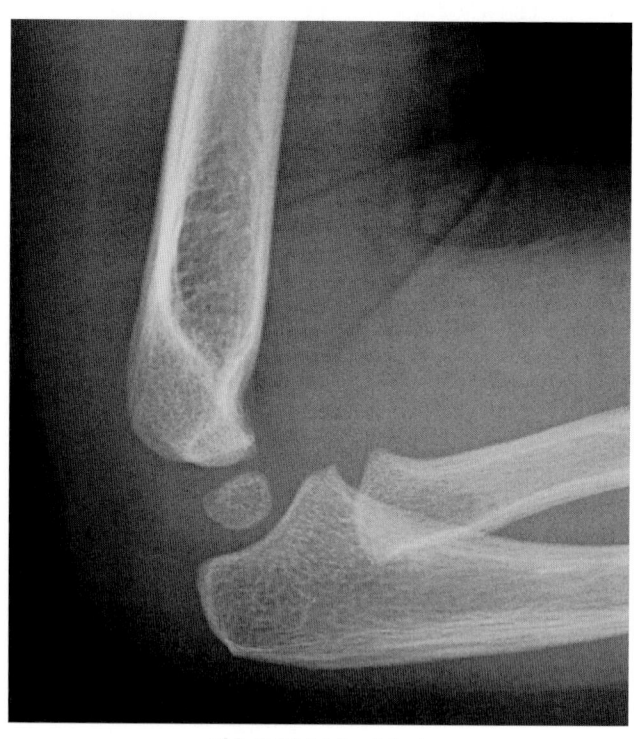

Abb. 8.10 1 Jahr alt (m.)

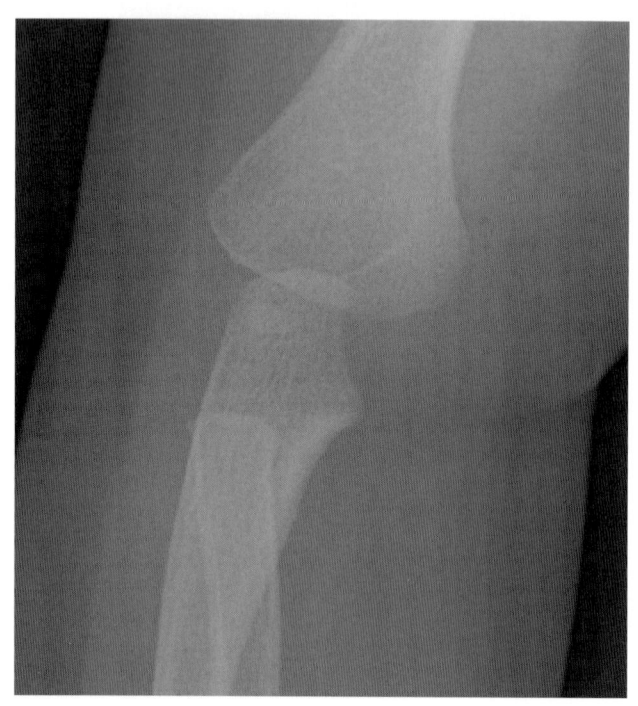

Abb. 8.11 1 Jahr alt (m.)

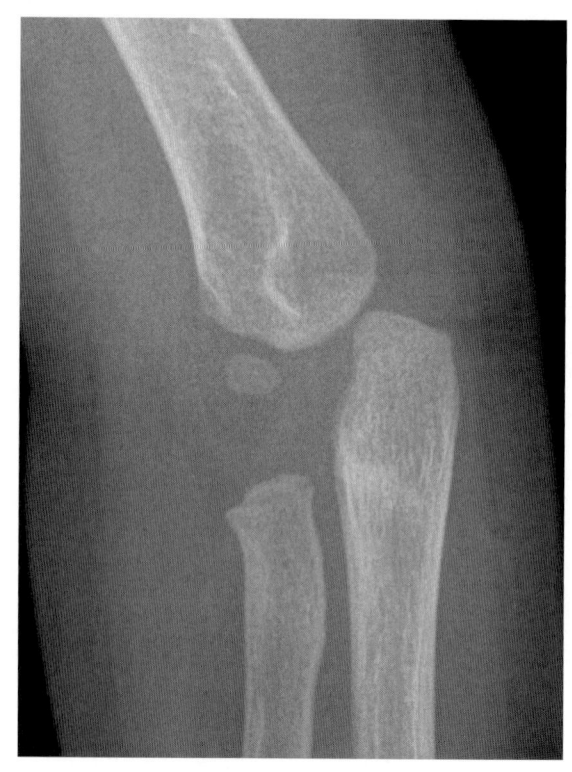

Abb. 8.12 15 Monate alt (m.)

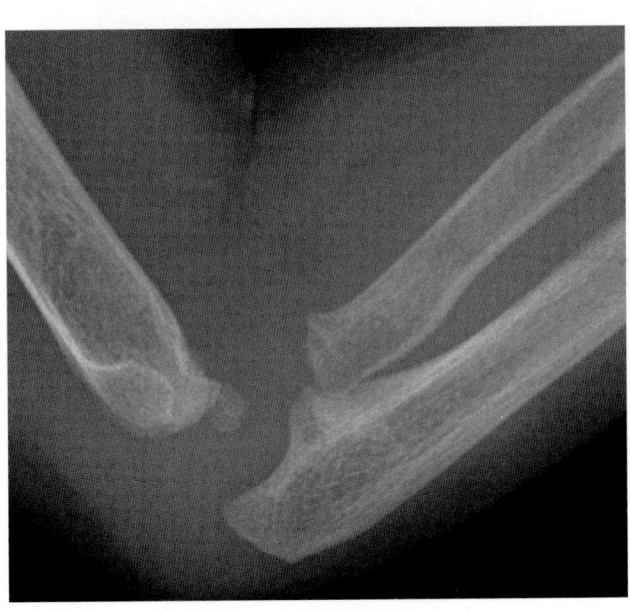

Abb. 8.13 15 Monate alt (m.)

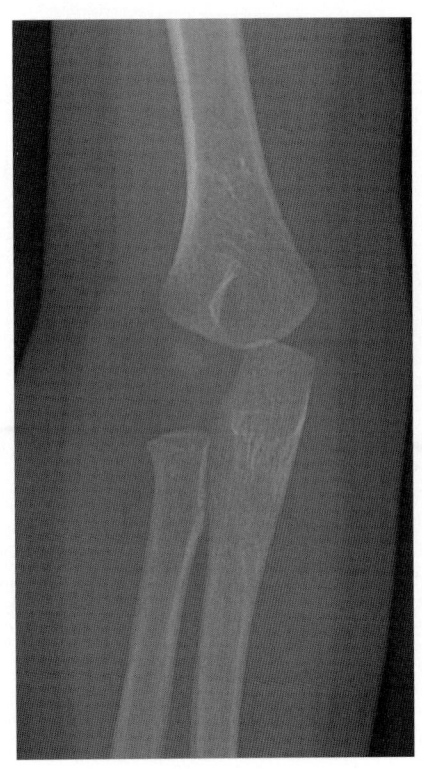

Abb. 8.14 18 Monate alt (m.)

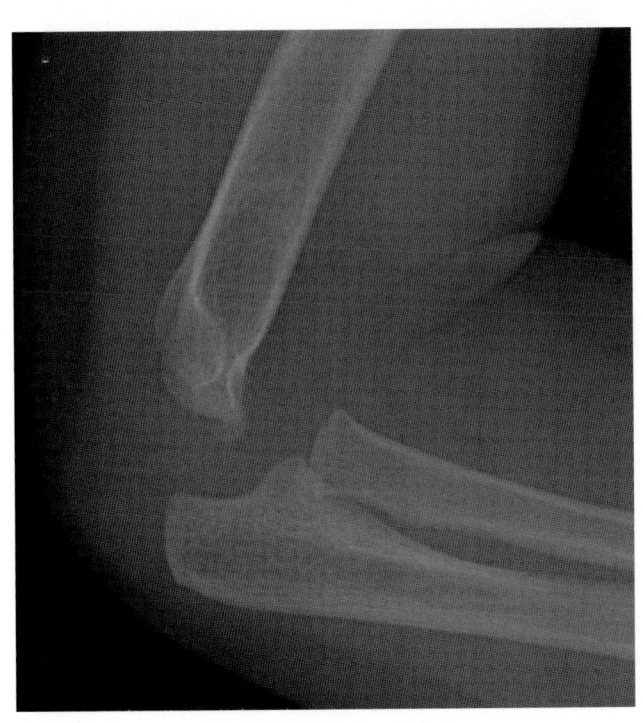

Abb. 8.15 18 Monate alt (m.)

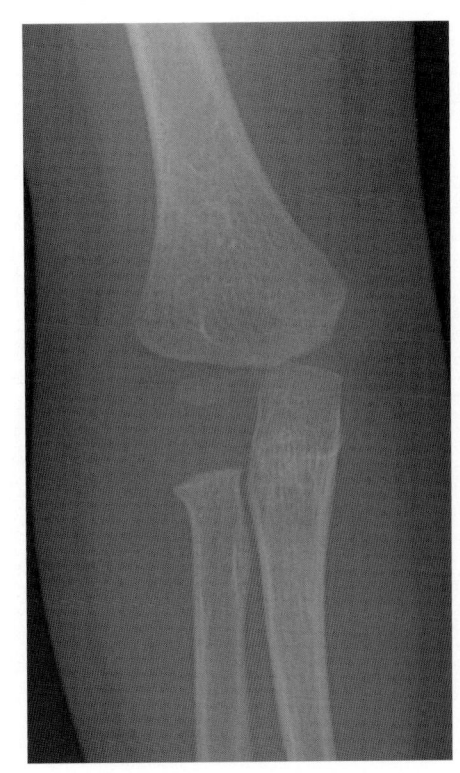

Abb. 8.16 21 Monate alt (m.)

8 Ellbogen, männlich

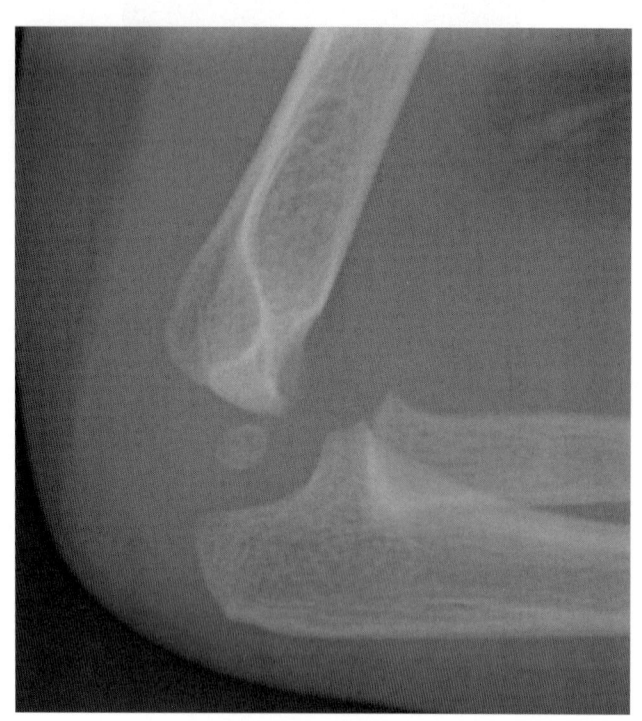

Abb. 8.17 21 Monate alt, (m.)

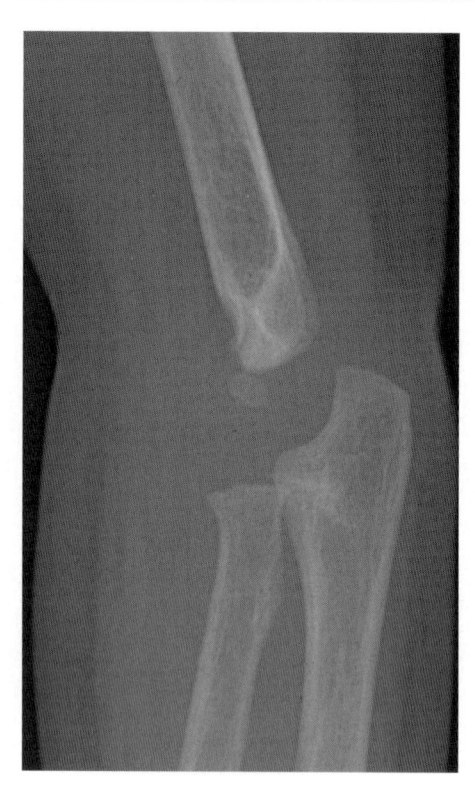

Abb. 8.18 21 Monate alt (m.)

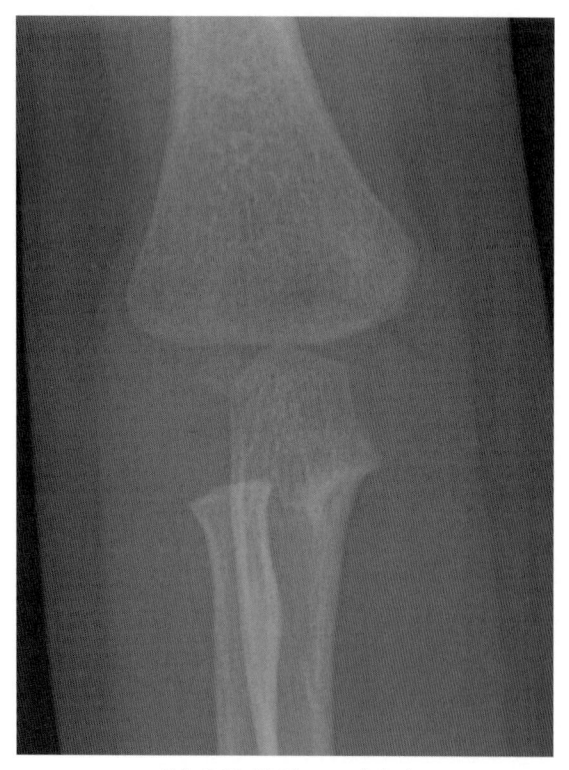

Abb. 8.19 21 Monate alt (m.)

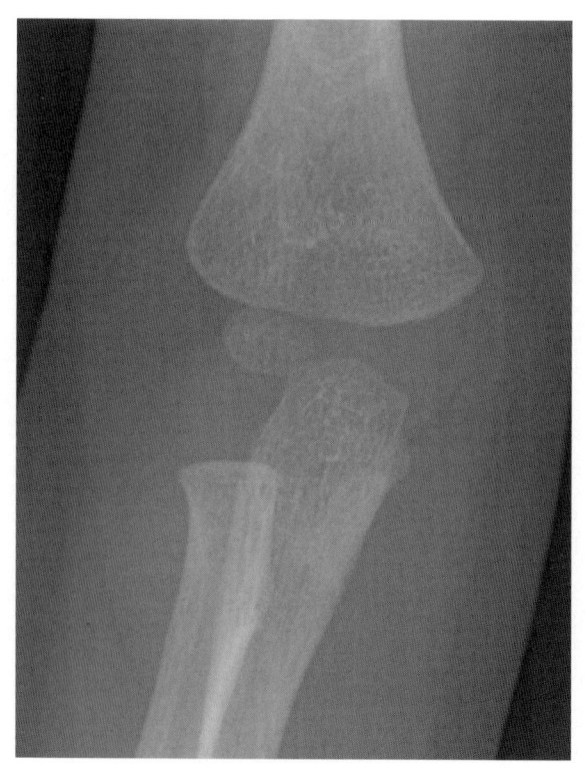

Abb. 8.20 2 Jahre alt (m.)

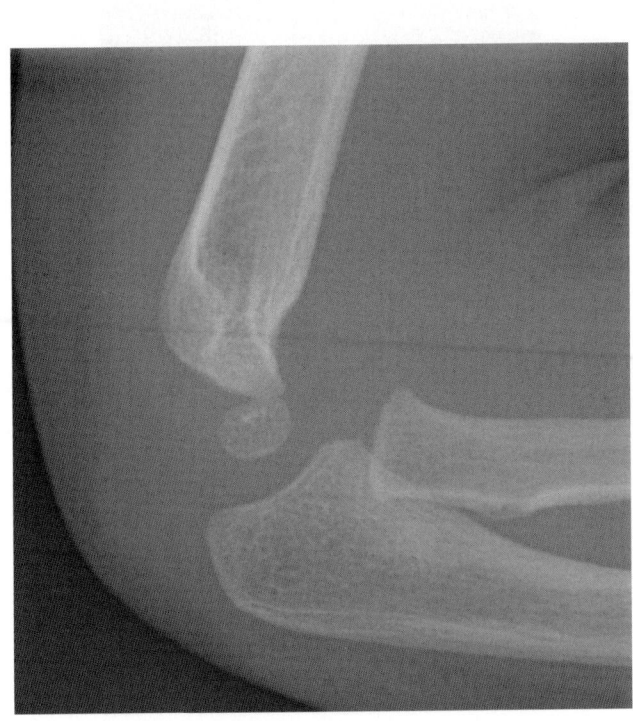

Abb. 8.21 2 Jahre alt (m.)

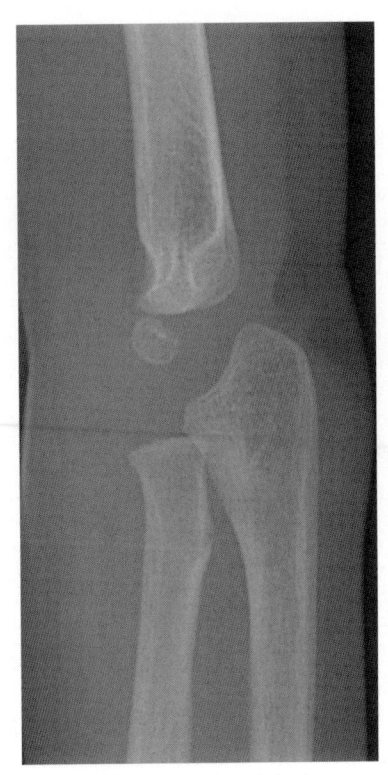

Abb. 8.22 2 Jahre alt (m.)

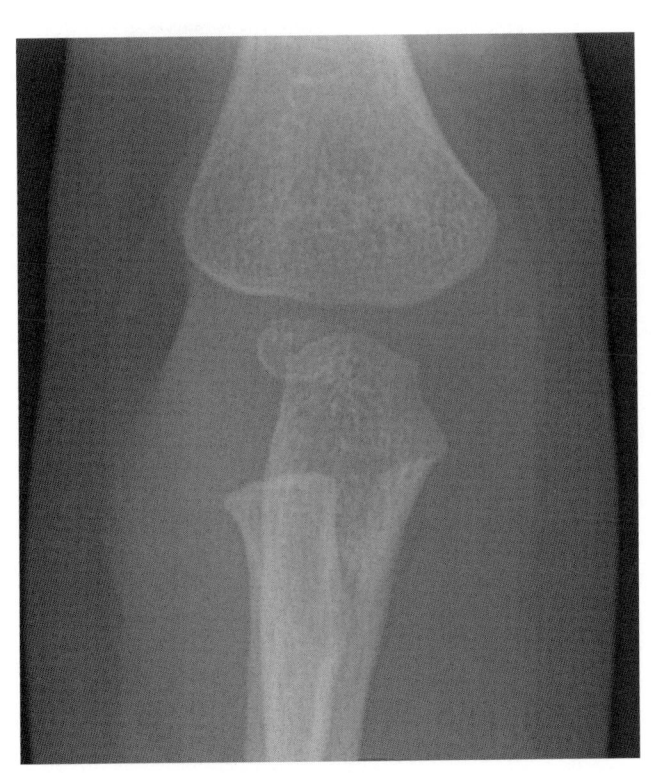

Abb. 8.23 2 Jahre alt (m.)

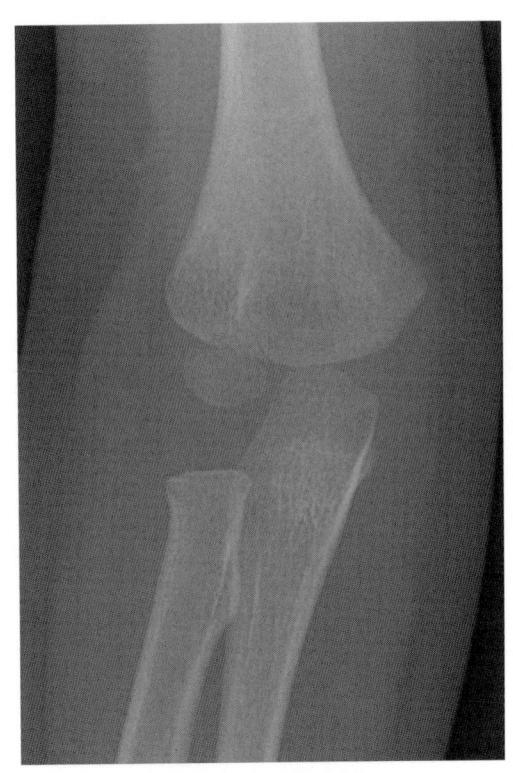

Abb. 8.24 3 Jahre alt (m.)

8 Ellbogen, männlich

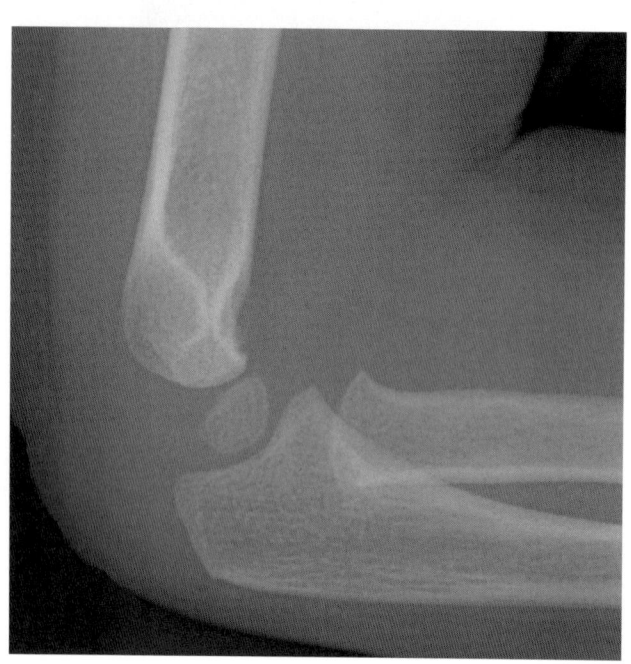

Abb. 8.25 3 Jahre alt (m.)

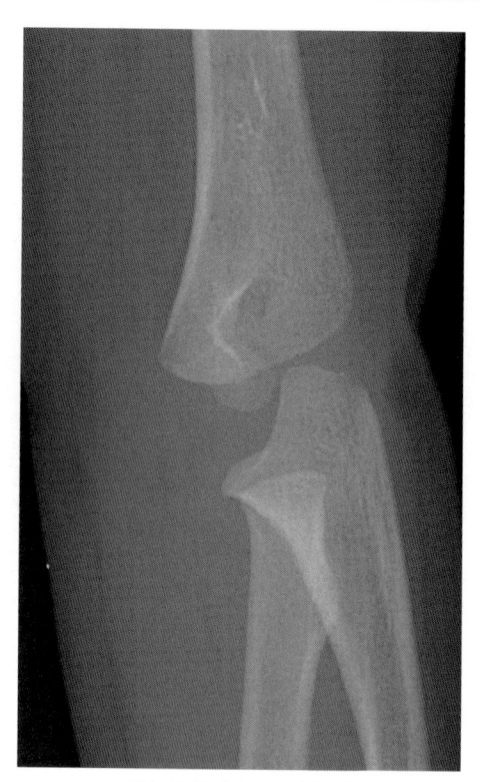

Abb. 8.26 3 Jahre alt (m.)

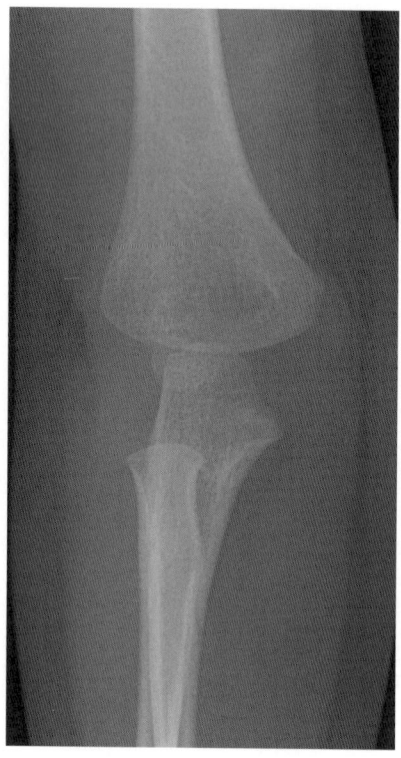

Abb. 8.27 3 Jahre alt (m.)

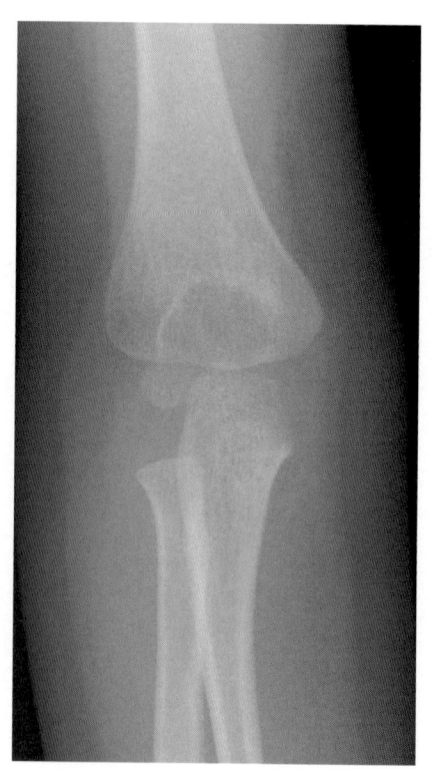

Abb. 8.28 4 Jahre alt (m.)

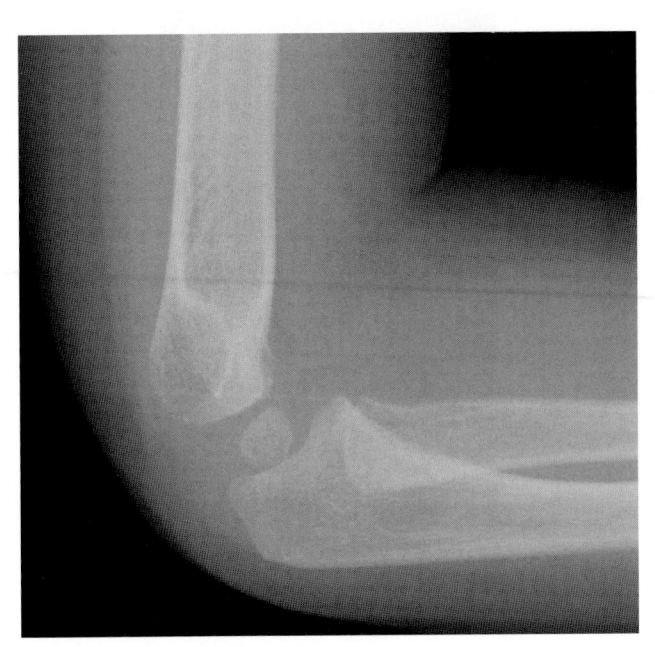

Abb. 8.29 4 Jahre alt (m.)

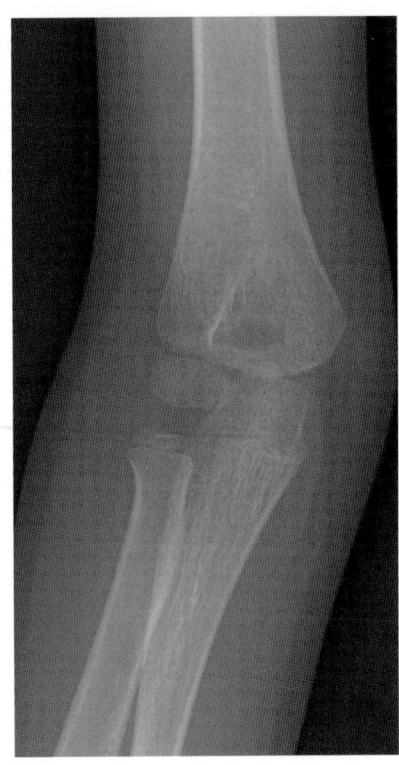

Abb. 8.30 5 Jahre alt (m.)

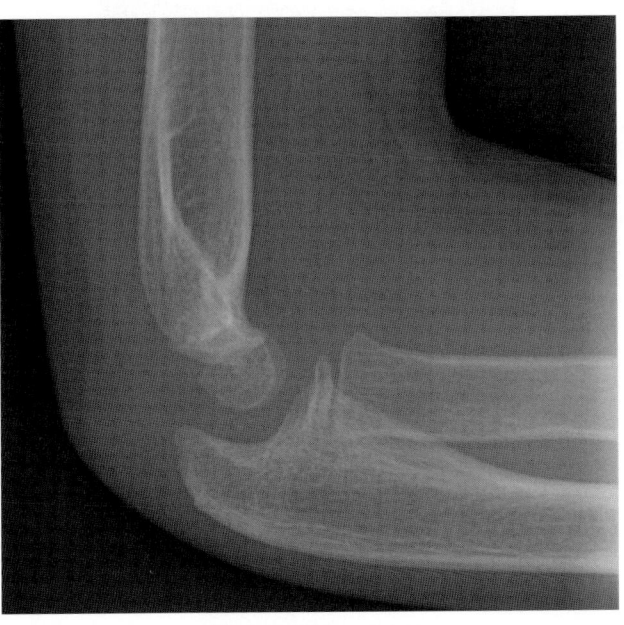

Abb. 8.31 5 Jahre alt (m.)

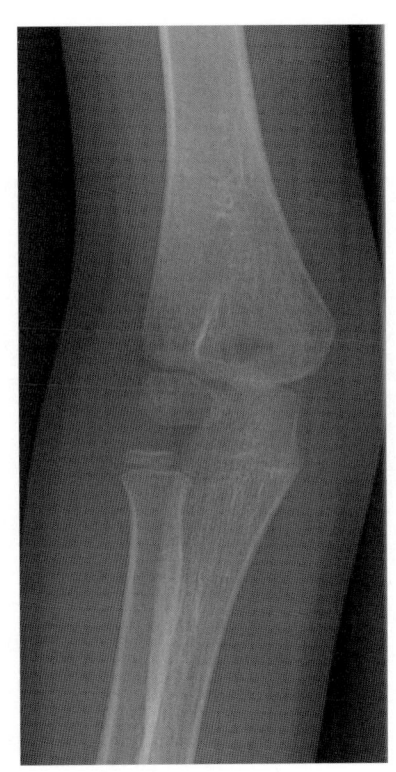

Abb. 8.32 5 Jahre alt (m.)

8 Ellbogen, männlich

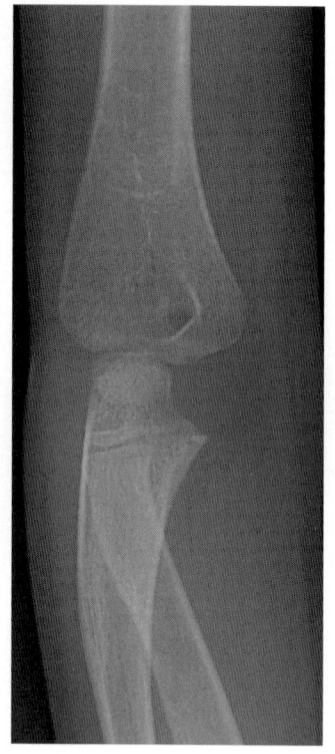

Abb. 8.33 5 Jahre alt (m.)

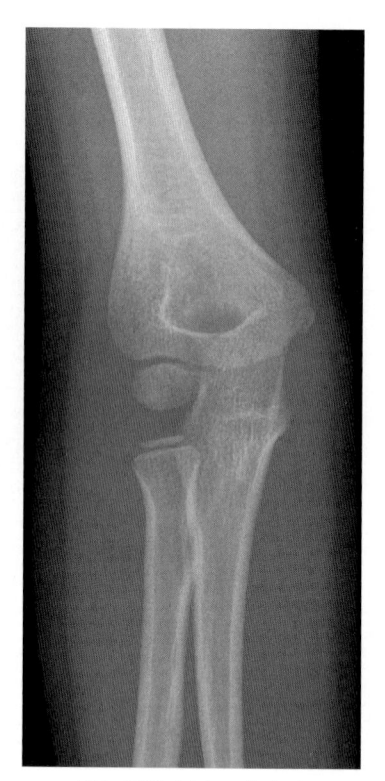

Abb. 8.34 6 Jahre alt (m.)

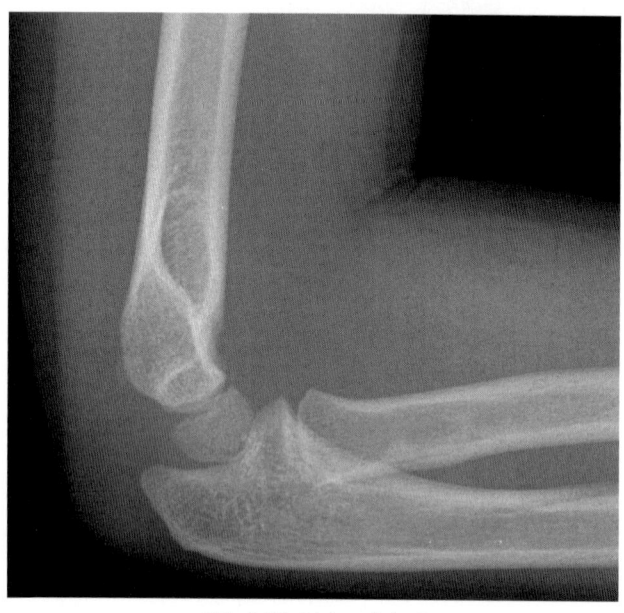

Abb. 8.35 6 Jahre alt (m.)

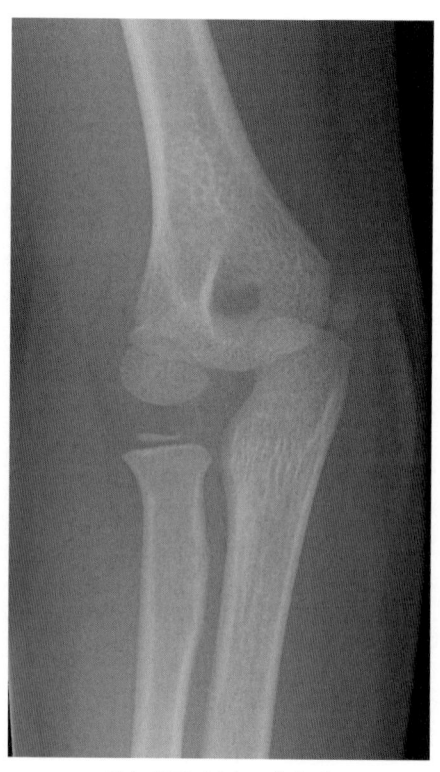

Abb. 8.36 7 Jahre alt (m.)

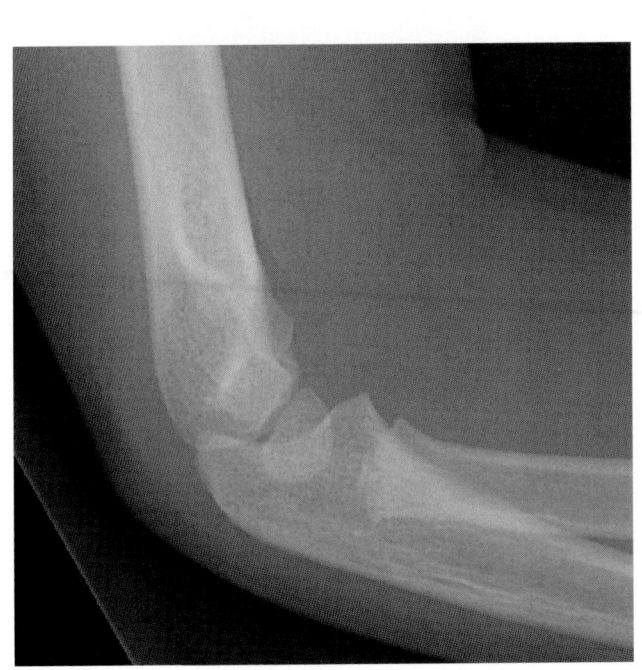

Abb. 8.37 7 Jahre alt (m.)

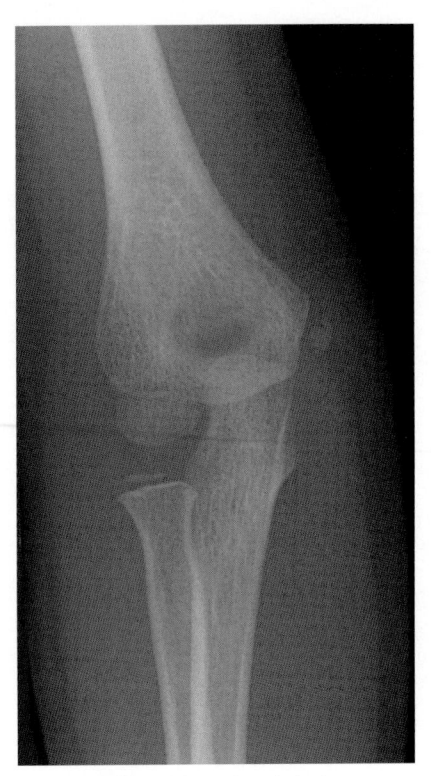

Abb. 8.38 7 Jahre alt (m.)

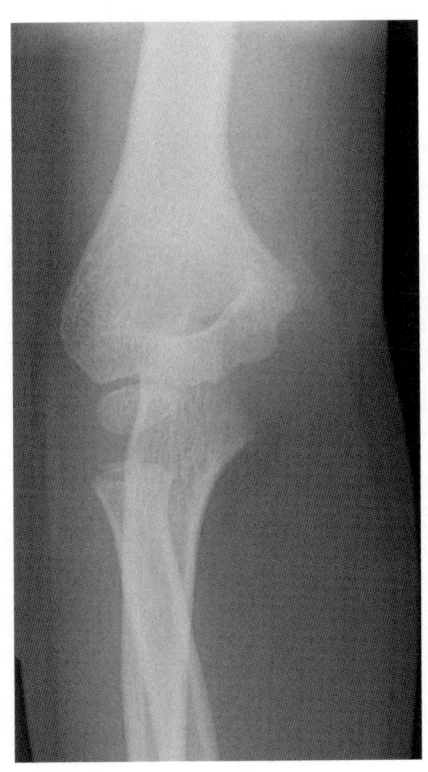

Abb. 8.39 7 Jahre alt (m.)

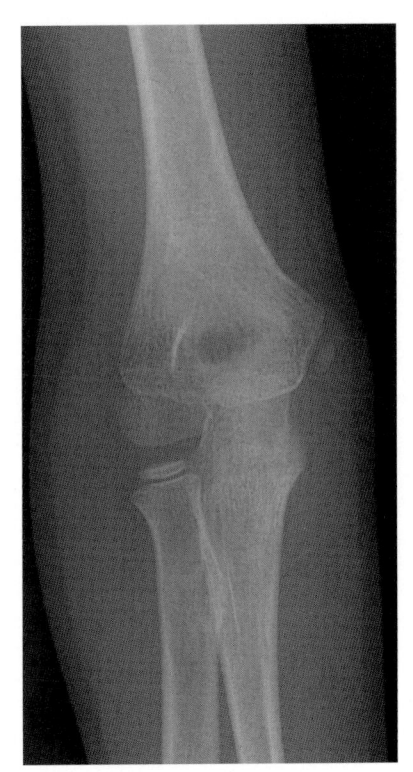

Abb. 8.40 8 Jahre alt (m.)

8 Ellbogen, männlich

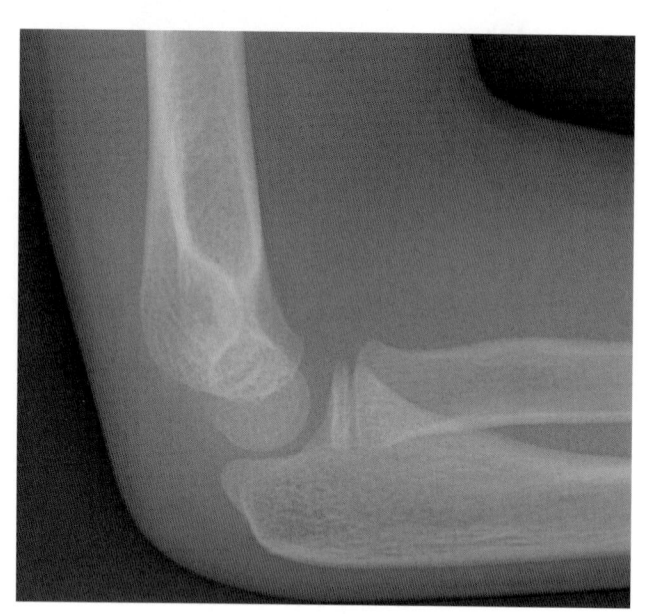

Abb. 8.41 8 Jahre alt (m.)

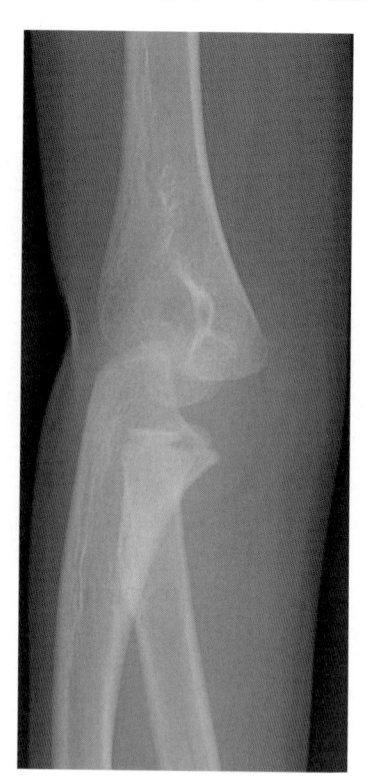

Abb. 8.42 8 Jahre alt (m.)

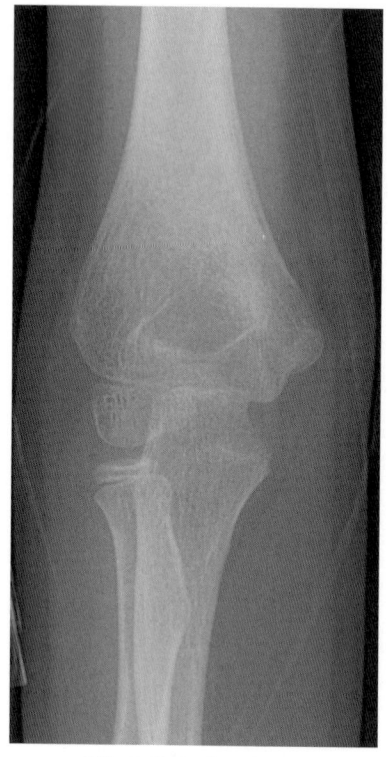

Abb. 8.43 9 Jahre alt (m.)

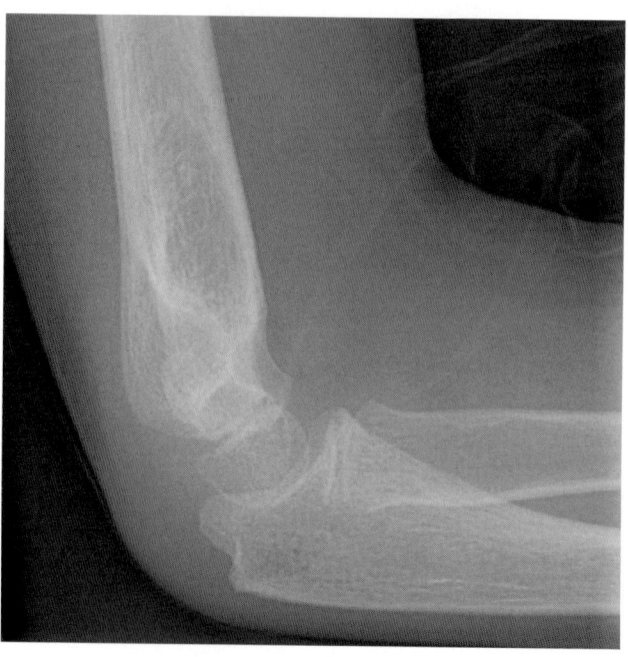

Abb. 8.44 9 Jahre alt (m.)

8 Ellbogen, männlich

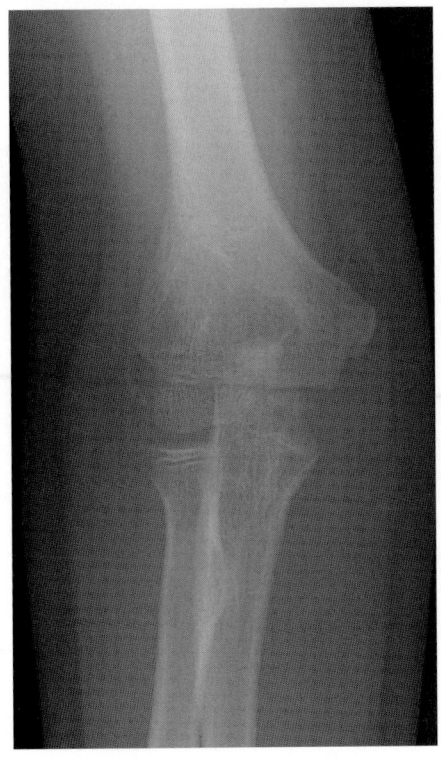

Abb. 8.45 10 Jahre alt (m.)

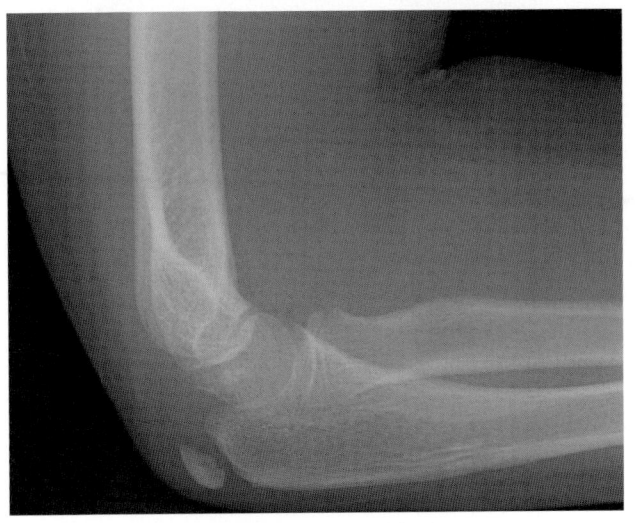

Abb. 8.46 10 Jahre alt (m.)

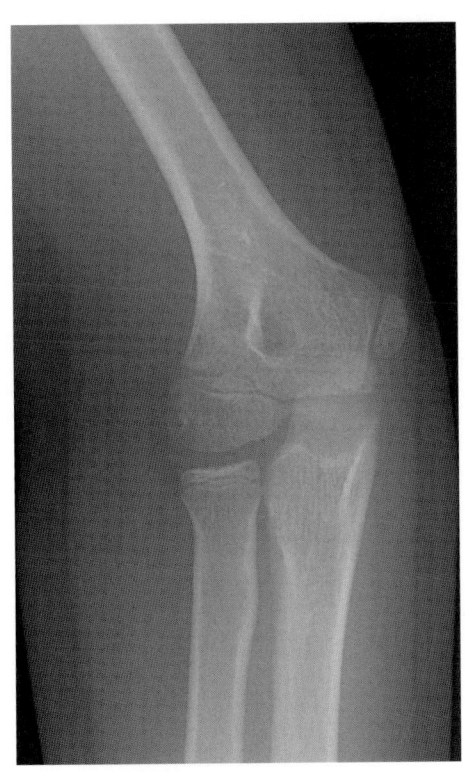

Abb. 8.47 10 Jahre alt (m.)

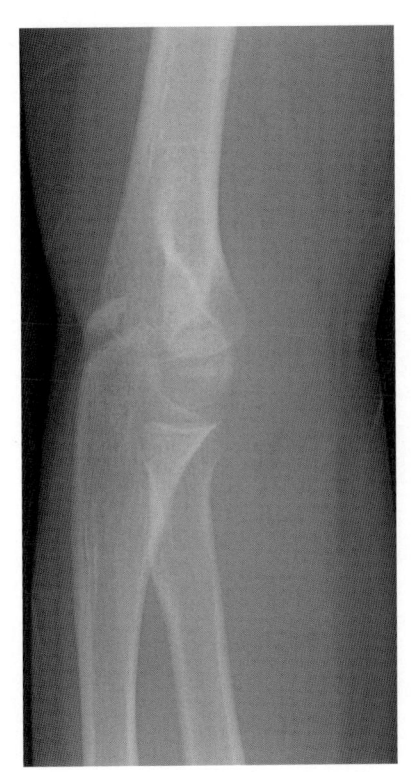

Abb. 8.48 10 Jahre alt (m.)

8 Ellbogen, männlich

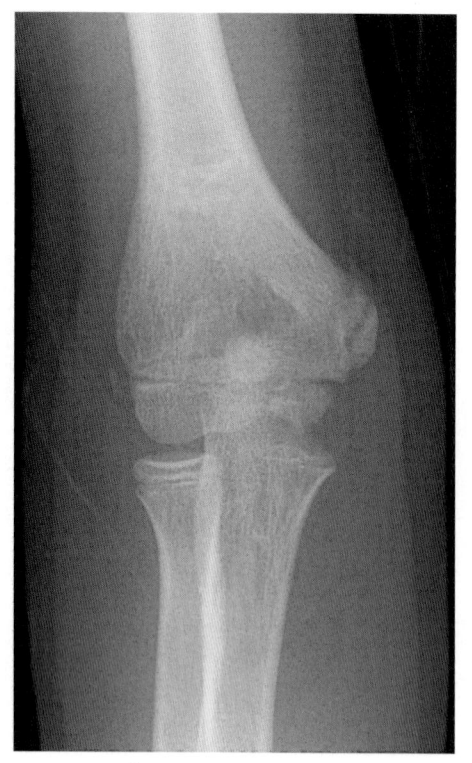

Abb. 8.49 11 Jahre alt (m.)

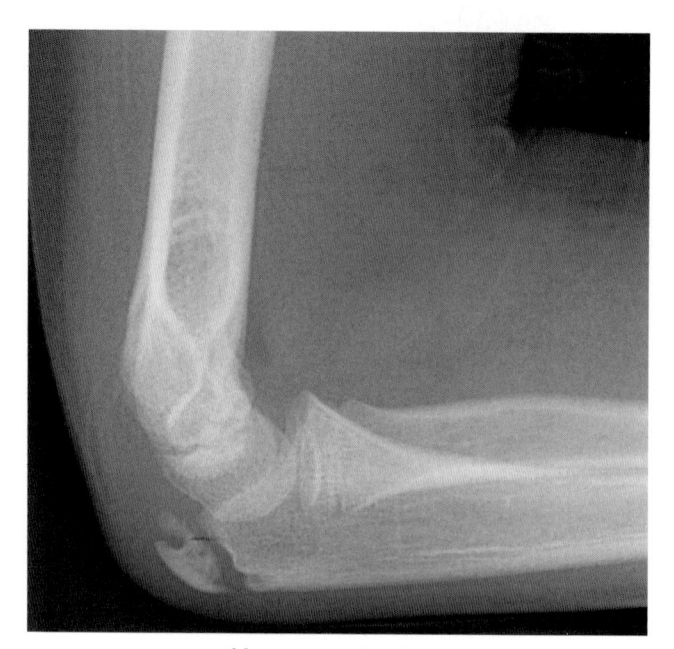

Abb. 8.50 11 Jahre alt (m.)

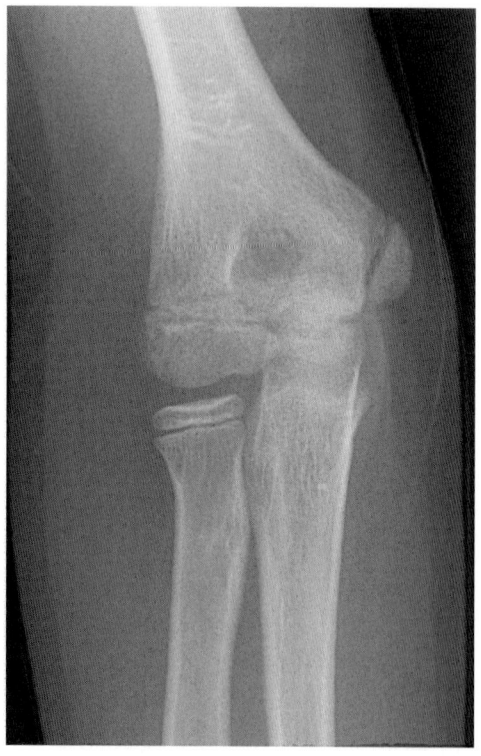

Abb. 8.51 11 Jahre alt (m.)

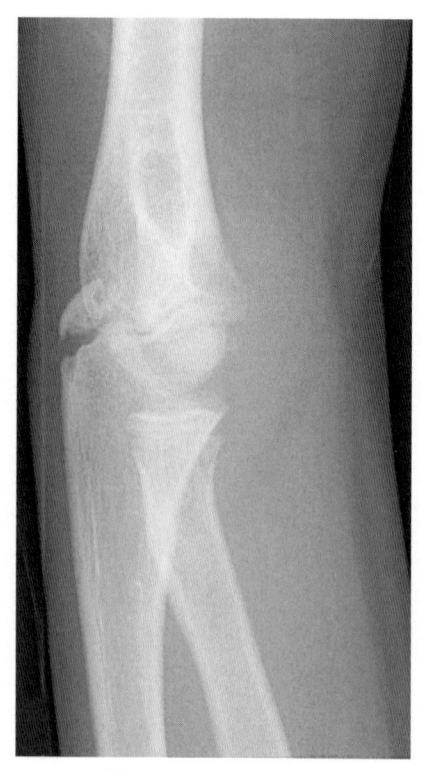

Abb. 8.52 11 Jahre alt (m.)

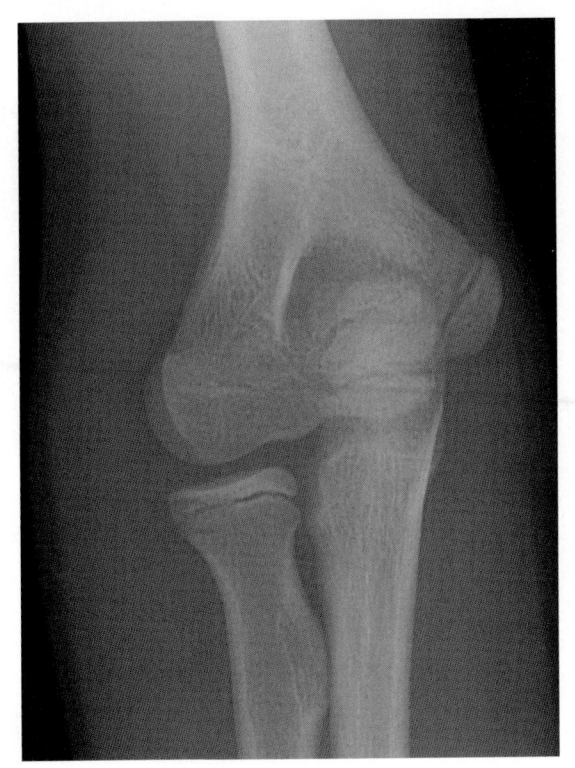

Abb. 8.53 12 Jahre alt (m.)

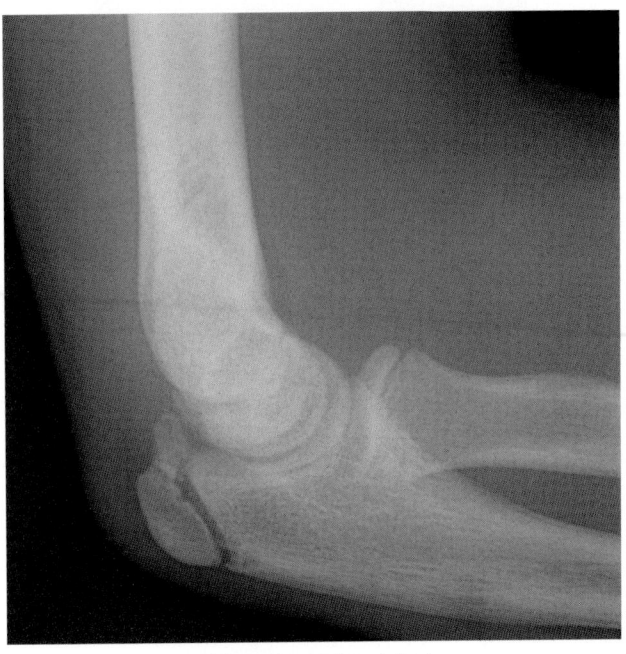

Abb. 8.54 12 Jahre alt (m.)

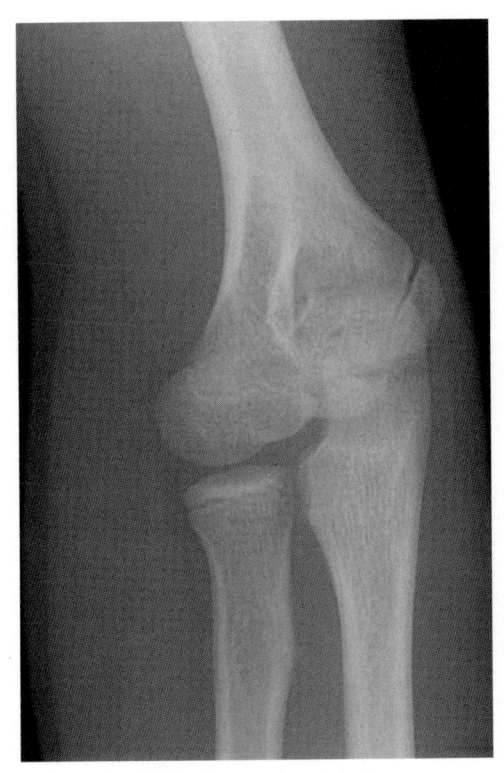

Abb. 8.55 12 Jahre alt (m.)

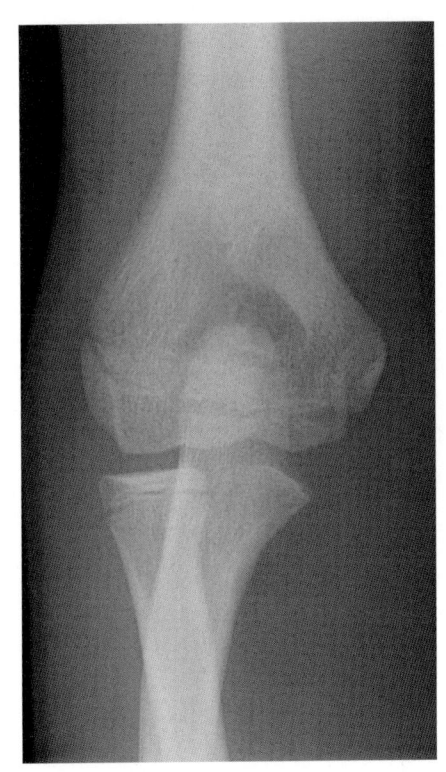

Abb. 8.56 12 Jahre alt (m.)

8 Ellbogen, männlich

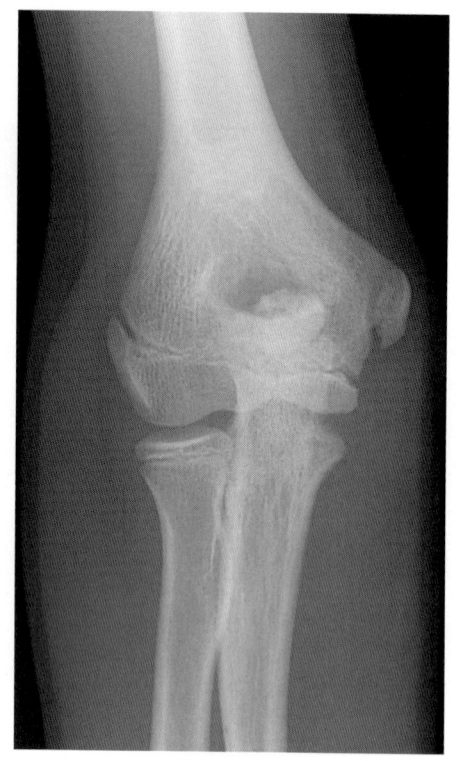

Abb. 8.57 13 Jahre alt (m.)

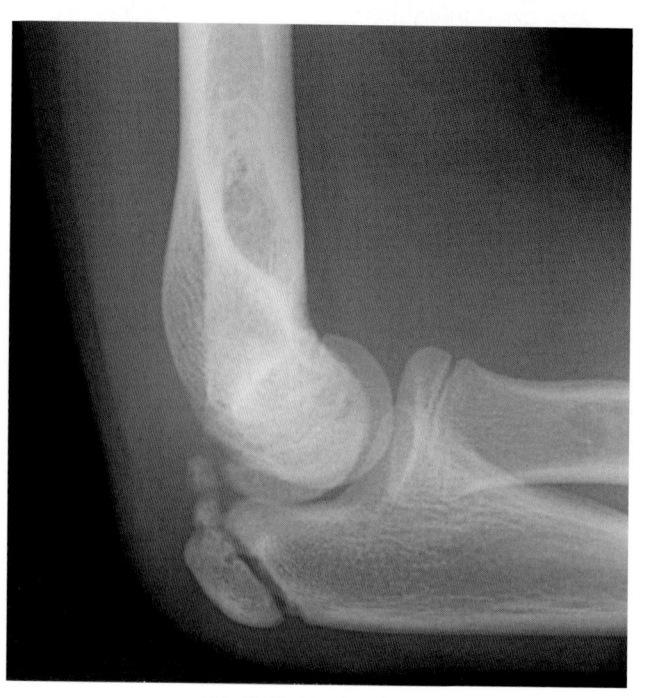

Abb. 8.58 13 Jahre alt (m.)

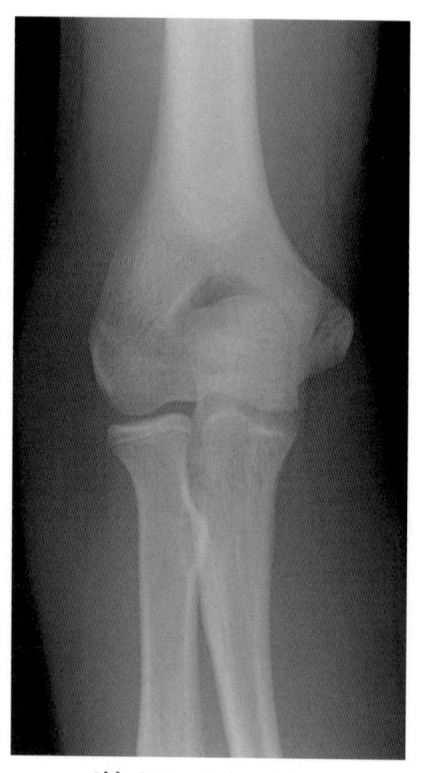

Abb. 8.59 14 Jahre alt (m.)

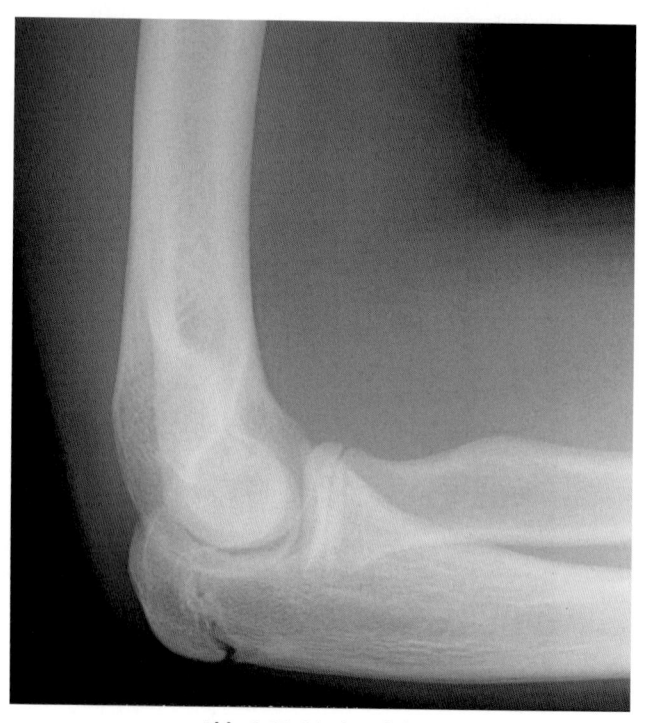

Abb. 8.60 14 Jahre alt (m.)

8 Ellbogen, männlich

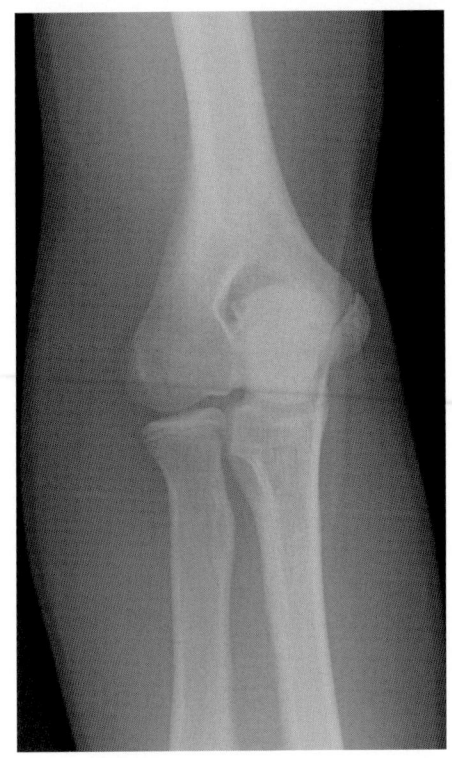

Abb. 8.61 14 Jahre alt (m.)

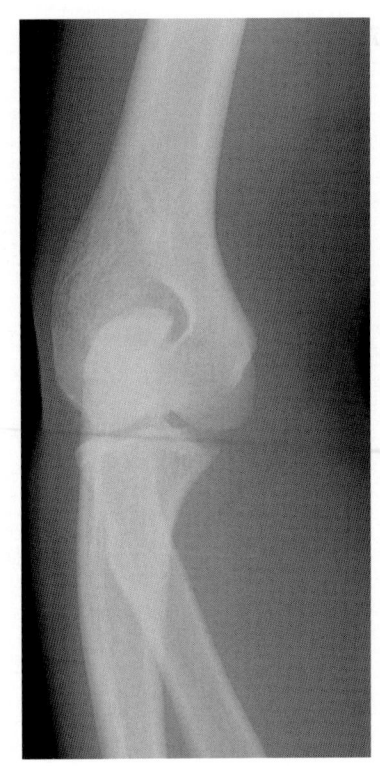

Abb. 8.62 14 Jahre alt (m.)

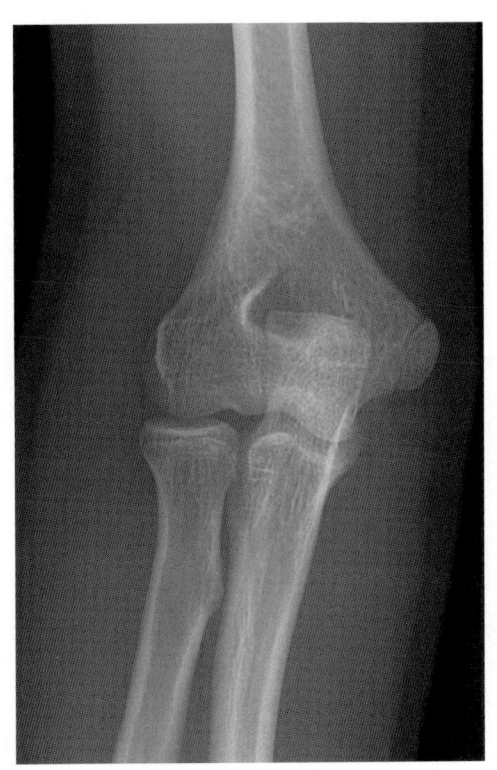

Abb. 8.63 15 Jahre alt (m.)

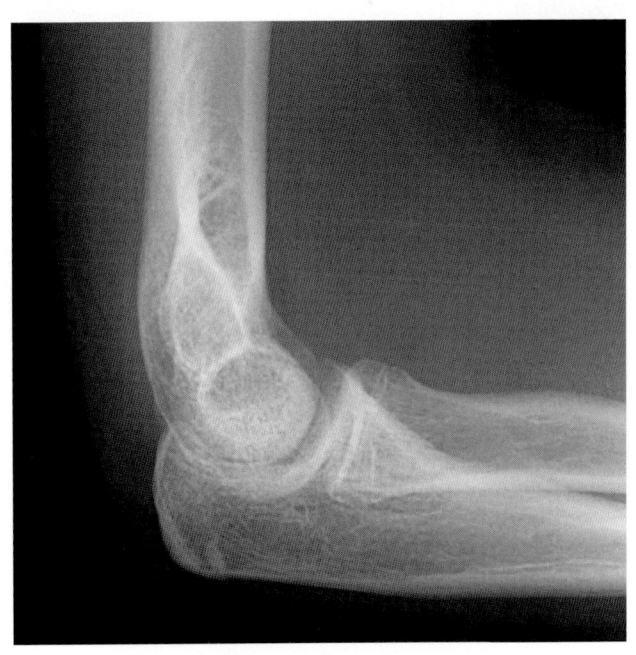

Abb. 8.64 15 Jahre alt (m.)

136 8 Ellbogen, männlich

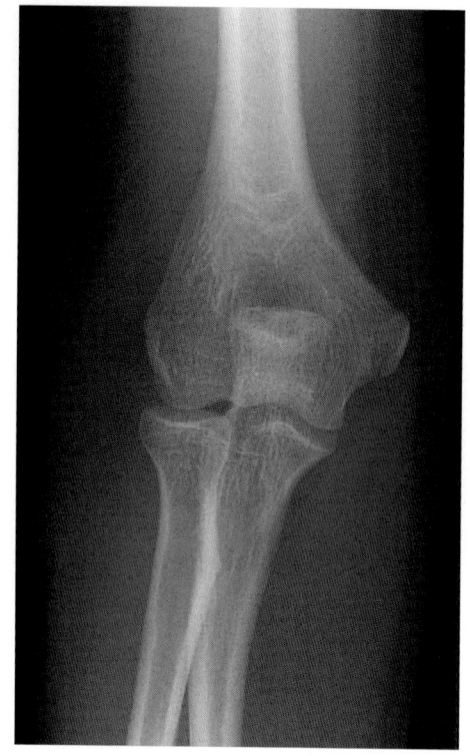

Abb. 8.65 15 Jahre alt (m.)

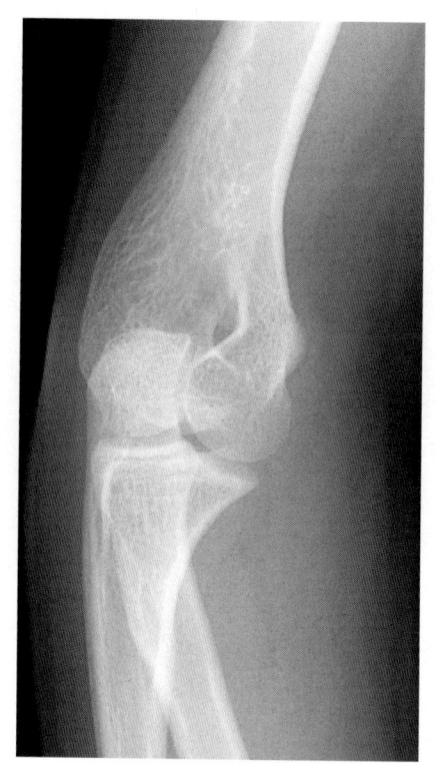

Abb. 8.66 15 Jahre alt (m.)

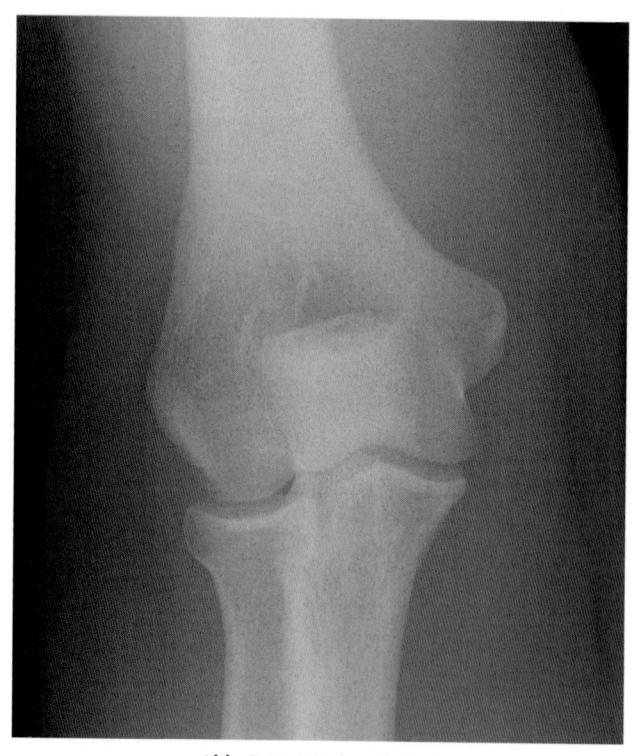

Abb. 8.67 16 Jahre alt (m.)

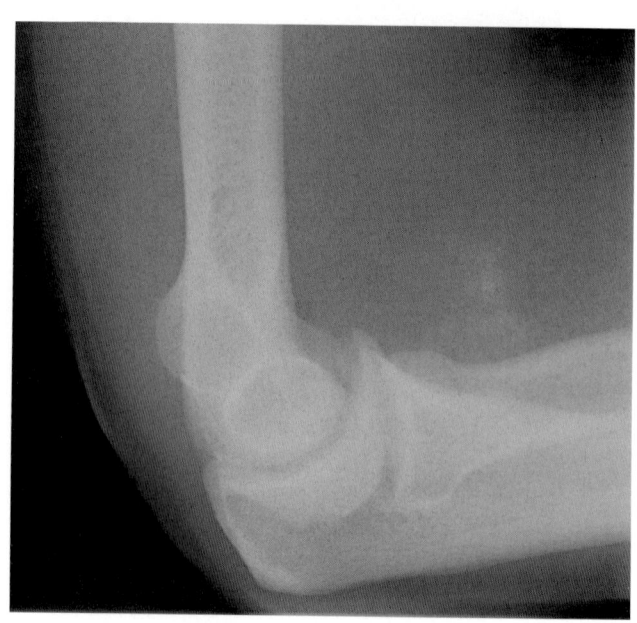

Abb. 8.68 16 Jahre alt (m.)

8 Ellbogen, männlich

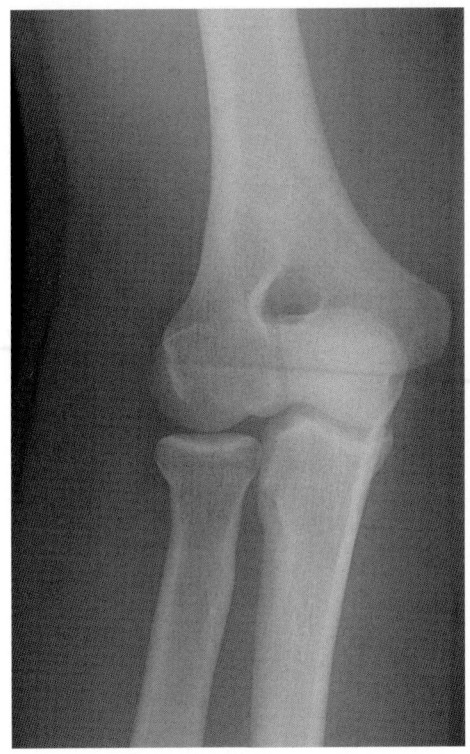

Abb. 8.69 16 Jahre alt (m.)

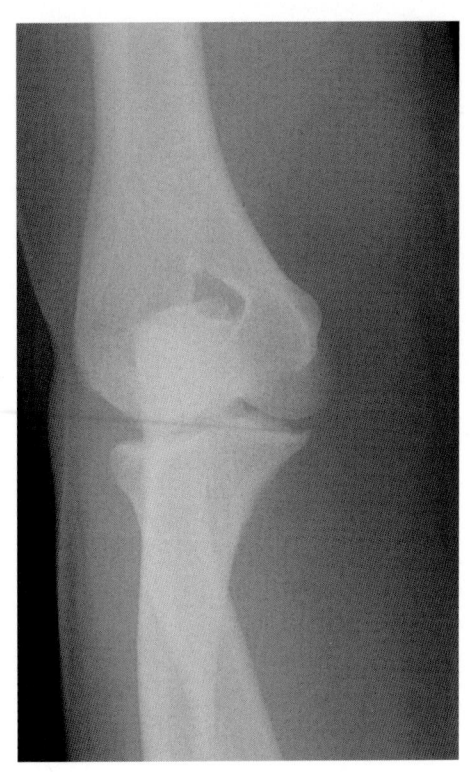

Abb. 8.70 16 Jahre alt (m.)

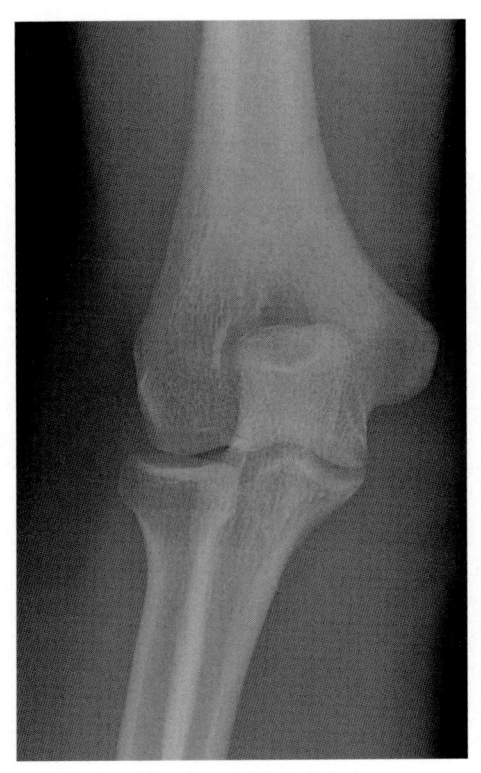

Abb. 8.71 17 Jahre alt (m.)

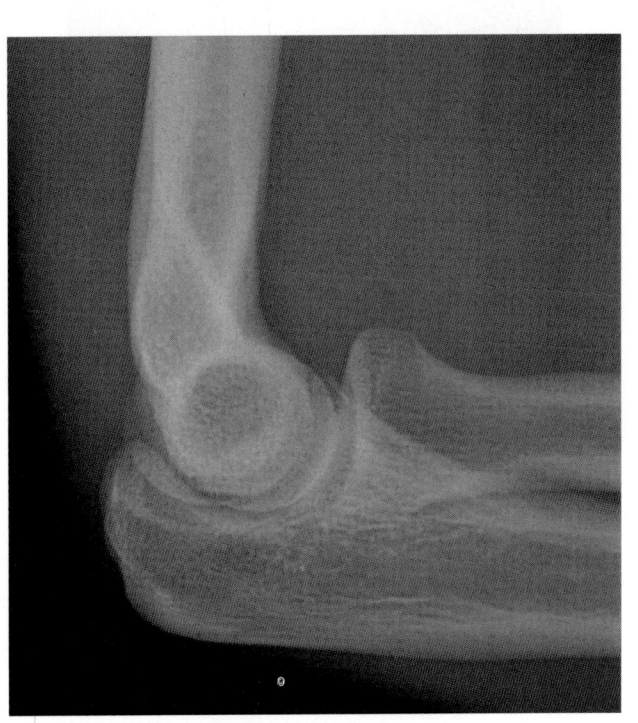

Abb. 8.72 17 Jahre alt (m.)

8 Ellbogen, männlich

Abb. 8.73 17 Jahre alt (m.)

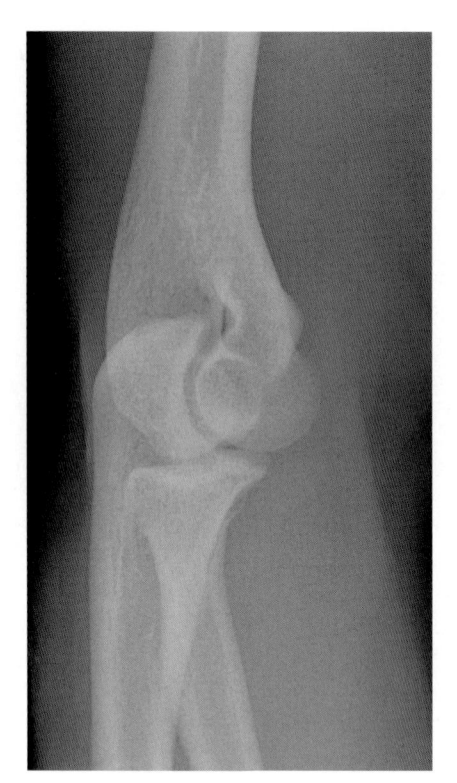

Abb. 8.74 17 Jahre alt (m.)

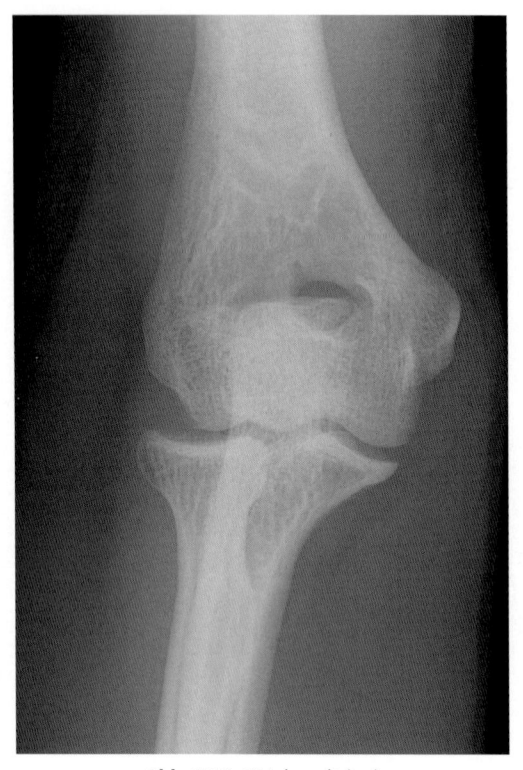

Abb. 8.75 18 Jahre alt (m.)

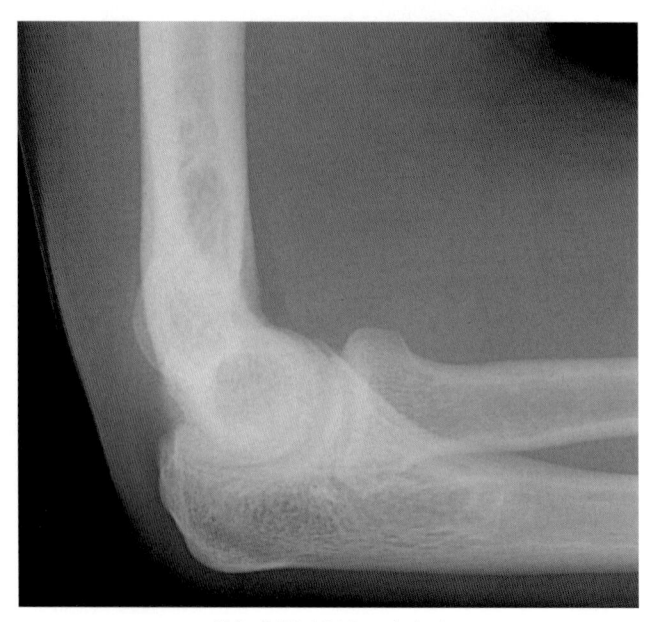

Abb. 8.76 18 Jahre alt (m.)

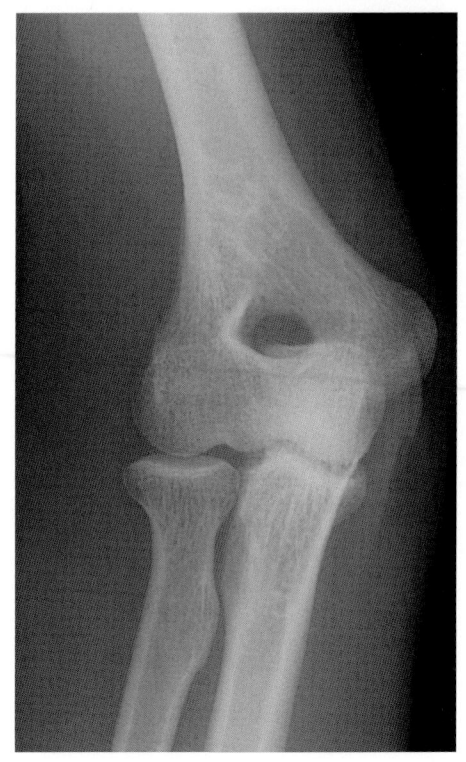

Abb. 8.77 18 Jahre alt (m.)

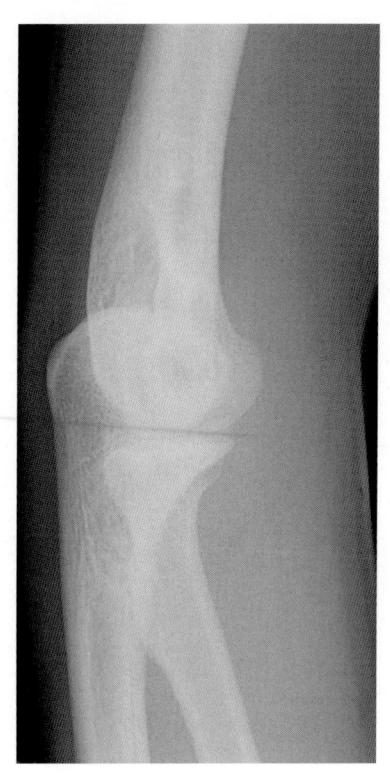

Abb. 8.78 18 Jahre alt (m.)

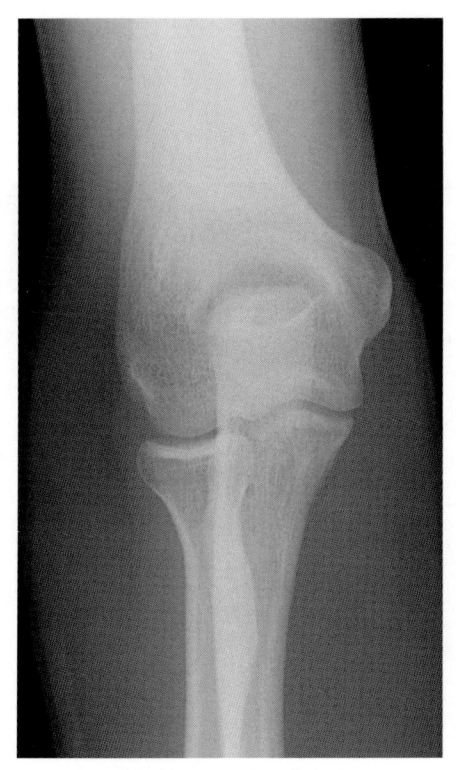

Abb. 8.79 19 Jahre alt (m.)

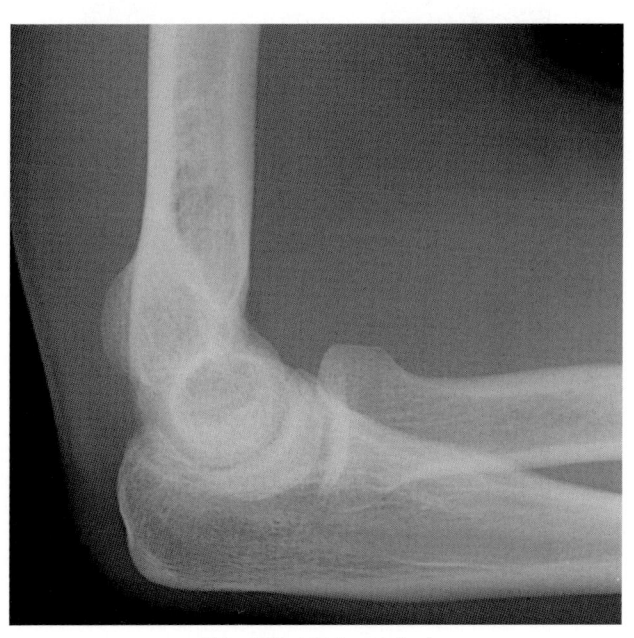

Abb. 8.80 19 Jahre alt (m.)

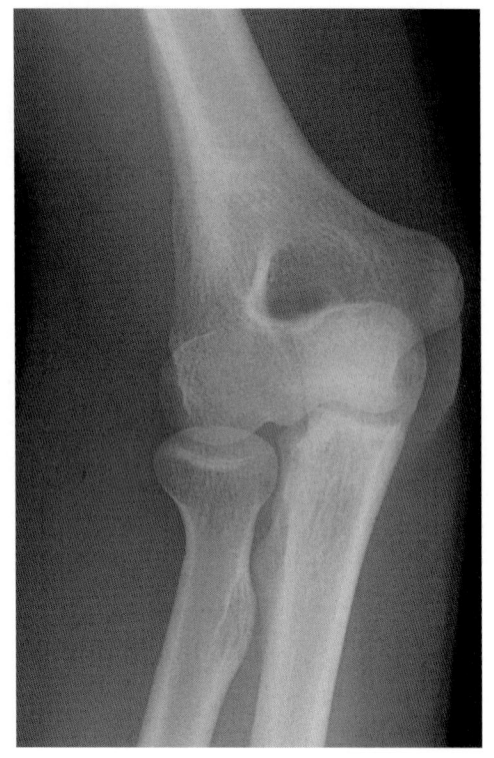

Abb. 8.81 19 Jahre alt (m.)

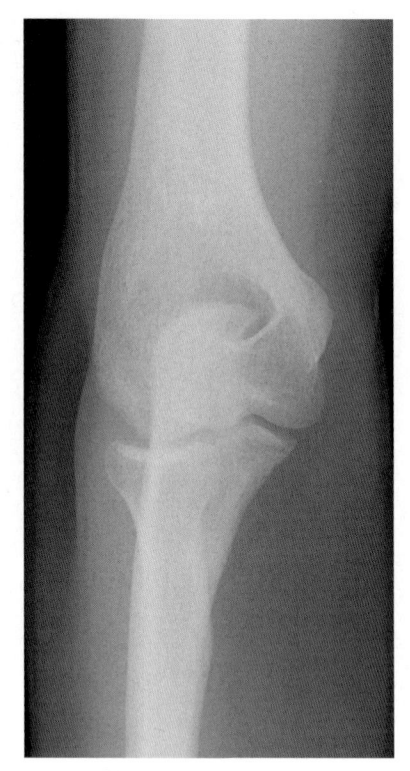

Abb. 8.82 19 Jahre alt (m.)

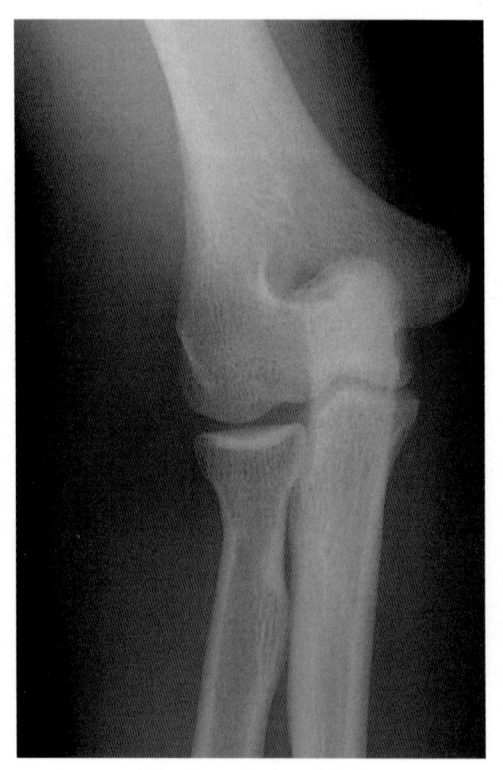

Abb. 8.83 20 Jahre alt (m.)

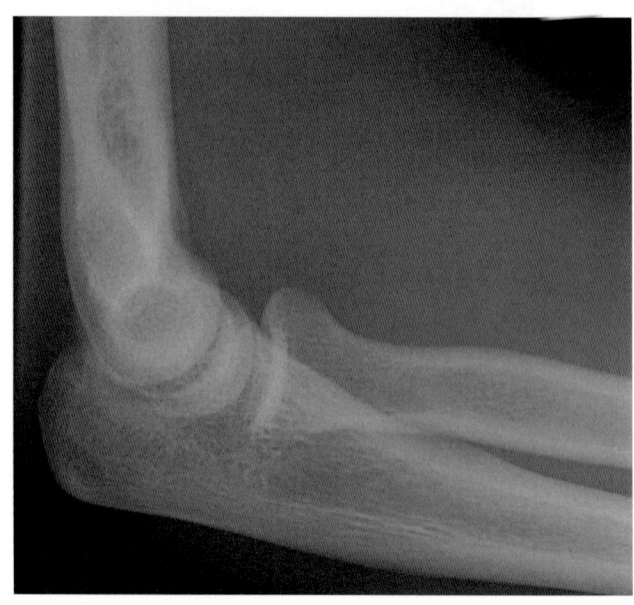

Abb. 8.84 20 Jahre alt (m.)

8 Ellbogen, männlich 141

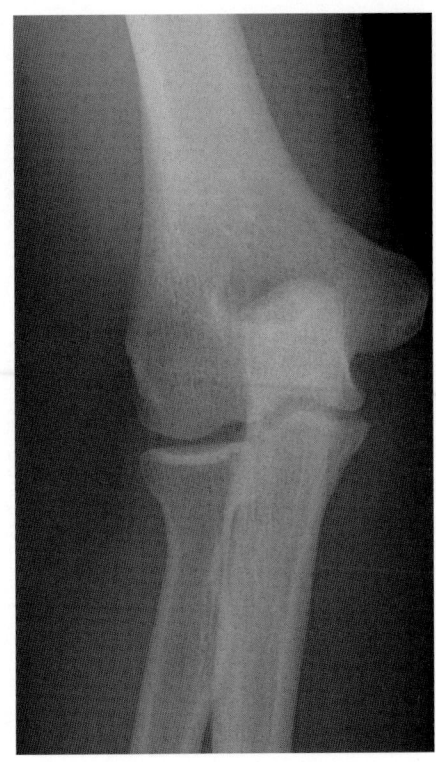

Abb. 8.85 20 Jahre alt (m.)

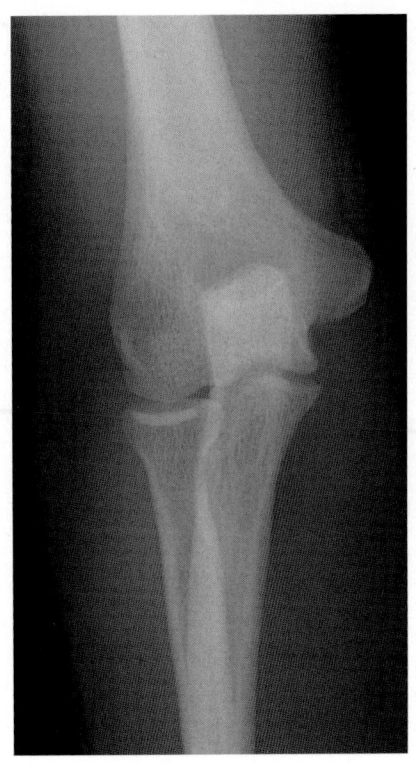

Abb. 8.86 20 Jahre alt (m.)

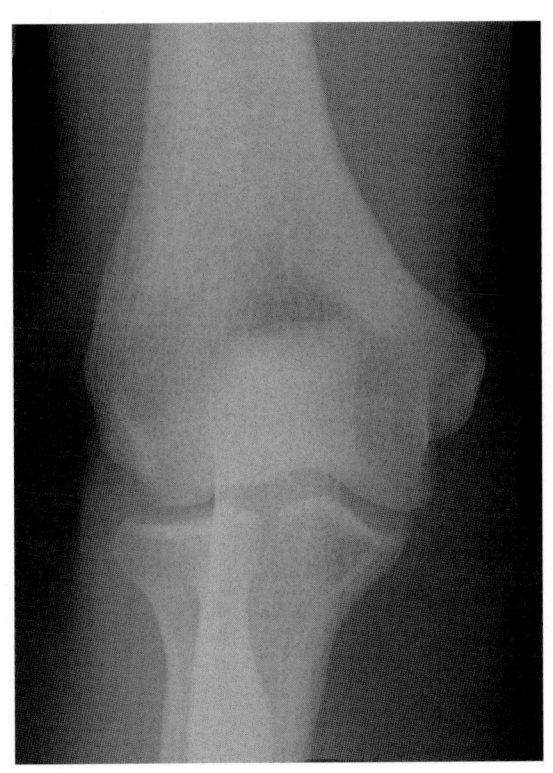

Abb. 8.87 21 Jahre alt (m.)

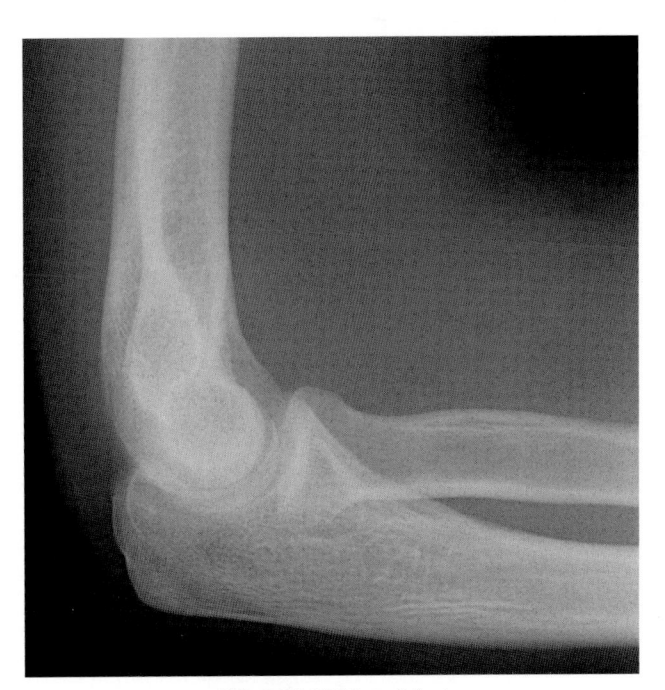

Abb. 8.88 21 Jahre alt (m.)

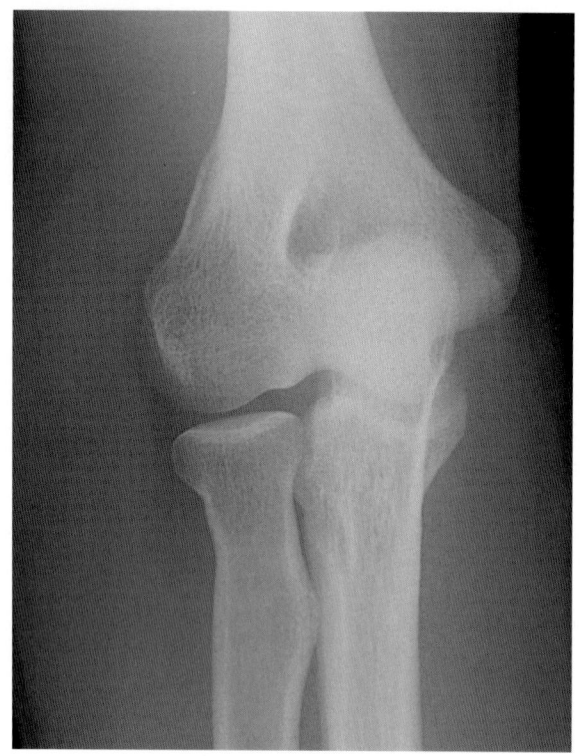

Abb. 8.89 21 Jahre alt (m.)

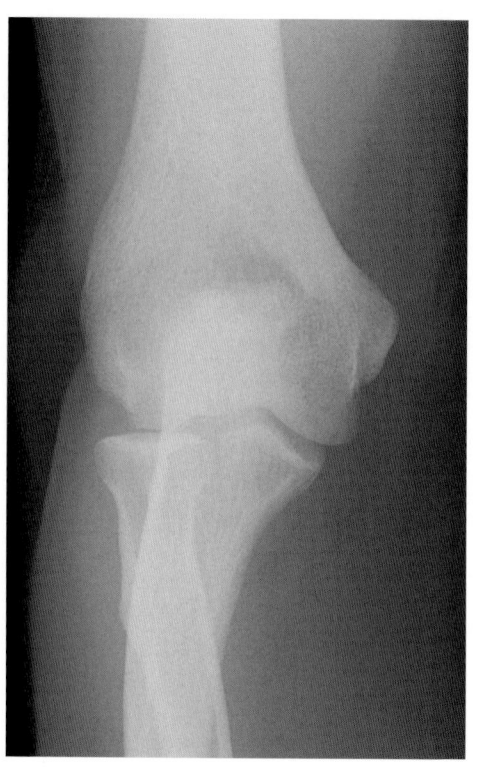

Abb. 8.90 21 Jahre alt (m.)

9 Unterarm, männlich

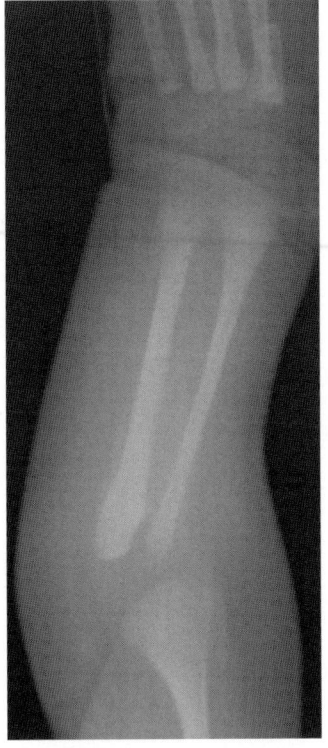

Abb. 9.1 Neugeboren (m.)

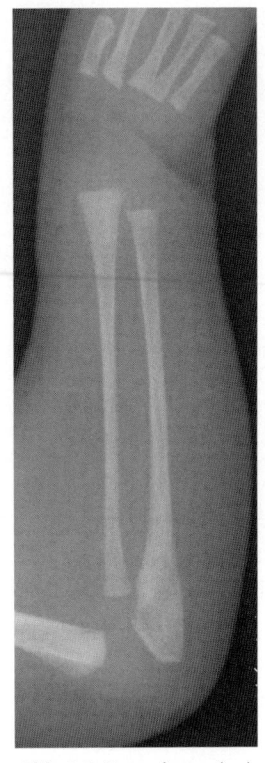

Abb. 9.2 Neugeboren (m.)

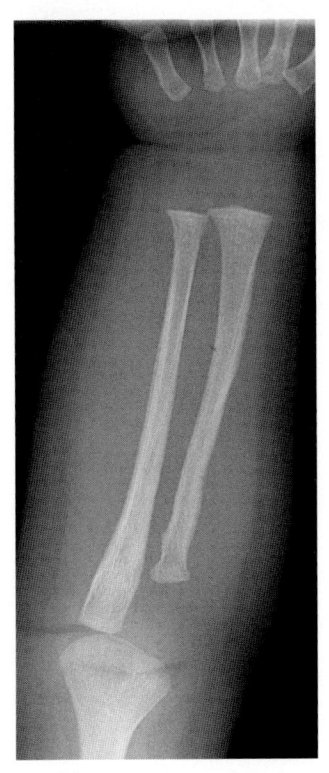

Abb. 9.3 3 Monate alt (m.)

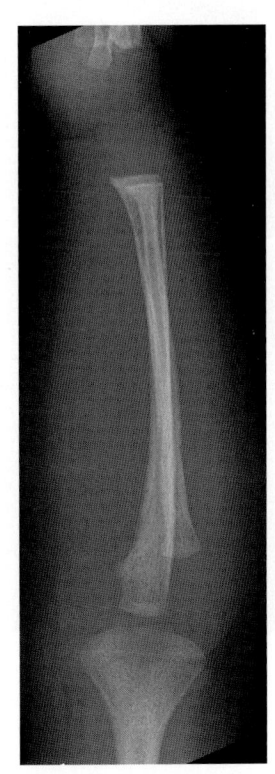

Abb. 9.4 3 Monate alt (m.)

9 Unterarm, männlich

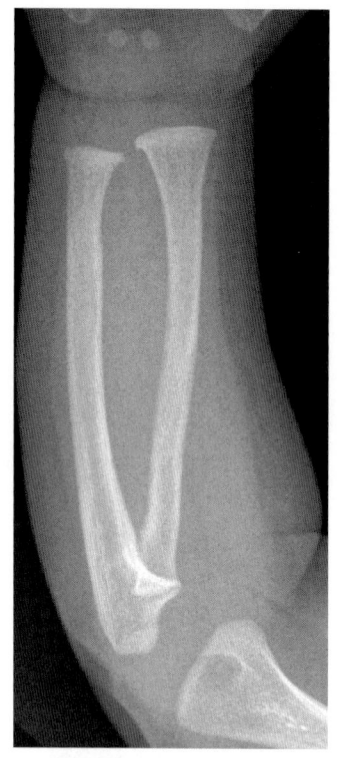

Abb. 9.5 6 Monate alt (m.)

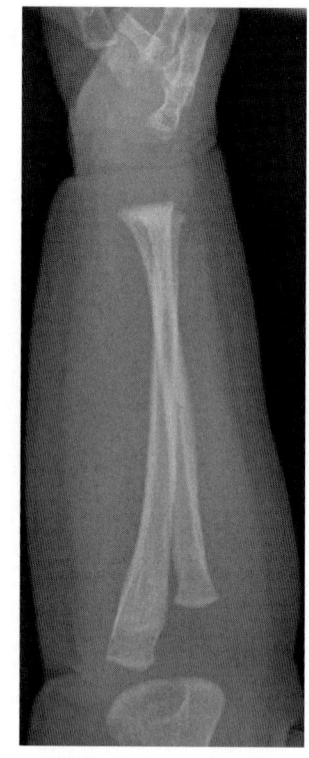

Abb. 9.6 6 Monate alt (m.)

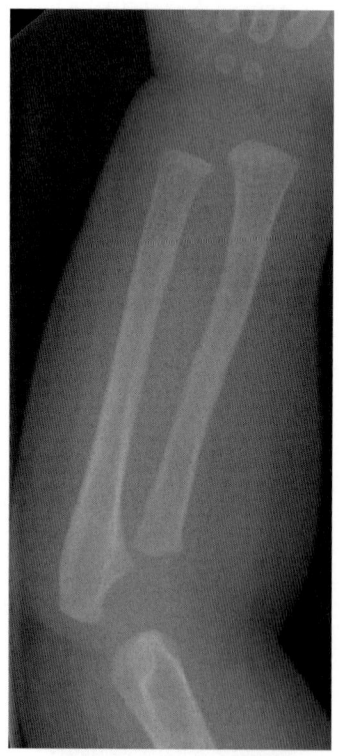

Abb. 9.7 9 Monate alt (m.)

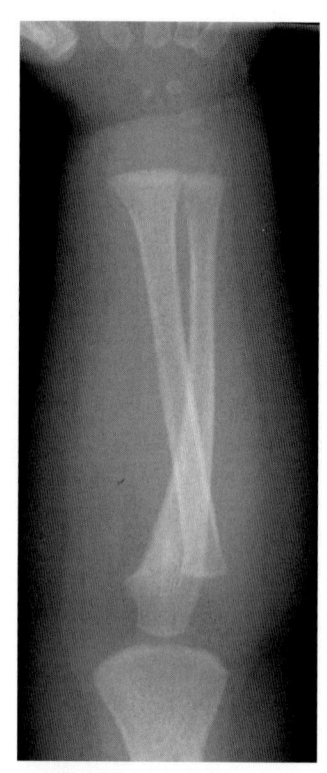

Abb. 9.8 9 Monate alt (m.)

9 Unterarm, männlich   145

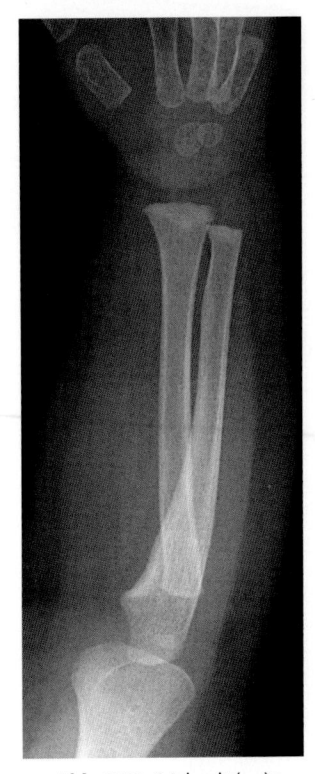

Abb. 9.9 1 Jahr alt (m.)

Abb. 9.10 1 Jahr alt (m.)

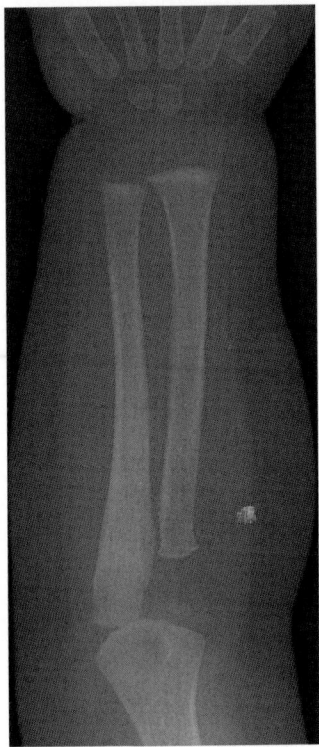

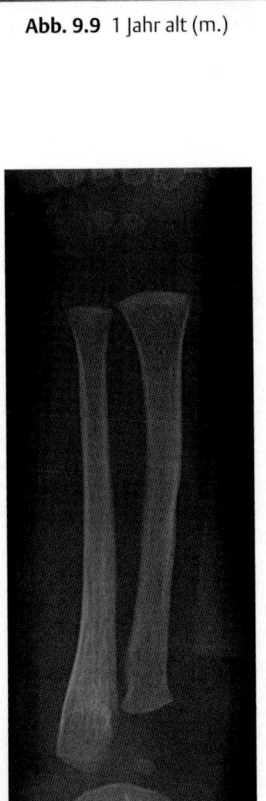

Abb. 9.11 15 Monate alt (m.)

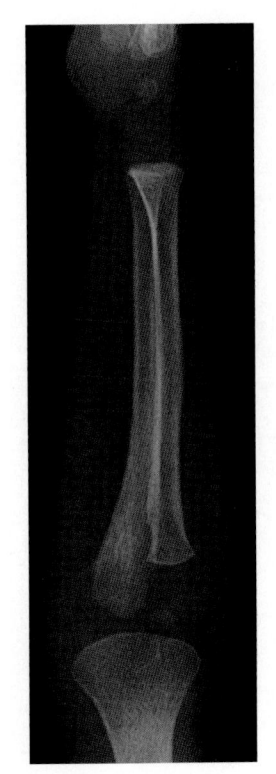

Abb. 9.12 15 Monate alt (m.)

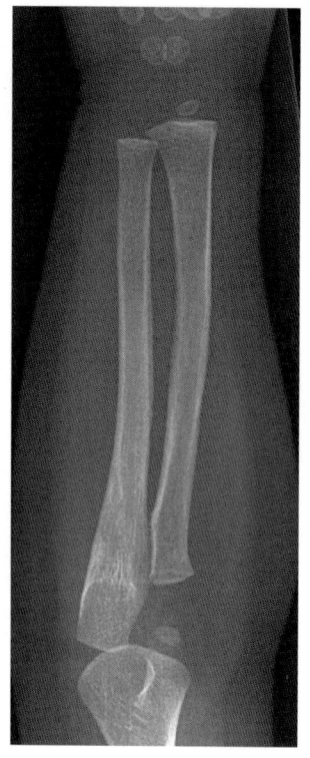

Abb. 9.13 18 Monate alt (m.)

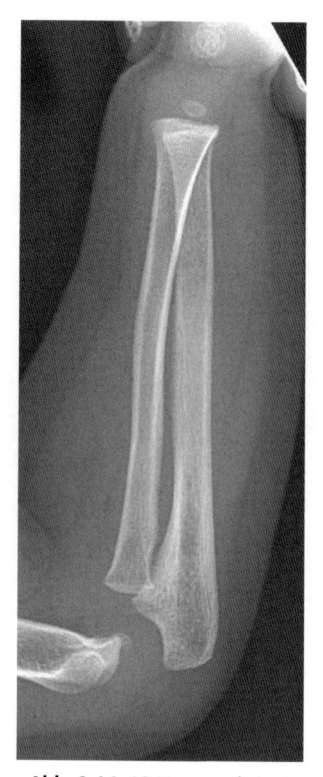

Abb. 9.14 18 Monate alt (m.)

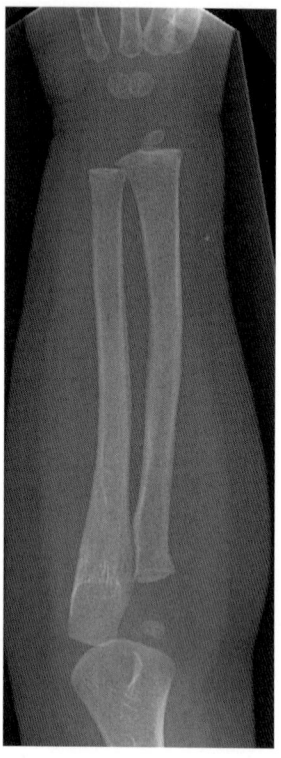

Abb. 9.15 21 Monate alt (m.)

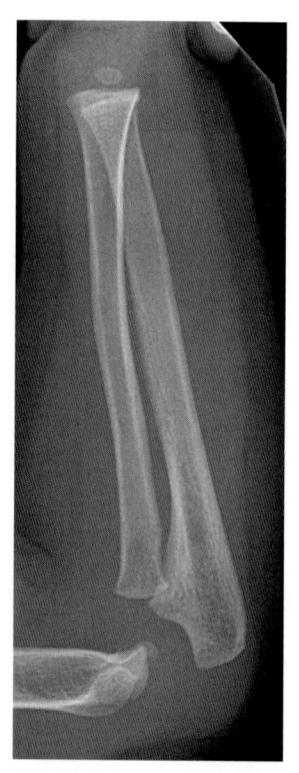

Abb. 9.16 21 Monate alt (m.)

9 Unterarm, männlich

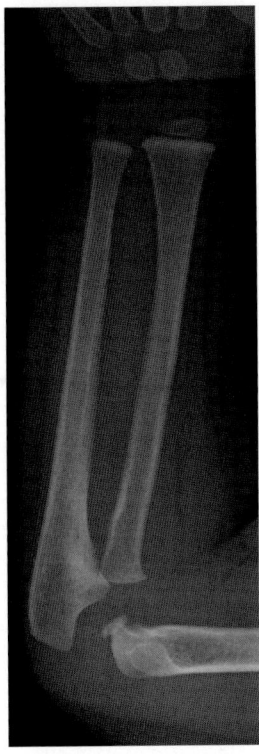

Abb. 9.17 2 Jahre alt (m.)

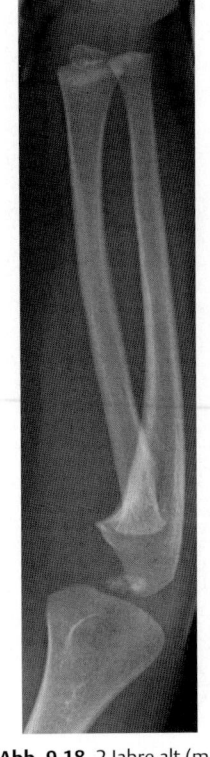

Abb. 9.18 2 Jahre alt (m.)

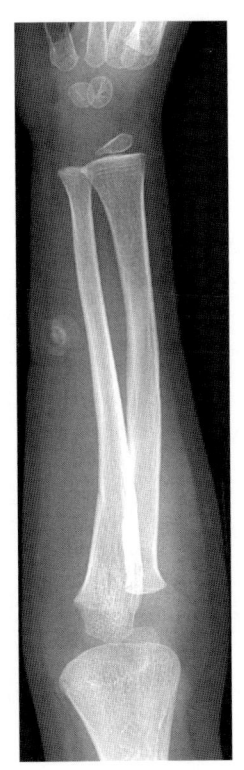

Abb. 9.19 3 Jahre alt (m.)

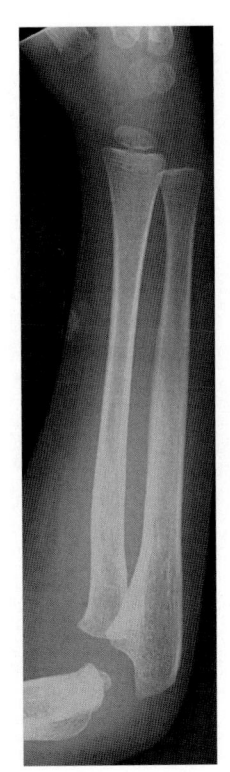

Abb. 9.20 3 Jahre alt (m.)

148 9 Unterarm, männlich

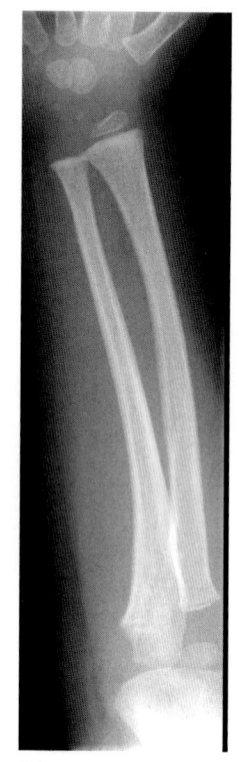

Abb. 9.21 4 Jahre alt (m.)

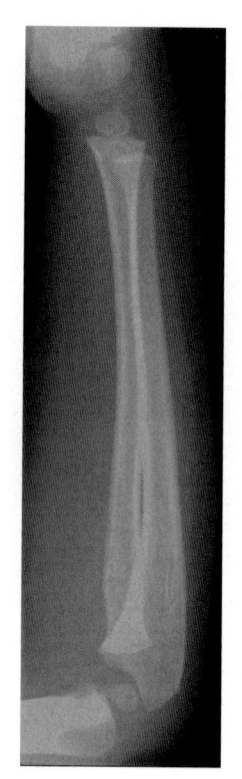

Abb. 9.22 4 Jahre alt (m.)

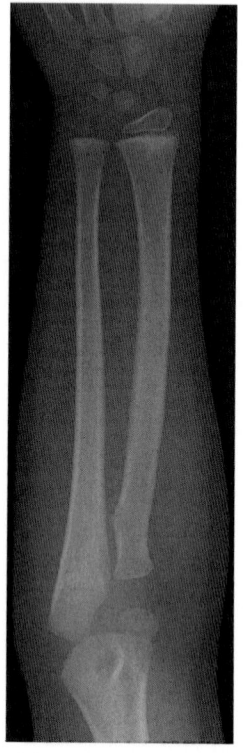

Abb. 9.23 5 Jahre alt (m.)

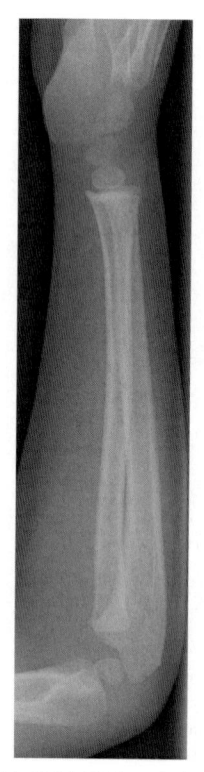

Abb. 9.24 5 Jahre alt (m.)

9 Unterarm, männlich 149

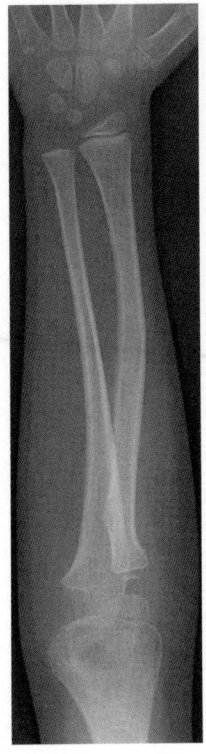

Abb. 9.25 6 Jahre alt (m.)

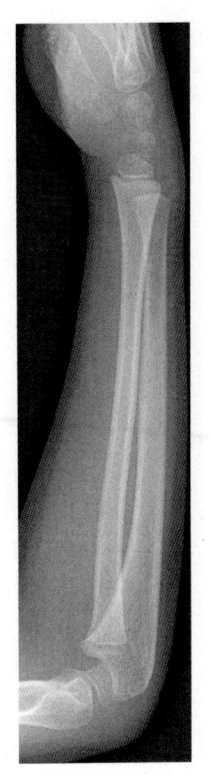

Abb. 9.26 6 Jahre alt (m.)

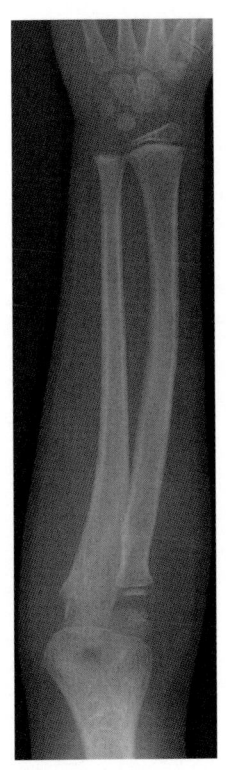

Abb. 9.27 7 Jahre alt (m.)

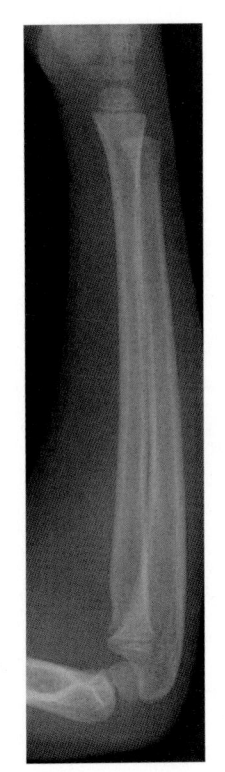

Abb. 9.28 7 Jahre alt (m.)

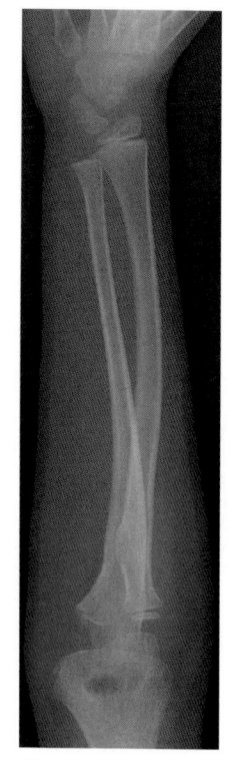

Abb. 9.29 8 Jahre alt (m.)

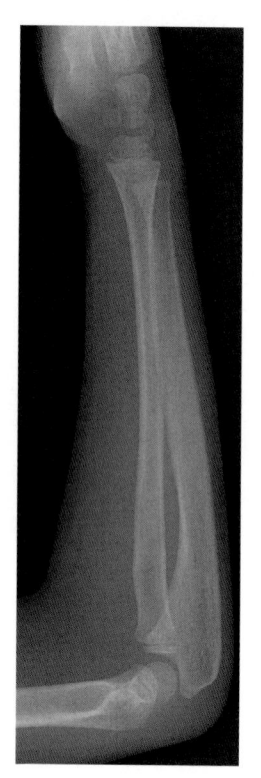

Abb. 9.30 8 Jahre alt (m.)

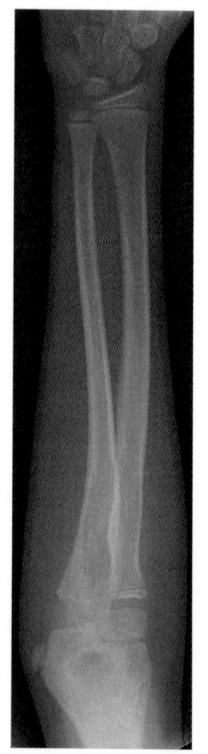

Abb. 9.31 9 Jahre alt (m.)

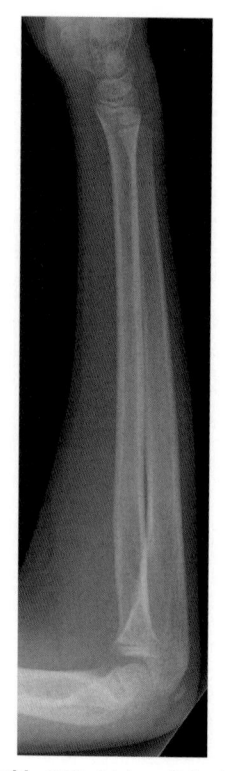

Abb. 9.32 9 Jahre alt (m.)

9 Unterarm, männlich

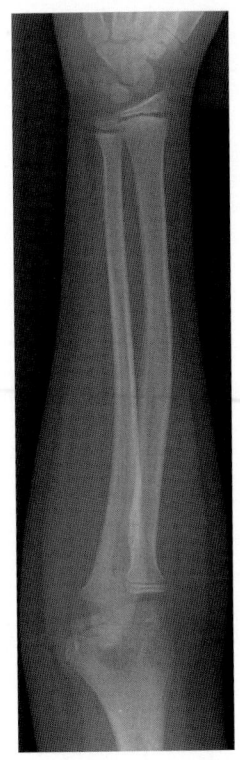

Abb. 9.33 10 Jahre alt (m.)

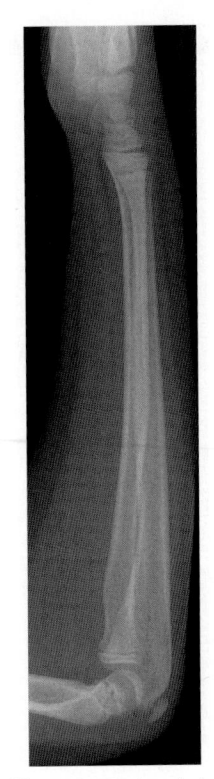

Abb. 9.34 10 Jahre alt (m.)

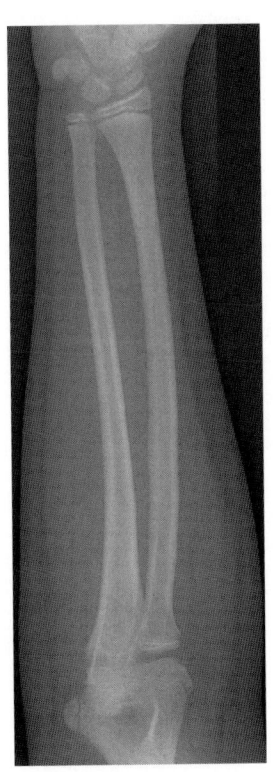

Abb. 9.35 11 Jahre alt (m.)

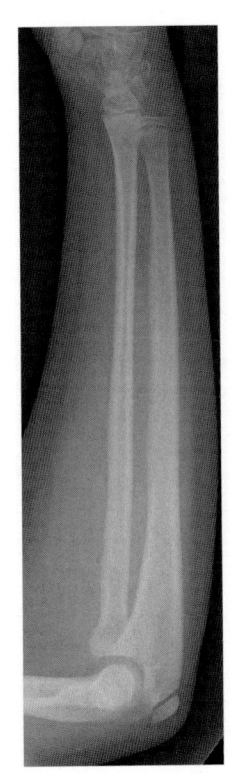

Abb. 9.36 11 Jahre alt (m.)

152 9 Unterarm, männlich

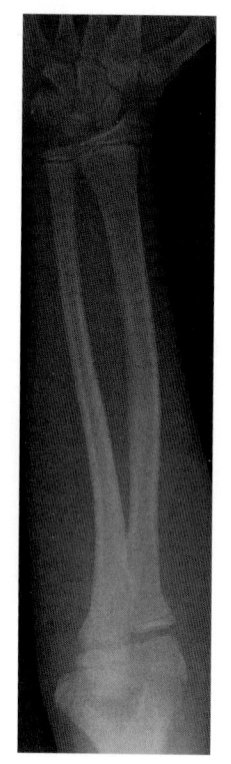

Abb. 9.37 12 Jahre alt (m.)

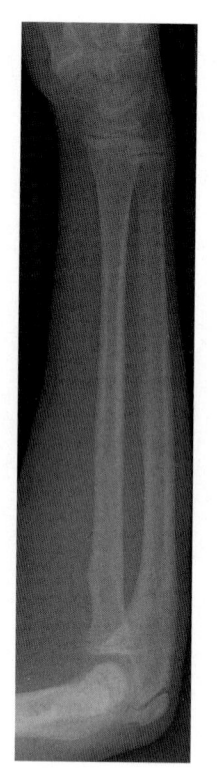

Abb. 9.38 12 Jahre alt (m.)

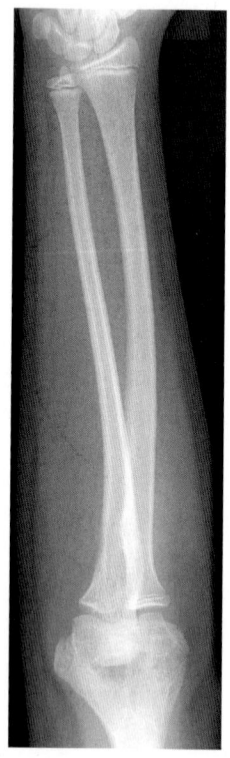

Abb. 9.39 13 Jahre alt (m.)

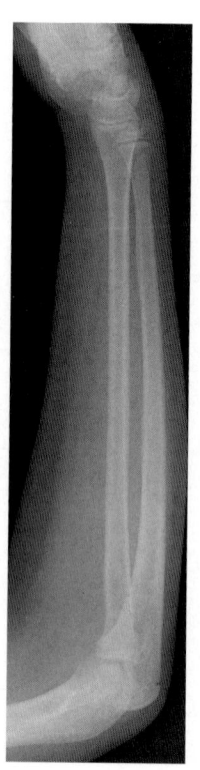

Abb. 9.40 13 Jahre alt (m.)

9 Unterarm, männlich 153

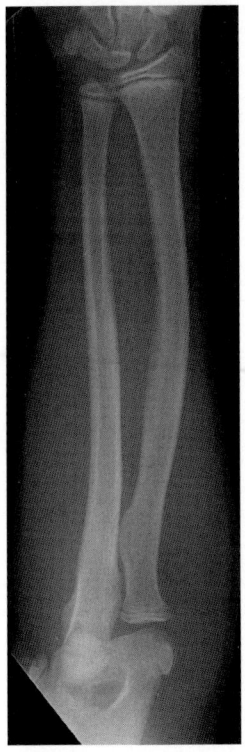

Abb. 9.41 14 Jahre alt (m.)

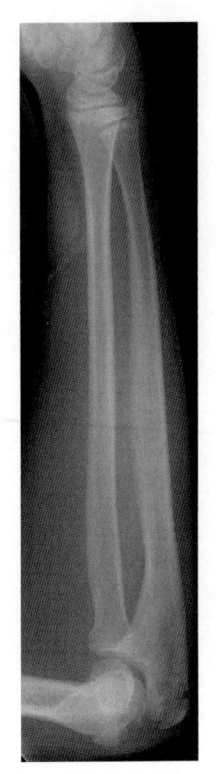

Abb. 9.42 14 Jahre alt (m.)

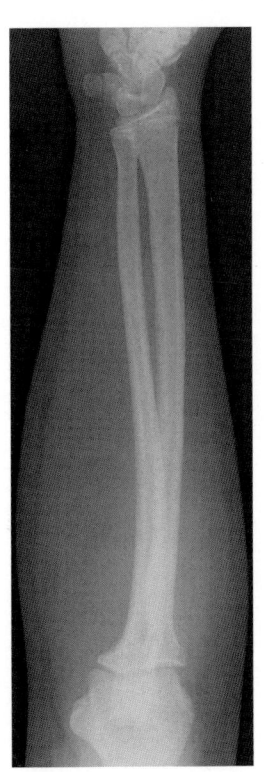

Abb. 9.43 15 Jahre alt (m.)

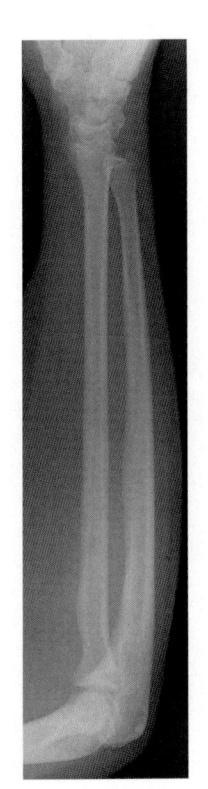

Abb. 9.44 15 Jahre alt (m.)

9 Unterarm, männlich

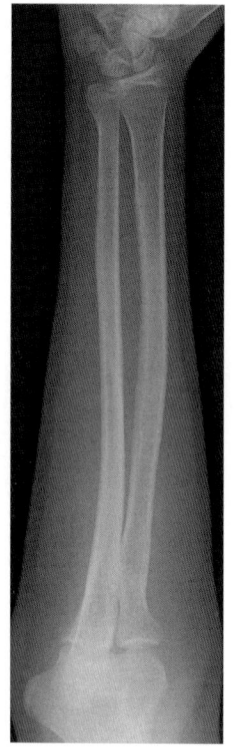

Abb. 9.45 16 Jahre alt (m.)

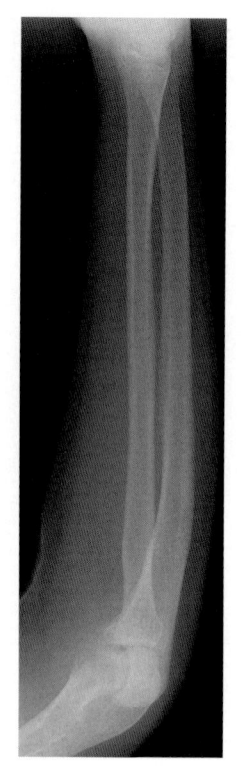

Abb. 9.46 16 Jahre alt (m.)

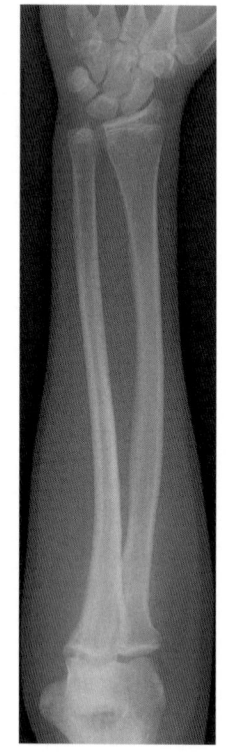

Abb. 9.47 17 Jahre alt (m.)

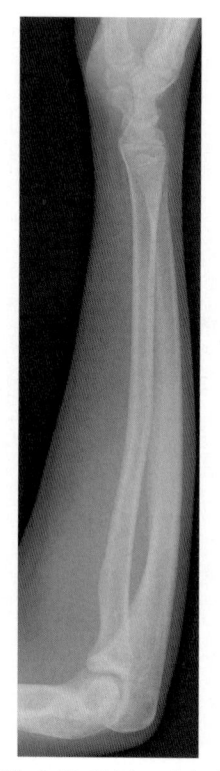

Abb. 9.48 17 Jahre alt (m.)

9 Unterarm, männlich

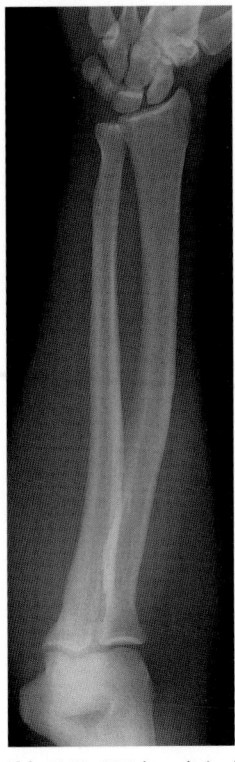

Abb. 9.49 18 Jahre alt (m.)

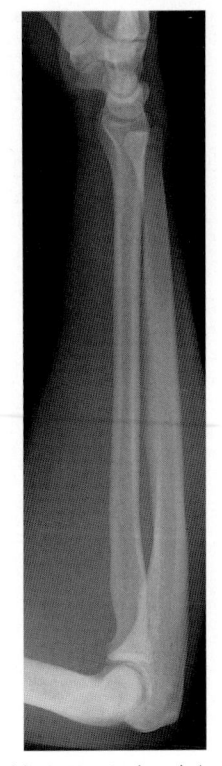

Abb. 9.50 18 Jahre alt (m.)

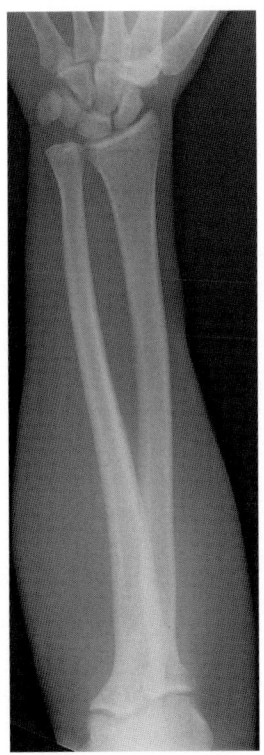

Abb. 9.51 19 Jahre alt (m.)

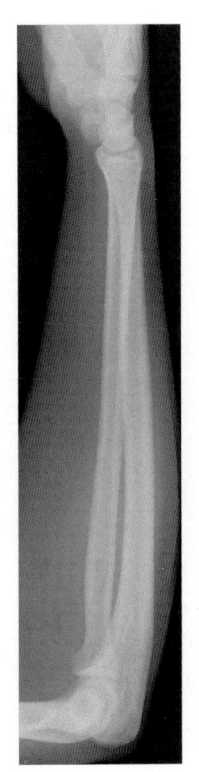

Abb. 9.52 19 Jahre alt (m.)

9 Unterarm, männlich

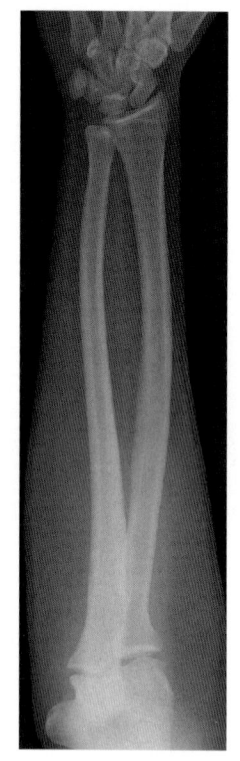

Abb. 9.53 20 Jahre alt (m.)

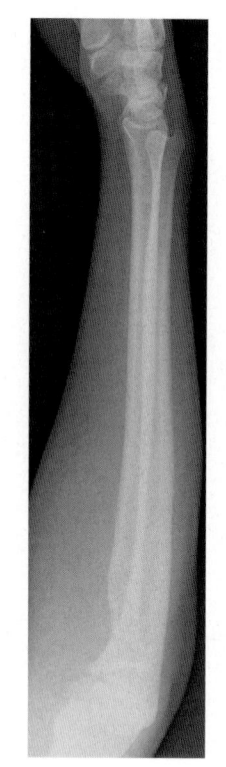

Abb. 9.54 20 Jahre alt (m.)

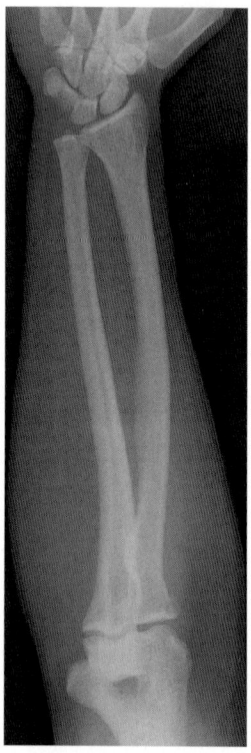

Abb. 9.55 21 Jahre alt (m.)

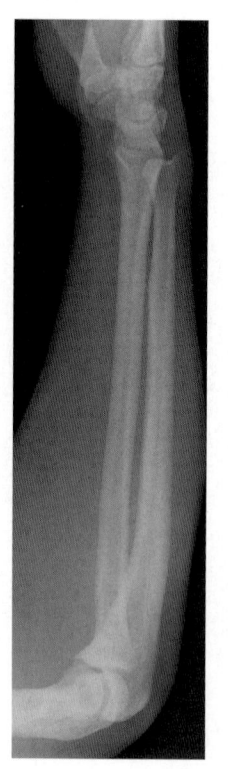

Abb. 9.56 21 Jahre alt (m.)

10 Handgelenk, männlich

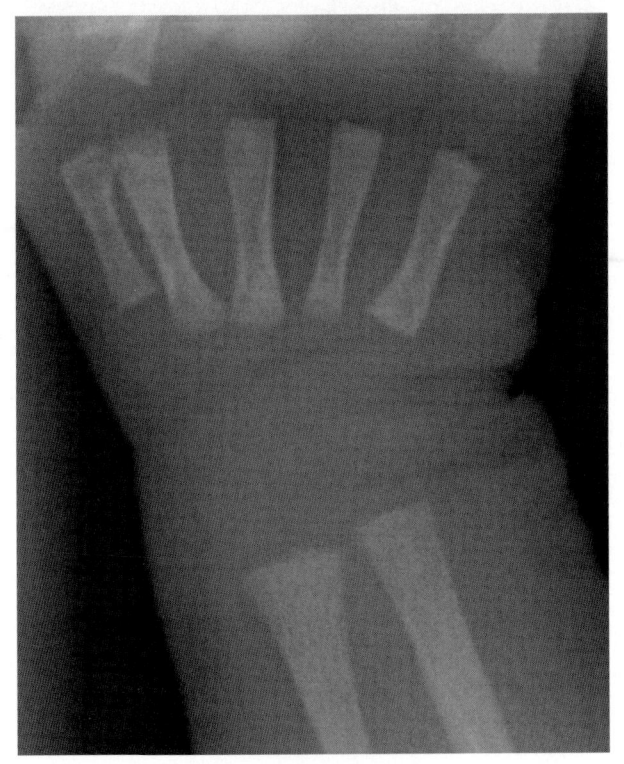

Abb. 10.1 Neugeboren (m.)

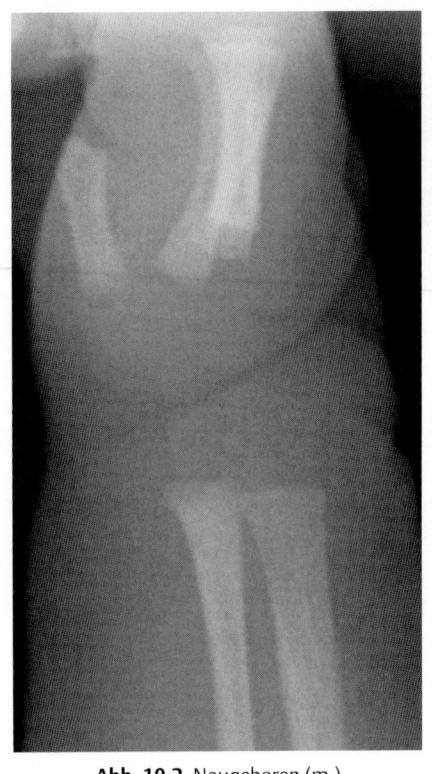

Abb. 10.2 Neugeboren (m.)

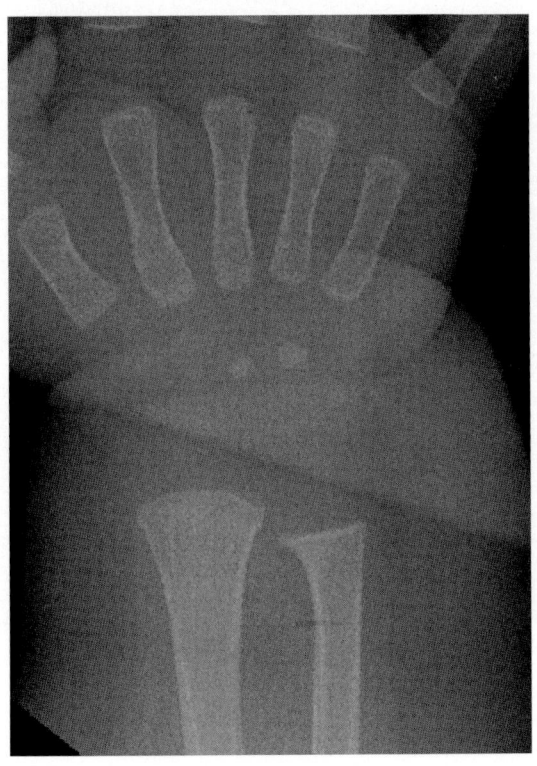

Abb. 10.3 3 Monate alt (m.)

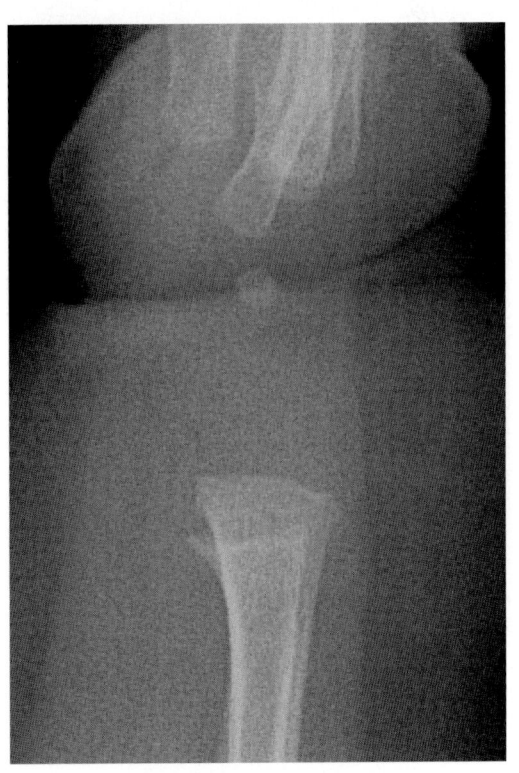

Abb. 10.4 3 Monate alt (m.)

10 Handgelenk, männlich

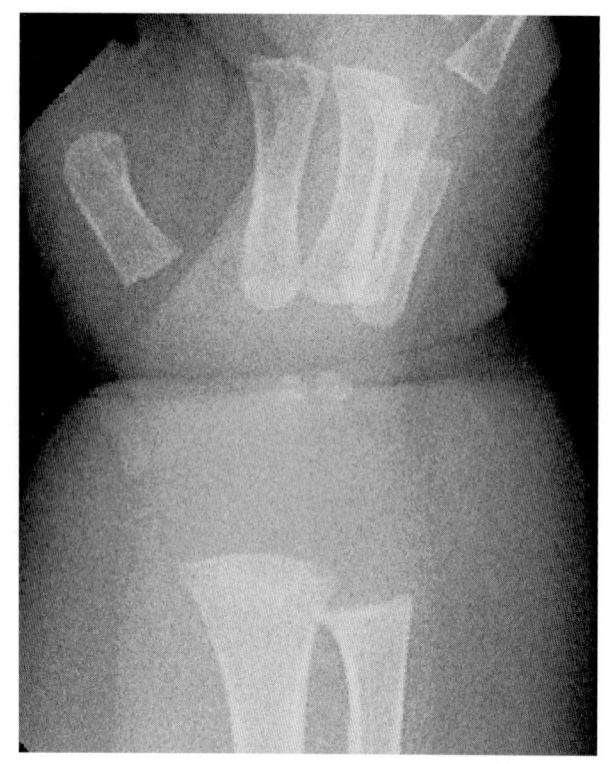

Abb. 10.5 3 Monate alt (m.)

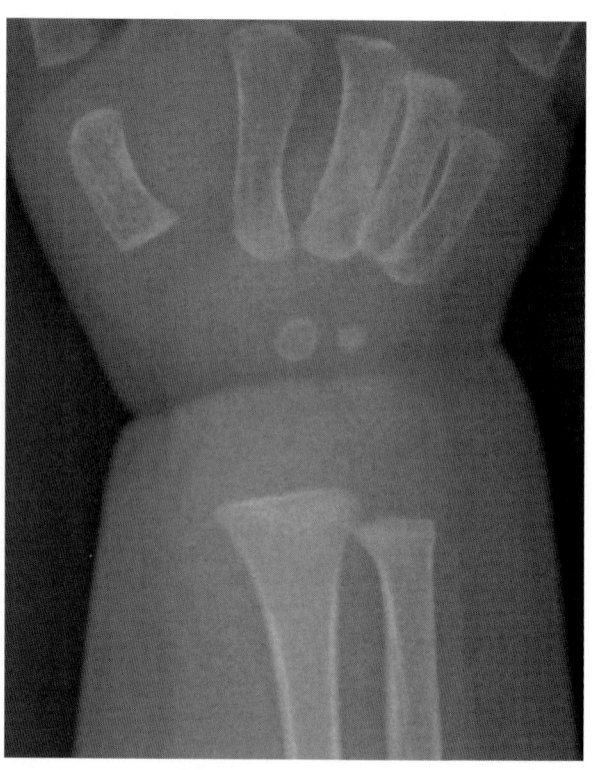

Abb. 10.6 6 Monate alt (m.)

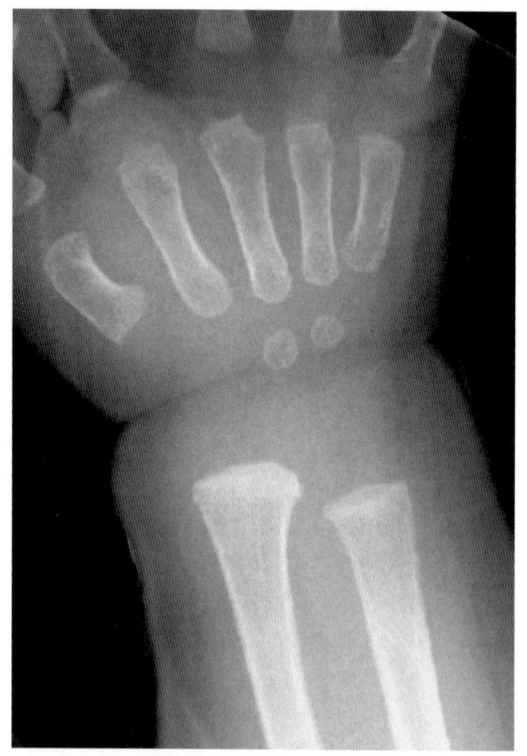

Abb. 10.7 9 Monate alt (m.)

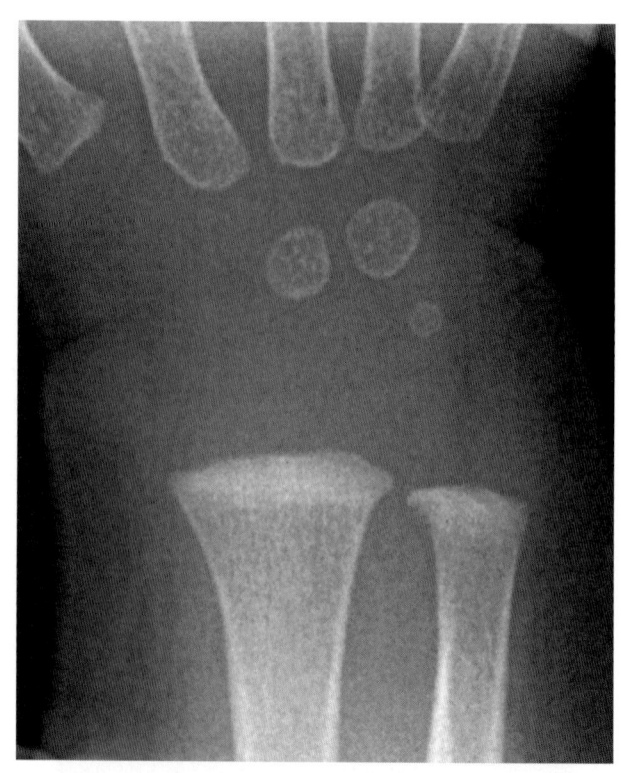

Abb. 10.8 1 Jahr alt (m.)

10 Handgelenk, männlich

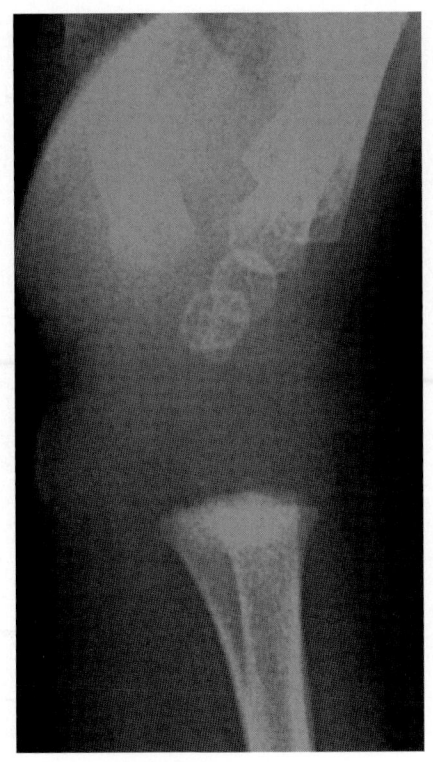

Abb. 10.9 1 Jahr alt (m.)

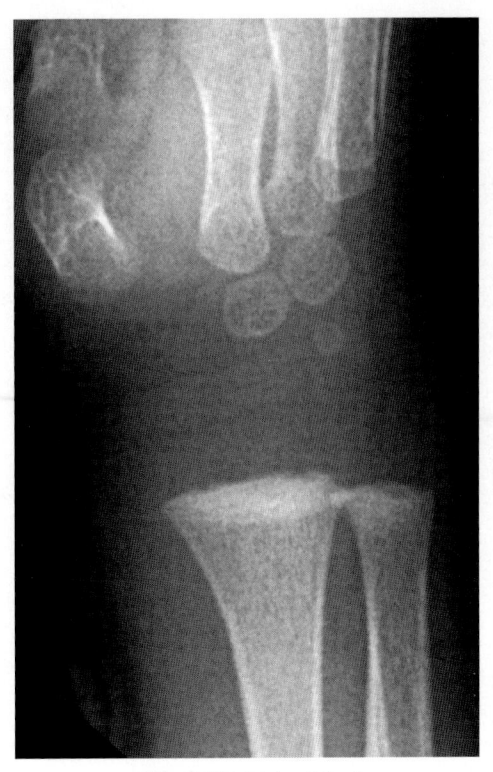

Abb. 10.10 1 Jahr alt (m.)

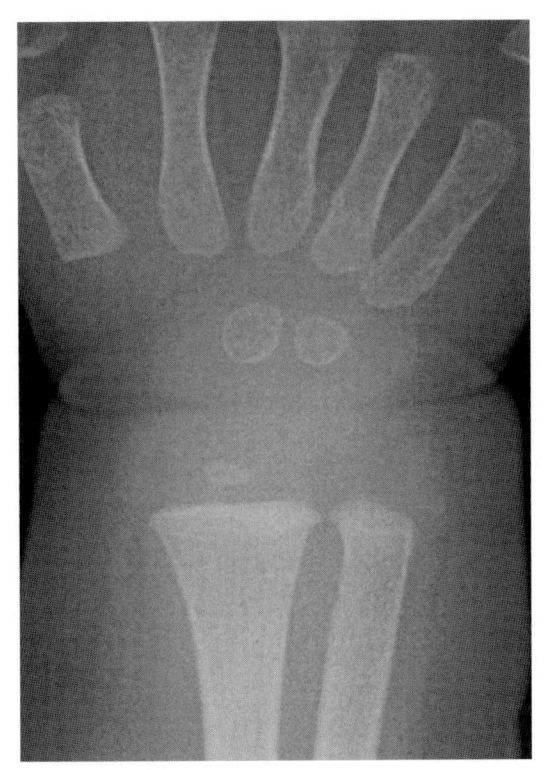

Abb. 10.11 15 Monate alt (m.)

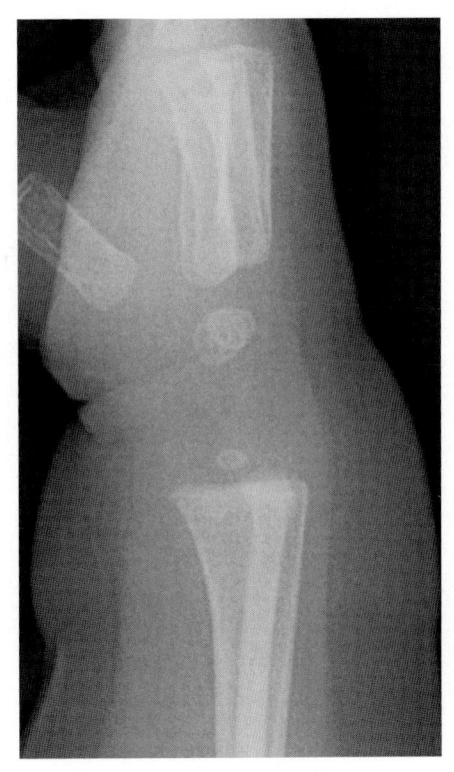

Abb. 10.12 15 Monate alt (m.)

10 Handgelenk, männlich

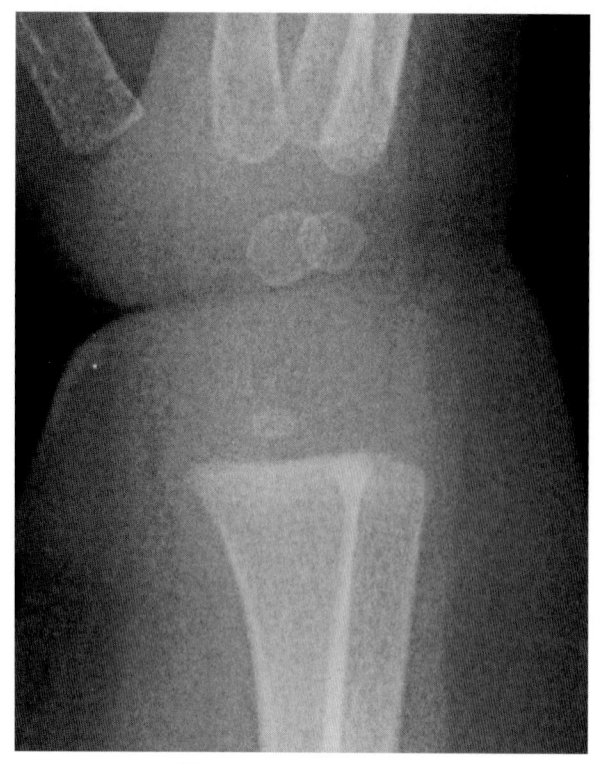

Abb. 10.13 15 Monate alt (m.)

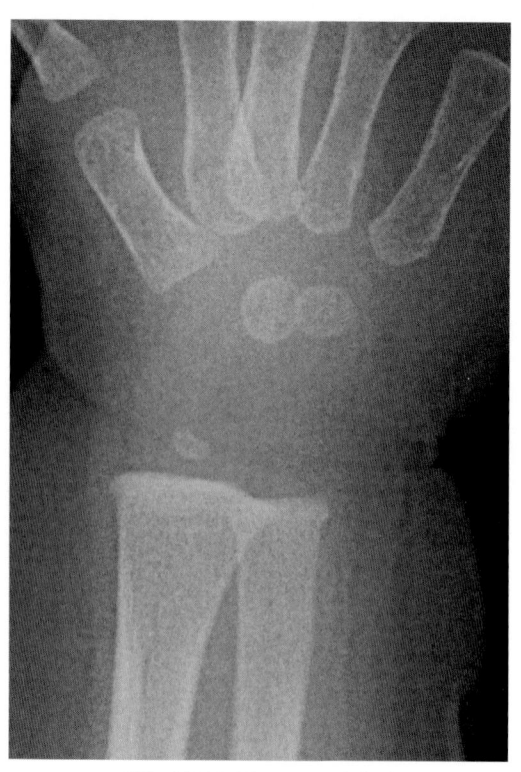

Abb. 10.14 15 Monate alt (m.)

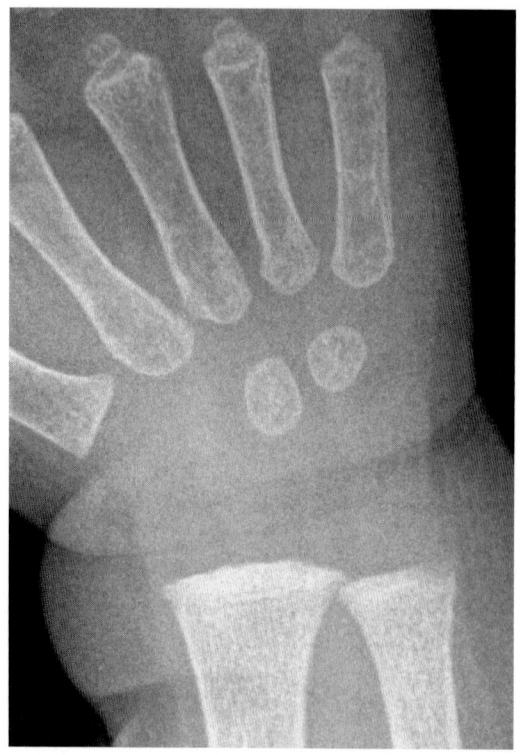

Abb. 10.15 18 Monate alt (m.)

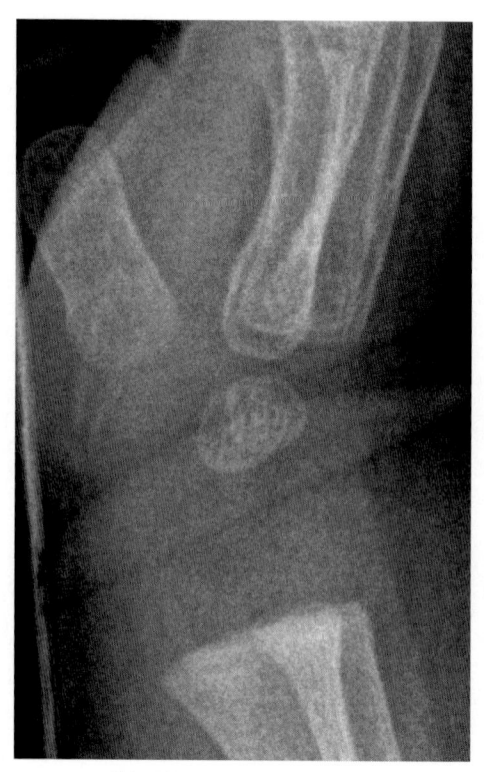

Abb. 10.16 18 Monate alt (m.)

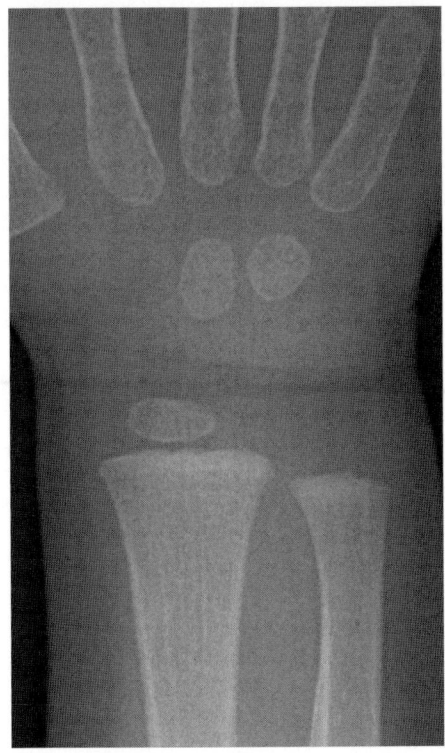

Abb. 10.17 21 Monate alt (m.)

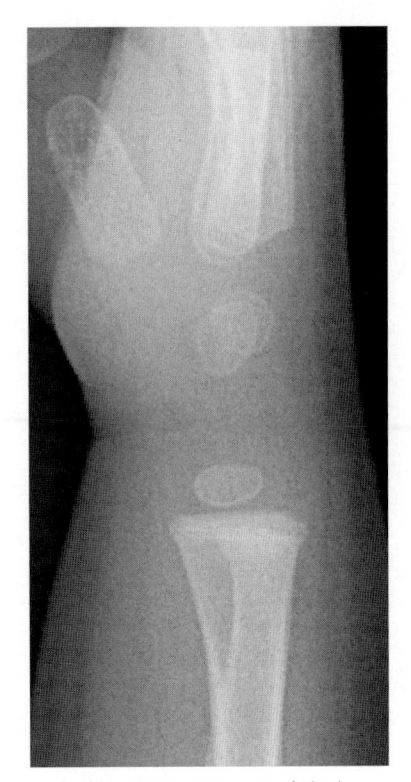

Abb. 10.18 21 Monate alt (m.)

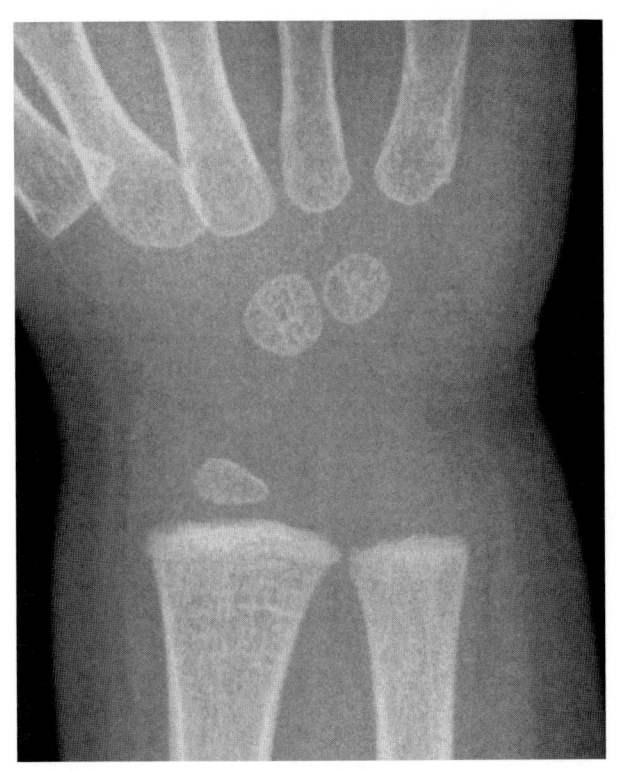

Abb. 10.19 2 Jahre alt (m.)

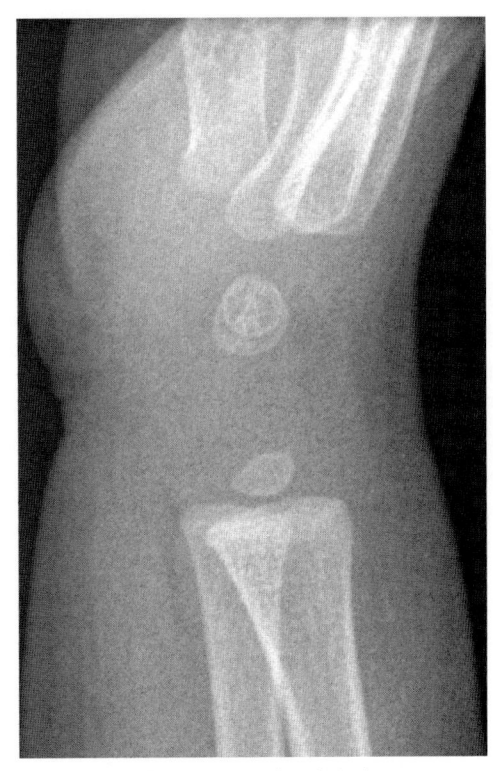

Abb. 10.20 2 Jahre alt (m.)

10 Handgelenk, männlich

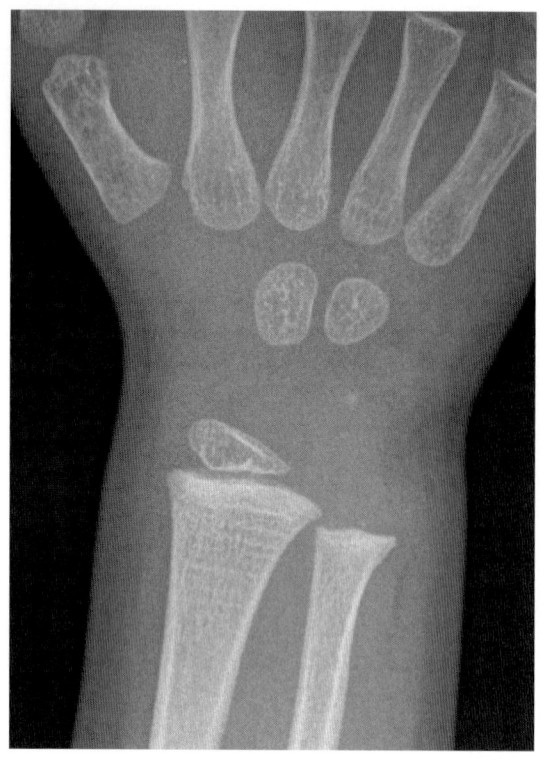

Abb. 10.21 3 Jahre alt (m.)

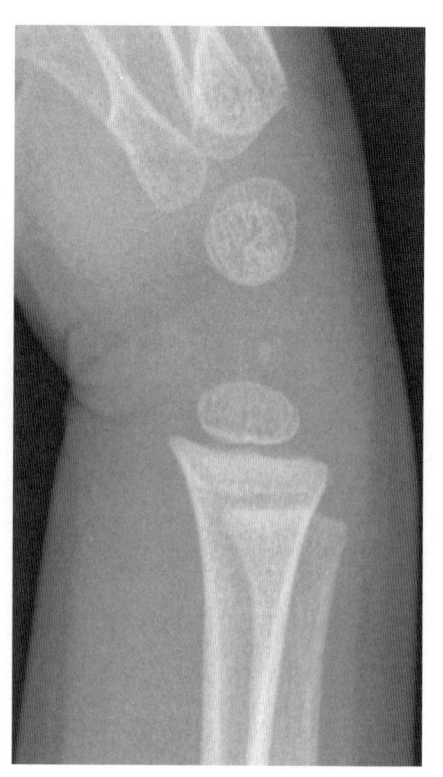

Abb. 10.22 3 Jahre alt (m.)

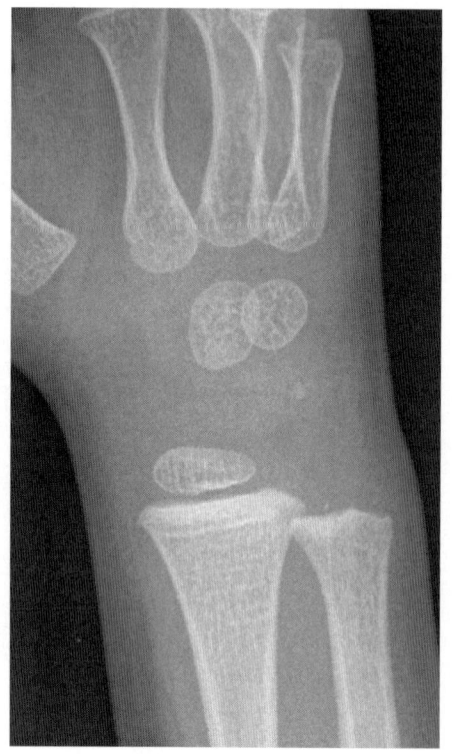

Abb. 10.23 3 Jahre alt (m.)

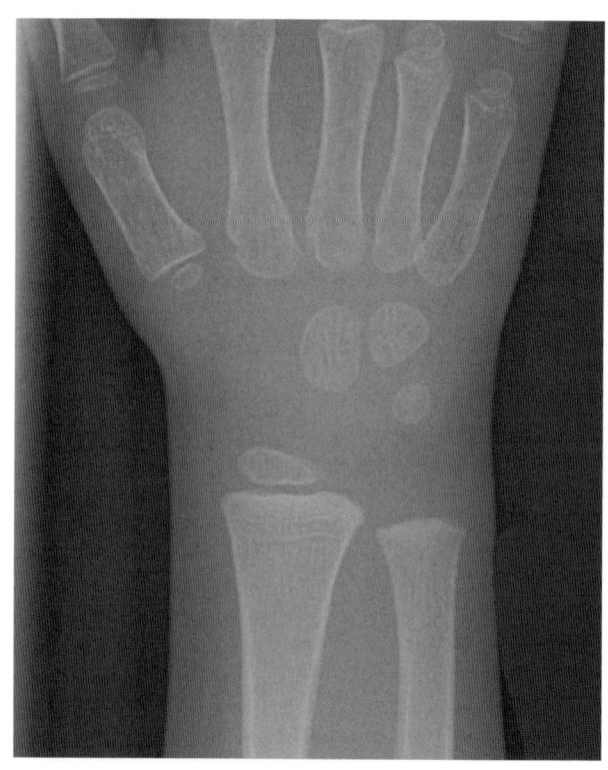

Abb. 10.24 4 Jahre alt (m.)

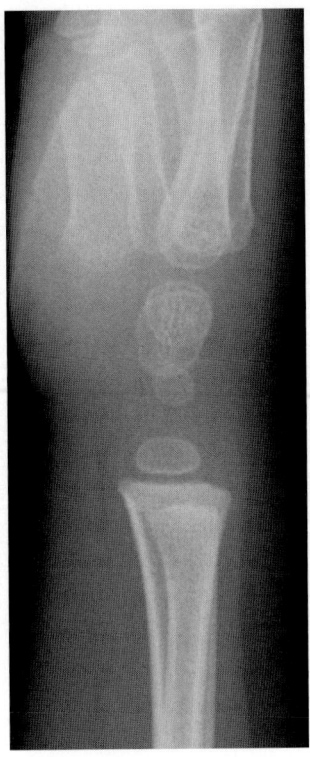

Abb. 10.25 4 Jahre alt (m.)

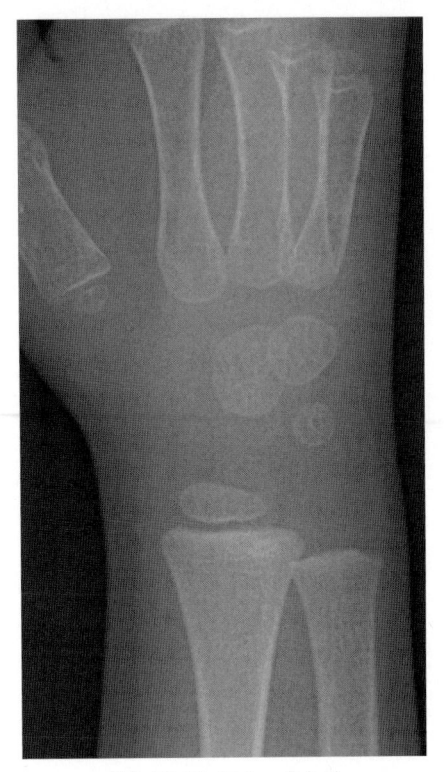

Abb. 10.26 4 Jahre alt (m.)

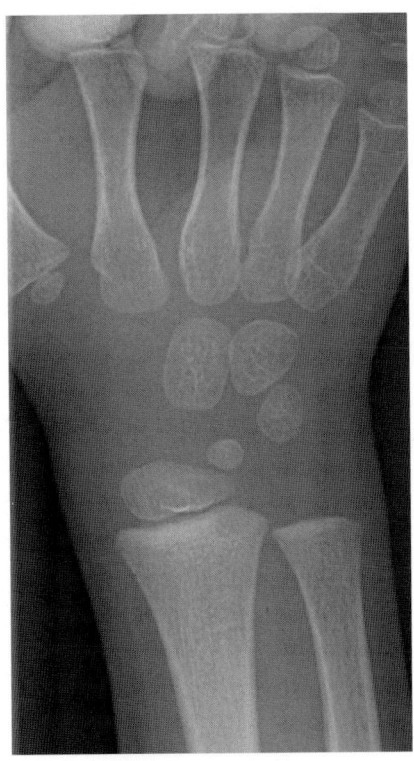

Abb. 10.27 5 Jahre alt (m.)

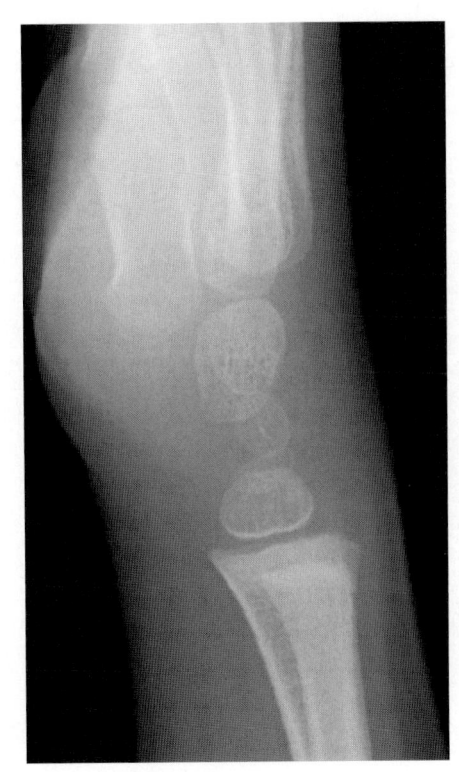

Abb. 10.28 5 Jahre alt (m.)

164   10 Handgelenk, männlich

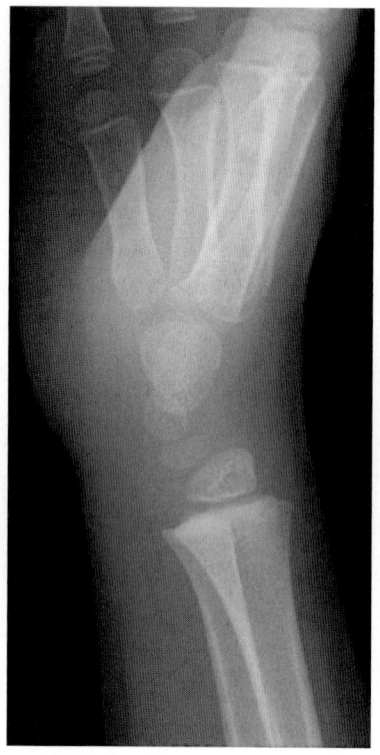

Abb. 10.29 5 Jahre alt (m.)

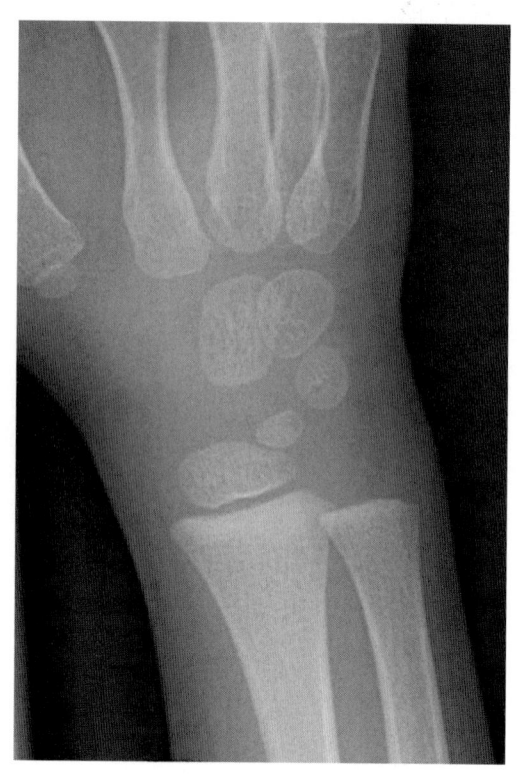

Abb. 10.30 5 Jahre alt (m.)

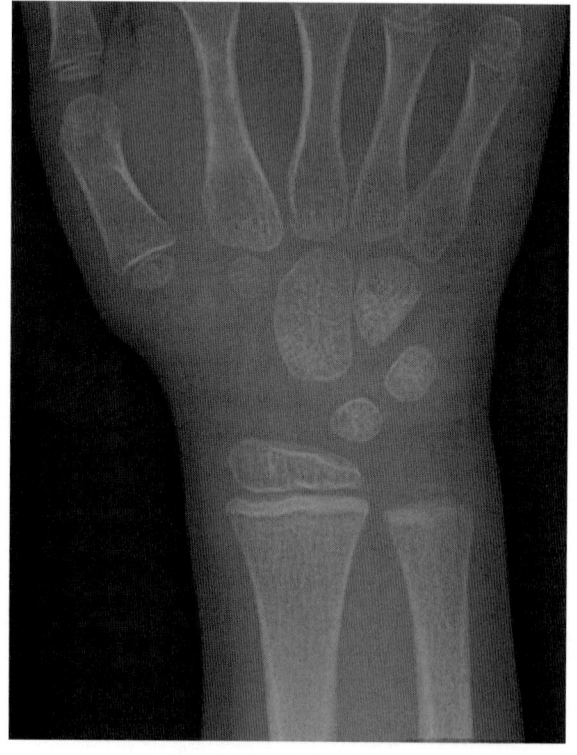

Abb. 10.31 6 Jahre alt (m.)

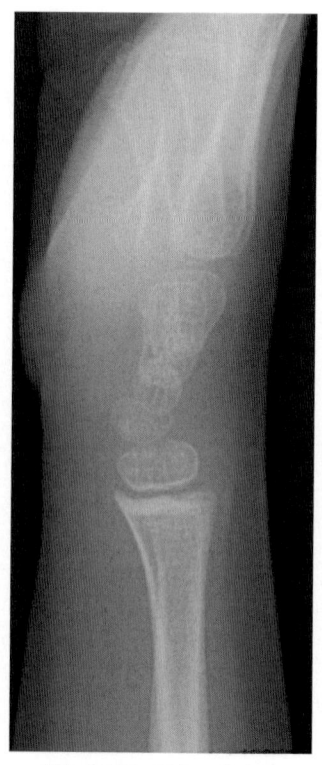

Abb. 10.32 6 Jahre alt (m.)

10 Handgelenk, männlich

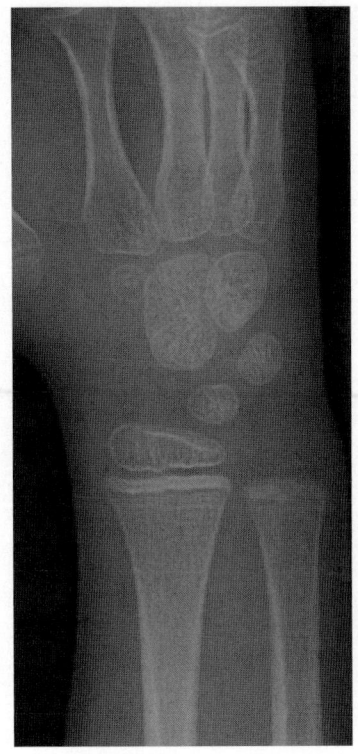

Abb. 10.33 6 Jahre alt (m.)

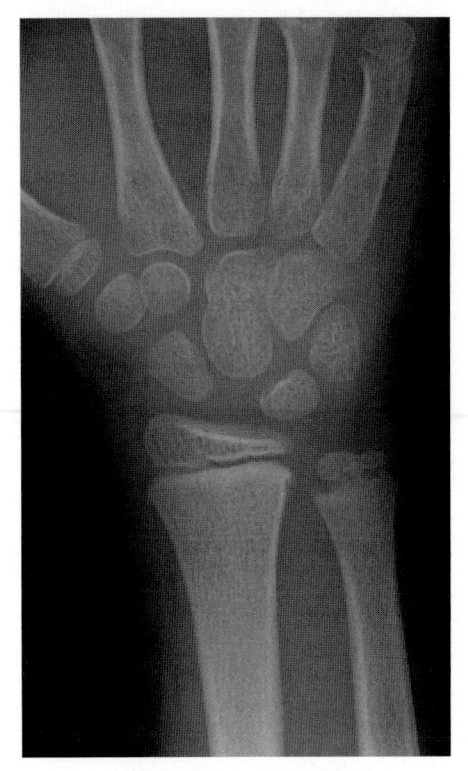

Abb. 10.34 7 Jahre alt (m.)

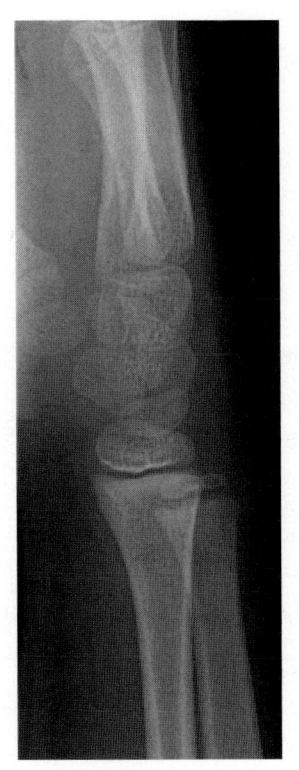

Abb. 10.35 7 Jahre alt (m.)

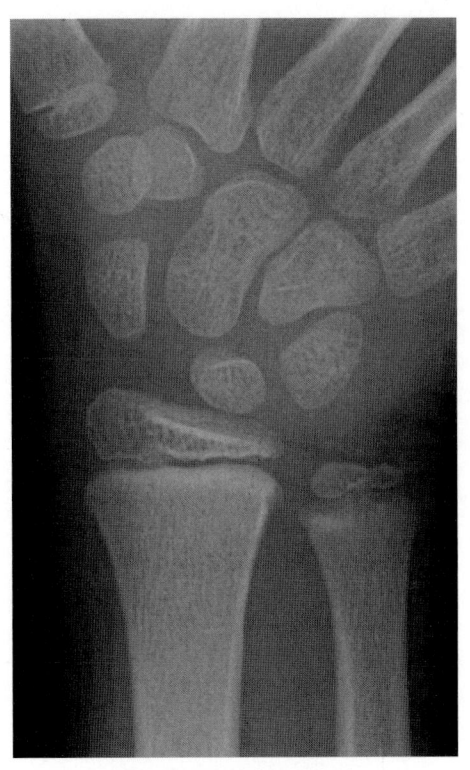

Abb. 10.36 7 Jahre alt (m.)

166   10 Handgelenk, männlich

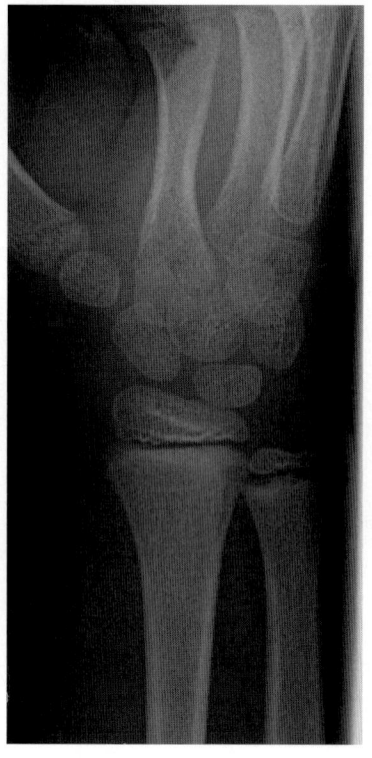

Abb. 10.37 7 Jahre alt (m.)

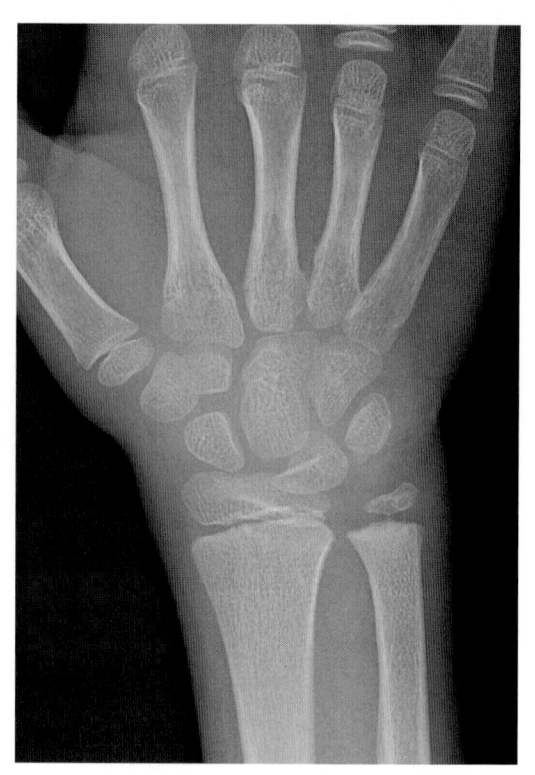

Abb. 10.38 8 Jahre alt (m.)

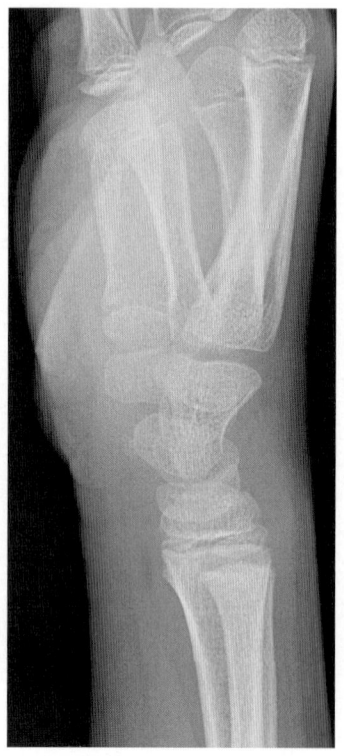

Abb. 10.39 8 Jahre alt (m.)

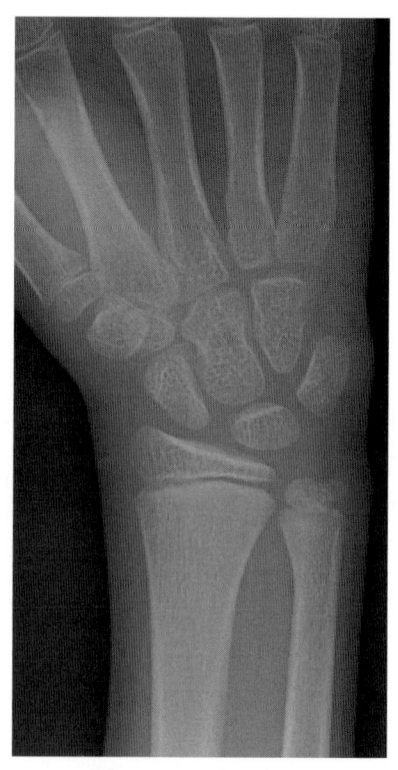

Abb. 10.40 9 Jahre alt (m.)

10 Handgelenk, männlich

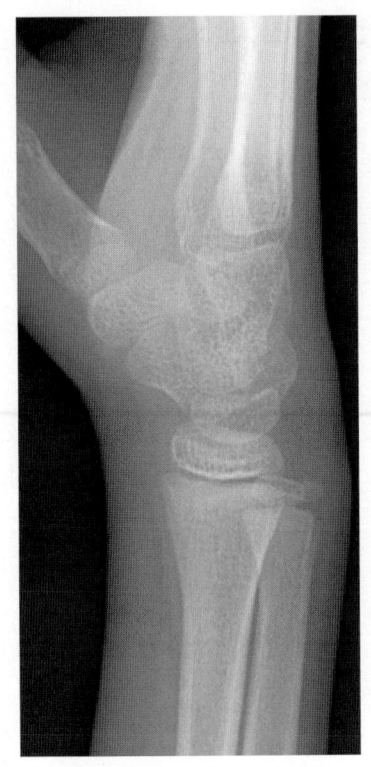

Abb. 10.41 9 Jahre alt (m.)

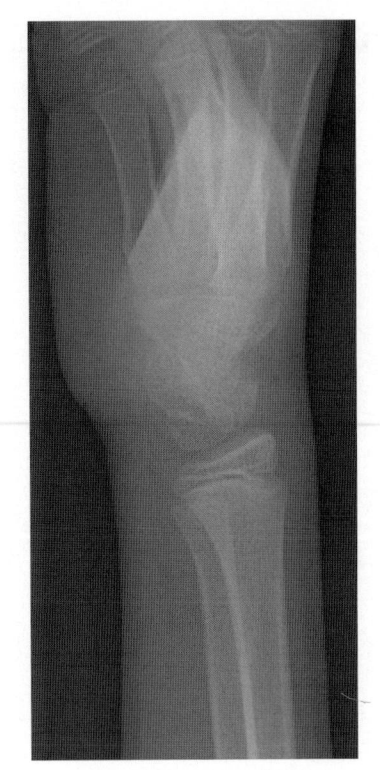

Abb. 10.42 9 Jahre alt (m.)

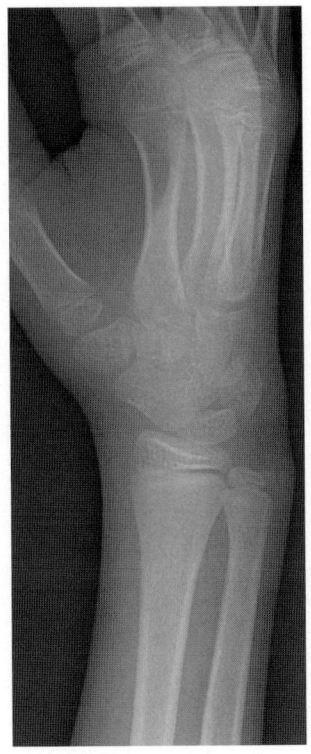

Abb. 10.43 9 Jahre alt (m.)

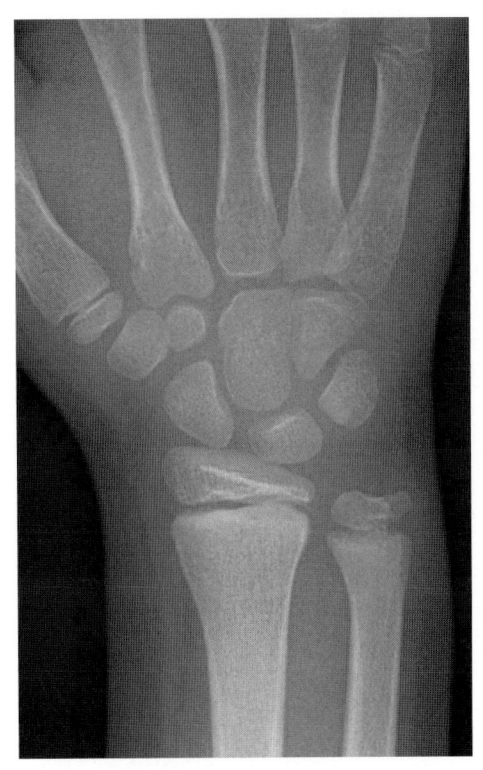

Abb. 10.44 10 Jahre alt (m.)

10 Handgelenk, männlich

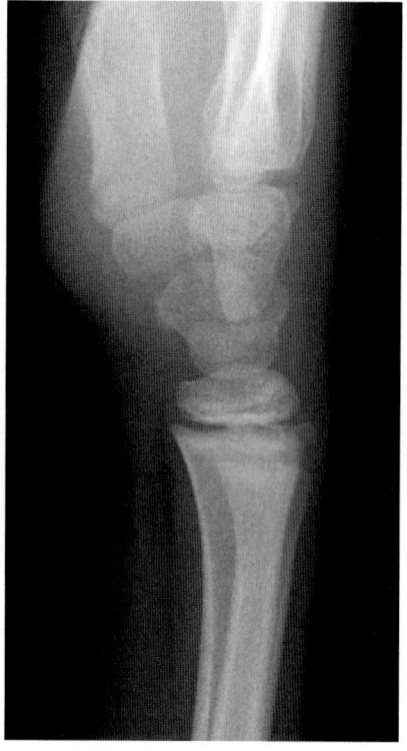

Abb. 10.45 10 Jahre alt (m.)

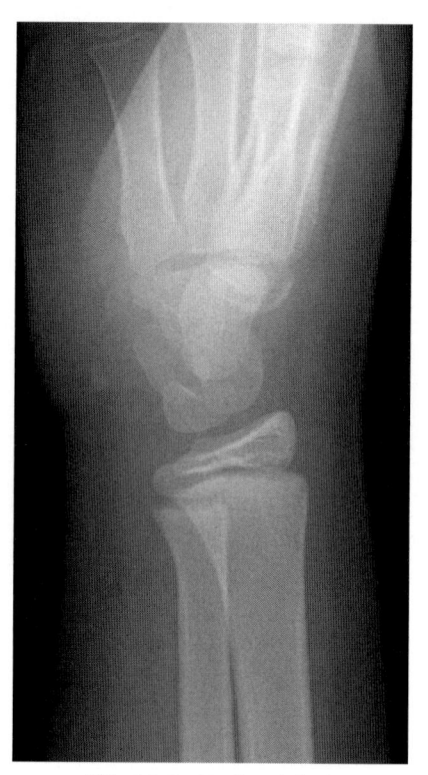

Abb. 10.46 10 Jahre alt (m.)

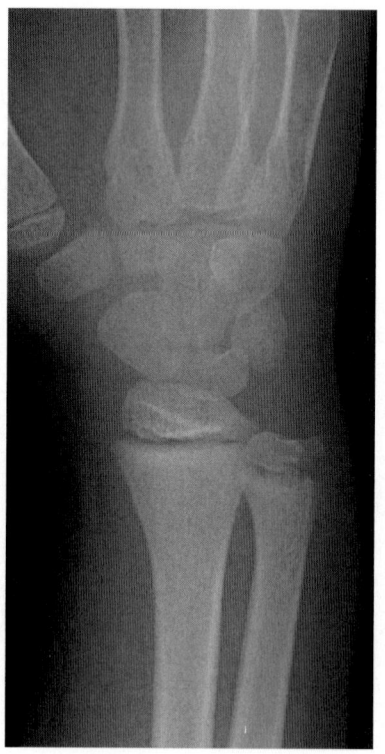

Abb. 10.47 10 Jahre alt (m.)

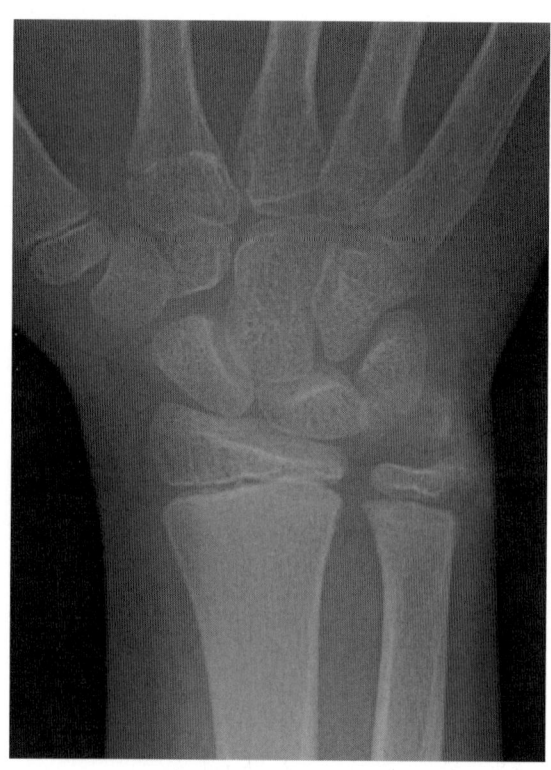

Abb. 10.48 11 Jahre alt (m.)

10 Handgelenk, männlich 169

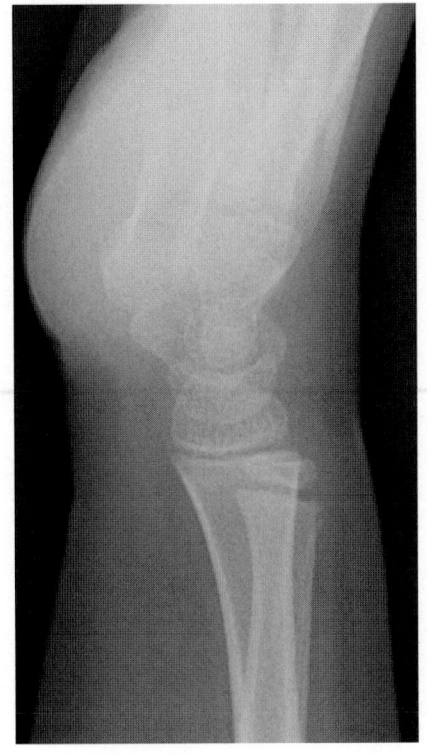

Abb. 10.49 11 Jahre alt (m.)

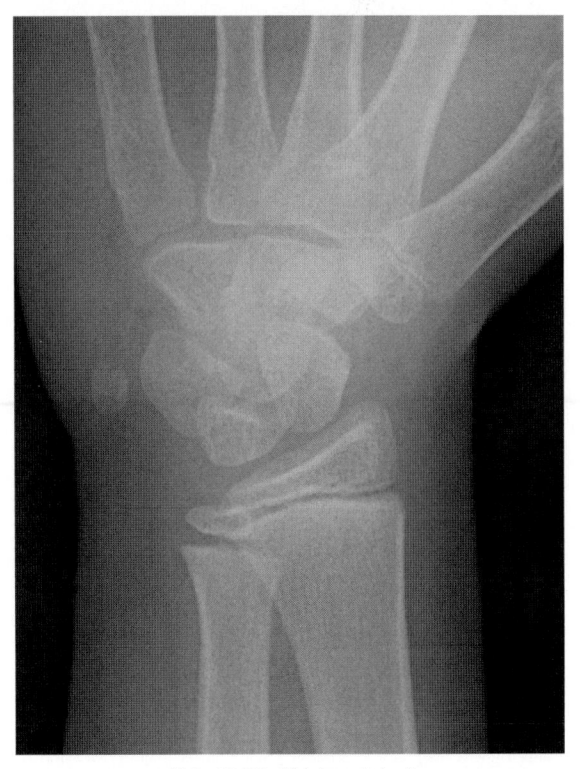

Abb. 10.50 11 Jahre alt (m.)

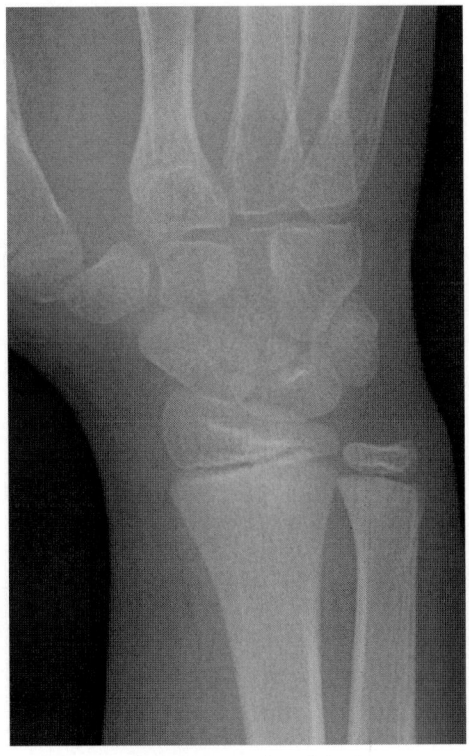

Abb. 10.51 11 Jahre alt (m.)

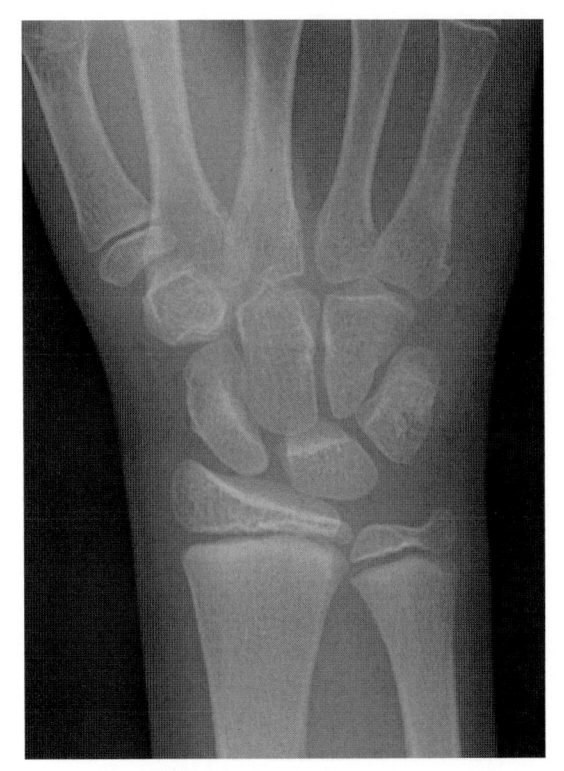

Abb. 10.52 12 Jahre alt (m.)

10 Handgelenk, männlich

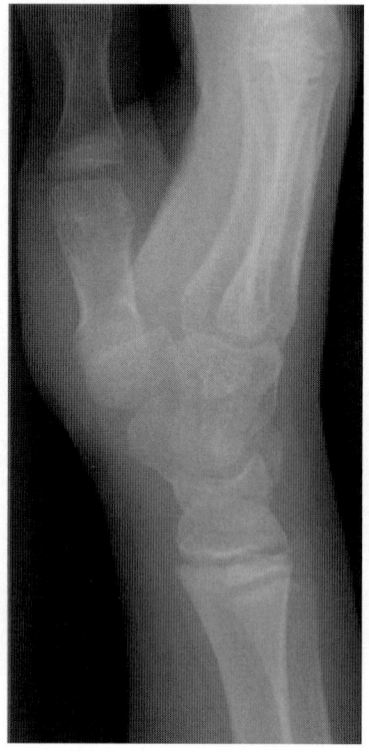

Abb. 10.53 12 Jahre alt (m.)

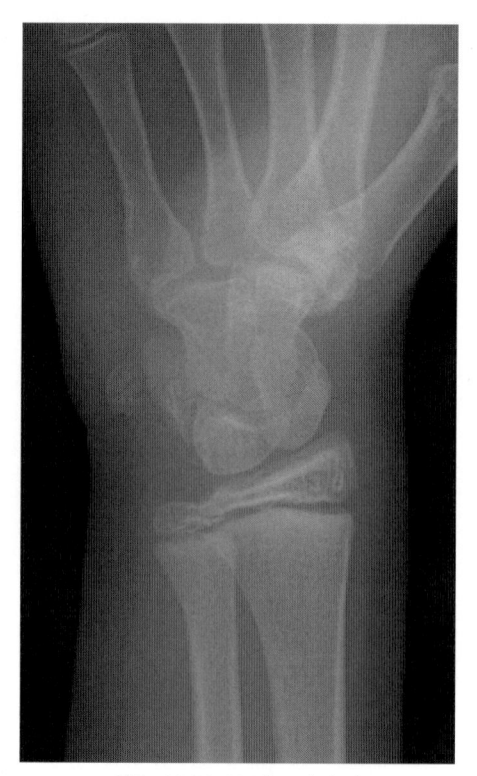

Abb. 10.54 12 Jahre alt (m.)

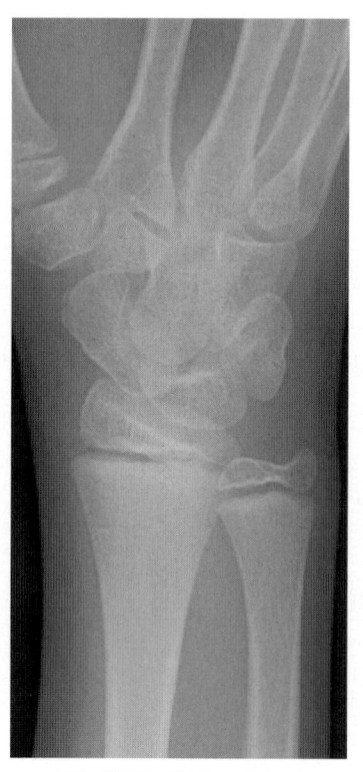

Abb. 10.55 12 Jahre alt (m.)

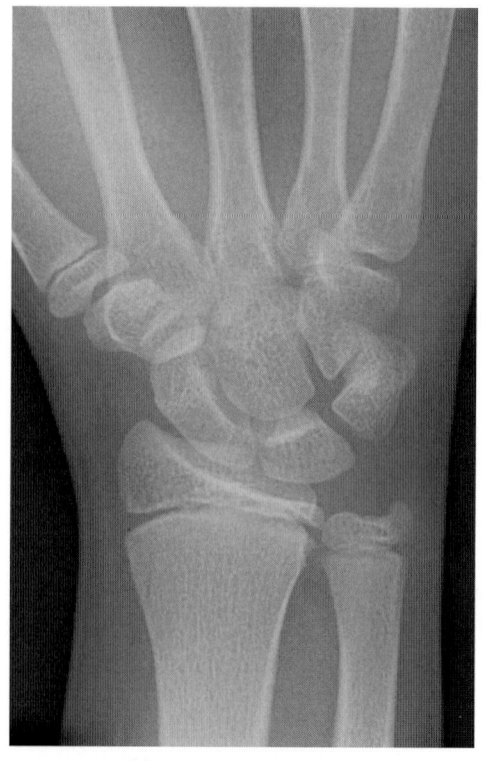

Abb. 10.56 13 Jahre alt (m.)

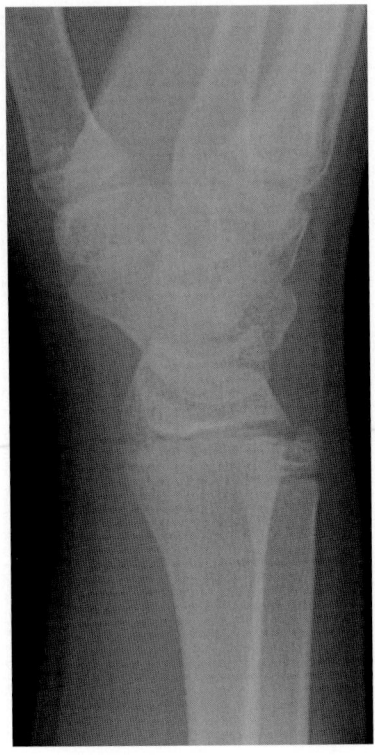

Abb. 10.57 13 Jahre alt (m.)

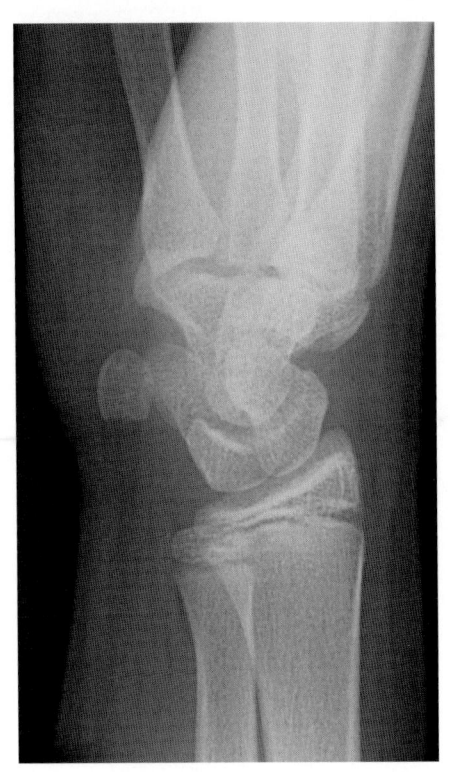

Abb. 10.58 13 Jahre alt (m.)

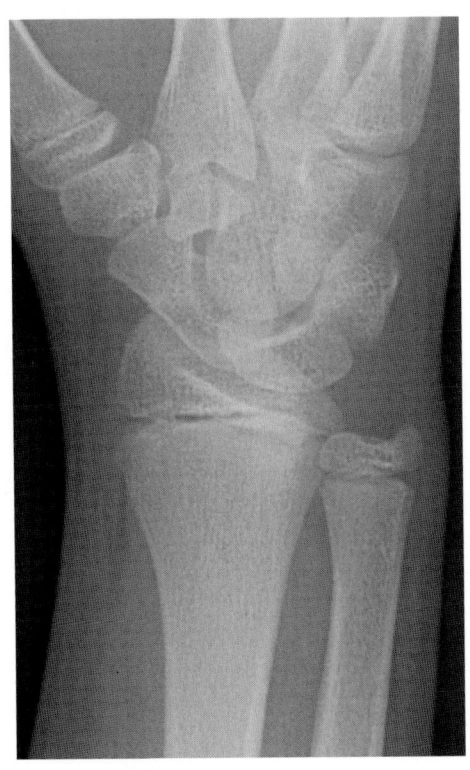

Abb. 10.59 13 Jahre alt (m.)

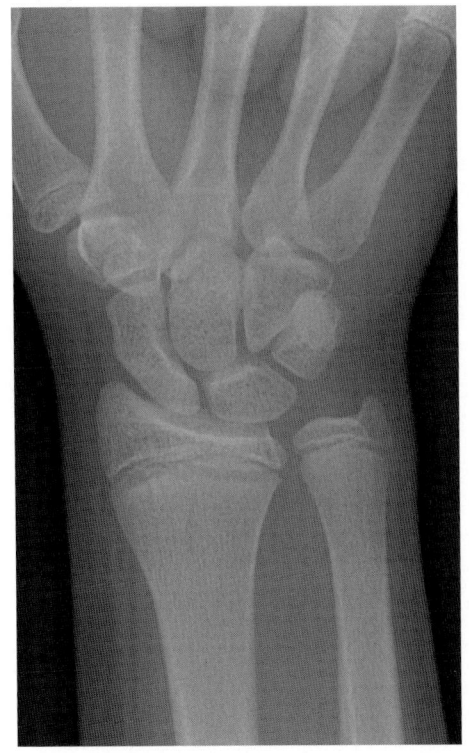

Abb. 10.60 14 Jahre alt (m.)

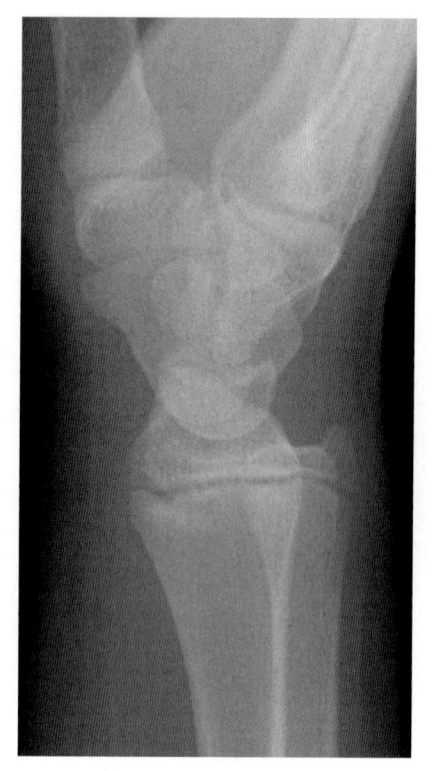

Abb. 10.61 14 Jahre alt (m.)

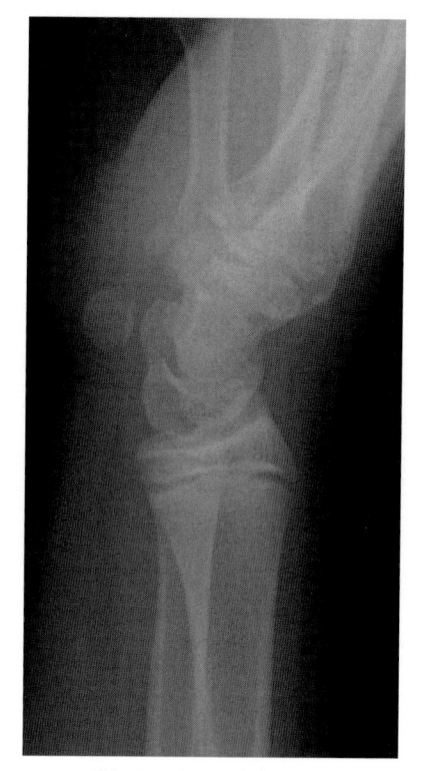

Abb. 10.62 14 Jahre alt (m.)

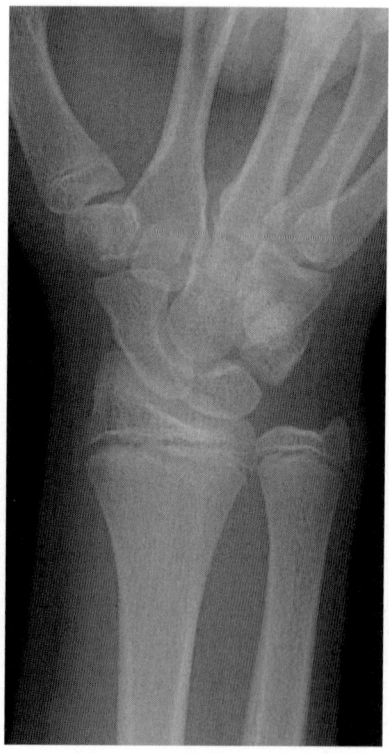

Abb. 10.63 14 Jahre alt (m.)

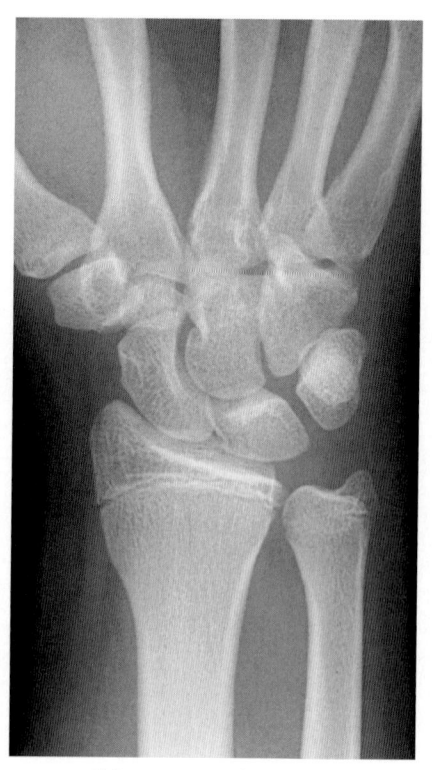

Abb. 10.64 15 Jahre alt (m.)

10 Handgelenk, männlich

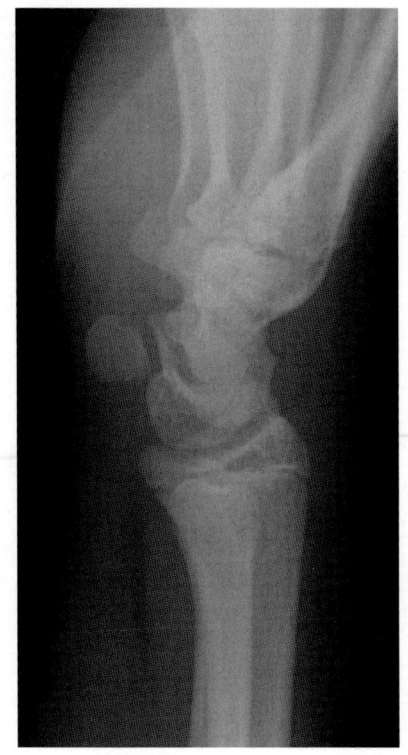

Abb. 10.65 15 Jahre alt (m.)

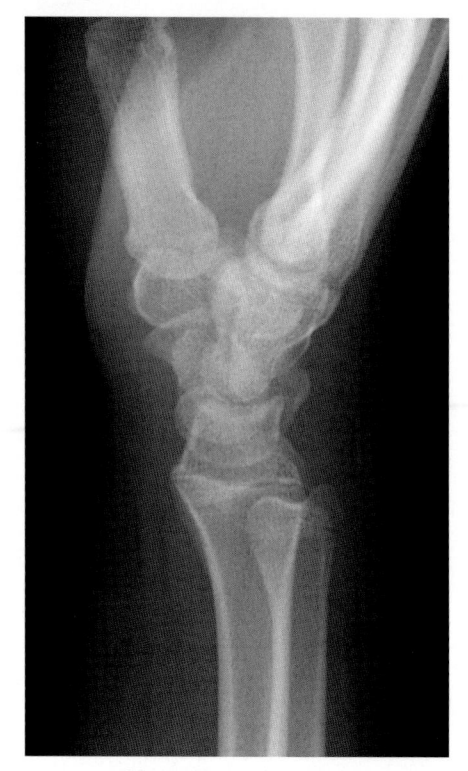

Abb. 10.66 15 Jahre alt (m.)

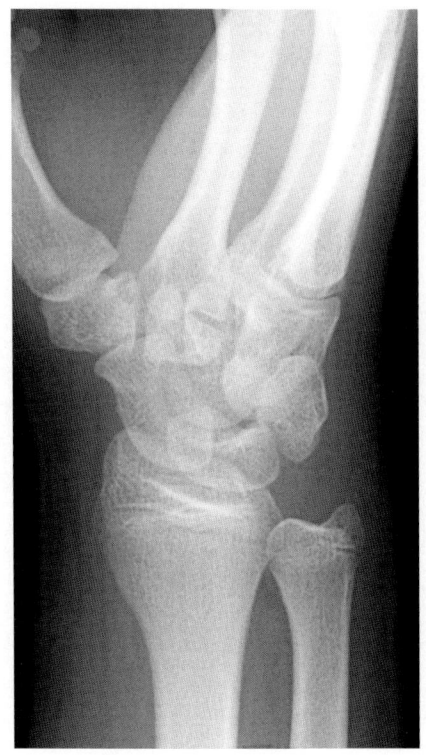

Abb. 10.67 15 Jahre alt (m.)

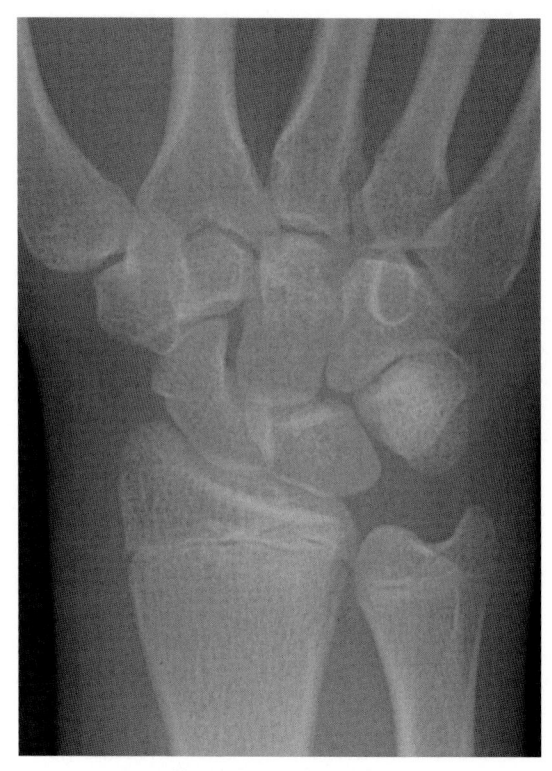

Abb. 10.68 16 Jahre alt (m.)

10 Handgelenk, männlich

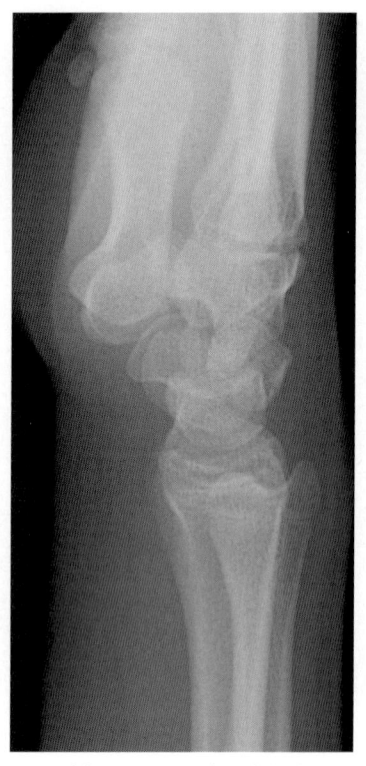

Abb. 10.69 16 Jahre alt (m.)

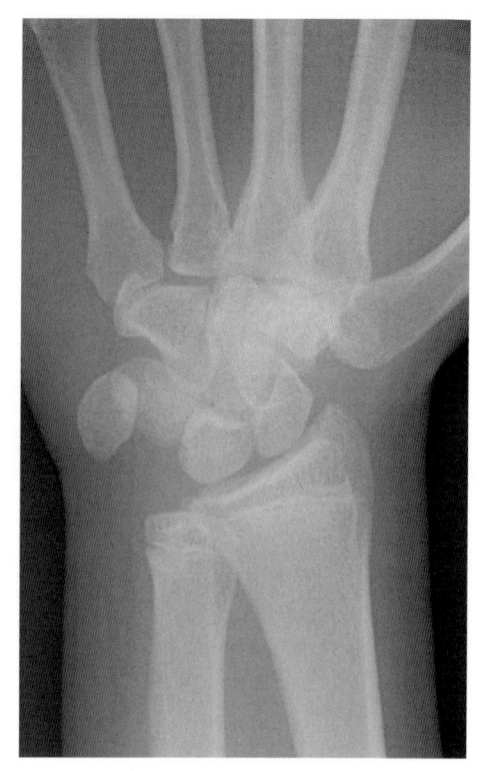

Abb. 10.70 16 Jahre alt (m.)

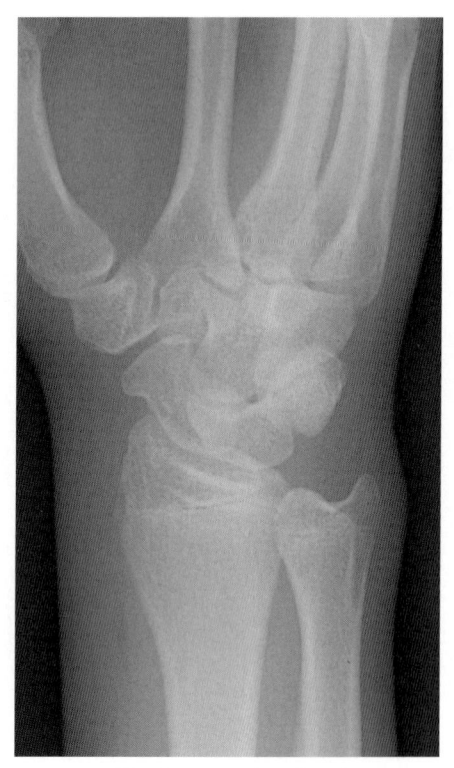

Abb. 10.71 16 Jahre alt (m.)

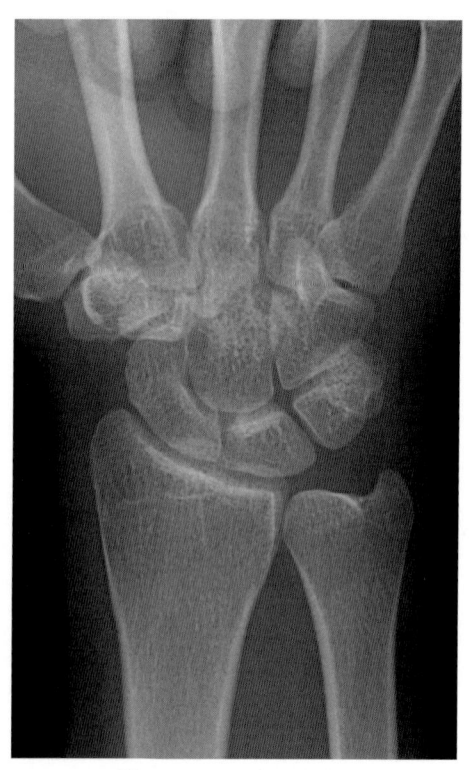

Abb. 10.72 17 Jahre alt (m.)

10 Handgelenk, männlich

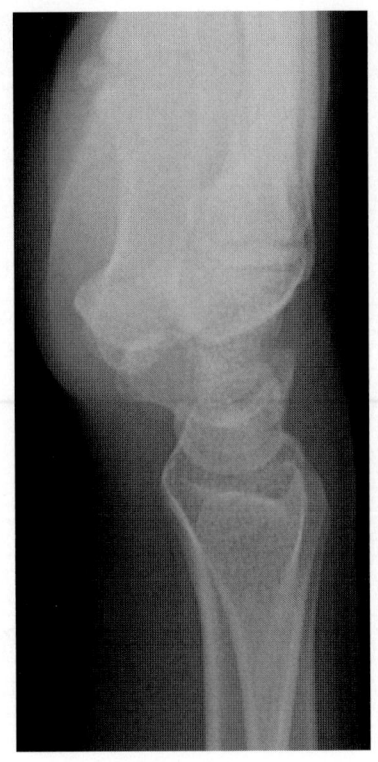

Abb. 10.73 17 Jahre alt (m.)

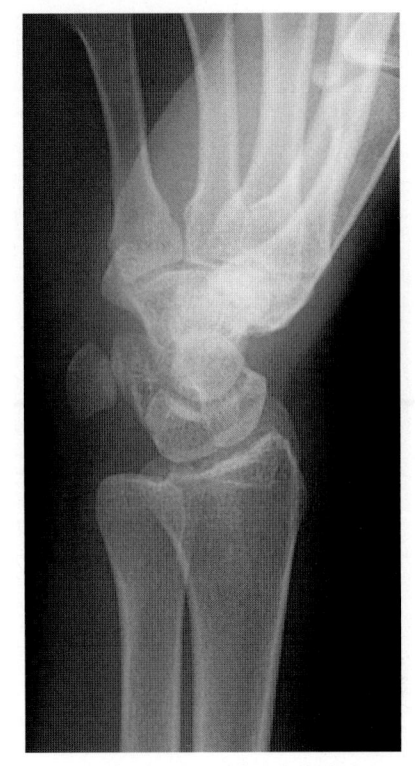

Abb. 10.74 17 Jahre alt (m.)

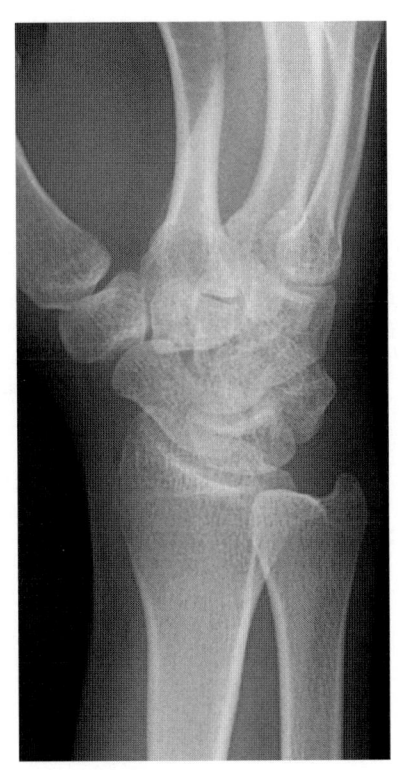

Abb. 10.75 17 Jahre alt (m.)

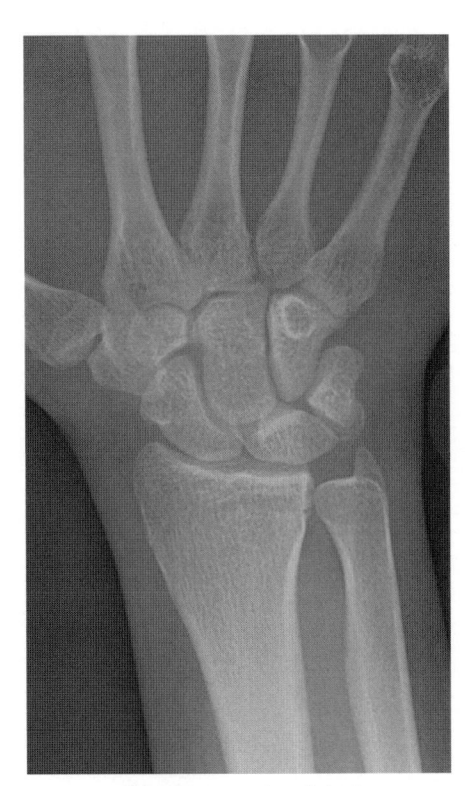

Abb. 10.76 18 Jahre alt (m.)

176 10 Handgelenk, männlich

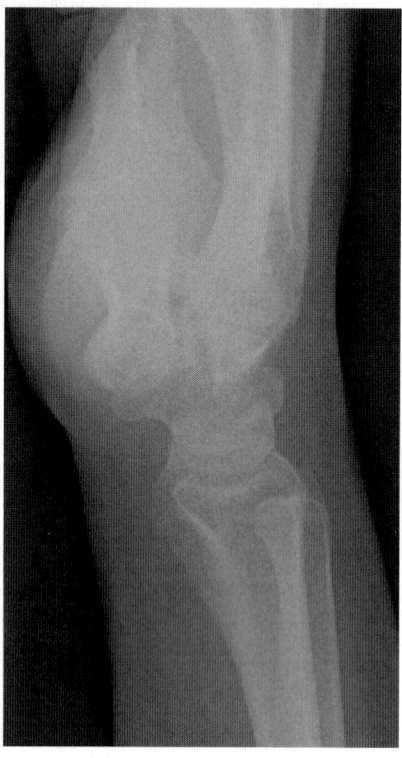

Abb. 10.77 18 Jahre alt (m.)

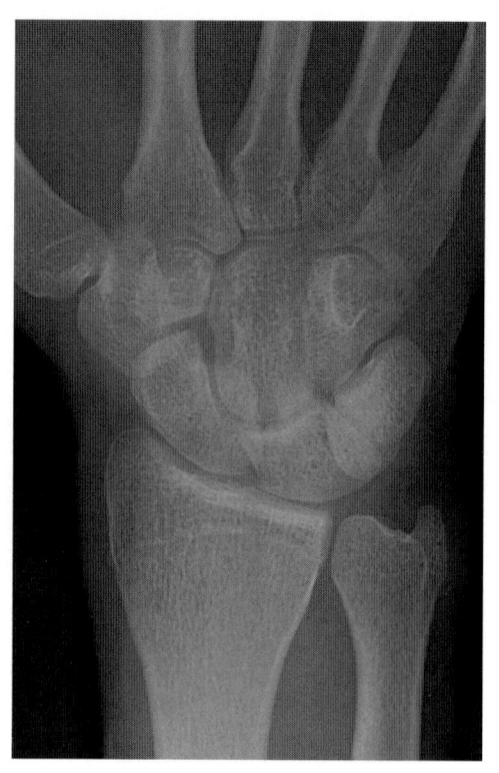

Abb. 10.78 19 Jahre alt (m.)

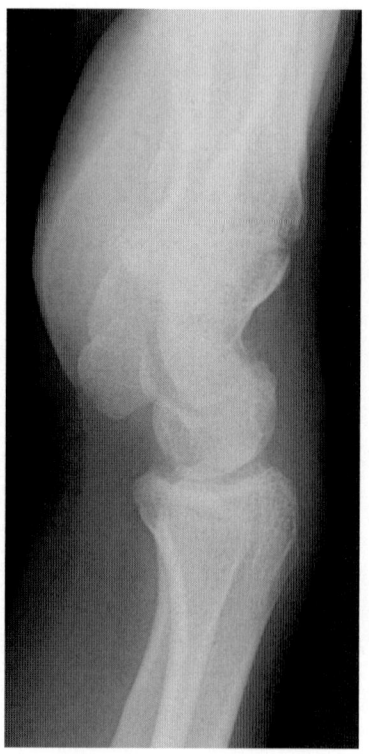

Abb. 10.79 19 Jahre alt (m.)

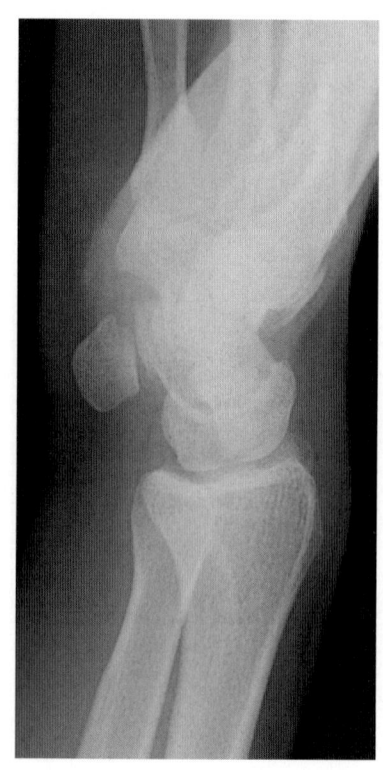

Abb. 10.80 19 Jahre alt (m.)

10 Handgelenk, männlich

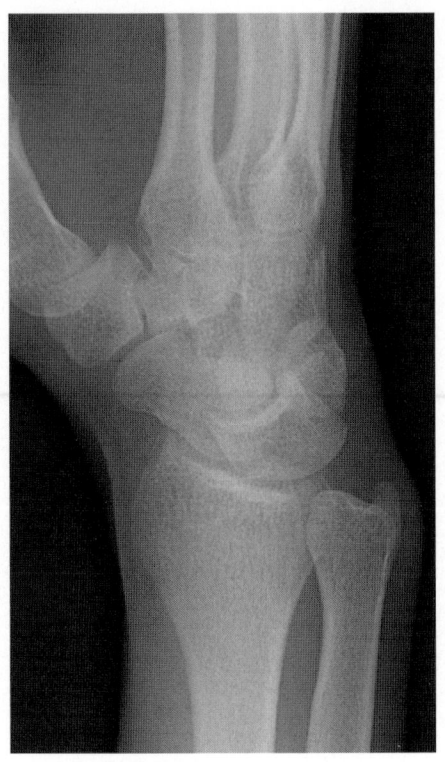

Abb. 10.81 19 Jahre alt (m.)

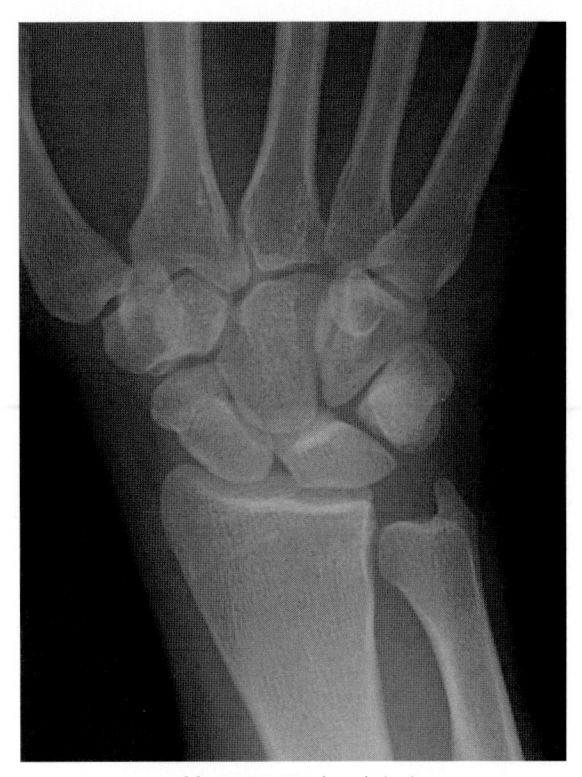

Abb. 10.82 20 Jahre alt (m.)

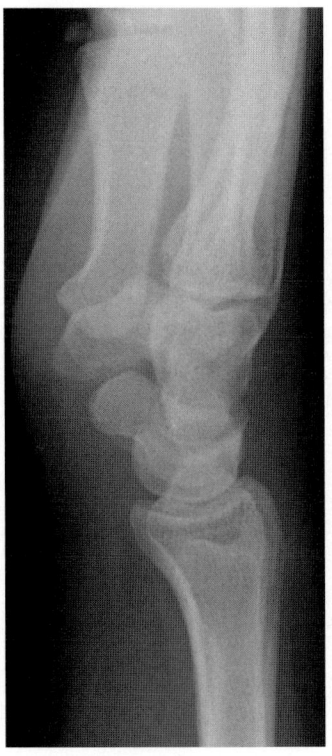

Abb. 10.83 20 Jahre alt (m.)

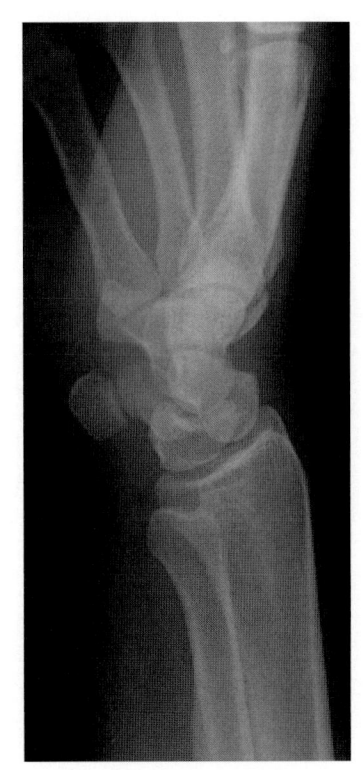

Abb. 10.84 20 Jahre alt (m.)

10 Handgelenk, männlich

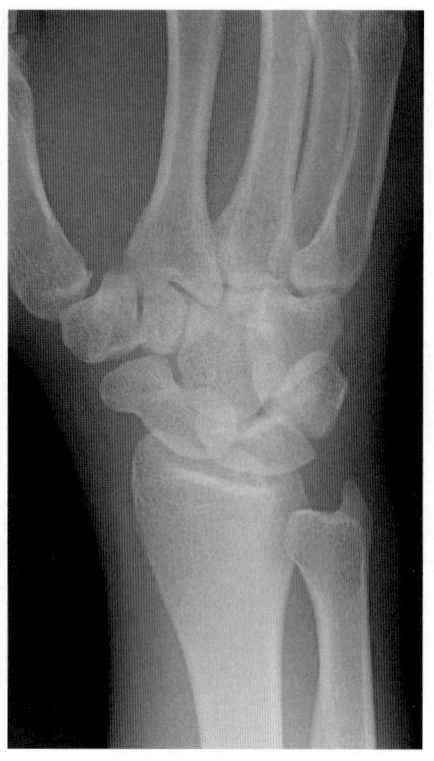

Abb. 10.85 20 Jahre alt (m.)

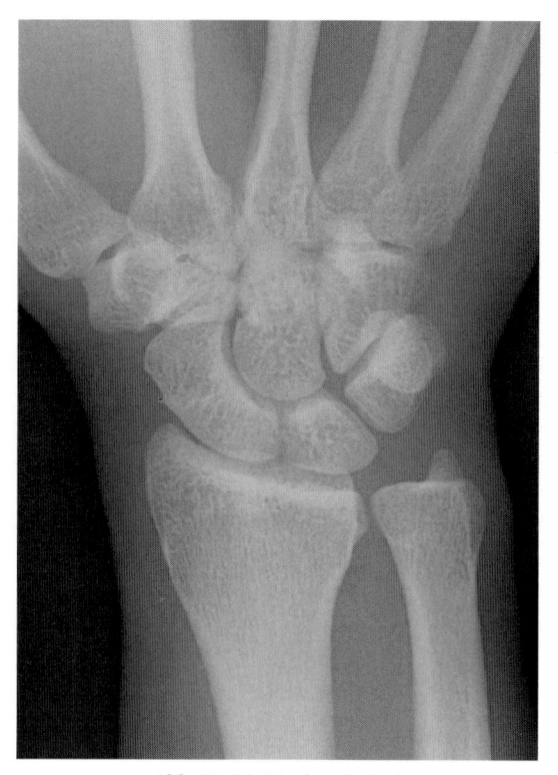

Abb. 10.86 21 Jahre alt (m.)

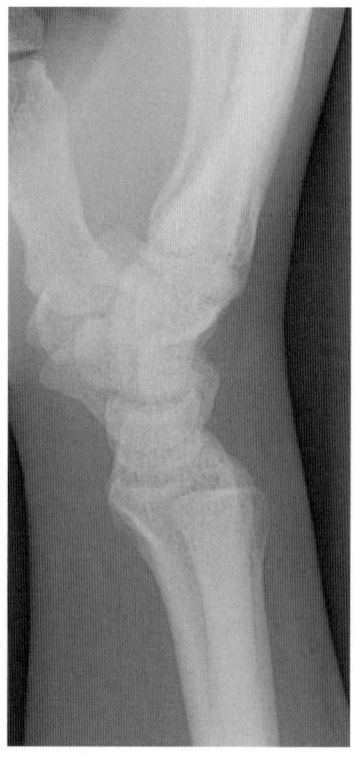

Abb. 10.87 21 Jahre alt (m.)

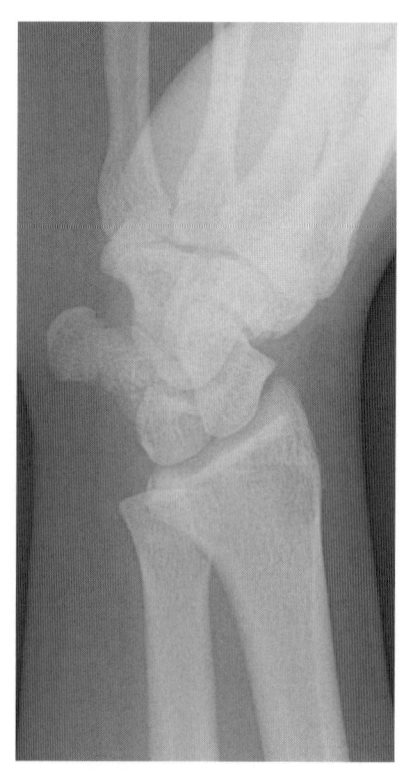

Abb. 10.88 21 Jahre alt (m.)

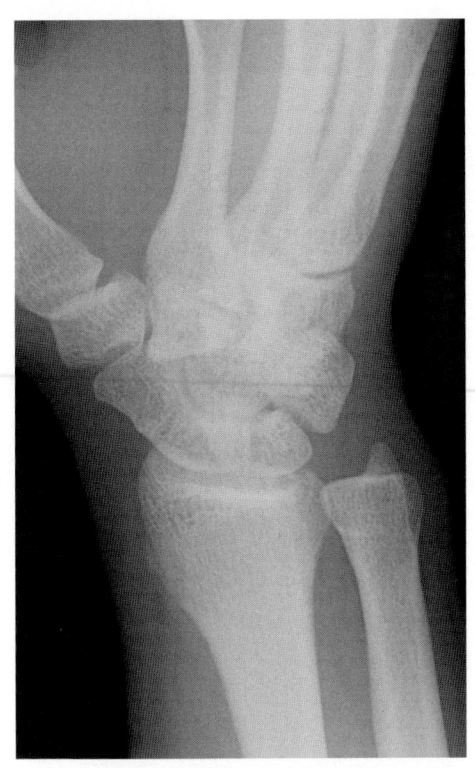

Abb. 10.89 21 Jahre alt (m.)

11 Hand, männlich

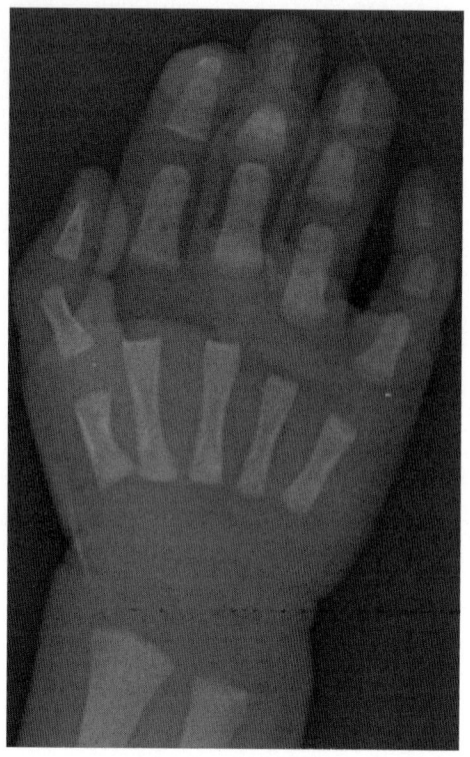

Abb. 11.1 Neugeboren (m.)

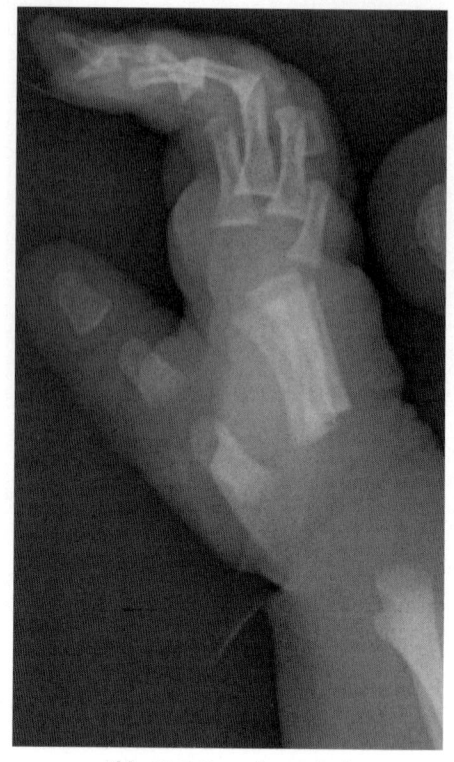

Abb. 11.2 Neugeboren (m.)

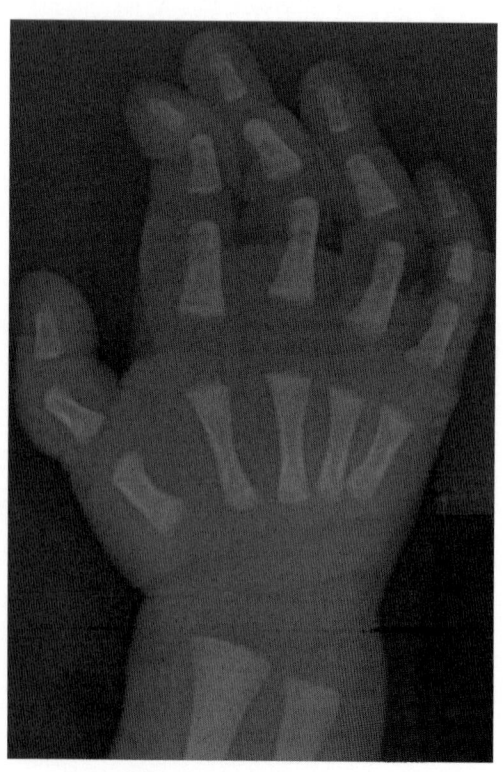

Abb. 11.3 Neugeboren (m.)

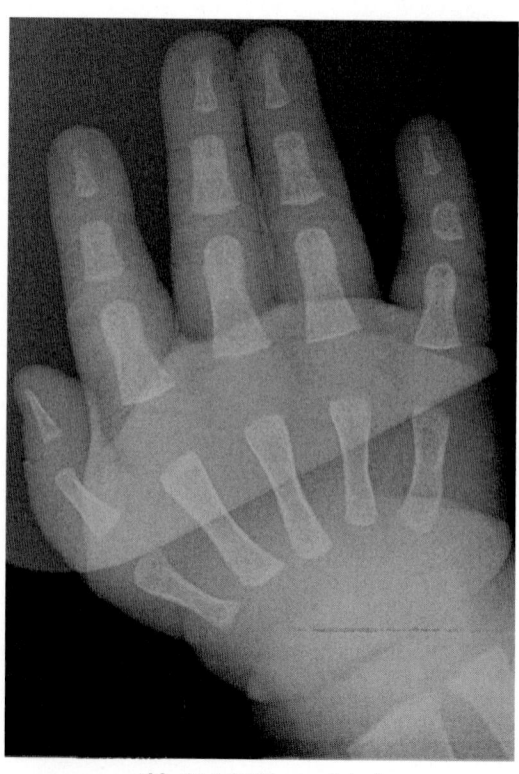

Abb. 11.4 3 Monate alt (m.)

11 Hand, männlich 181

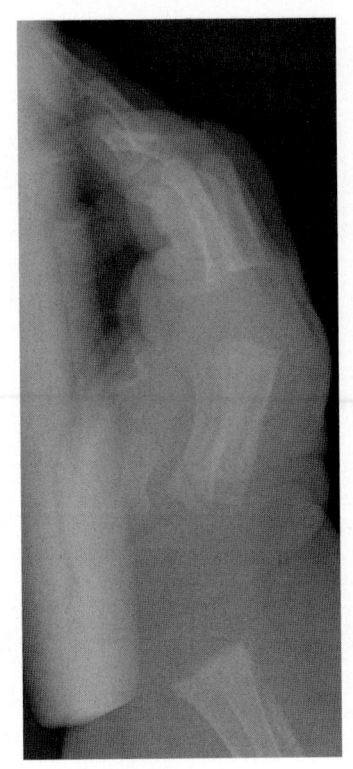

Abb. 11.5 3 Monate alt (m.)

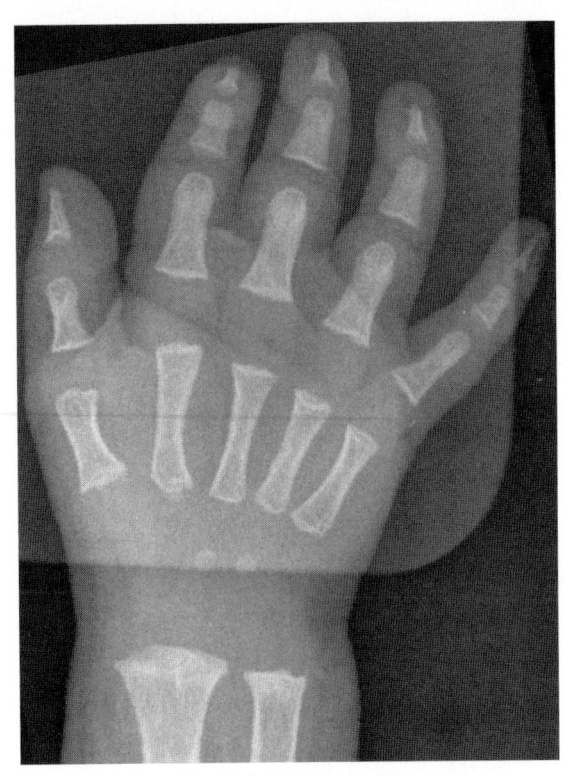

Abb. 11.6 6 Monate alt (m.)

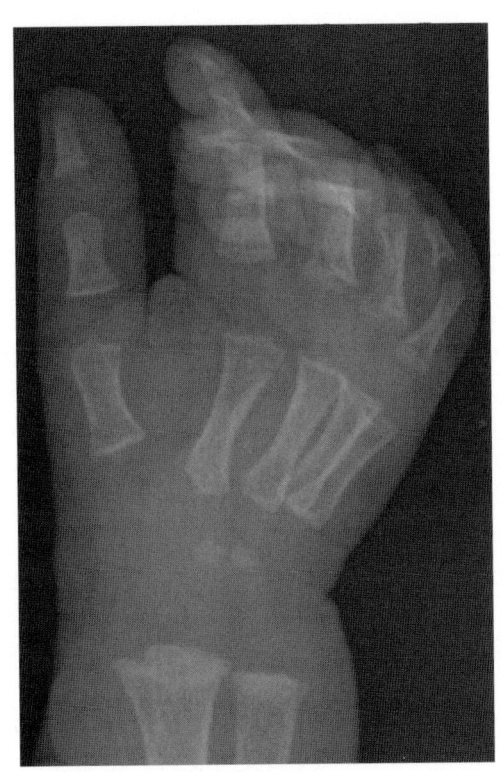

Abb. 11.7 6 Monate alt (m.)

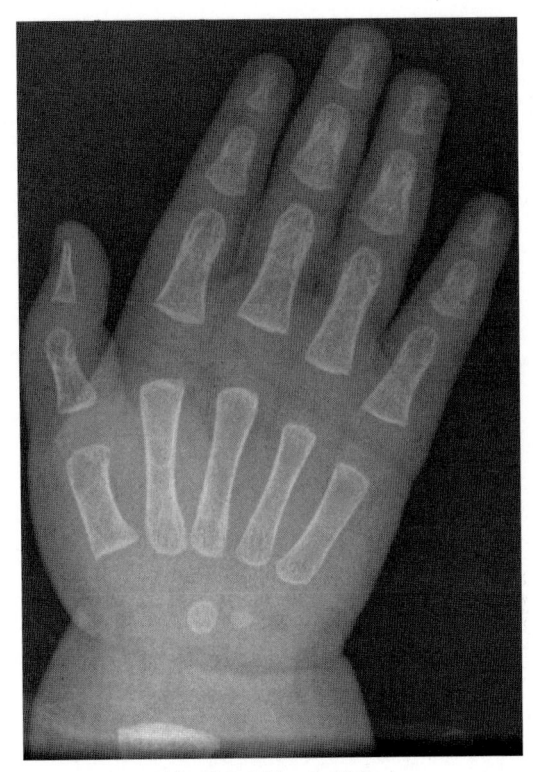

Abb. 11.8 9 Monate alt (m.)

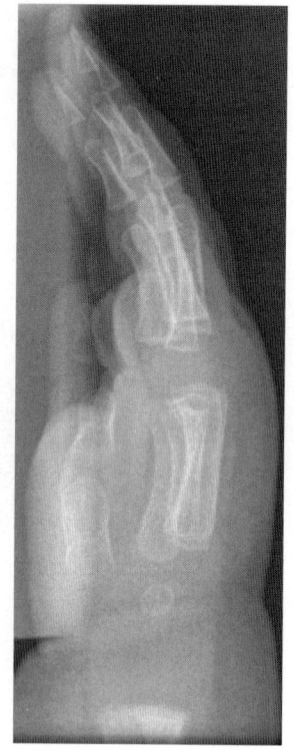

Abb. 11.9 9 Monate alt (m.)

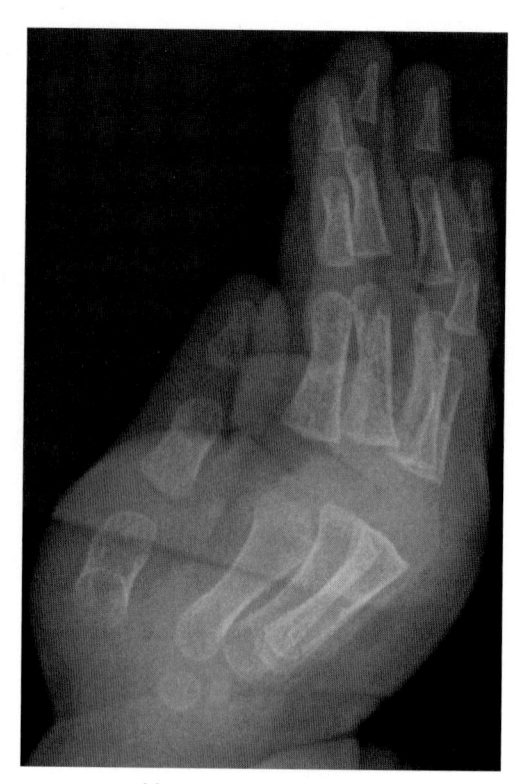

Abb. 11.10 9 Monate alt (m.)

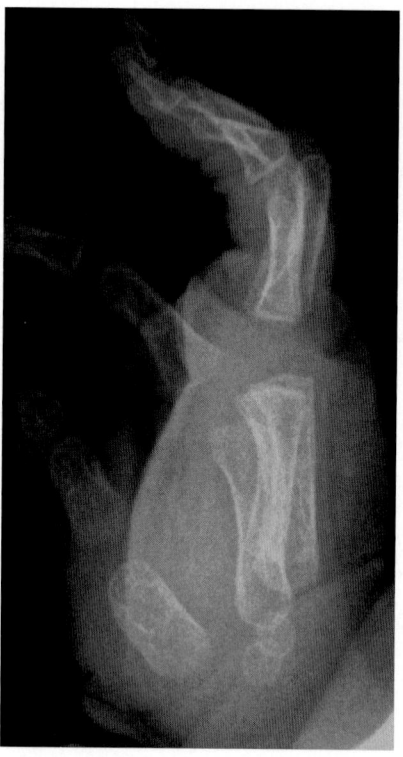

Abb. 11.11 1 Jahr alt (m.)

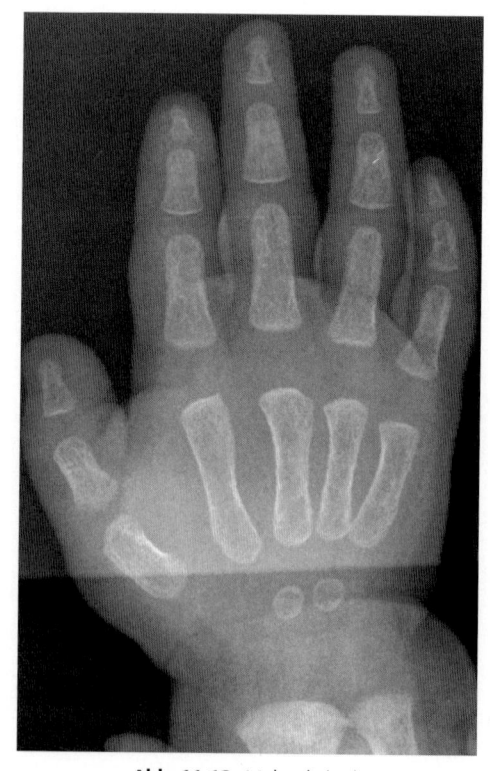

Abb. 11.12 1 Jahr alt (m.)

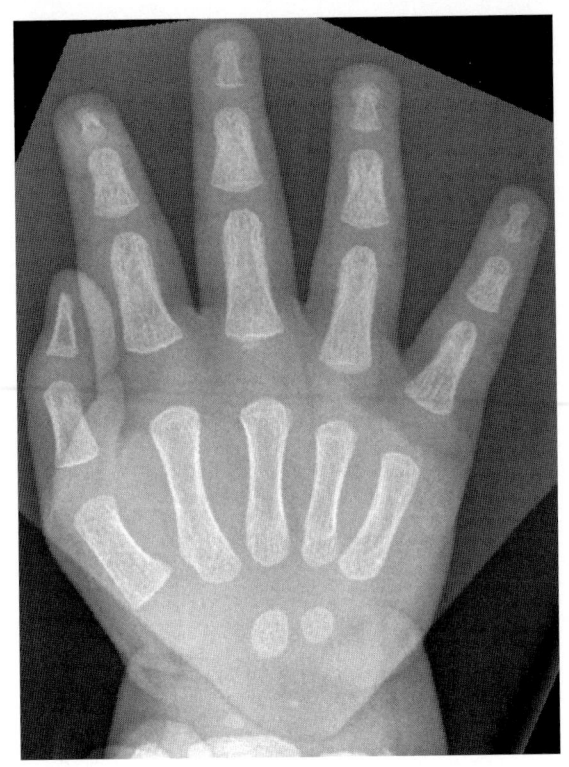

Abb. 11.13 15 Monate alt (m.)

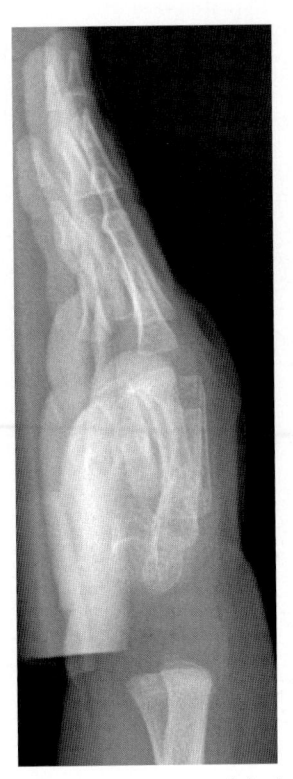

Abb. 11.14 15 Monate alt (m.)

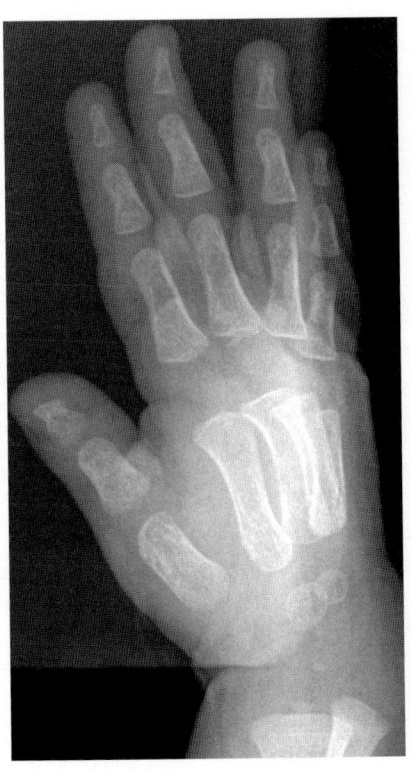

Abb. 11.15 15 Monate alt (m.)

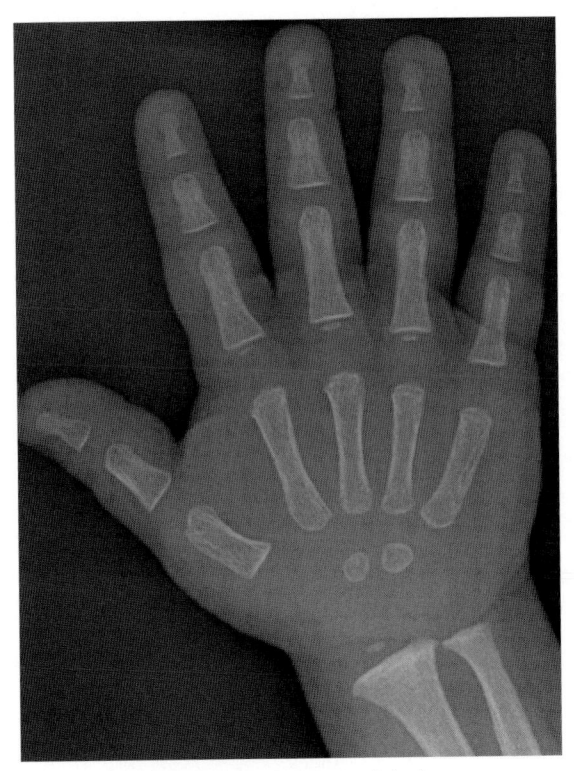

Abb. 11.16 18 Monate alt (m.)

184 11 Hand, männlich

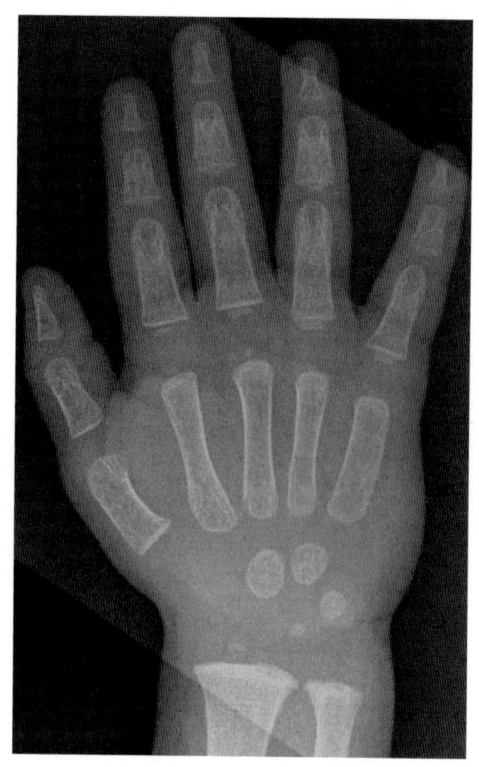

Abb. 11.17 21 Monate alt (m.)

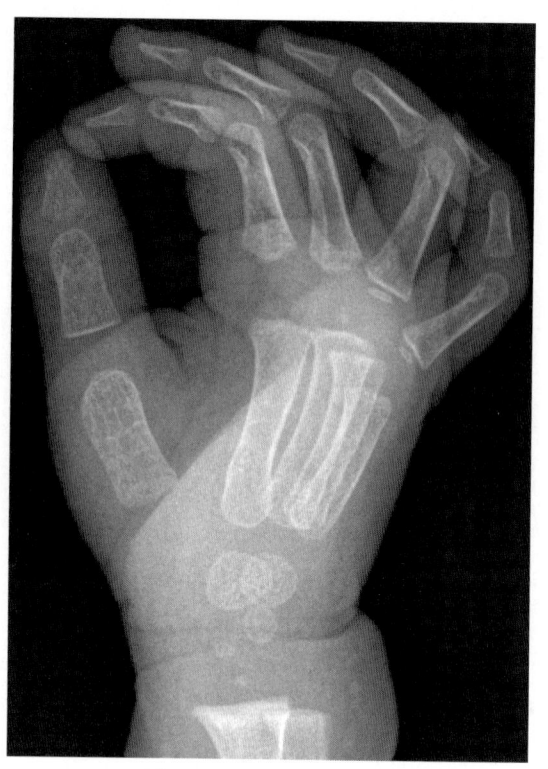

Abb. 11.18 21 Monate alt (m.)

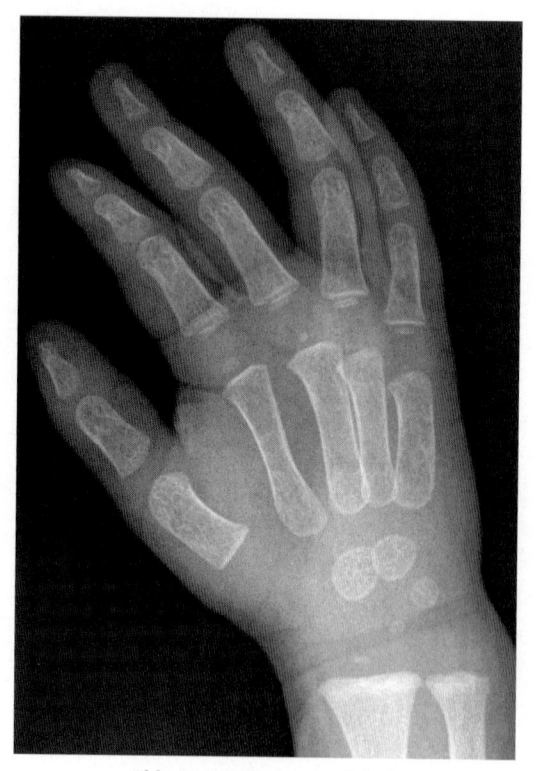

Abb. 11.19 21 Monate alt (m.)

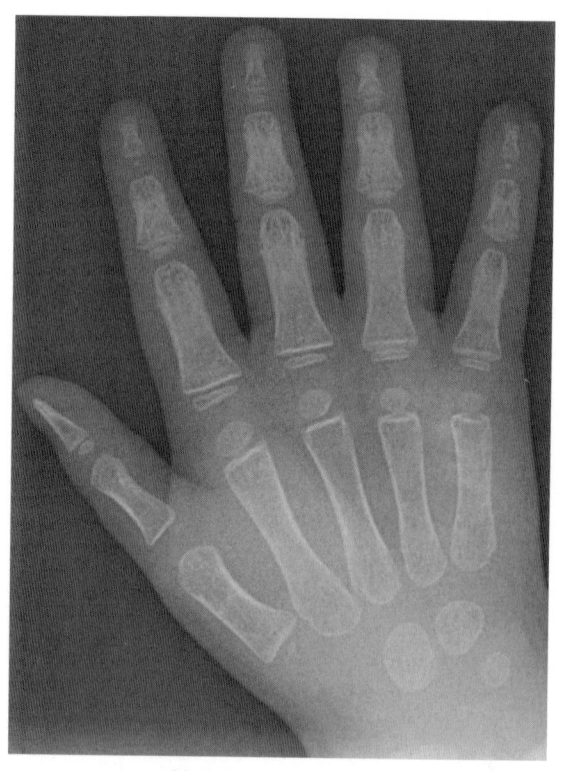

Abb. 11.20 2 Jahre alt (m.)

11 Hand, männlich

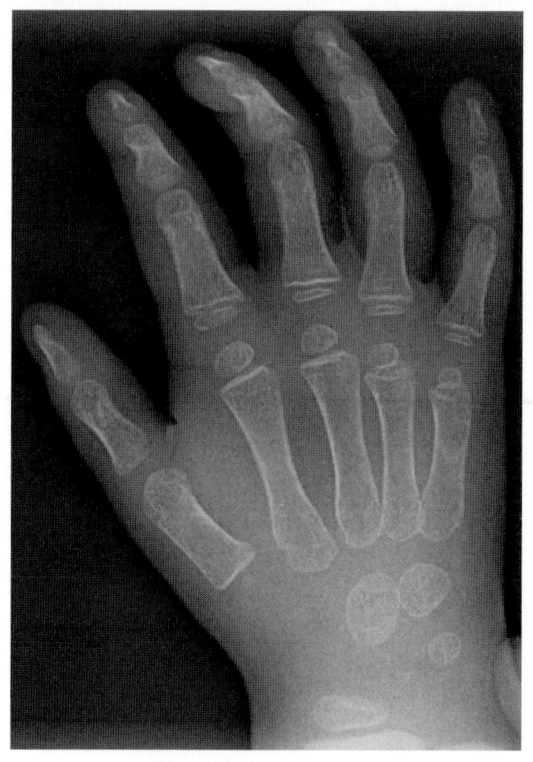

Abb. 11.21 2 Jahre alt (m.)

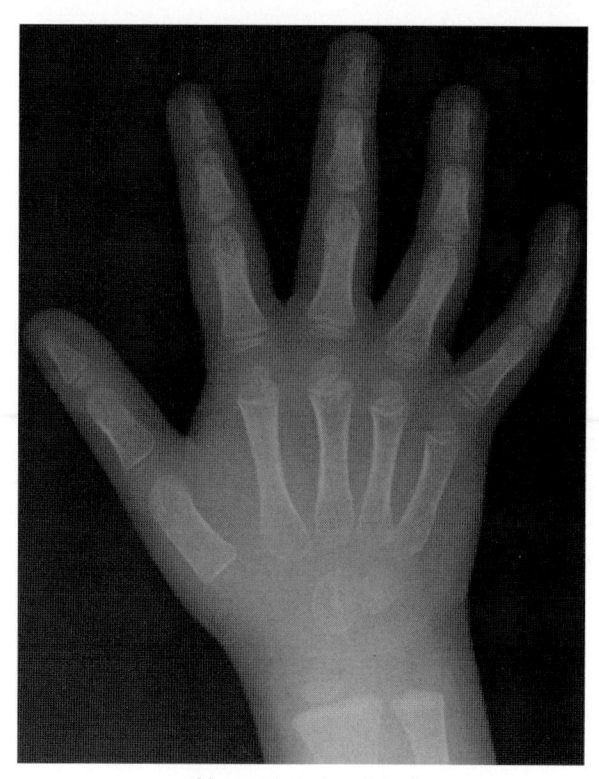

Abb. 11.22 3 Jahre alt (m.)

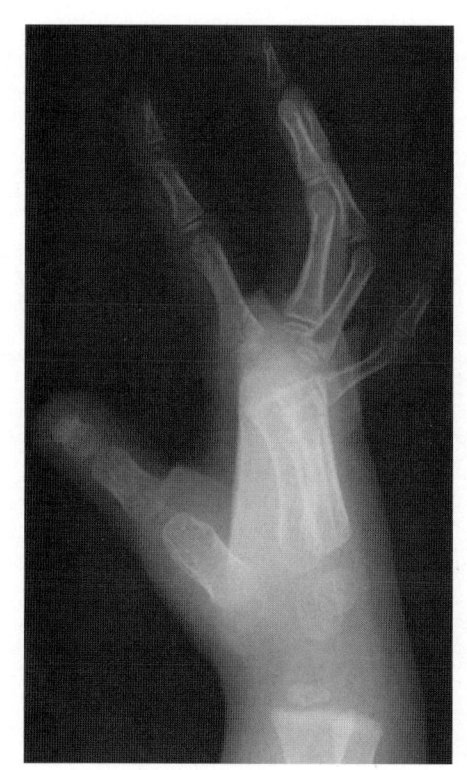

Abb. 11.23 3 Jahre alt (m.)

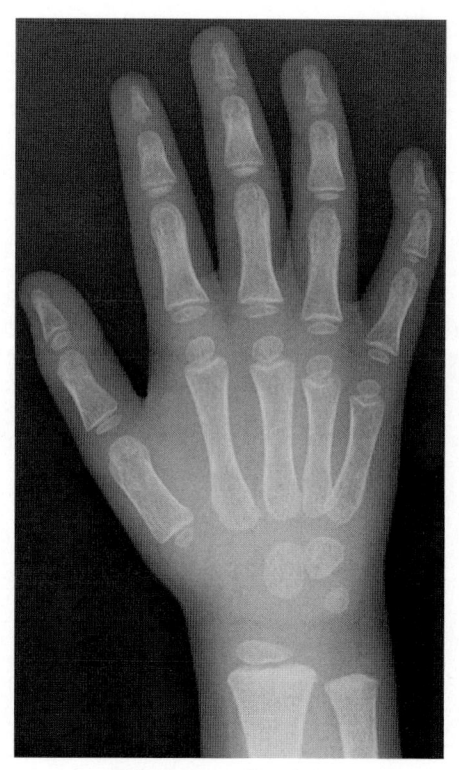

Abb. 11.24 4 Jahre alt (m.)

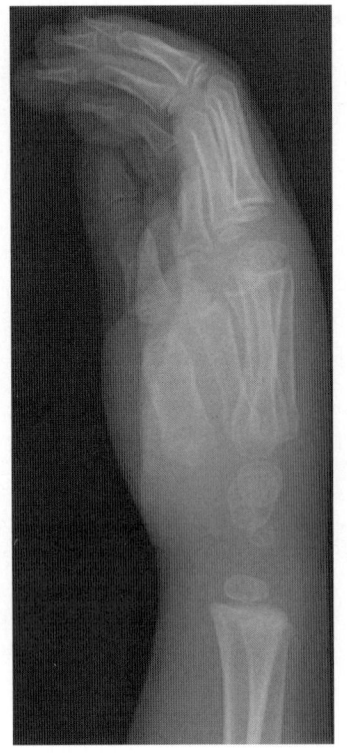

Abb. 11.25 4 Jahre alt (m.)

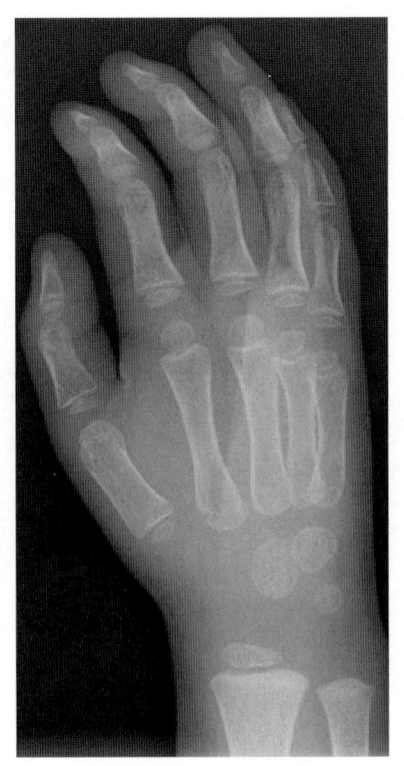

Abb. 11.26 4 Jahre alt (m.)

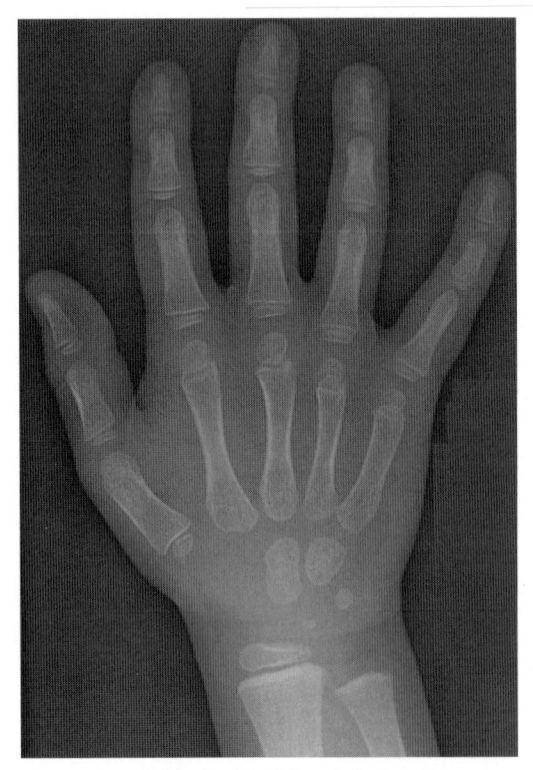

Abb. 11.27 5 Jahre alt (m.)

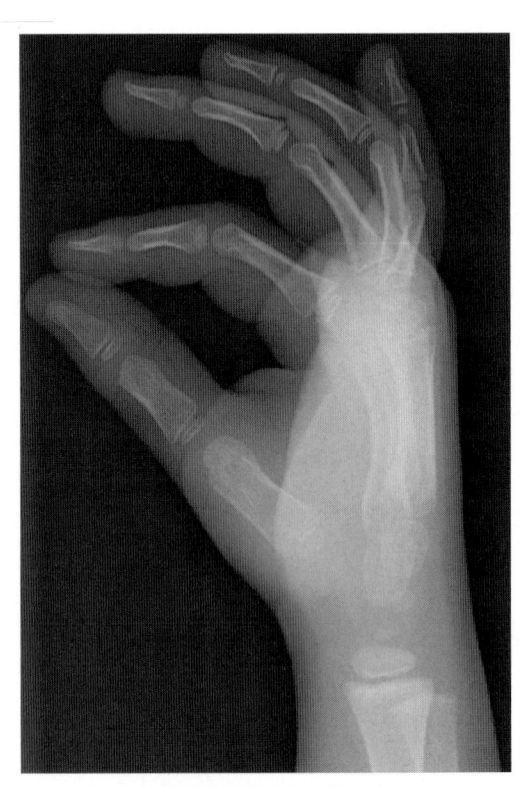

Abb. 11.28 5 Jahre alt (m.)

11 Hand, männlich

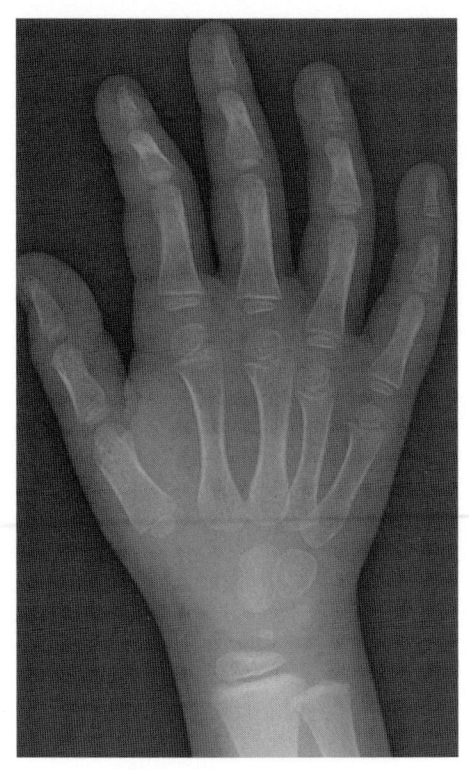

Abb. 11.29 5 Jahre alt (m.)

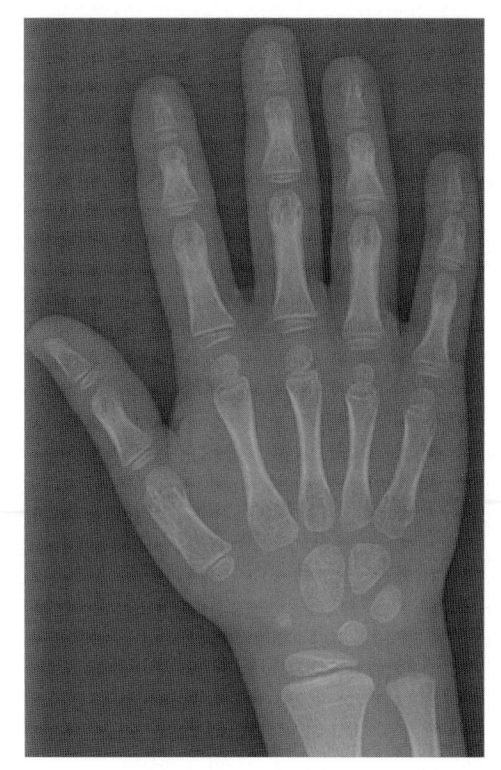

Abb. 11.30 6 Jahre alt (m.)

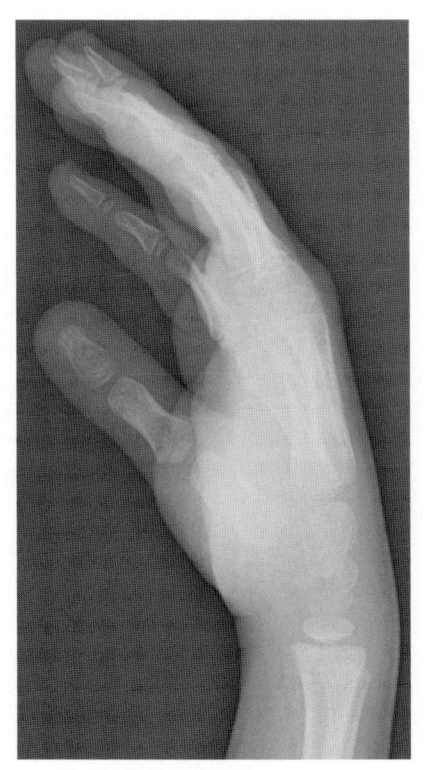

Abb. 11.31 6 Jahre alt (m.)

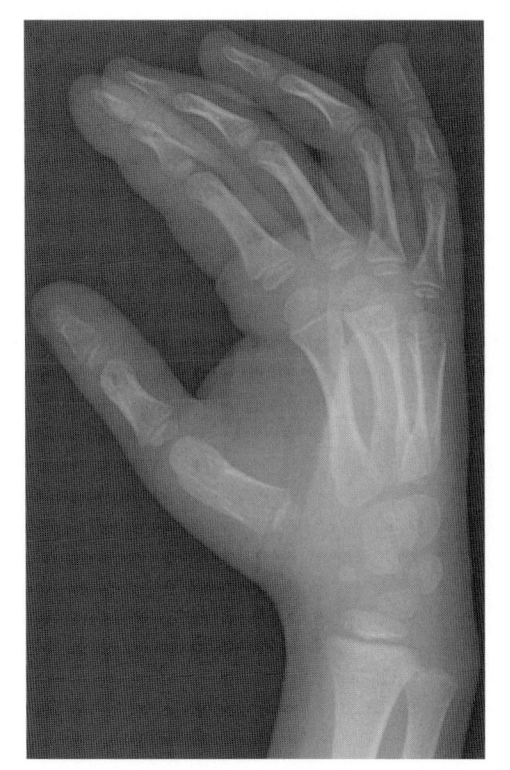

Abb. 11.32 6 Jahre alt (m.)

188 11 Hand, männlich

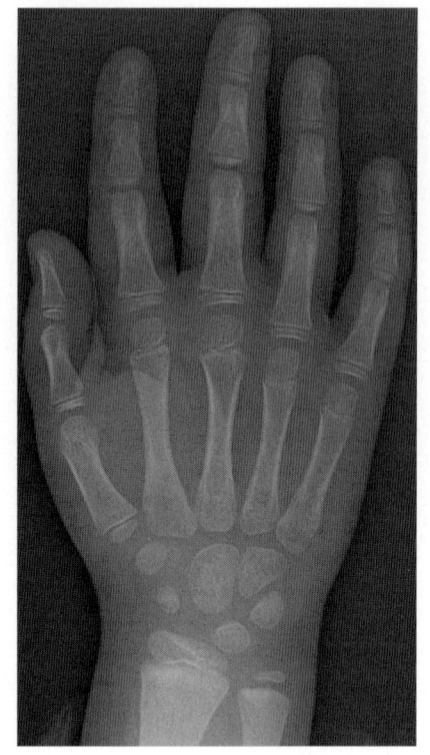

Abb. 11.33 7 Jahre alt (m.)

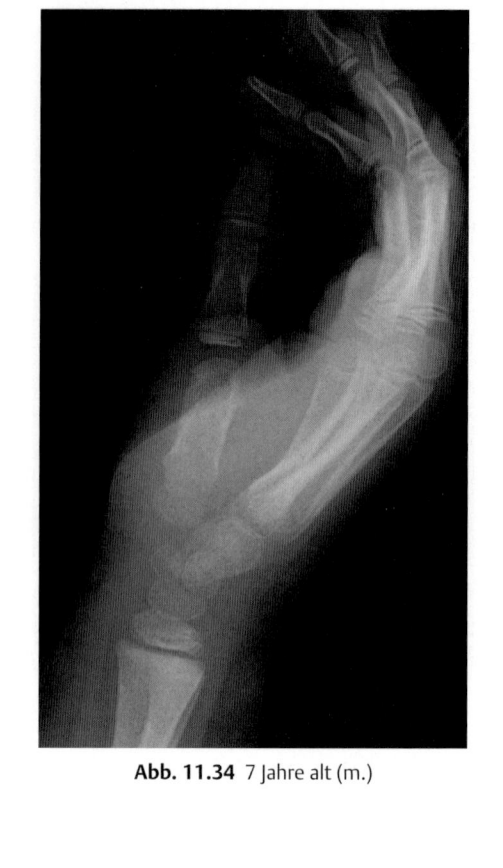

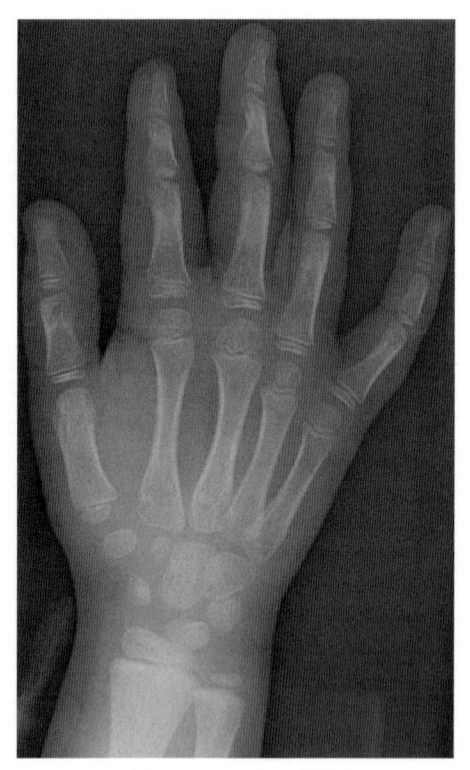

Abb. 11.34 7 Jahre alt (m.)

Abb. 11.35 7 Jahre alt (m.)

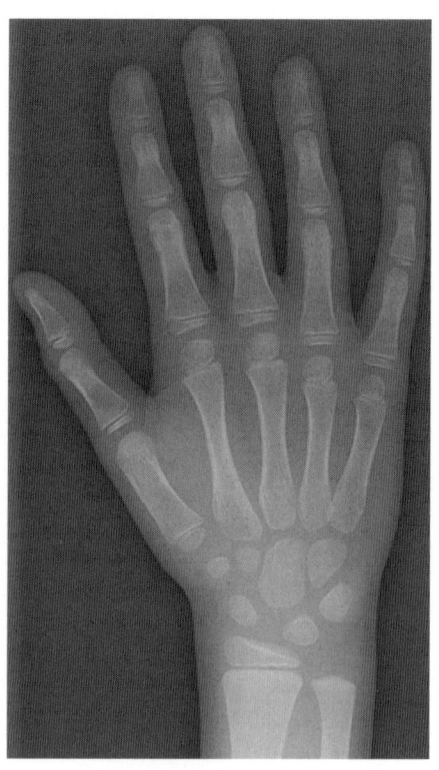

Abb. 11.36 8 Jahre alt (m.)

11 Hand, männlich   189

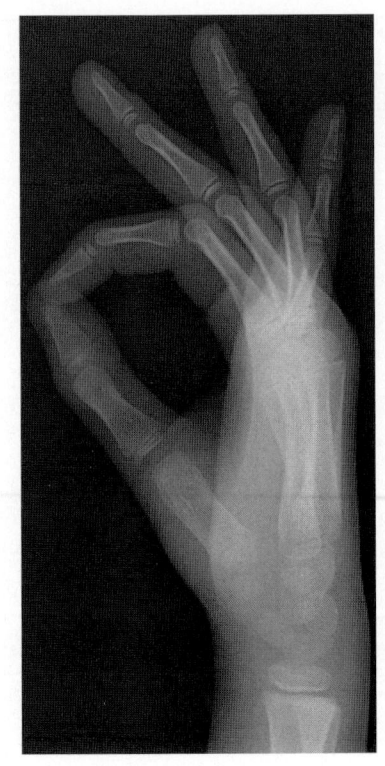

Abb. 11.37 8 Jahre alt (m.)

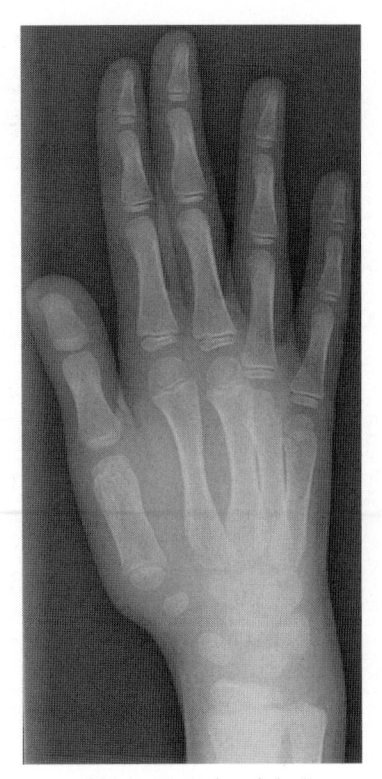

Abb. 11.38 8 Jahre alt (m.)

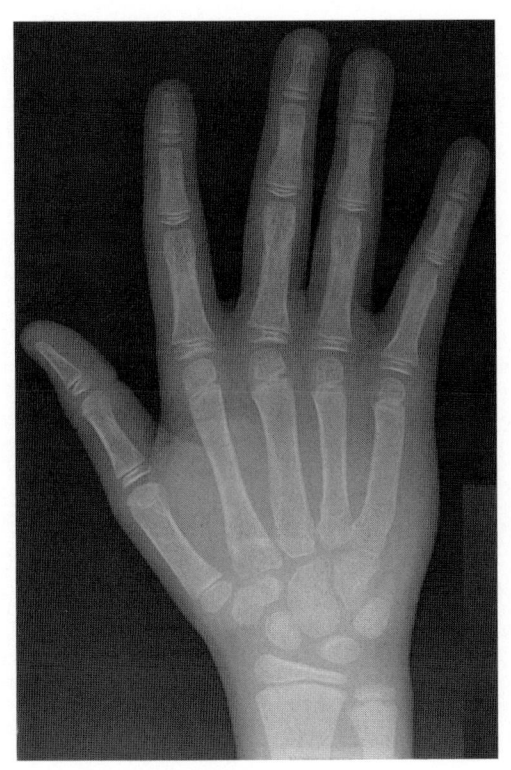

Abb. 11.39 9 Jahre alt (m.)

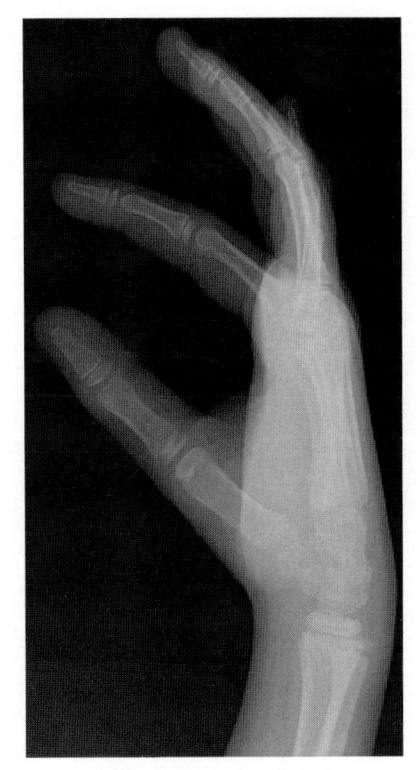

Abb. 11.40 9 Jahre alt (m.)

11 Hand, männlich

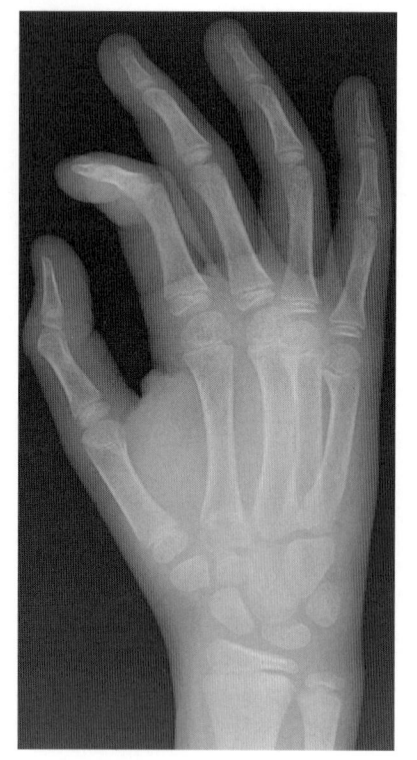

Abb. 11.41 9 Jahre alt (m.)

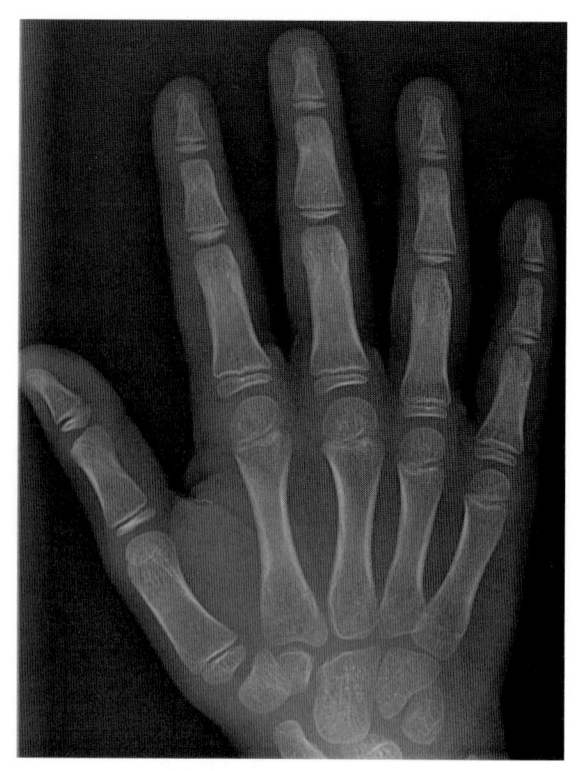

Abb. 11.42 10 Jahre alt (m.)

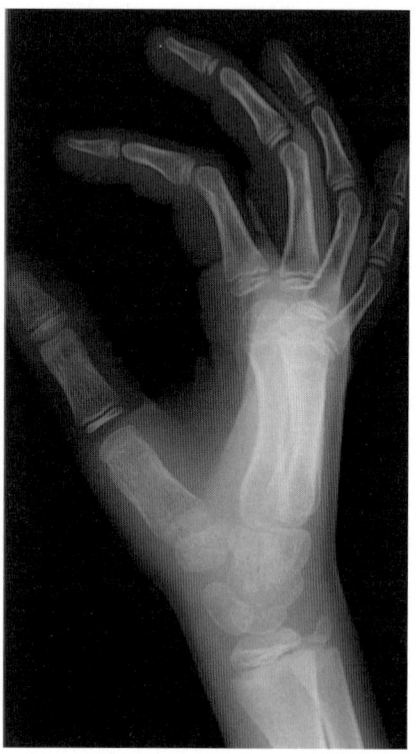

Abb. 11.43 10 Jahre alt (m.)

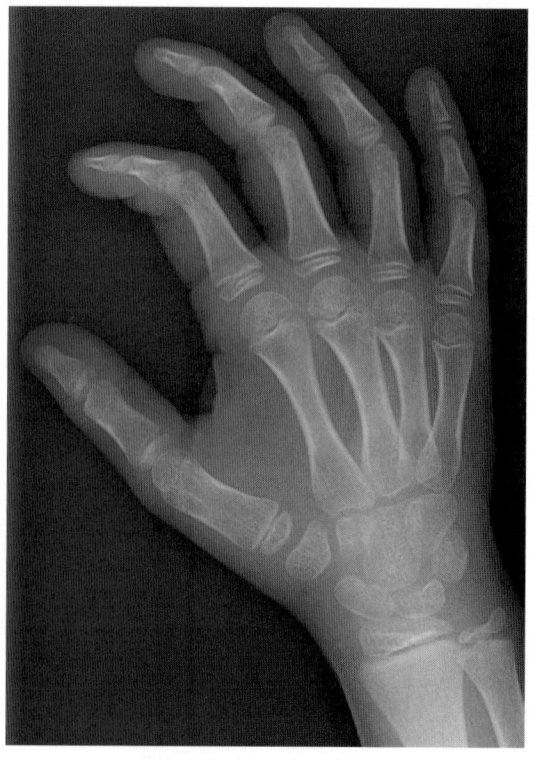

Abb. 11.44 10 Jahre alt (m.)

11 Hand, männlich   191

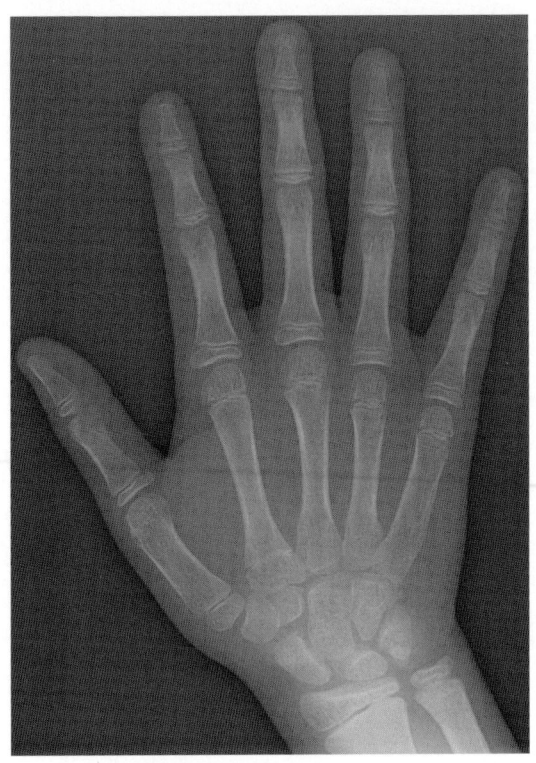

Abb. 11.45 11 Jahre alt (m.)

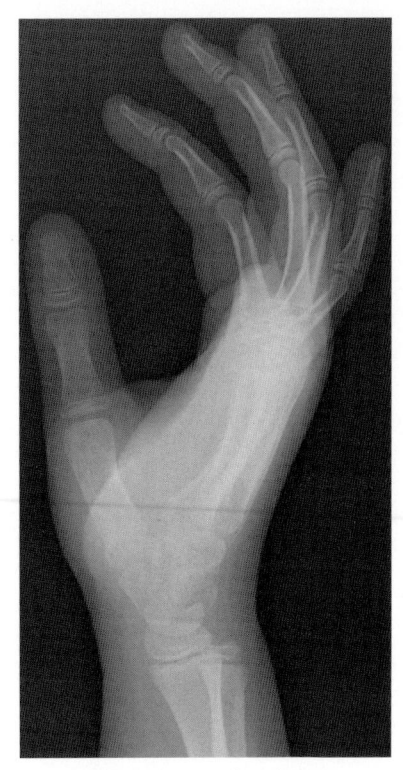

Abb. 11.46 11 Jahre alt (m.)

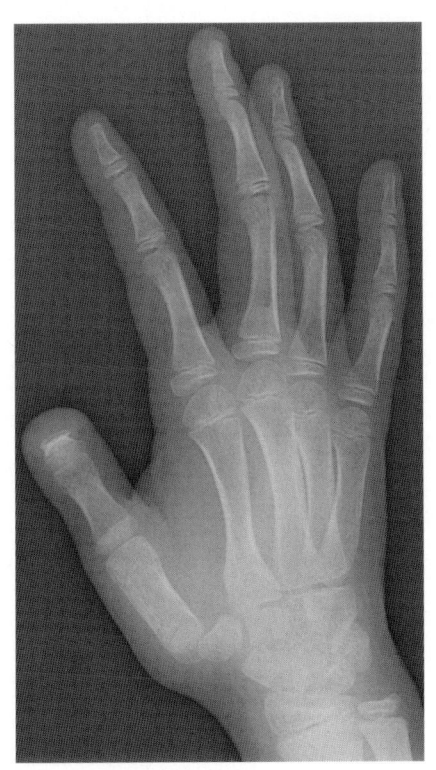

Abb. 11.47 11 Jahre alt (m.)

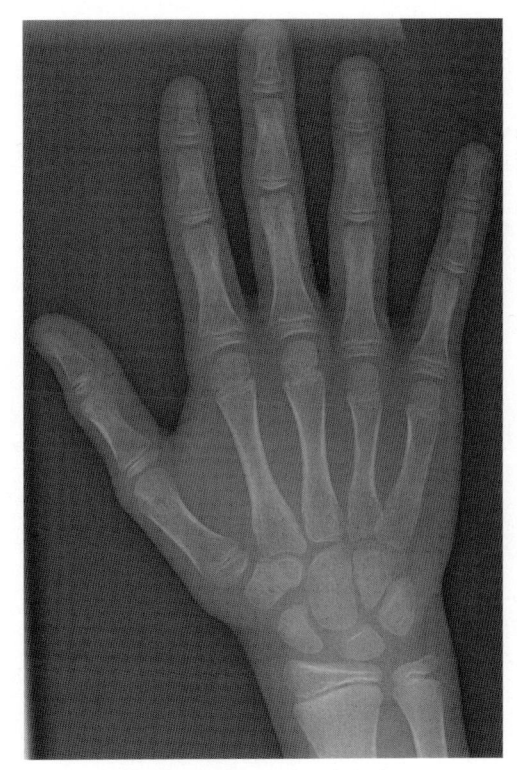

Abb. 11.48 12 Jahre alt (m.)

192 11 Hand, männlich

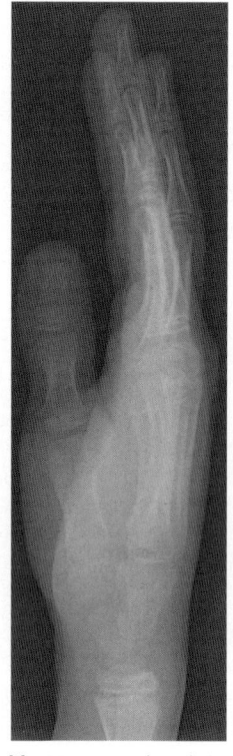

Abb. 11.49 12 Jahre alt (m.)

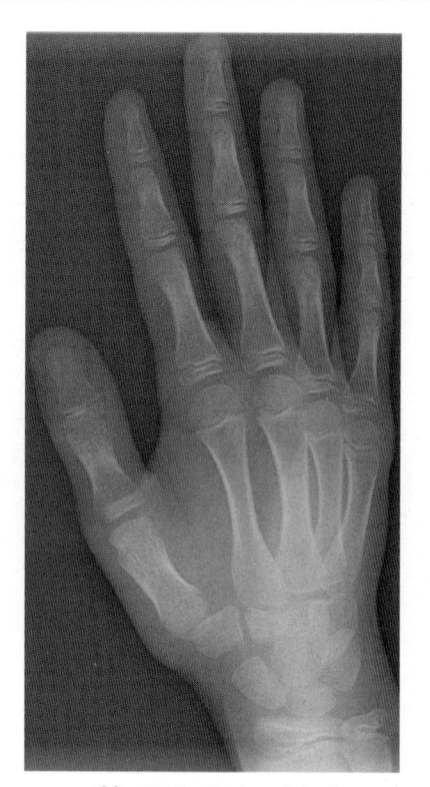

Abb. 11.50 12 Jahre alt (m.)

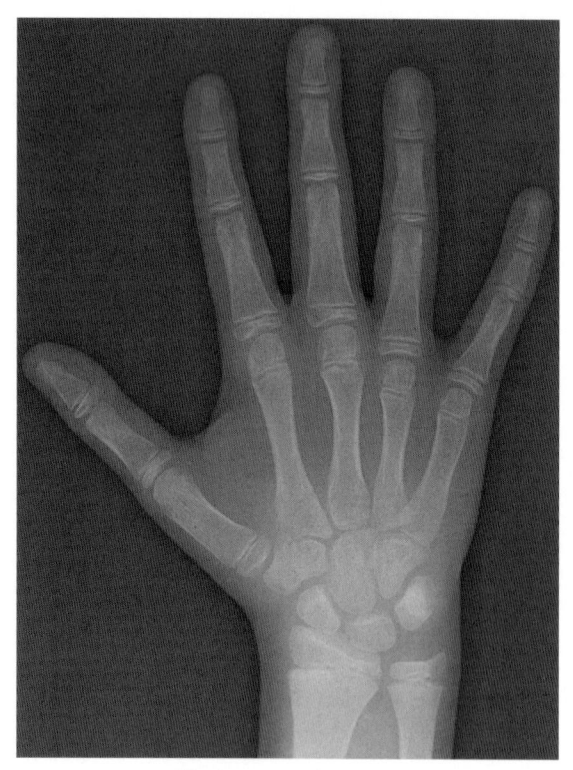

Abb. 11.51 13 Jahre alt (m.)

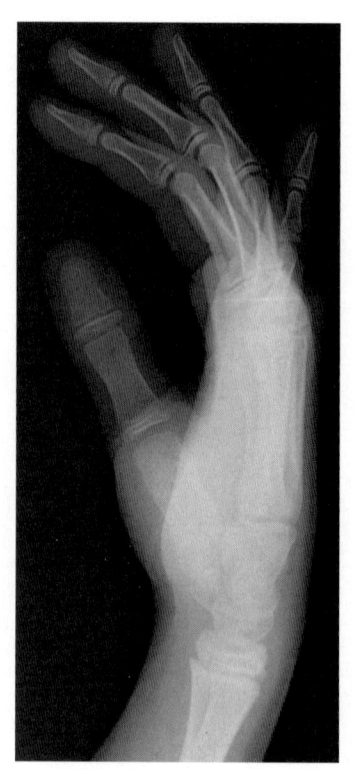

Abb. 11.52 13 Jahre alt (m.)

11 Hand, männlich

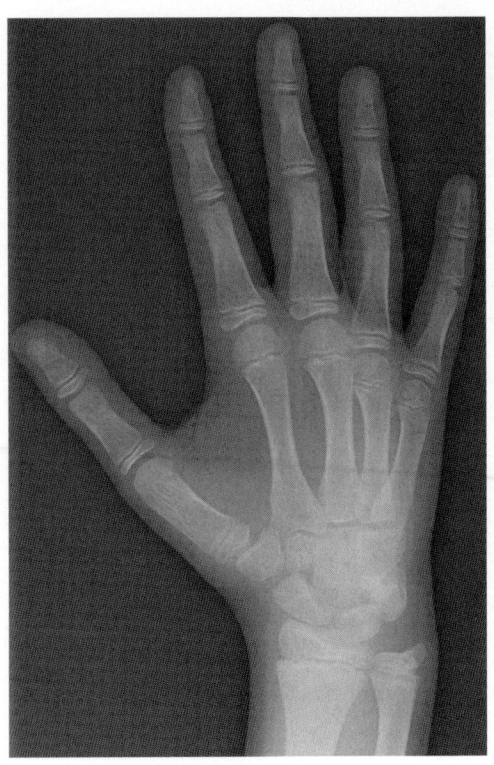

Abb. 11.53 13 Jahre alt (m.)

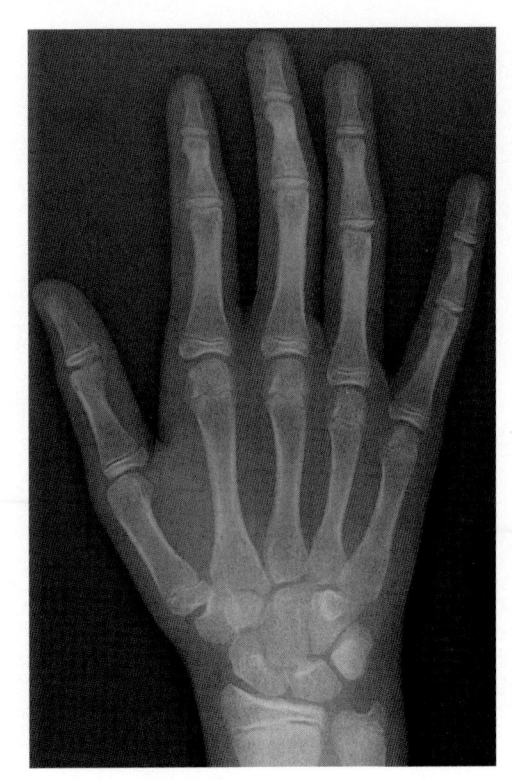

Abb. 11.54 14 Jahre alt (m.)

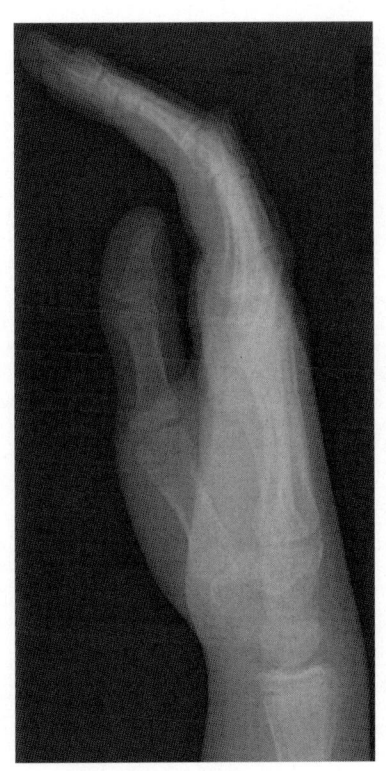

Abb. 11.55 14 Jahre alt (m.)

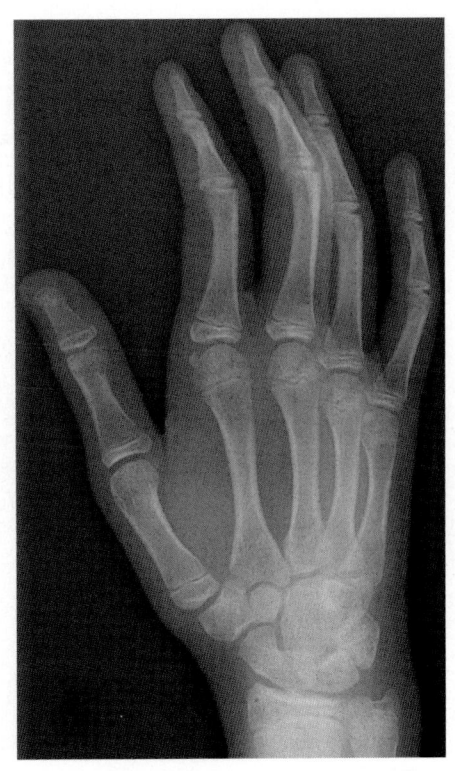

Abb. 11.56 14 Jahre alt (m.)

11 Hand, männlich

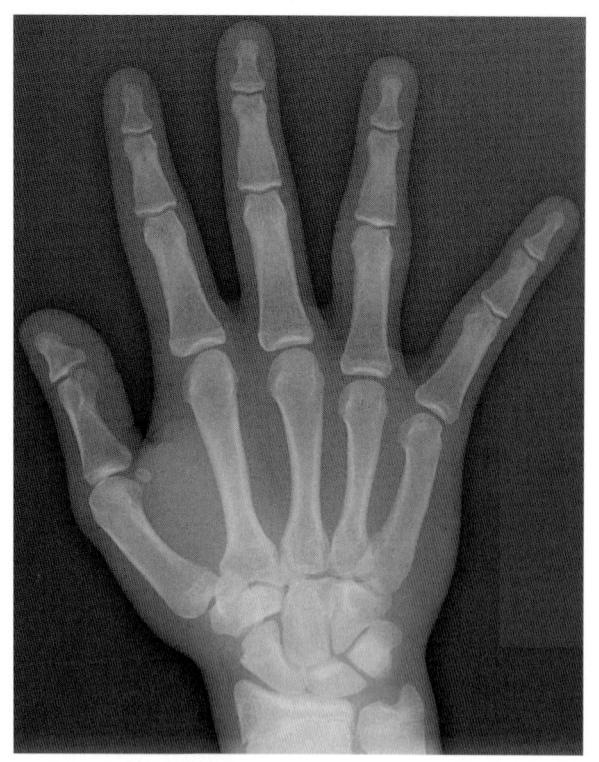

Abb. 11.57 15 Jahre alt (m.)

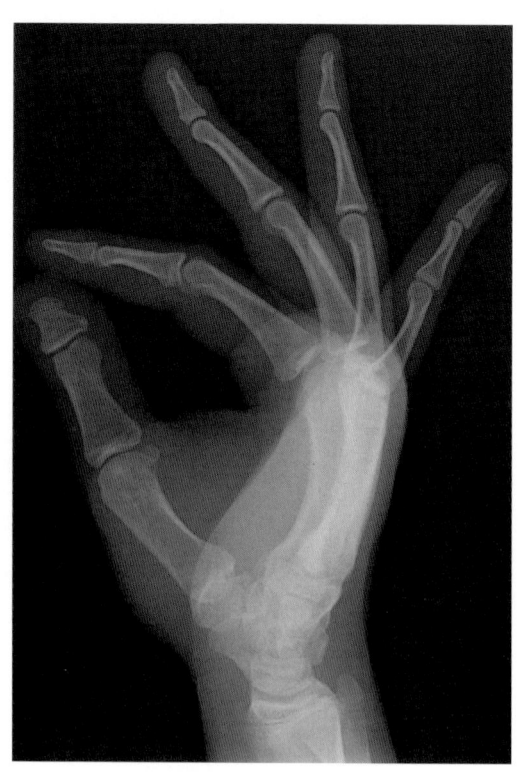

Abb. 11.58 15 Jahre alt (m.)

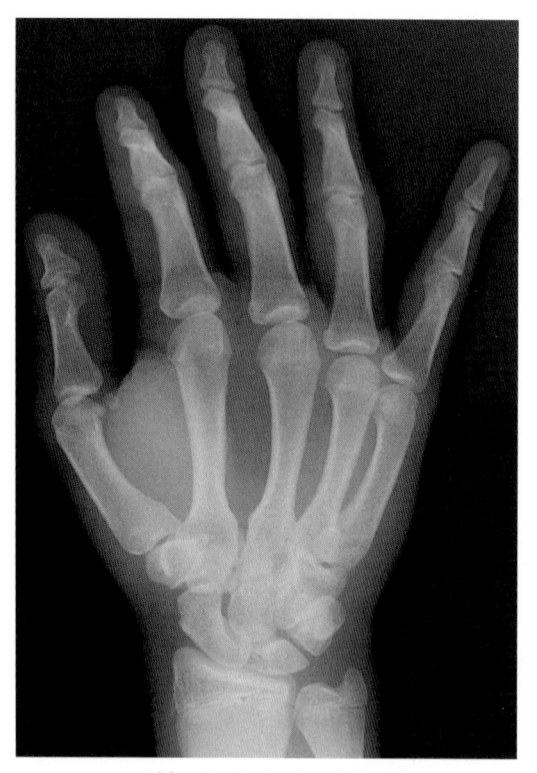

Abb. 11.59 15 Jahre alt (m.)

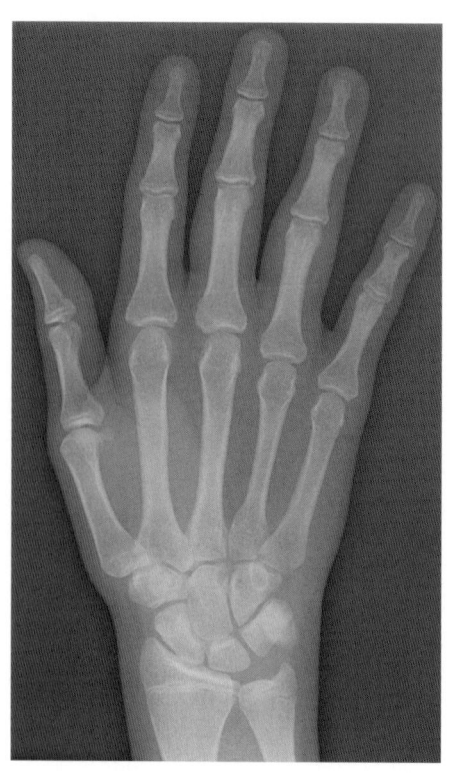

Abb. 11.60 16 Jahre alt (m.)

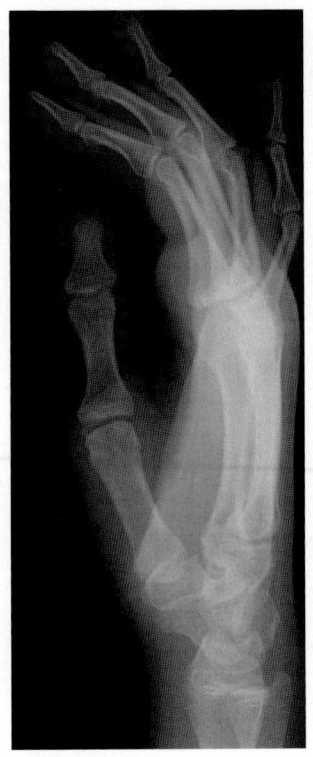

Abb. 11.61 16 Jahre alt (m.)

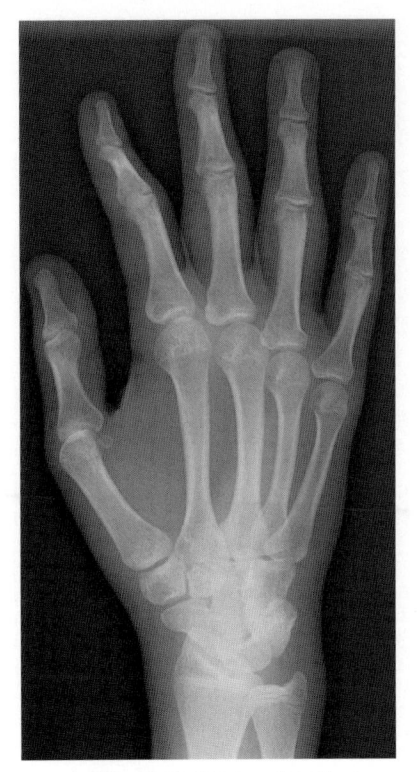

Abb. 11.62 16 Jahre alt (m.)

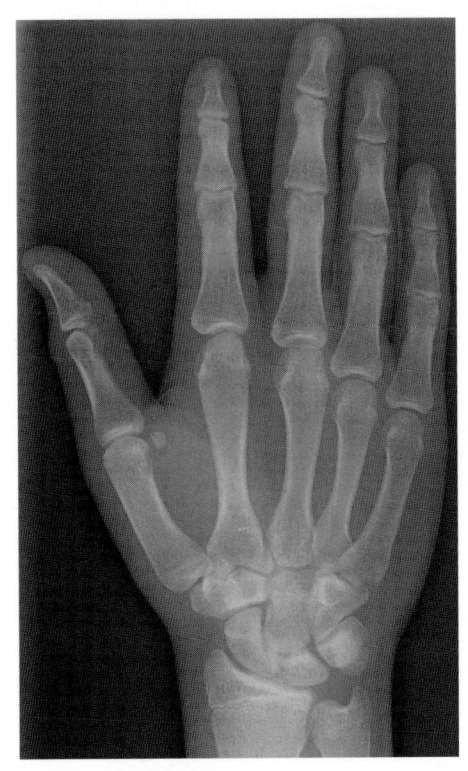

Abb. 11.63 17 Jahre alt (m.)

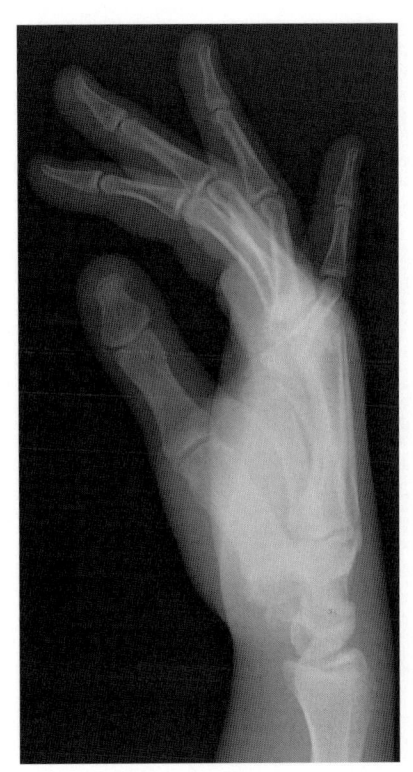

Abb. 11.64 17 Jahre alt (m.)

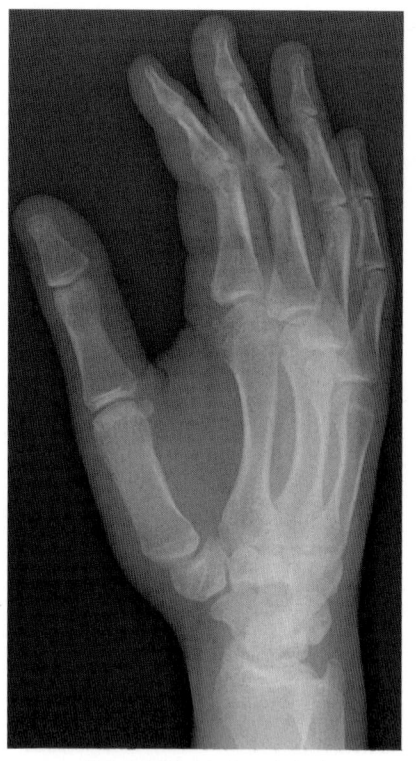

Abb. 11.65 17 Jahre alt (m.)

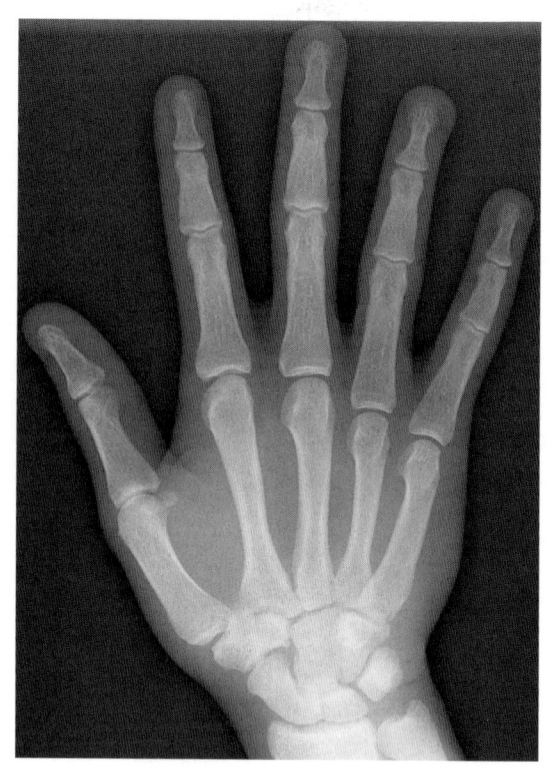

Abb. 11.66 18 Jahre alt (m.)

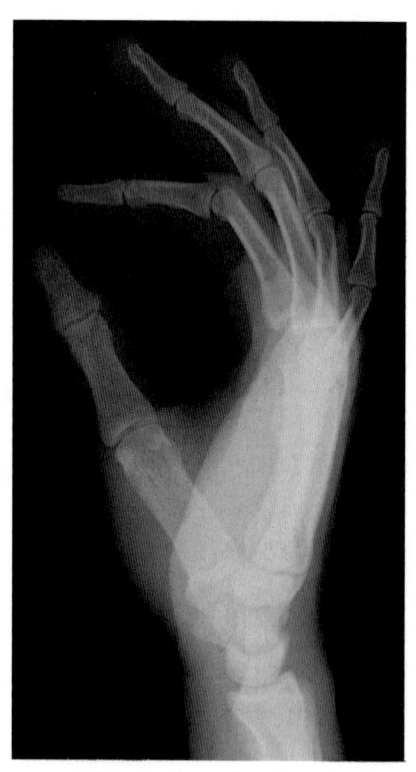

Abb. 11.67 18 Jahre alt (m.)

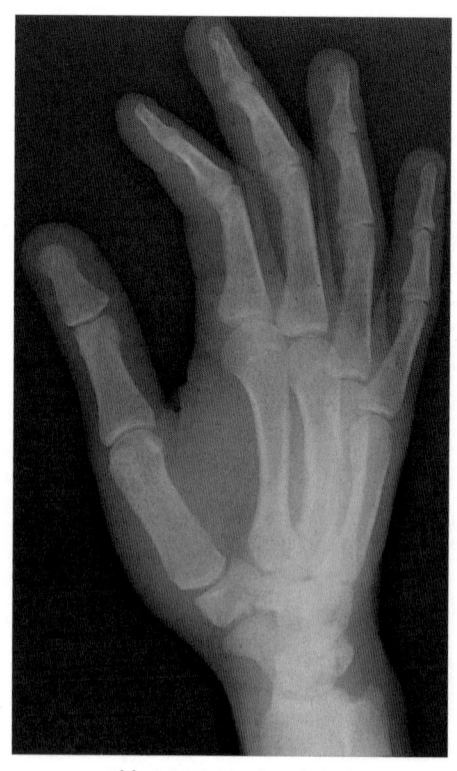

Abb. 11.68 18 Jahre alt (m.)

11 Hand, männlich   197

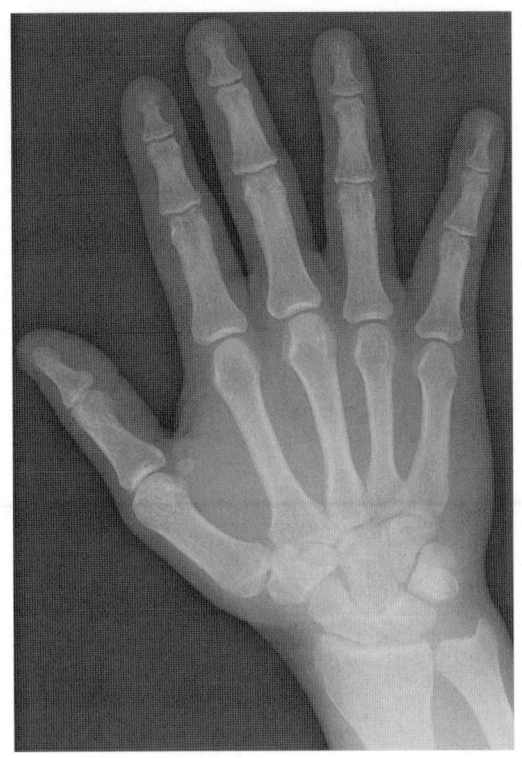

Abb. 11.69 19 Jahre alt (m.)

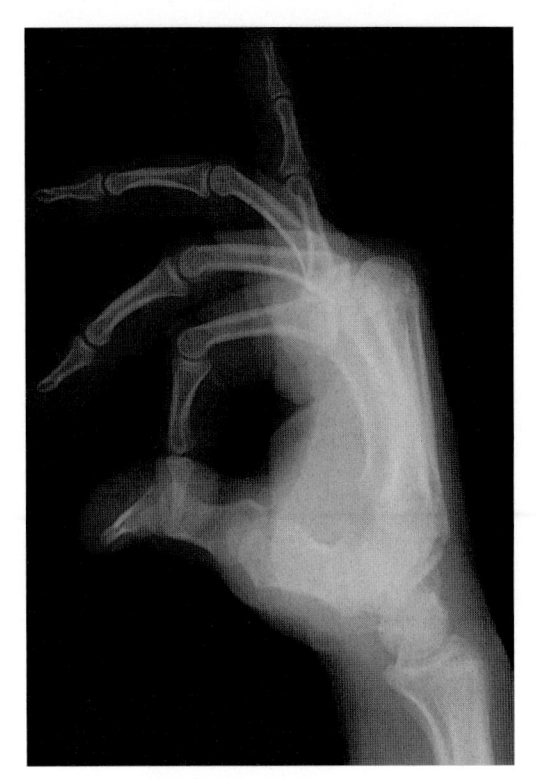

Abb. 11.70 19 Jahre alt (m.)

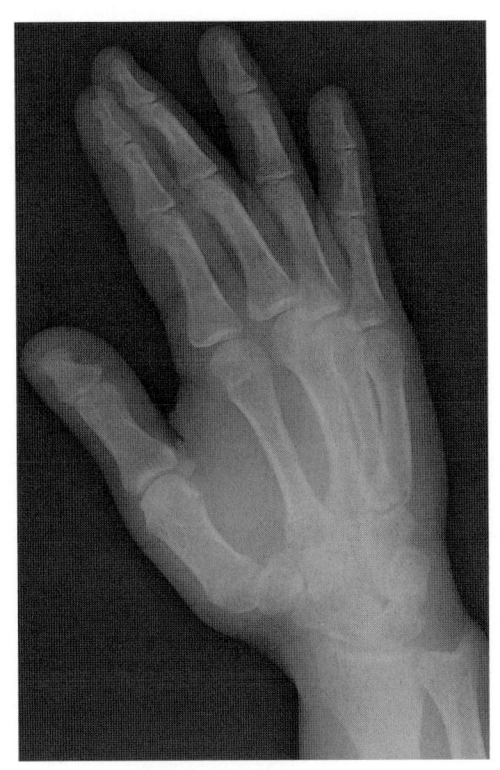

Abb. 11.71 19 Jahre alt (m.)

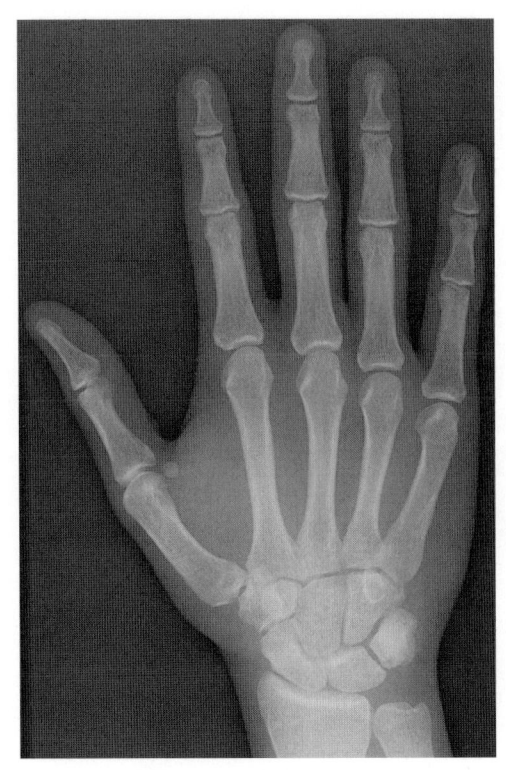

Abb. 11.72 20 Jahre alt (m.)

11 Hand, männlich

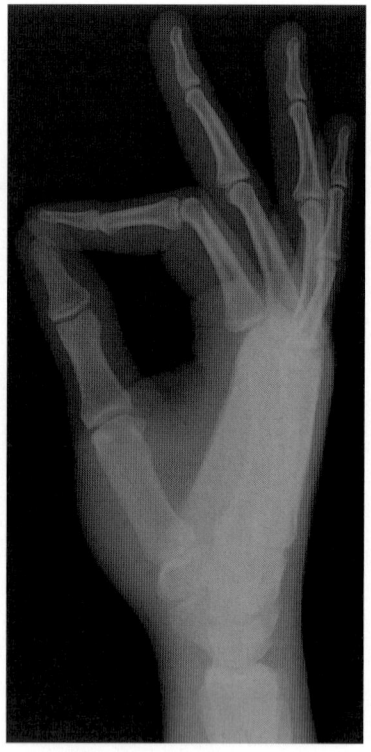

Abb. 11.73 20 Jahre alt (m.)

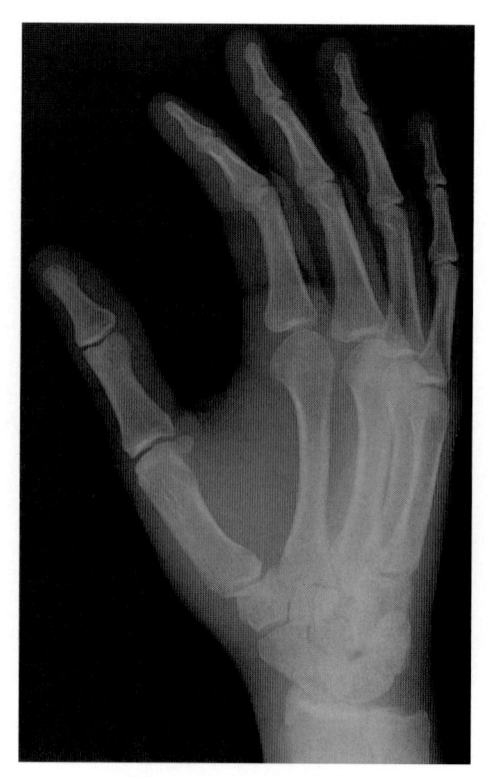

Abb. 11.74 20 Jahre alt (m.)

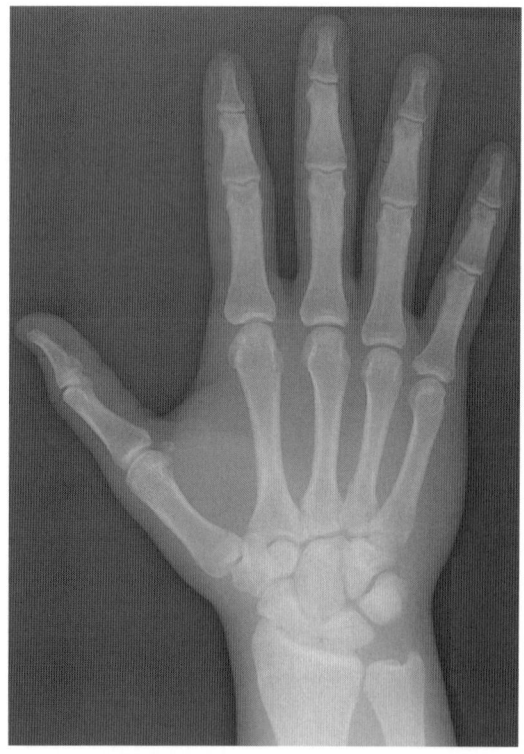

Abb. 11.75 21 Jahre alt (m.)

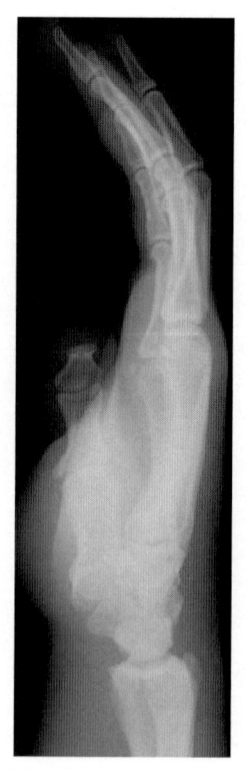

Abb. 11.76 21 Jahre alt (m.)

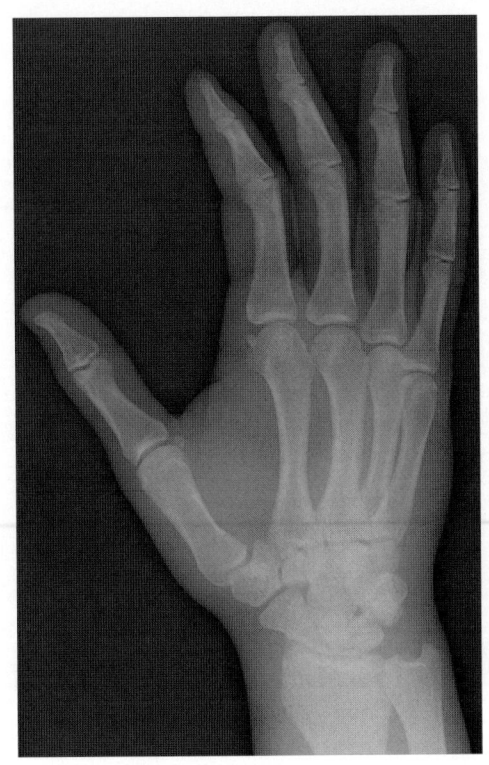

Abb. 11.77 21 Jahre alt (m.)

12 Becken, männlich

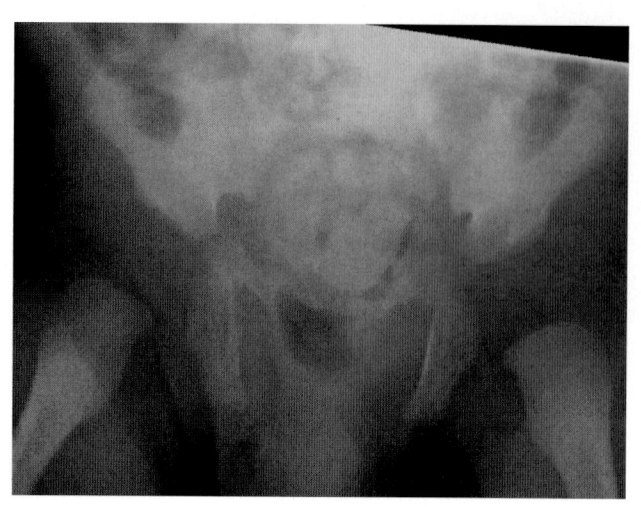

Abb. 12.1 Neugeboren (m.)

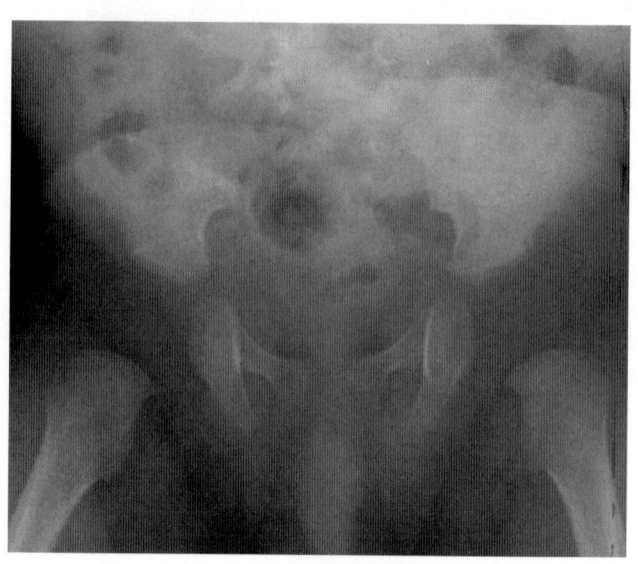

Abb. 12.2 3 Monate alt (m.)

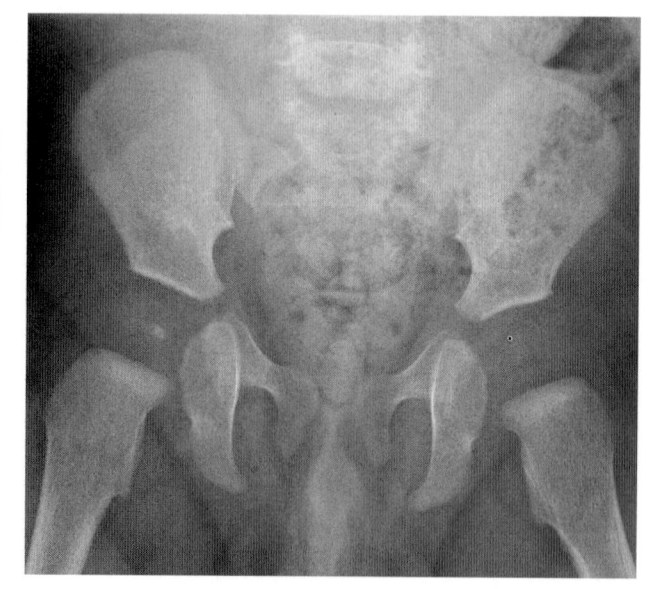

Abb. 12.3 6 Monate alt (m.)

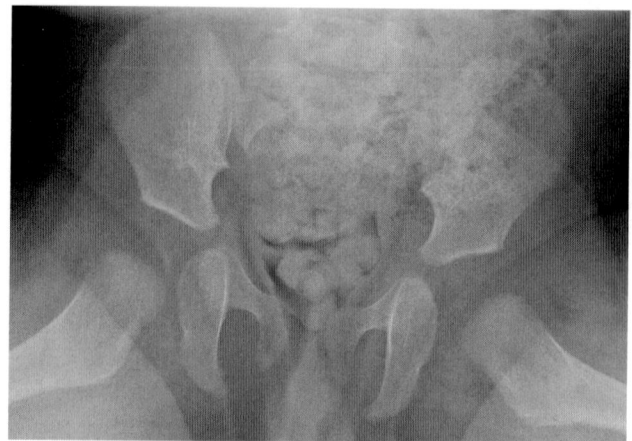

Abb. 12.4 6 Monate alt (m.)

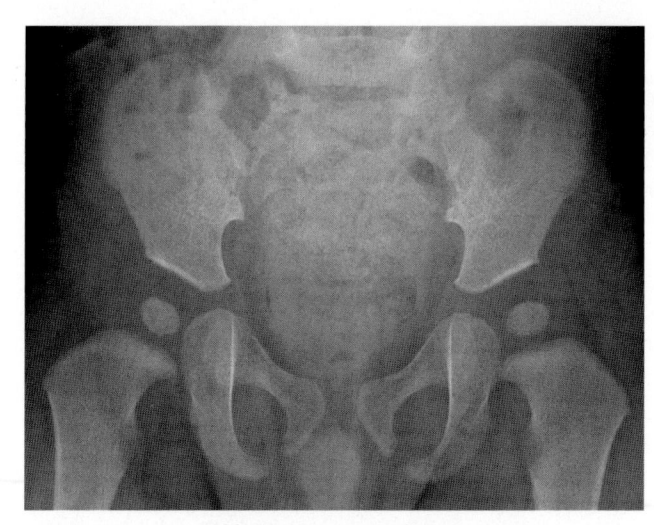

Abb. 12.5 9 Monate alt (m.)

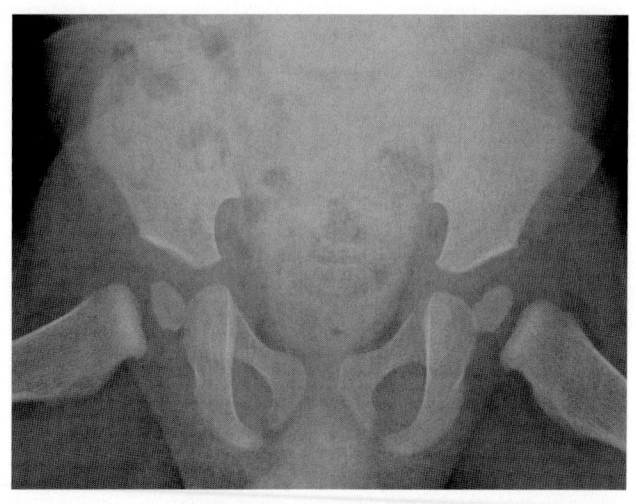

Abb. 12.6 9 Monate alt (m.)

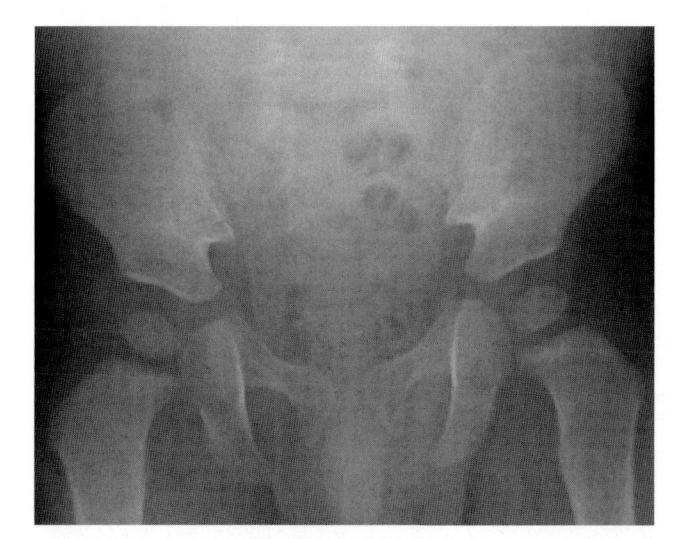

Abb. 12.7 1 Jahr alt (m.)

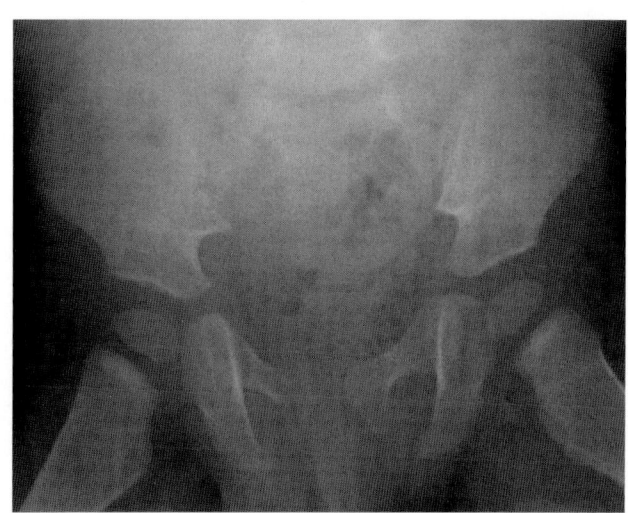

Abb. 12.8 1 Jahr alt (m.)

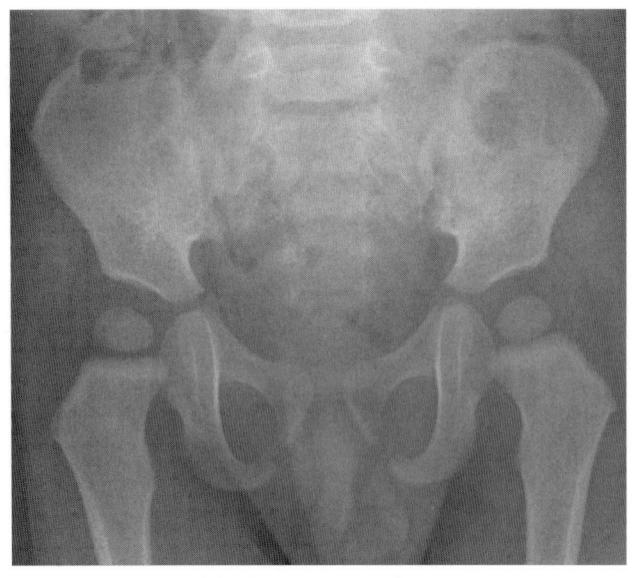

Abb. 12.9 15 Monate alt (m.)

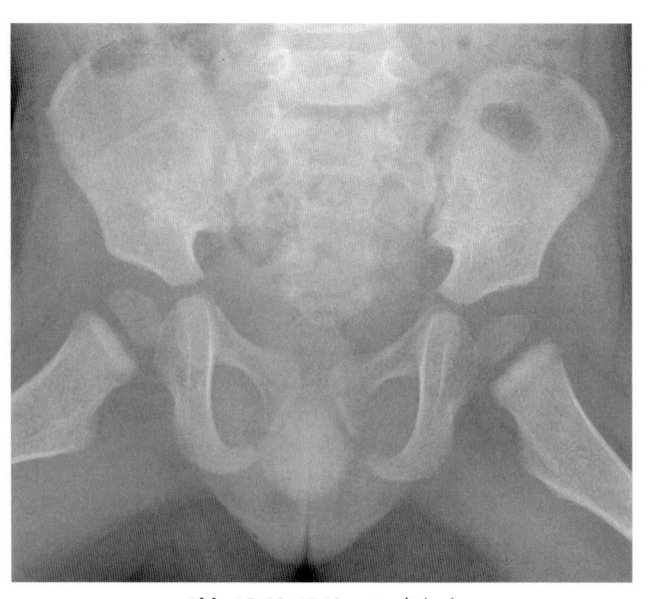

Abb. 12.10 15 Monate alt (m.)

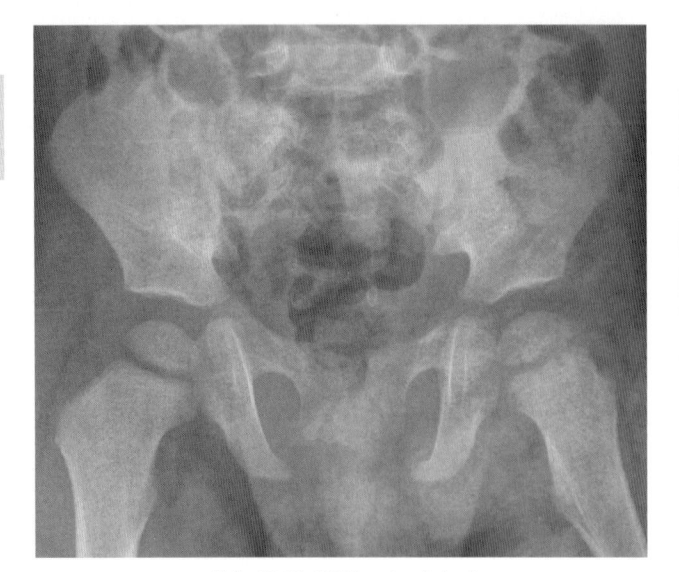

Abb. 12.11 18 Monate alt (m.)

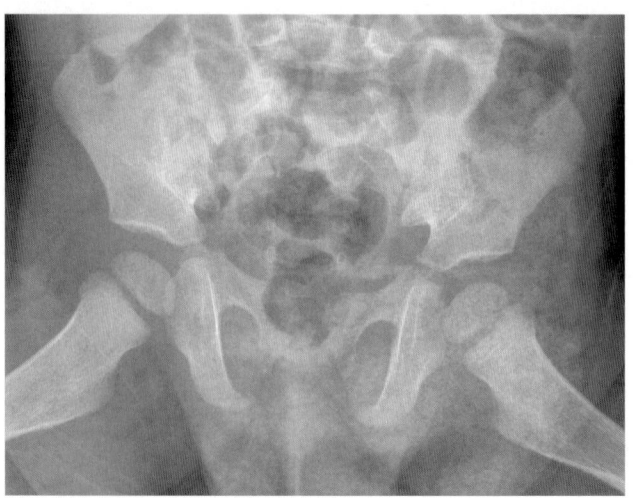

Abb. 12.12 18 Monate alt (m.)

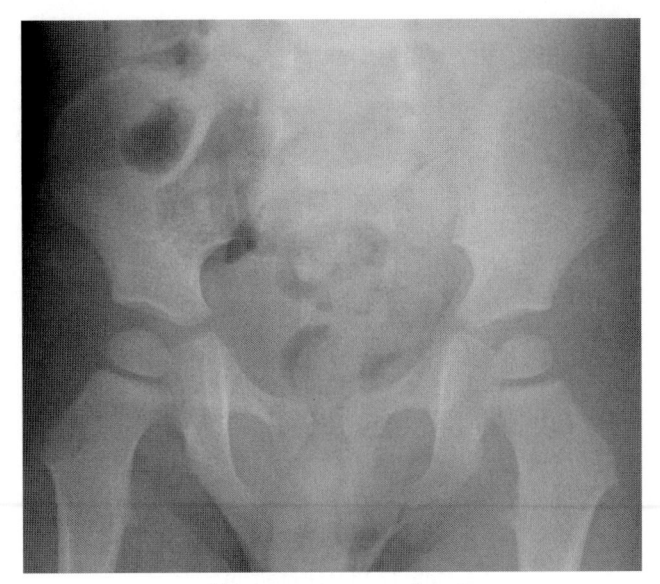

Abb. 12.13 21 Monate alt (m.)

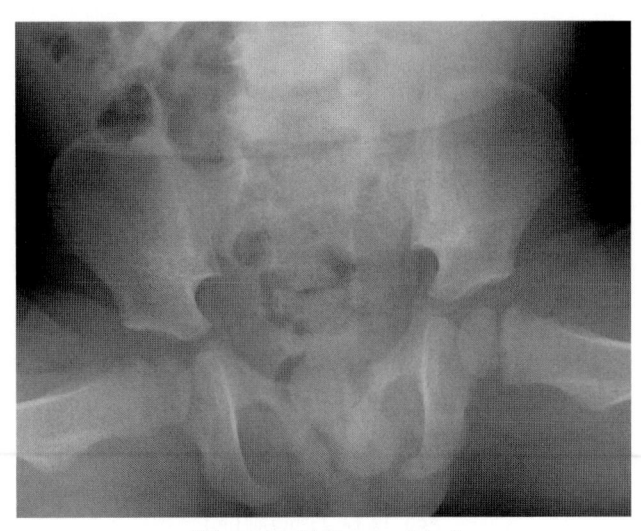

Abb. 12.14 21 Monate alt (m.)

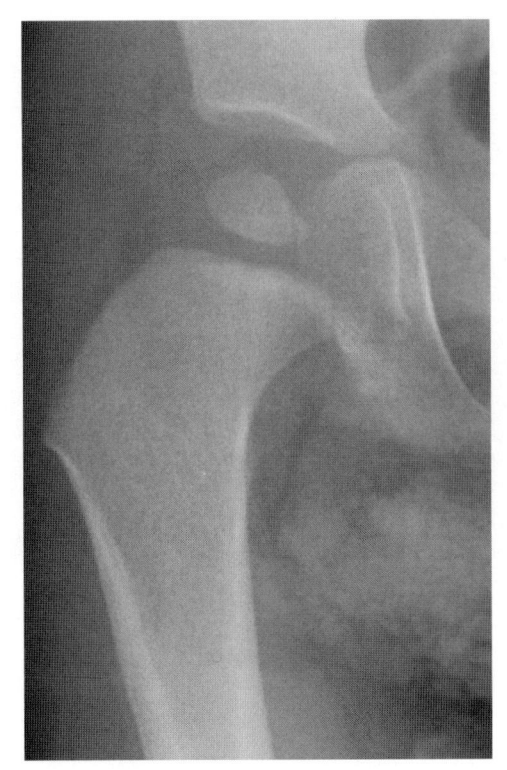

Abb. 12.15 21 Monate alt (m.)

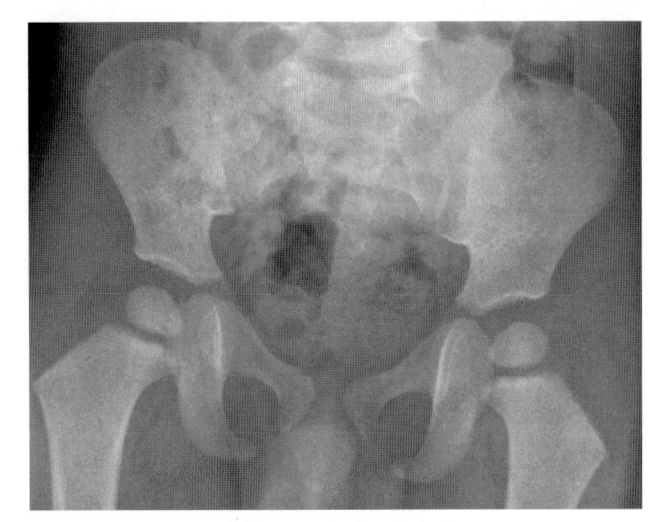

Abb. 12.16 2 Jahre alt (m.)

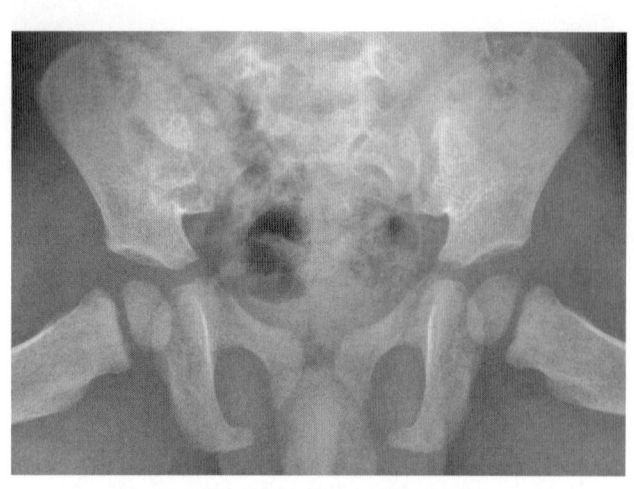

Abb. 12.17 2 Jahre alt (m.)

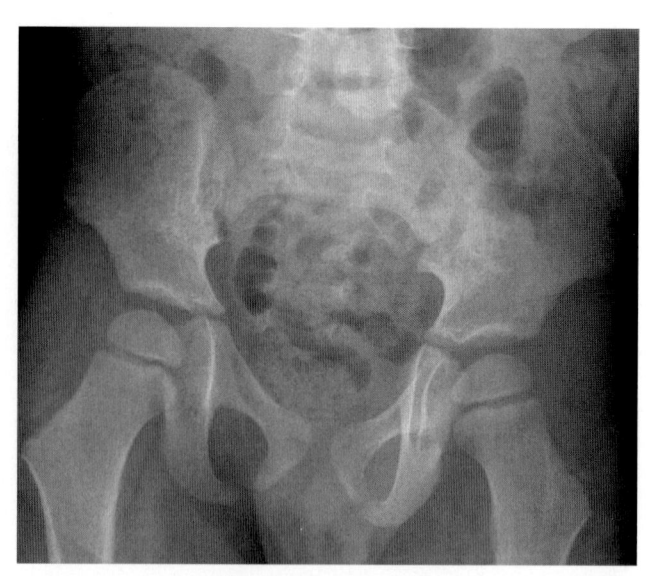

Abb. 12.18 3 Jahre alt (m.)

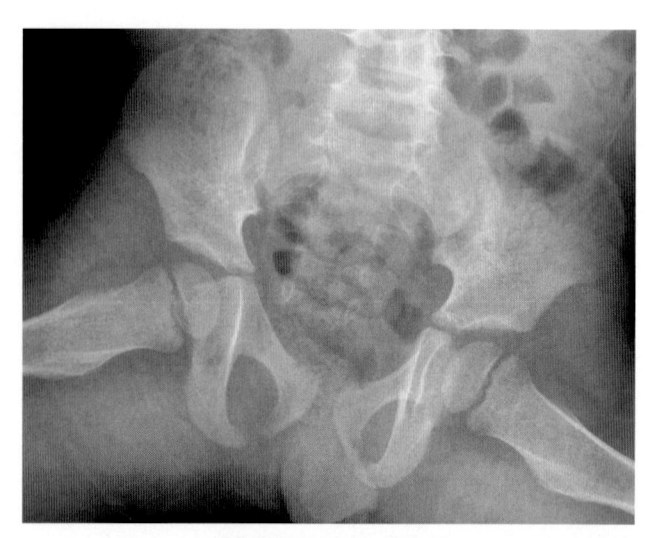

Abb. 12.19 3 Jahre alt (m.)

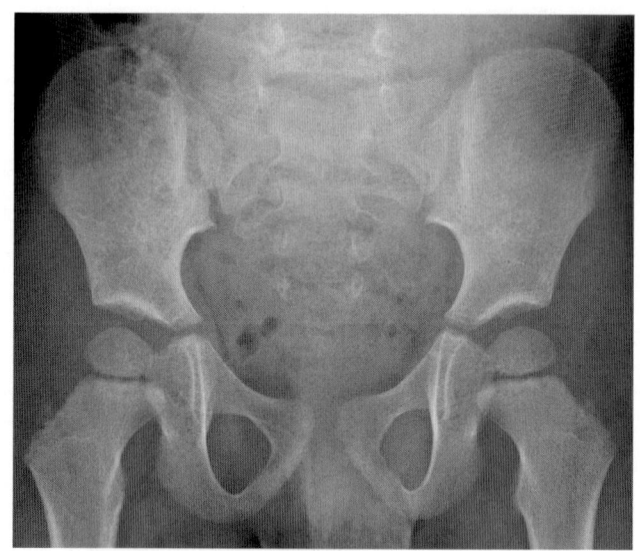

Abb. 12.20 4 Jahre alt (m.)

12 Becken, männlich   205

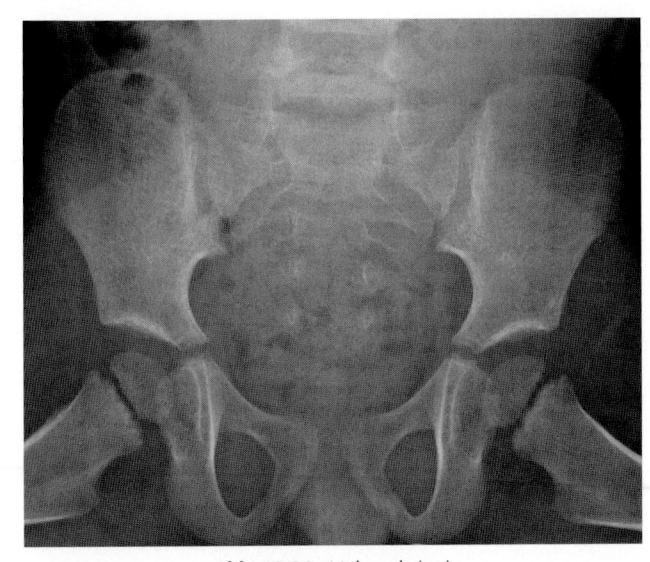

Abb. 12.21 4 Jahre alt (m.)

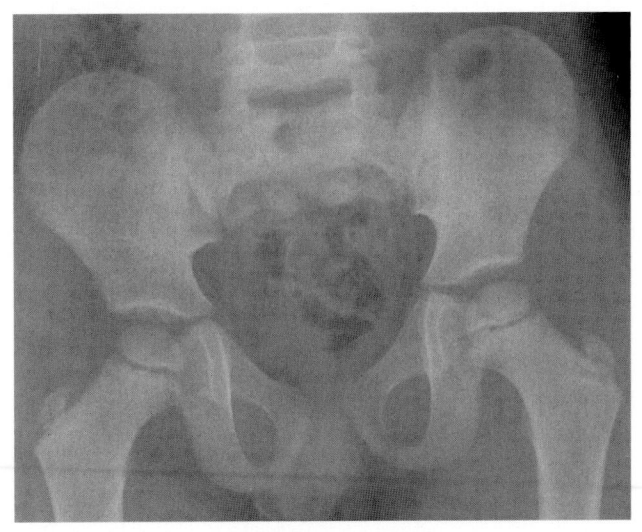

Abb. 12.22 5 Jahre alt (m.)

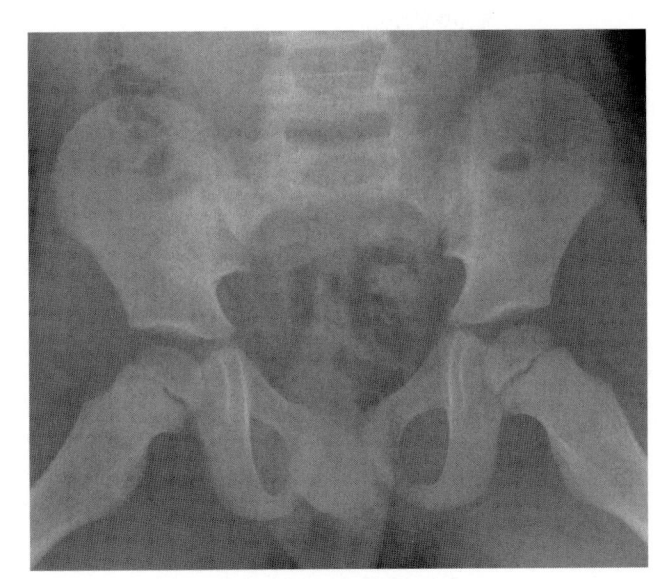

Abb. 12.23 5 Jahre alt (m.)

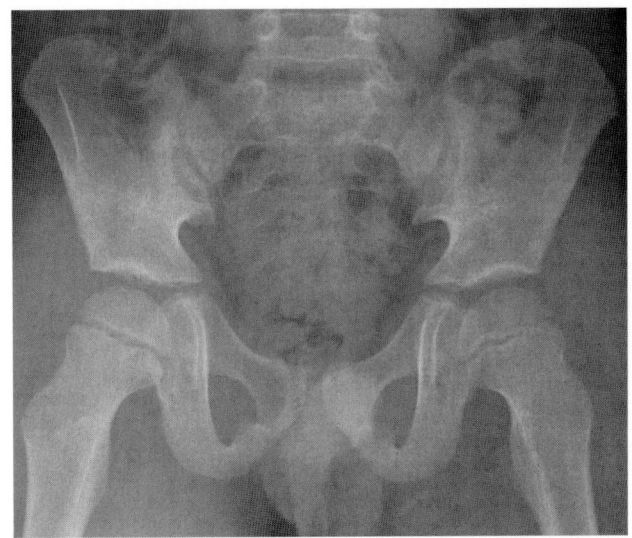

Abb. 12.24 6 Jahre alt (m.)

206 12 Becken, männlich

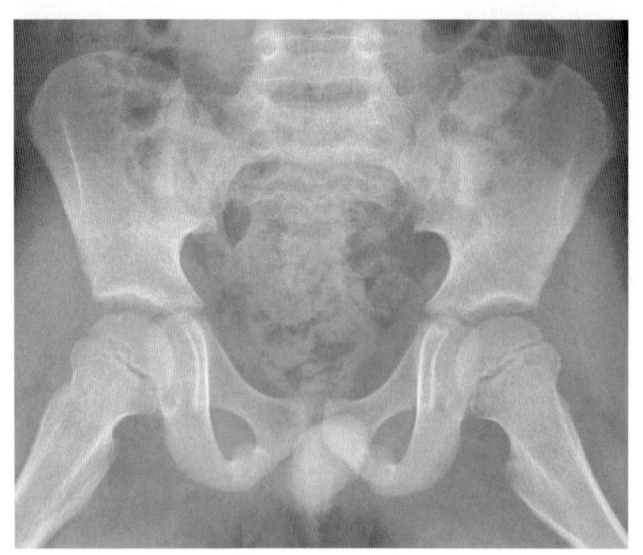

Abb. 12.25 6 Jahre alt (m.)

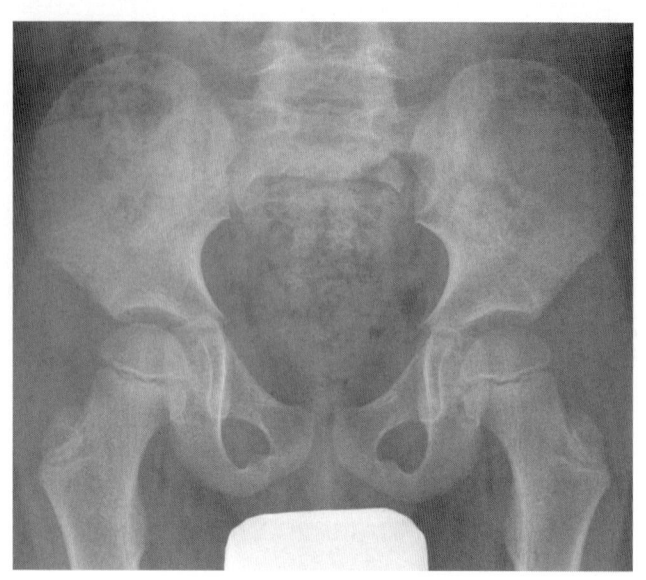

Abb. 12.26 7 Jahre alt (m.)

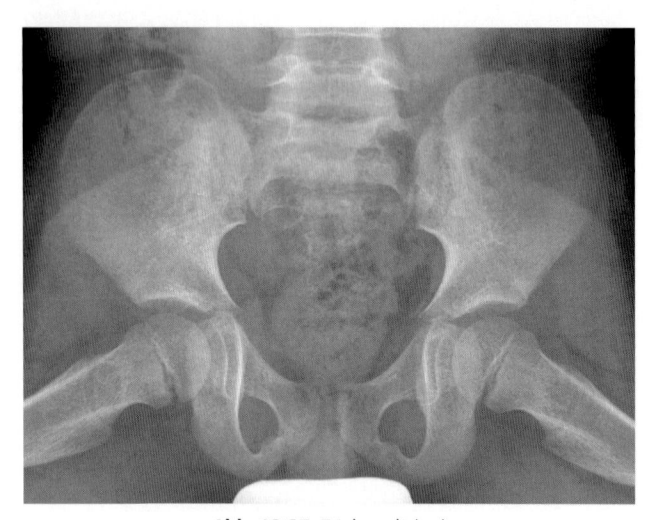

Abb. 12.27 7 Jahre alt (m.)

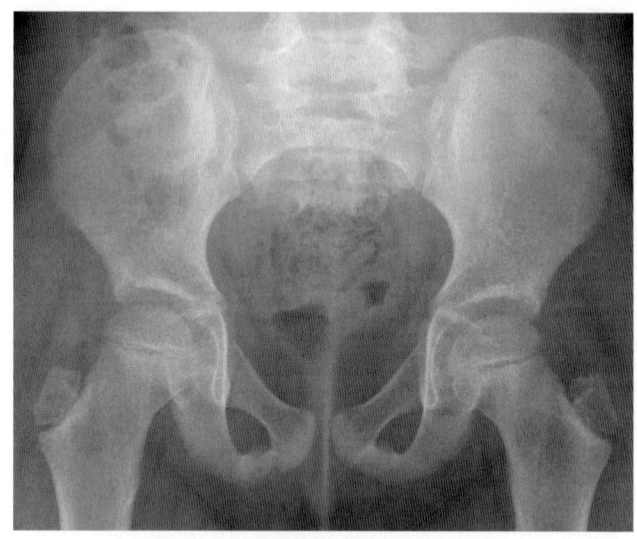

Abb. 12.28 8 Jahre alt (m.)

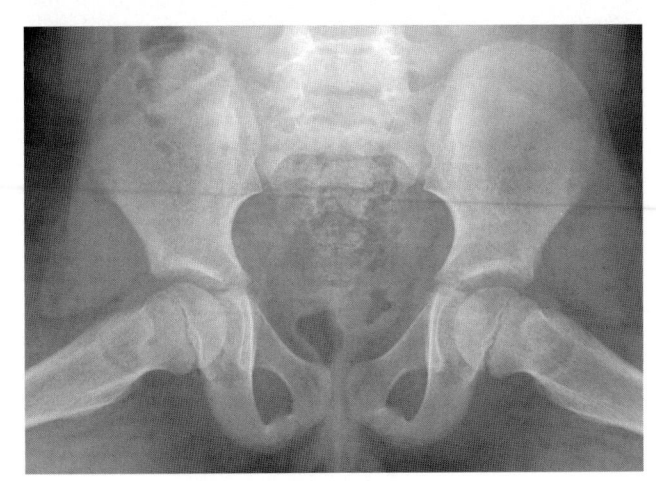

Abb. 12.29 8 Jahre alt (m.)

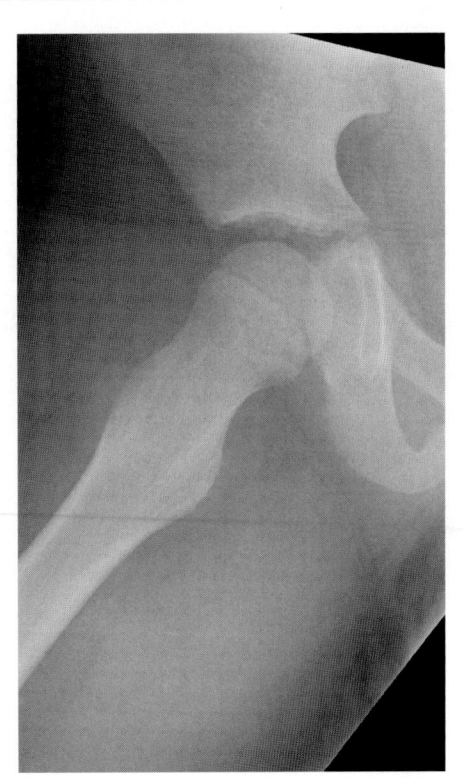

Abb. 12.30 8 Jahre alt (m.)

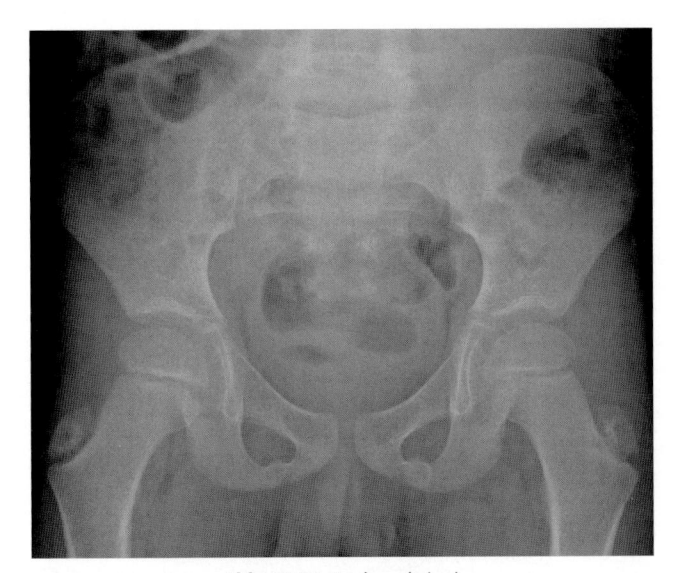

Abb. 12.31 9 Jahre alt (m.)

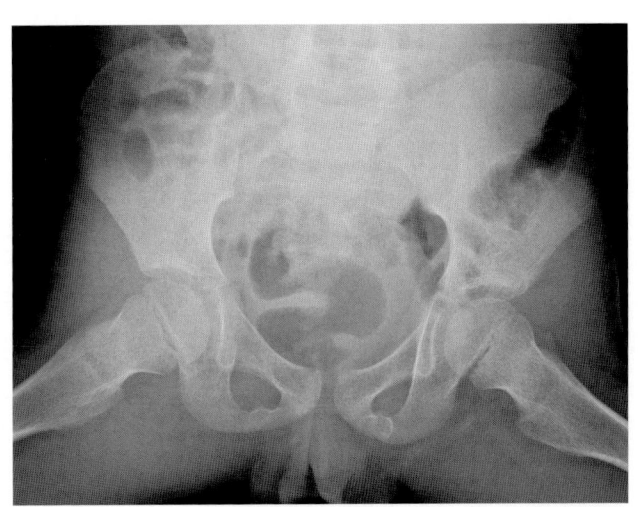

Abb. 12.32 9 Jahre alt (m.)

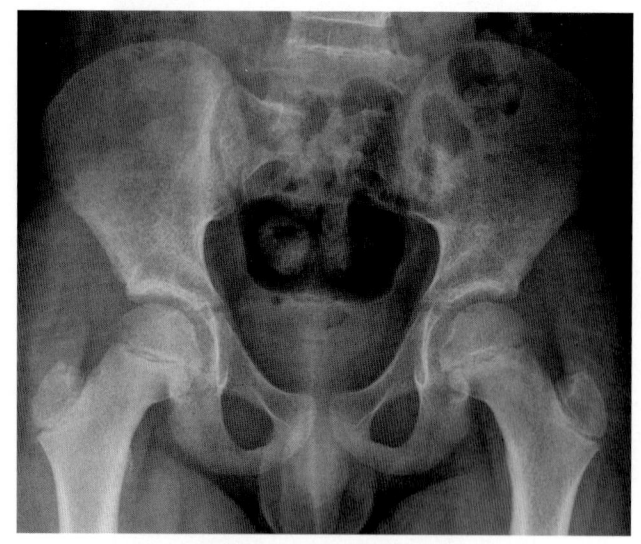

Abb. 12.33 10 Jahre alt (m.)

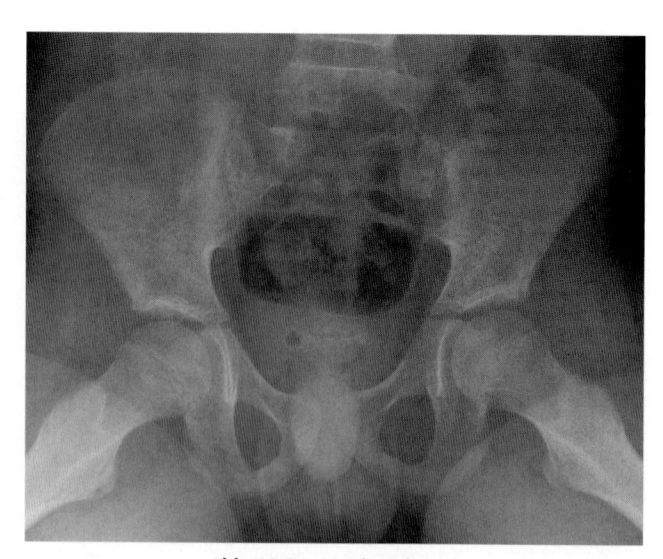

Abb. 12.34 10 Jahre alt (m.)

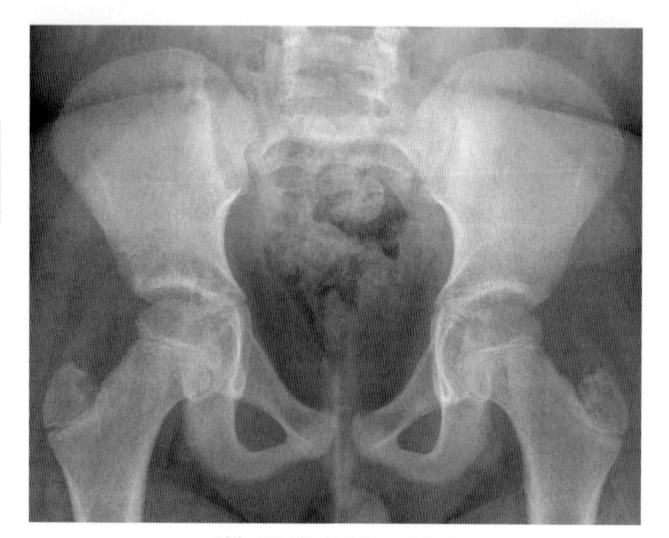

Abb. 12.35 11 Jahre alt (m.)

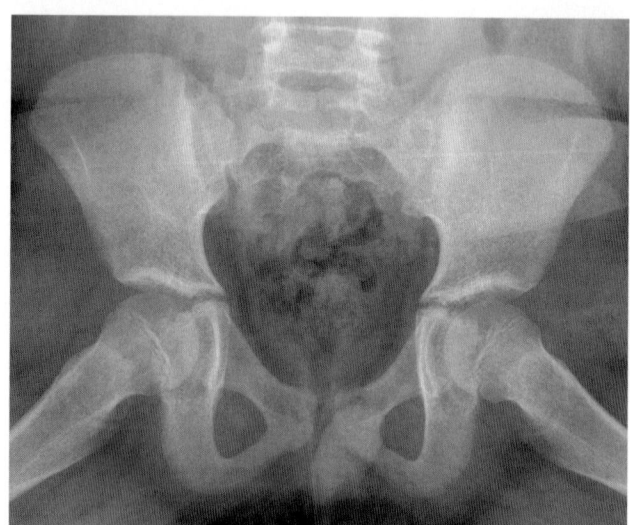

Abb. 12.36 11 Jahre alt (m.)

12 Becken, männlich

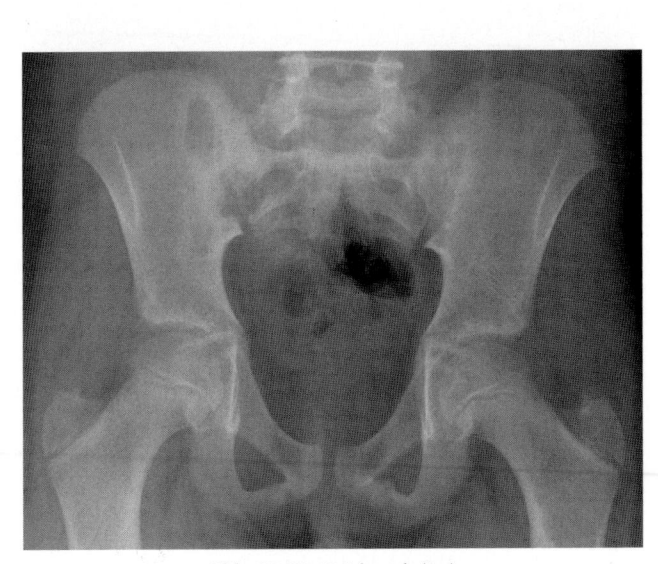

Abb. 12.37 12 Jahre alt (m.)

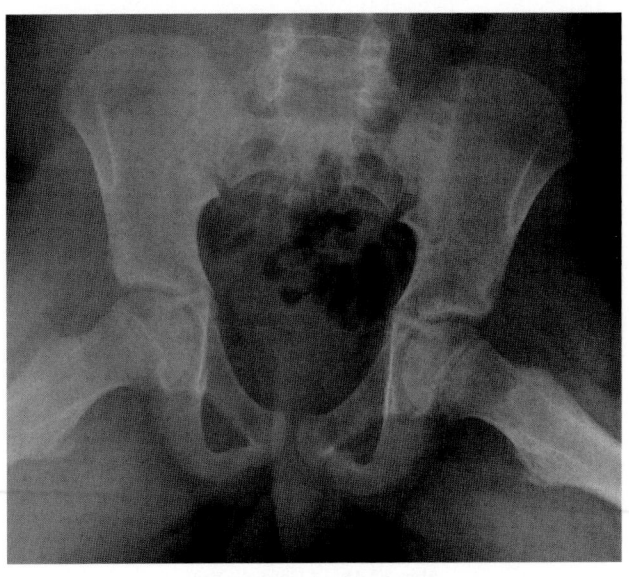

Abb. 12.38 12 Jahre alt (m.)

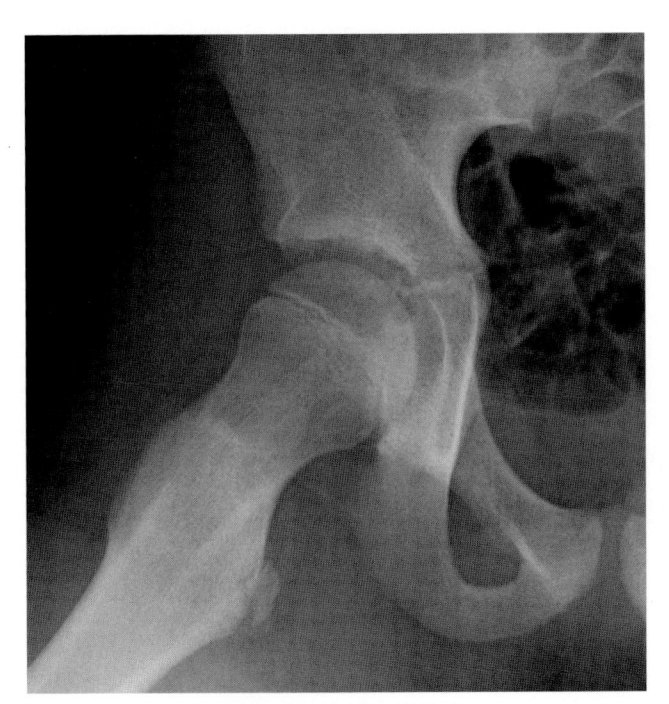

Abb. 12.39 12 Jahre alt (m.)

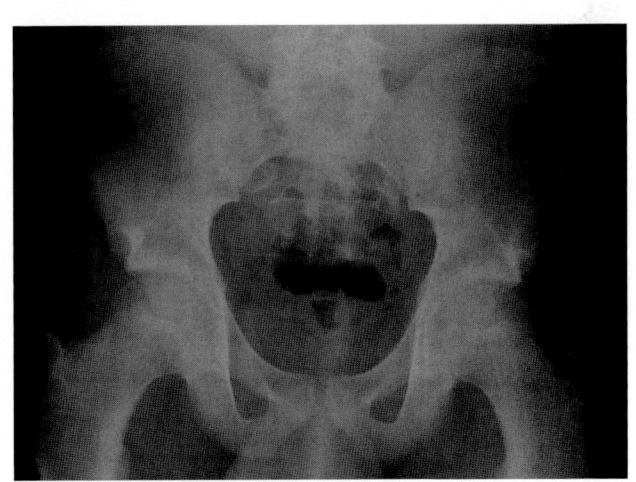

Abb. 12.40 13 Jahre alt (m.)

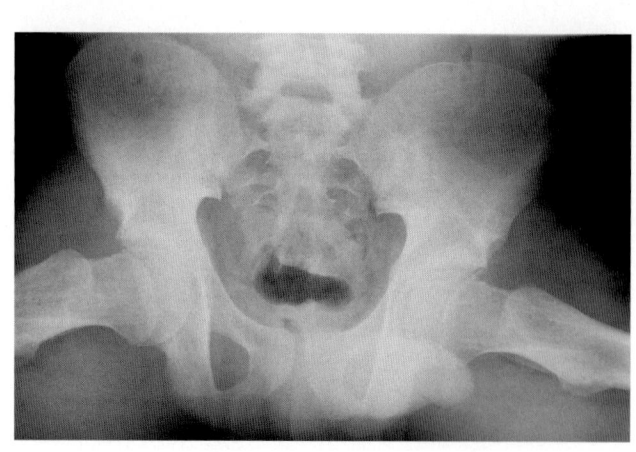

Abb. 12.41 13 Jahre alt (m.)

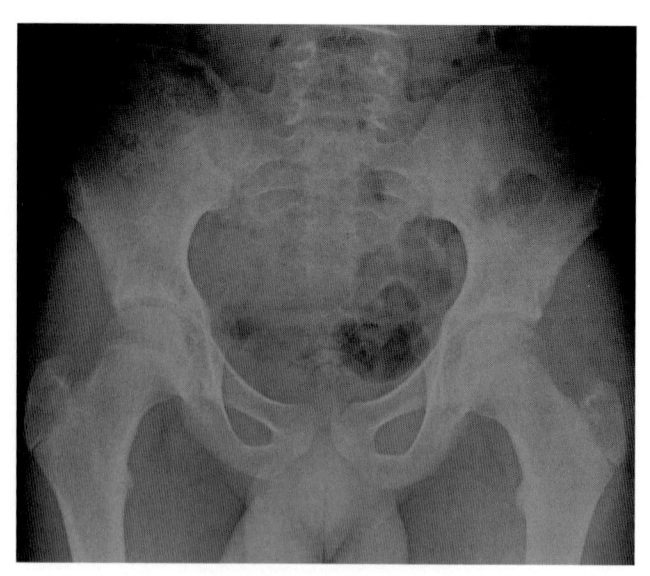

Abb. 12.42 14 Jahre alt (m.)

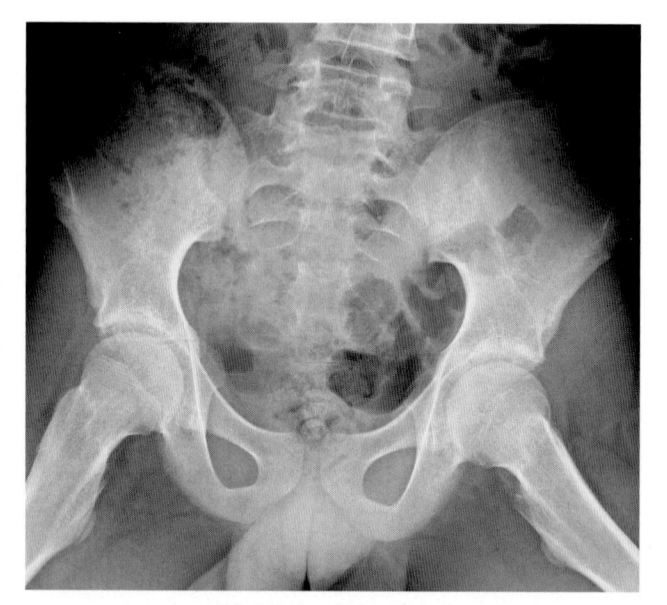

Abb. 12.43 14 Jahre alt (m.)

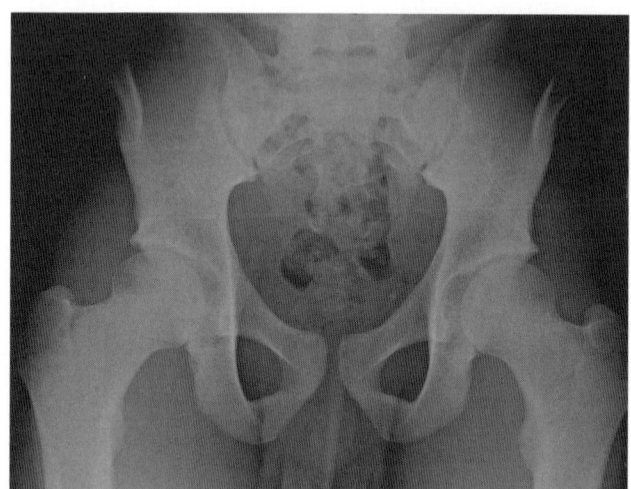

Abb. 12.44 15 Jahre alt (m.)

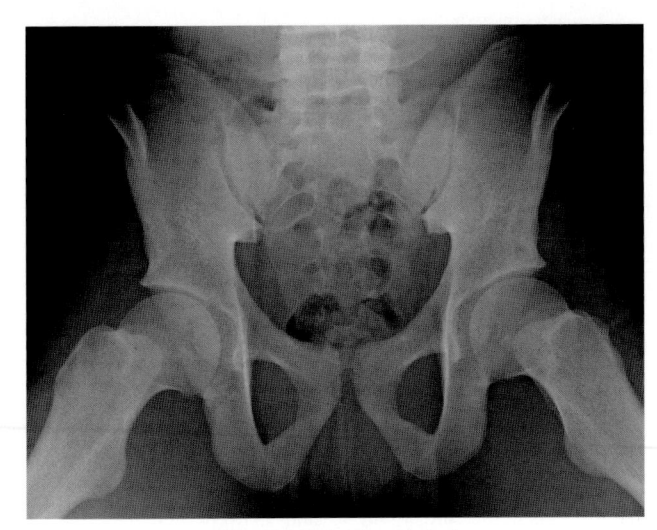

Abb. 12.45 15 Jahre alt (m.)

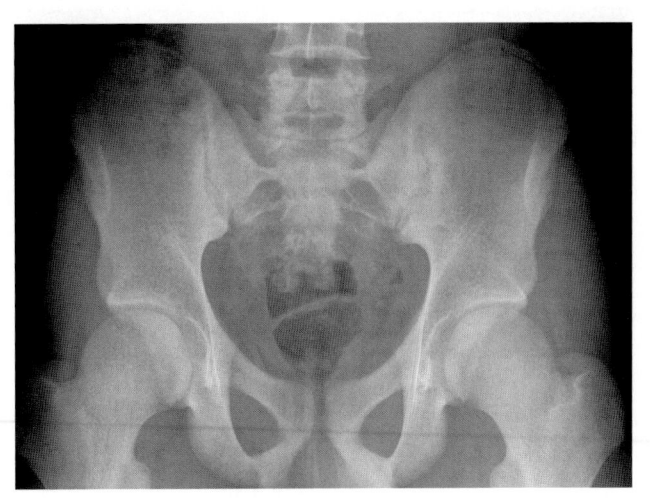

Abb. 12.46 16 Jahre alt (m.)

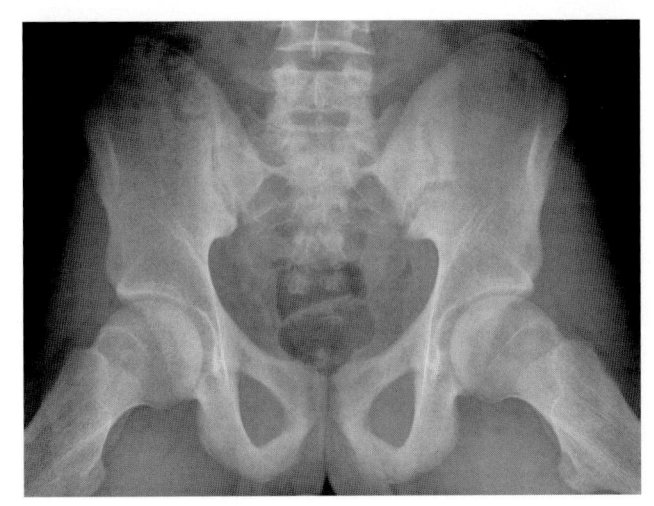

Abb. 12.47 16 Jahre alt (m.)

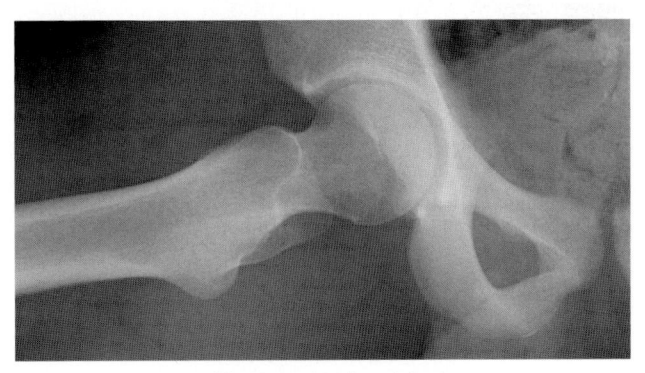

Abb. 12.48 16 Jahre alt (m.)

12 Becken, männlich

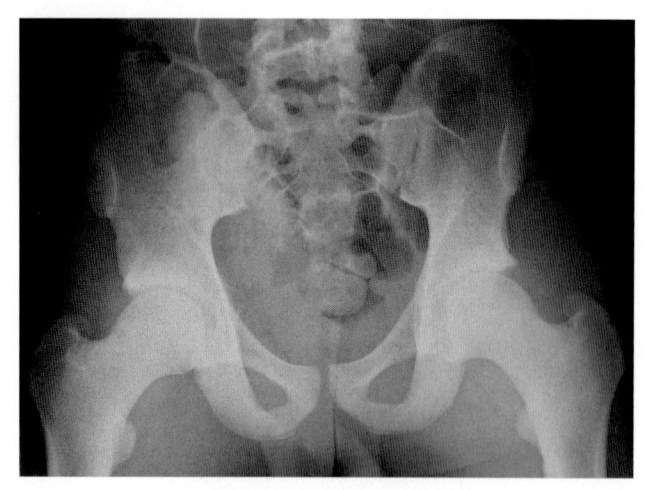

Abb. 12.49 17 Jahre alt (m.)

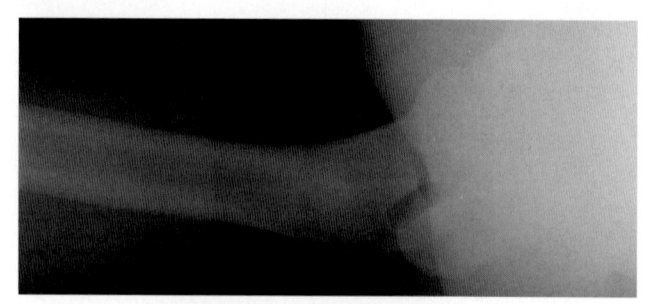

Abb. 12.50 17 Jahre alt (m.)

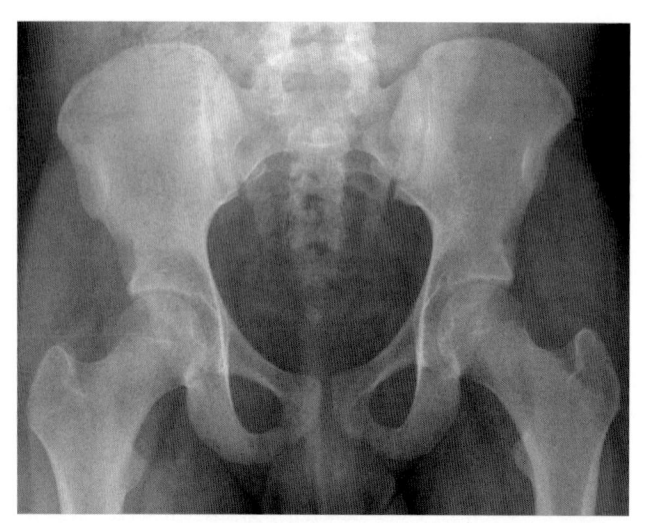

Abb. 12.51 18 Jahre alt (m.)

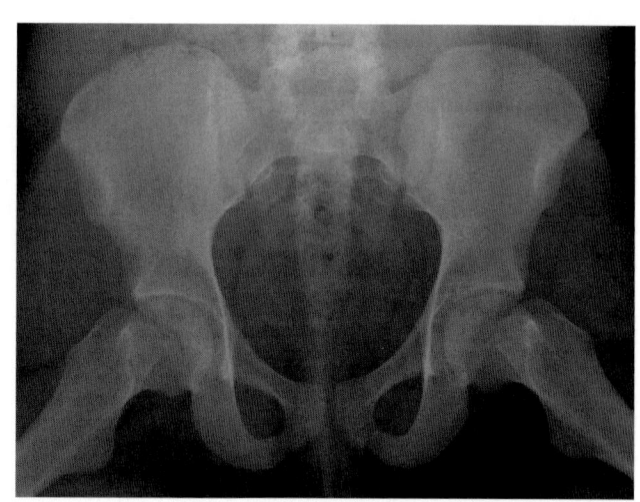

Abb. 12.52 18 Jahre alt (m.)

12 Becken, männlich 213

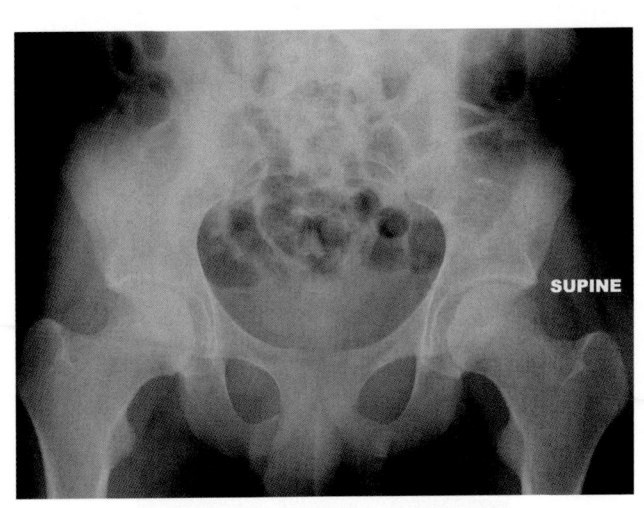

Abb. 12.53 19 Jahre alt (m.)

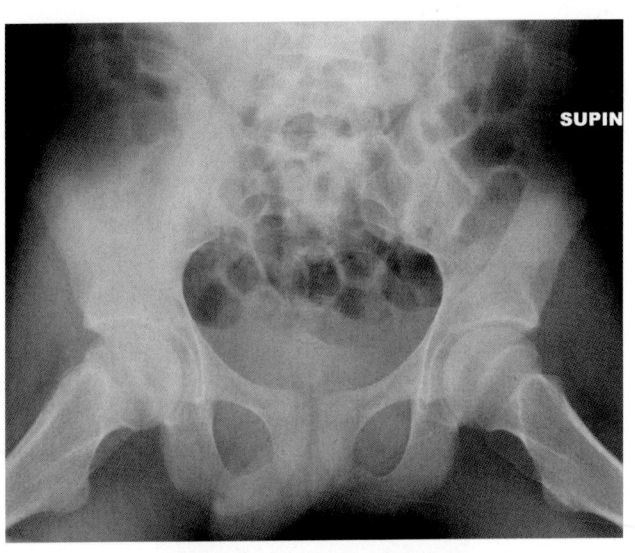

Abb. 12.54 19 Jahre alt (m.)

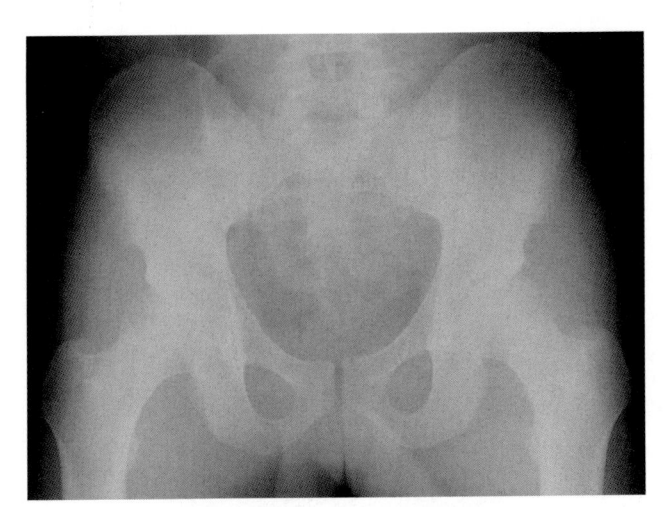

Abb. 12.55 20 Jahre alt (m.)

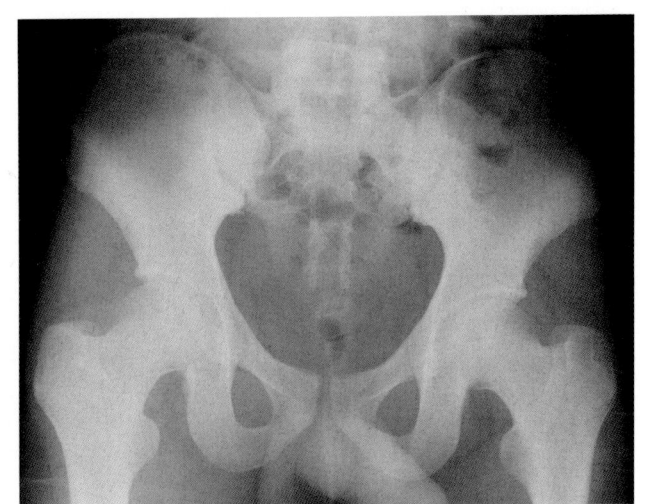

Abb. 12.56 21 Jahre alt (m.)

13 Femur, männlich

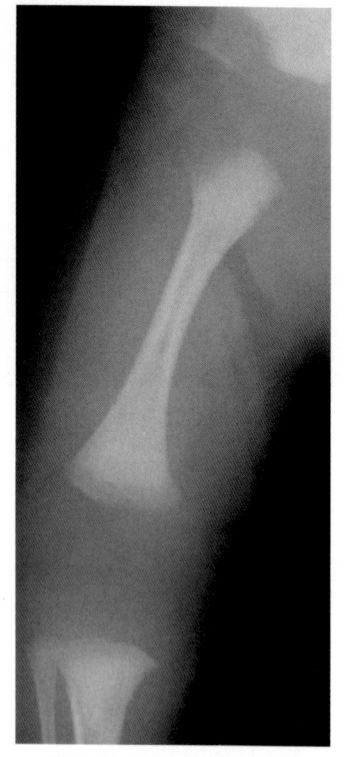

Abb. 13.1 Neugeboren (m.)

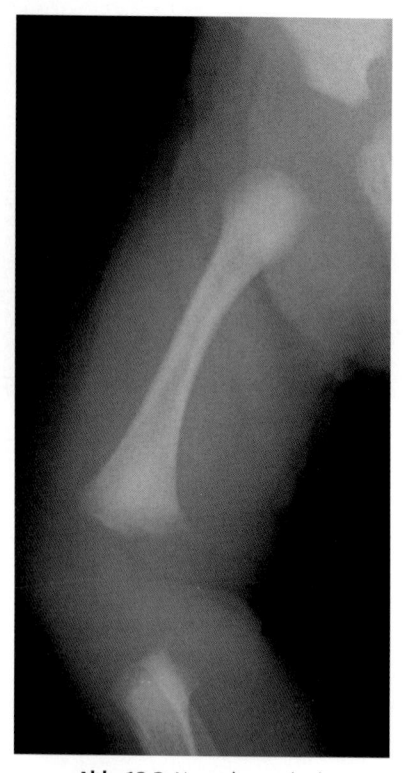

Abb. 13.2 Neugeboren (m.)

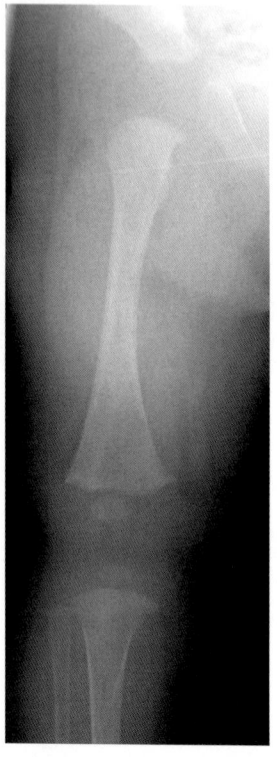

Abb. 13.3 3 Monate alt (m.)

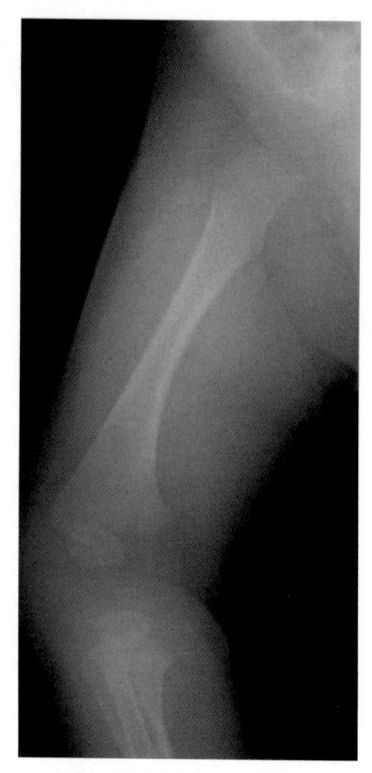

Abb. 13.4 3 Monate alt (m.)

13 Femur, männlich

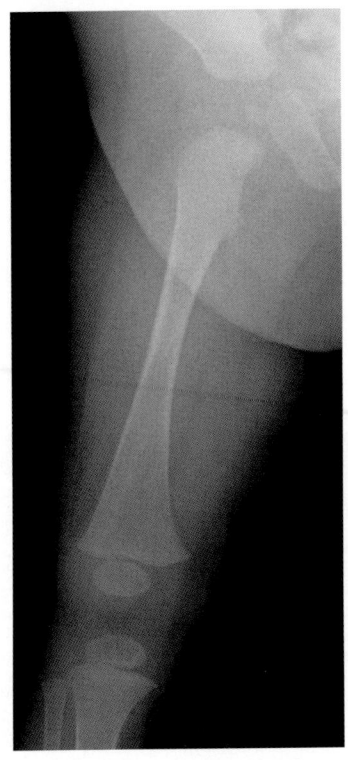

Abb. 13.5 6 Monate alt (m.)

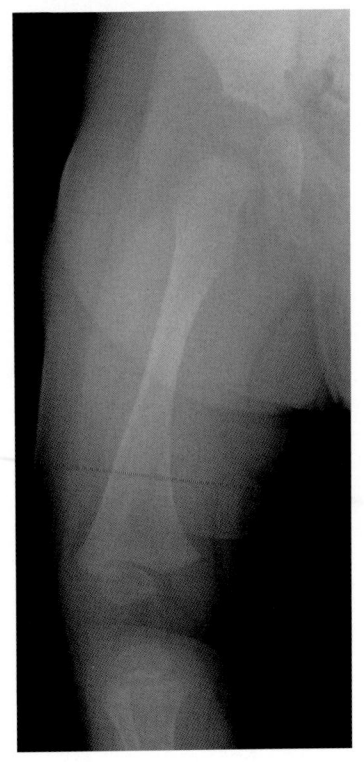

Abb. 13.6 6 Monate alt (m.)

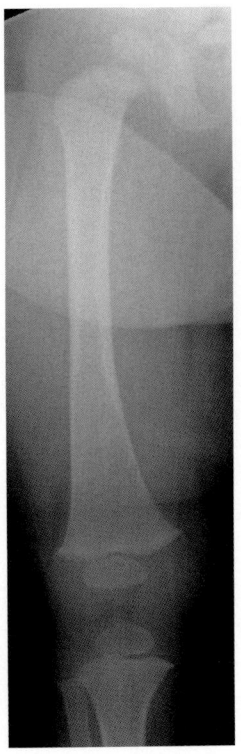

Abb. 13.7 9 Monate alt (m.)

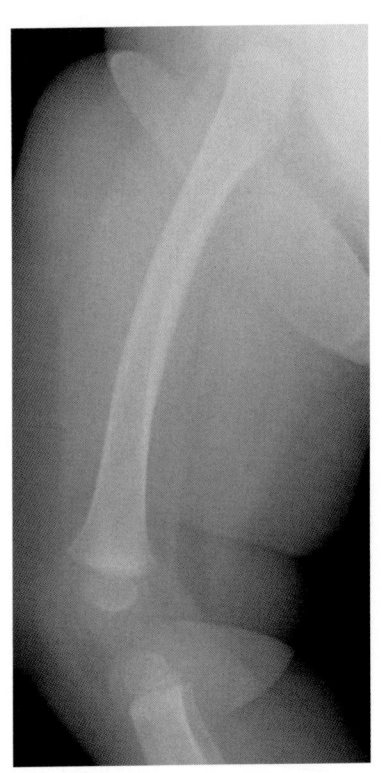

Abb. 13.8 9 Monate alt (m.)

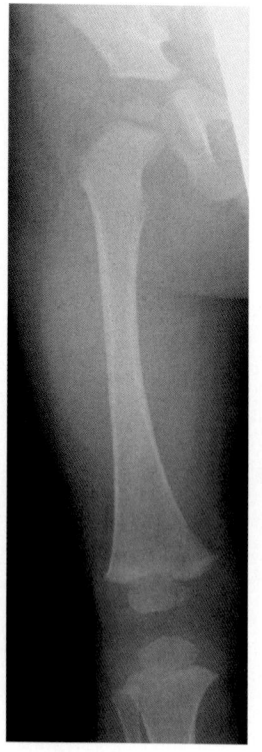

Abb. 13.9 1 Jahr alt (m.)

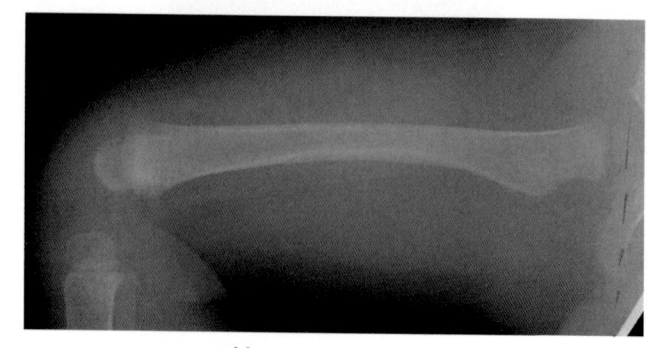

Abb. 13.10 1 Jahr alt (m.)

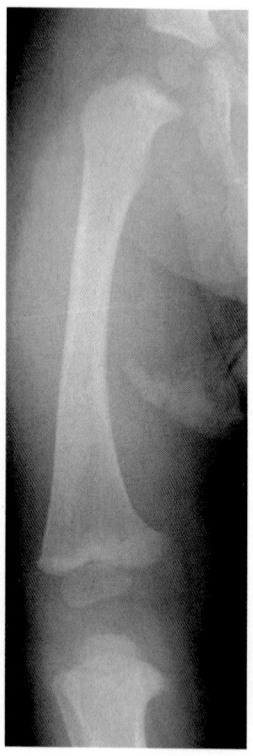

Abb. 13.11 15 Monate alt (m.)

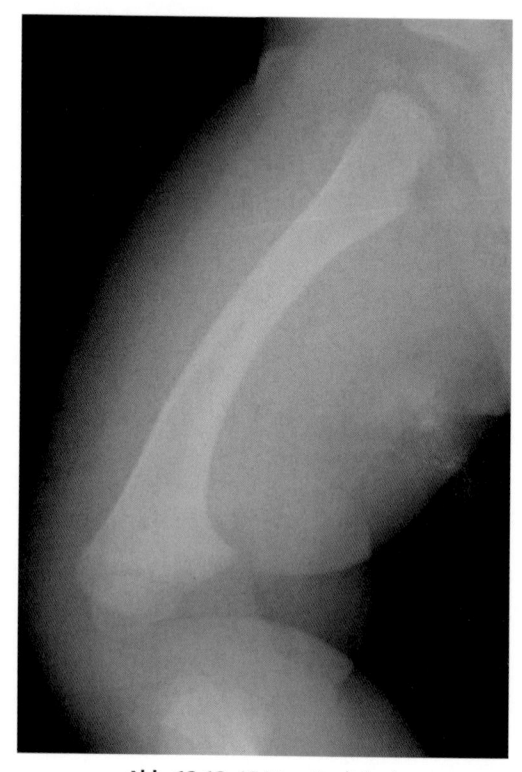

Abb. 13.12 15 Monate alt (m.)

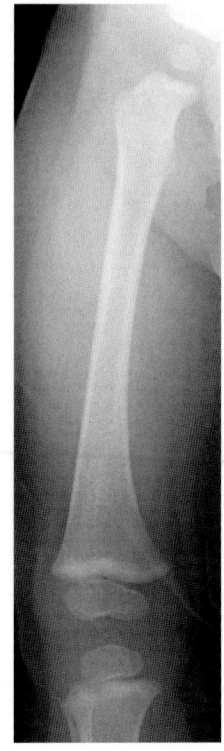

Abb. 13.13 18 Monate alt (m.)

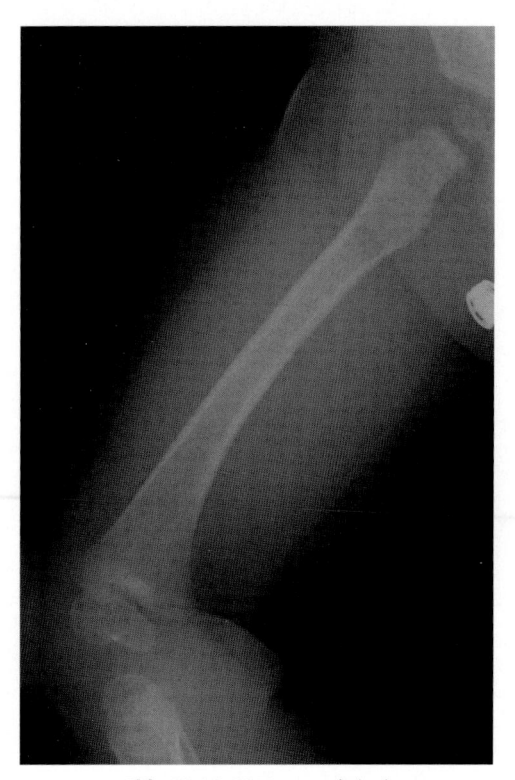

Abb. 13.14 18 Monate alt (m.)

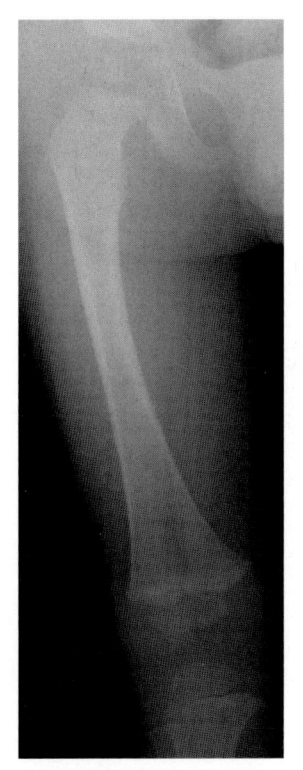

Abb. 13.15 21 Monate alt (m.)

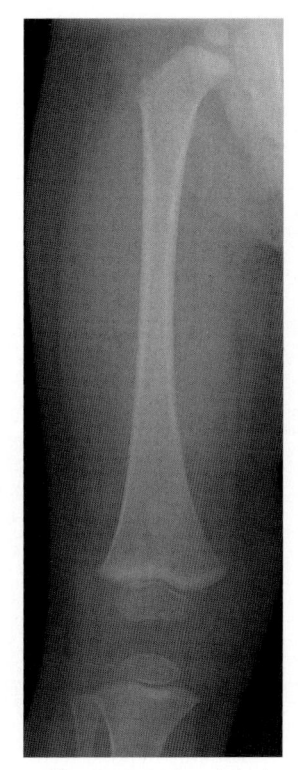

Abb. 13.16 2 Jahre alt (m.)

13 Femur, männlich

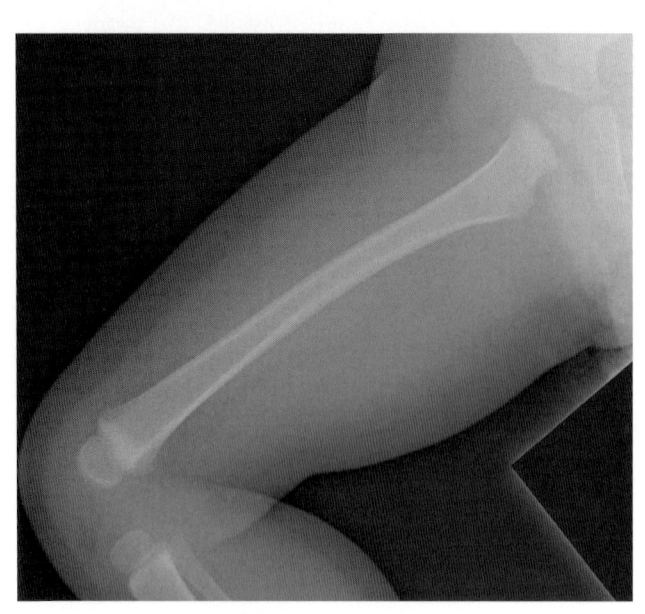

Abb. 13.17 2 Jahre alt (m.)

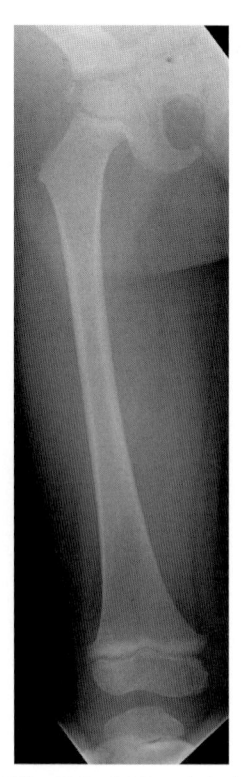

Abb. 13.18 3 Jahre alt (m.)

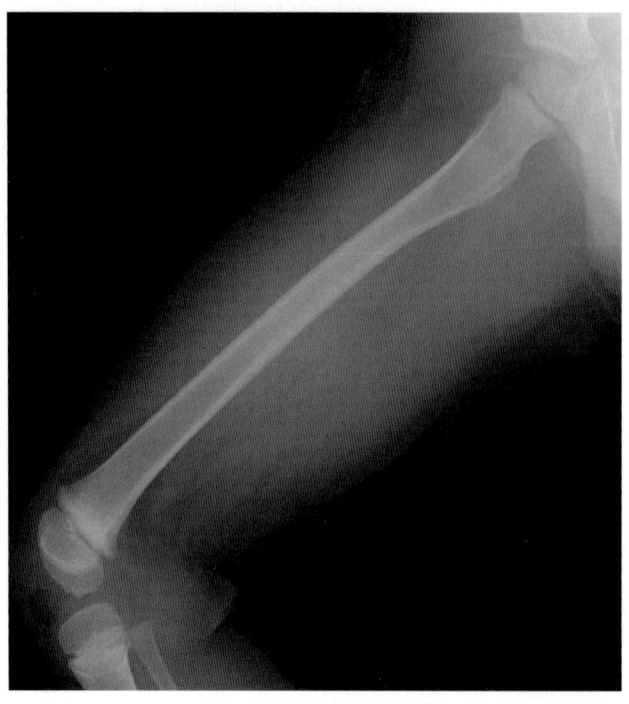

Abb. 13.19 3 Jahre alt (m.)

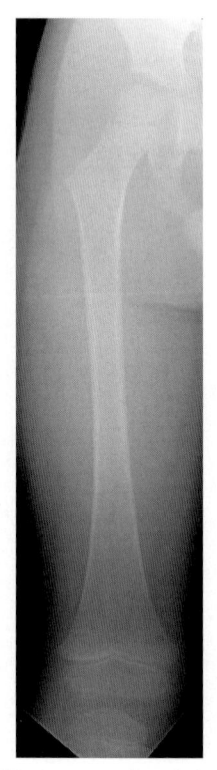

Abb. 13.20 4 Jahre alt (m.)

13 Femur, männlich 219

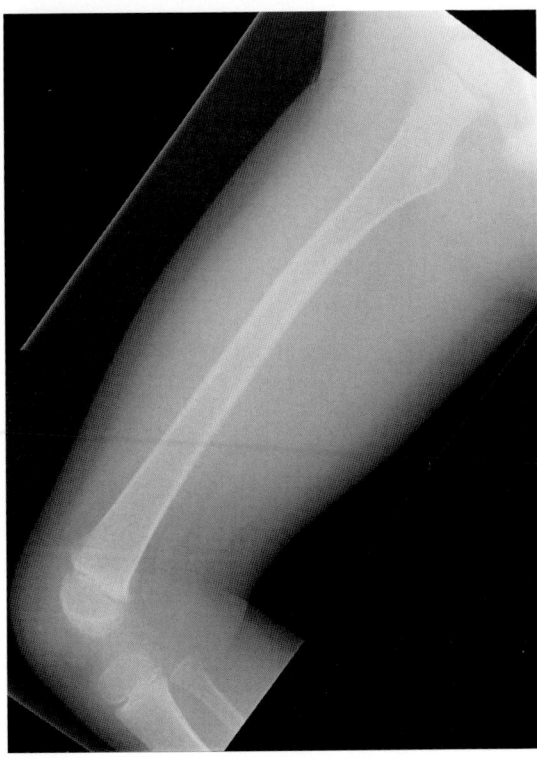

Abb. 13.21 4 Jahre alt (m.)

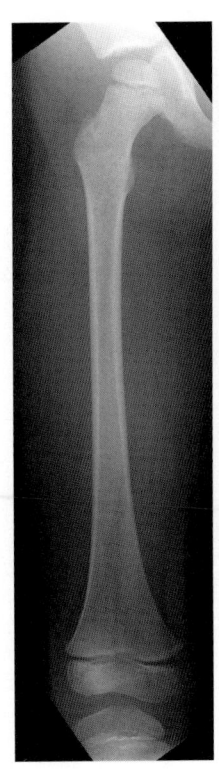

Abb. 13.22 5 Jahre alt (m.)

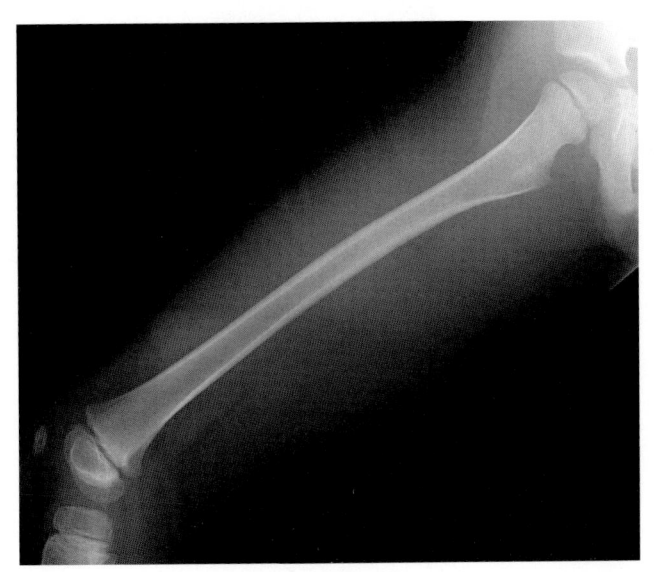

Abb. 13.23 5 Jahre alt (m.)

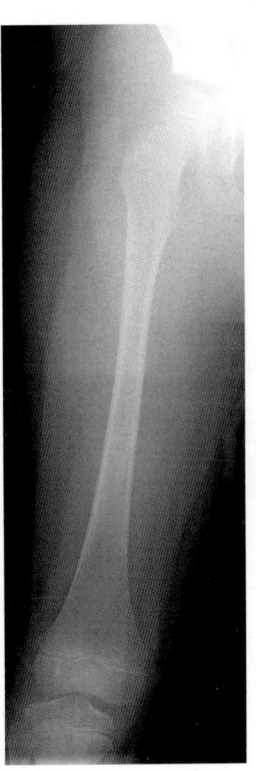

Abb. 13.24 6 Jahre alt (m.)

13 Femur, männlich

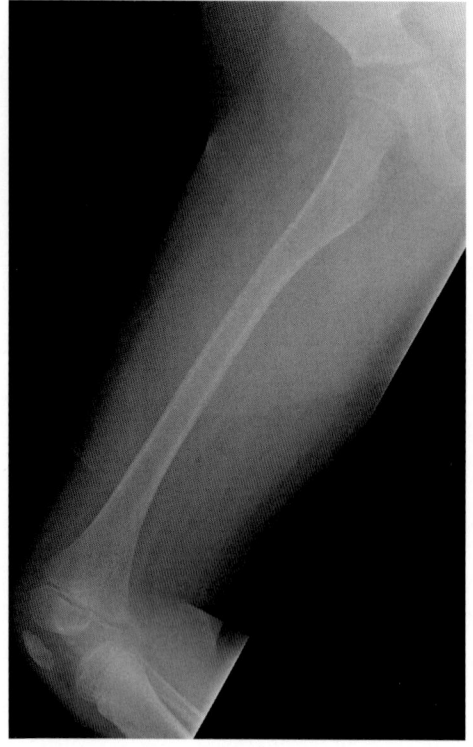

Abb. 13.25 6 Jahre alt (m.)

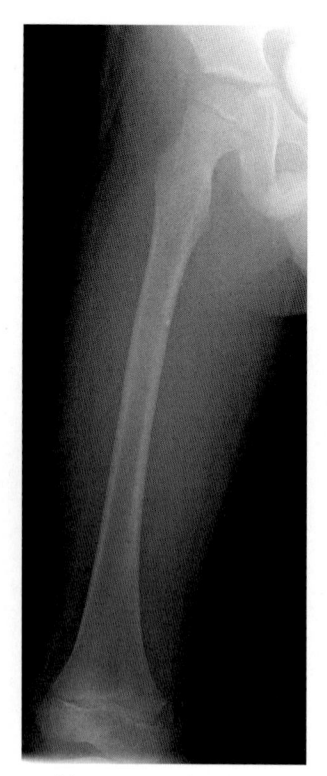

Abb. 13.26 7 Jahre alt (m.)

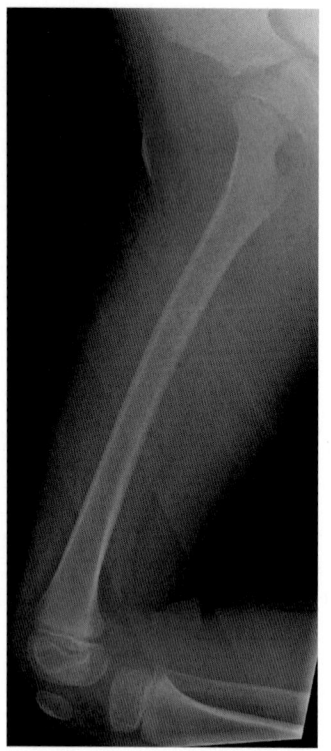

Abb. 13.27 7 Jahre alt (m.)

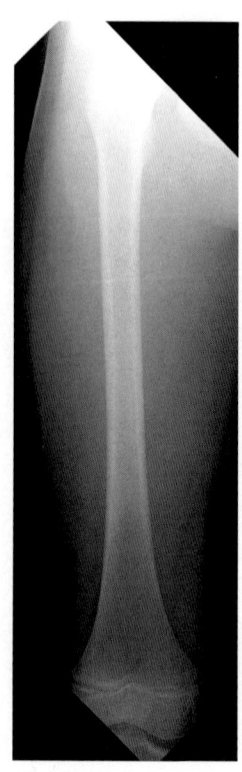

Abb. 13.28 8 Jahre alt (m.)

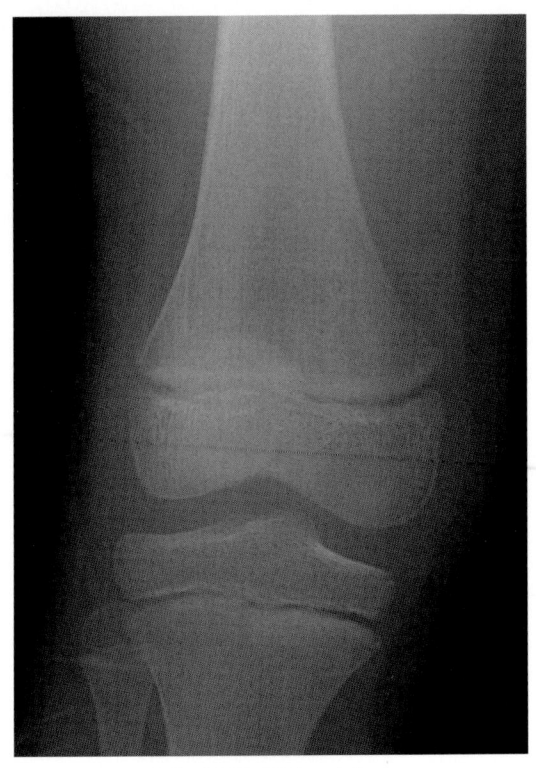

Abb. 13.29 8 Jahre alt (m.)

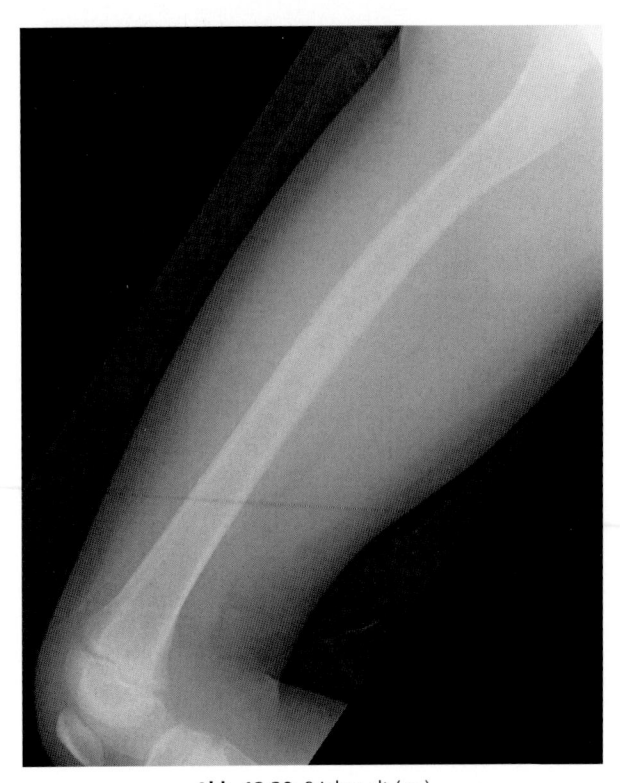

Abb. 13.30 8 Jahre alt (m.)

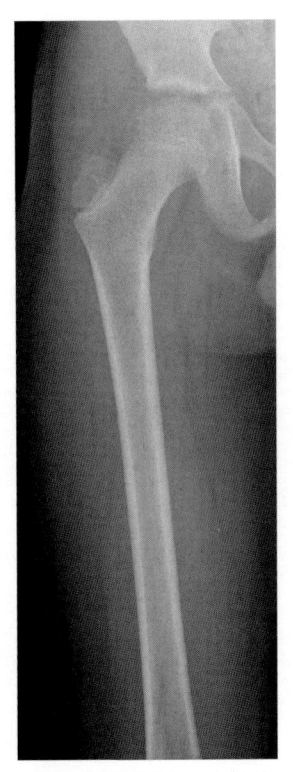

Abb. 13.31 9 Jahre alt (m.)

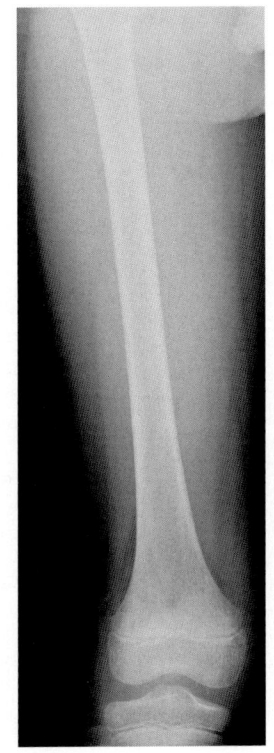

Abb. 13.32 9 Jahre alt (m.)

13 Femur, männlich

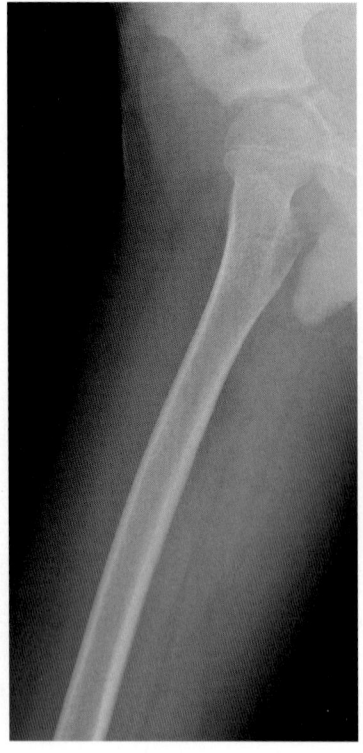

Abb. 13.33 9 Jahre alt (m.)

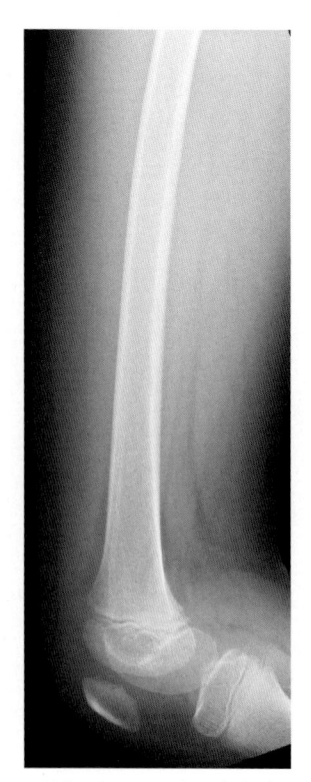

Abb. 13.34 9 Jahre alt (m.)

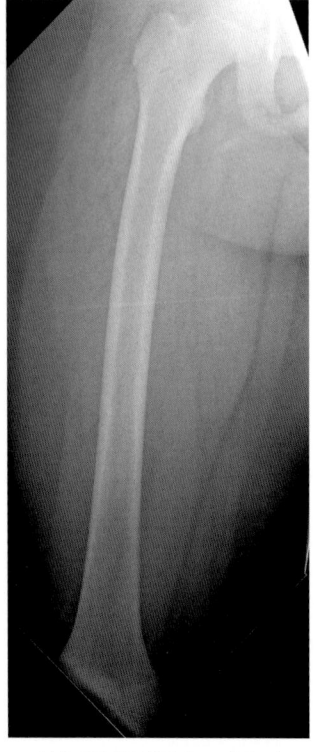

Abb. 13.35 10 Jahre alt (m.)

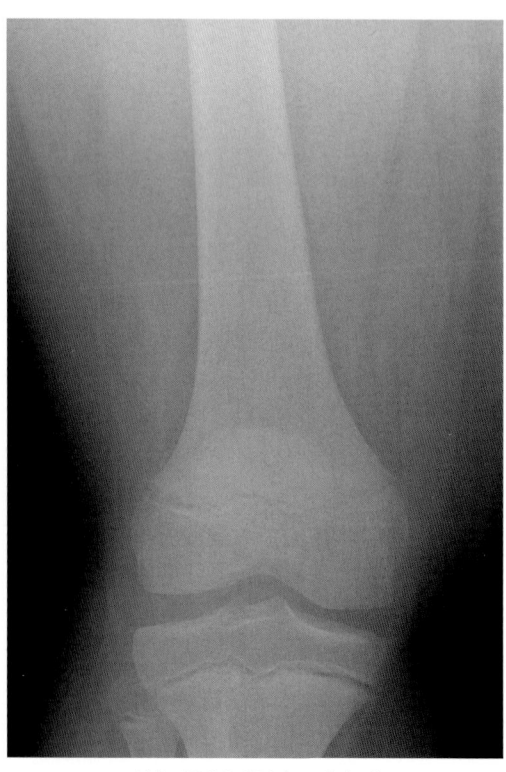

Abb. 13.36 10 Jahre alt (m.)

13 Femur, männlich

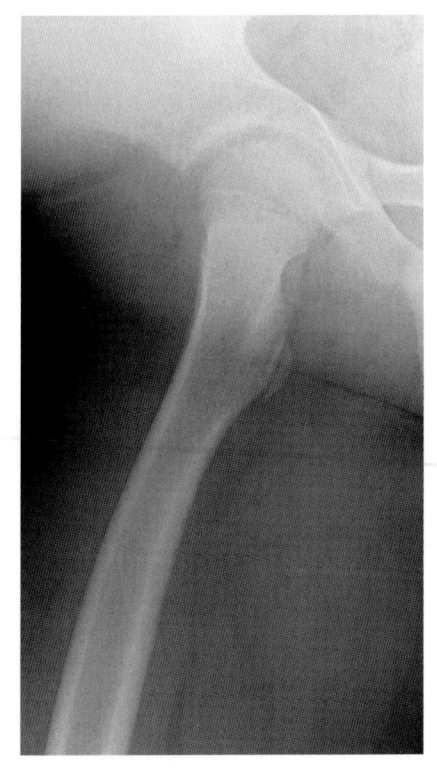

Abb. 13.37 10 Jahre alt (m.)

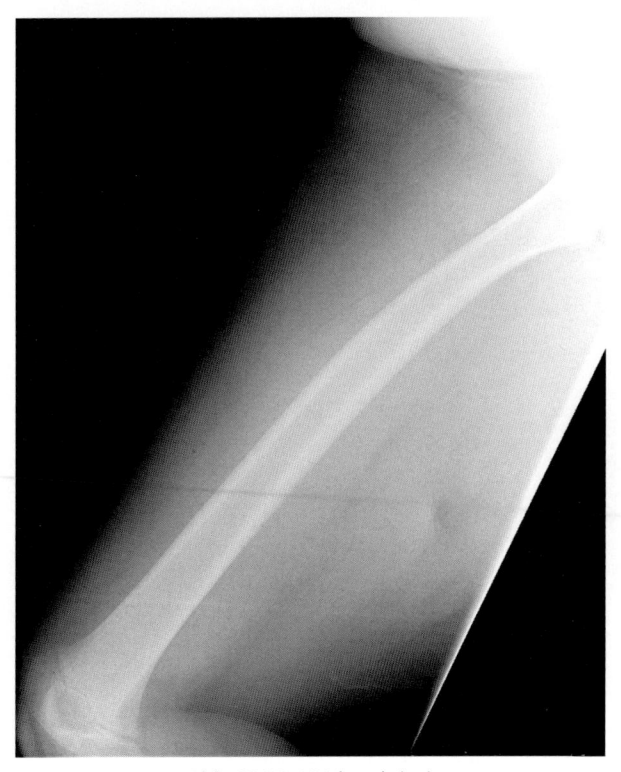

Abb. 13.38 10 Jahre alt (m.)

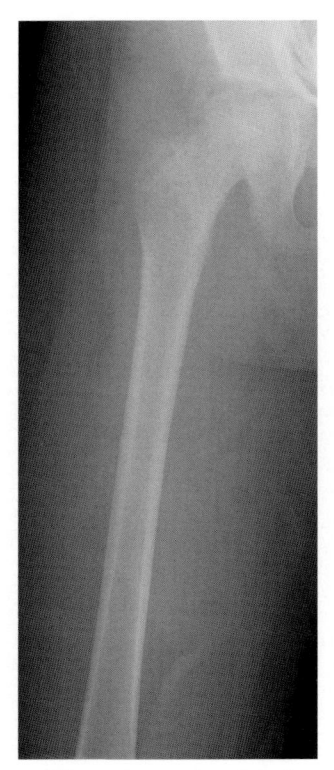

Abb. 13.39 11 Jahre alt (m.)

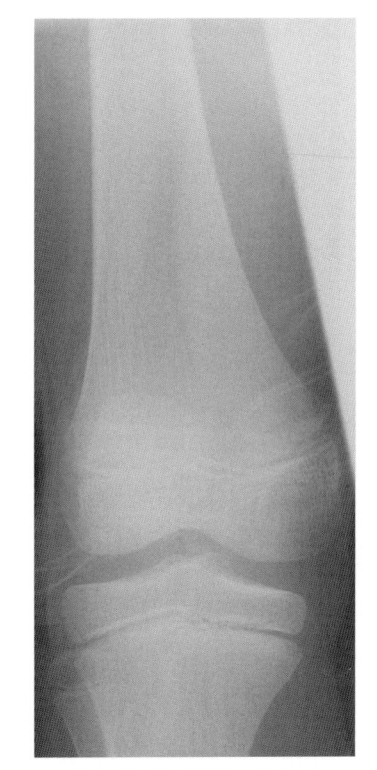

Abb. 13.40 11 Jahre alt (m.)

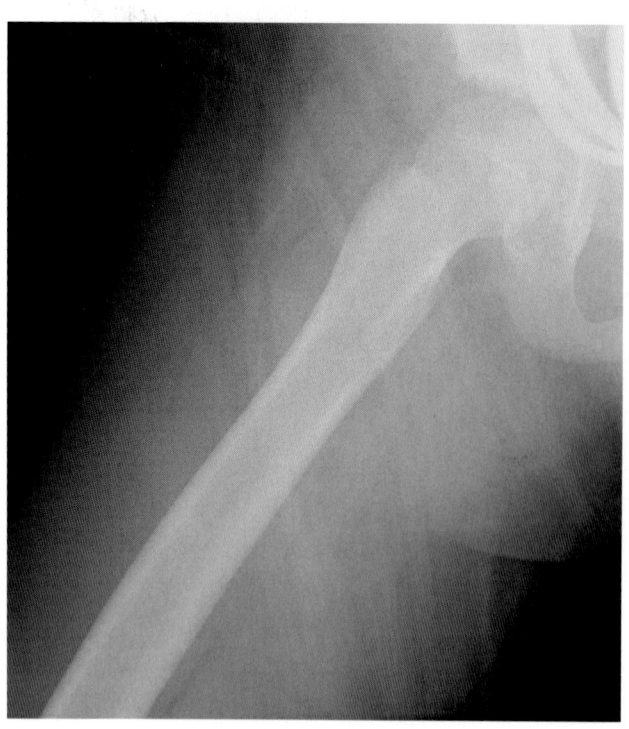

Abb. 13.41 11 Jahre alt (m.)

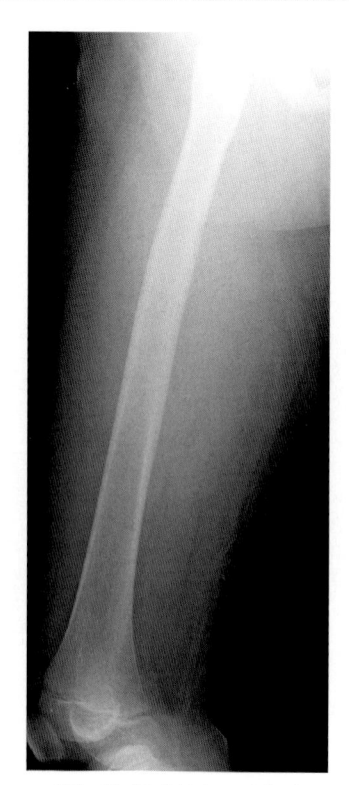

Abb. 13.42 11 Jahre alt (m.)

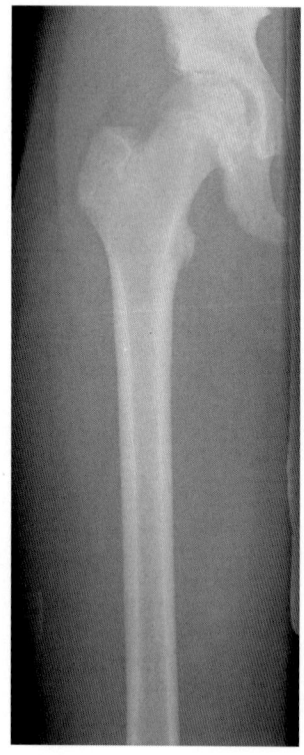

Abb. 13.43 12 Jahre alt (m.)

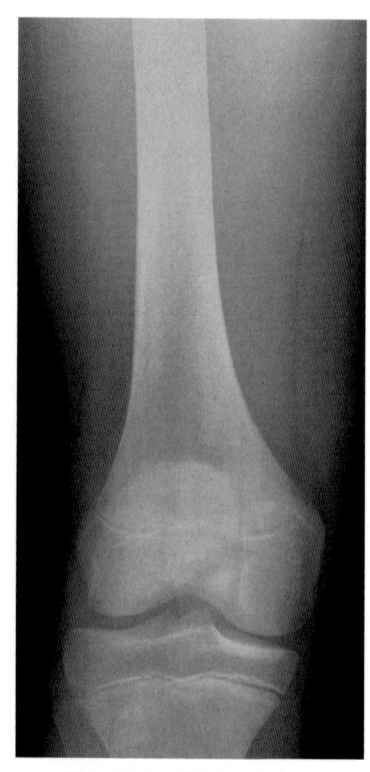

Abb. 13.44 12 Jahre alt (m.)

13 Femur, männlich

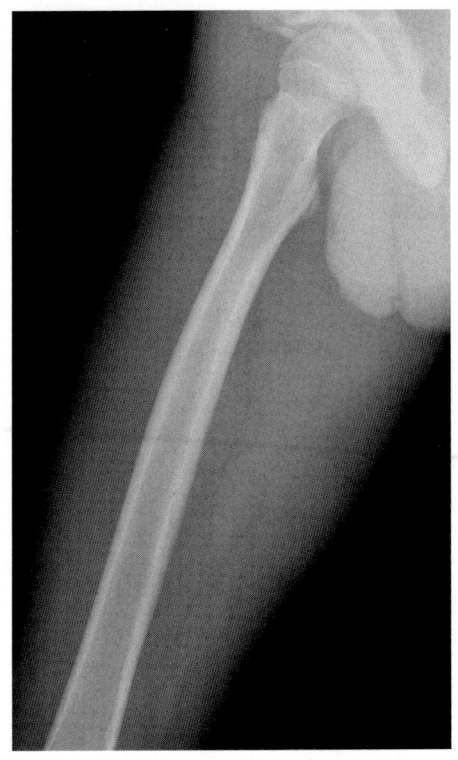

Abb. 13.45 12 Jahre alt (m.)

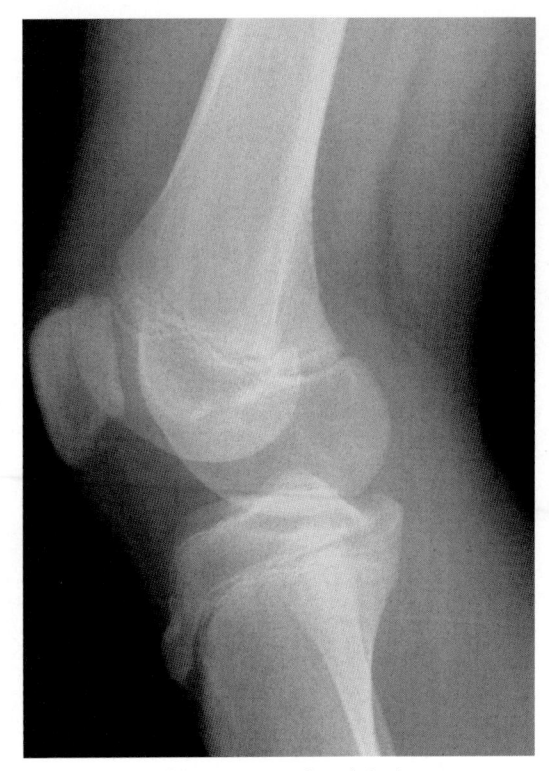

Abb. 13.46 12 Jahre alt (m.)

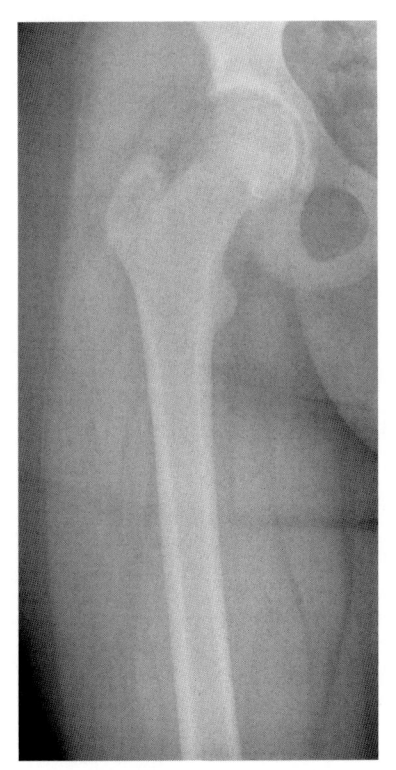

Abb. 13.47 13 Jahre alt (m.)

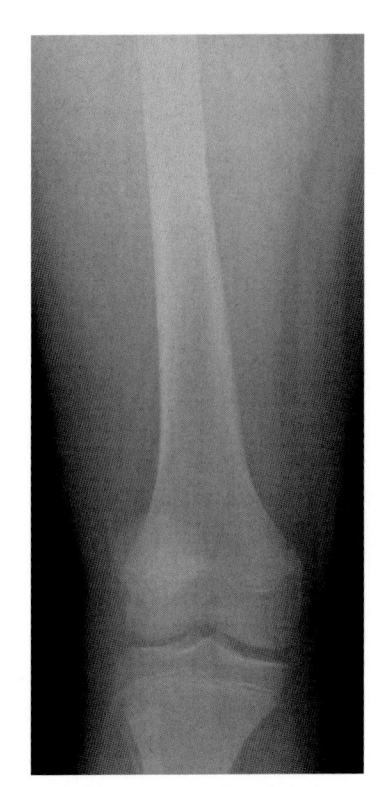

Abb. 13.48 13 Jahre alt (m.)

13 Femur, männlich

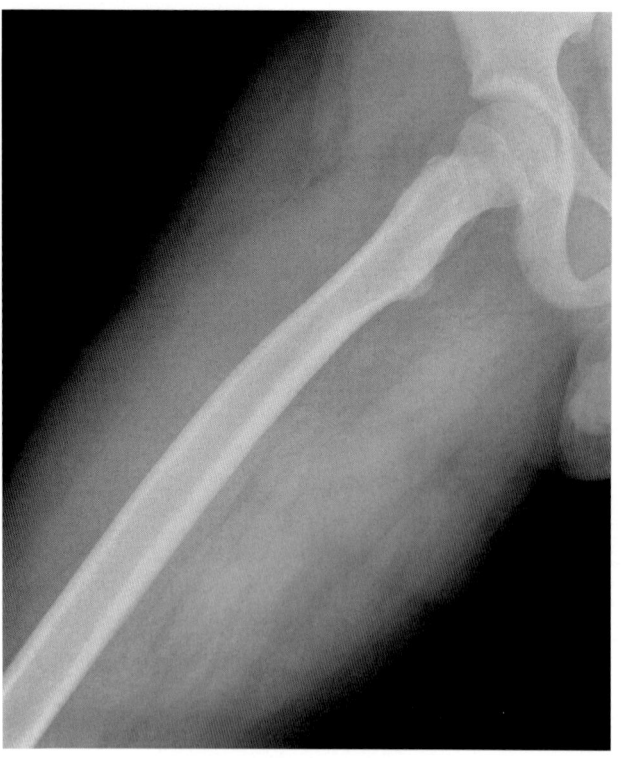

Abb. 13.49 13 Jahre alt (m.)

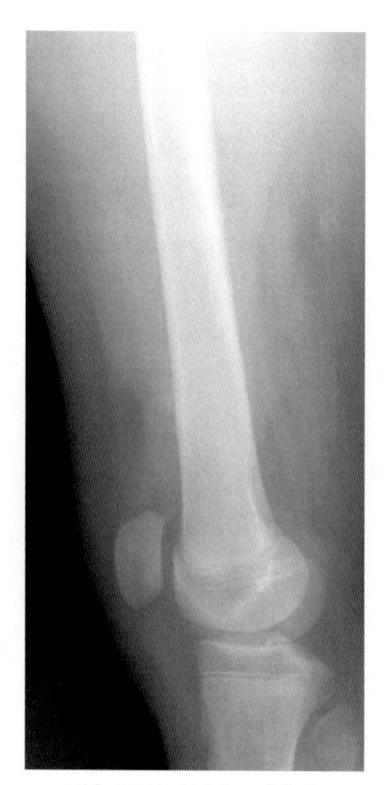

Abb. 13.50 13 Jahre alt (m.)

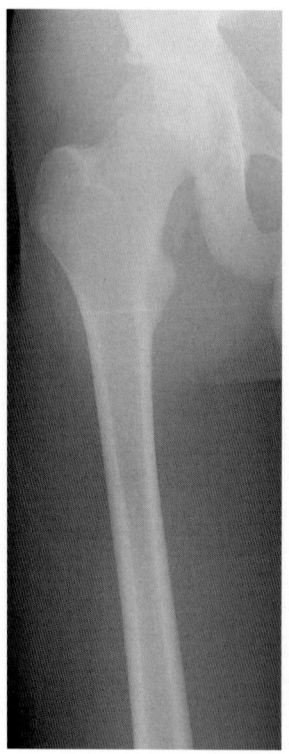

Abb. 13.51 14 Jahre alt (m.)

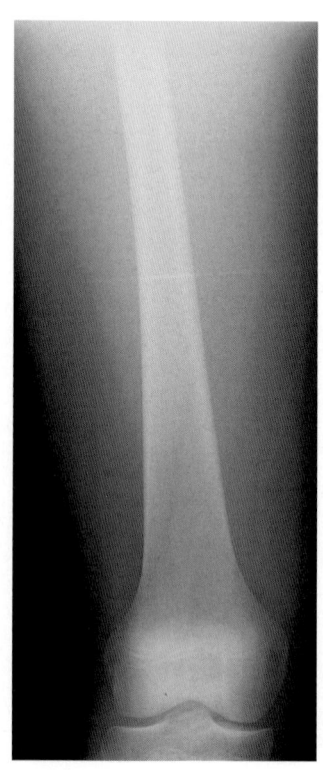

Abb. 13.52 14 Jahre alt (m.)

13 Femur, männlich

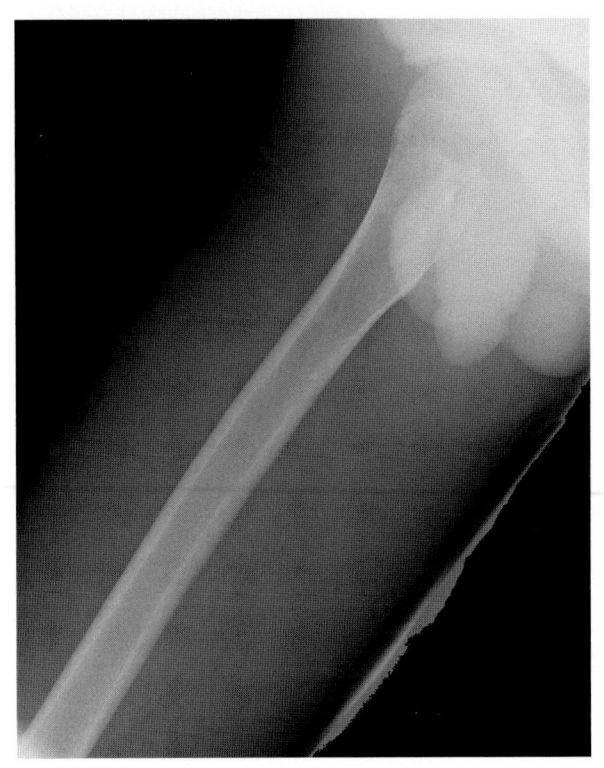

Abb. 13.53 14 Jahre alt (m.)

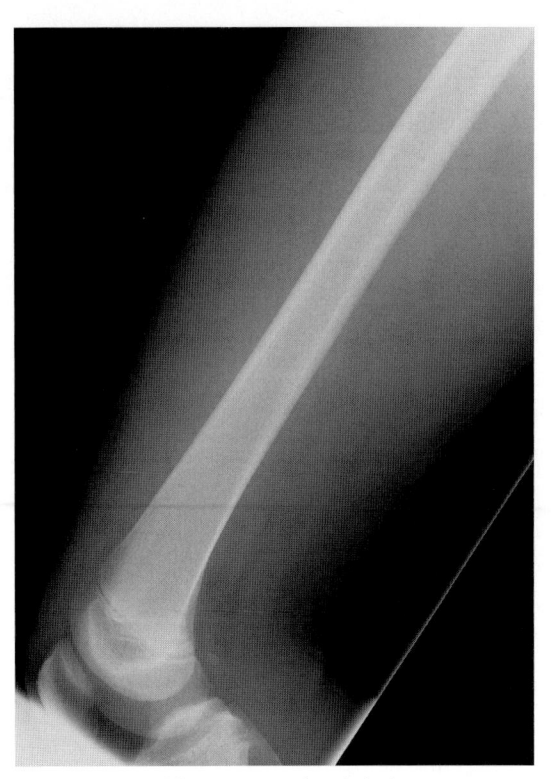

Abb. 13.54 14 Jahre alt (m.)

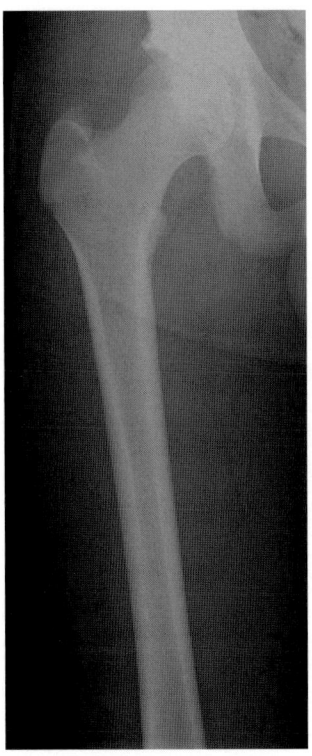

Abb. 13.55 15 Jahre alt (m.)

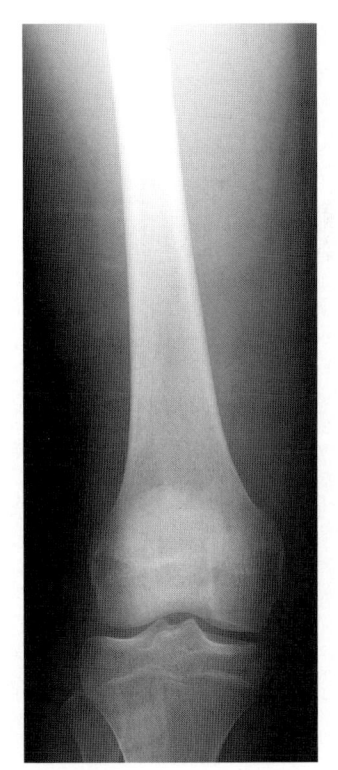

Abb. 13.56 15 Jahre alt (m.)

13 Femur, männlich

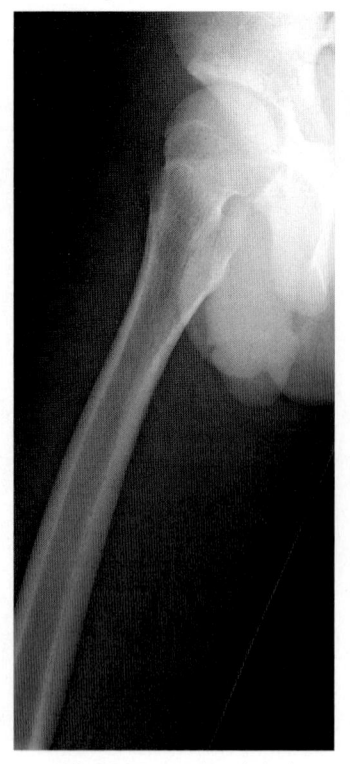

Abb. 13.57 15 Jahre alt (m.)

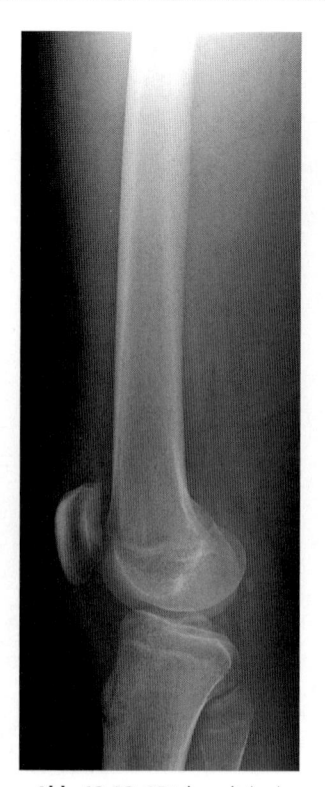

Abb. 13.58 15 Jahre alt (m.)

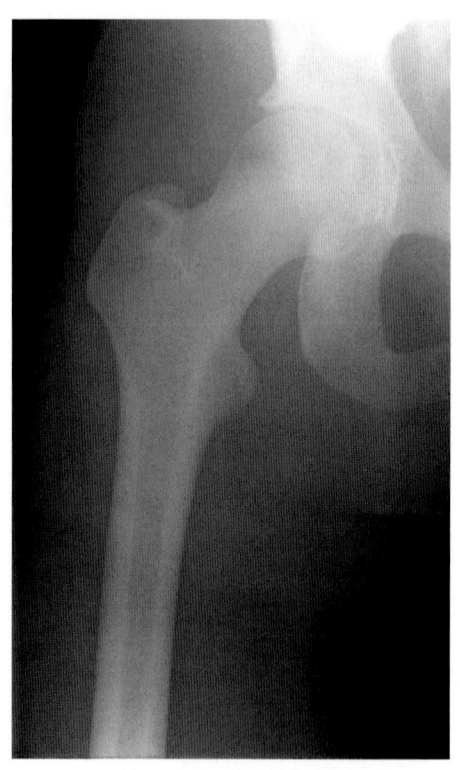

Abb. 13.59 16 Jahre alt (m.)

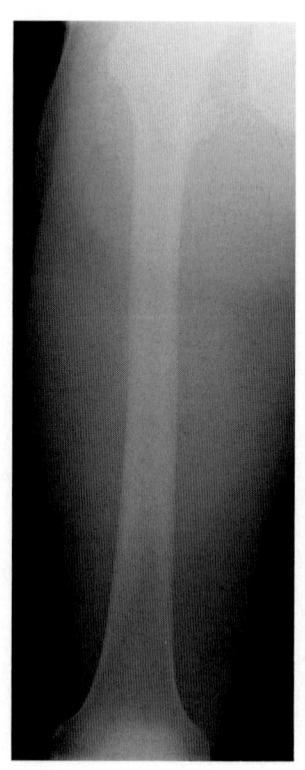

Abb. 13.60 16 Jahre alt (m.)

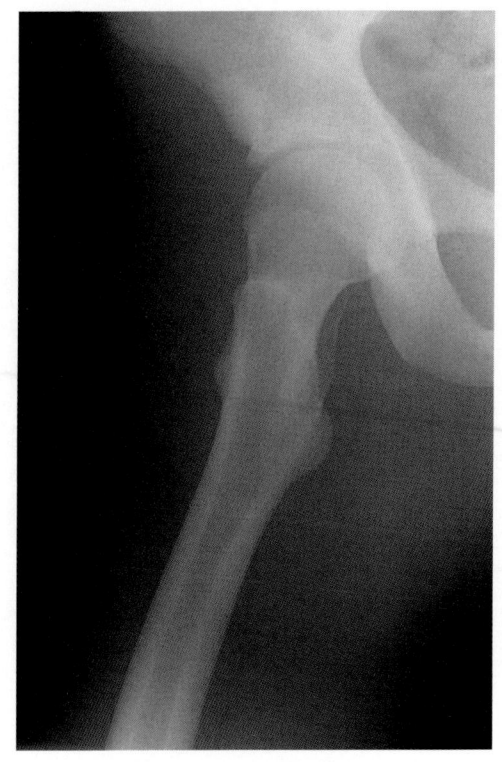

Abb. 13.61 16 Jahre alt (m.)

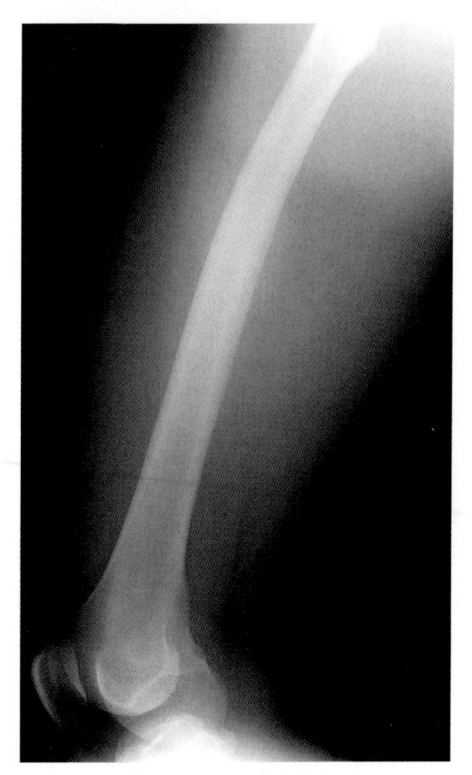

Abb. 13.62 16 Jahre alt (m.)

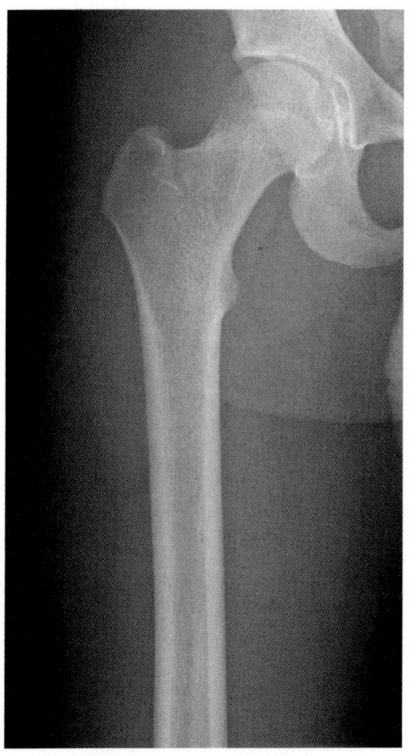

Abb. 13.63 17 Jahre alt (m.)

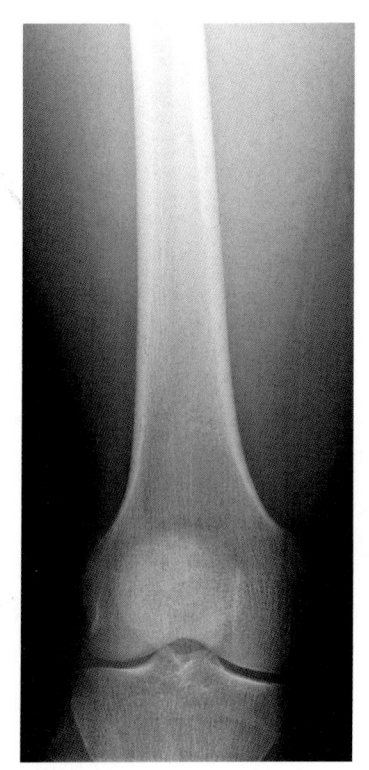

Abb. 13.64 17 Jahre alt (m.)

13 Femur, männlich

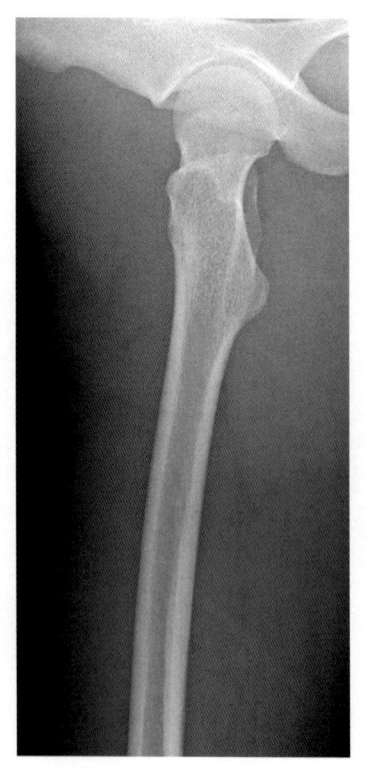

Abb. 13.65 17 Jahre alt (m.)

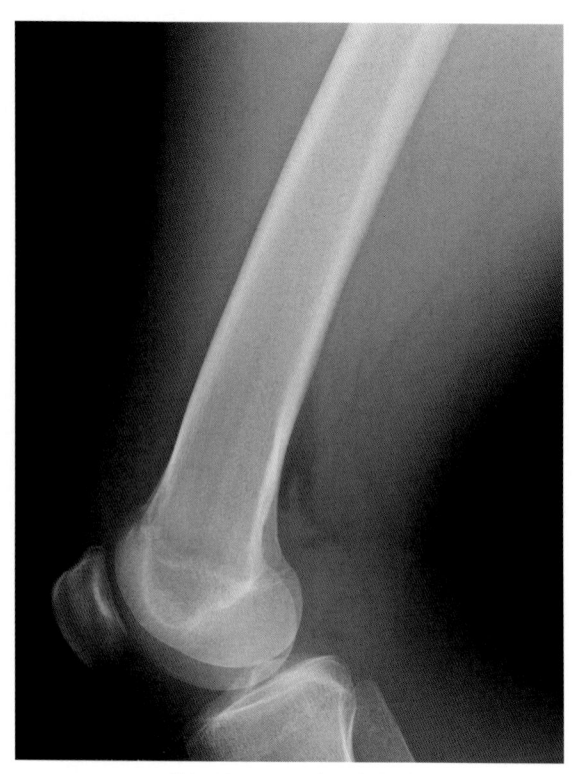

Abb. 13.66 17 Jahre alt (m.)

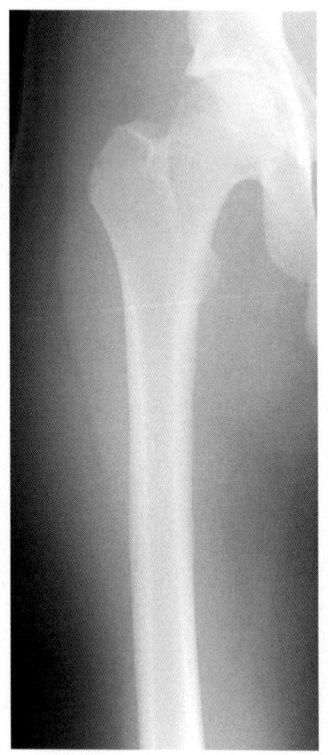

Abb. 13.67 18 Jahre alt (m.)

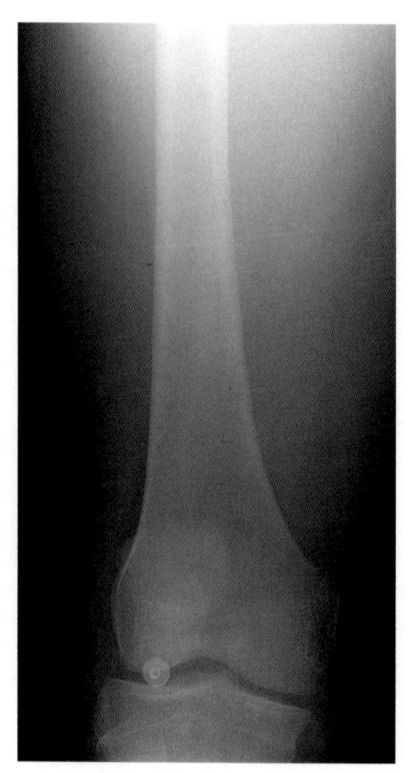

Abb. 13.68 18 Jahre alt (m.)

13 Femur, männlich

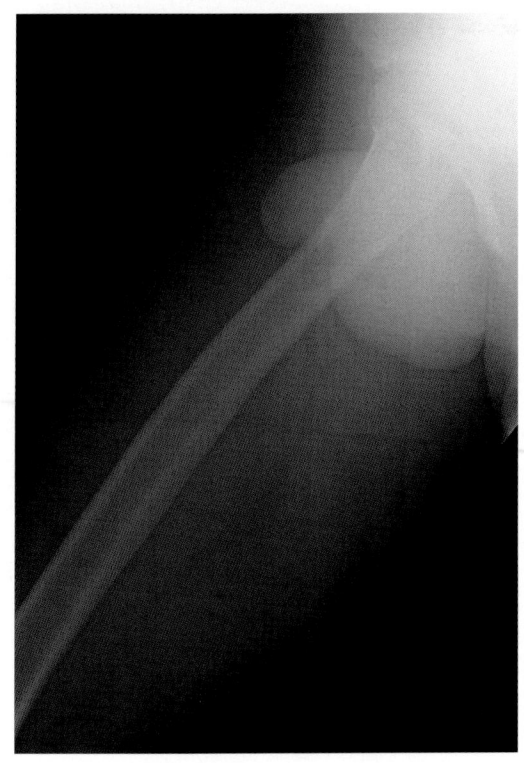

Abb. 13.69 18 Jahre alt (m.)

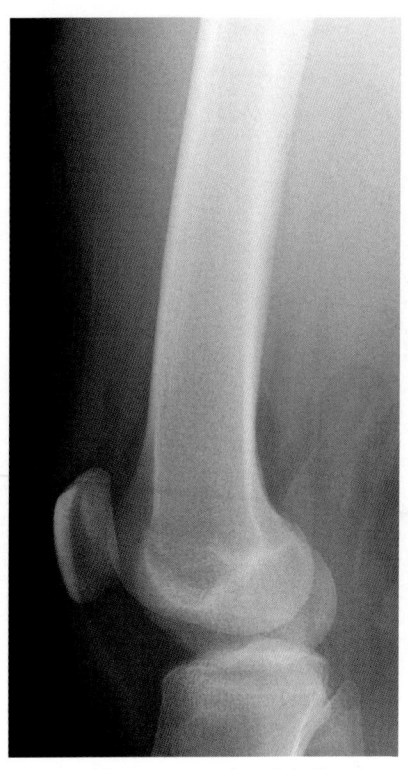

Abb. 13.70 18 Jahre alt (m.)

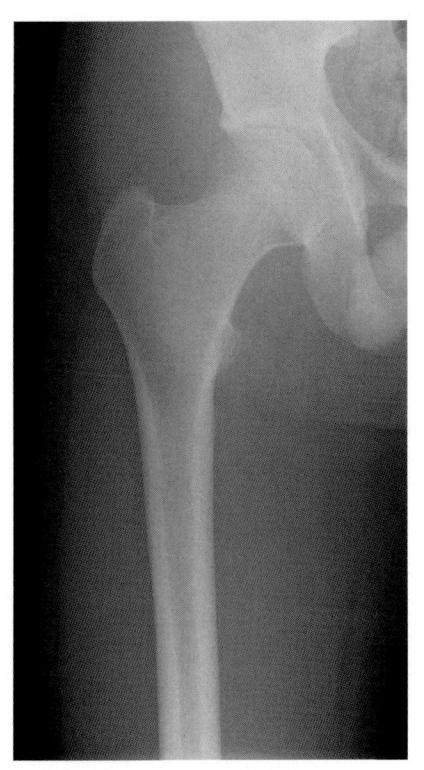

Abb. 13.71 19 Jahre alt (m.)

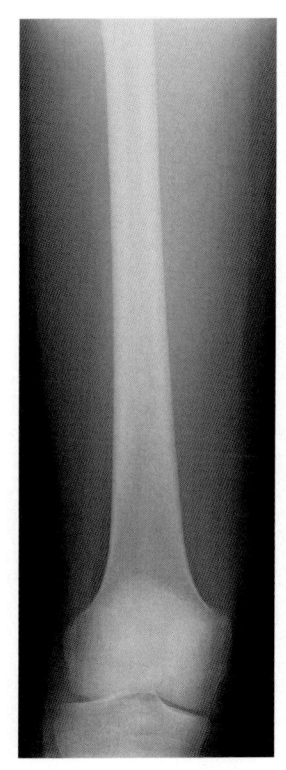

Abb. 13.72 19 Jahre alt (m.)

232 13 Femur, männlich

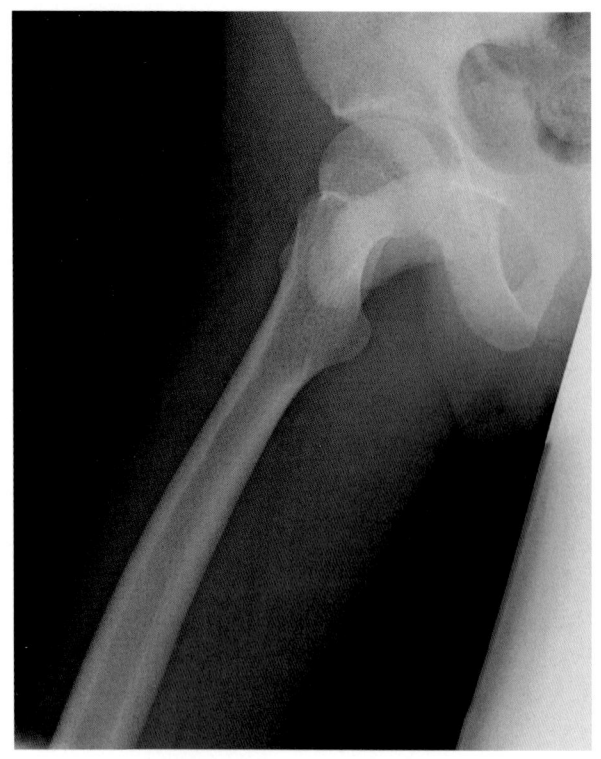

Abb. 13.73 19 Jahre alt (m.)

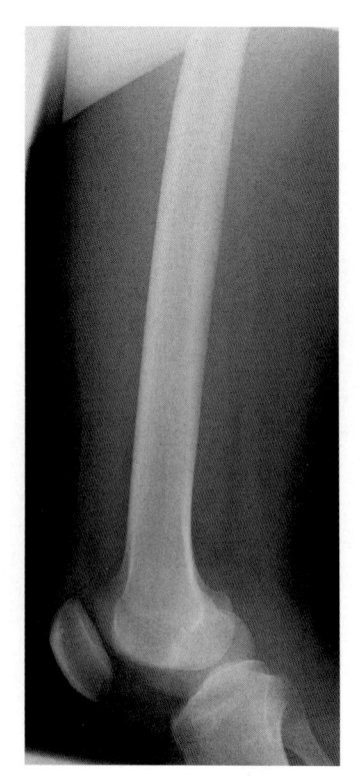

Abb. 13.74 19 Jahre alt (m.)

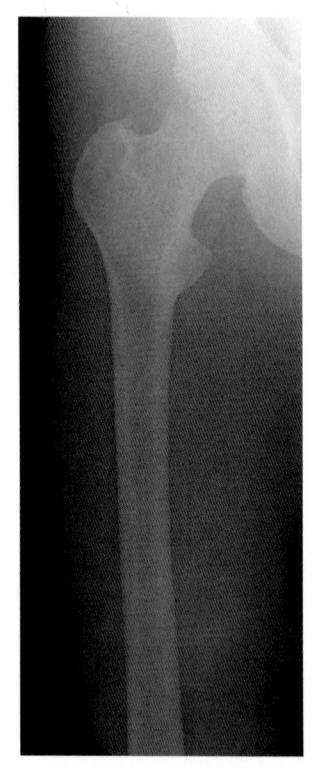

Abb. 13.75 20 Jahre alt (m.)

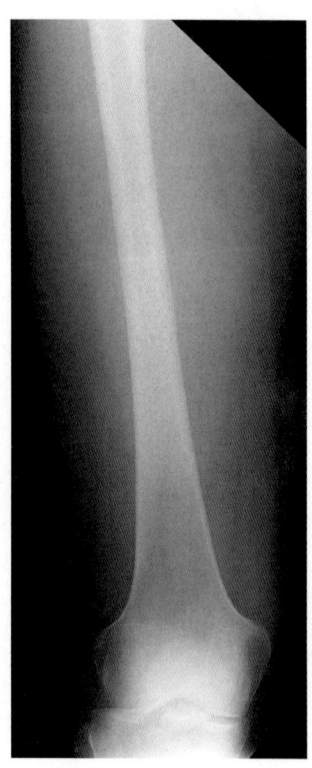

Abb. 13.76 20 Jahre alt (m.)

13 Femur, männlich

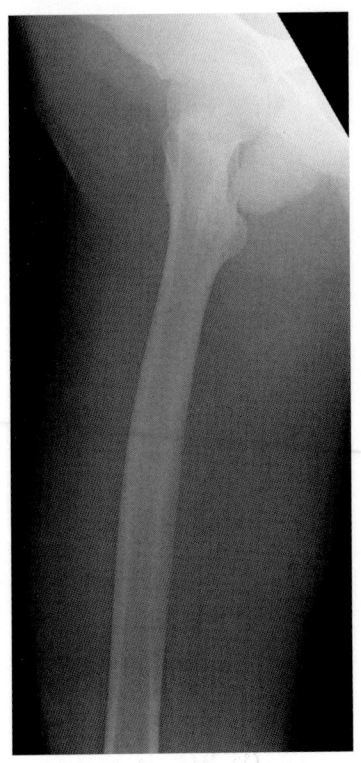

Abb. 13.77 20 Jahre alt (m.)

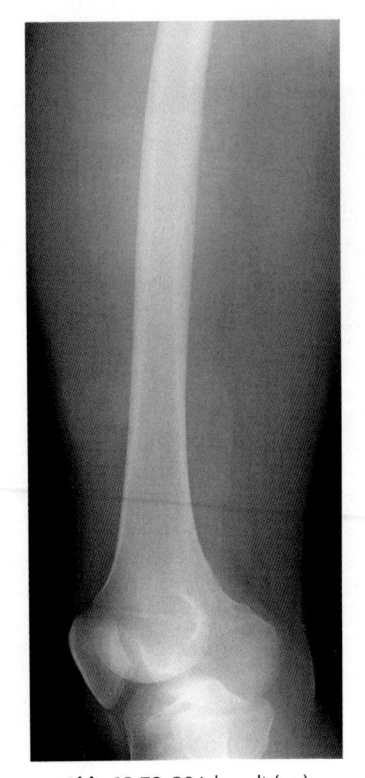

Abb. 13.78 20 Jahre alt (m.)

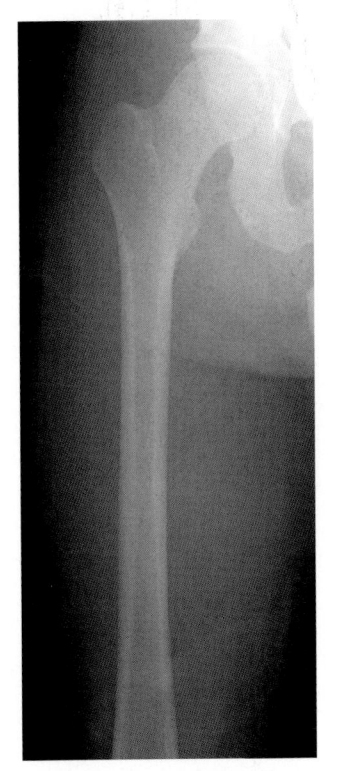

Abb. 13.79 21 Jahre alt (m.)

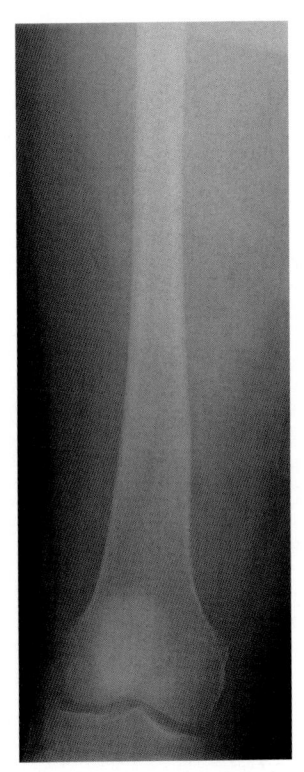

Abb. 13.80 21 Jahre alt (m.)

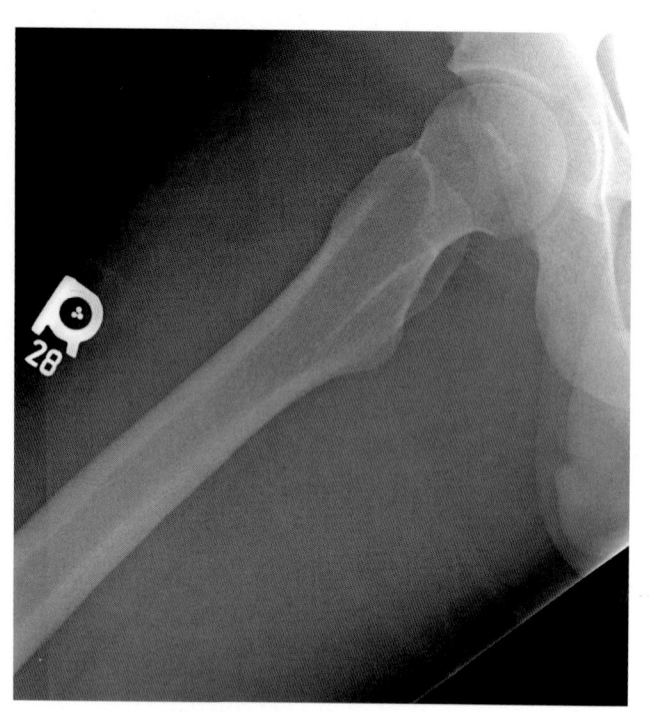

Abb. 13.81 21 Jahre alt (m.)

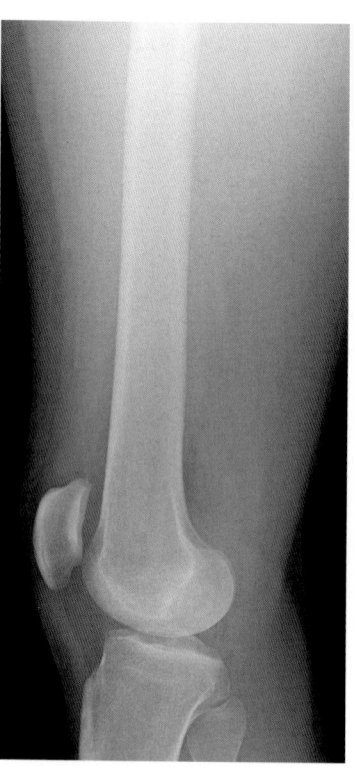

Abb. 13.82 21 Jahre alt (m.)

14 Knie, männlich

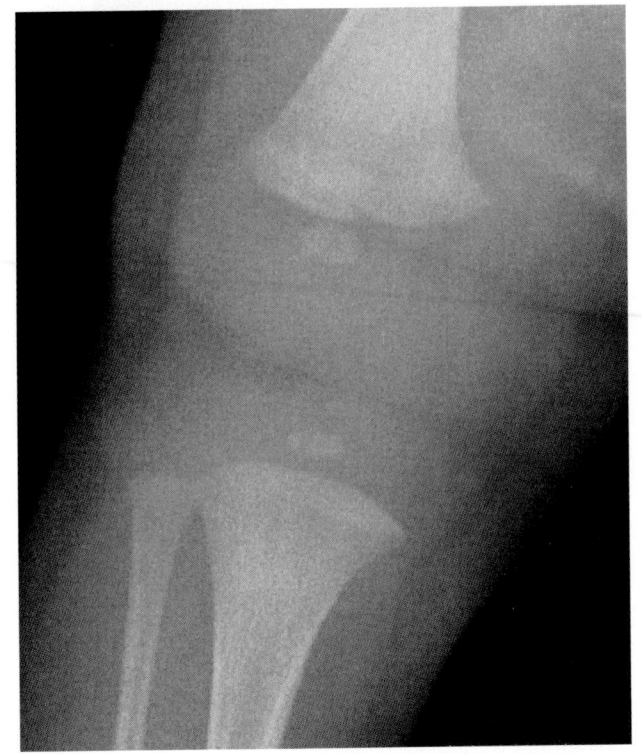

Abb. 14.1 Neugeboren (m.)

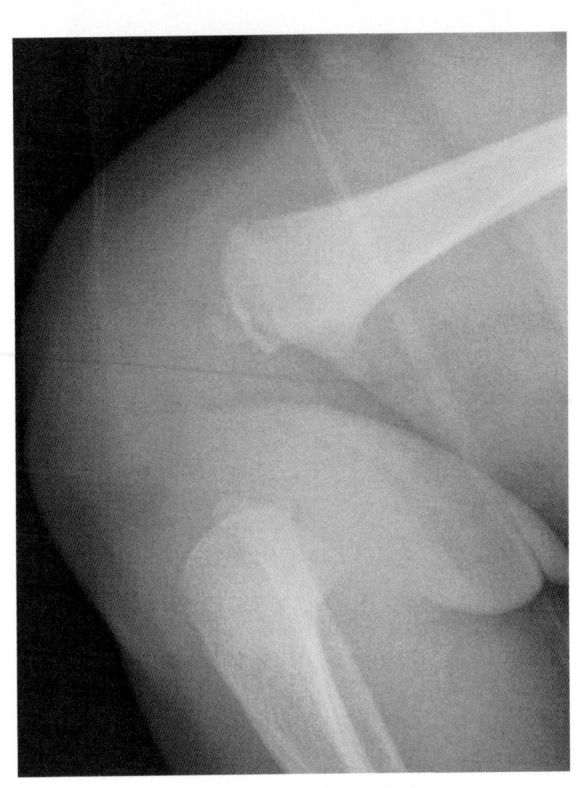

Abb. 14.2 Neugeboren (m.)

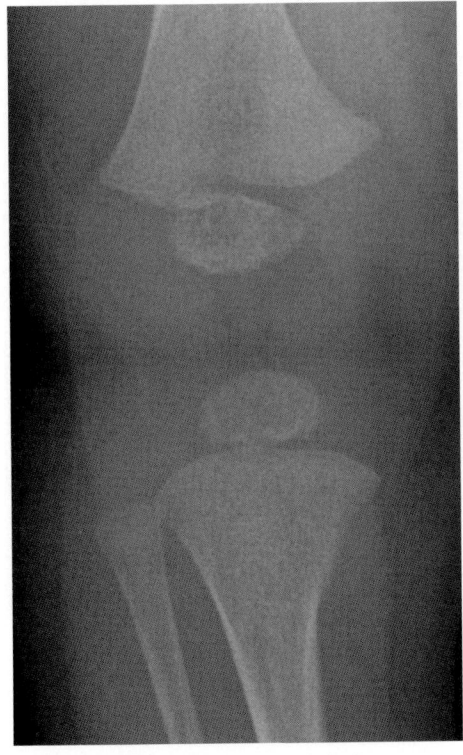

Abb. 14.3 3 Monate alt (m.)

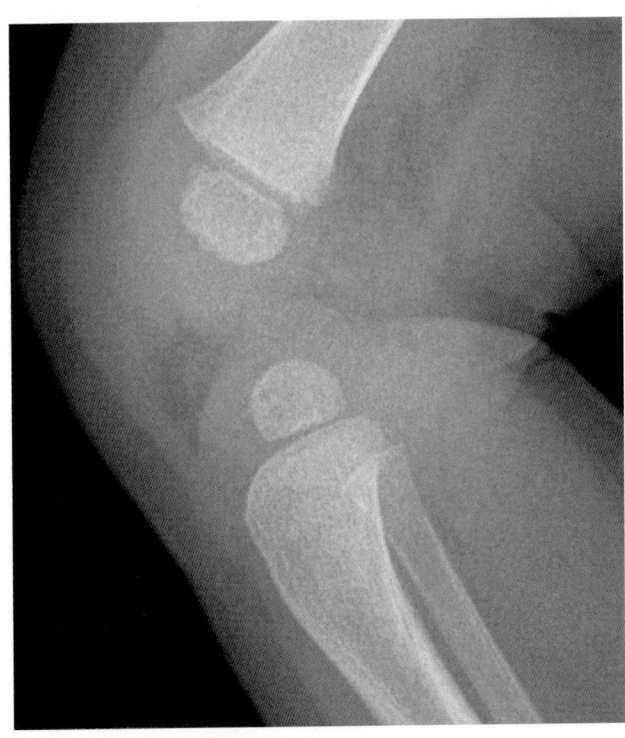

Abb. 14.4 3 Monate alt (m.)

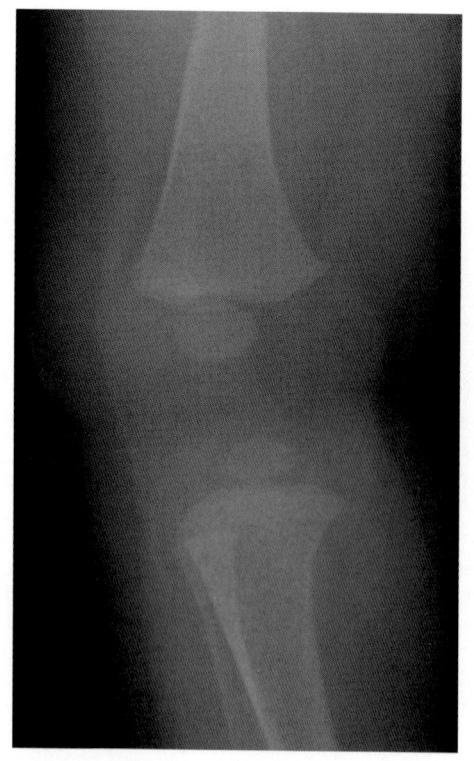

Abb. 14.5 6 Monate alt (m.)

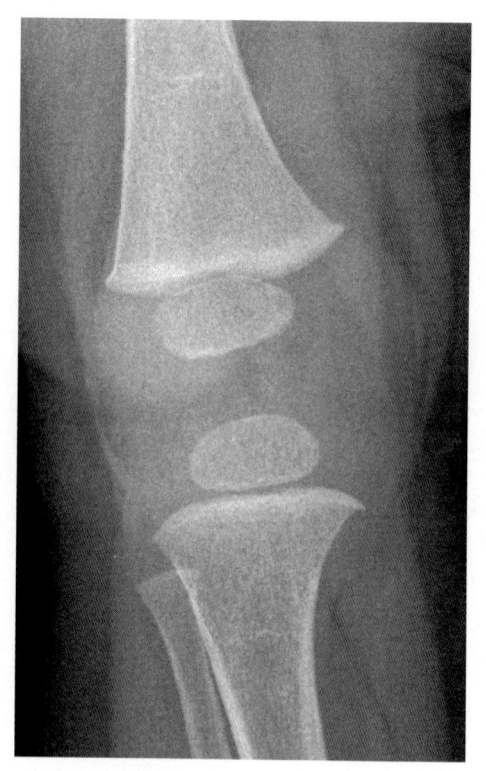

Abb. 14.6 9 Monate alt (m.)

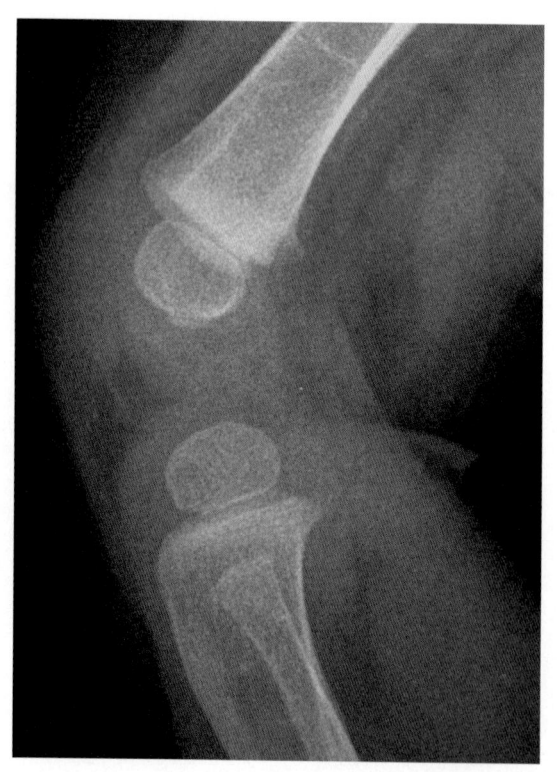

Abb. 14.7 9 Monate alt (m.)

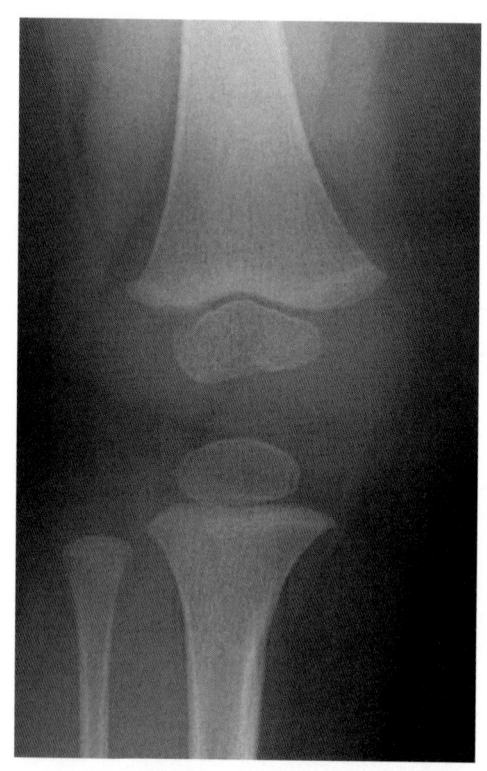

Abb. 14.8 1 Jahr alt (m.)

14 Knie, männlich 237

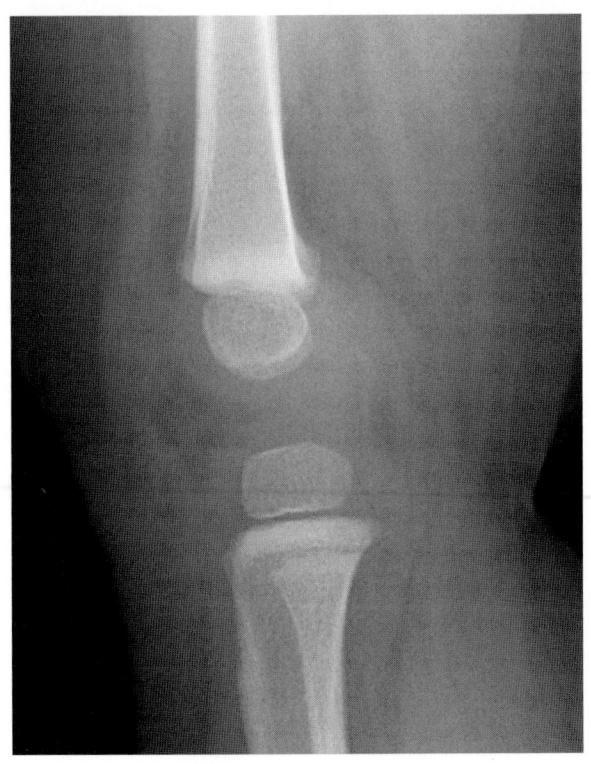

Abb. 14.9 1 Jahr alt (m.)

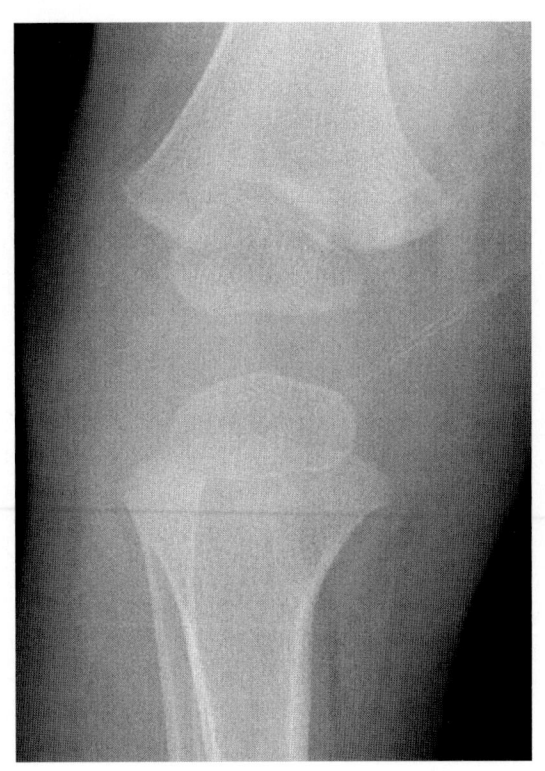

Abb. 14.10 15 Monate alt (m.)

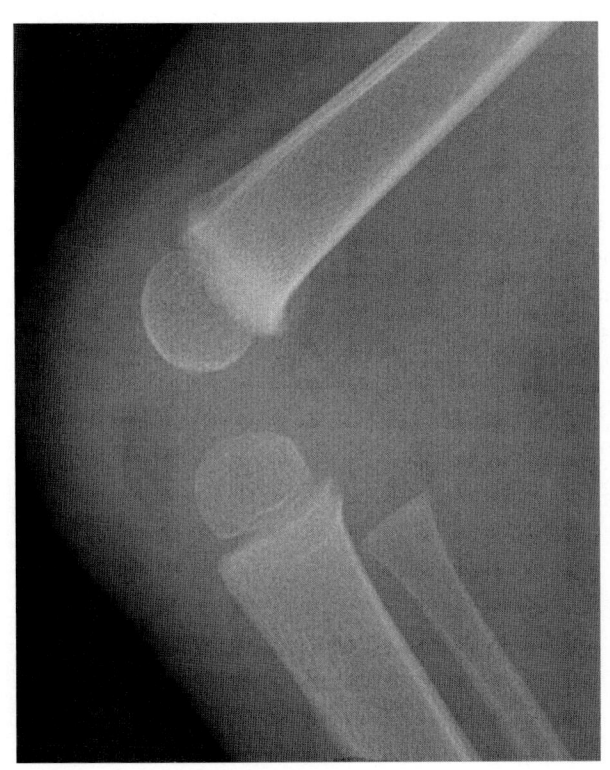

Abb. 14.11 15 Monate alt (m.)

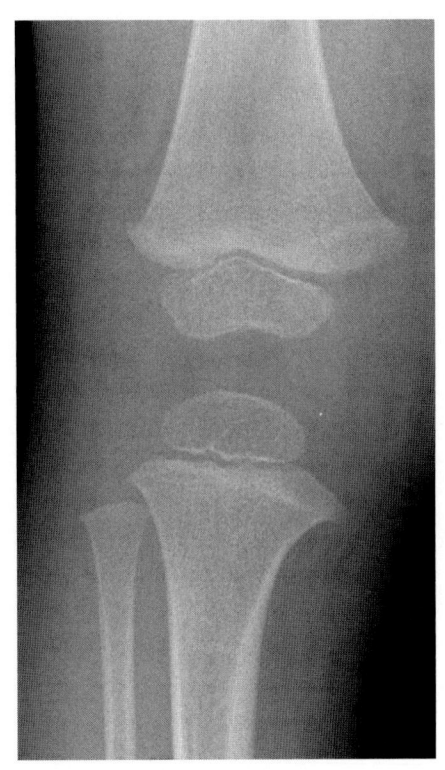

Abb. 14.12 18 Monate alt (m.)

14 Knie, männlich

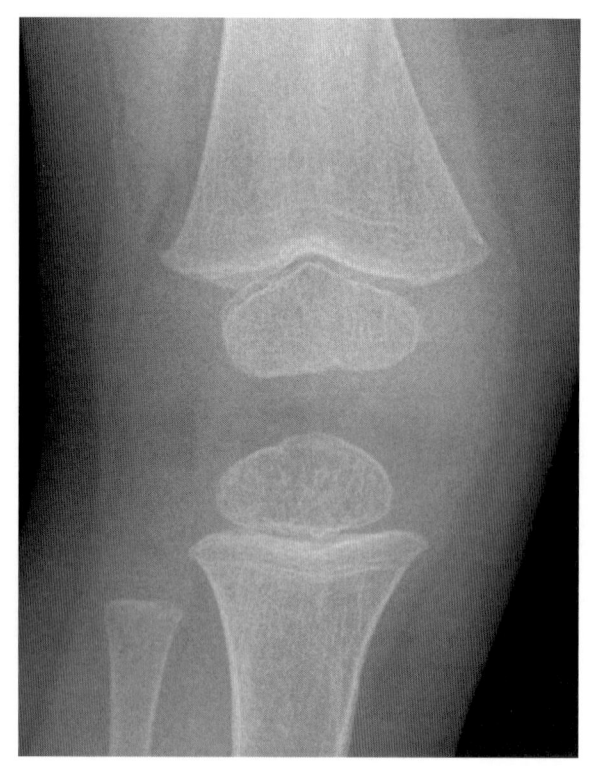

Abb. 14.13 21 Monate alt (m.)

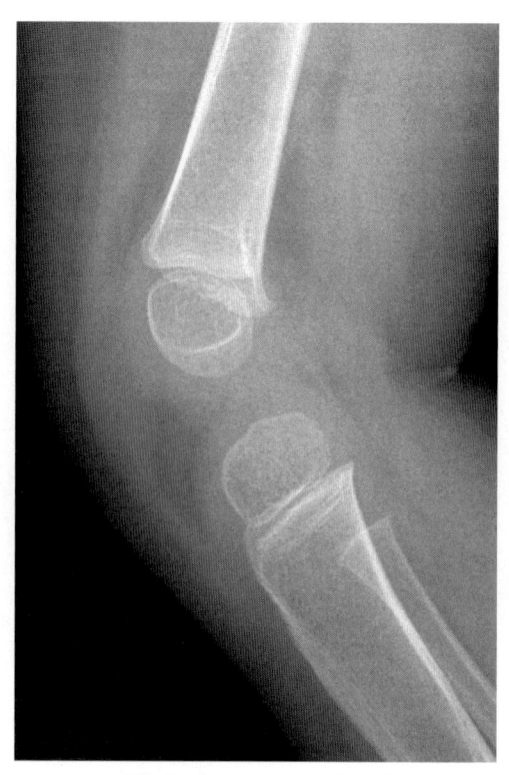

Abb. 14.14 21 Monate alt (m.)

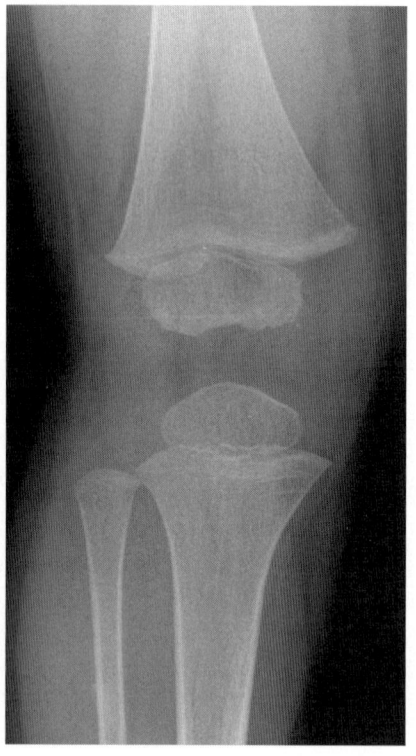

Abb. 14.15 2 Jahre alt (m.)

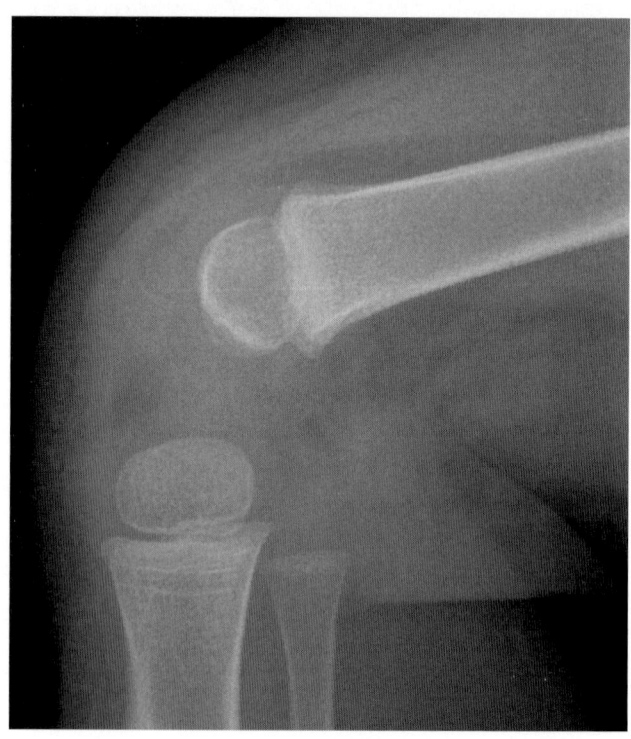

Abb. 14.16 2 Jahre alt (m.)

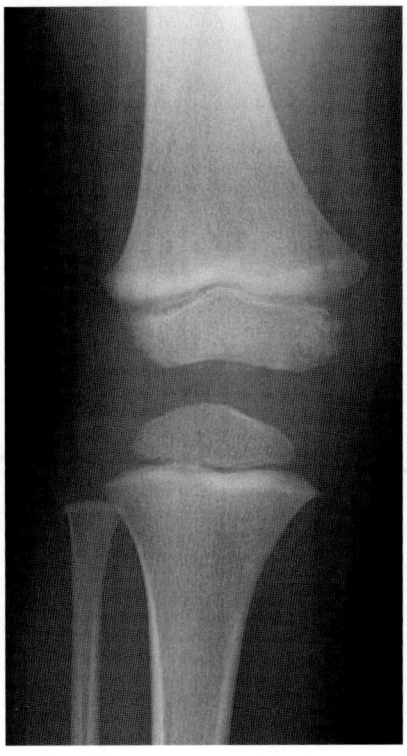

Abb. 14.17 3 Jahre alt (m.)

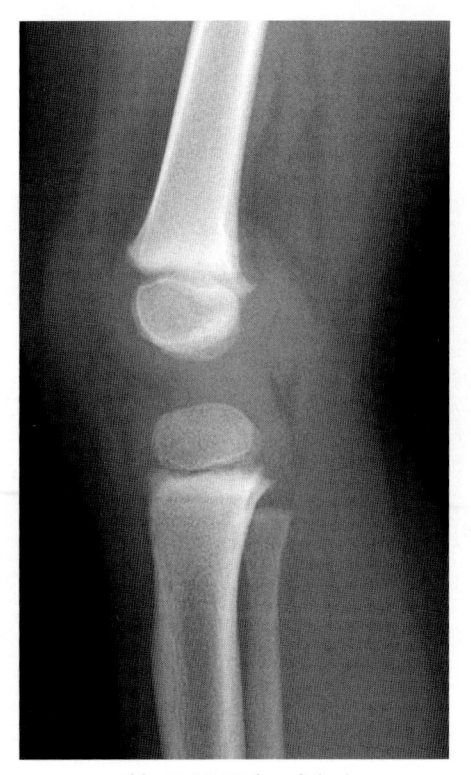

Abb. 14.18 3 Jahre alt (m.)

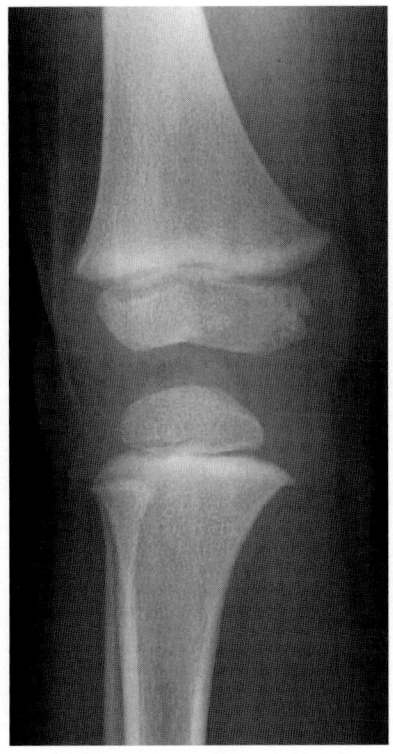

Abb. 14.19 3 Jahre alt (m.)

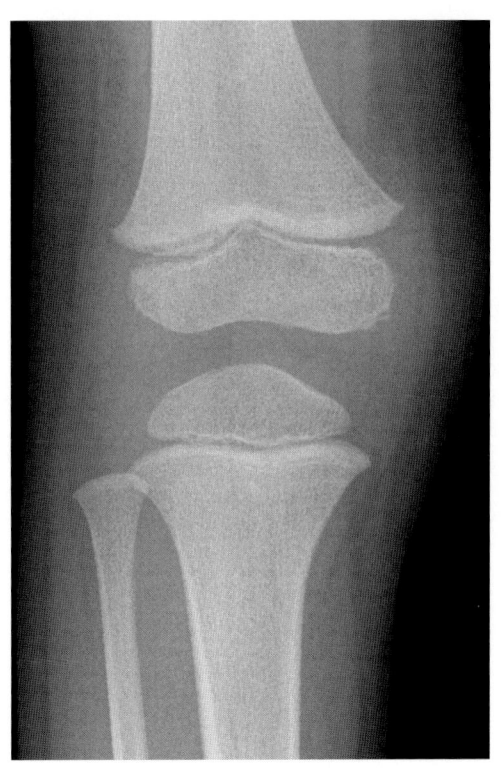

Abb. 14.20 4 Jahre alt (m.)

240 14 Knie, männlich

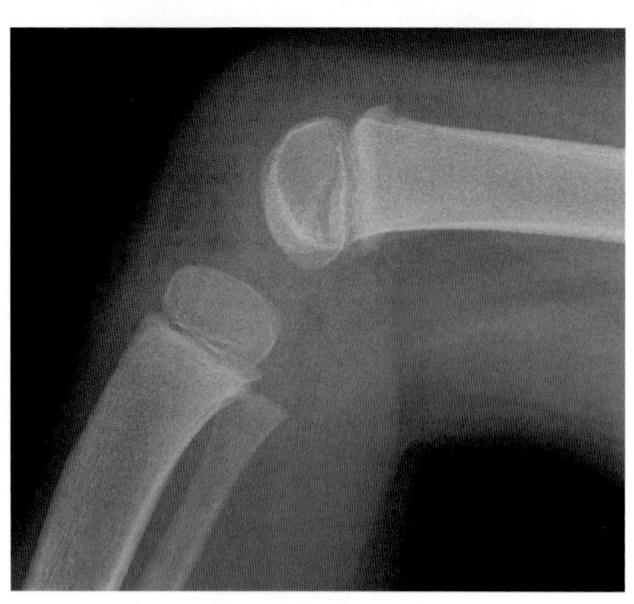

Abb. 14.21 4 Jahre alt (m.)

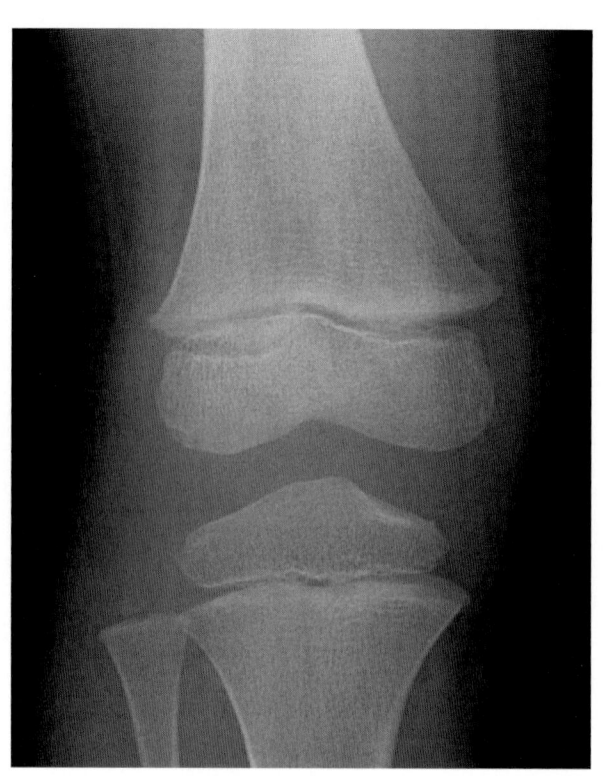

Abb. 14.22 5 Jahre alt (m.)

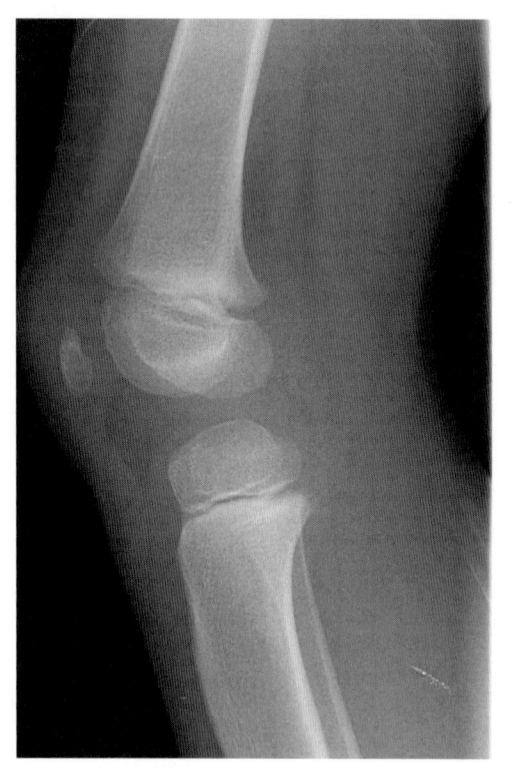

Abb. 14.23 5 Jahre alt (m.)

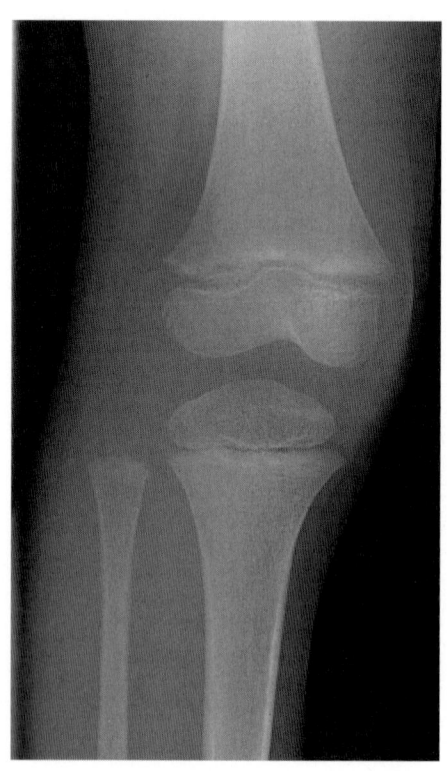

Abb. 14.24 5 Jahre alt (m.)

14 Knie, männlich 241

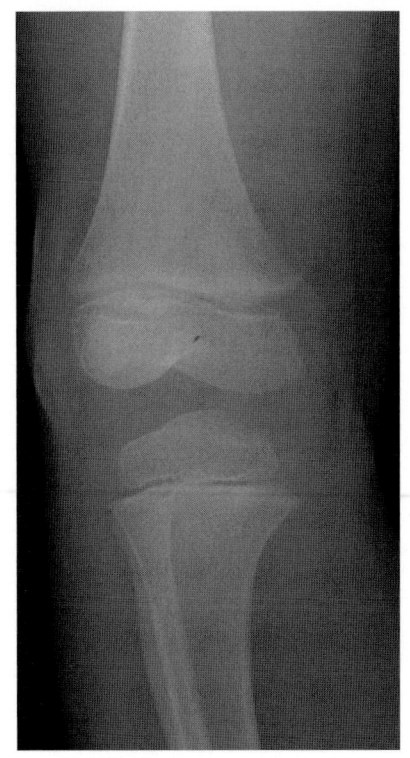

Abb. 14.25 5 Jahre alt (m.)

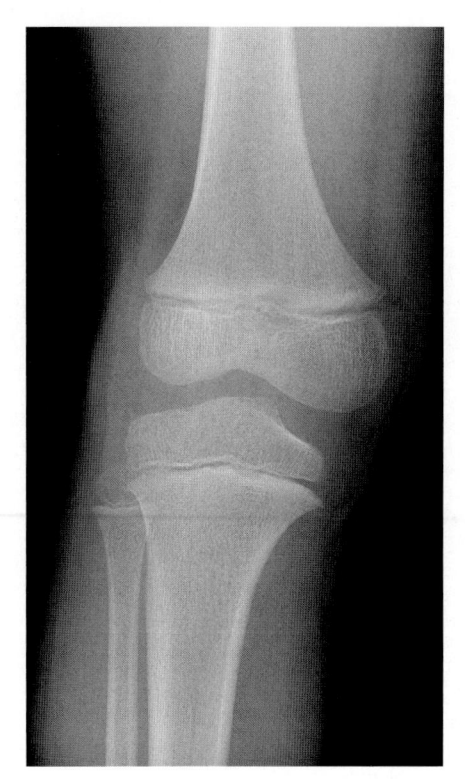

Abb. 14.26 6 Jahre alt (m.)

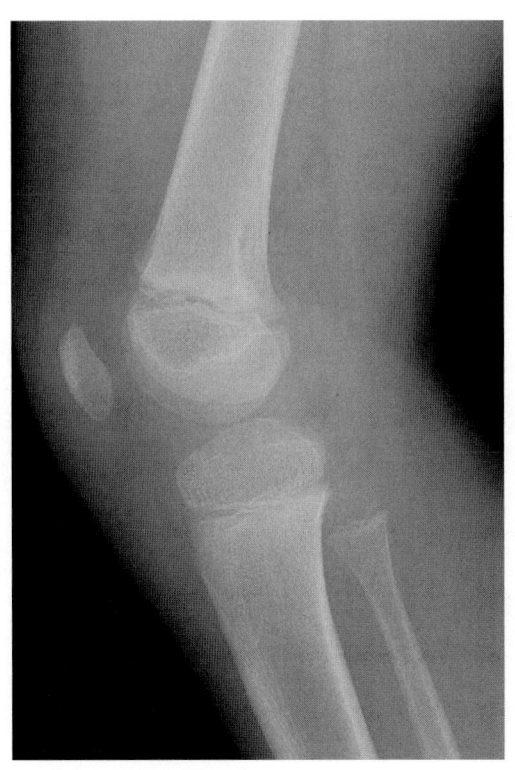

Abb. 14.27 6 Jahre alt (m.)

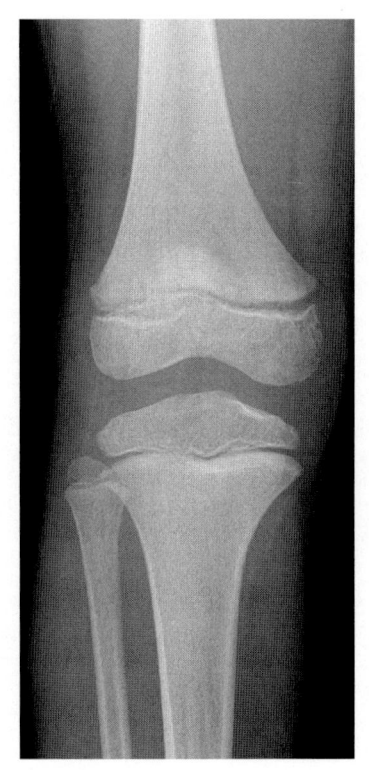

Abb. 14.28 7 Jahre alt (m.)

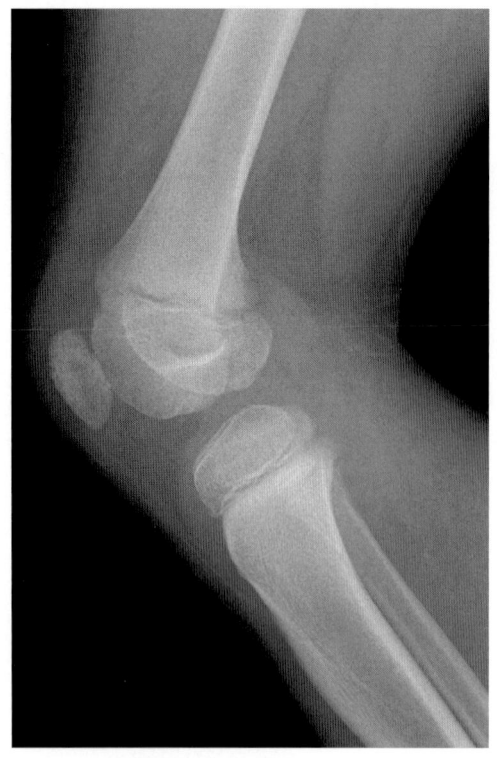

Abb. 14.29 7 Jahre alt (m.)

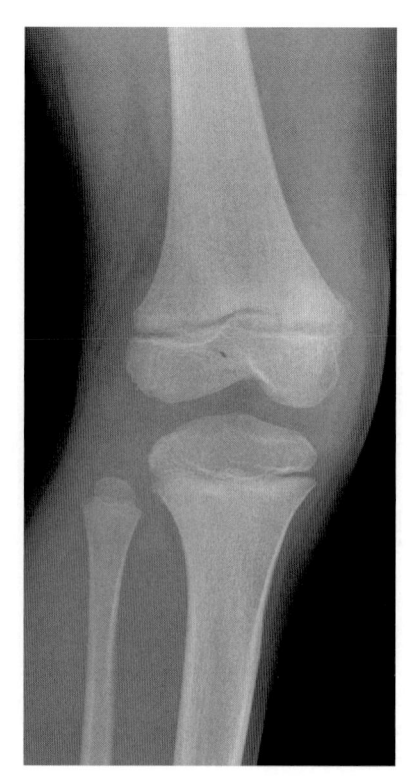

Abb. 14.30 7 Jahre alt (m.)

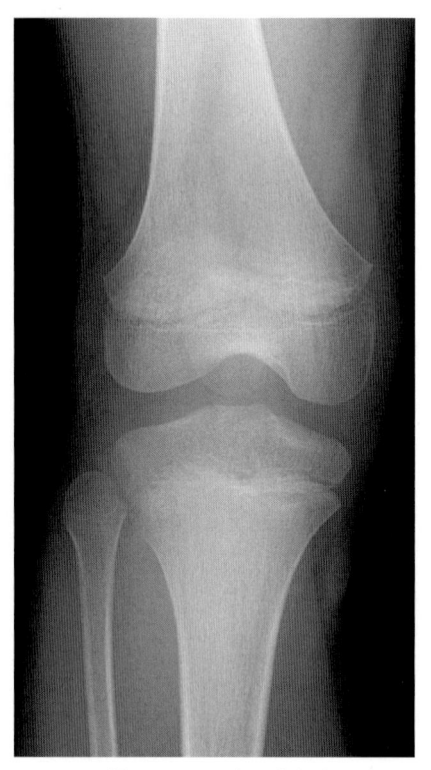

Abb. 14.31 8 Jahre alt (m.)

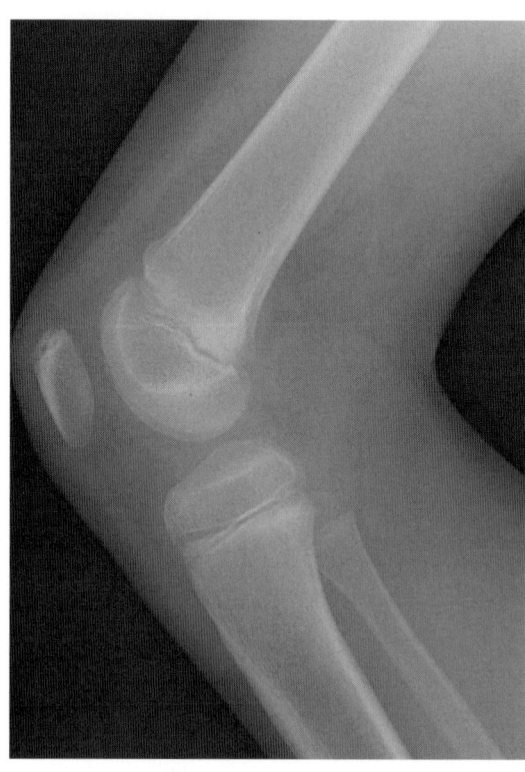

Abb. 14.32 8 Jahre alt (m.)

14 Knie, männlich 243

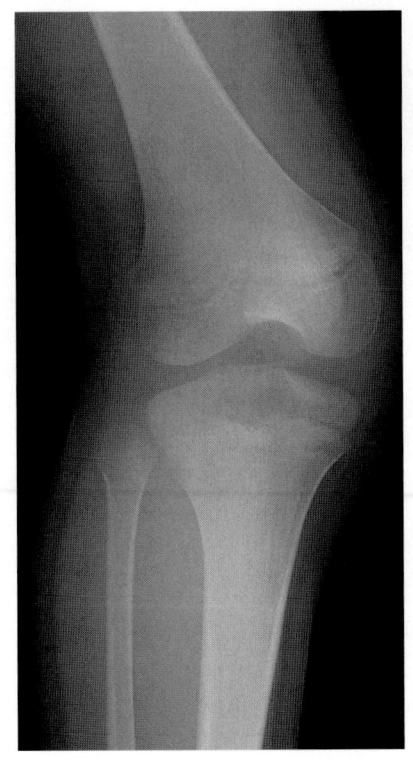

Abb. 14.33 8 Jahre alt (m.)

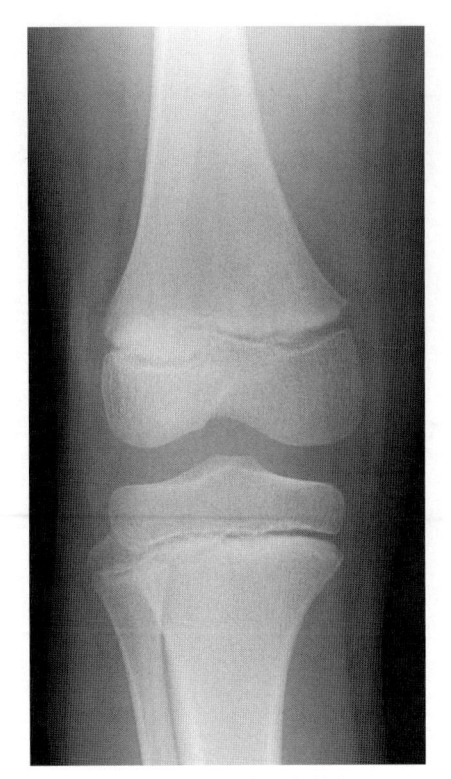

Abb. 14.34 9 Jahre alt (m.)

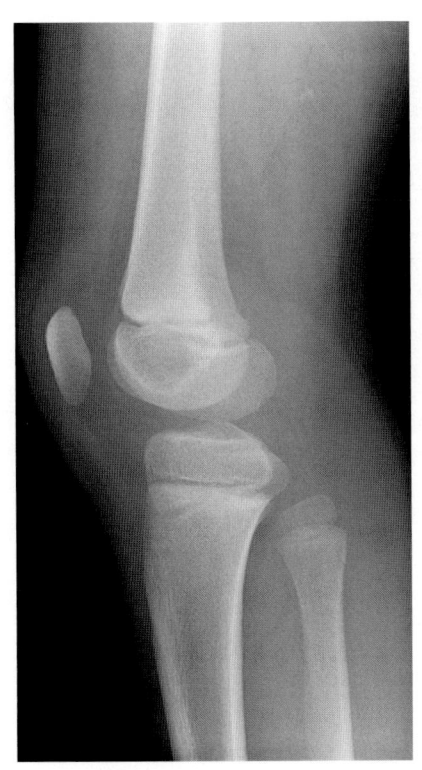

Abb. 14.35 9 Jahre alt (m.)

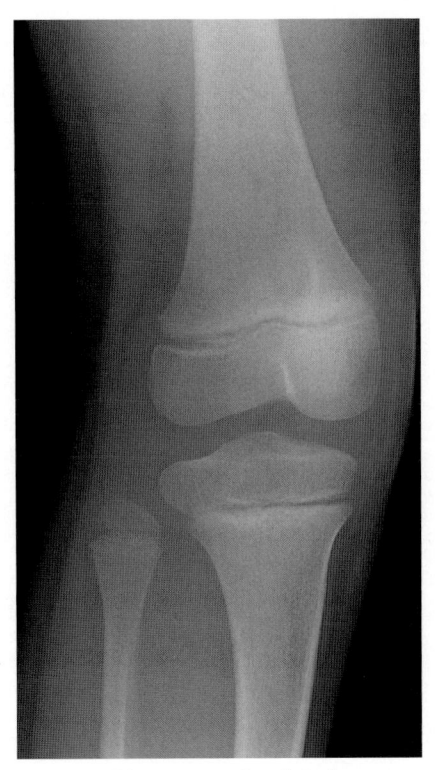

Abb. 14.36 9 Jahre alt (m.)

244   14 Knie, männlich

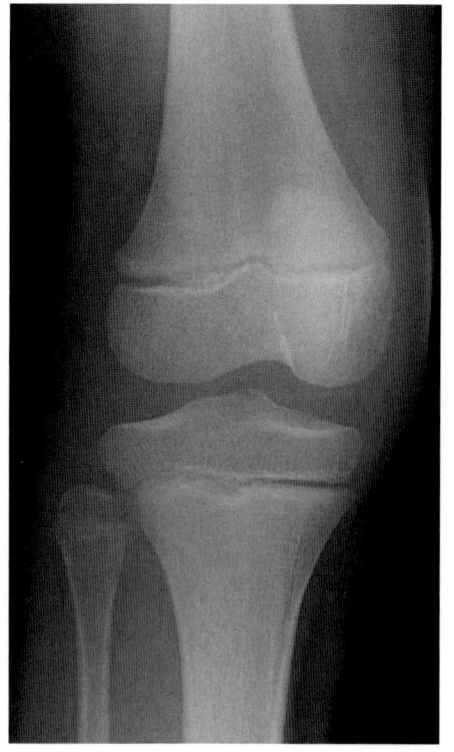

Abb. 14.37 10 Jahre alt (m.)

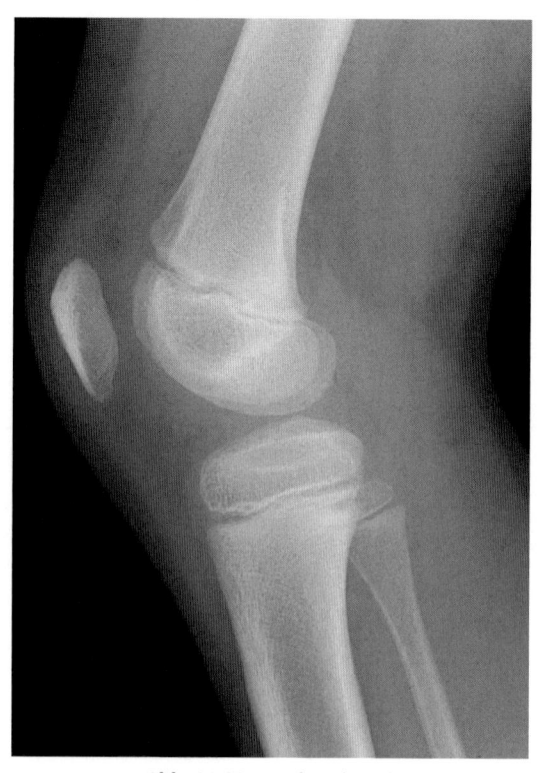

Abb. 14.38 10 Jahre alt (m.)

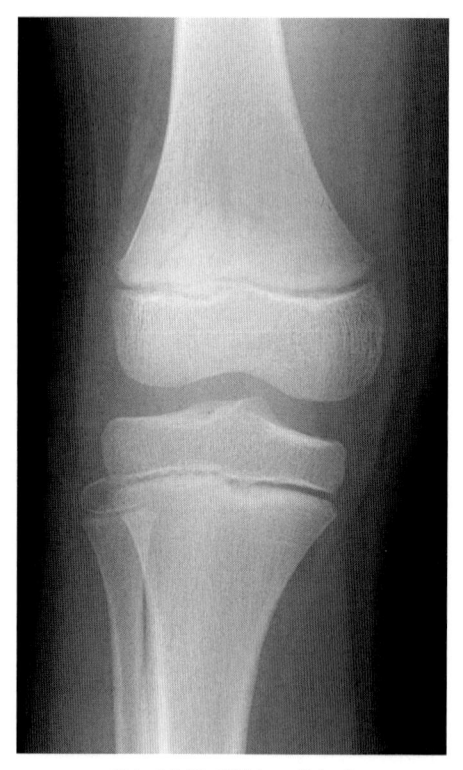

Abb. 14.39 10 Jahre alt (m.)

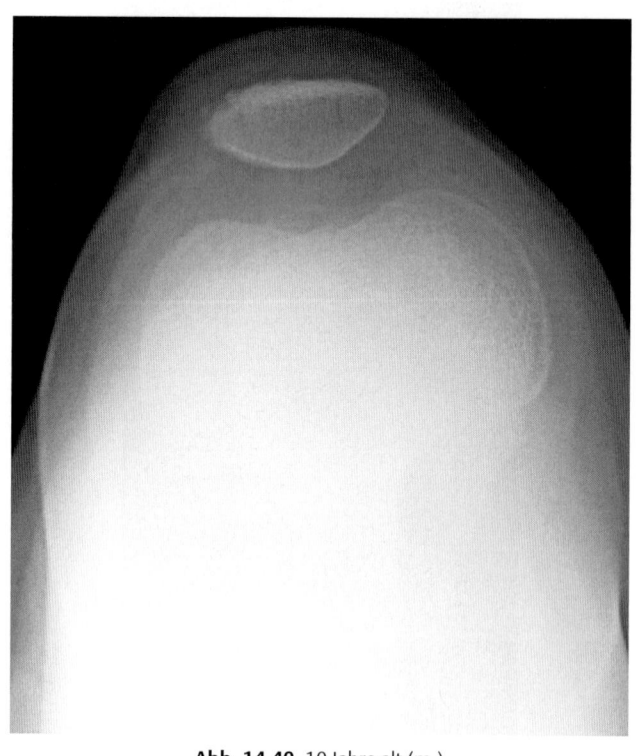

Abb. 14.40 10 Jahre alt (m.)

14 Knie, männlich 245

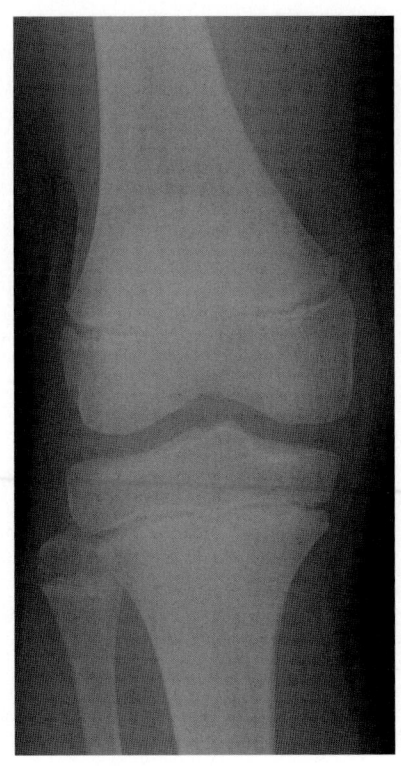

Abb. 14.41 11 Jahre alt (m.)

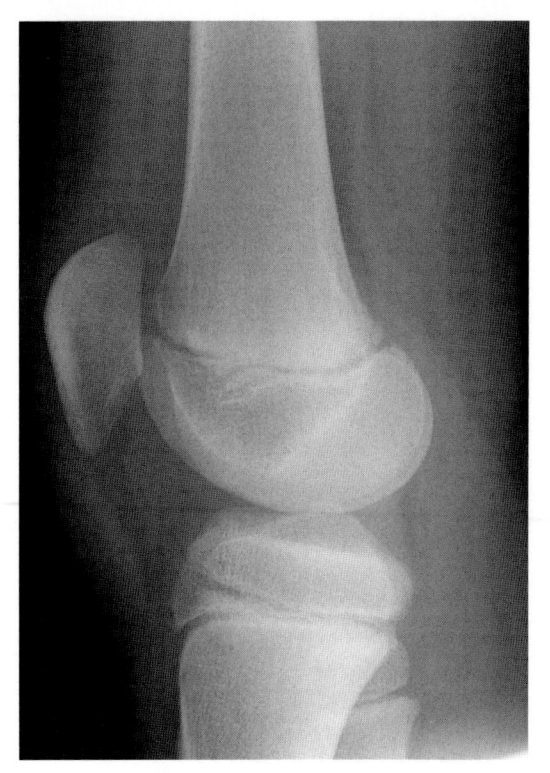

Abb. 14.42 11 Jahre alt (m.)

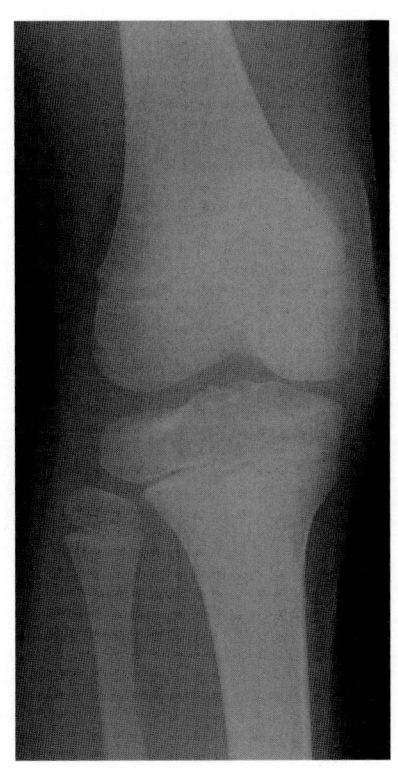

Abb. 14.43 11 Jahre alt (m.)

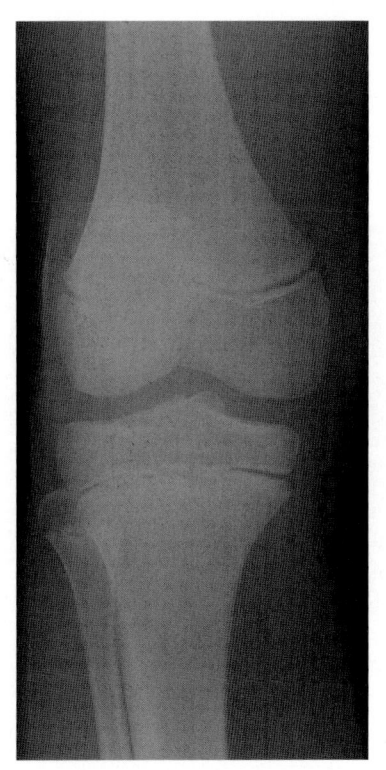

Abb. 14.44 11 Jahre alt (m.)

246 14 Knie, männlich

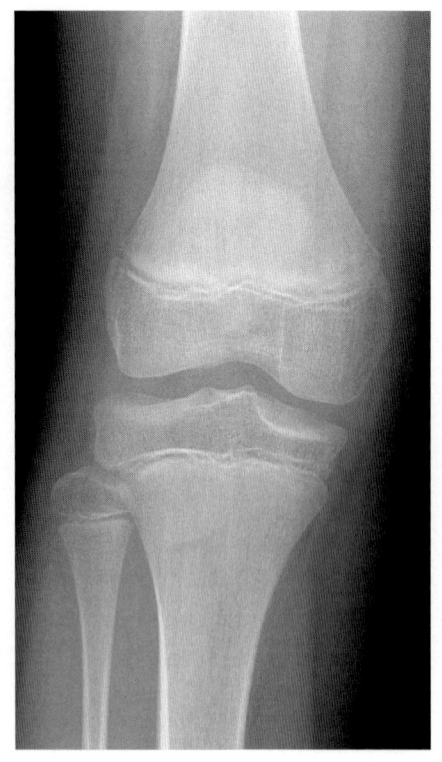

Abb. 14.45 12 Jahre alt (m.)

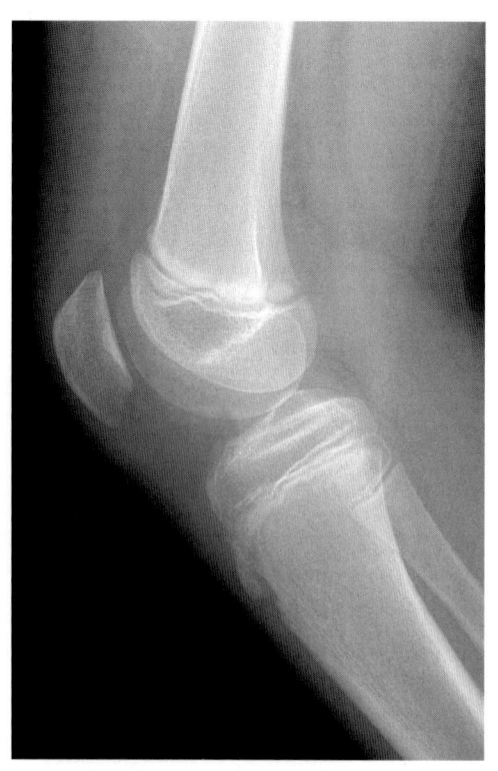

Abb. 14.46 12 Jahre alt (m.)

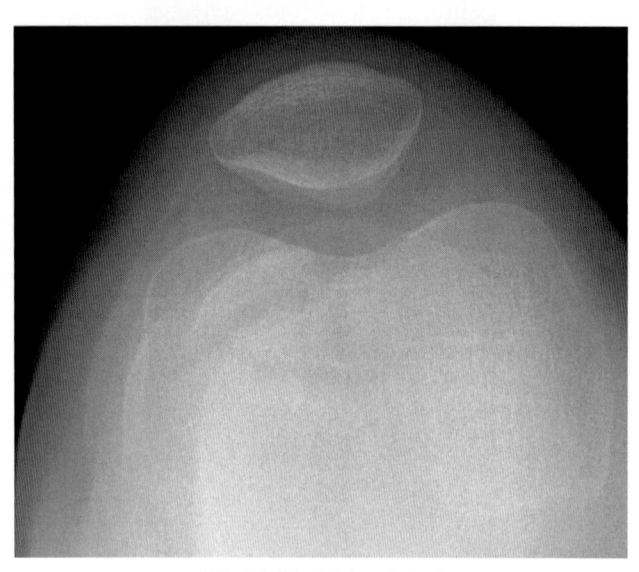

Abb. 14.47 12 Jahre alt (m.)

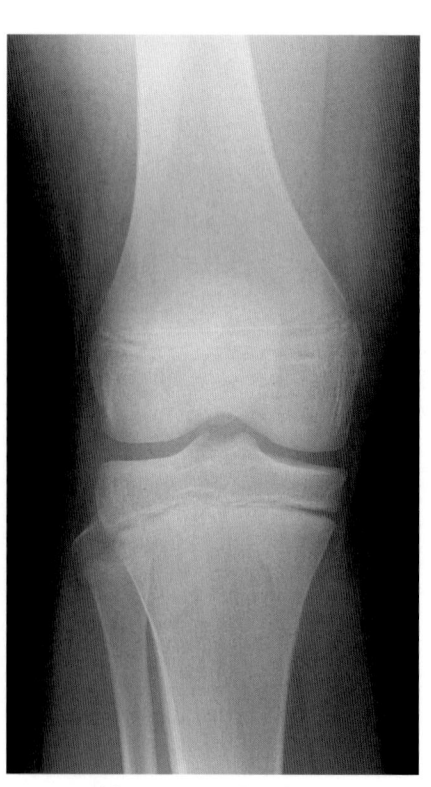

Abb. 14.48 13 Jahre alt (m.)

14 Knie, männlich 247

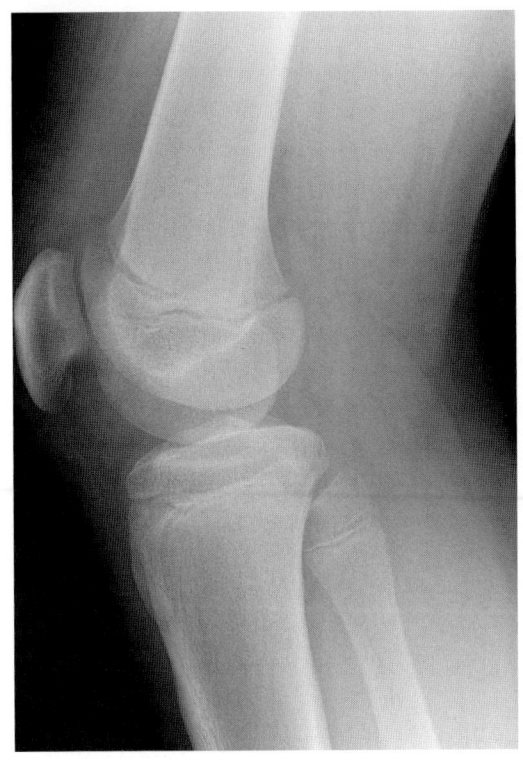

Abb. 14.49 13 Jahre alt (m.)

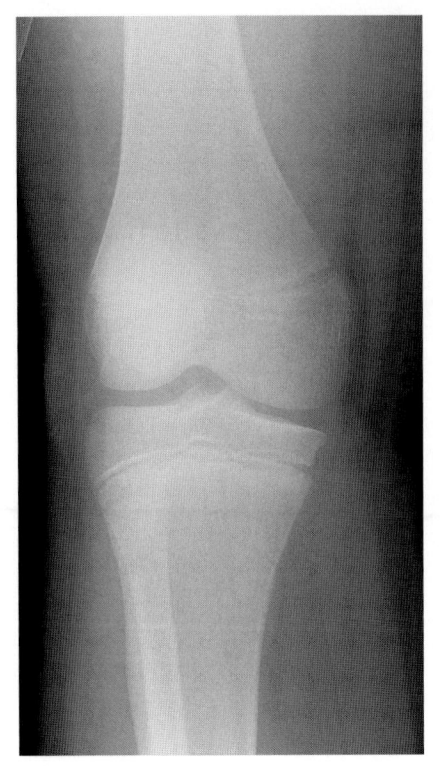

Abb. 14.50 13 Jahre alt (m.)

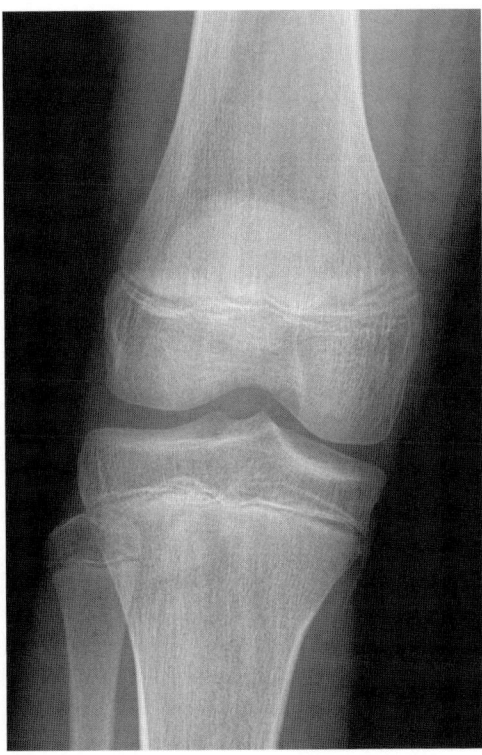

Abb. 14.51 14 Jahre alt (m.)

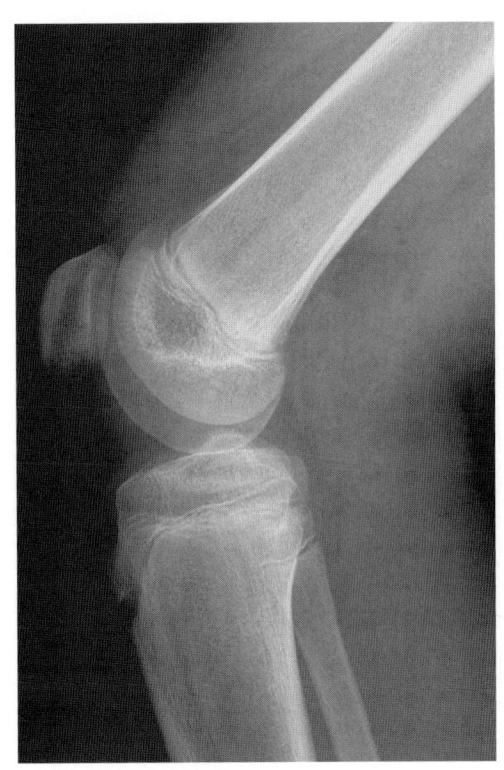

Abb. 14.52 14 Jahre alt (m.)

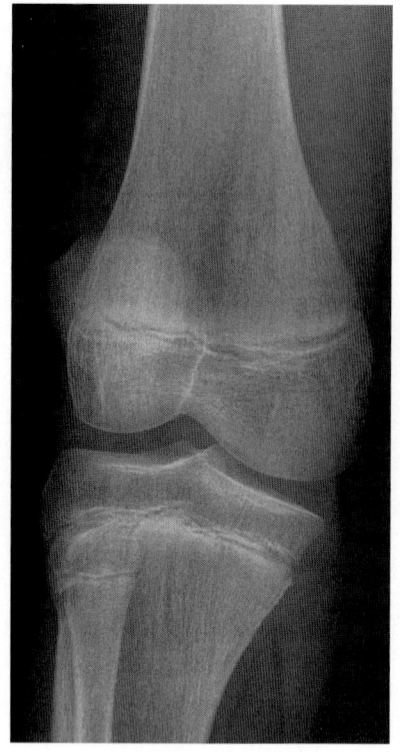

Abb. 14.53 14 Jahre alt (m.)

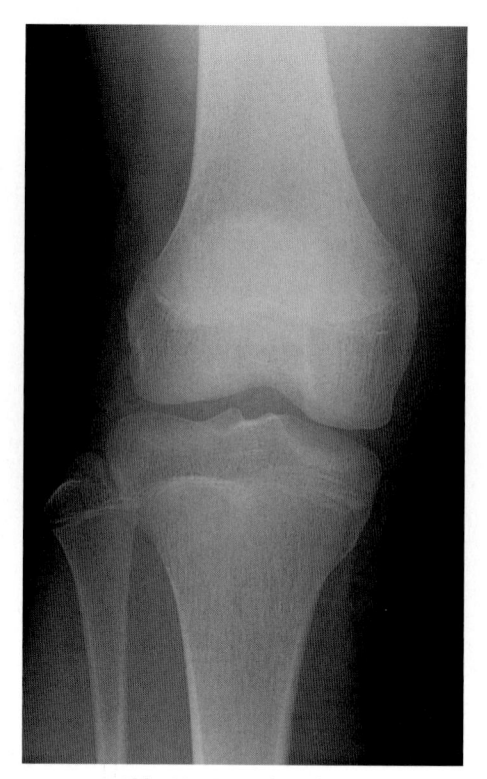

Abb. 14.54 15 Jahre alt (m.)

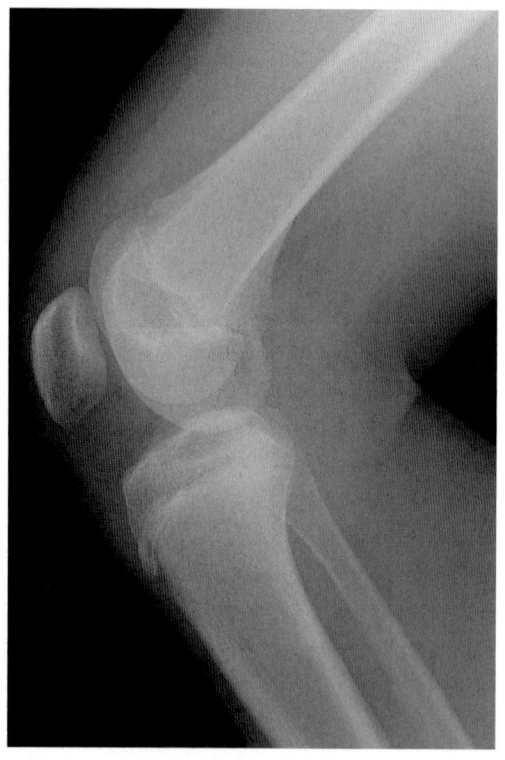

Abb. 14.55 15 Jahre alt (m.)

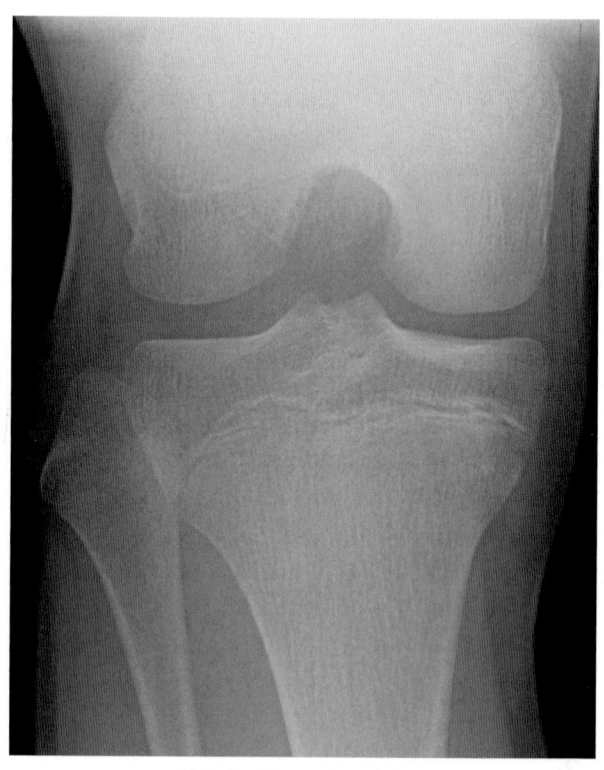

Abb. 14.56 15 Jahre alt (m.)

14 Knie, männlich 249

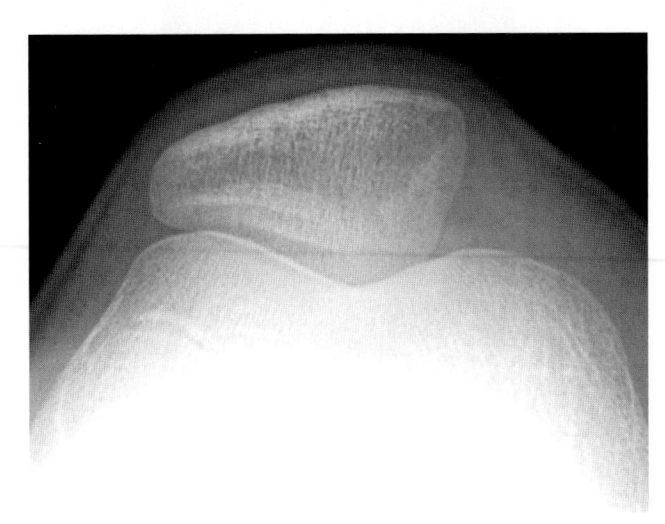

Abb. 14.57 15 Jahre alt (m.)

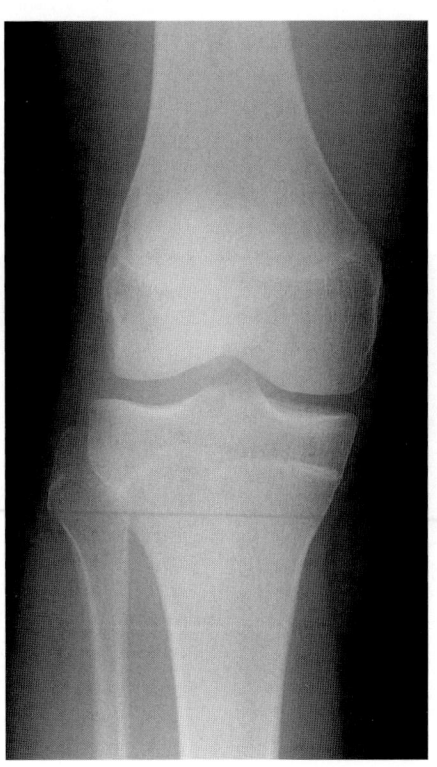

Abb. 14.58 16 Jahre alt (m.)

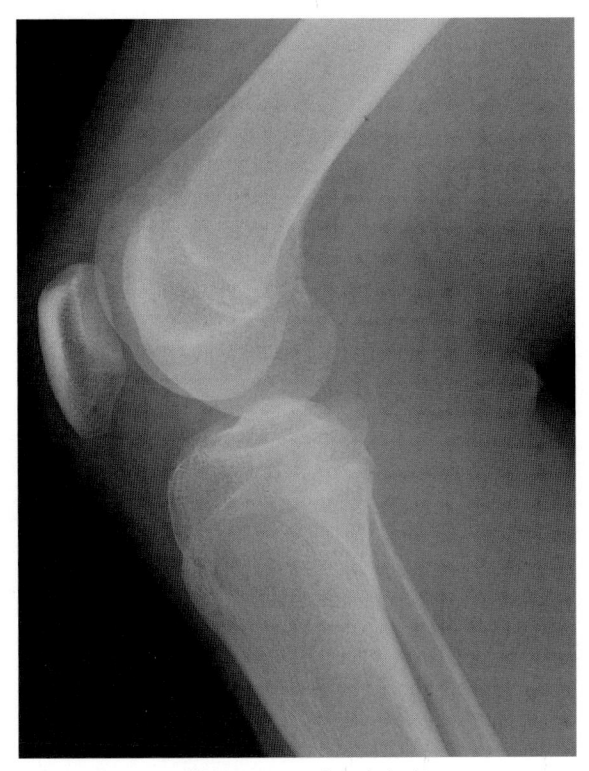

Abb. 14.59 16 Jahre alt (m.)

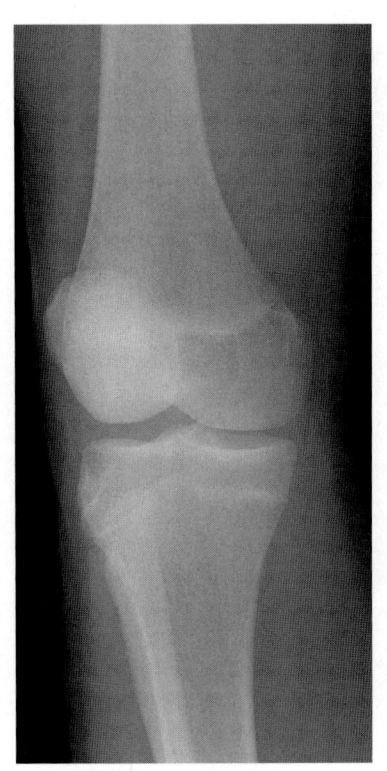

Abb. 14.60 16 Jahre alt (m.)

250 14 Knie, männlich

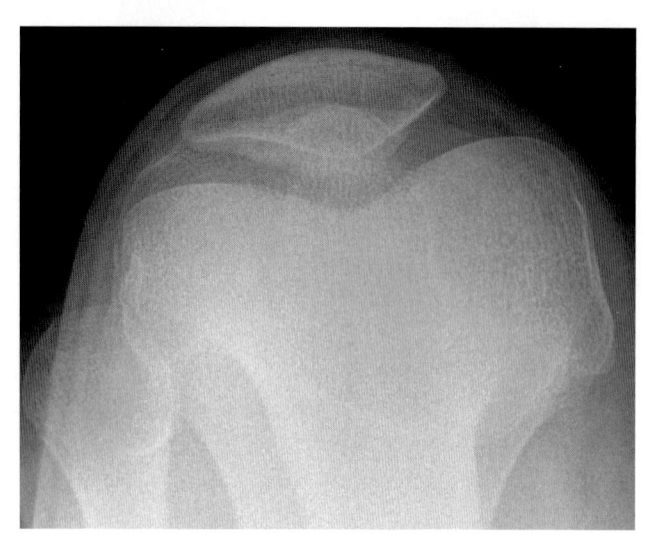

Abb. 14.61 16 Jahre alt (m.)

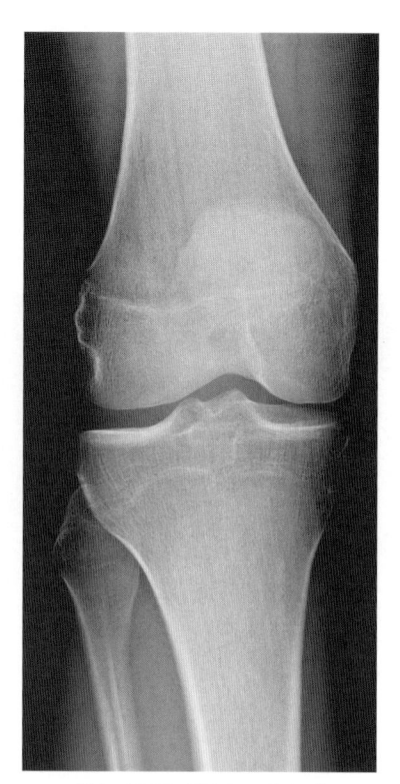

Abb. 14.62 17 Jahre alt (m.)

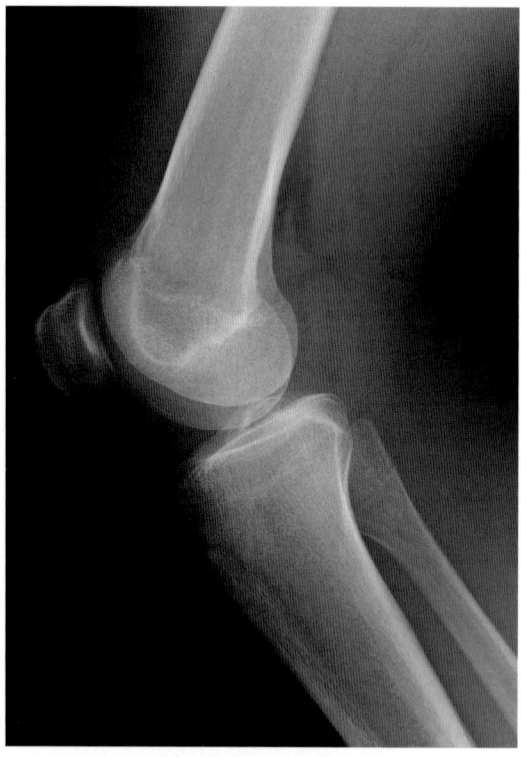

Abb. 14.63 17 Jahre alt (m.)

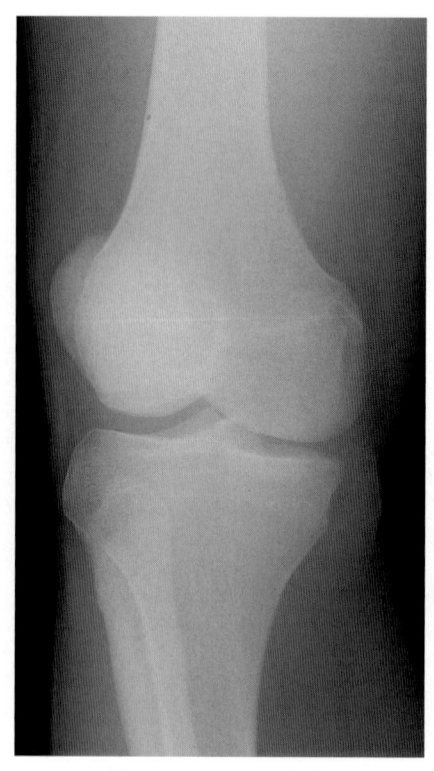

Abb. 14.64 17 Jahre alt (m.)

14 Knie, männlich

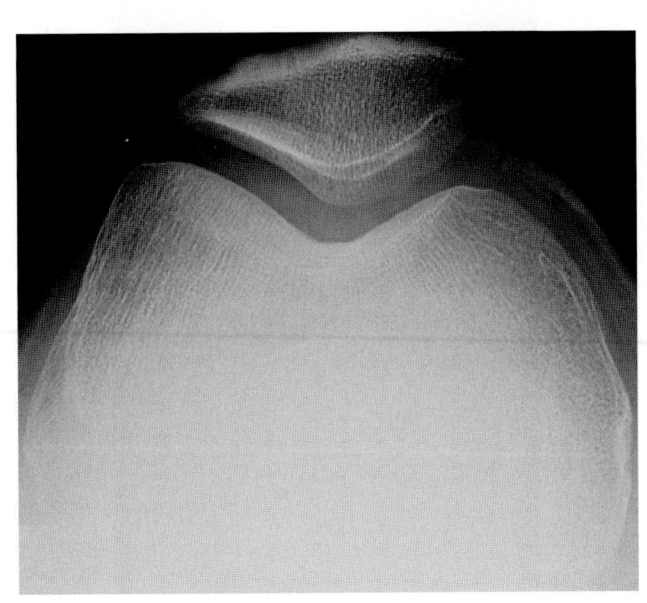

Abb. 14.65 17 Jahre alt (m.)

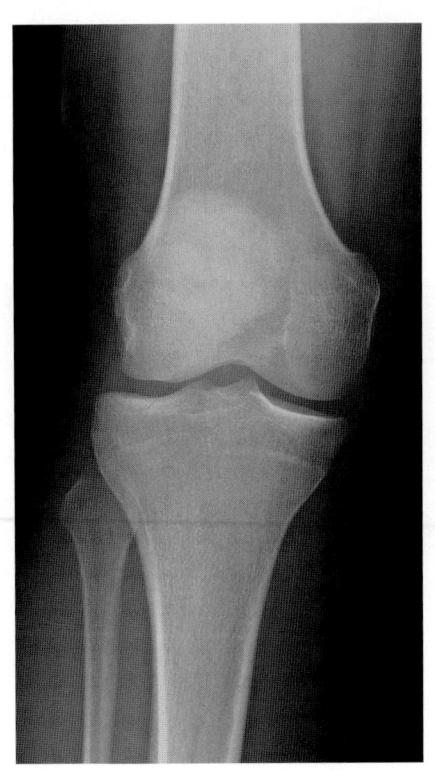

Abb. 14.66 18 Jahre alt (m.)

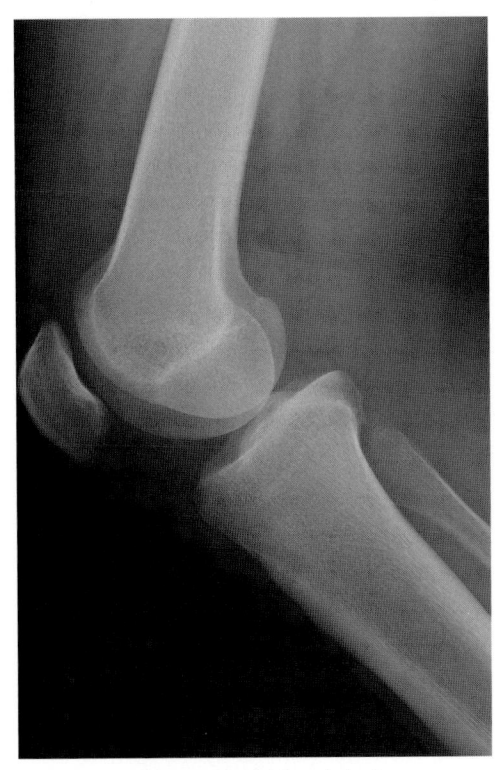

Abb. 14.67 18 Jahre alt (m.)

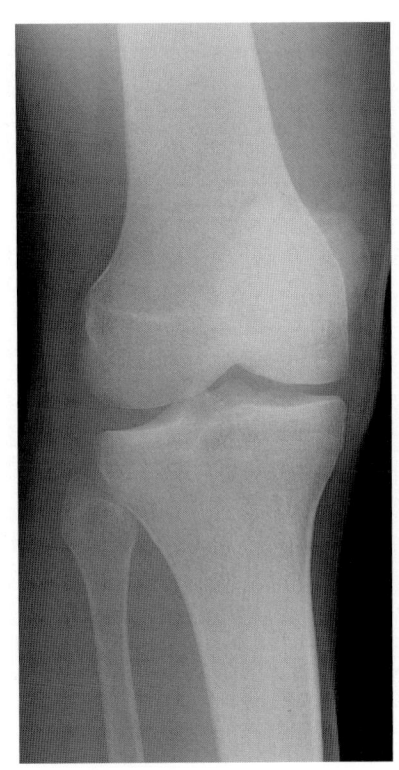

Abb. 14.68 18 Jahre alt (m.)

252   14 Knie, männlich

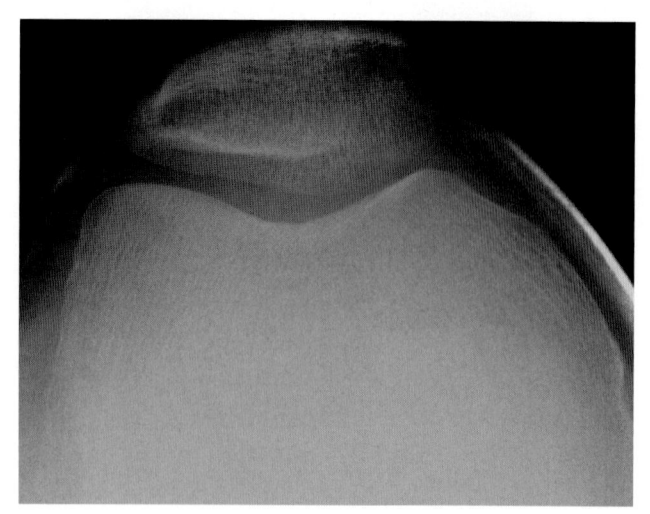

Abb. 14.69 18 Jahre alt (m.)

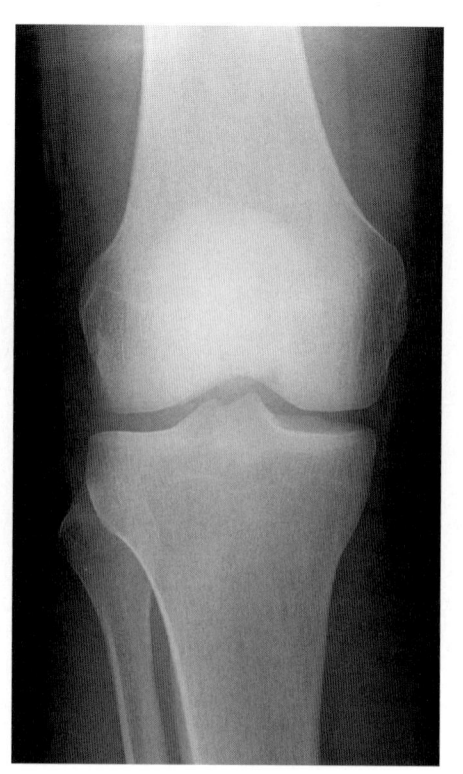

Abb. 14.70 19 Jahre alt (m.)

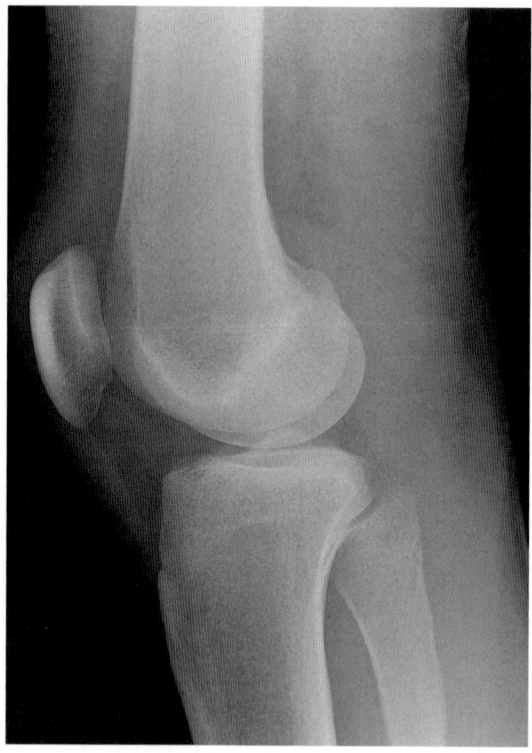

Abb. 14.71 19 Jahre alt (m.)

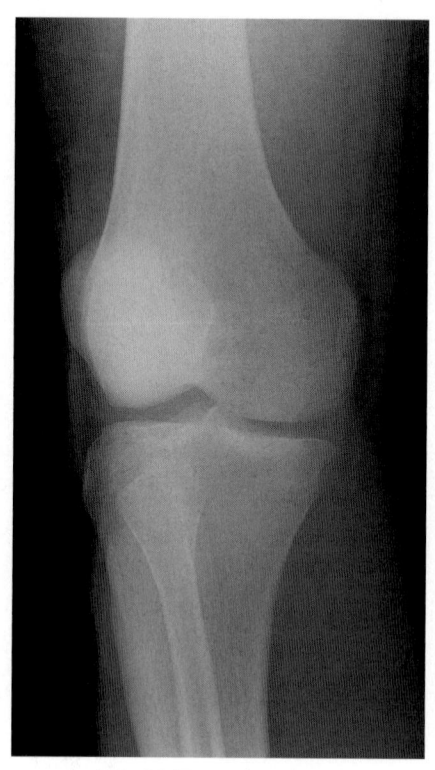

Abb. 14.72 19 Jahre alt (m.)

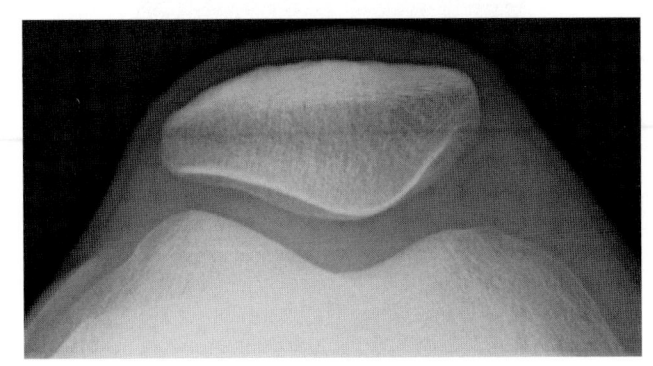

Abb. 14.73 19 Jahre alt (m.)

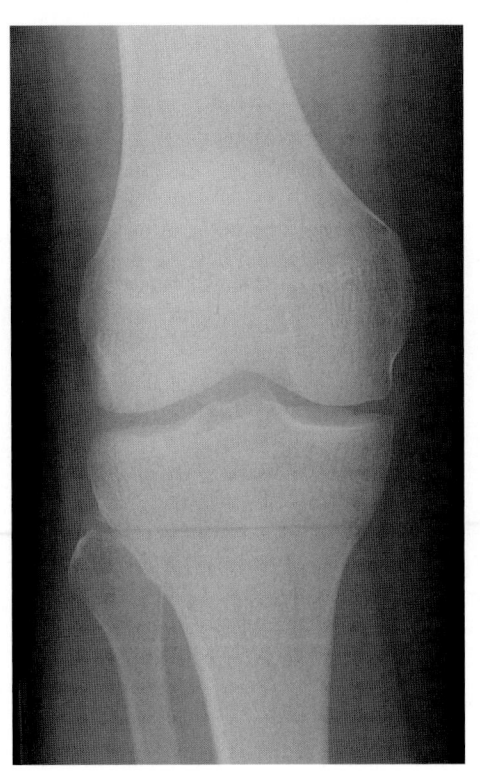

Abb. 14.74 20 Jahre alt (m.)

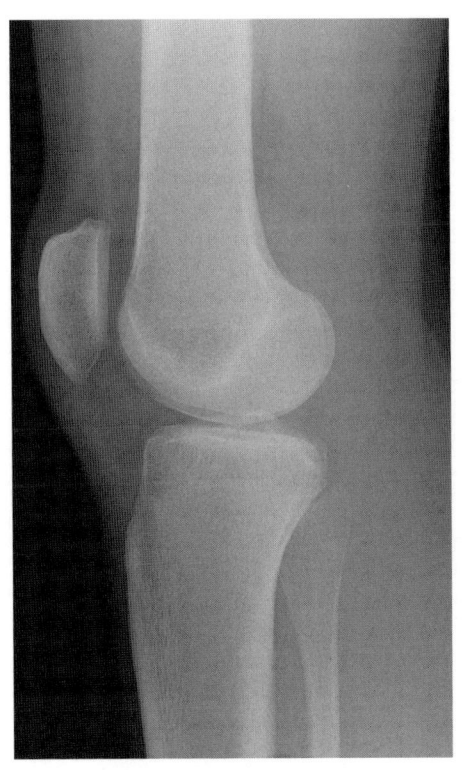

Abb. 14.75 20 Jahre alt (m.)

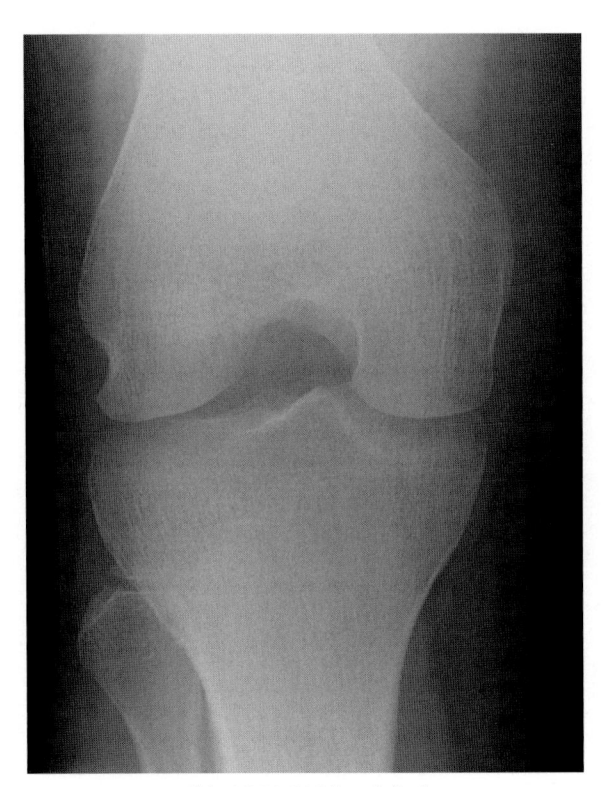

Abb. 14.76 20 Jahre alt (m.)

14 Knie, männlich

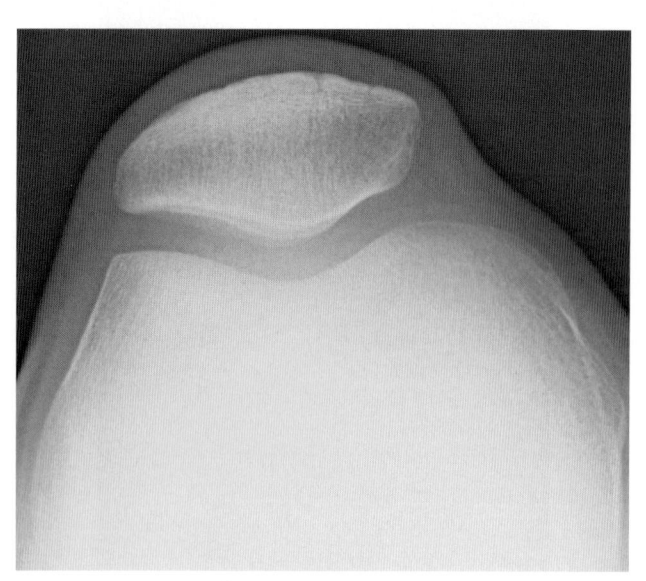

Abb. 14.77 20 Jahre alt (m.)

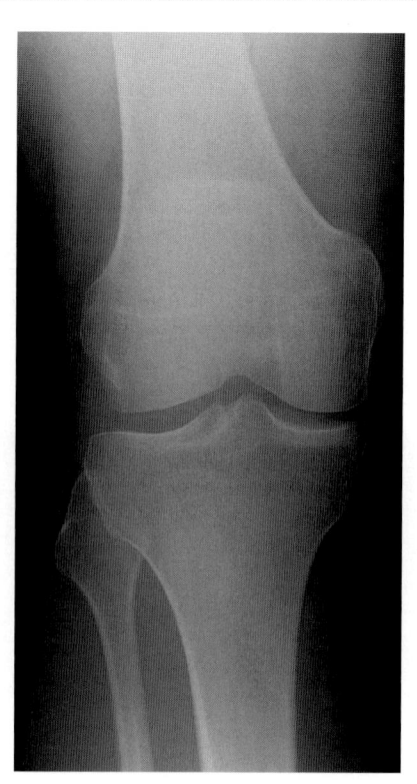

Abb. 14.78 21 Jahre alt (m.)

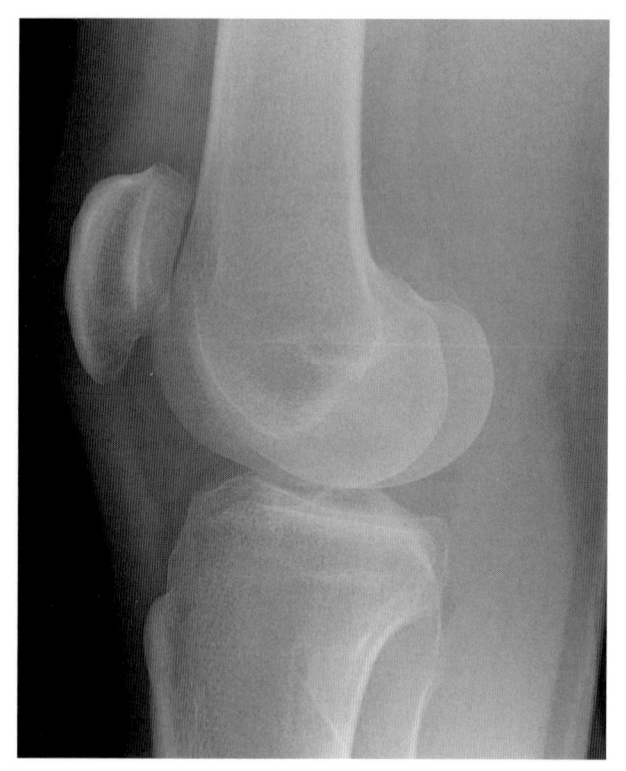

Abb. 14.79 21 Jahre alt (m.)

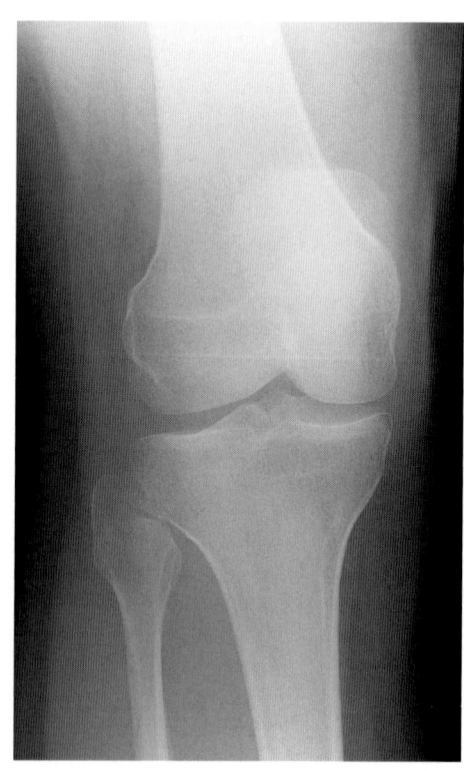

Abb. 14.80 21 Jahre alt (m.)

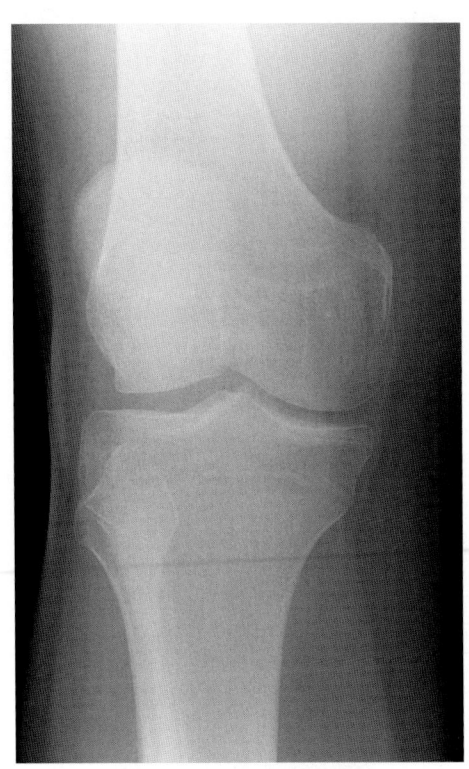

Abb. 14.81 21 Jahre alt (m.)

15 Tibia und Fibula, männlich

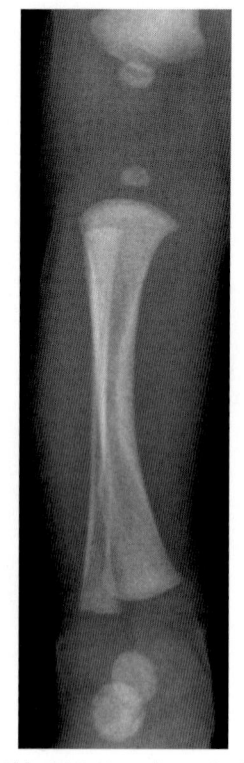

Abb. 15.1 Neugeboren (m.)

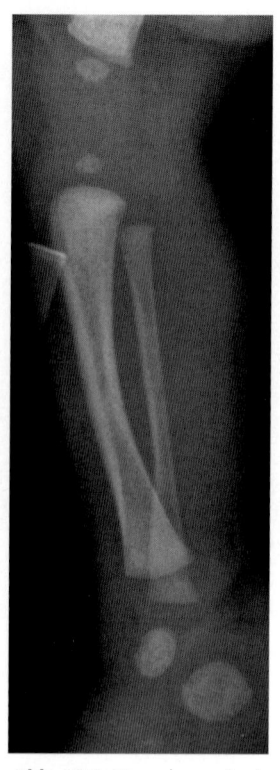

Abb. 15.2 Neugeboren (m.)

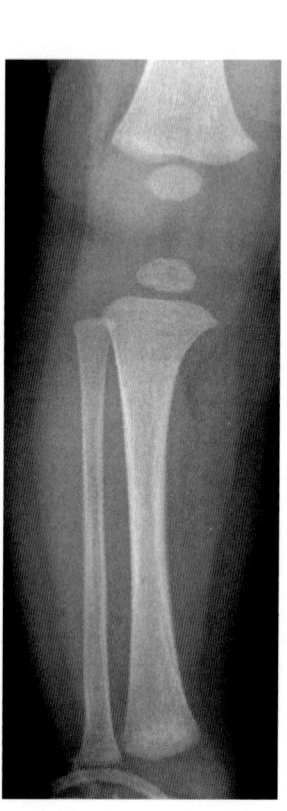

Abb. 15.3 3 Monate alt (m.)

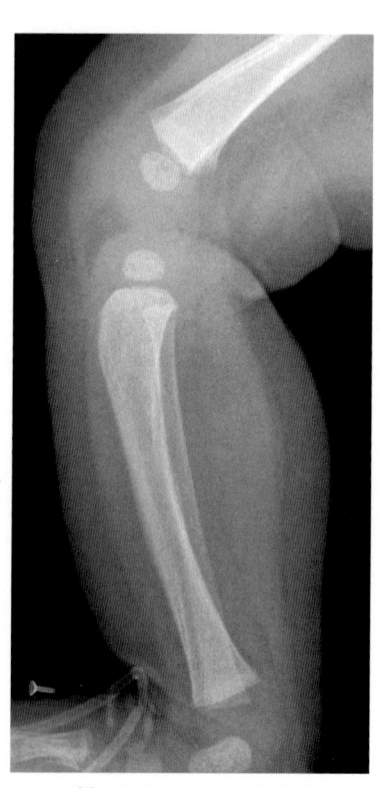

Abb. 15.4 3 Monate alt (m.)

15 Tibia und Fibula, männlich 257

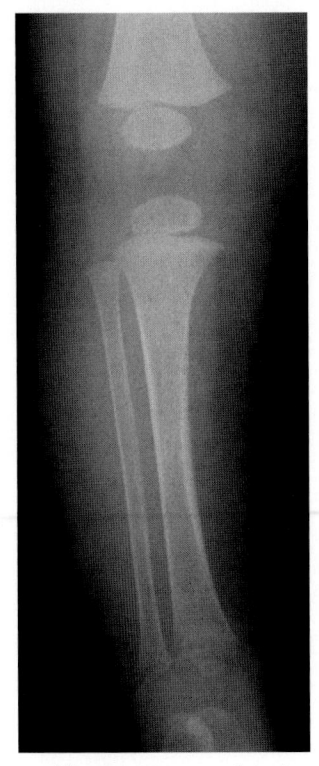

Abb. 15.5 6 Monate alt (m.)

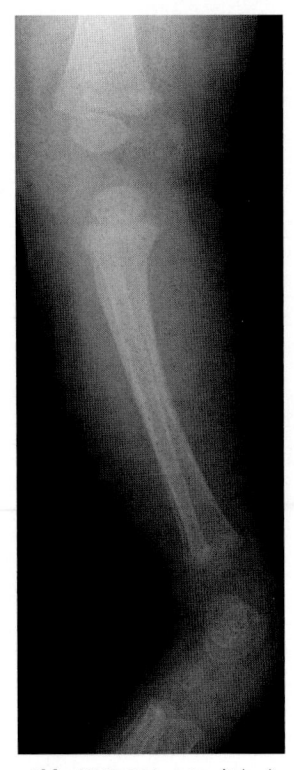

Abb. 15.6 6 Monate alt (m.)

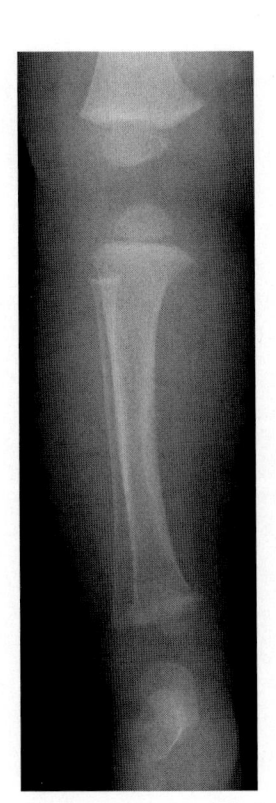

Abb. 15.7 9 Monate alt (m.)

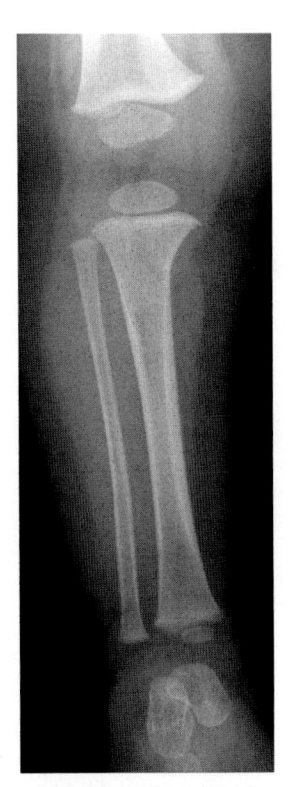

Abb. 15.8 1 Jahr alt (m.)

15 Tibia und Fibula, männlich

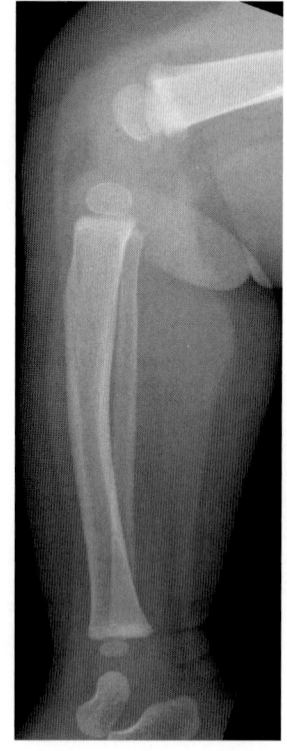

Abb. 15.9 1 Jahr alt (m.)

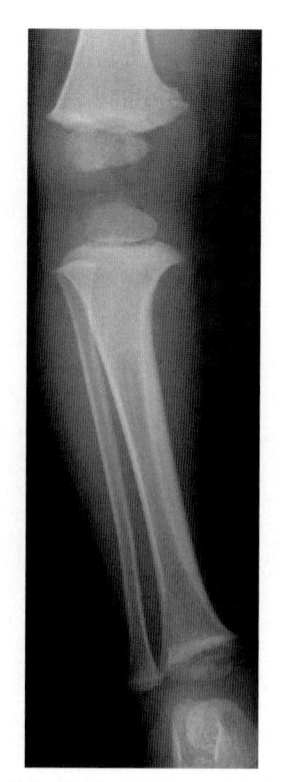

Abb. 15.10 15 Monate alt (m.)

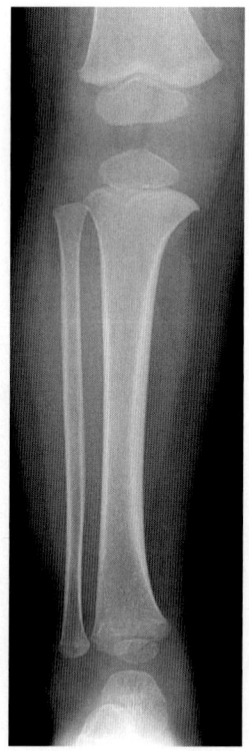

Abb. 15.11 18 Monate alt (m.)

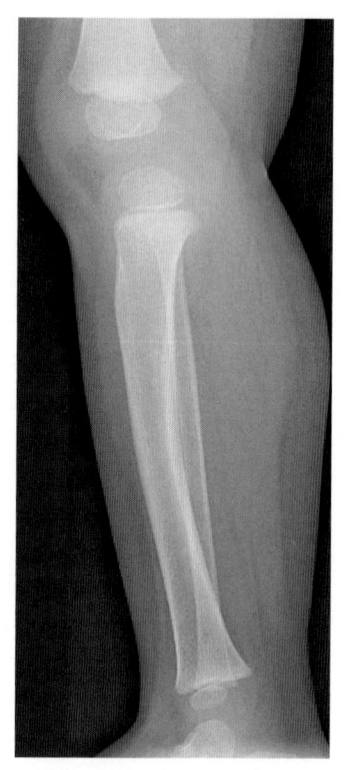

Abb. 15.12 18 Monate alt (m.)

15 Tibia und Fibula, männlich

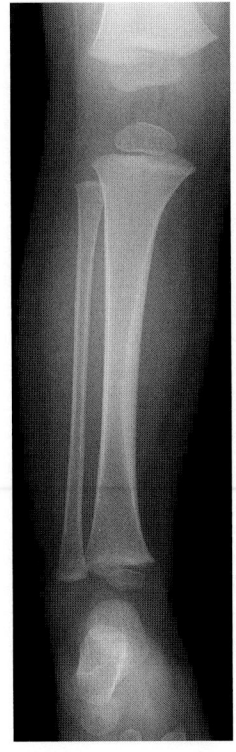

Abb. 15.13 21 Monate alt (m.)

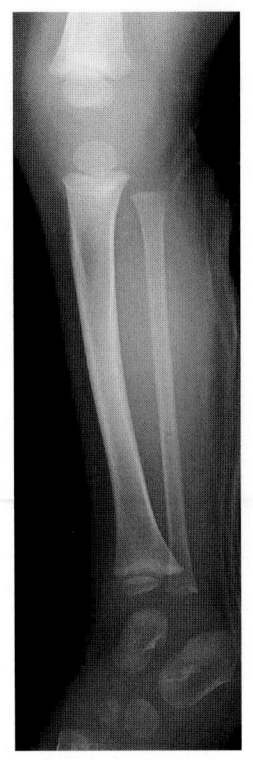

Abb. 15.14 21 Monate alt (m.)

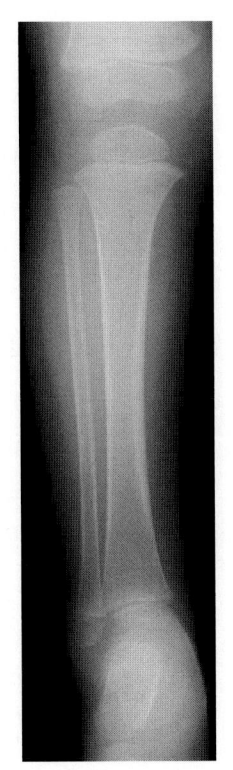

Abb. 15.15 2 Jahre alt (m.)

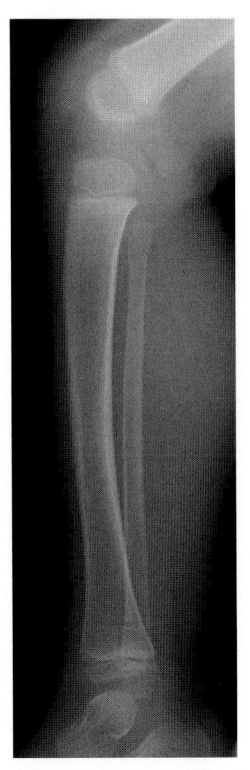

Abb. 15.16 2 Jahre alt (m.)

260 15 Tibia und Fibula, männlich

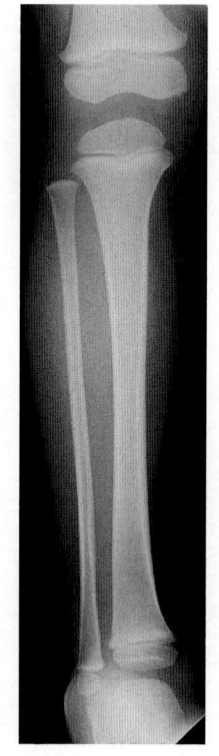

Abb. 15.17 3 Jahre alt (m.)

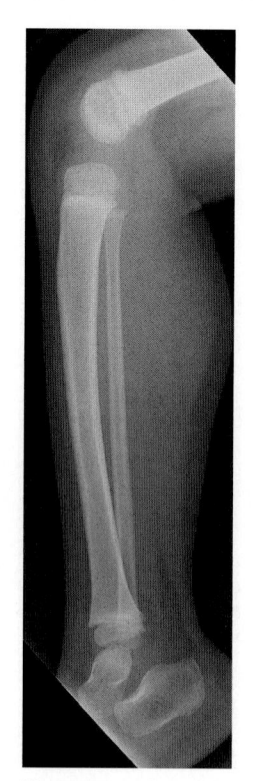

Abb. 15.18 3 Jahre alt (m.)

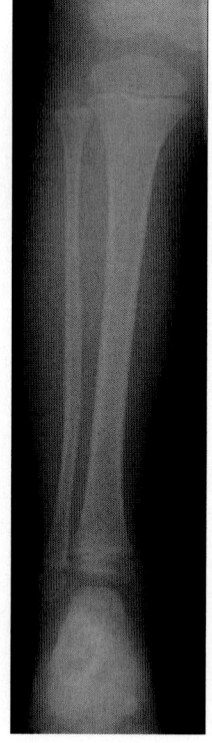

Abb. 15.19 4 Jahre alt (m.)

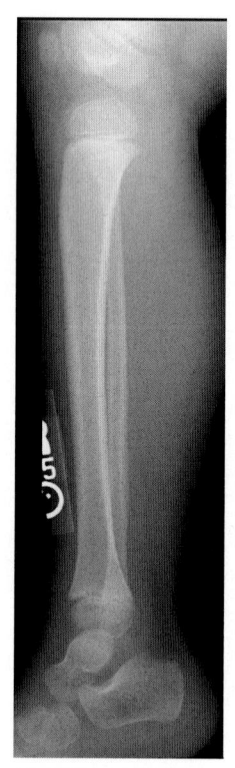

Abb. 15.20 4 Jahre alt (m.)

15 Tibia und Fibula, männlich

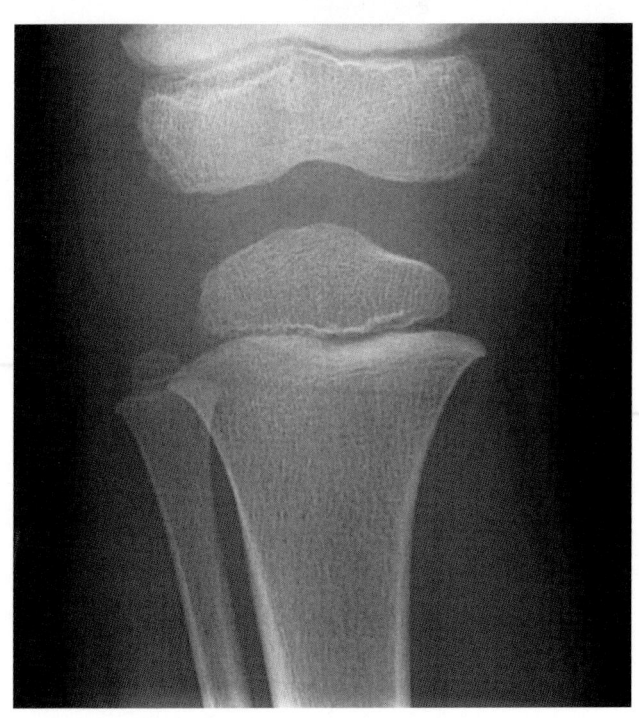

Abb. 15.21 5 Jahre alt (m.)

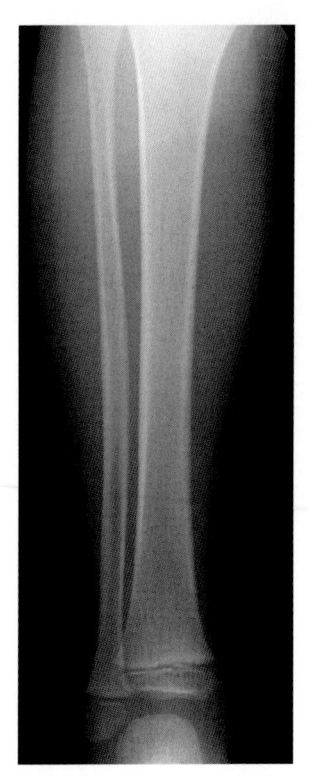

Abb. 15.22 5 Jahre alt (m.)

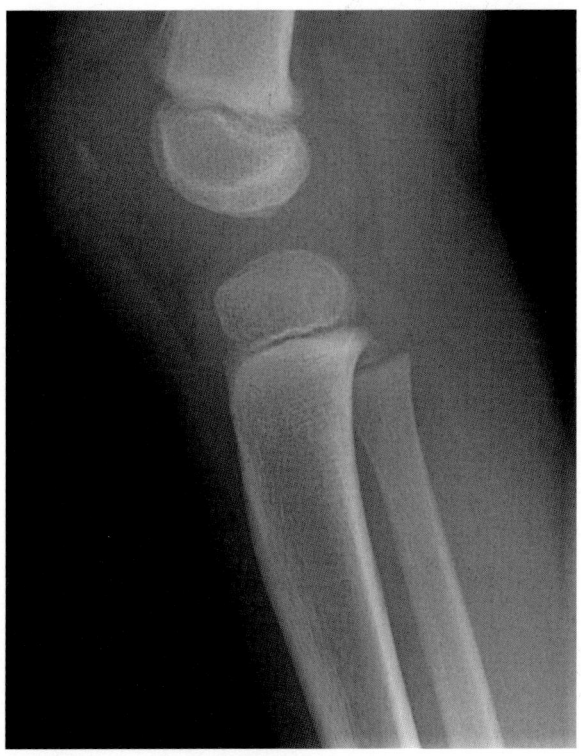

Abb. 15.23 5 Jahre alt (m.)

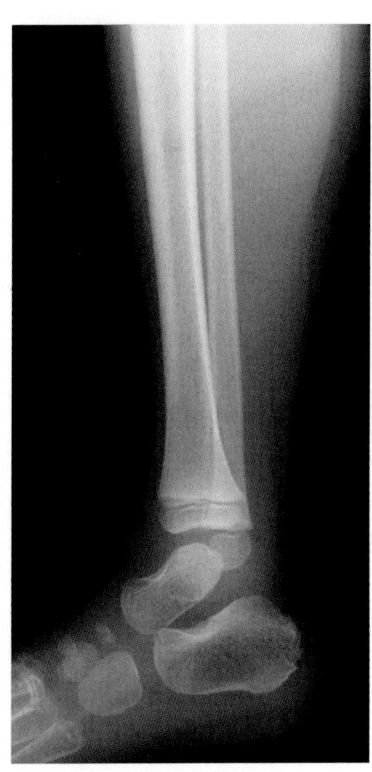

Abb. 15.24 5 Jahre alt (m.)

15 Tibia und Fibula, männlich

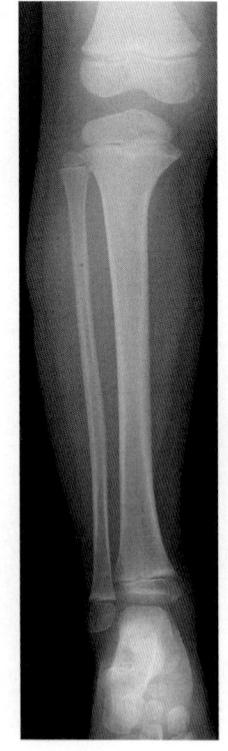

Abb. 15.25 6 Jahre alt (m.)

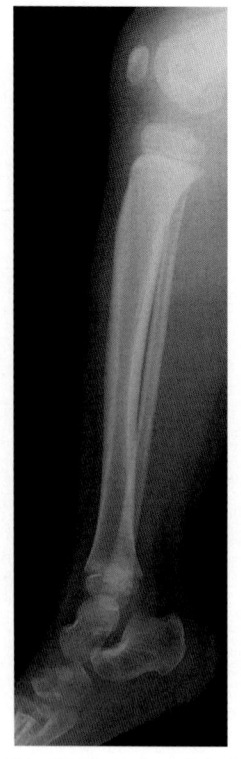

Abb. 15.26 6 Jahre alt (m.)

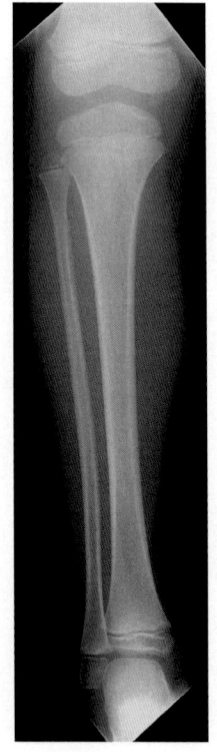

Abb. 15.27 7 Jahre alt (m.)

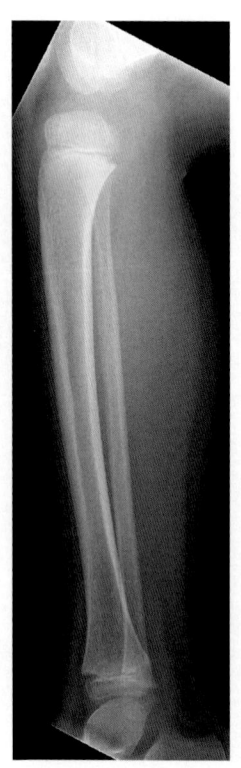

Abb. 15.28 7 Jahre alt (m.)

15 Tibia und Fibula, männlich

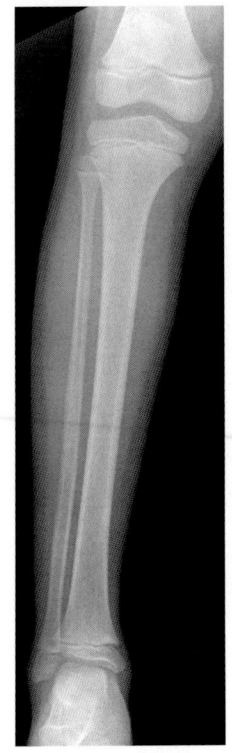

Abb. 15.29 8 Jahre alt (m.)

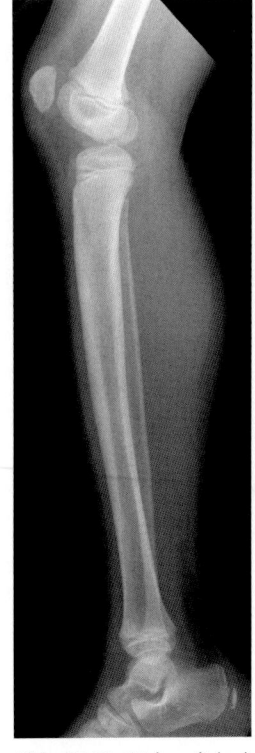

Abb. 15.30 8 Jahre alt (m.)

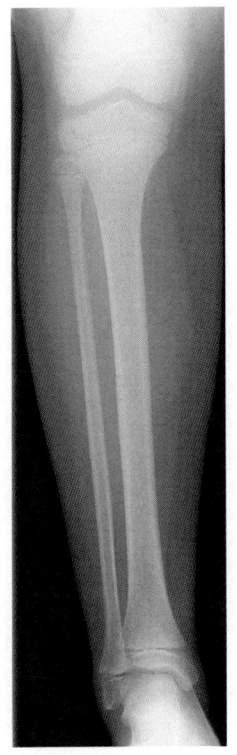

Abb. 15.31 9 Jahre alt (m.)

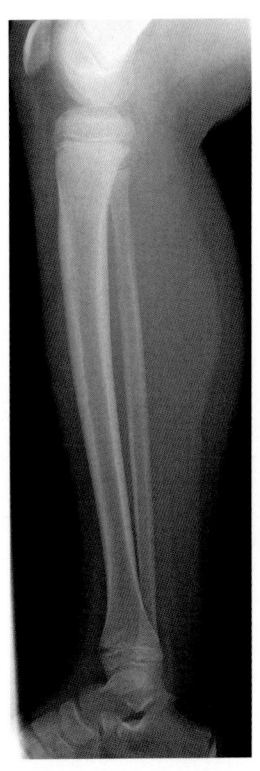

Abb. 15.32 9 Jahre alt (m.)

264 15 Tibia und Fibula, männlich

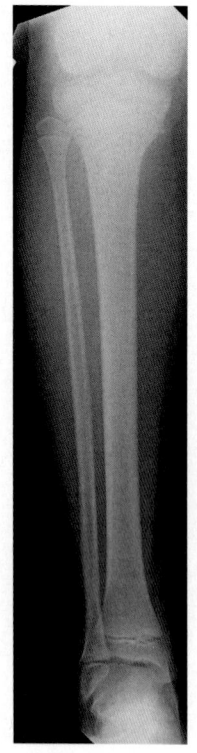

Abb. 15.33 10 Jahre alt (m.)

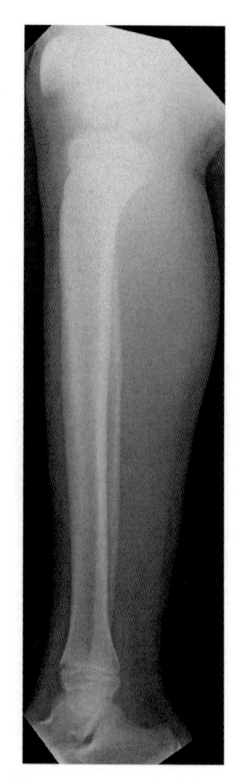

Abb. 15.34 10 Jahre alt (m.)

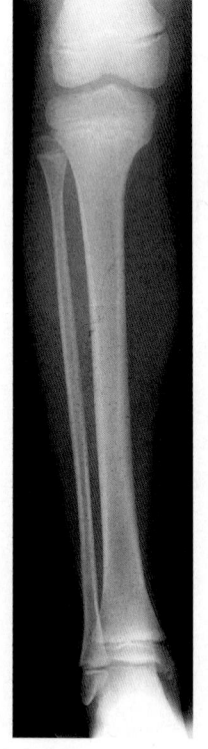

Abb. 15.35 11 Jahre alt (m.)

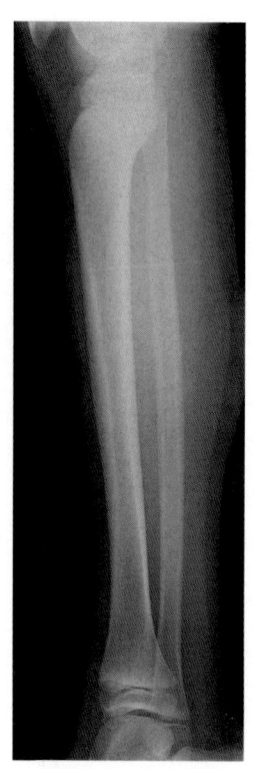

Abb. 15.36 11 Jahre alt (m.)

15 Tibia und Fibula, männlich

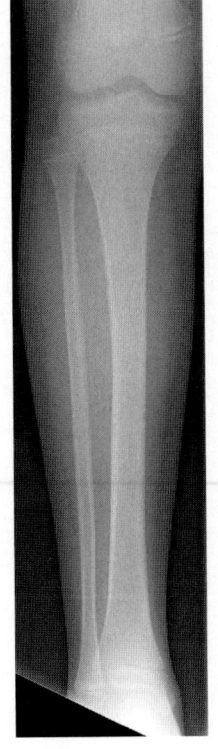

Abb. 15.37 12 Jahre alt (m.)

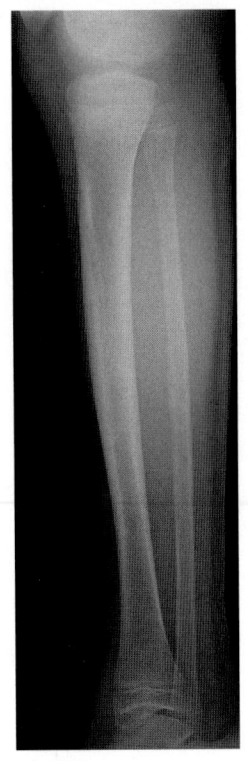

Abb. 15.38 12 Jahre alt (m.)

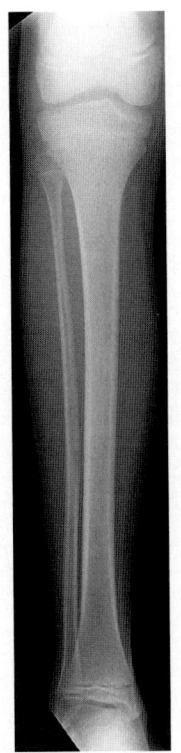

Abb. 15.39 13 Jahre alt (m.)

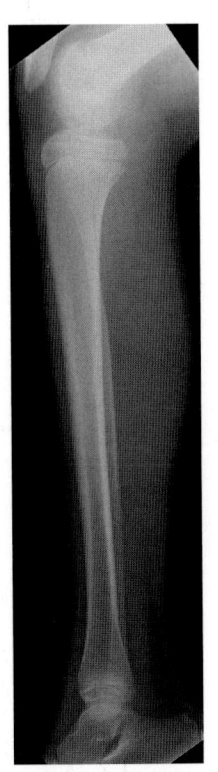

Abb. 15.40 13 Jahre alt (m.)

266 15 Tibia und Fibula, männlich

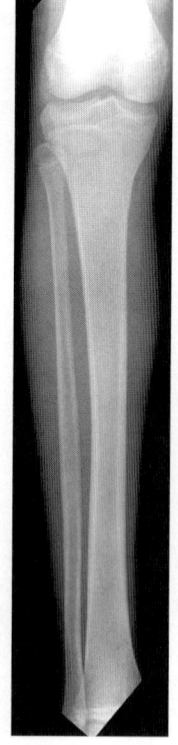

Abb. 15.41 14 Jahre alt (m.)

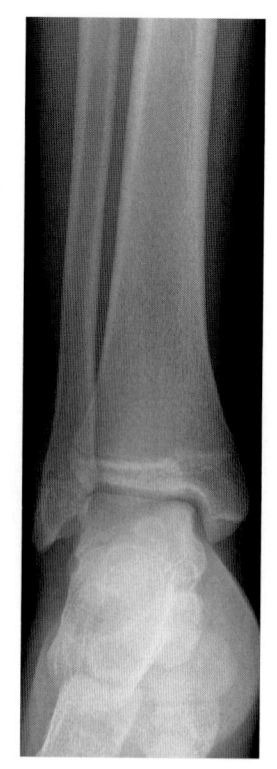

Abb. 15.42 14 Jahre alt (m.)

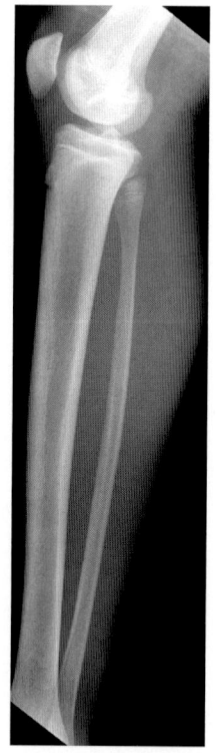

Abb. 15.43 14 Jahre alt (m.)

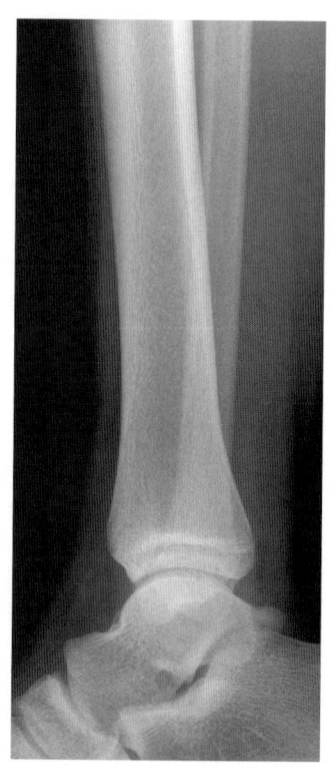

Abb. 15.44 14 Jahre alt (m.)

15 Tibia und Fibula, männlich 267

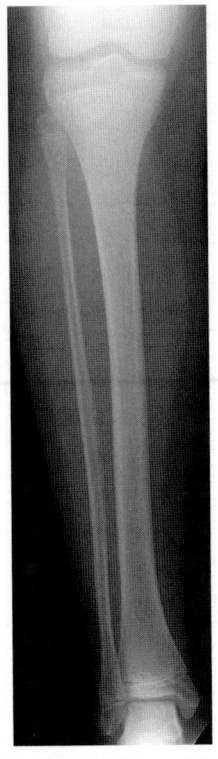

Abb. 15.45 15 Jahre alt (m.)

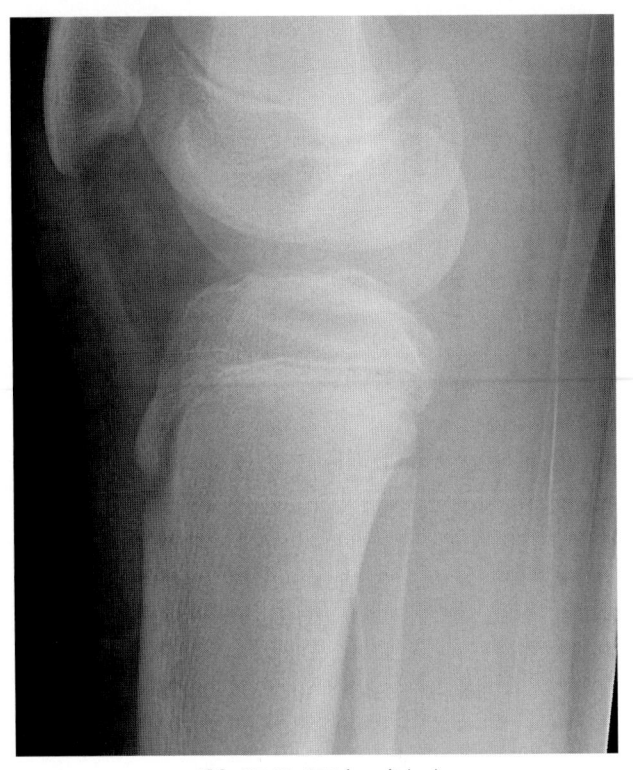

Abb. 15.46 15 Jahre alt (m.)

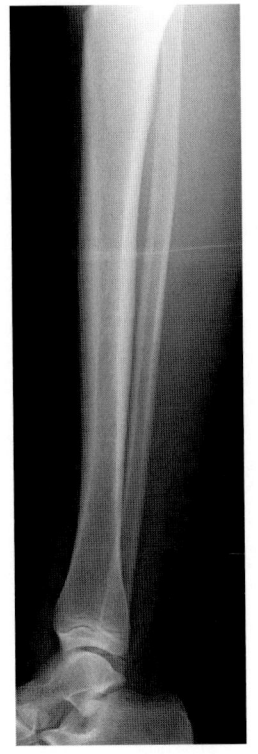

Abb. 15.47 15 Jahre alt (m.)

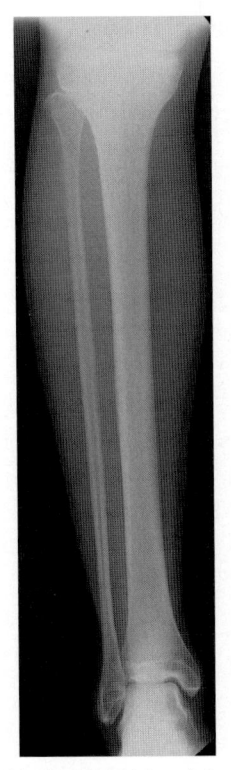

Abb. 15.48 16 Jahre alt (m.)

15 Tibia und Fibula, männlich

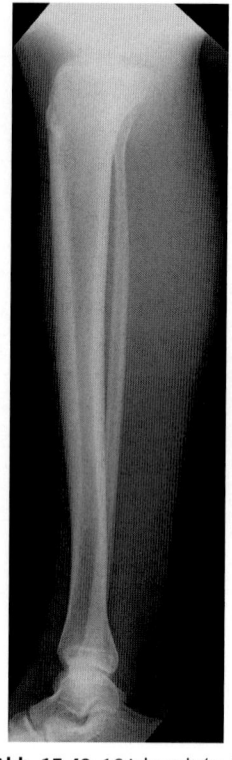

Abb. 15.49 16 Jahre alt (m.)

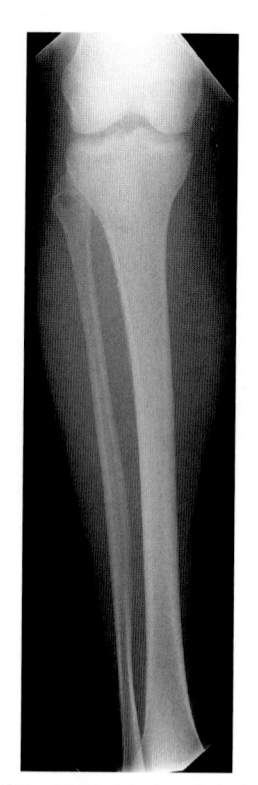

Abb. 15.50 17 Jahre alt (m.)

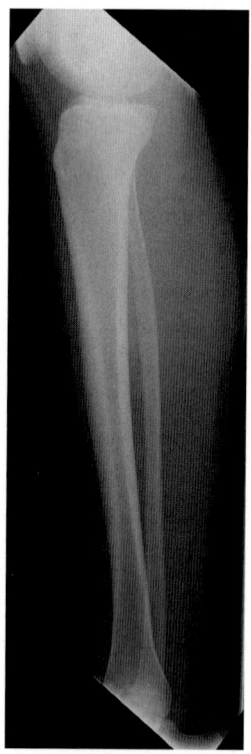

Abb. 15.51 17 Jahre alt (m.)

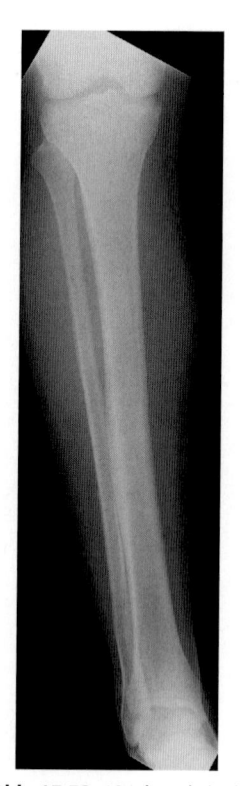

Abb. 15.52 18 Jahre alt (m.)

15 Tibia und Fibula, männlich

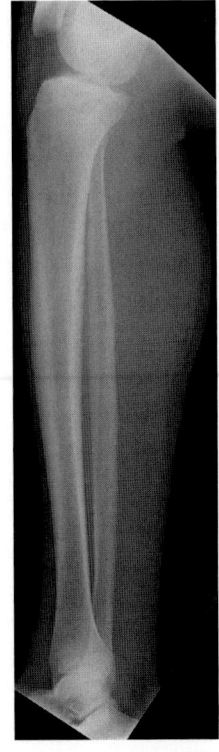

Abb. 15.53 18 Jahre alt (m.)

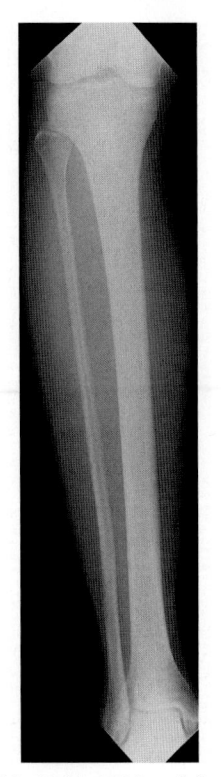

Abb. 15.54 19 Jahre alt (m.)

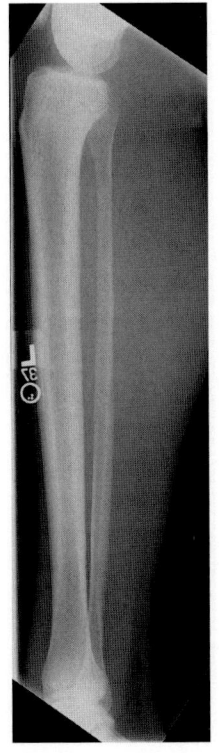

Abb. 15.55 19 Jahre alt (m.)

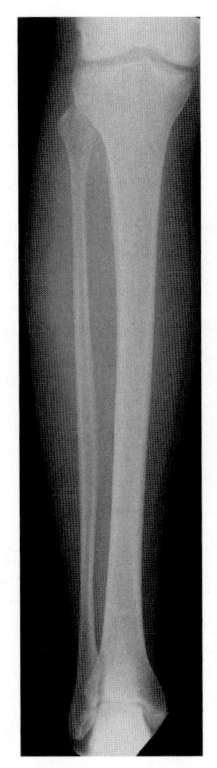

Abb. 15.56 20 Jahre alt (m.)

270 15 Tibia und Fibula, männlich

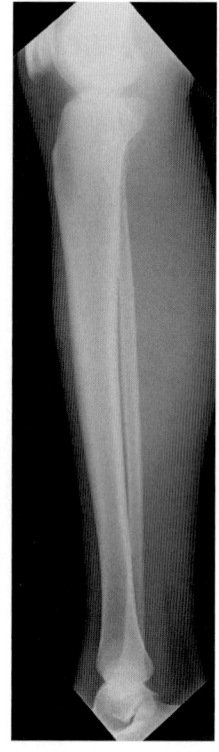

Abb. 15.57 20 Jahre alt (m.)

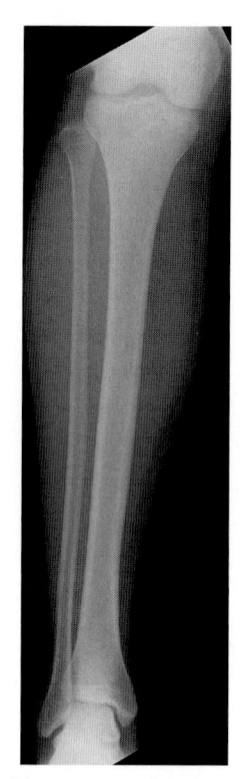

Abb. 15.58 21 Jahre alt (m.)

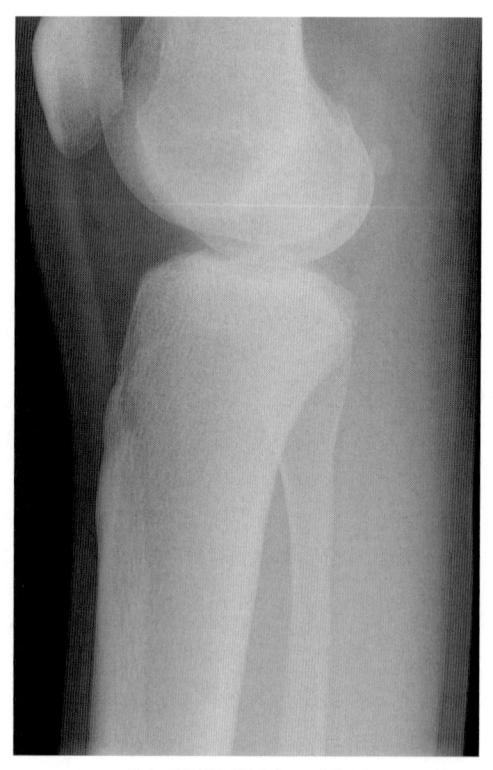

Abb. 15.59 21 Jahre alt (m.)

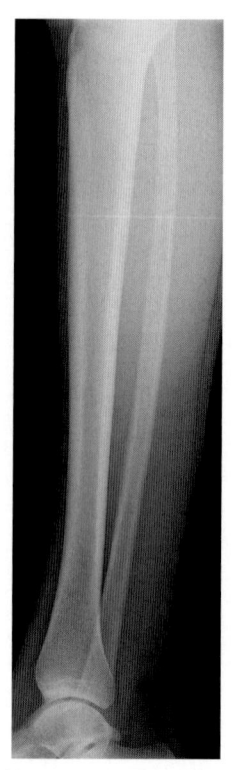

Abb. 15.60 21 Jahre alt (m.)

16 Knöchel, männlich

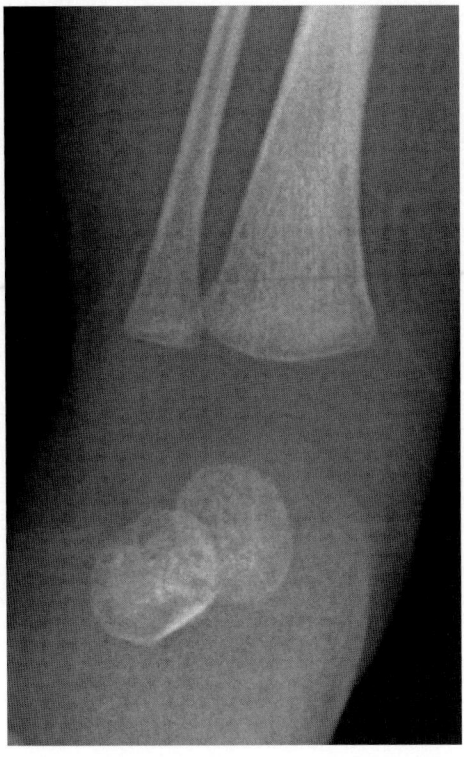

Abb. 16.1 Neugeboren (m.)

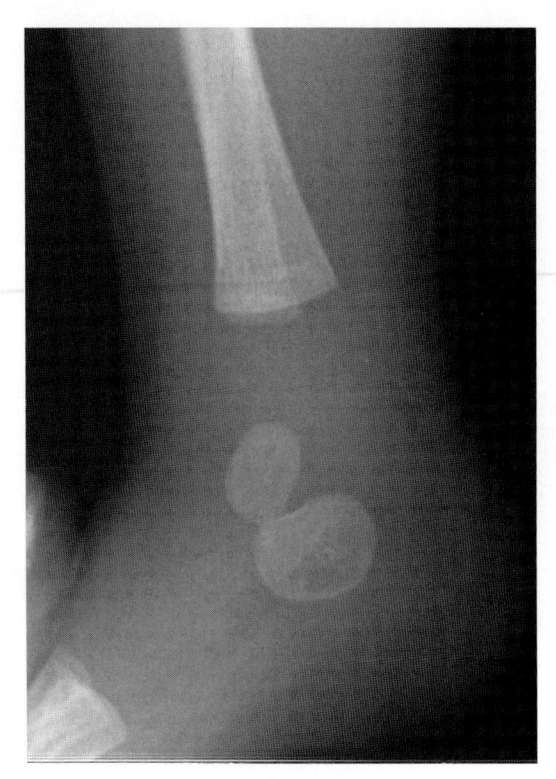

Abb. 16.2 Neugeboren (m.)

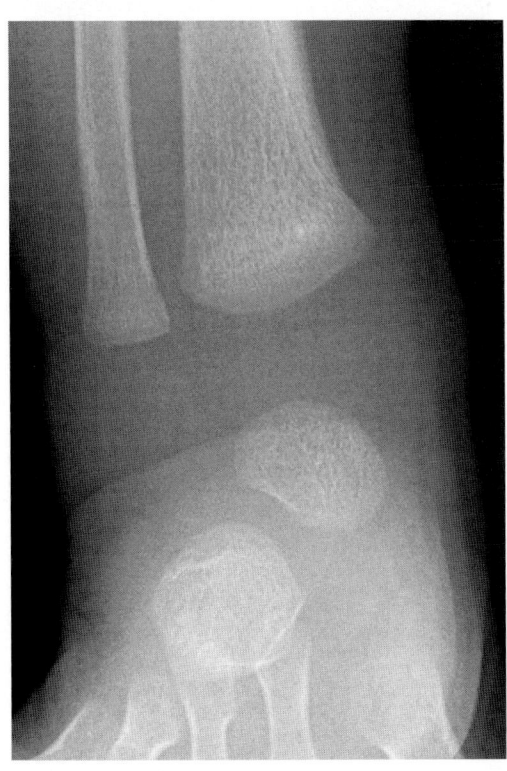

Abb. 16.3 3 Monate alt (m.)

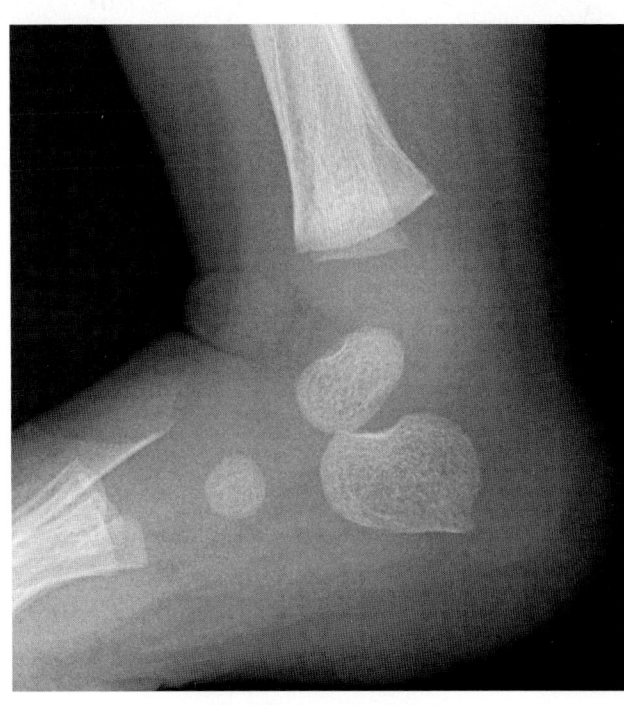

Abb. 16.4 3 Monate alt (m.)

272 16 Knöchel, männlich

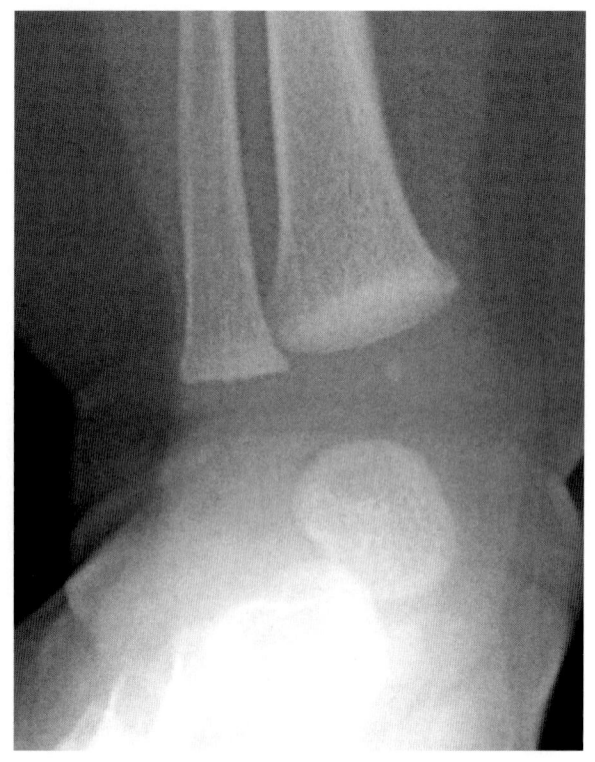

Abb. 16.5 6 Monate alt (m.)

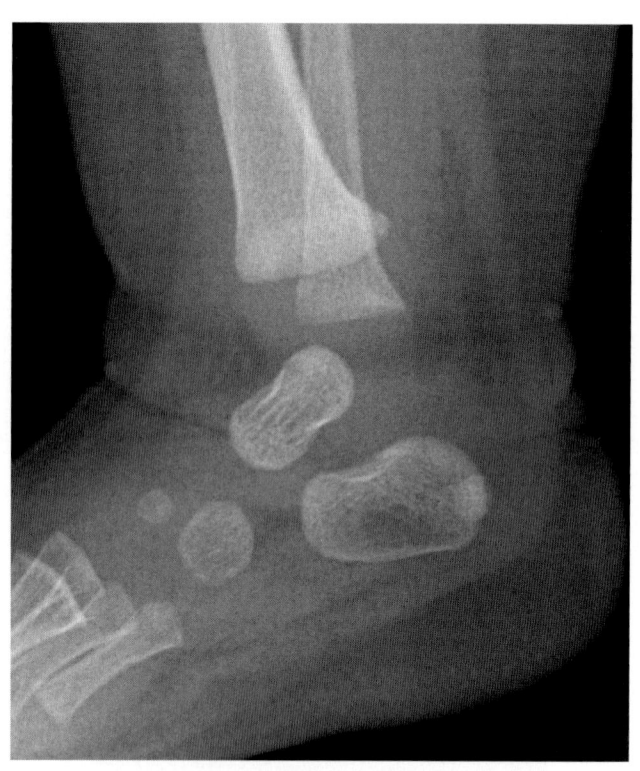

Abb. 16.6 6 Monate alt (m.)

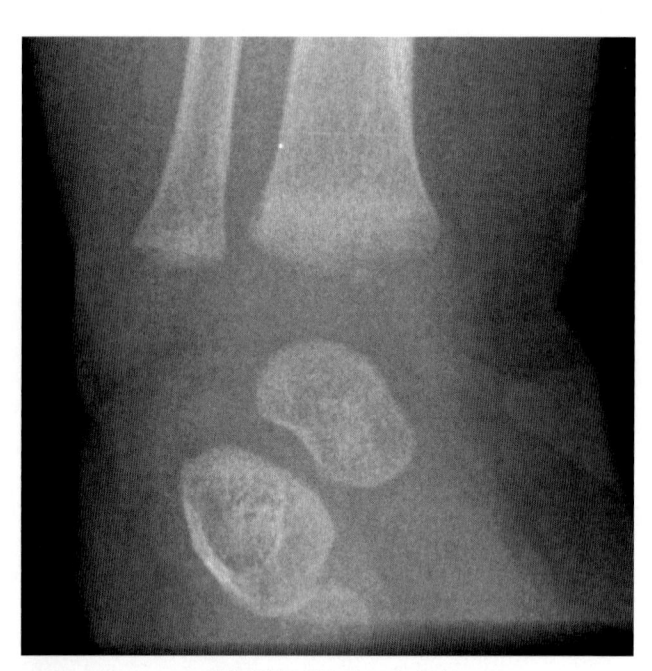

Abb. 16.7 6 Monate alt (m.)

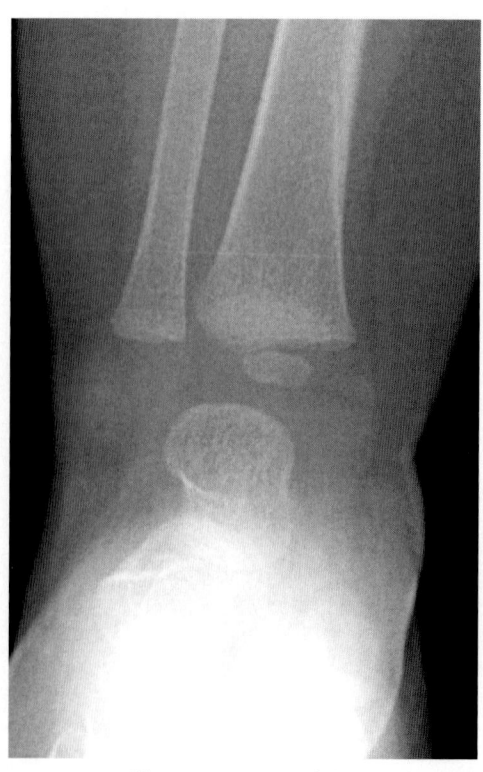

Abb. 16.8 9 Monate alt (m.)

16 Knöchel, männlich

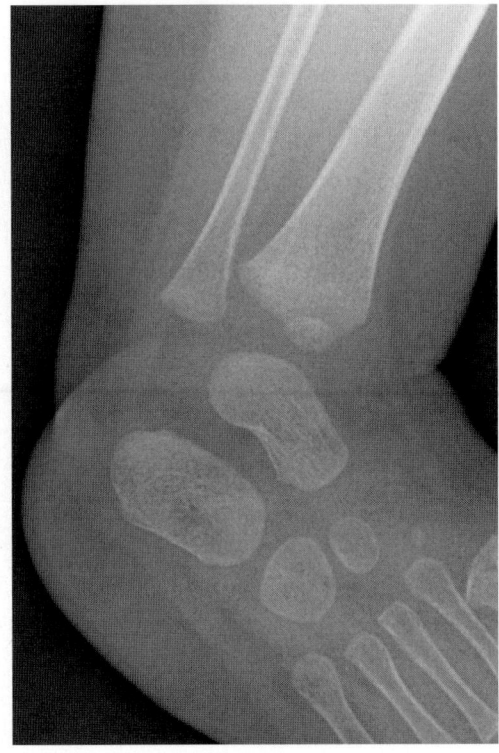

Abb. 16.9 9 Monate alt (m.)

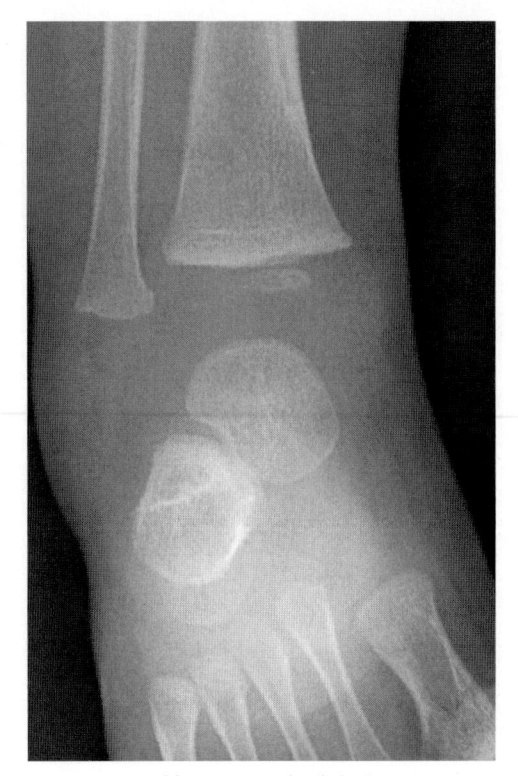

Abb. 16.10 1 Jahr alt (m.)

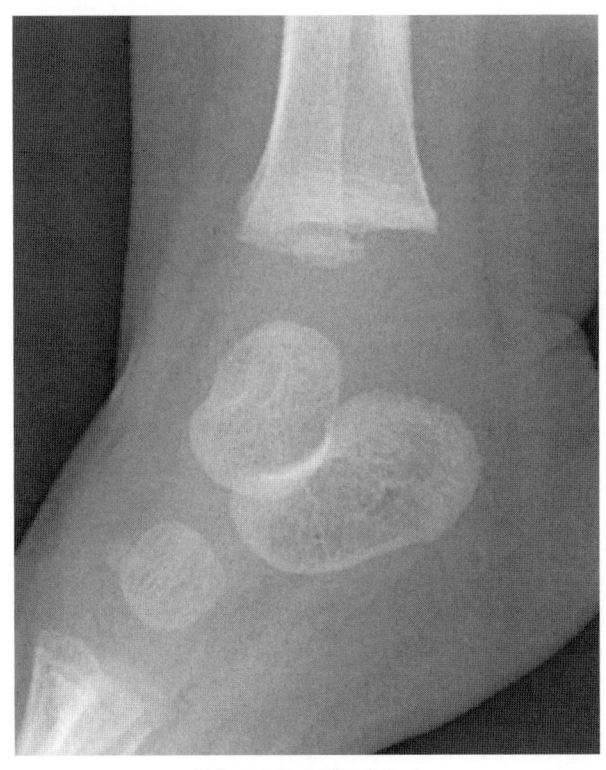

Abb. 16.11 1 Jahr alt (m.)

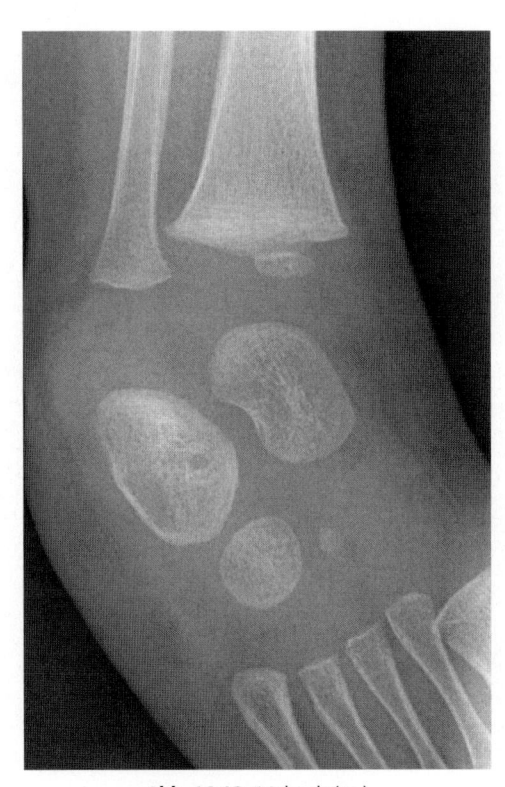

Abb. 16.12 1 Jahr alt (m.)

16 Knöchel, männlich

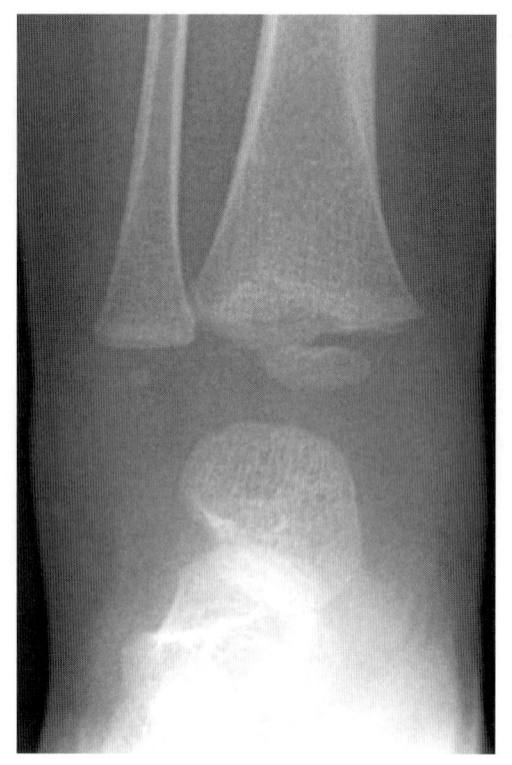

Abb. 16.13 15 Monate alt (m.)

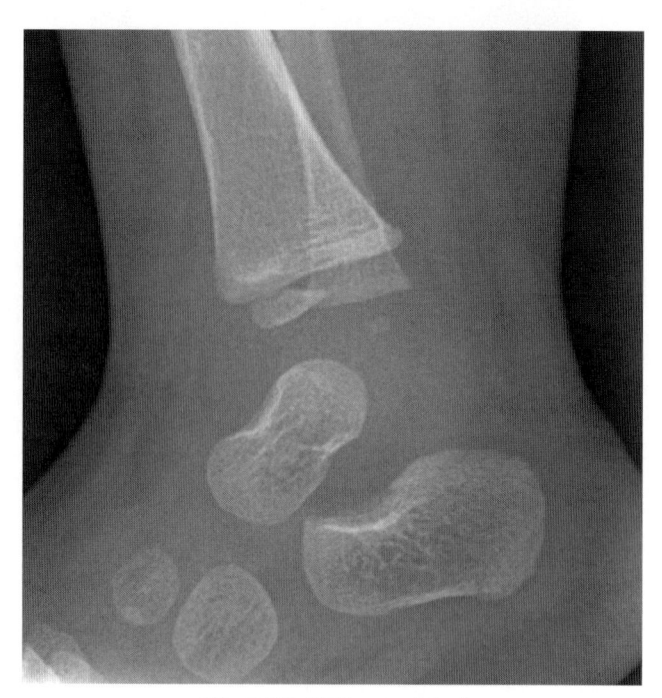

Abb. 16.14 15 Monate alt (m.)

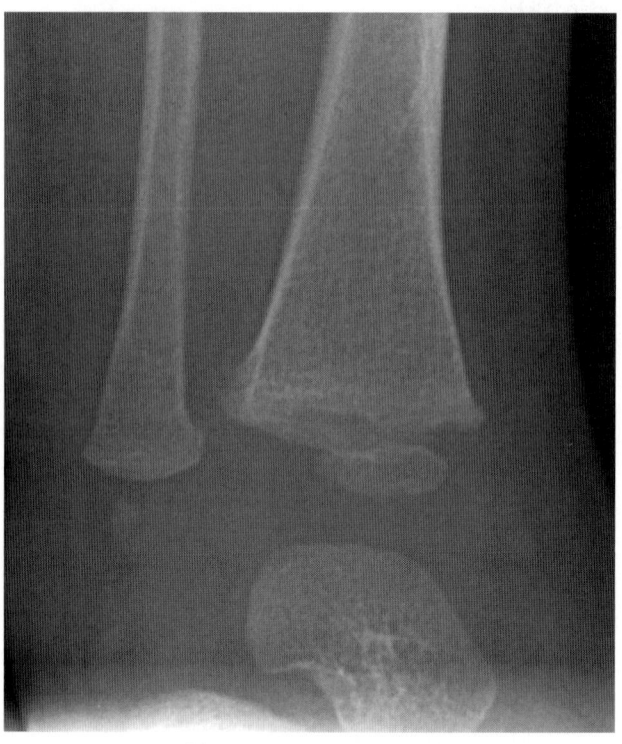

Abb. 16.15 15 Monate alt (m.)

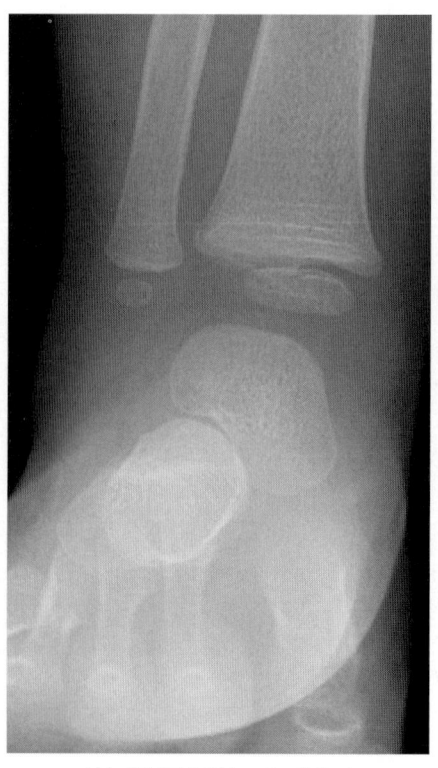

Abb. 16.16 18 Monate alt (m.)

16 Knöchel, männlich 275

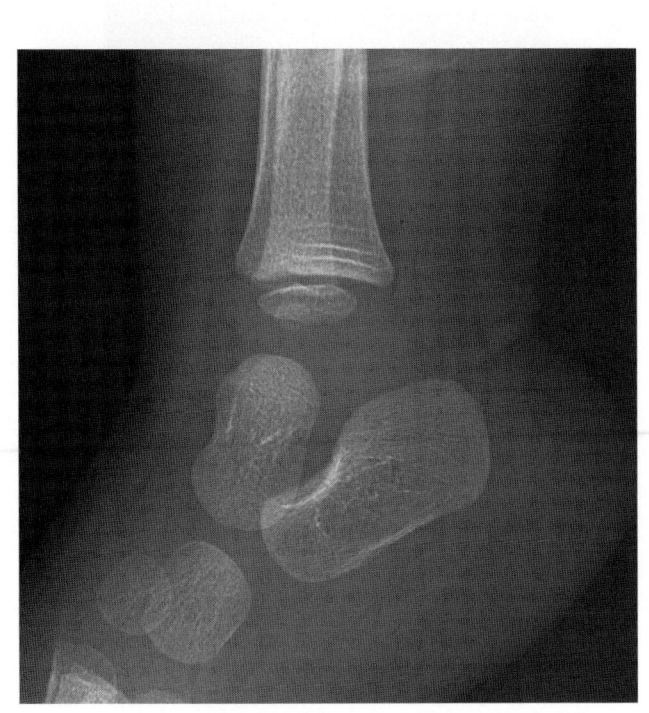

Abb. 16.17 18 Monate alt (m.)

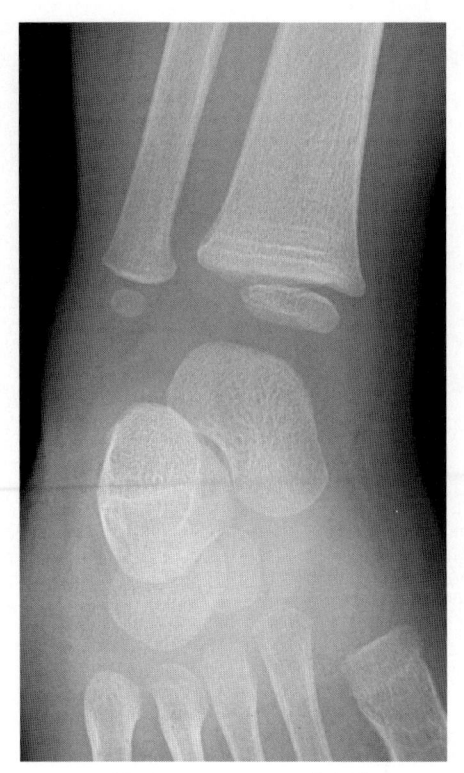

Abb. 16.18 18 Monate alt (m.)

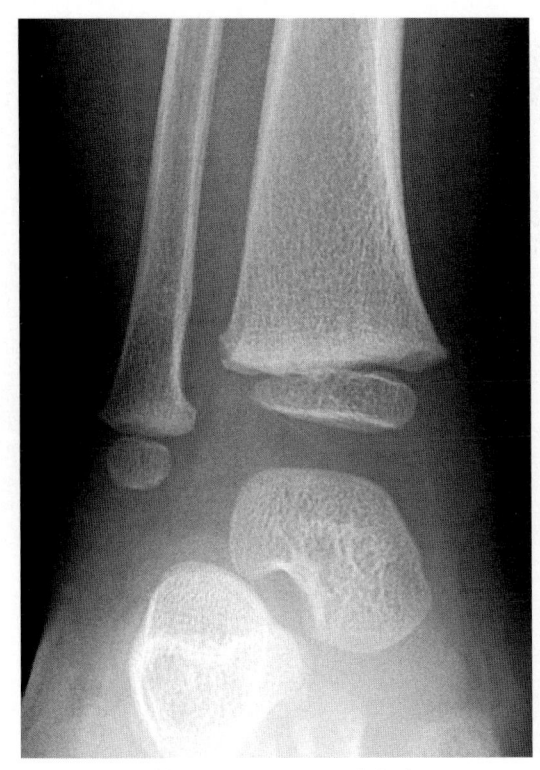

Abb. 16.19 21 Monate alt (m.)

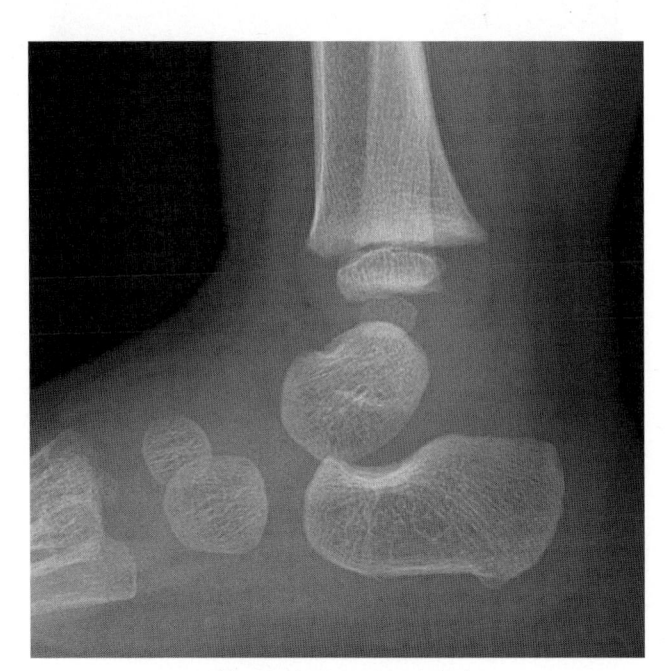

Abb. 16.20 21 Monate alt (m.)

16 Knöchel, männlich

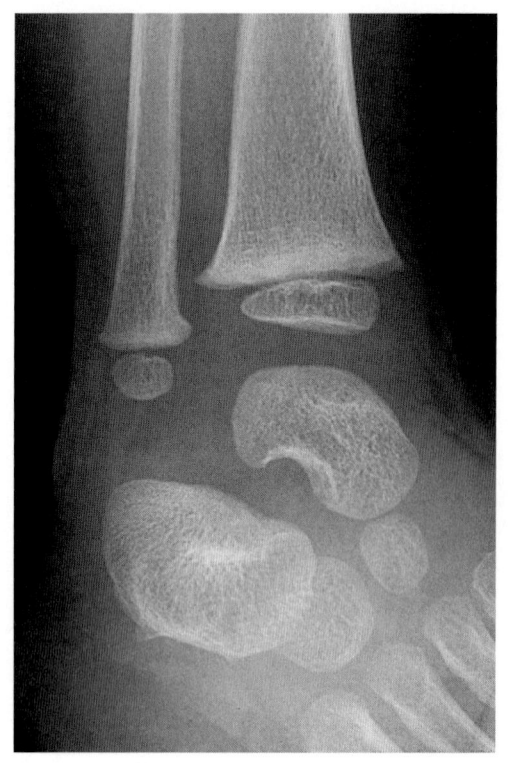

Abb. 16.21 21 Monate alt (m.)

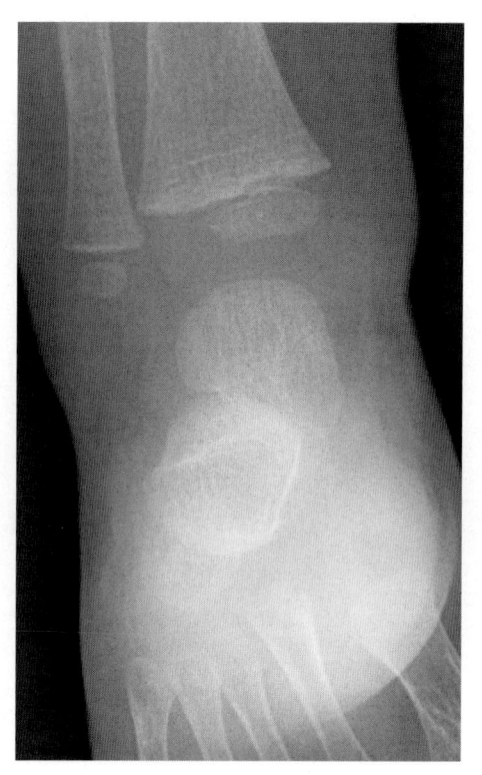

Abb. 16.22 2 Jahre alt (m.)

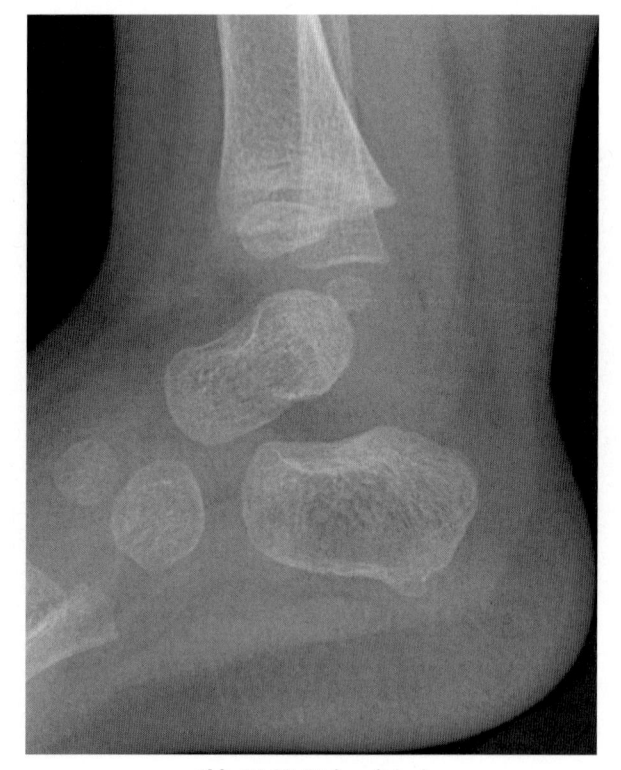

Abb. 16.23 2 Jahre alt (m.)

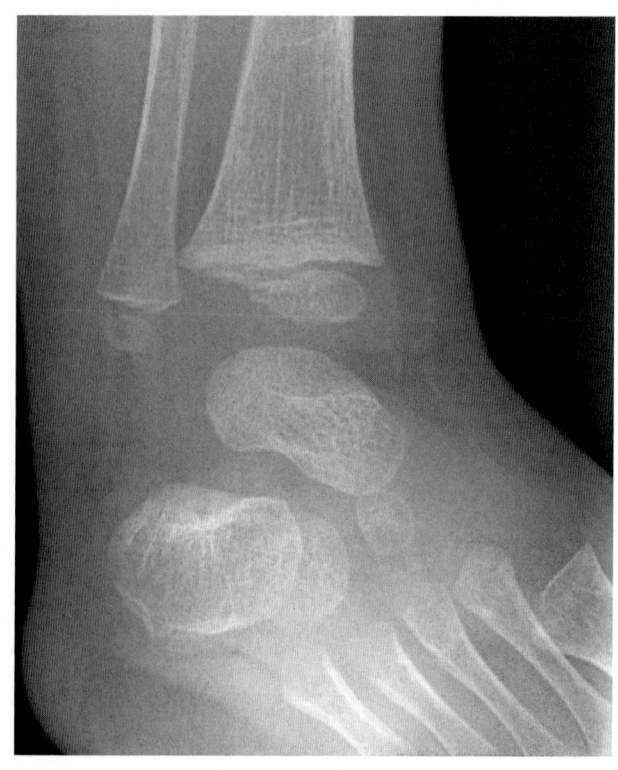

Abb. 16.24 2 Jahre alt (m.)

16 Knöchel, männlich 277

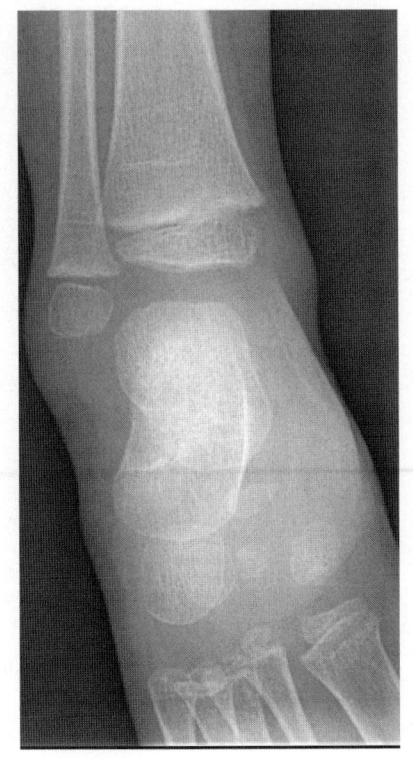

Abb. 16.25 3 Jahre alt (m.)

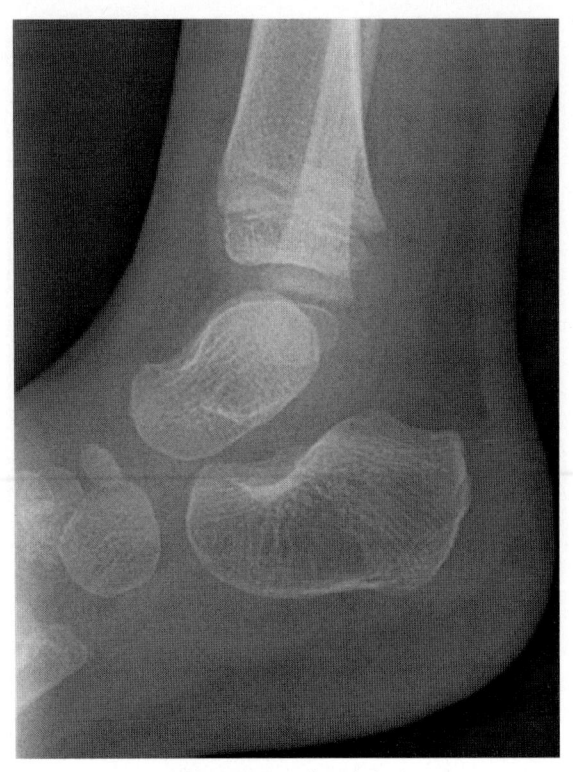

Abb. 16.26 3 Jahre alt (m.)

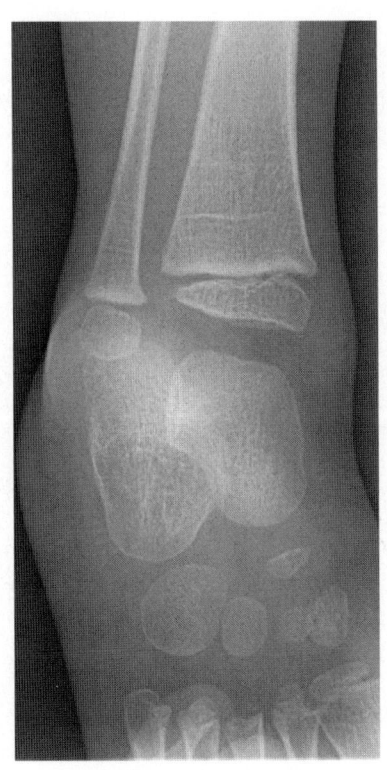

Abb. 16.27 3 Jahre alt (m.)

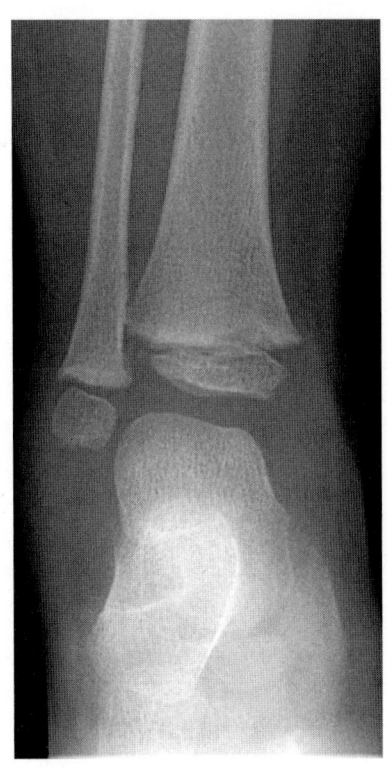

Abb. 16.28 4 Jahre alt (m.)

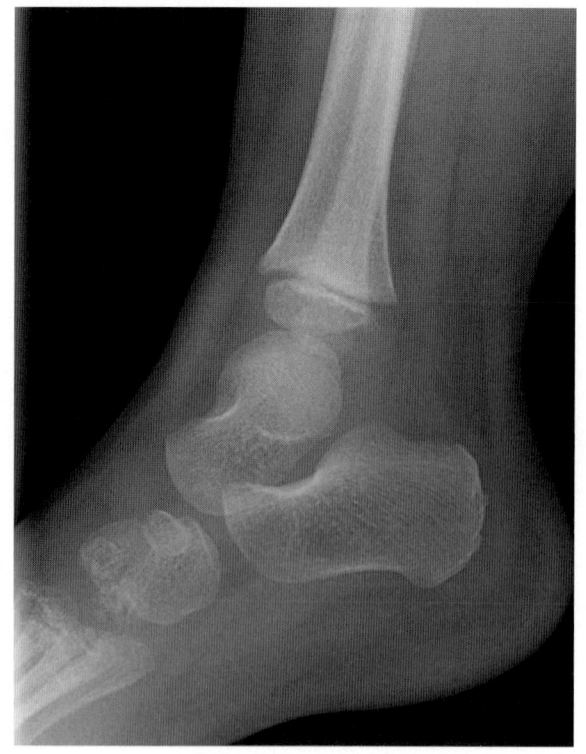

Abb. 16.29 4 Jahre alt (m.)

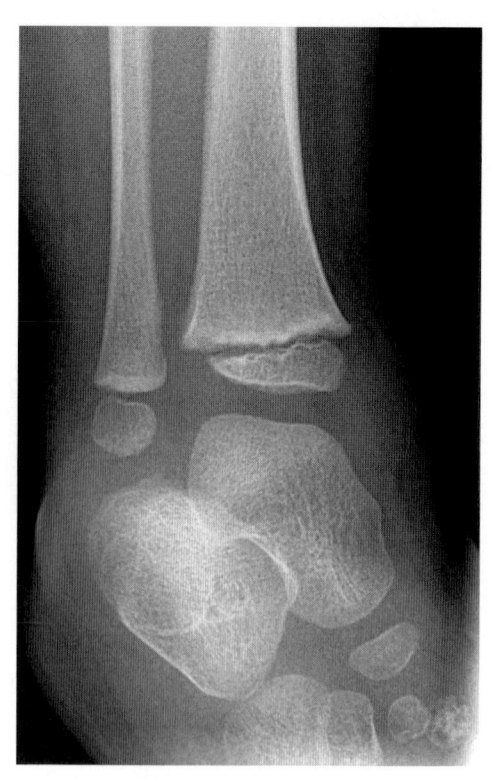

Abb. 16.30 4 Jahre alt (m.)

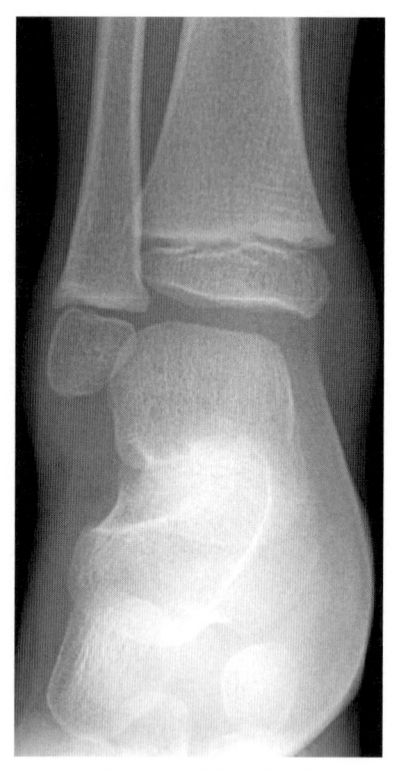

Abb. 16.31 5 Jahre alt (m.)

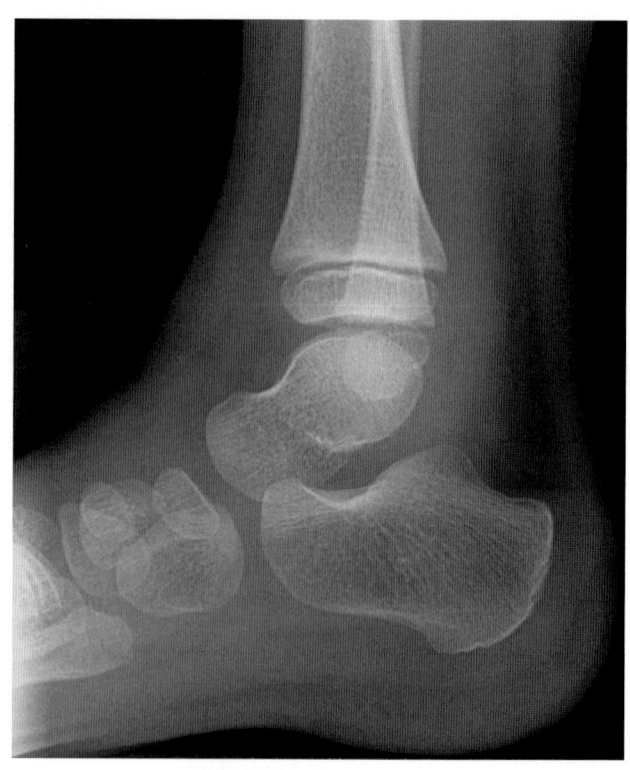

Abb. 16.32 5 Jahre alt (m.)

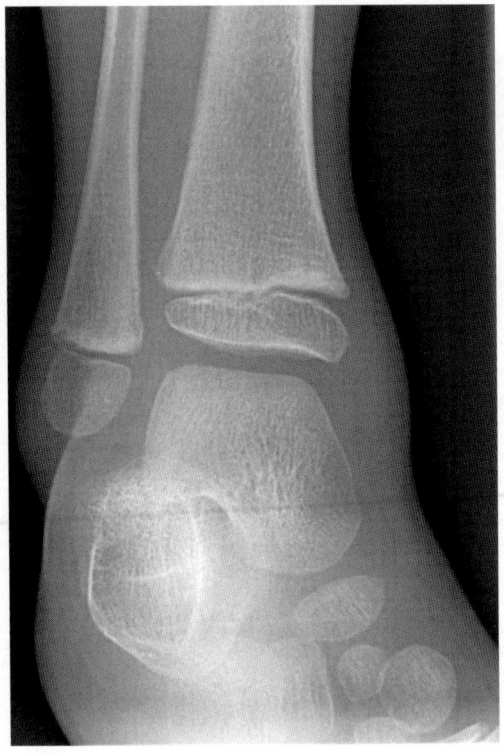

Abb. 16.33 5 Jahre alt (m.)

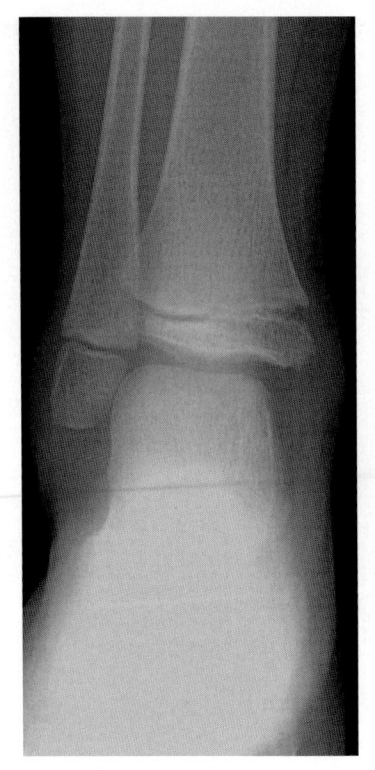

Abb. 16.34 6 Jahre alt (m.)

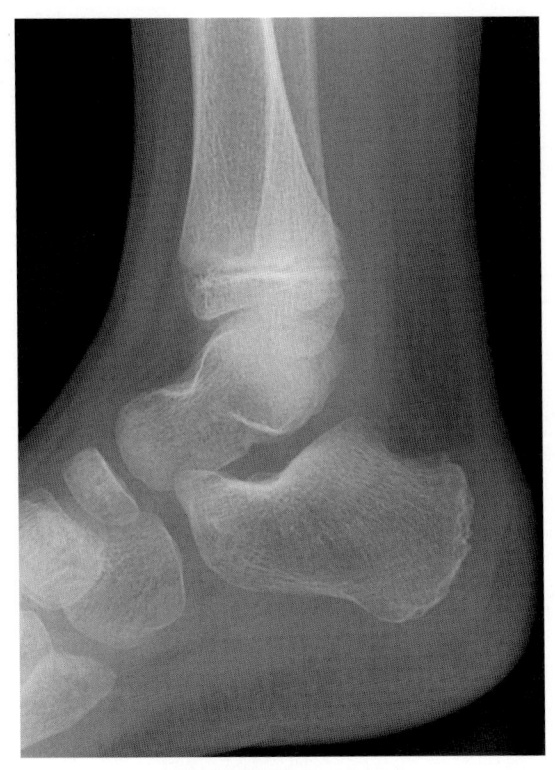

Abb. 16.35 6 Jahre alt (m.)

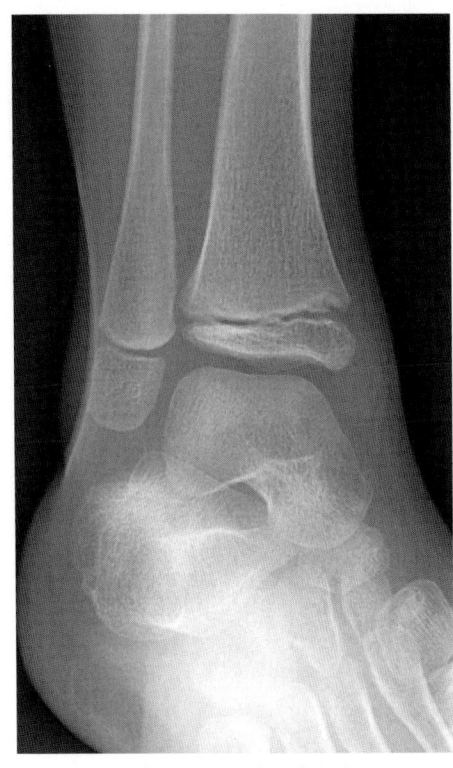

Abb. 16.36 6 Jahre alt (m.)

280 16 Knöchel, männlich

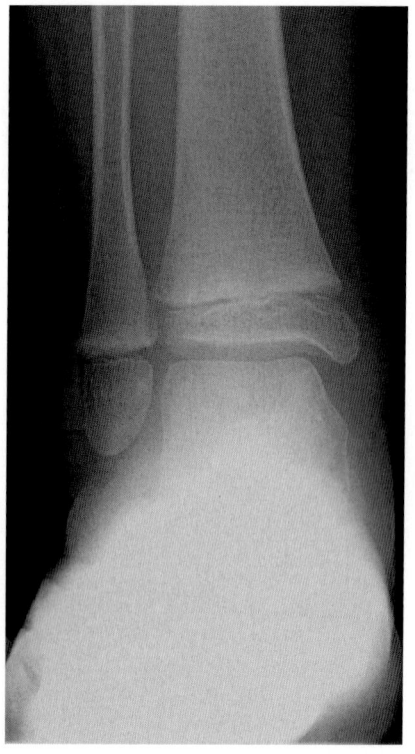

Abb. 16.37 7 Jahre alt (m.)

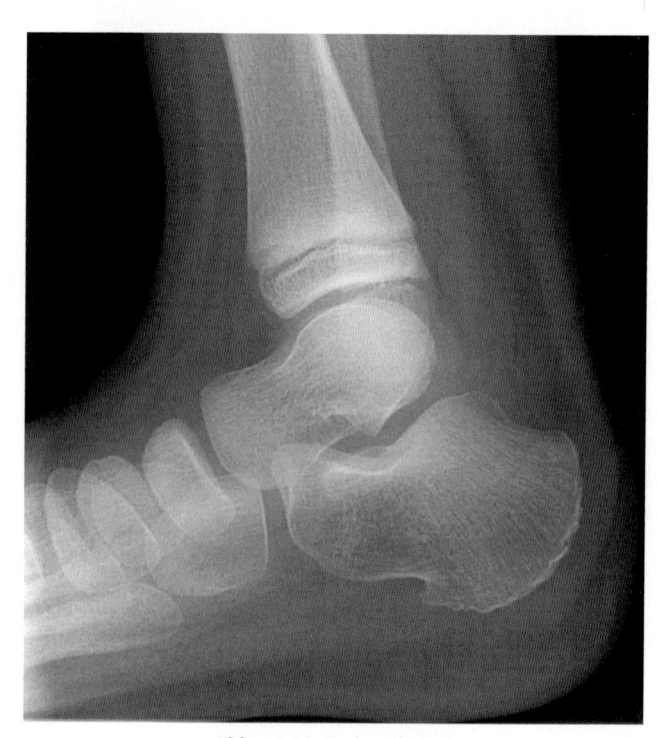

Abb. 16.38 7 Jahre alt (m.)

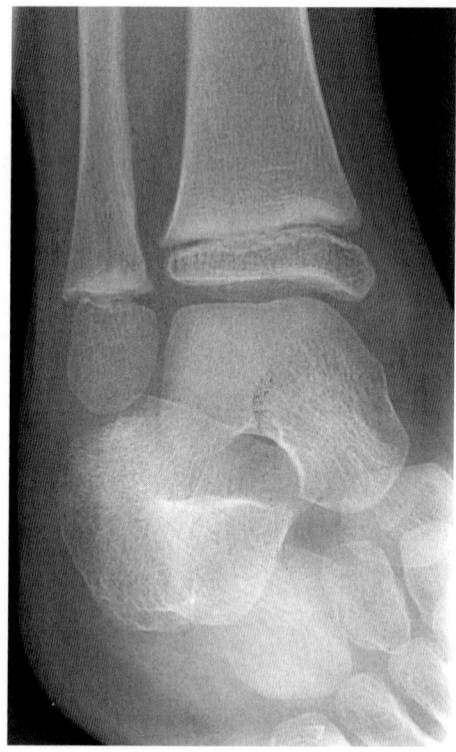

Abb. 16.39 7 Jahre alt (m.)

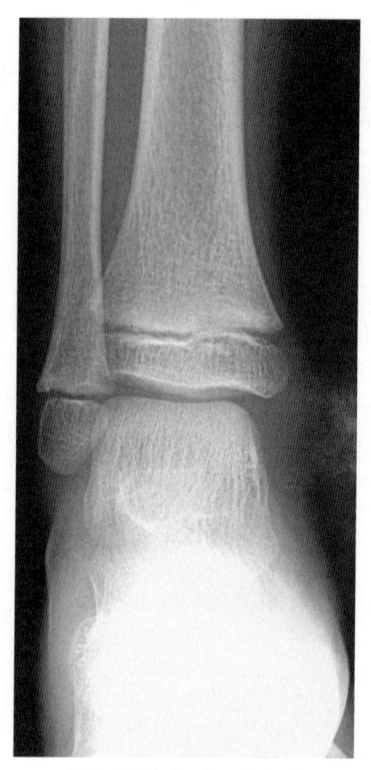

Abb. 16.40 8 Jahre alt (m.)

16 Knöchel, männlich 281

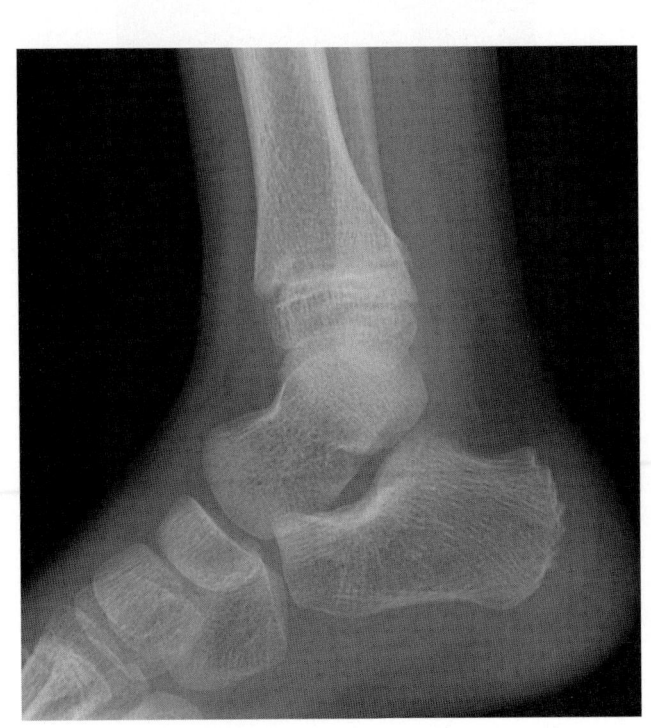

Abb. 16.41 8 Jahre alt (m.)

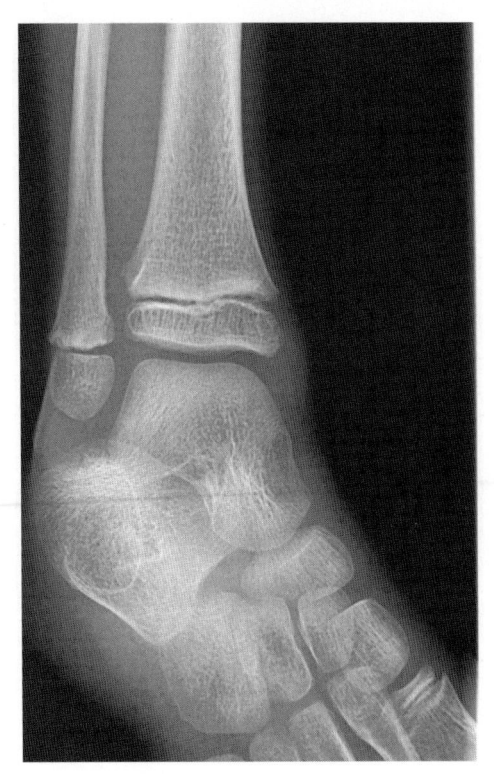

Abb. 16.42 8 Jahre alt (m.)

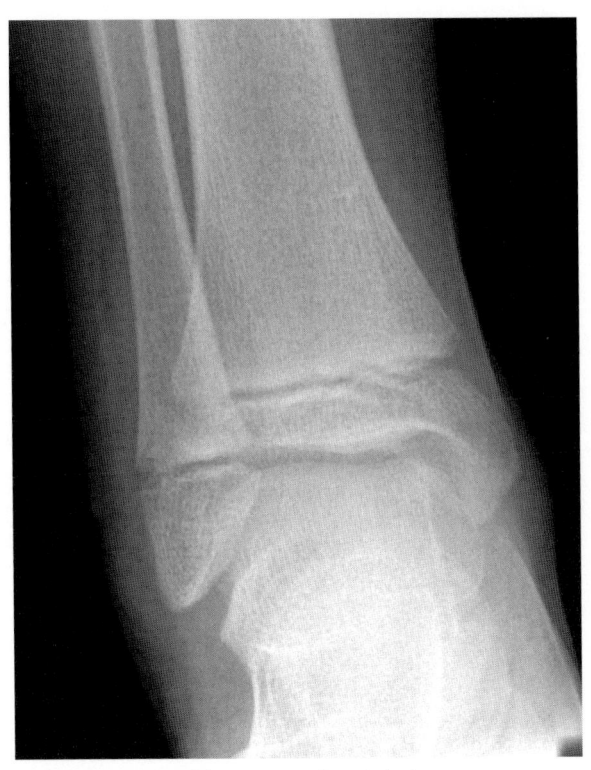

Abb. 16.43 9 Jahre alt (m.)

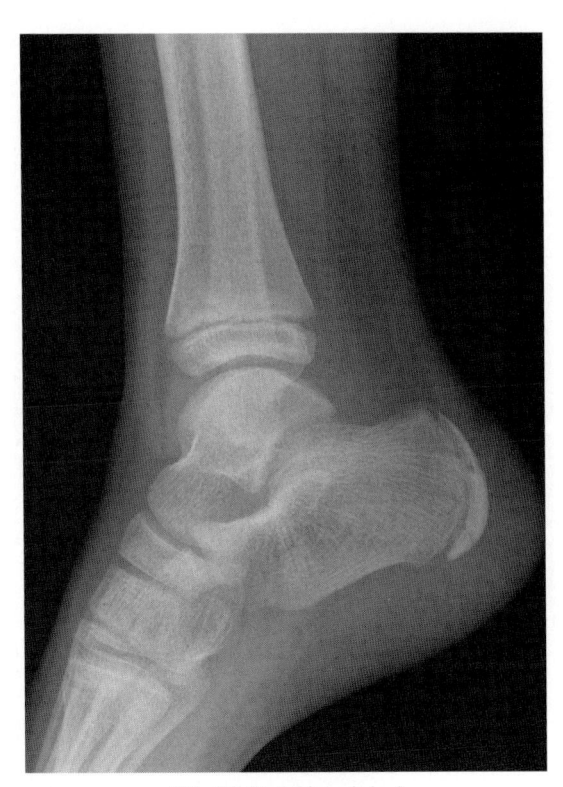

Abb. 16.44 9 Jahre alt (m.)

282 16 Knöchel, männlich

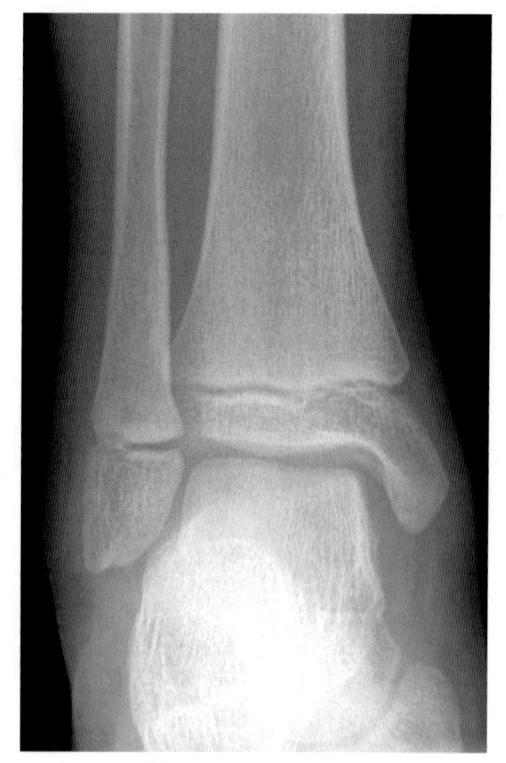

Abb. 16.45 9 Jahre alt (m.)

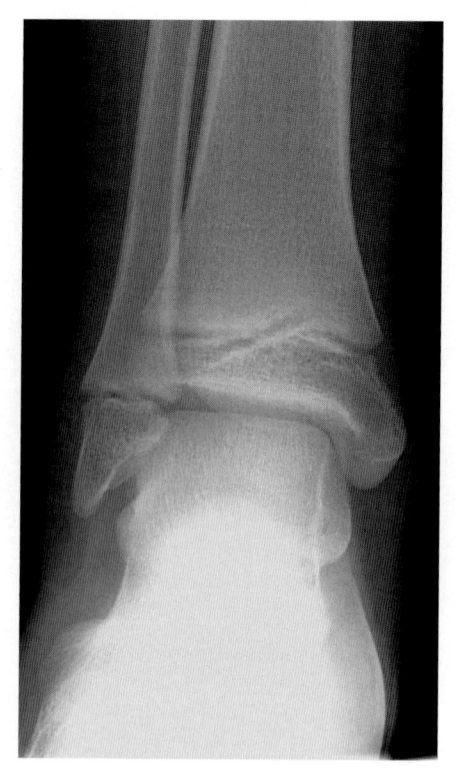

Abb. 16.46 10 Jahre alt (m.)

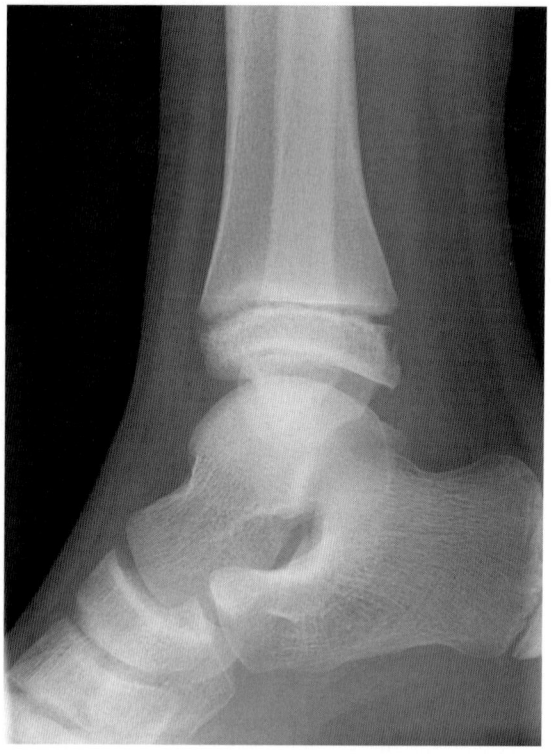

Abb. 16.47 10 Jahre alt (m.)

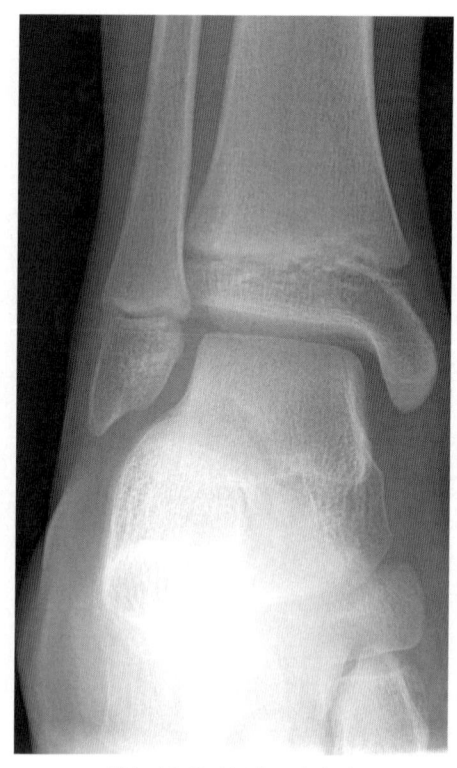

Abb. 16.48 10 Jahre alt (m.)

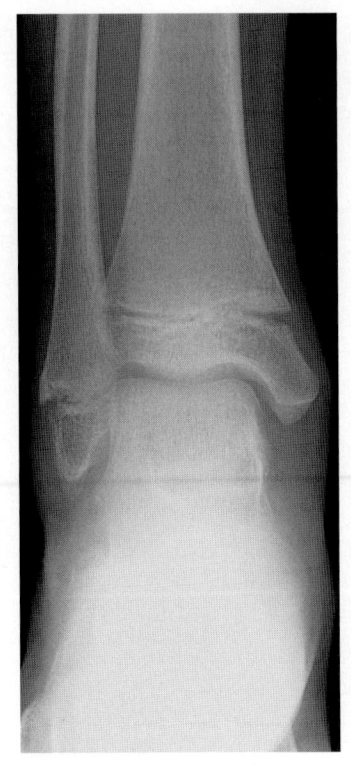

Abb. 16.49 11 Jahre alt (m.)

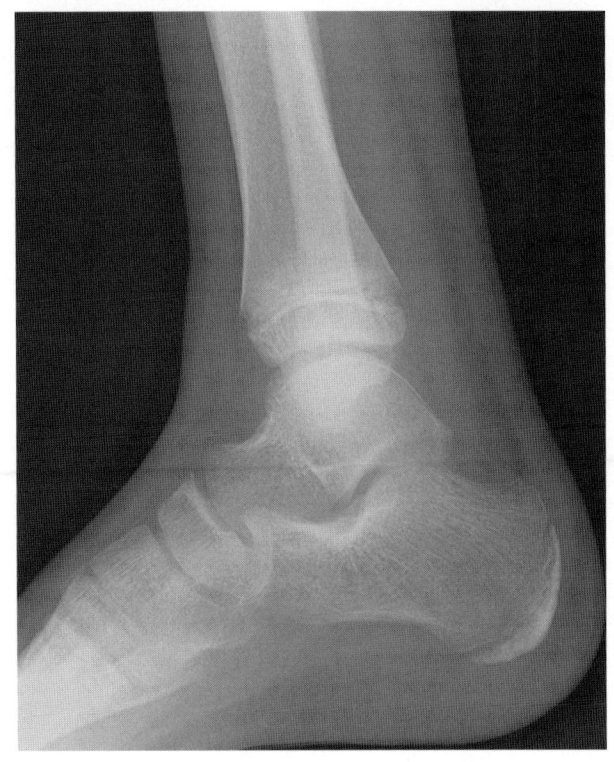

Abb. 16.50 11 Jahre alt (m.)

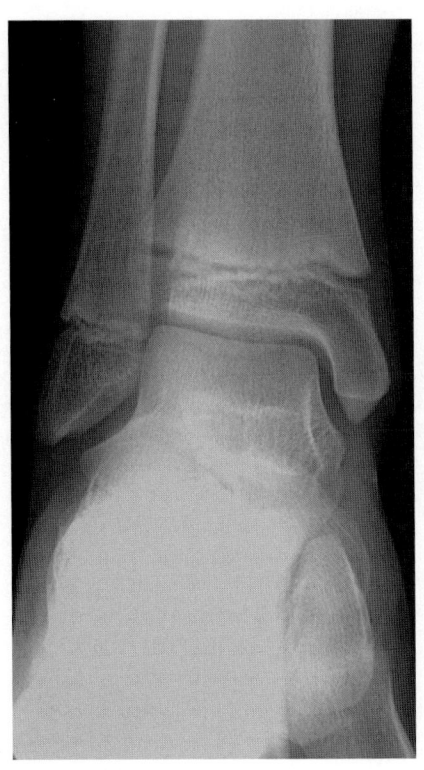

Abb. 16.51 12 Jahre alt (m.)

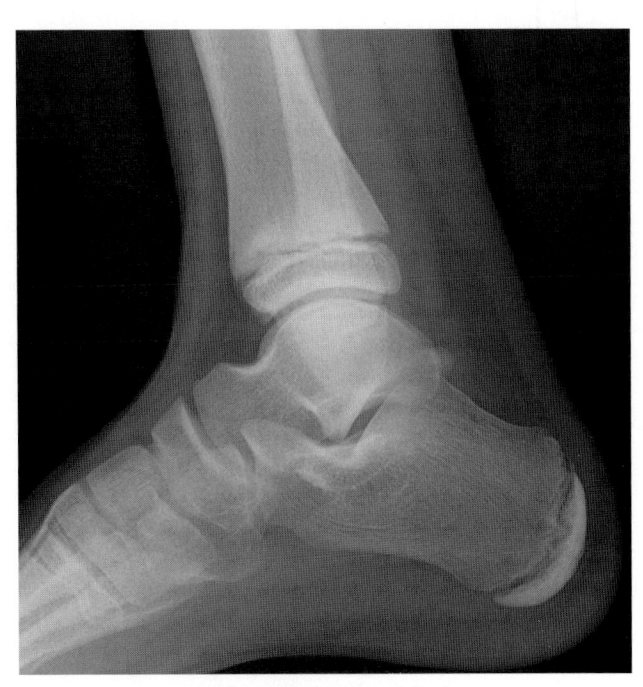

Abb. 16.52 12 Jahre alt (m.)

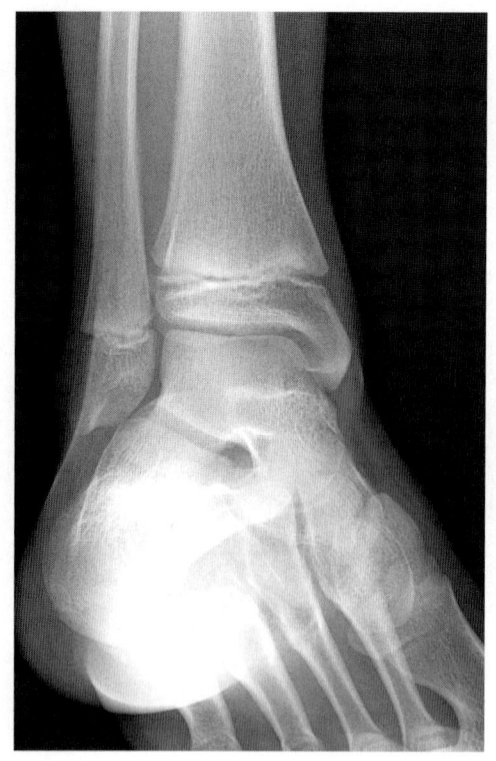

Abb. 16.53 12 Jahre alt (m.)

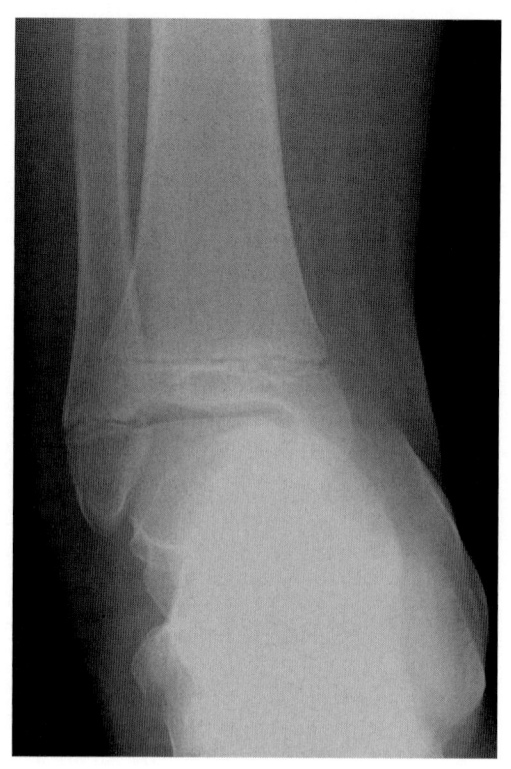

Abb. 16.54 13 Jahre alt (m.)

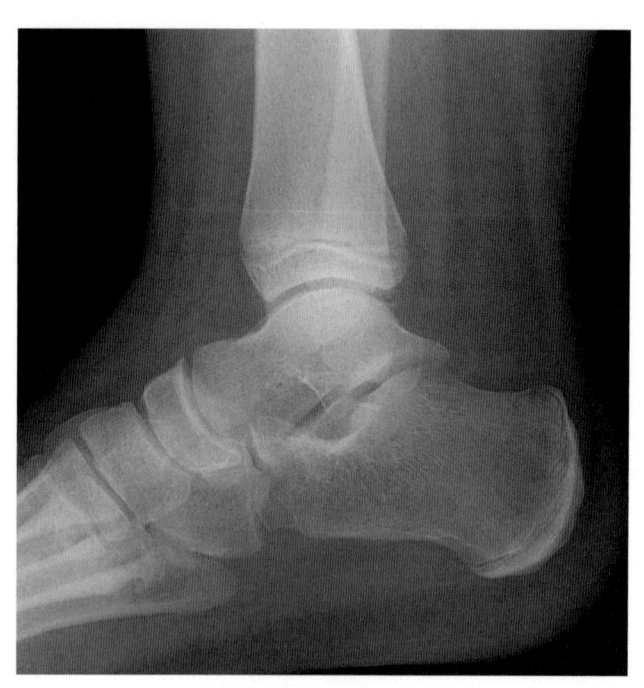

Abb. 16.55 13 Jahre alt (m.)

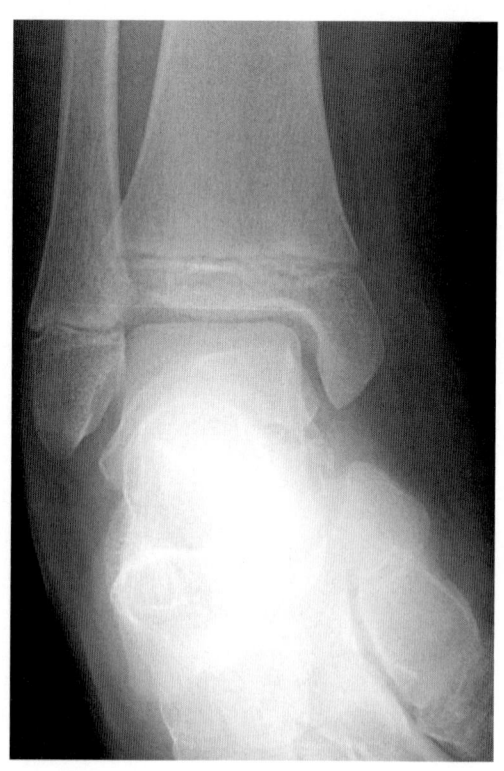

Abb. 16.56 13 Jahre alt (m.)

16 Knöchel, männlich 285

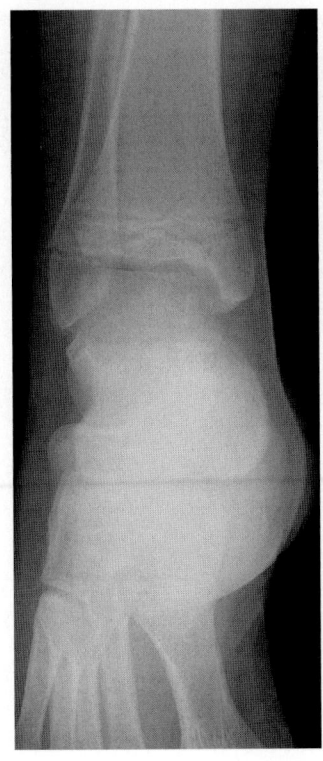

Abb. 16.57 14 Jahre alt (m.)

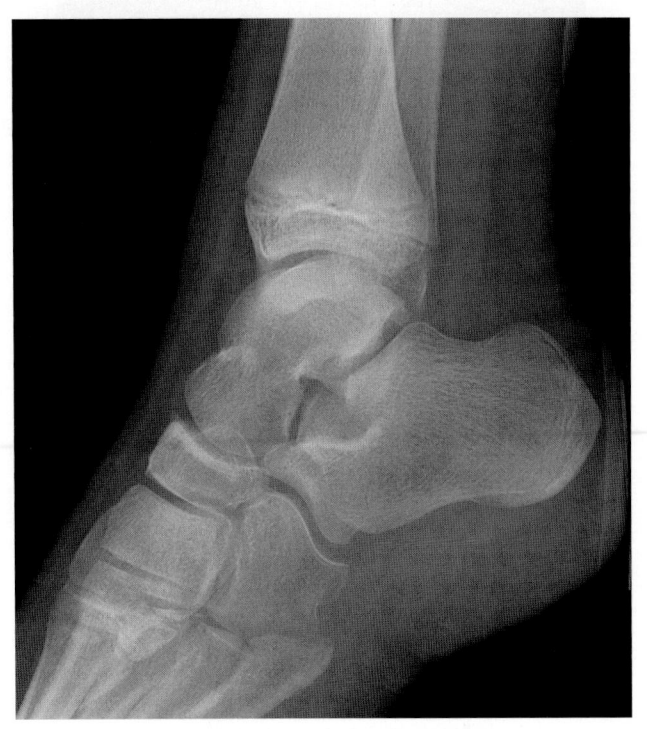

Abb. 16.58 14 Jahre alt (m.)

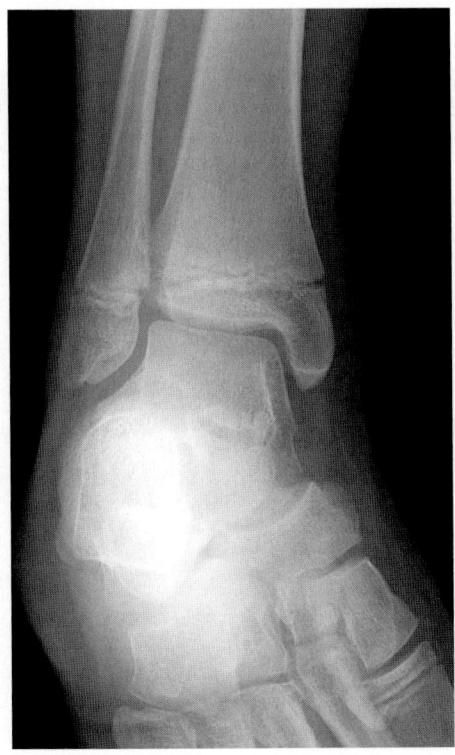

Abb. 16.59 14 Jahre alt (m.)

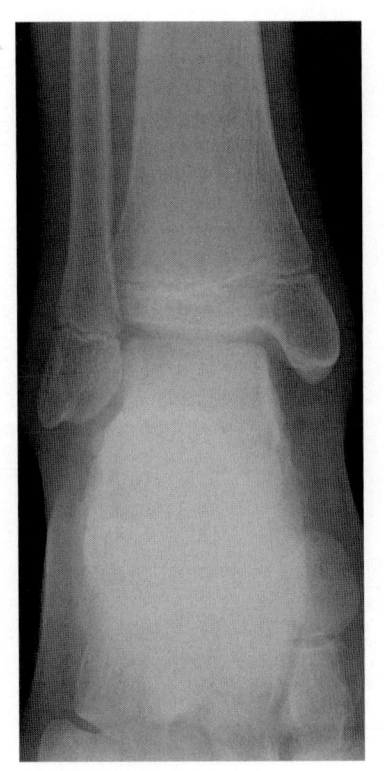

Abb. 16.60 15 Jahre alt (m.)

286 16 Knöchel, männlich

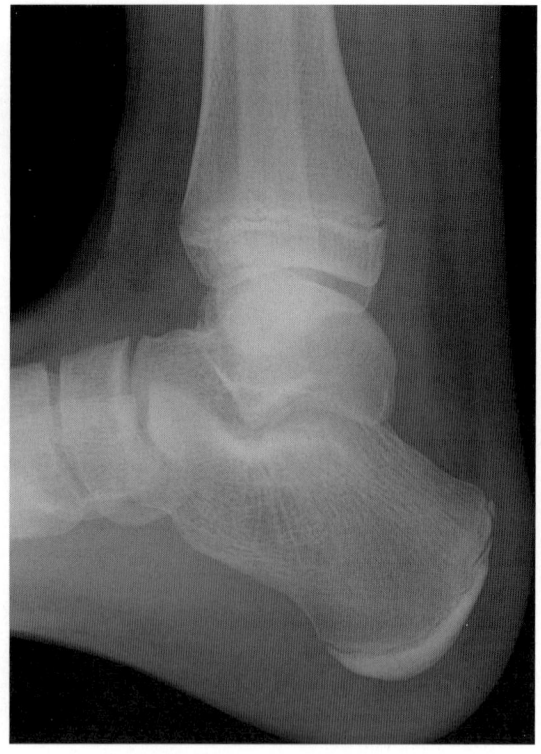

Abb. 16.61 15 Jahre alt (m.)

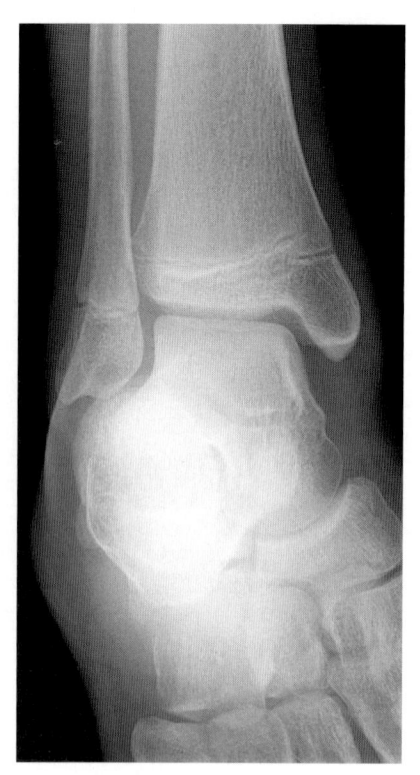

Abb. 16.62 15 Jahre alt (m.)

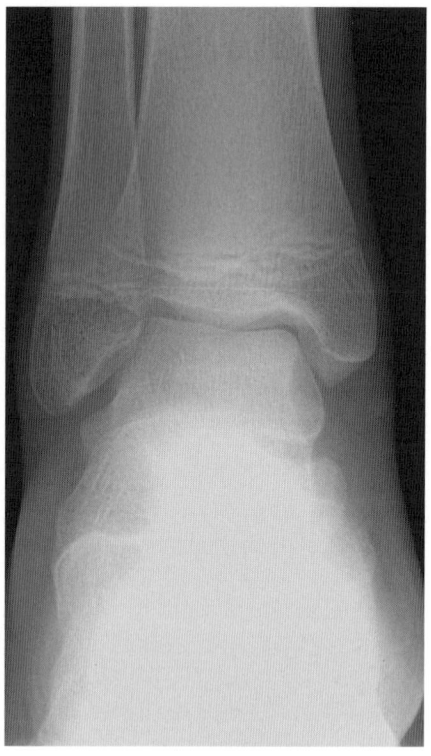

Abb. 16.63 16 Jahre alt (m.)

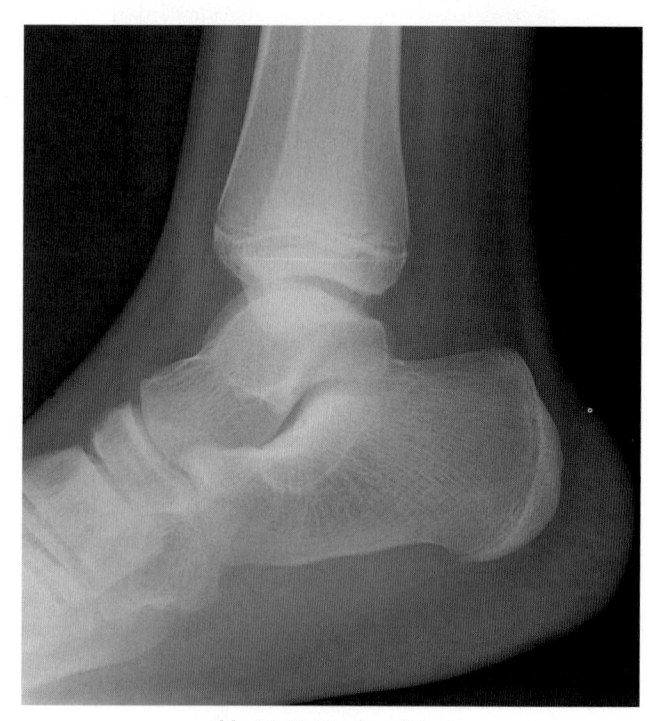

Abb. 16.64 16 Jahre alt (m.)

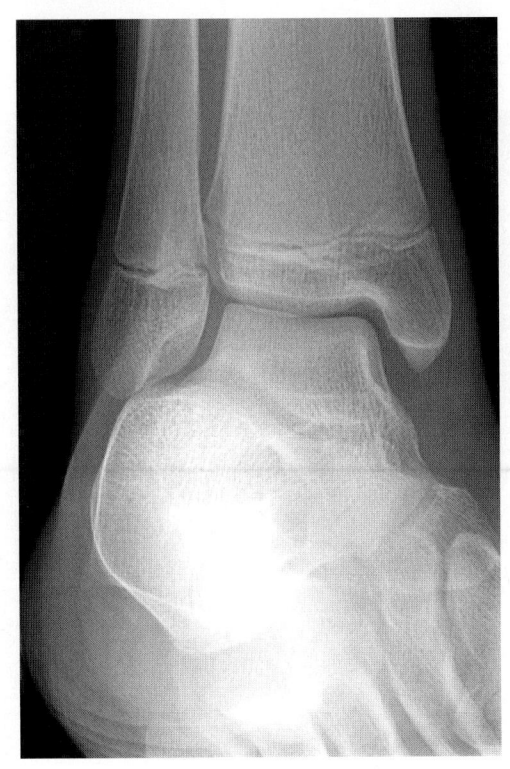

Abb. 16.65 16 Jahre alt (m.)

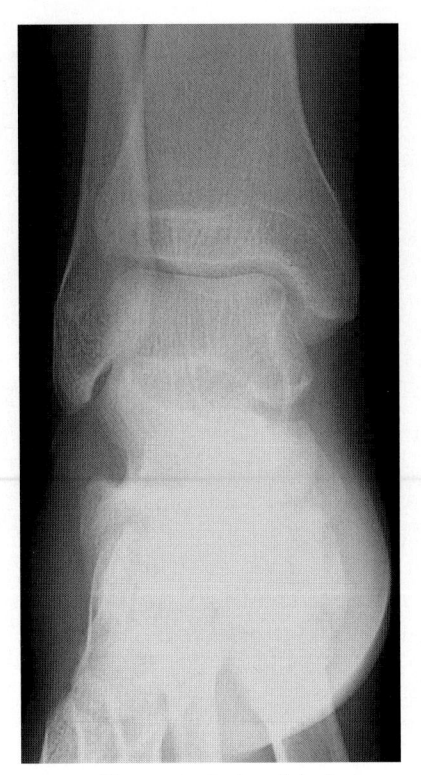

Abb. 16.66 17 Jahre alt (m.)

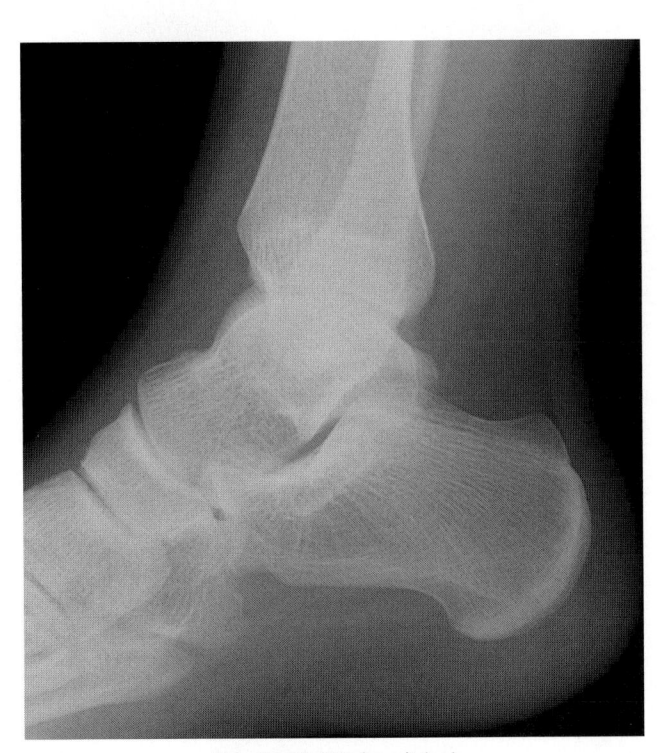

Abb. 16.67 17 Jahre alt (m.)

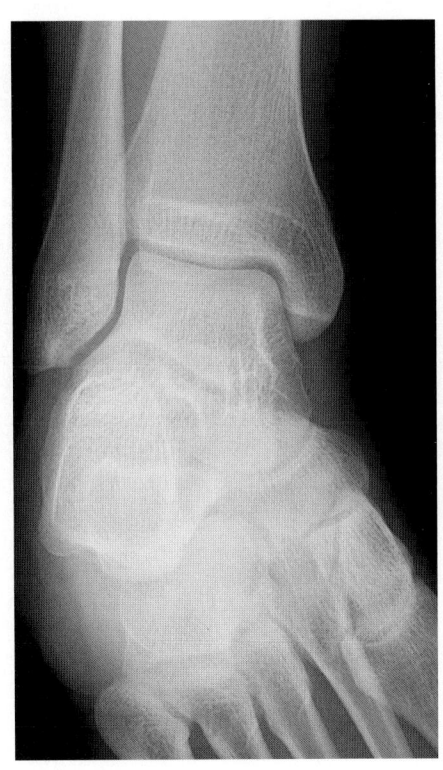

Abb. 16.68 17 Jahre alt (m.)

16 Knöchel, männlich

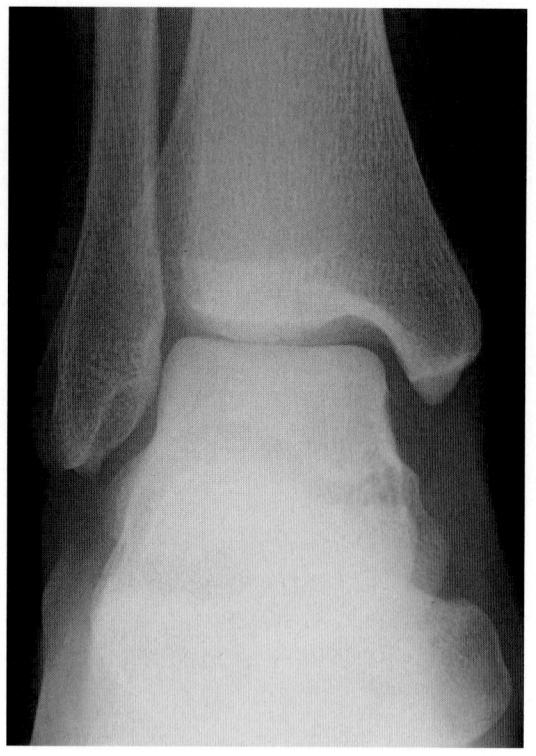

Abb. 16.69 18 Jahre alt (m.)

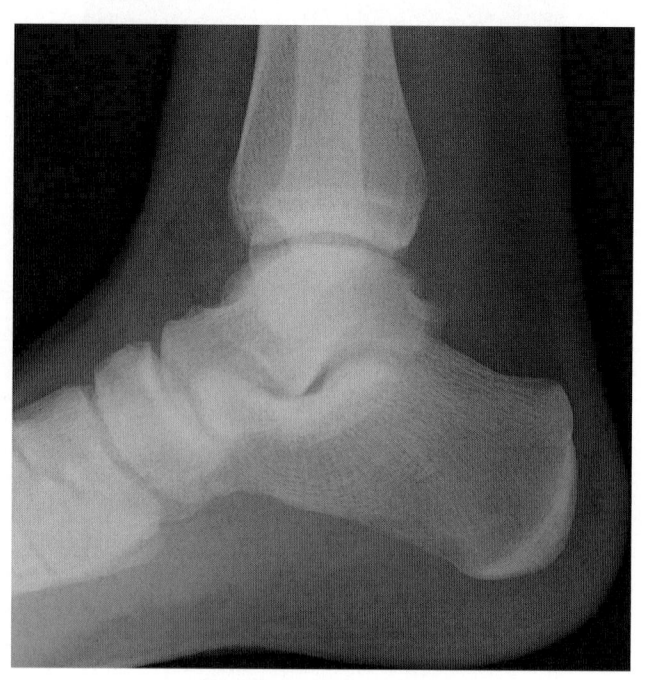

Abb. 16.70 18 Jahre alt (m.)

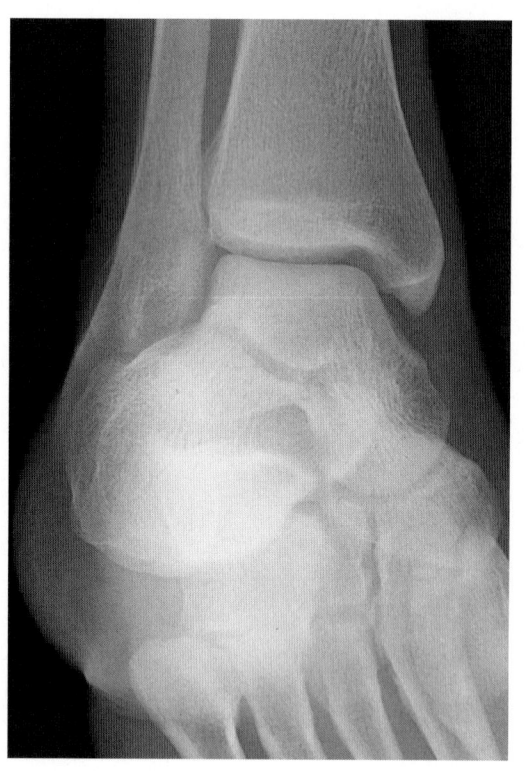

Abb. 16.71 18 Jahre alt (m.)

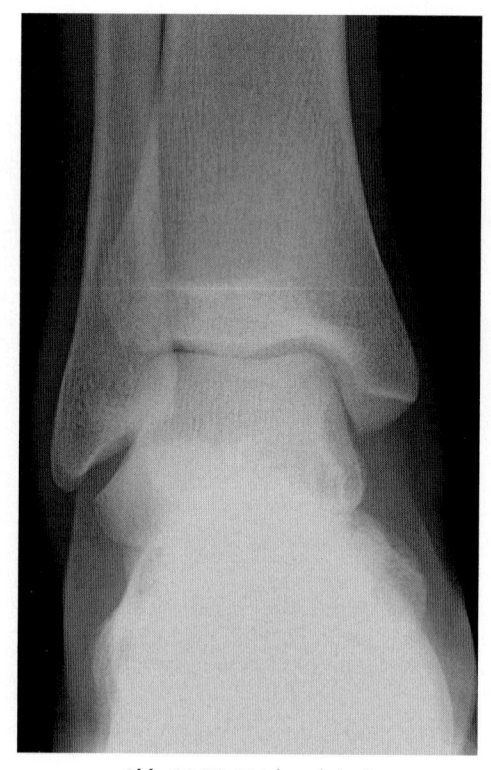

Abb. 16.72 19 Jahre alt (m.)

16 Knöchel, männlich

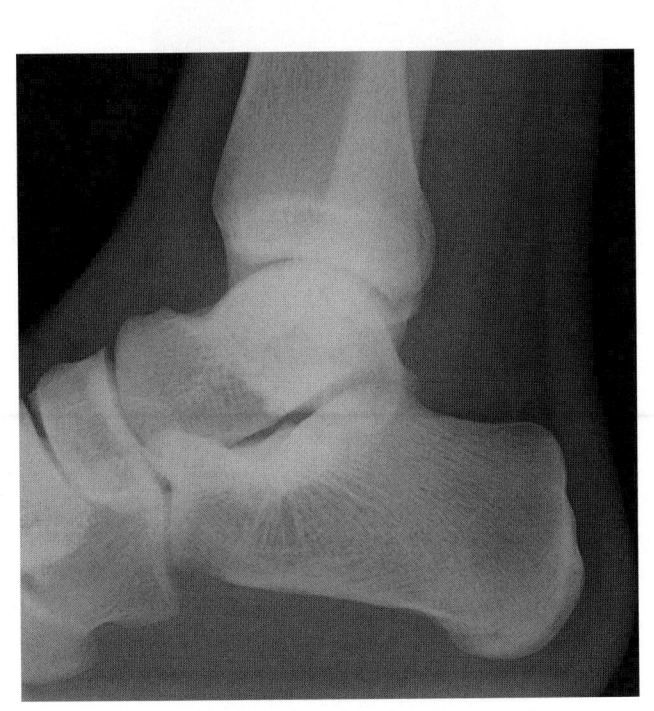

Abb. 16.73 19 Jahre alt (m.)

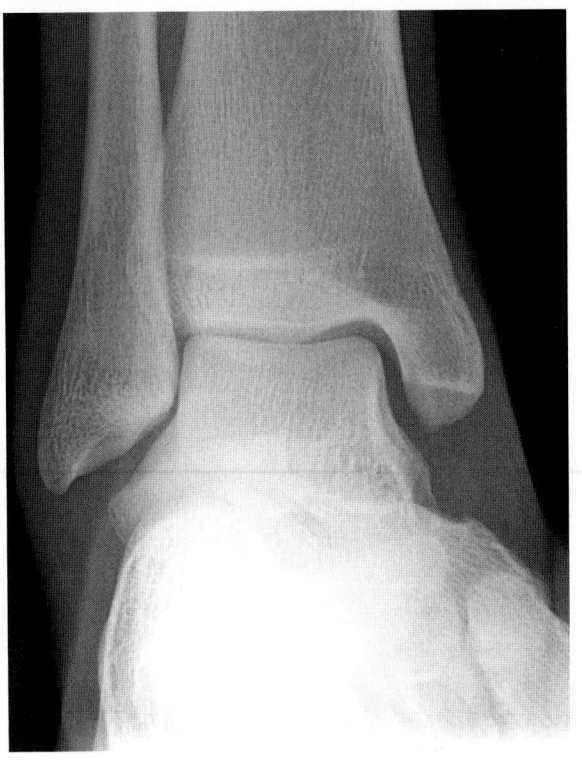

Abb. 16.74 19 Jahre alt (m.)

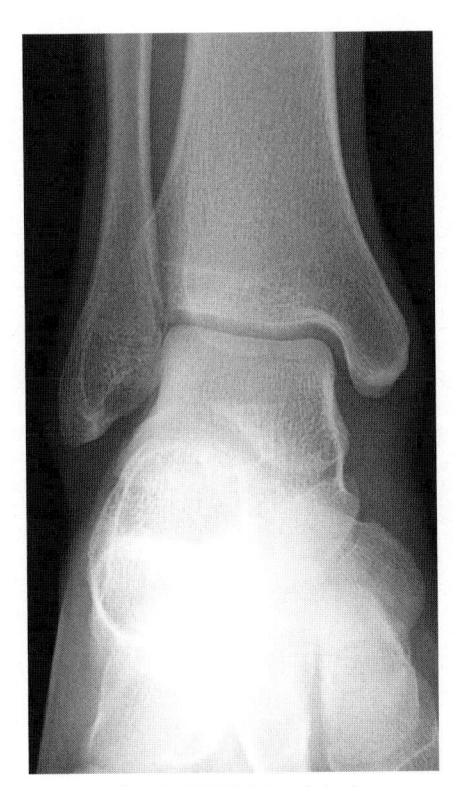

Abb. 16.75 20 Jahre alt (m.)

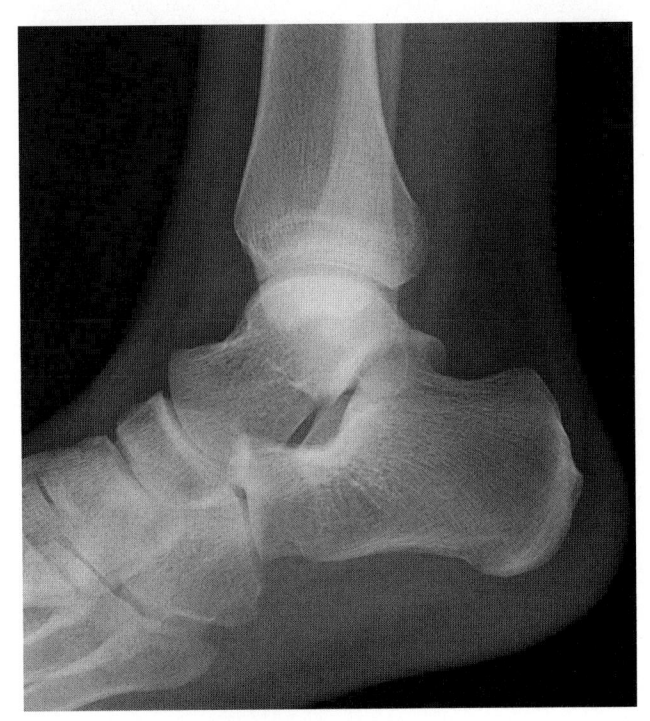

Abb. 16.76 20 Jahre alt (m.)

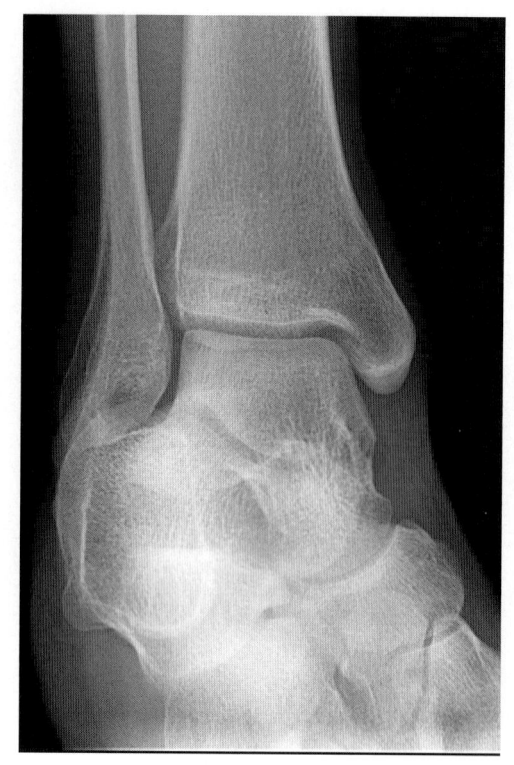

Abb. 16.77 20 Jahre alt (m.)

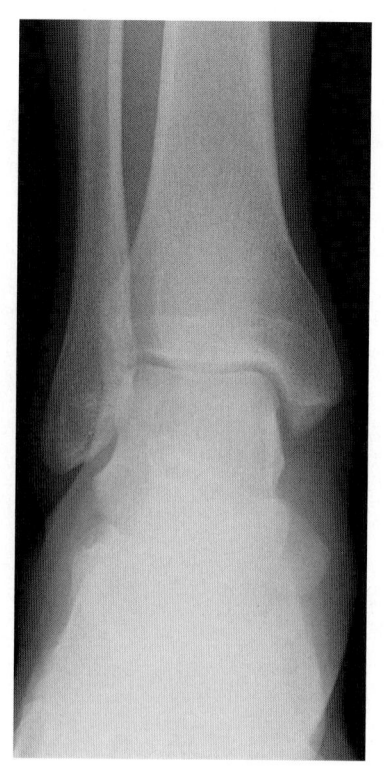

Abb. 16.78 21 Jahre alt (m.)

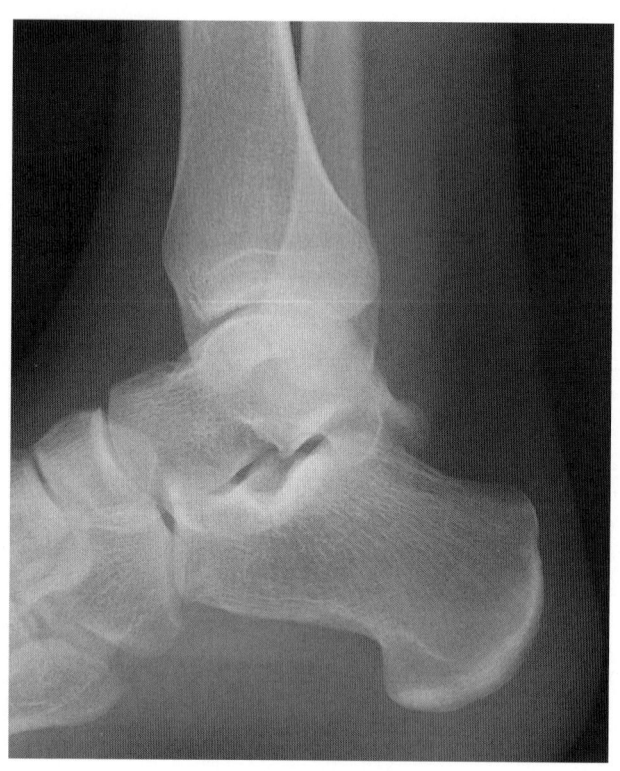

Abb. 16.79 21 Jahre alt (m.)

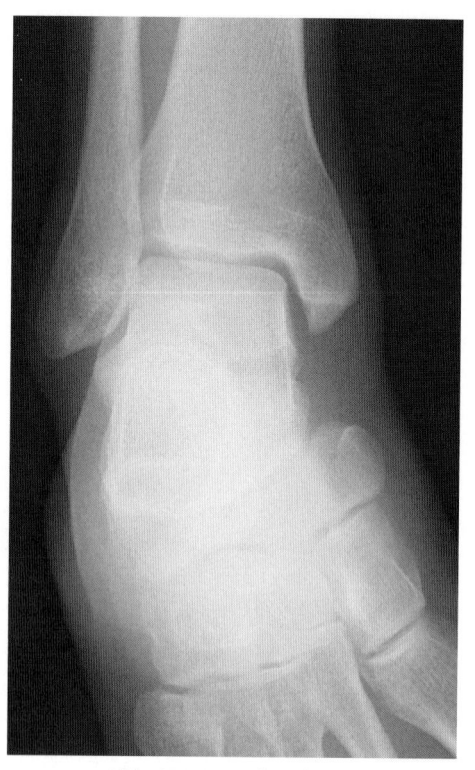

Abb. 16.80 21 Jahre alt (m.)

17 Fuß, männlich

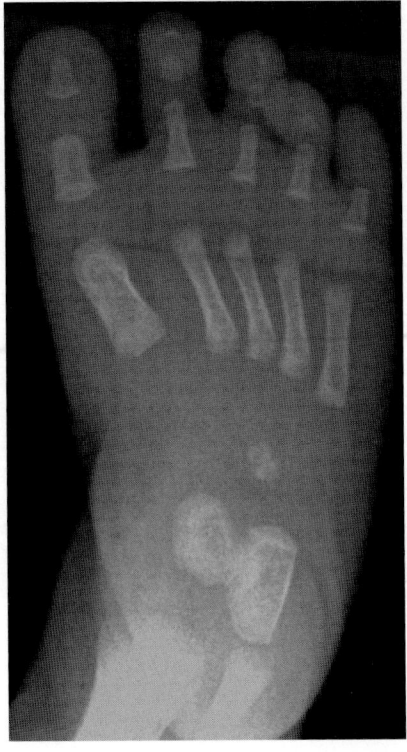

Abb. 17.1 Neugeboren (m.)

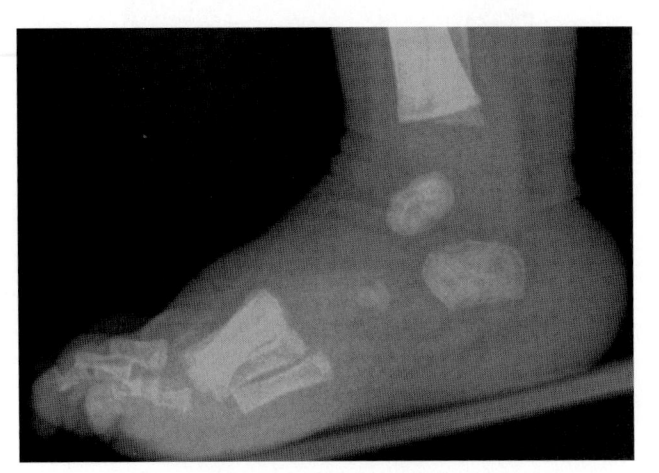

Abb. 17.2 Neugeboren (m.)

Abb. 17.3 3 Monate alt (m.)

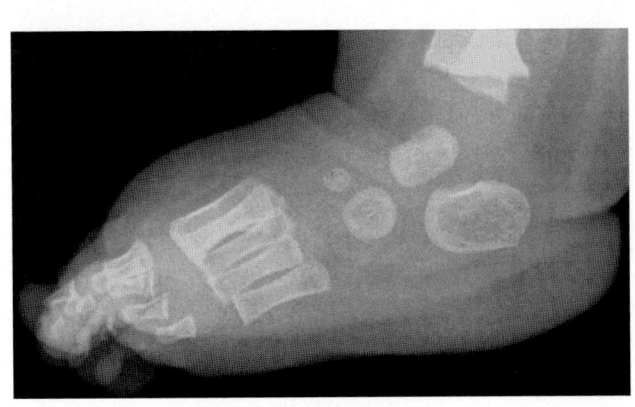

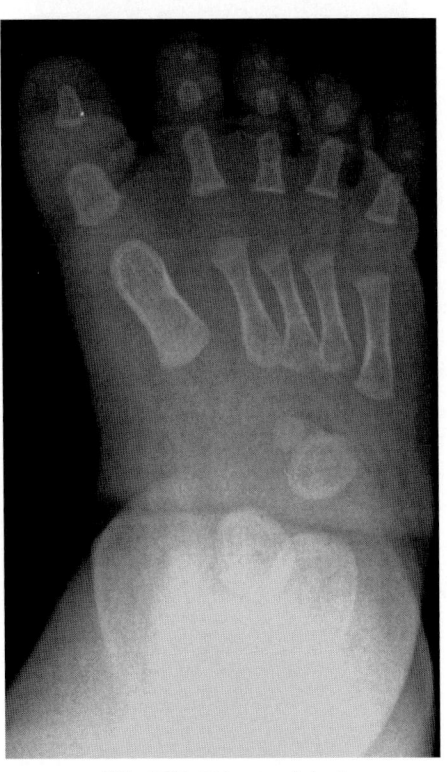

Abb. 17.3 3 Monate alt (m.)

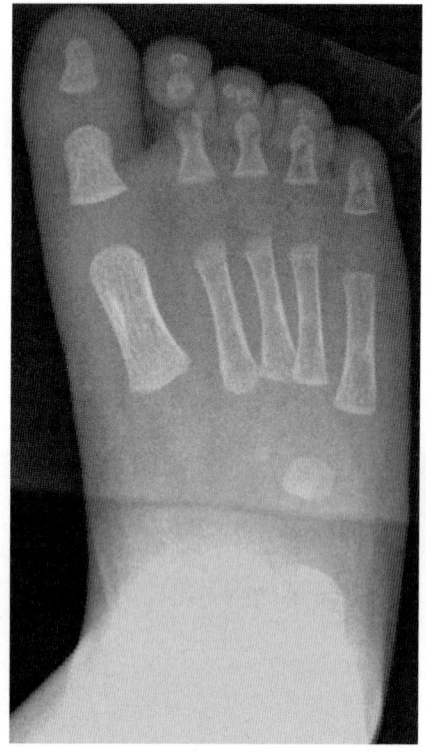

Abb. 17.5 6 Monate alt (m.)

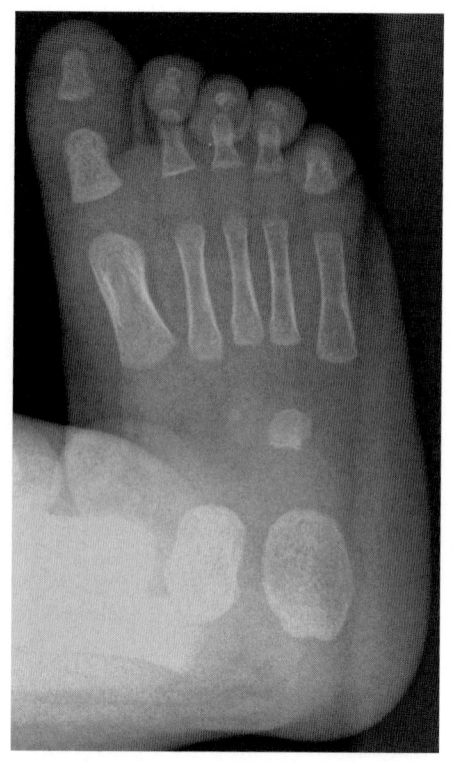

Abb. 17.6 6 Monate alt (m.)

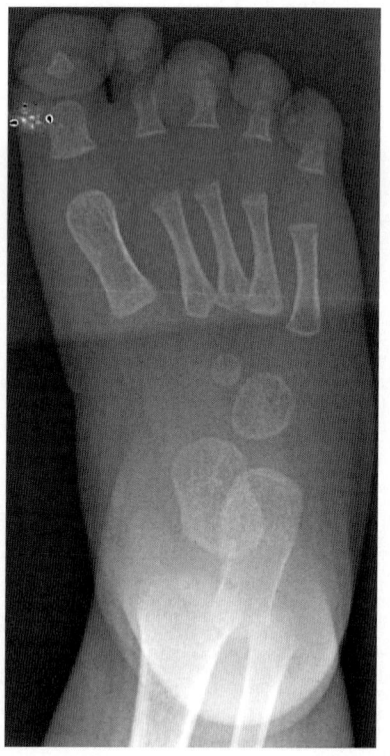

Abb. 17.7 9 Monate alt (m.)

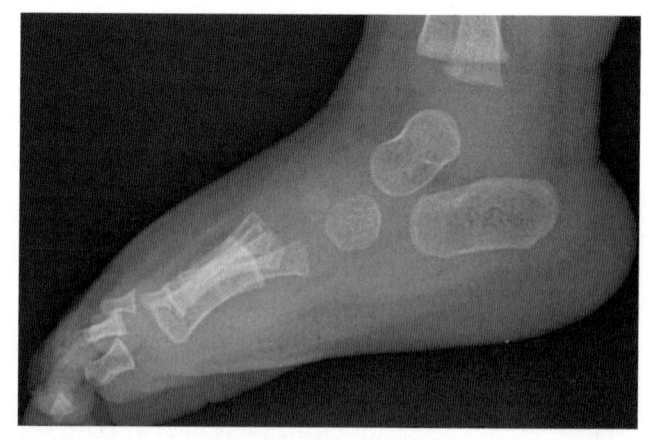

Abb. 17.8 9 Monate alt (m.)

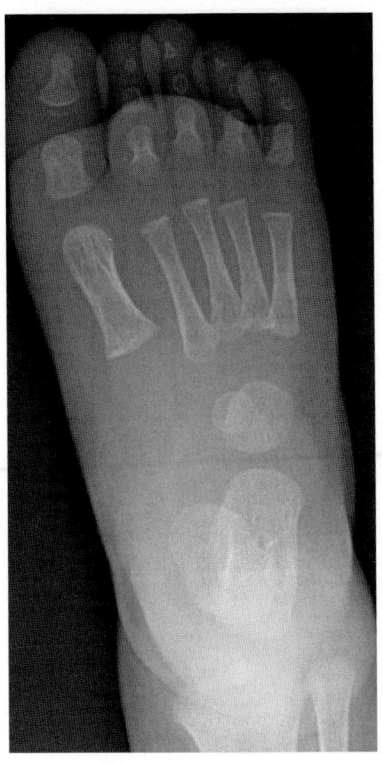

Abb. 17.9 1 Jahr alt (m.)

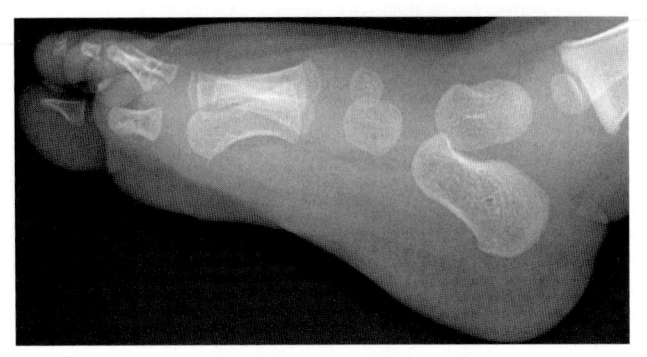

Abb. 17.10 1 Jahr alt (m.)

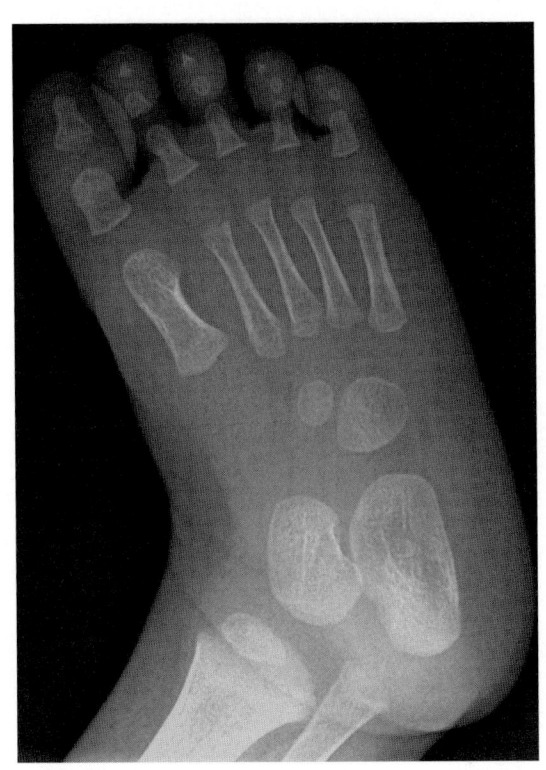

Abb. 17.11 1 Jahr alt (m.)

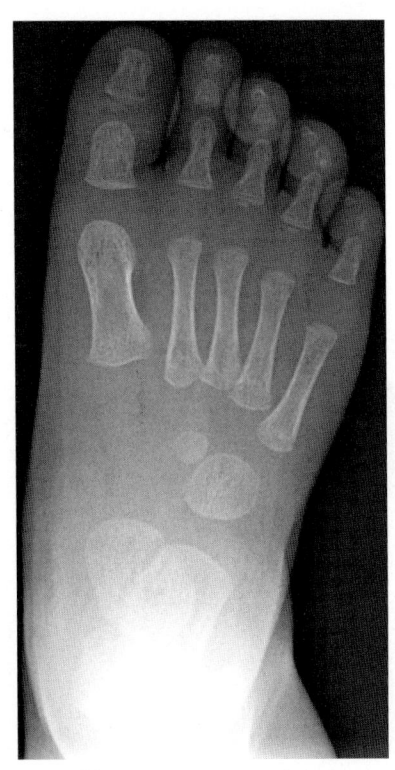

Abb. 17.12 15 Monate alt (m.)

294 17 Fuß, männlich

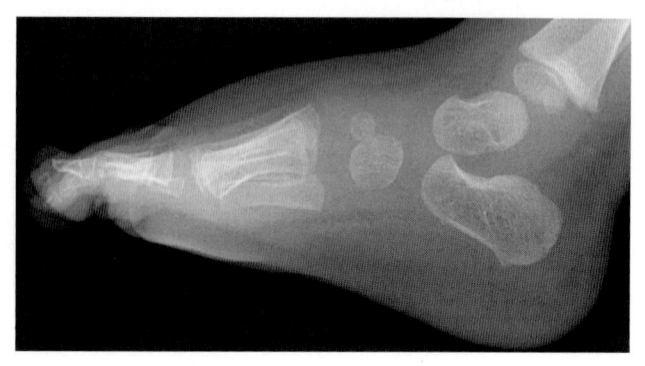

Abb. 17.13 15 Monate alt (m.)

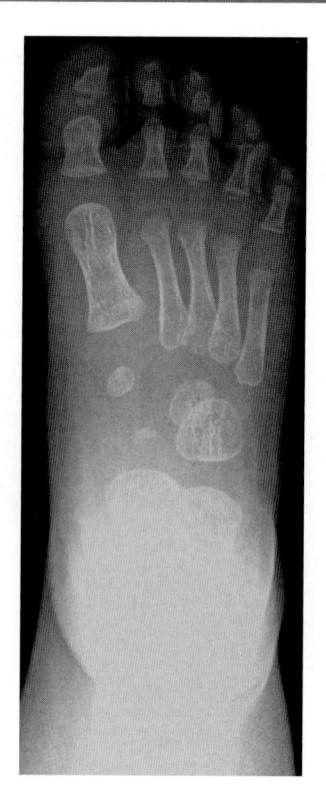

Abb. 17.14 18 Monate alt (m.)

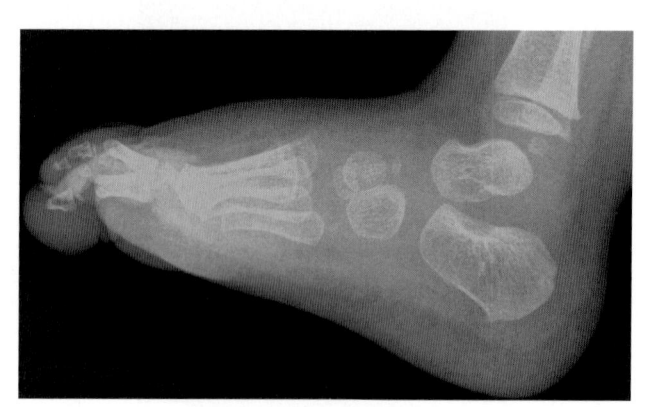

Abb. 17.15 18 Monate alt (m.)

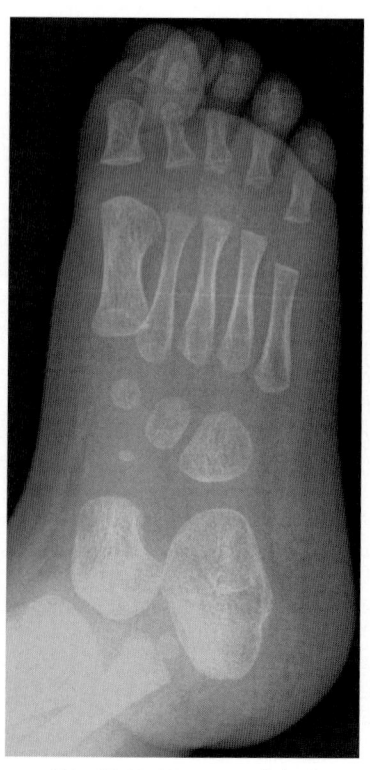

Abb. 17.16 18 Monate alt (m.)

17 Fuß, männlich   295

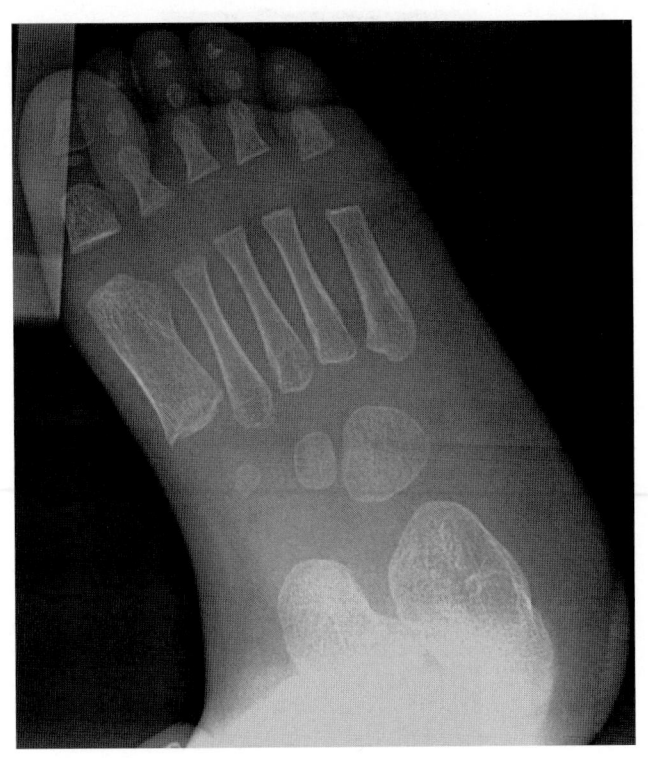

Abb. 17.17 21 Monate alt (m.)

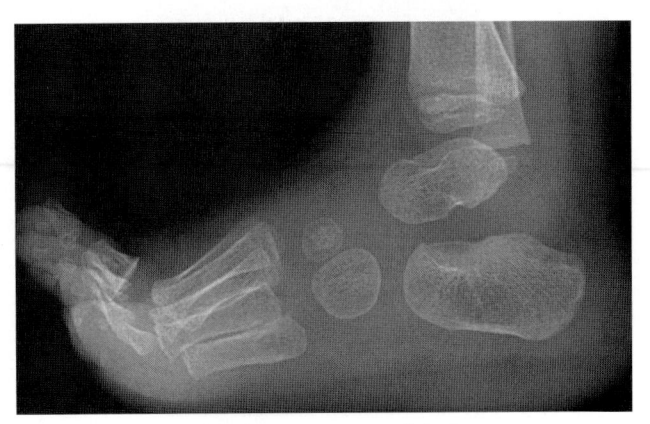

Abb. 17.18 21 Monate alt (m.)

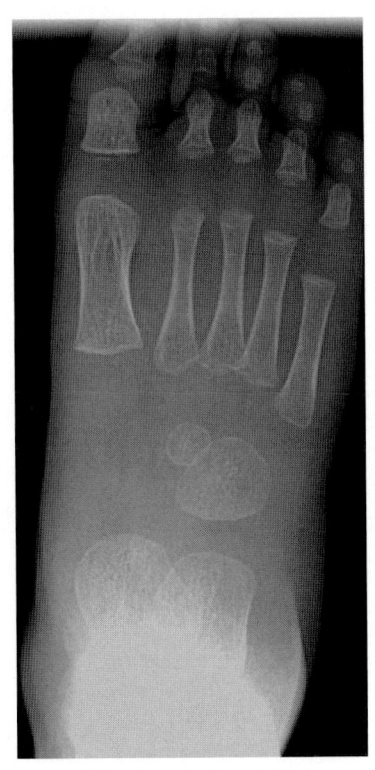

Abb. 17.19 2 Jahre alt (m.)

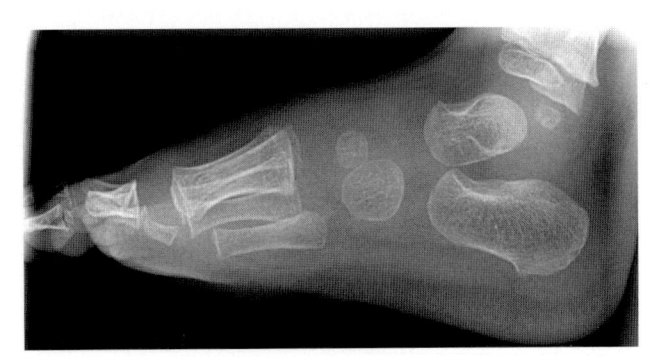

Abb. 17.20 2 Jahre alt (m.)

17 Fuß, männlich

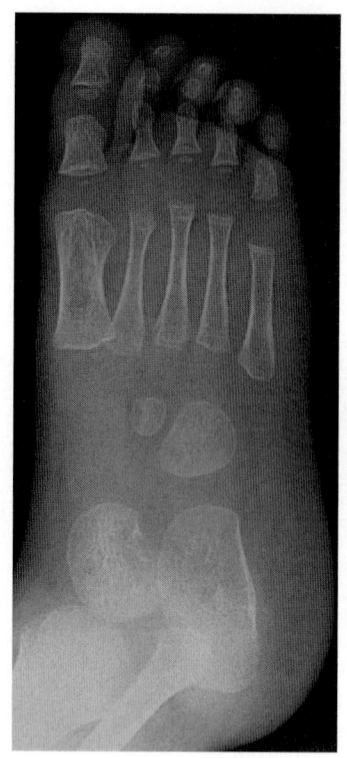

Abb. 17.21 2 Jahre alt (m.)

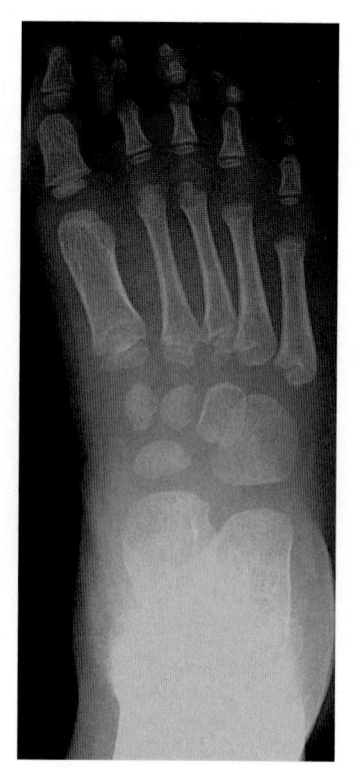

Abb. 17.22 3 Jahre alt (m.)

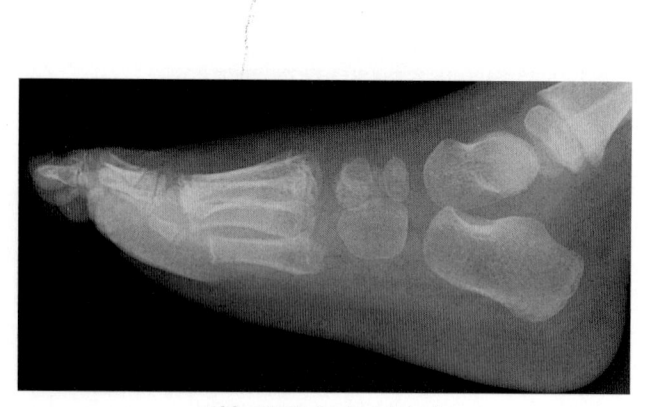

Abb. 17.23 3 Jahre alt (m.)

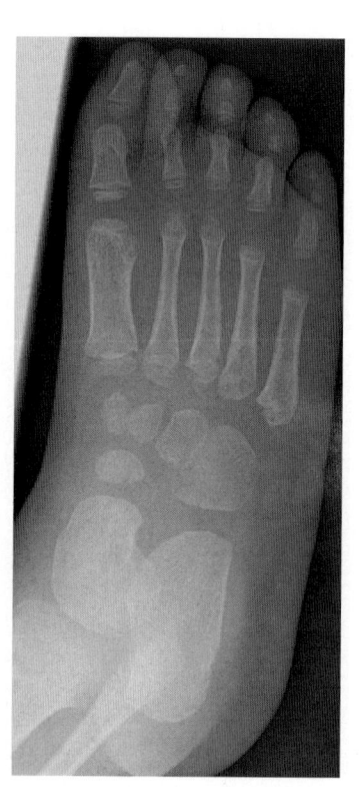

Abb. 17.24 3 Jahre alt (m.)

17 Fuß, männlich

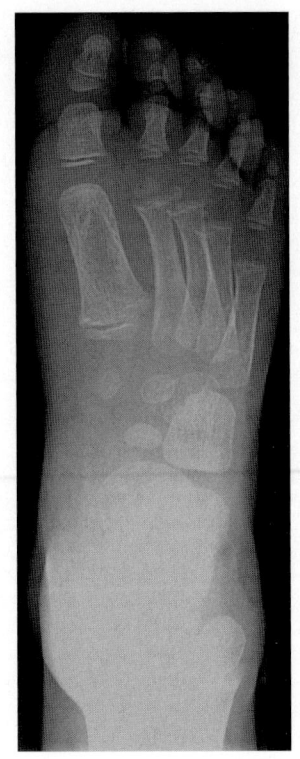

Abb. 17.25 4 Jahre alt (m.)

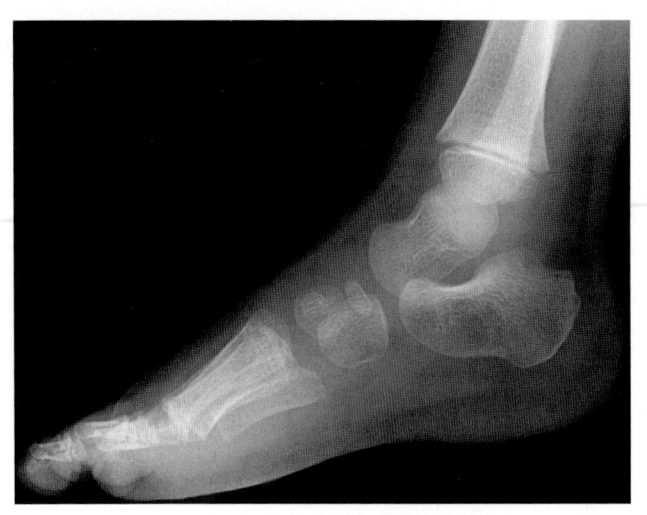

Abb. 17.26 4 Jahre alt (m.)

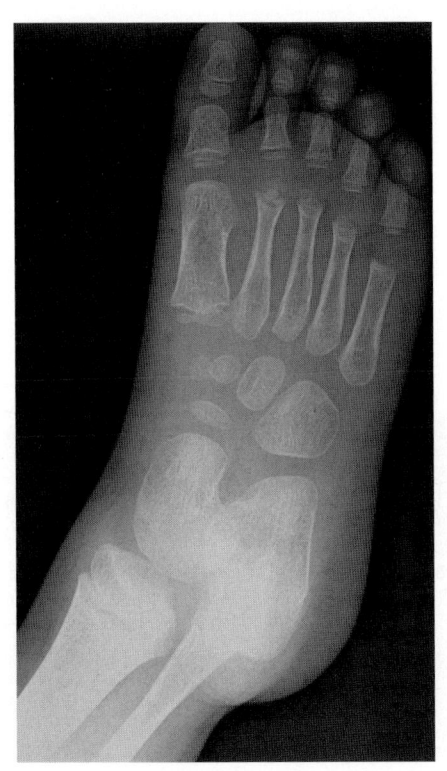

Abb. 17.27 4 Jahre alt (m.)

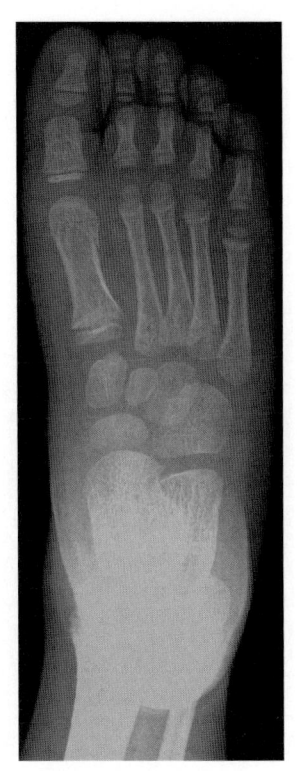

Abb. 17.28 5 Jahre alt (m.)

17 Fuß, männlich

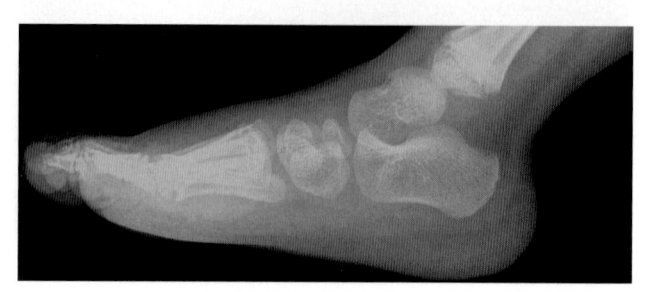

Abb. 17.29 5 Jahre alt (m.)

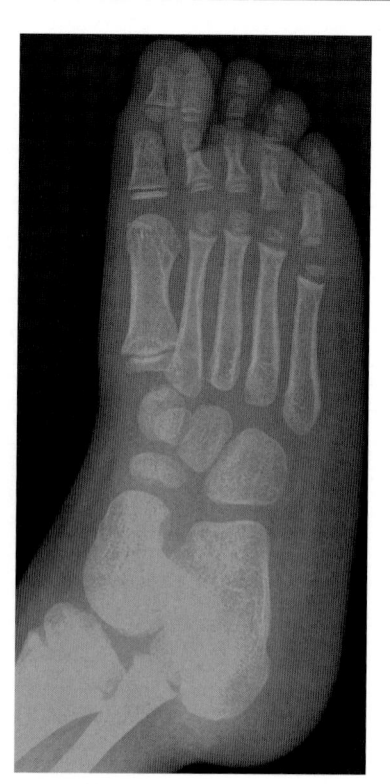

Abb. 17.30 5 Jahre alt (m.)

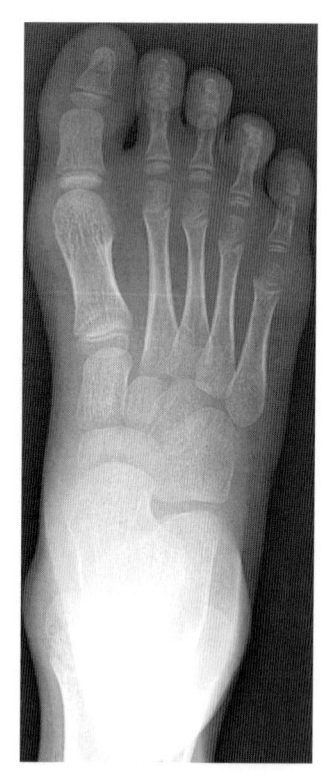

Abb. 17.31 6 Jahre alt (m.)

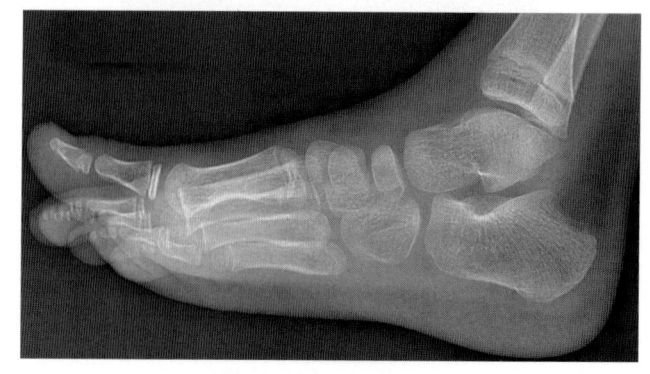

Abb. 17.32 6 Jahre alt (m.)

17 Fuß, männlich

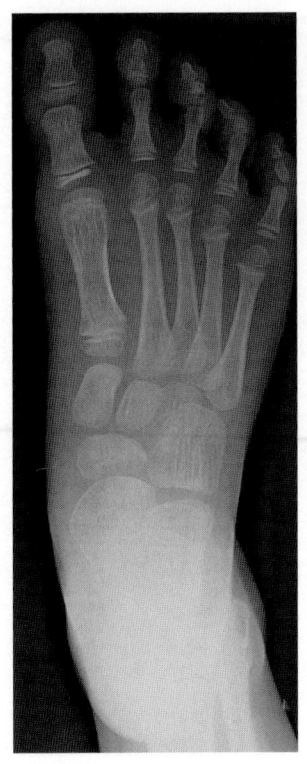

Abb. 17.33 7 Jahre alt (m.)

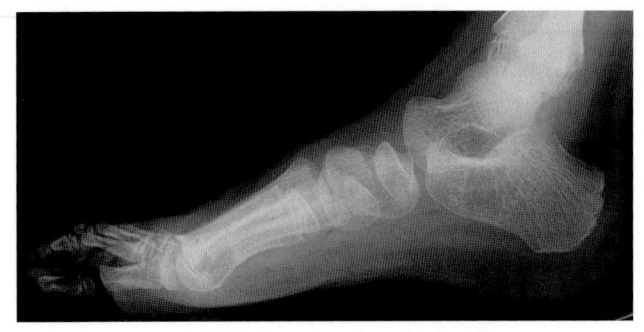

Abb. 17.34 7 Jahre alt (m.)

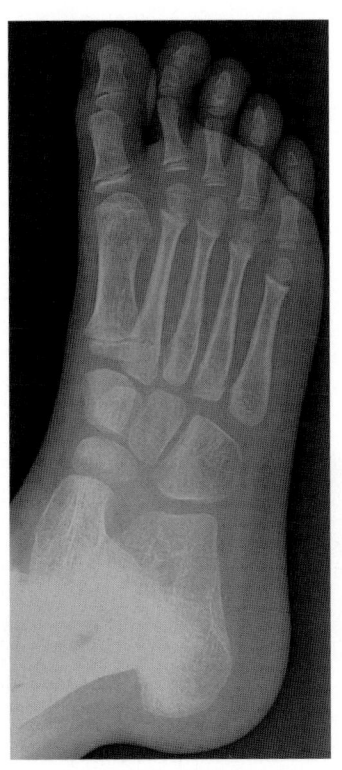

Abb. 17.35 7 Jahre alt (m.)

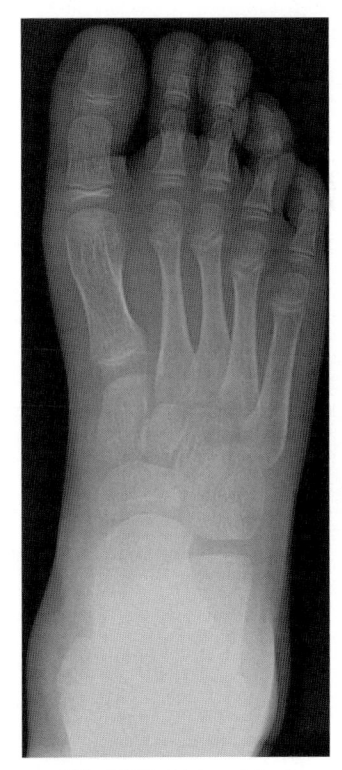

Abb. 17.36 8 Jahre alt (m.)

300   17 Fuß, männlich

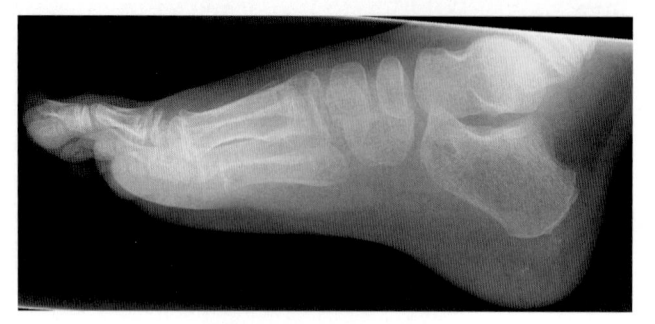

Abb. 17.37 8 Jahre alt (m.)

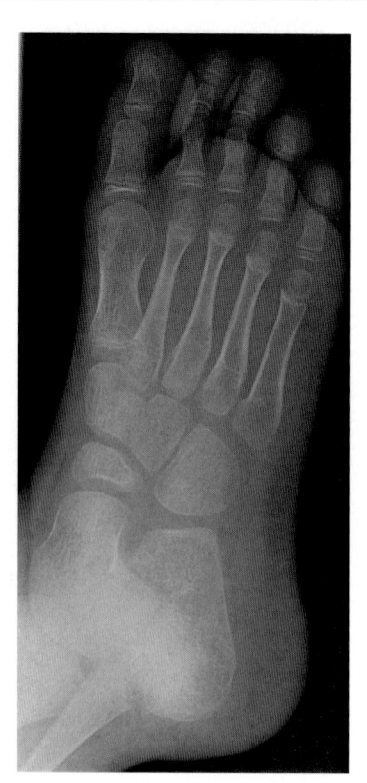

Abb. 17.38 8 Jahre alt (m.)

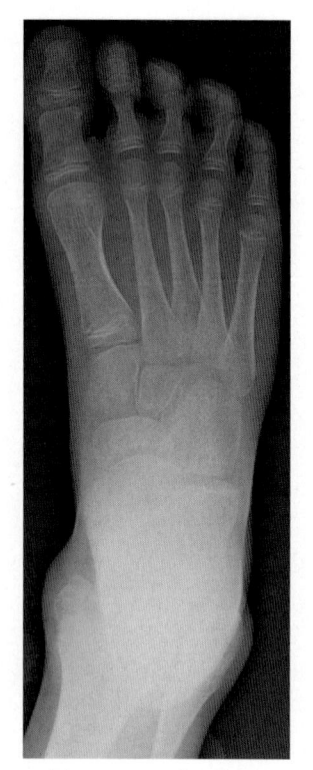

Abb. 17.39 9 Jahre alt (m.)

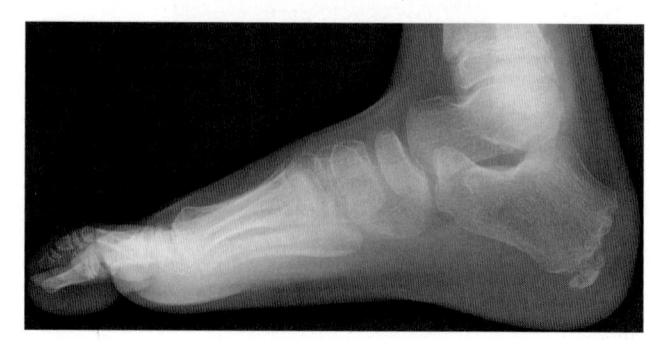

Abb. 17.40 9 Jahre alt (m.)

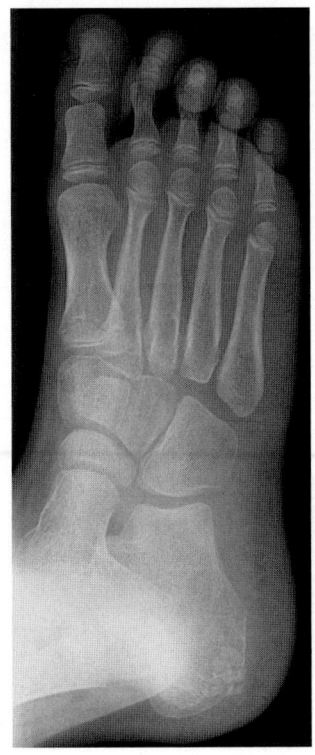

Abb. 17.41 9 Jahre alt (m.)

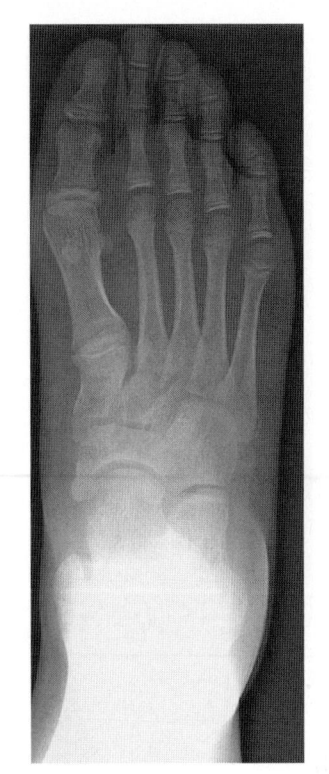

Abb. 17.42 10 Jahre alt (m.)

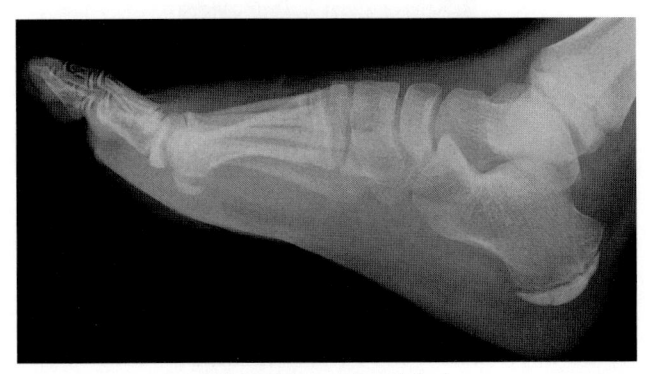

Abb. 17.43 10 Jahre alt (m.)

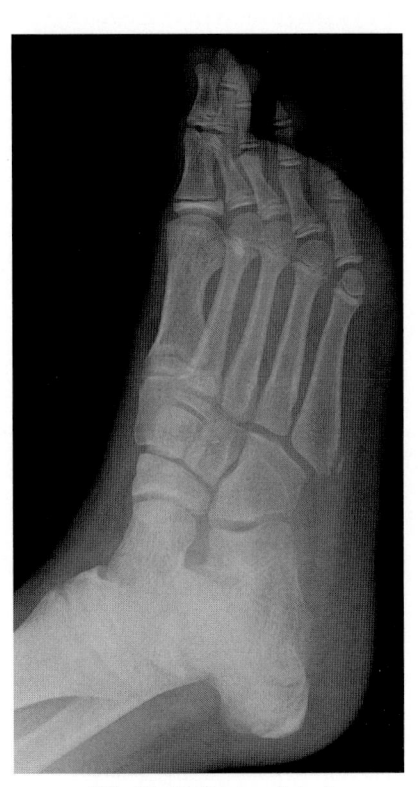

Abb. 17.44 10 Jahre alt (m.)

302　17　Fuß, männlich

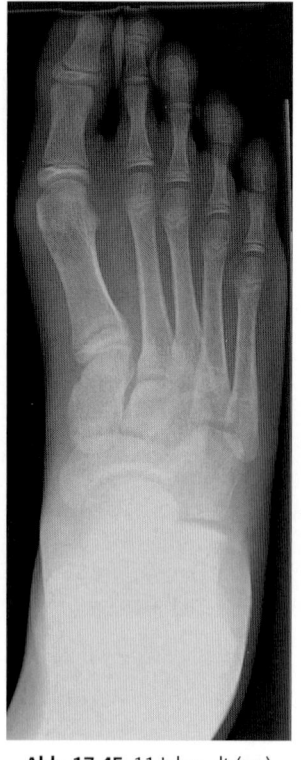

Abb. 17.45 11 Jahre alt (m.)

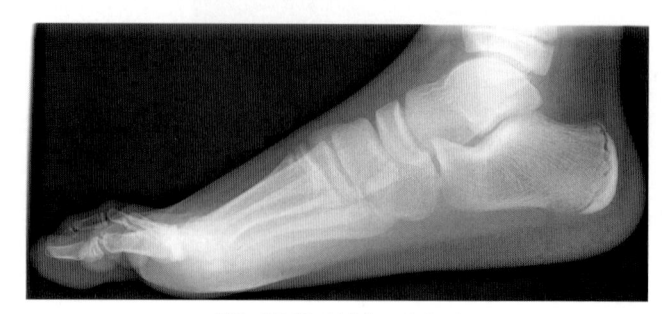

Abb. 17.46 11 Jahre alt (m.)

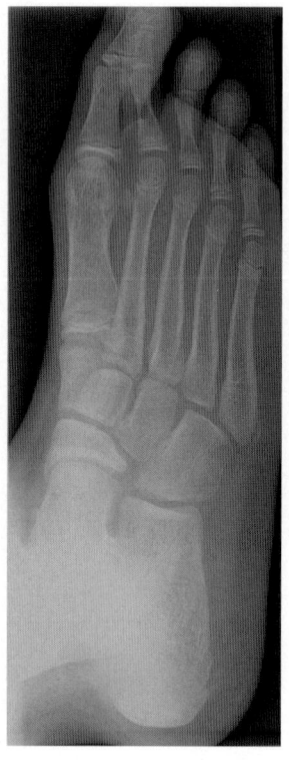

Abb. 17.47 11 Jahre alt (m.)

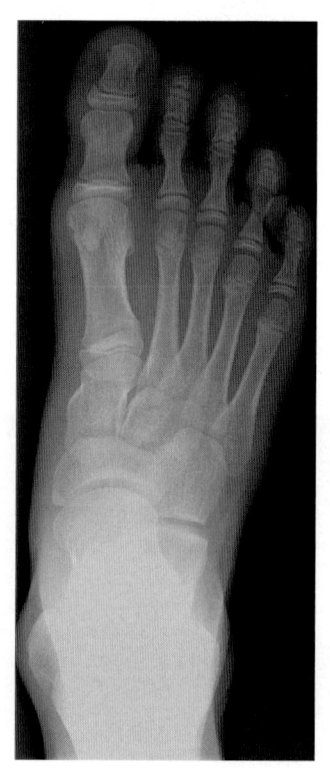

Abb. 17.48 12 Jahre alt (m.)

17 Fuß, männlich 303

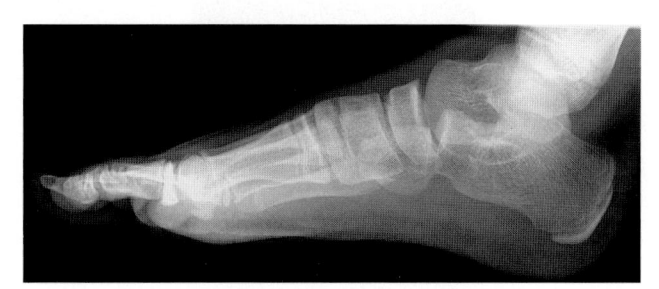

Abb. 17.49 12 Jahre alt (m.)

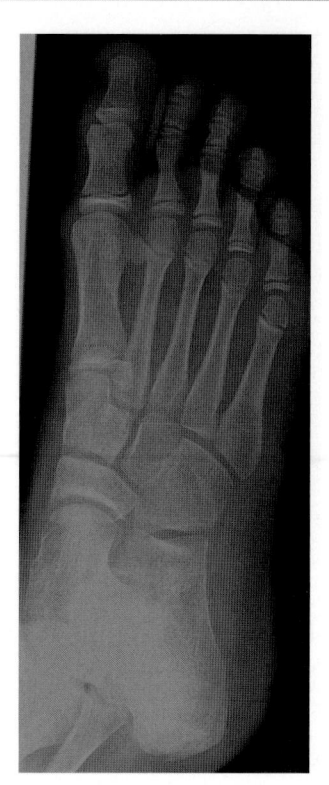

Abb. 17.50 12 Jahre alt (m.)

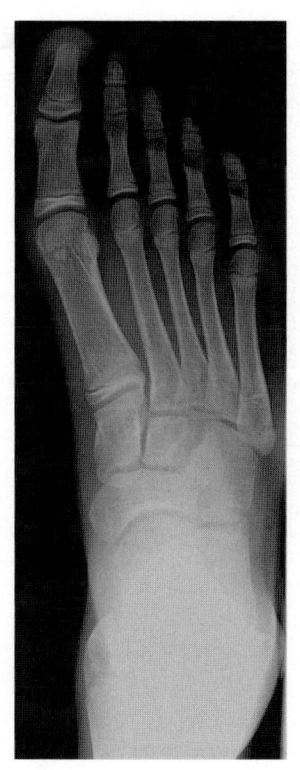

Abb. 17.51 13 Jahre alt (m.)

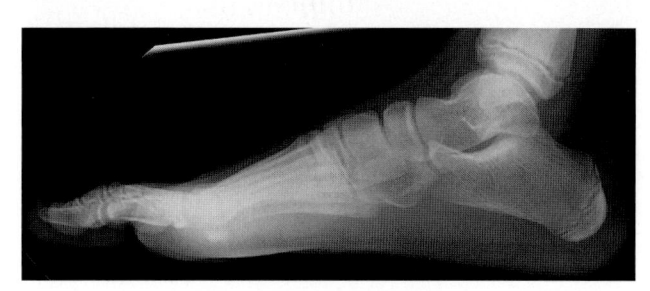

Abb. 17.52 13 Jahre alt (m.)

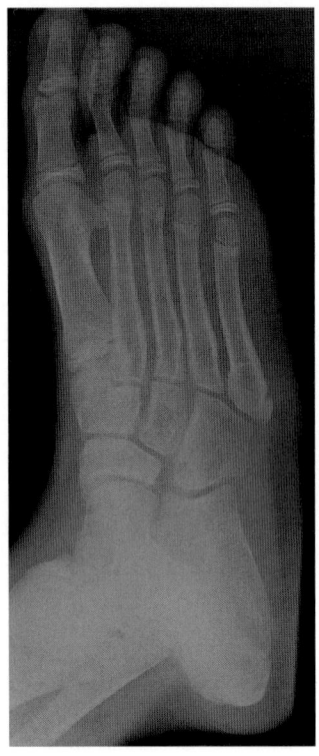

Abb. 17.53 13 Jahre alt (m.)

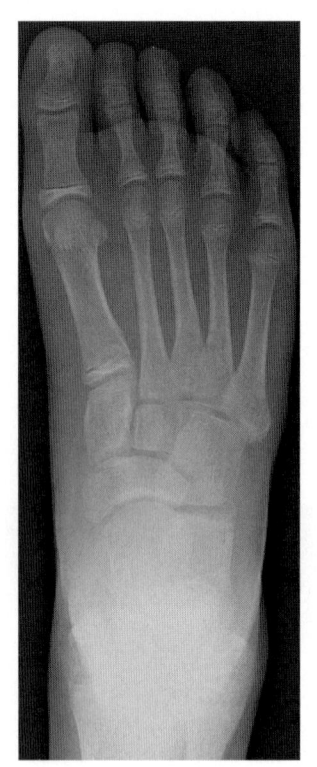

Abb. 17.54 14 Jahre alt (m.)

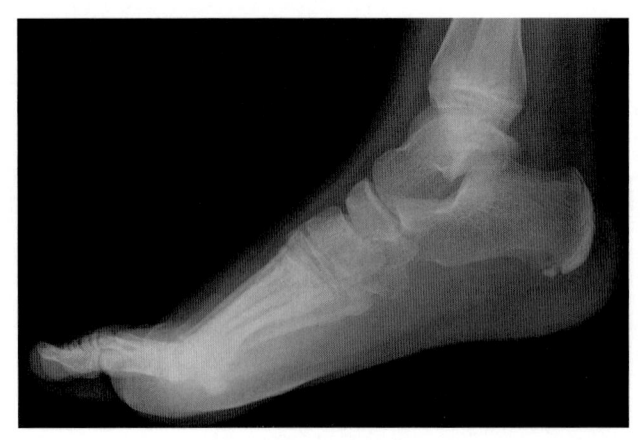

Abb. 17.55 14 Jahre alt (m.)

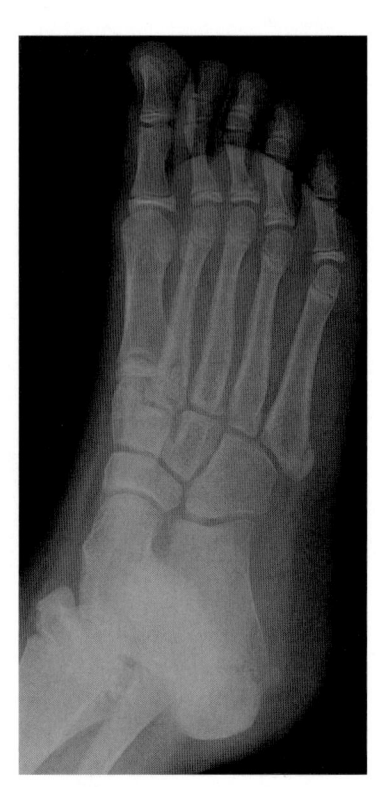

Abb. 17.56 14 Jahre alt (m.)

17 Fuß, männlich 305

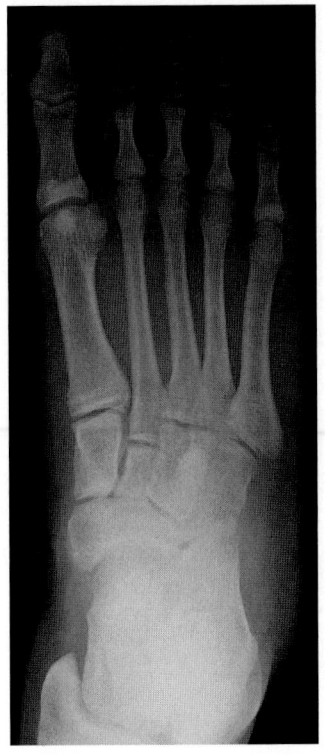

Abb. 17.57 15 Jahre alt (m.)

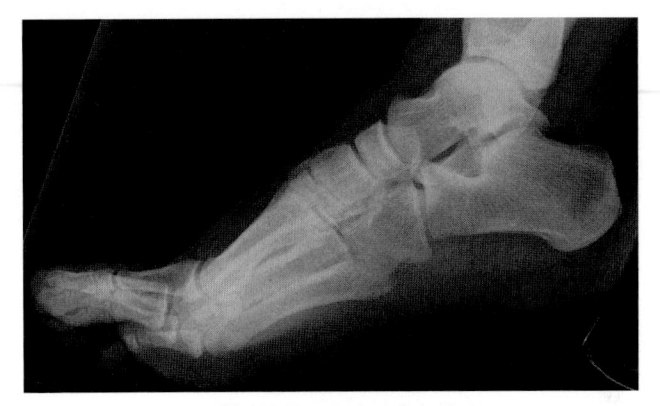

Abb. 17.58 15 Jahre alt (m.)

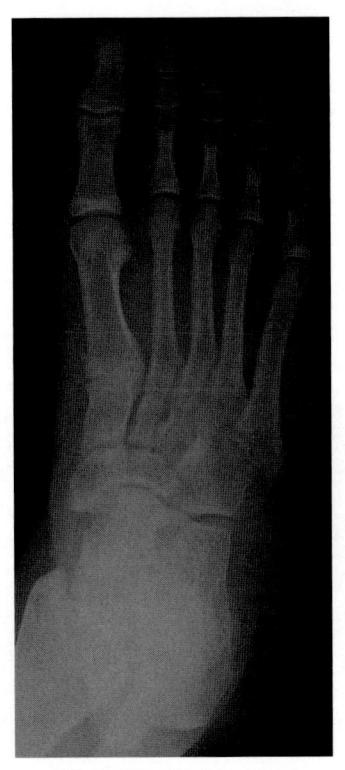

Abb. 17.59 15 Jahre alt (m.)

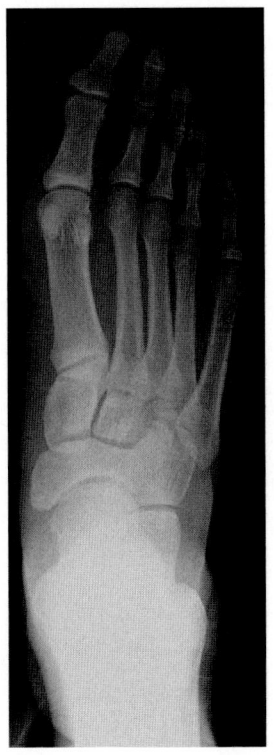

Abb. 17.60 16 Jahre alt (m.)

306 17 Fuß, männlich

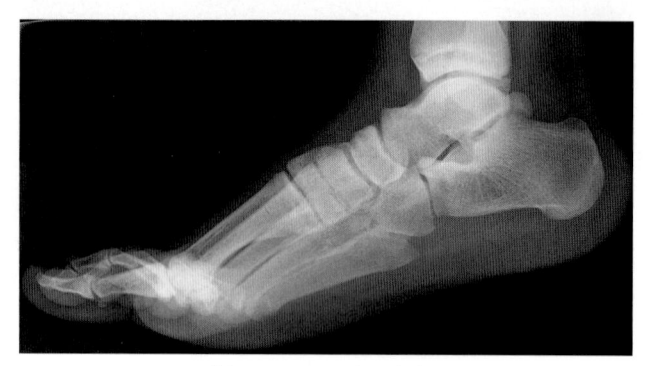

Abb. 17.61 16 Jahre alt (m.)

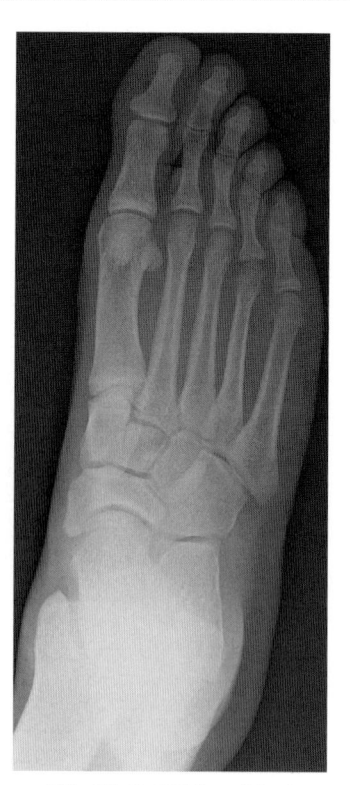

Abb. 17.62 16 Jahre alt (m.)

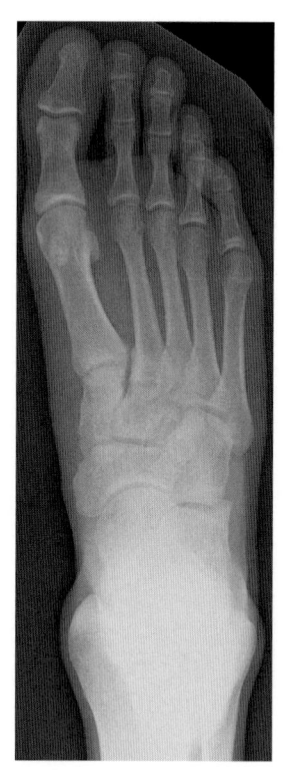

Abb. 17.63 17 Jahre alt (m.)

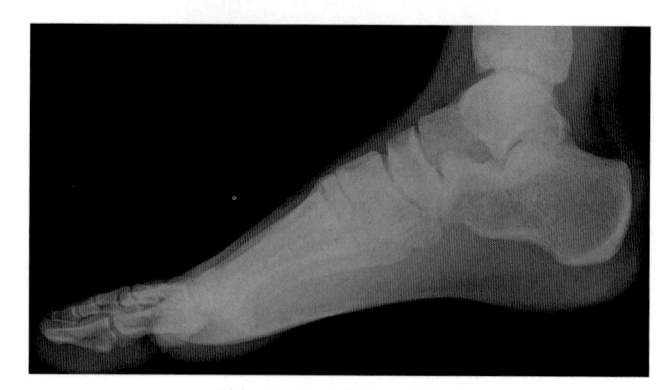

Abb. 17.64 17 Jahre alt (m.)

17 Fuß, männlich

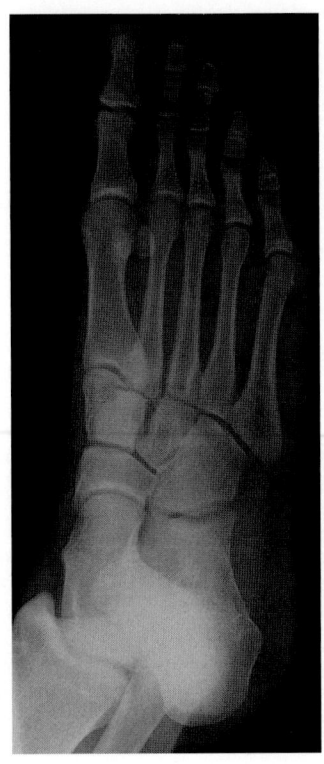

Abb. 17.65 17 Jahre alt (m.)

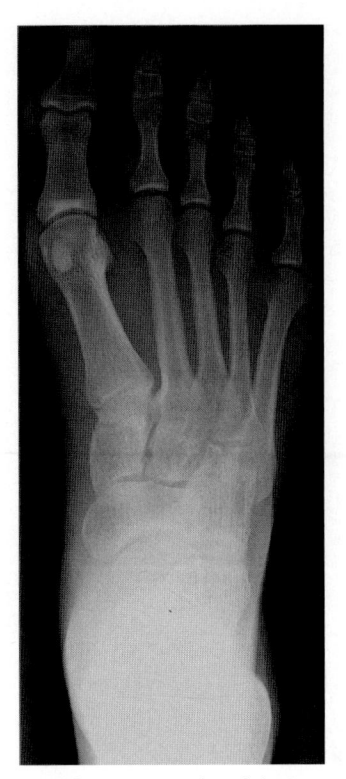

Abb. 17.66 18 Jahre alt (m.)

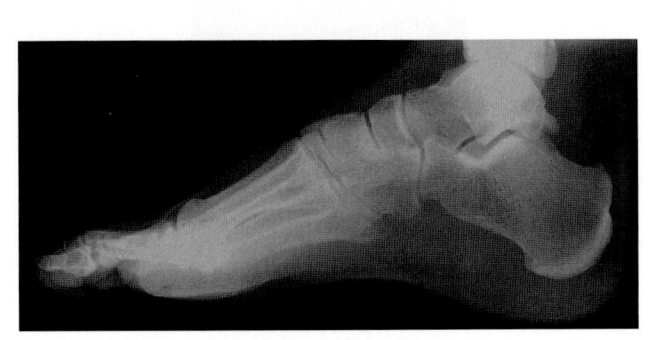

Abb. 17.67 18 Jahre alt (m.)

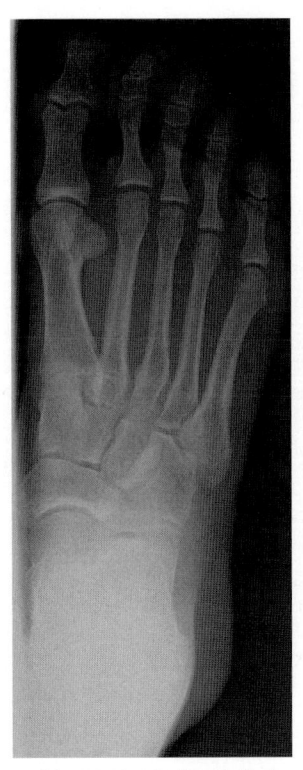

Abb. 17.68 18 Jahre alt (m.)

308 17 Fuß, männlich

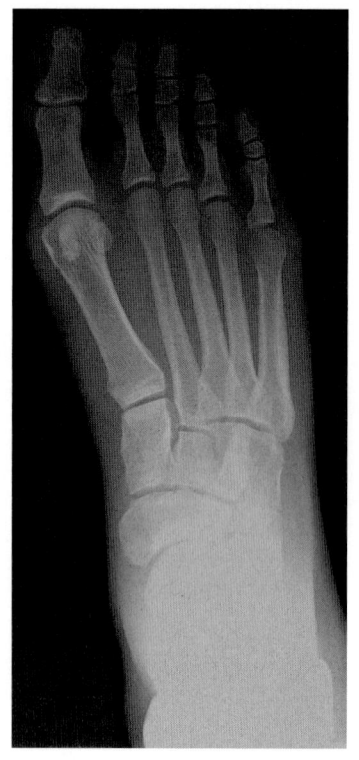

Abb. 17.69 19 Jahre alt (m.)

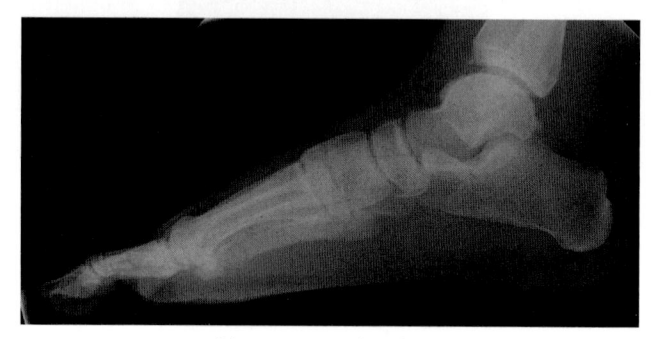

Abb. 17.70 19 Jahre alt (m.)

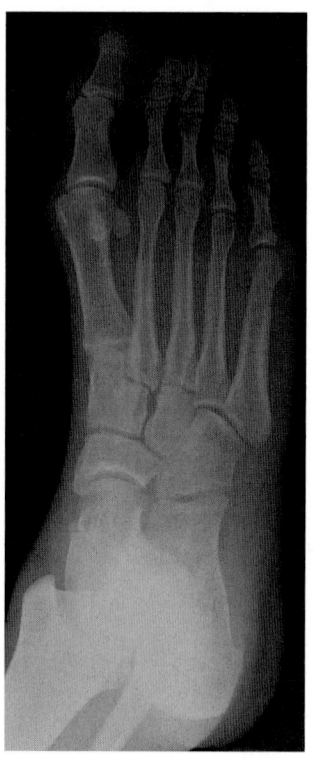

Abb. 17.71 19 Jahre alt (m.)

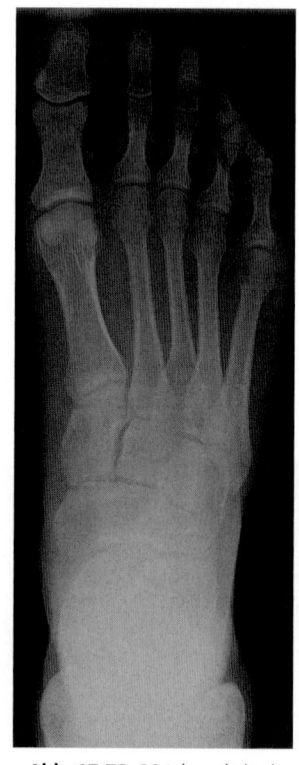

Abb. 17.72 20 Jahre alt (m.)

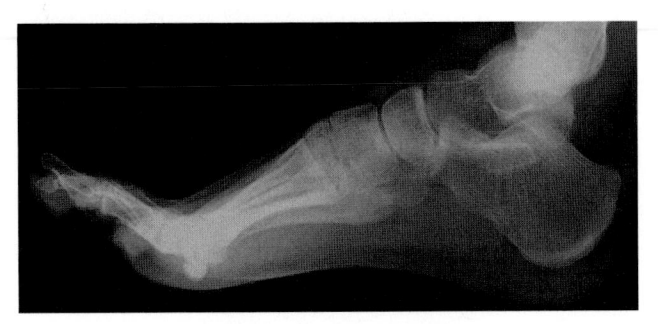

Abb. 17.73 20 Jahre alt (m.)

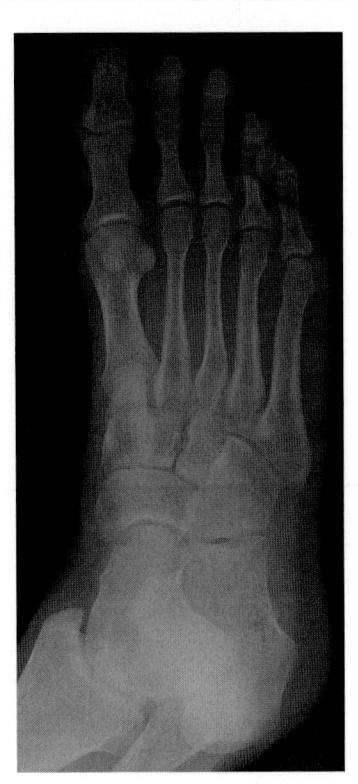

Abb. 17.74 20 Jahre alt (m.)

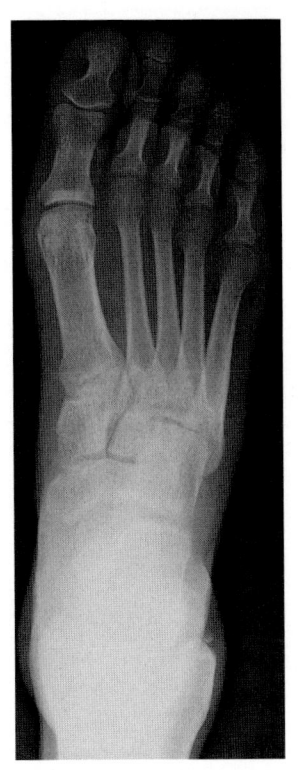

Abb. 17.75 21 Jahre alt (m.)

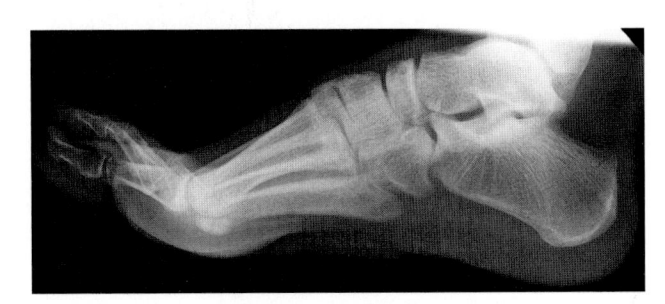

Abb. 17.76 21 Jahre alt (m.)

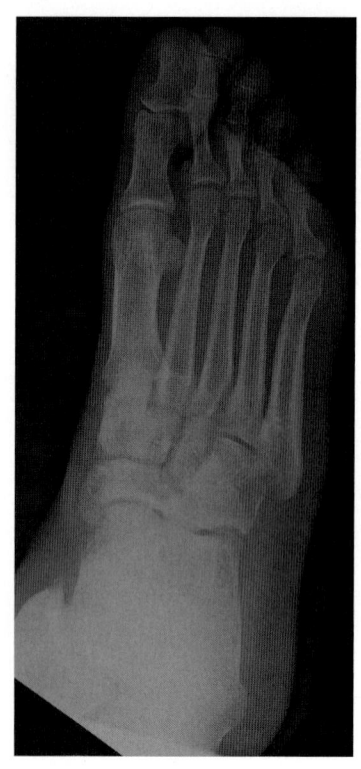

Abb. 17.77 21 Jahre alt (m.)

2. Teil

Weiblich

18 Schädel, weiblich

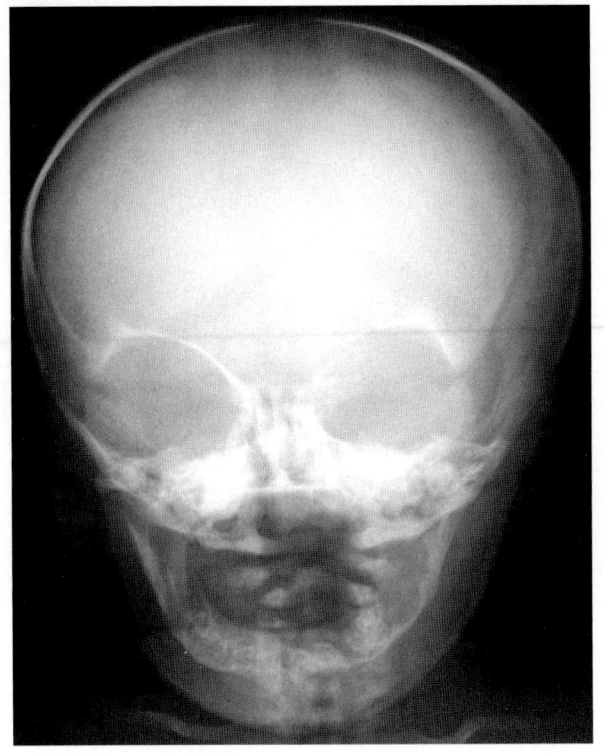

Abb. 18.1 Neugeboren (w.)

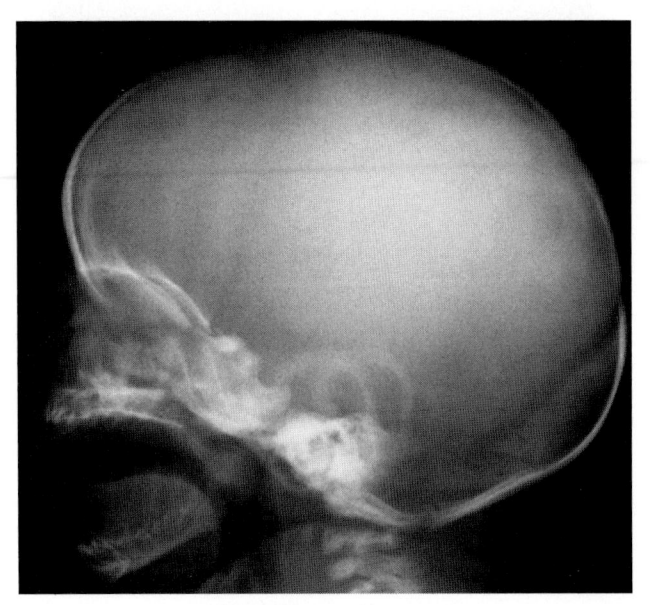

Abb. 18.2 Neugeboren (w.)

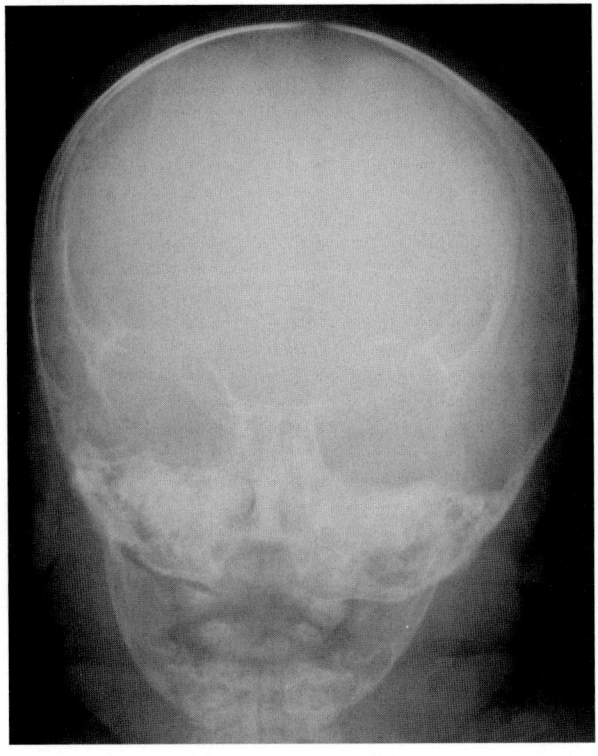

Abb. 18.3 3 Monate alt (w.)

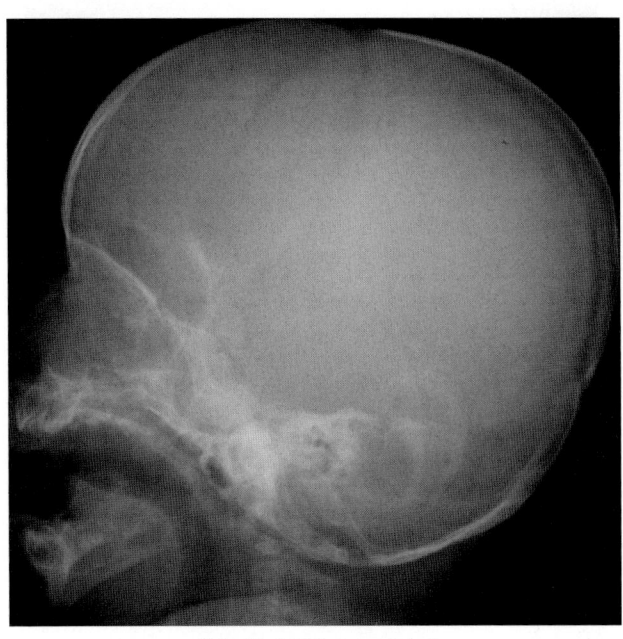

Abb. 18.4 3 Monate alt (w.)

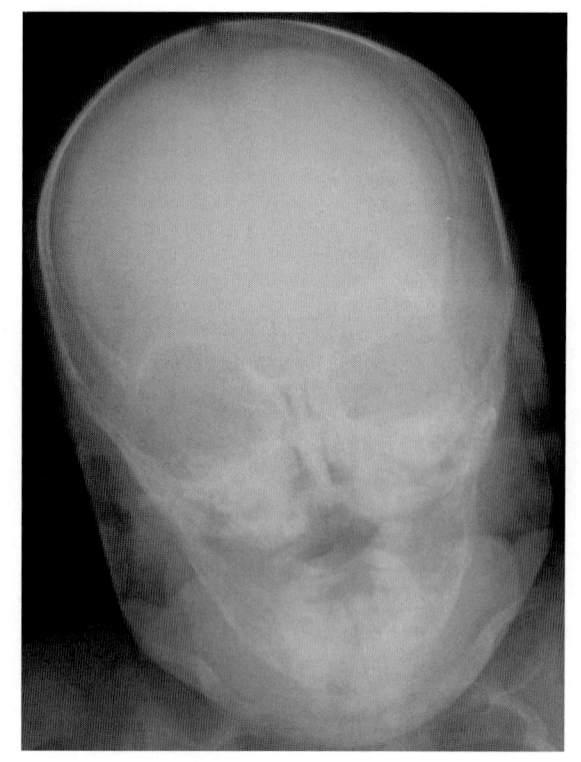

Abb. 18.5 6 Monate alt (w.)

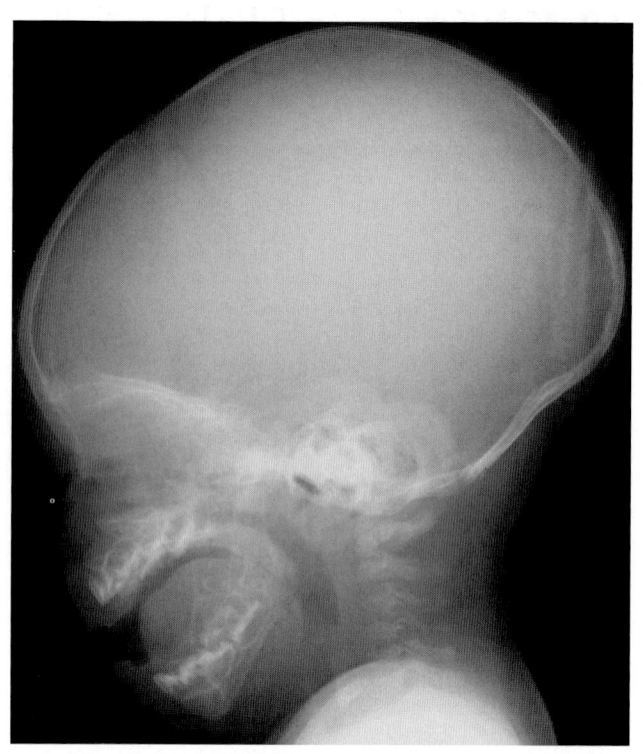

Abb. 18.6 6 Monate alt (w.)

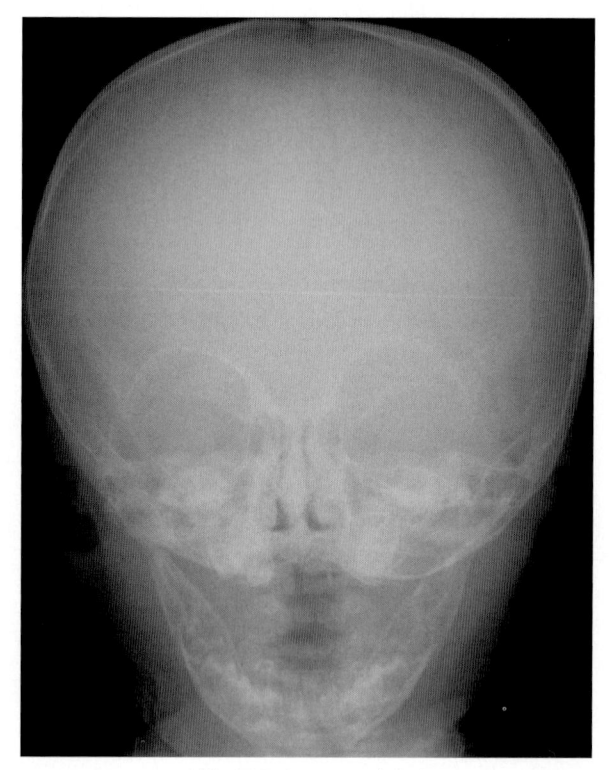

Abb. 18.7 9 Monate alt (w.)

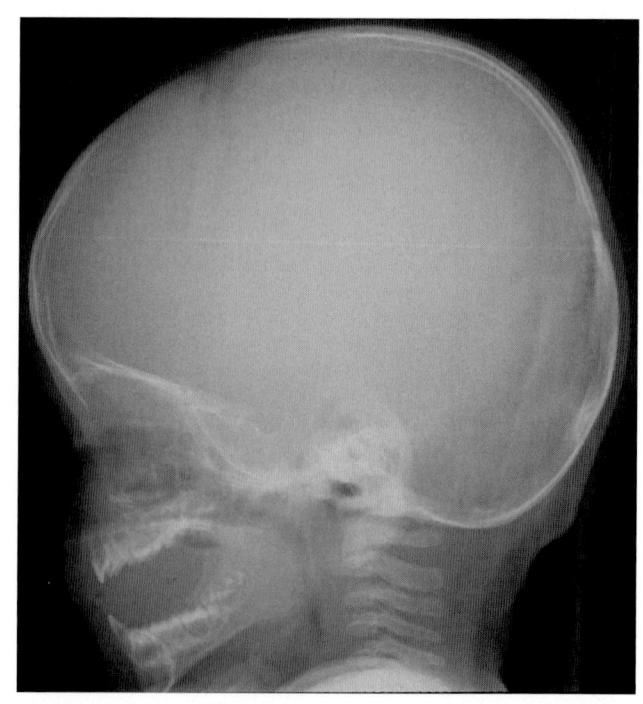

Abb. 18.8 9 Monate alt (w.)

18 Schädel, weiblich 315

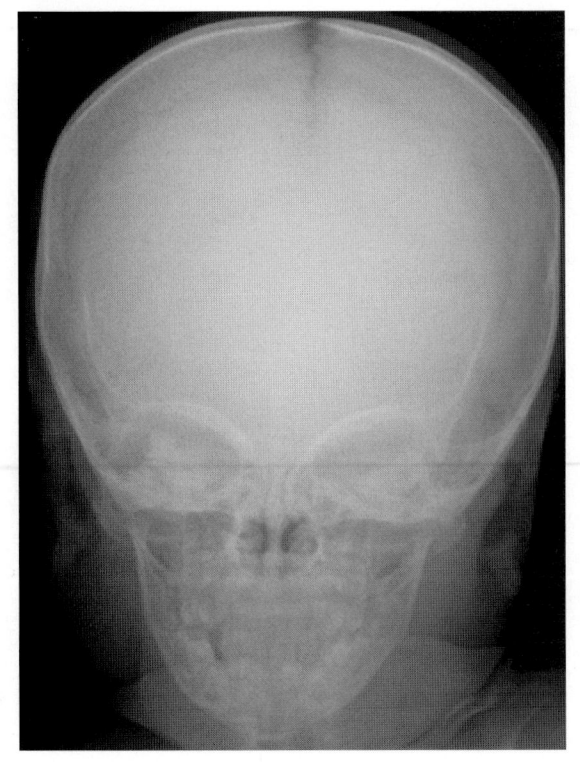

Abb. 18.9 1 Jahr alt (w.)

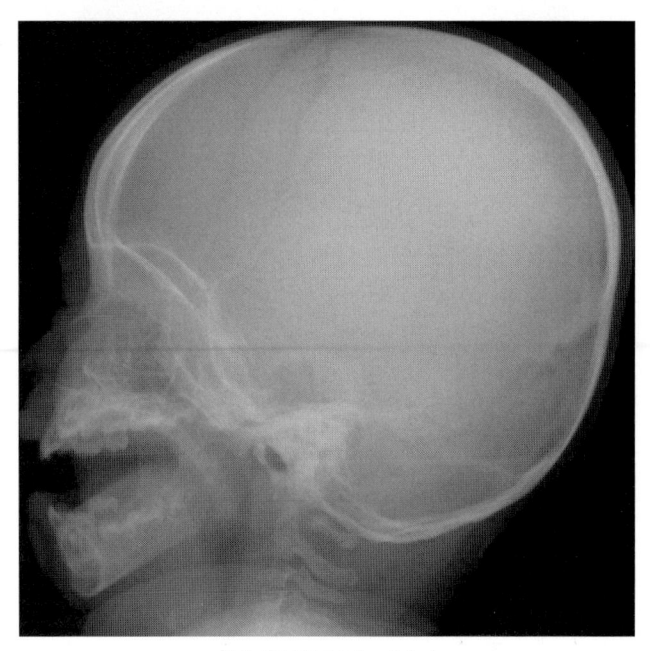

Abb. 18.10 1 Jahr alt (w.)

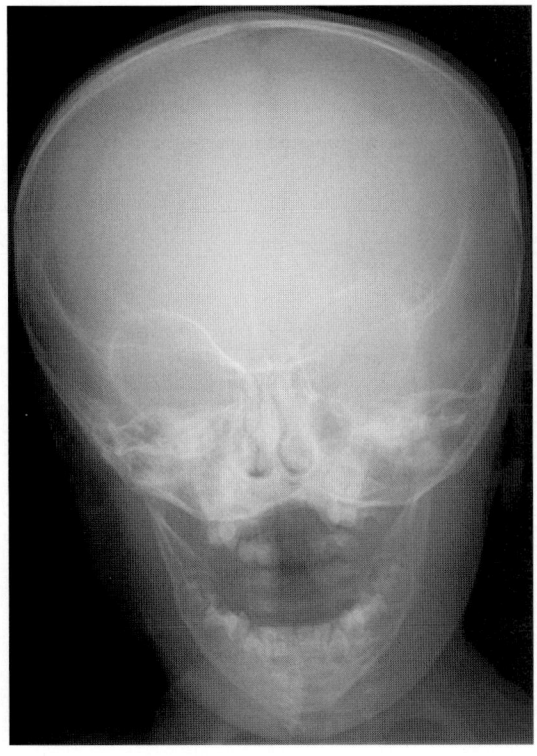

Abb. 18.11 15 Monate alt (w.)

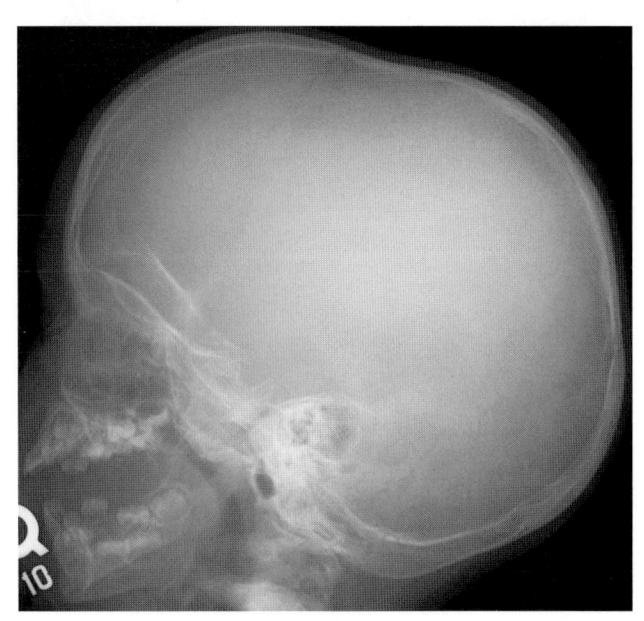

Abb. 18.12 15 Monate alt (w.)

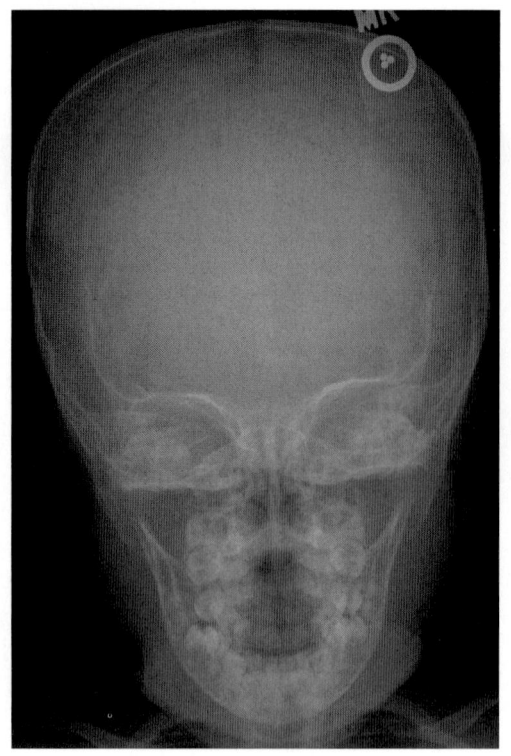

Abb. 18.13 18 Monate alt (w.)

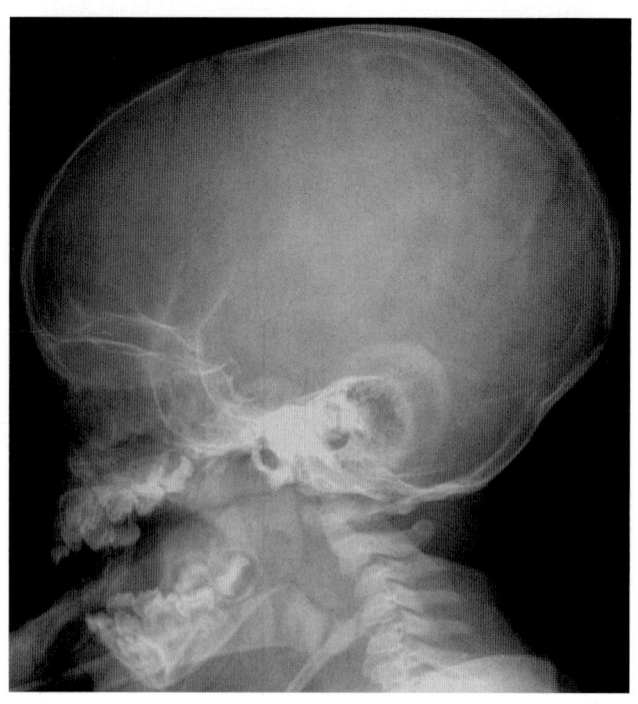

Abb. 18.14 18 Monate alt (w.)

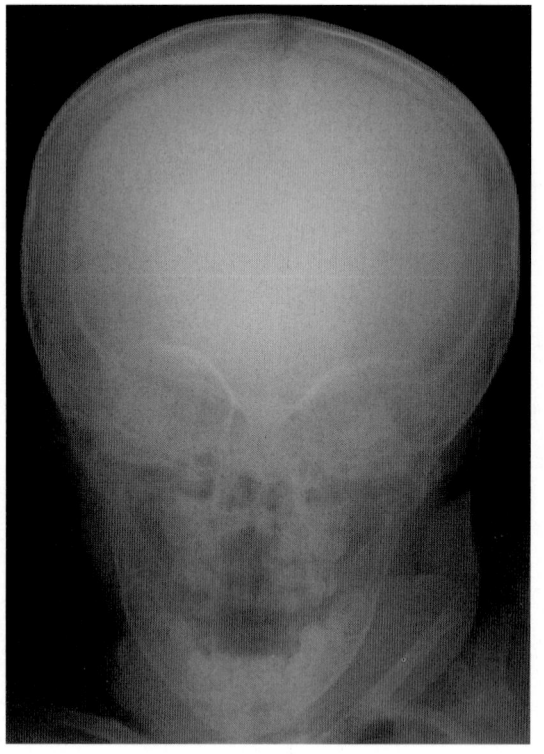

Abb. 18.15 21 Monate alt (w.)

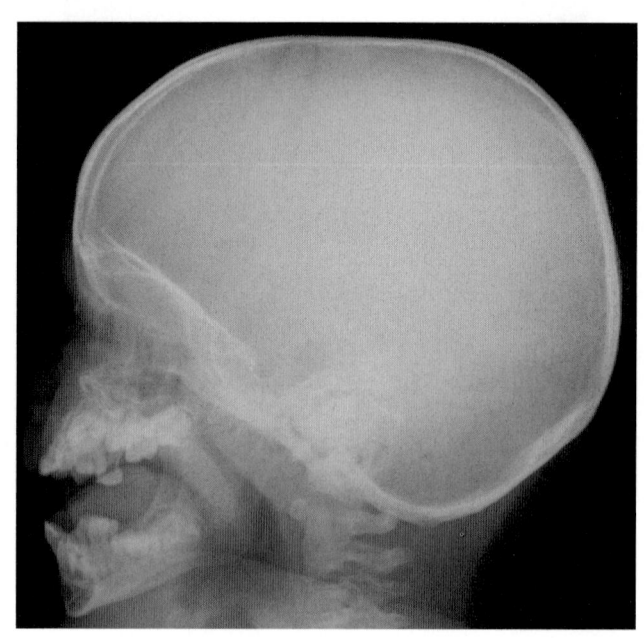

Abb. 18.16 21 Monate alt (w.)

18 Schädel, weiblich

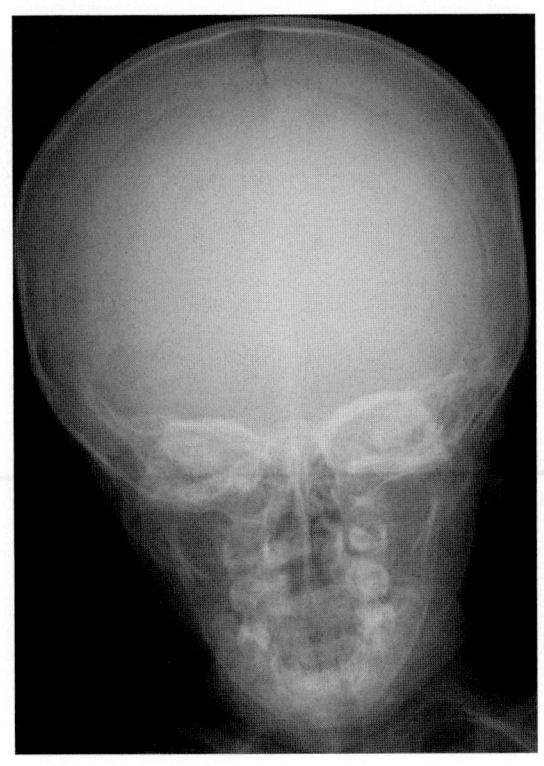

Abb. 18.17 2 Jahre alt (w.)

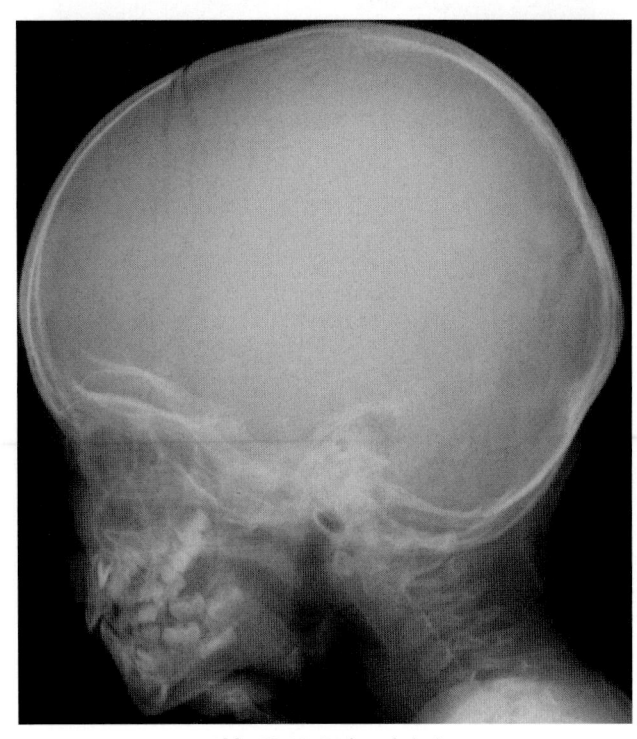

Abb. 18.18 2 Jahre alt (w.)

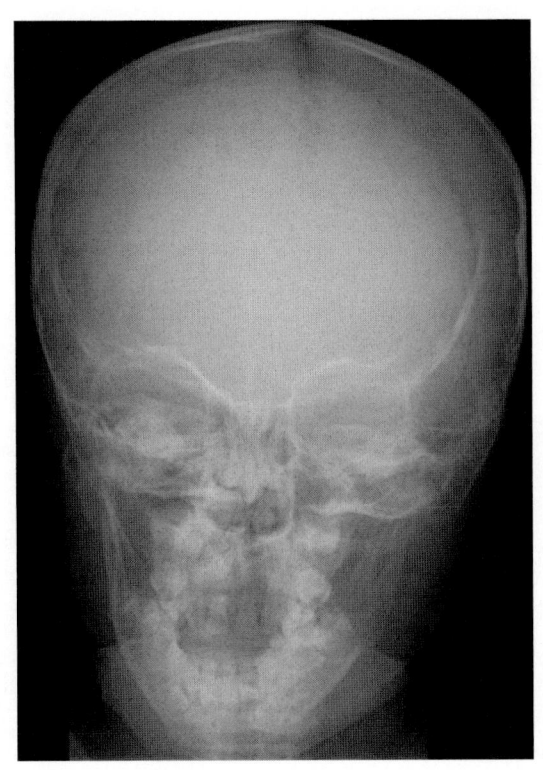

Abb. 18.19 3 Jahre alt (w.)

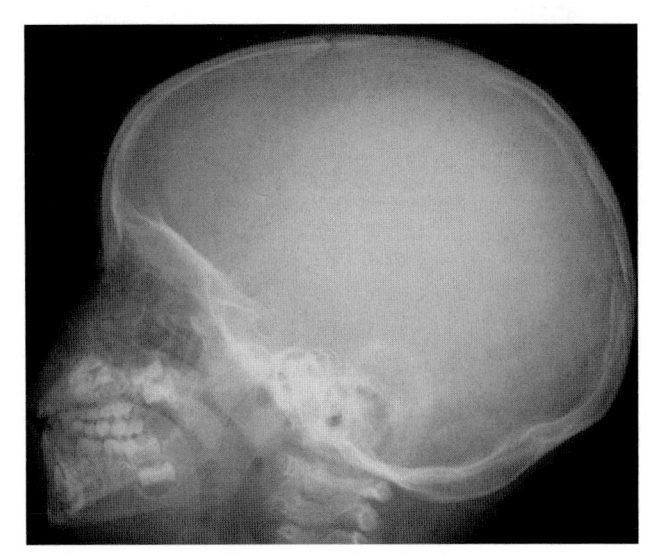

Abb. 18.20 3 Jahre alt (w.)

18 Schädel, weiblich

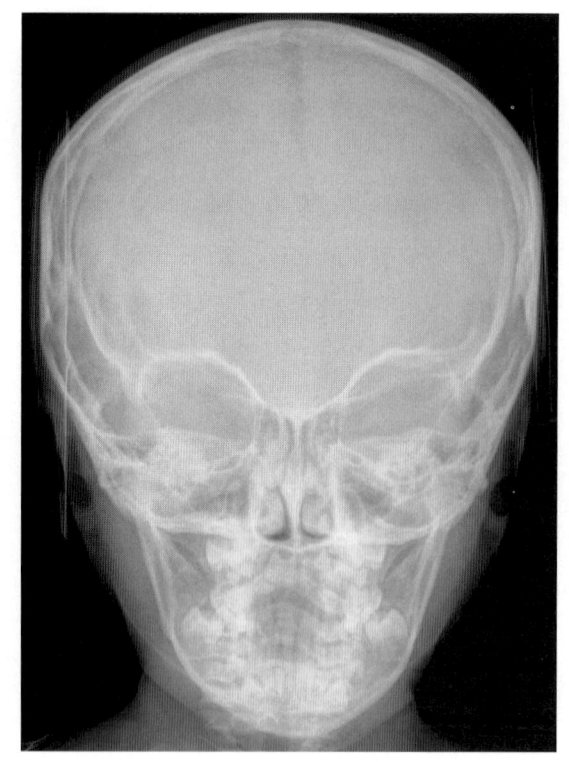

Abb. 18.21 4 Jahre alt (w.)

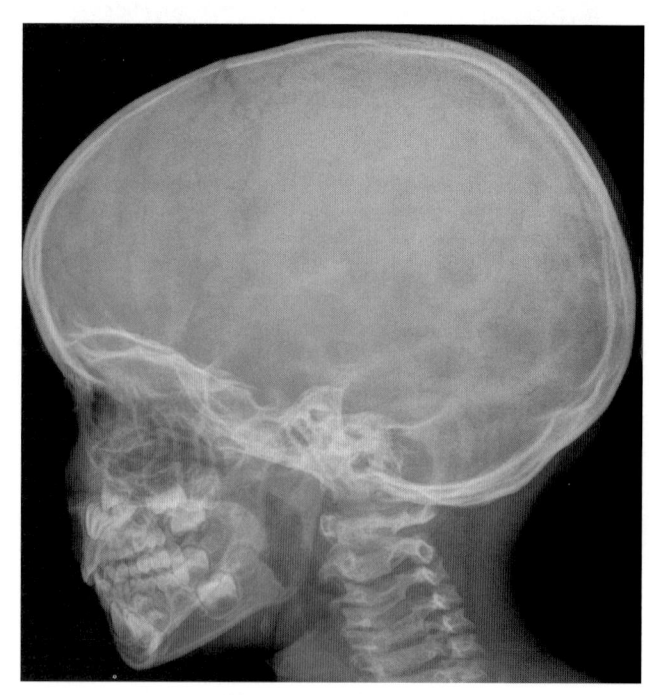

Abb. 18.22 4 Jahre alt (w.)

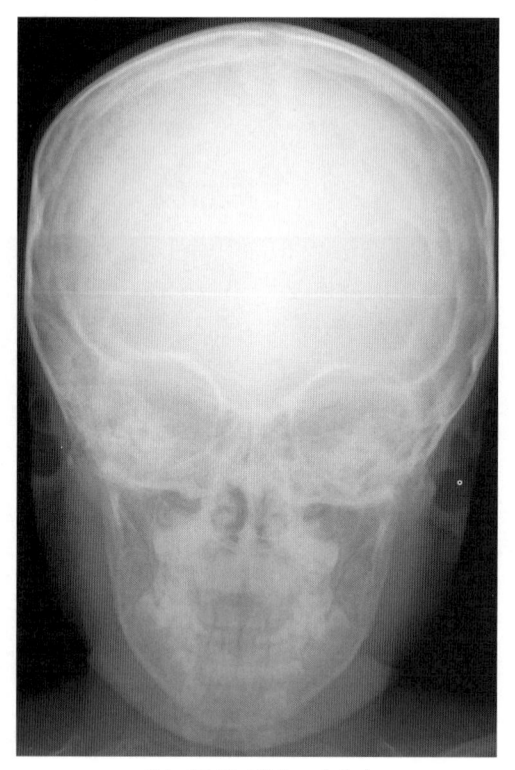

Abb. 18.23 5 Jahre alt (w.)

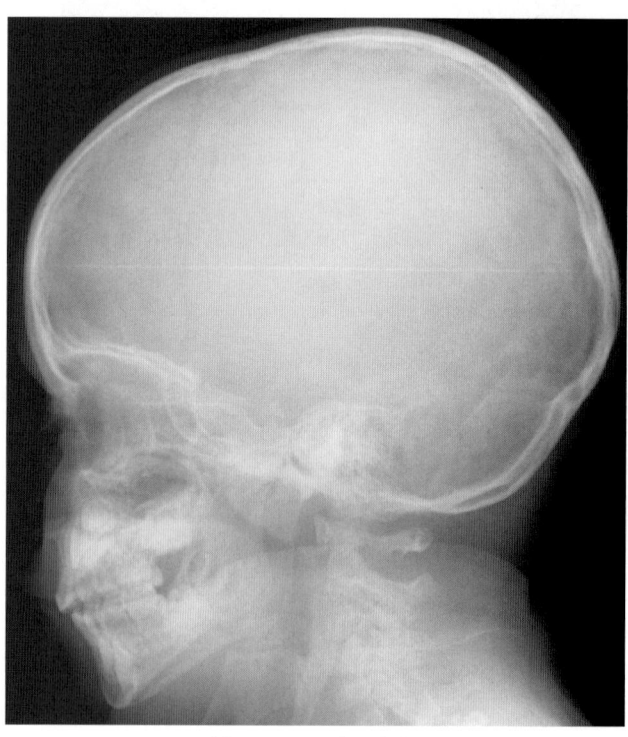

Abb. 18.24 5 Jahre alt (w.)

18 Schädel, weiblich 319

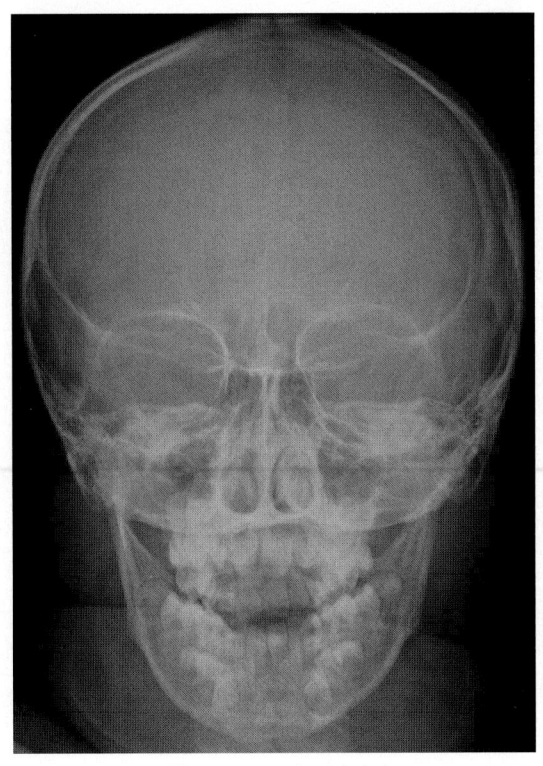

Abb. 18.25 6 Jahre alt (w.)

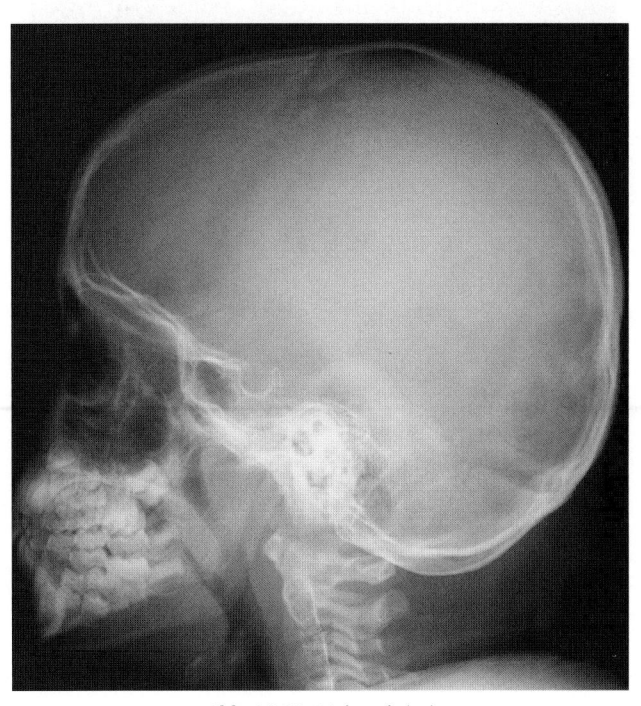

Abb. 18.26 6 Jahre alt (w.)

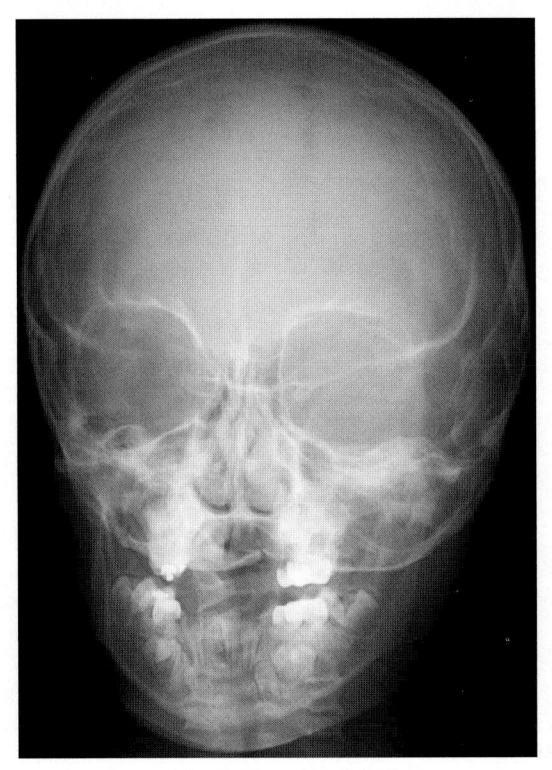

Abb. 18.27 7 Jahre alt (w.)

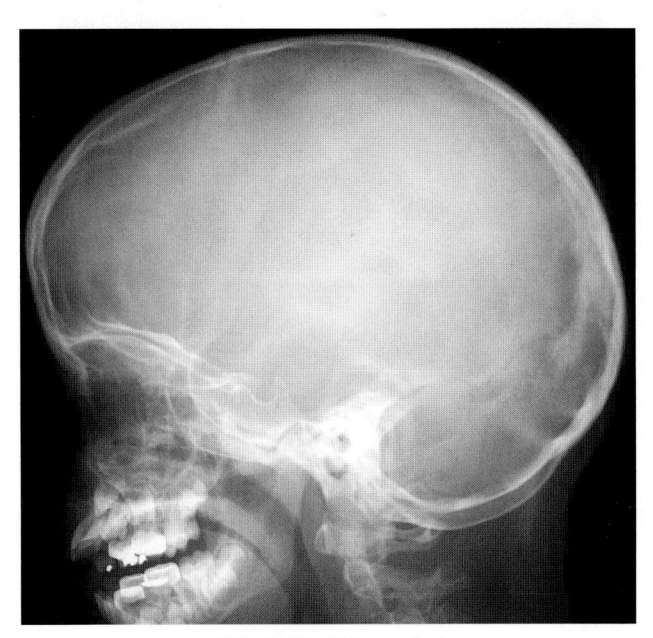

Abb. 18.28 7 Jahre alt (w.)

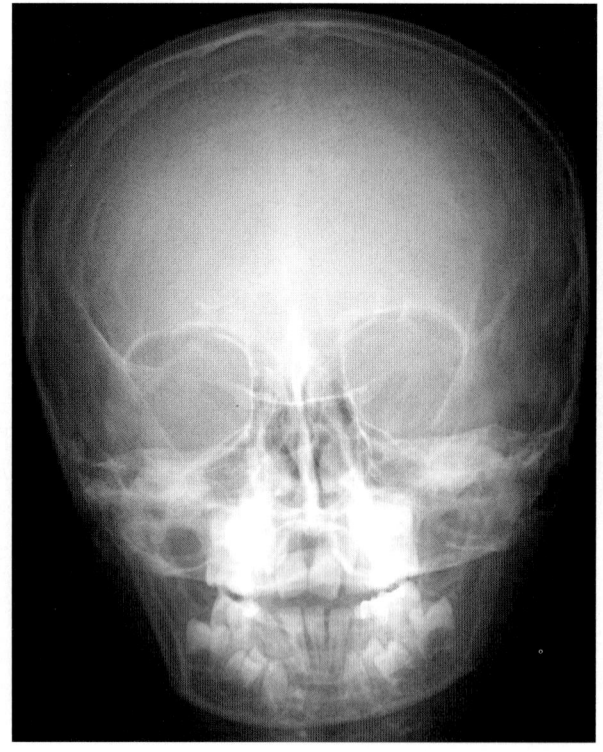

Abb. 18.29 8 Jahre alt (w.)

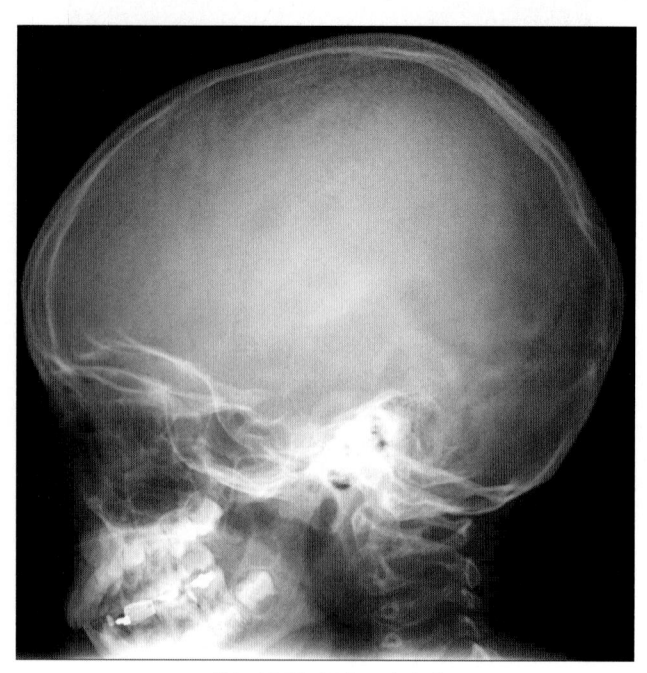

Abb. 18.30 8 Jahre alt (w.)

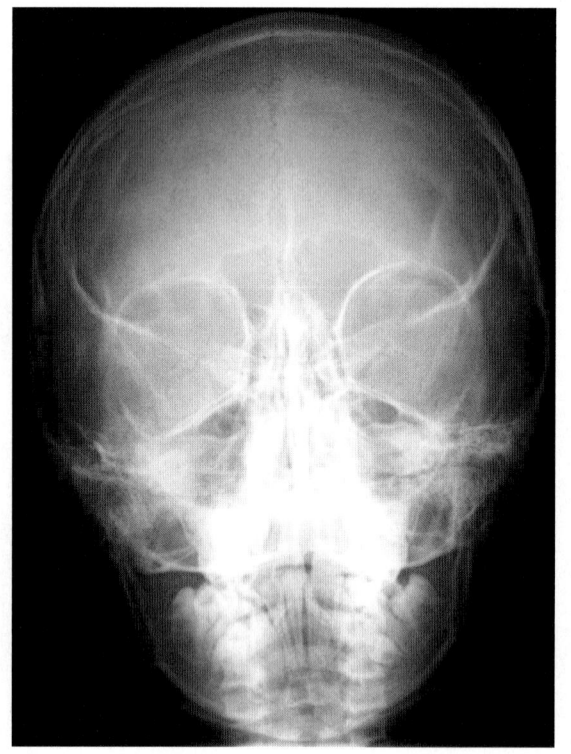

Abb. 18.31 9 Jahre alt (w.)

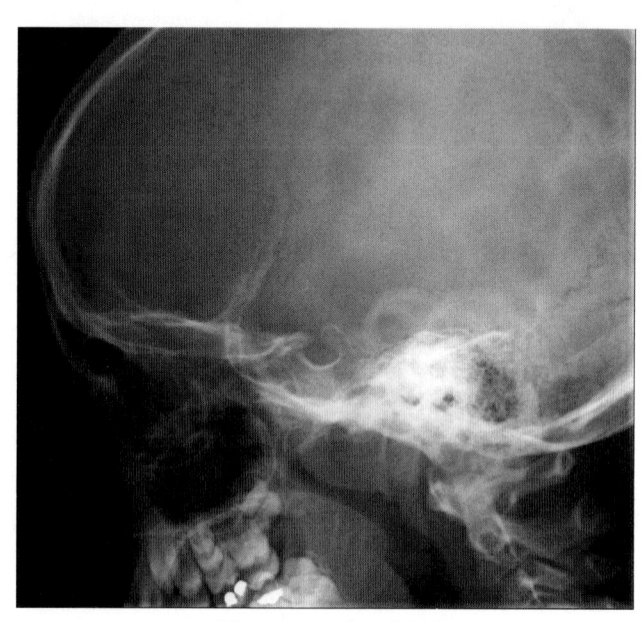

Abb. 18.32 9 Jahre alt (w.)

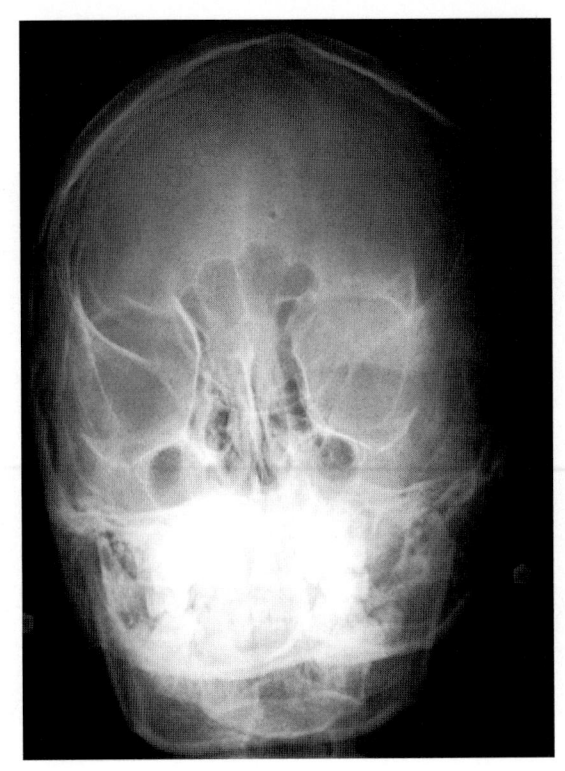

Abb. 18.33 10 Jahre alt (w.)

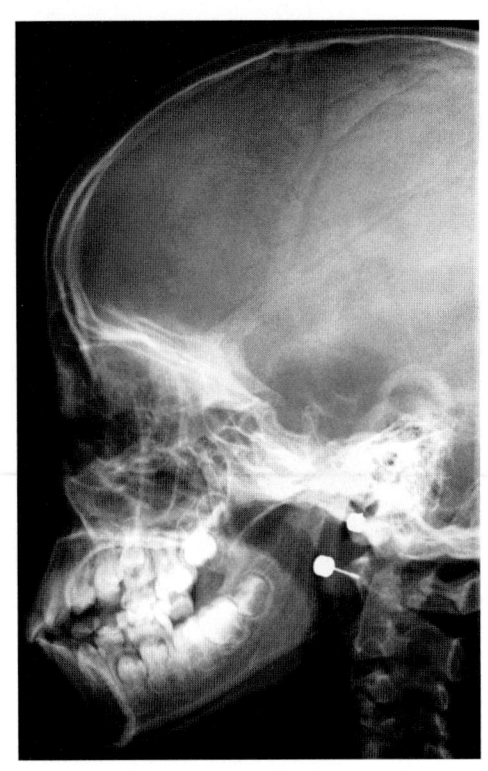

Abb. 18.34 10 Jahre alt (w.)

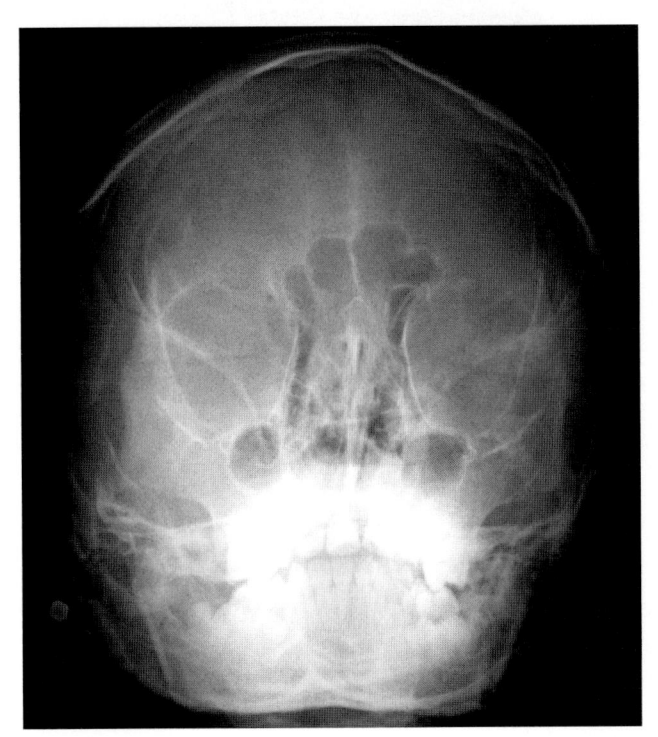

Abb. 18.35 10 Jahre alt (w.)

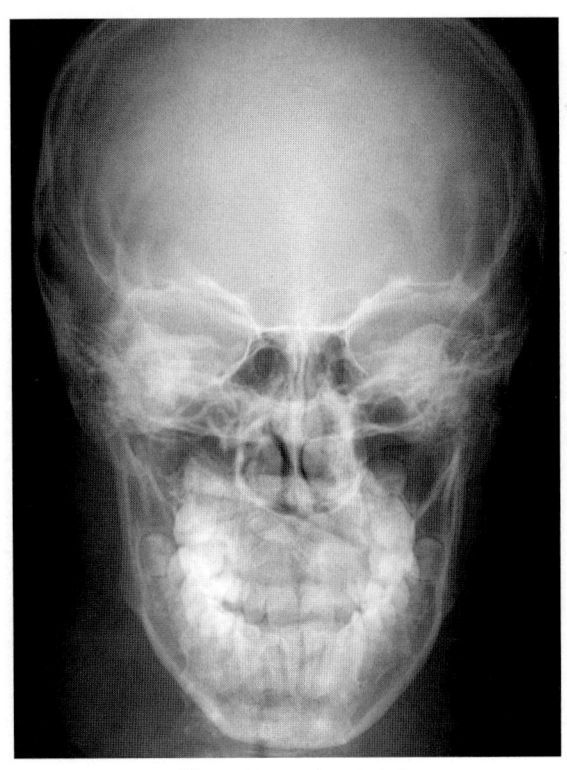

Abb. 18.36 11 Jahre alt (w.)

18 Schädel, weiblich

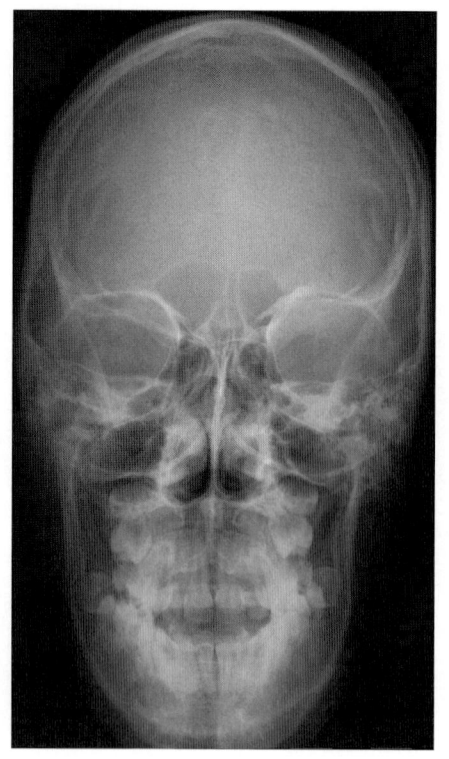

Abb. 18.37 12 Jahre alt (w.)

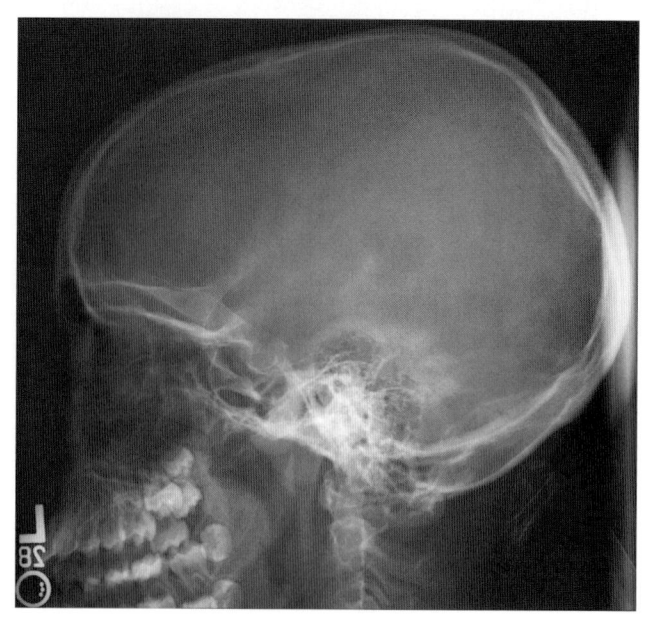

Abb. 18.38 12 Jahre alt (w.)

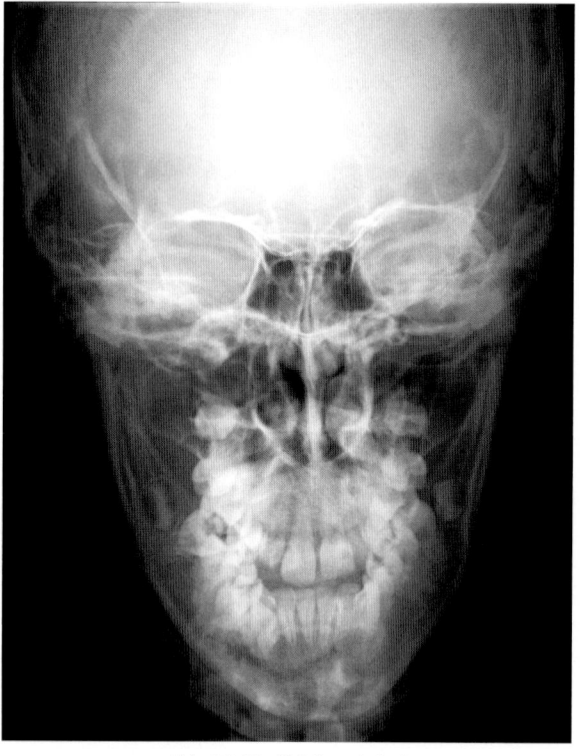

Abb. 18.39 13 Jahre alt (w.)

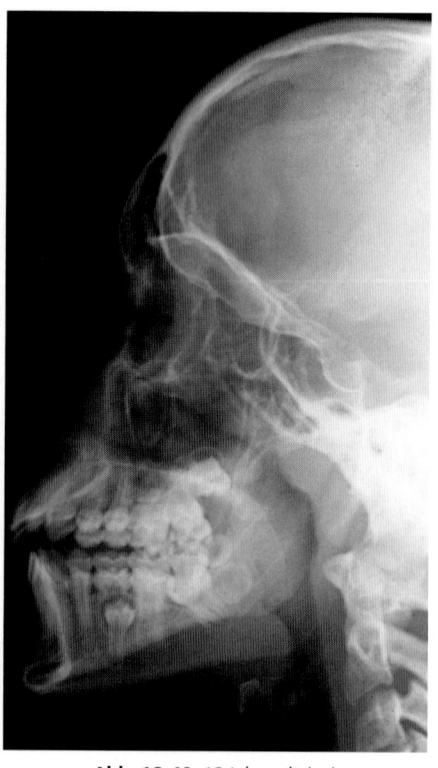

Abb. 18.40 13 Jahre alt (w.)

18 Schädel, weiblich 323

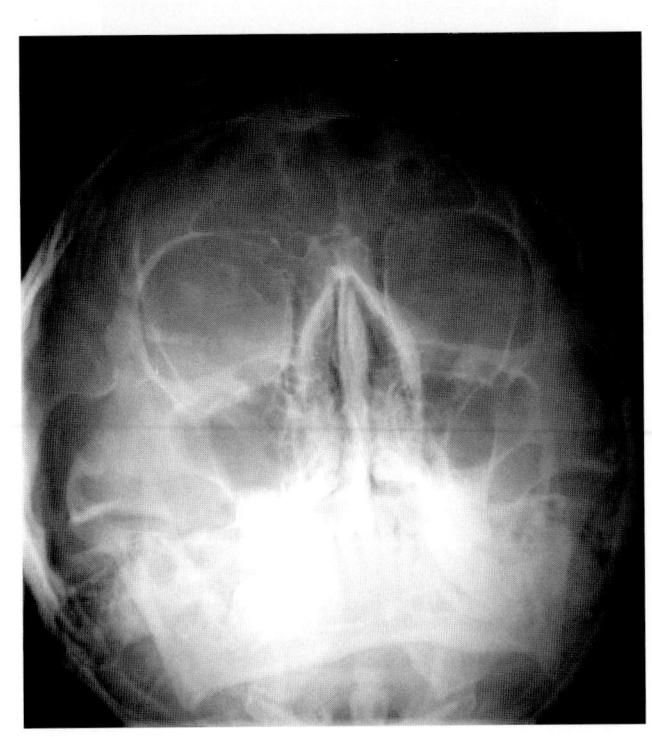

Abb. 18.41 13 Jahre alt (w.)

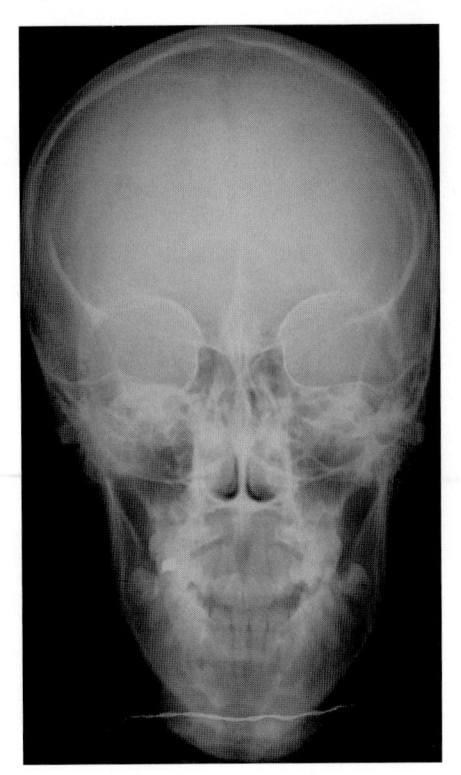

Abb. 18.42 14 Jahre alt (w.)

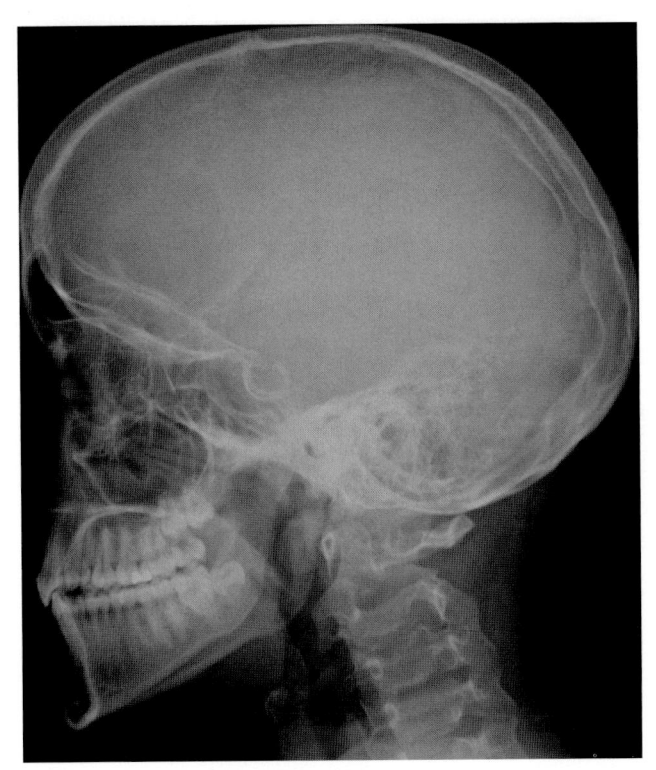

Abb. 18.43 14 Jahre alt (w.)

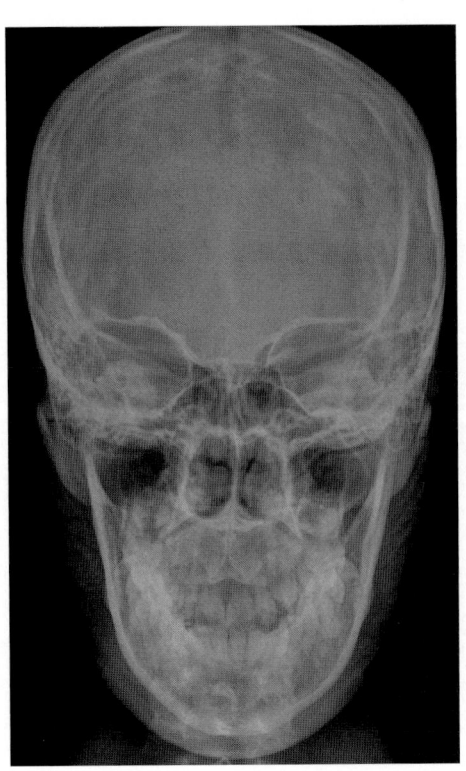

Abb. 18.44 15 Jahre alt (w.)

18 Schädel, weiblich

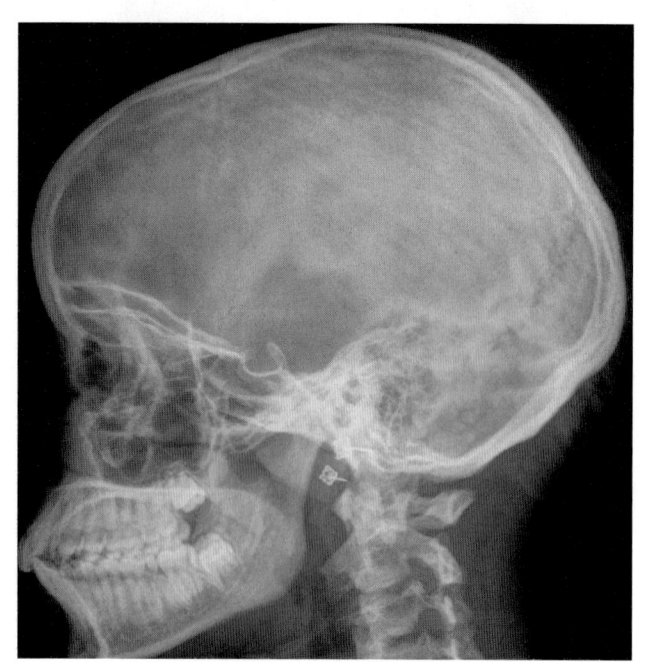

Abb. 18.45 15 Jahre alt (w.)

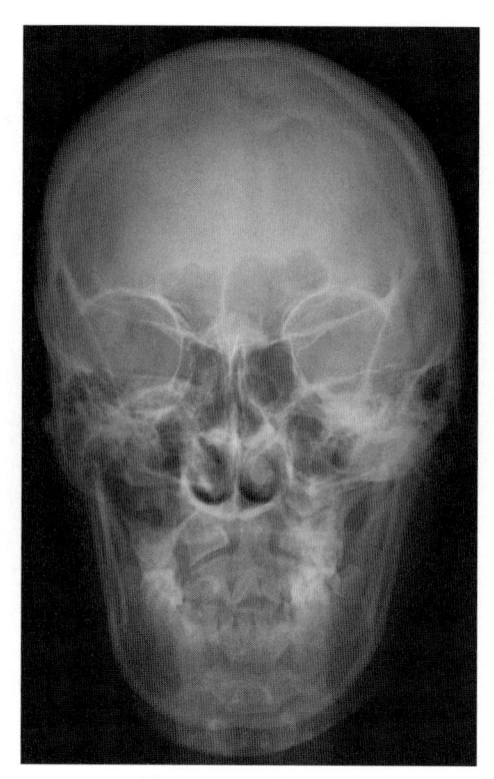

Abb. 18.46 16 Jahre alt (w.)

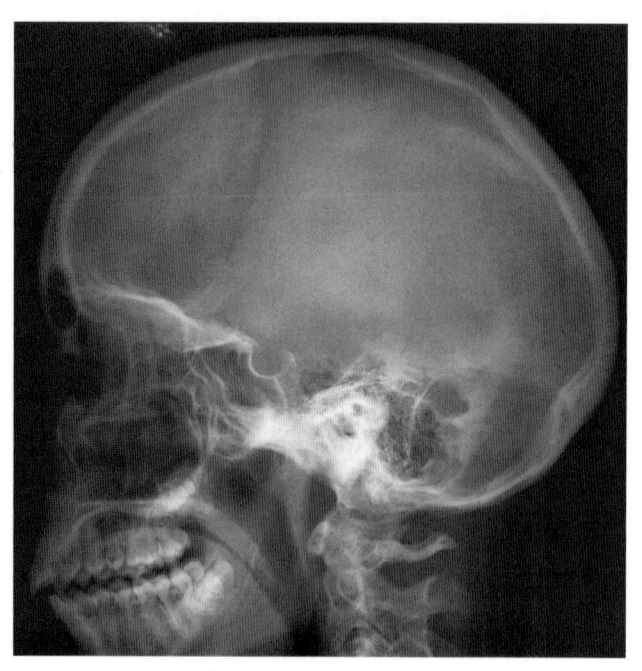

Abb. 18.47 16 Jahre alt (w.)

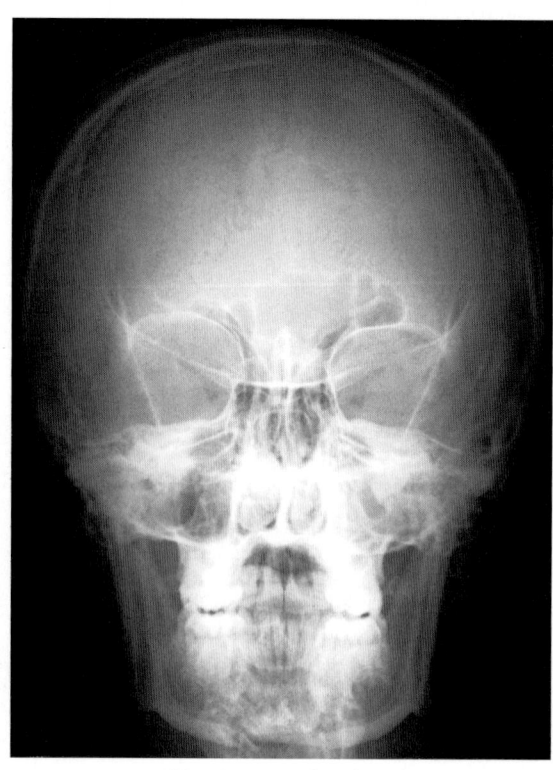

Abb. 18.48 17 Jahre alt (w.)

18 Schädel, weiblich

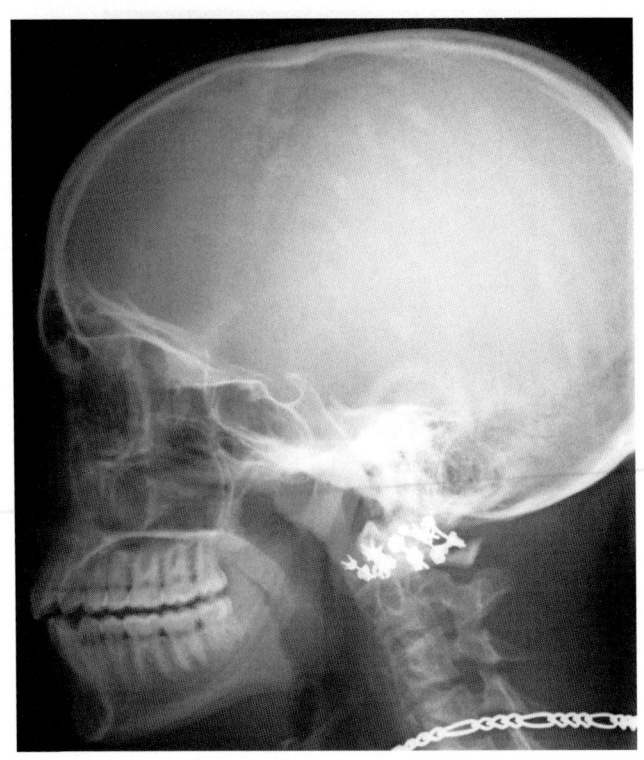

Abb. 18.49 17 Jahre alt (w.)

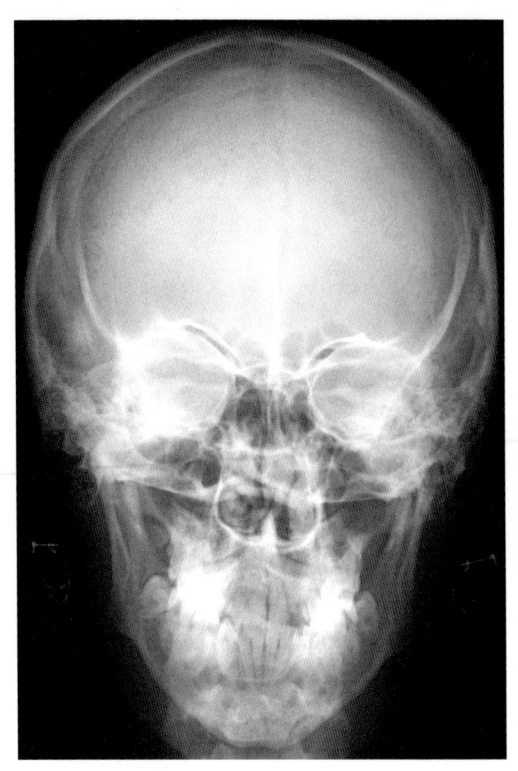

Abb. 18.50 18 Jahre alt (w.)

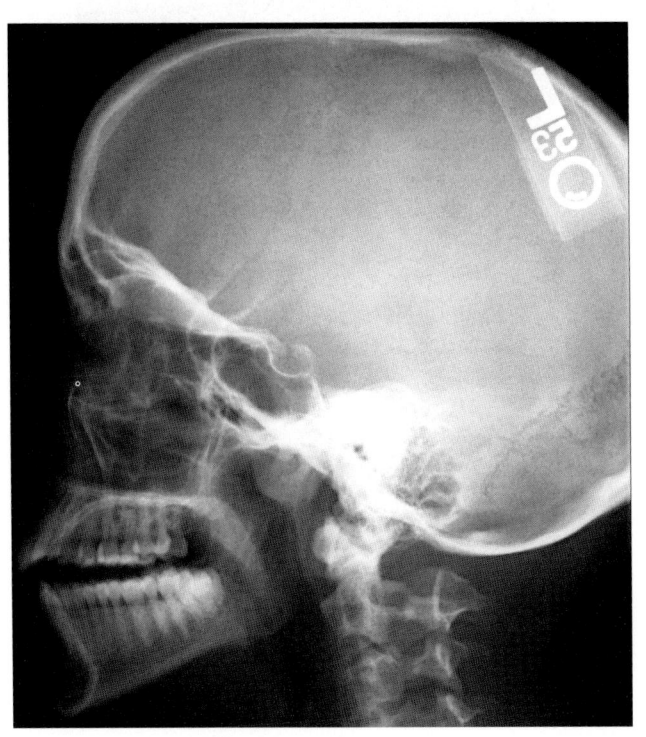

Abb. 18.51 18 Jahre alt (w.)

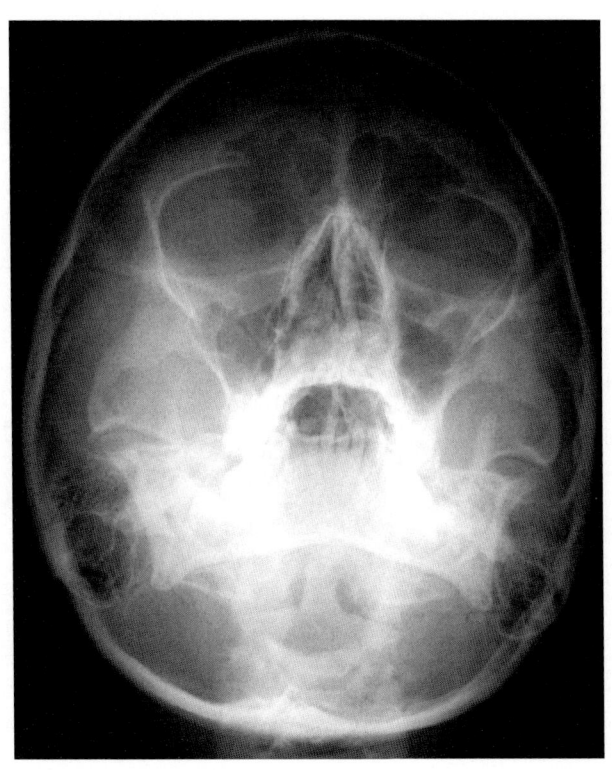

Abb. 18.52 18 Jahre alt (w.)

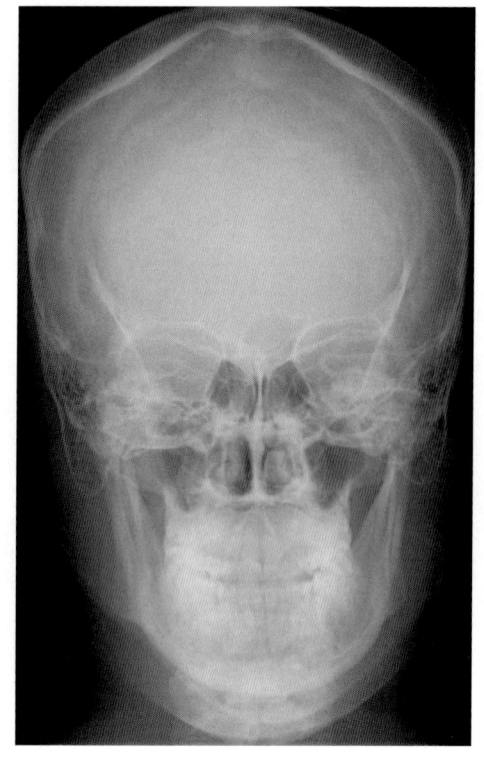

Abb. 18.53 19 Jahre alt (w.)

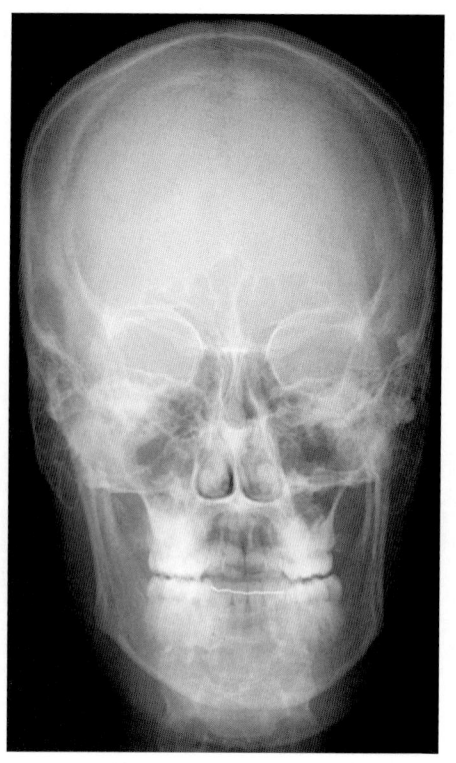

Abb. 18.54 20 Jahre alt (w.)

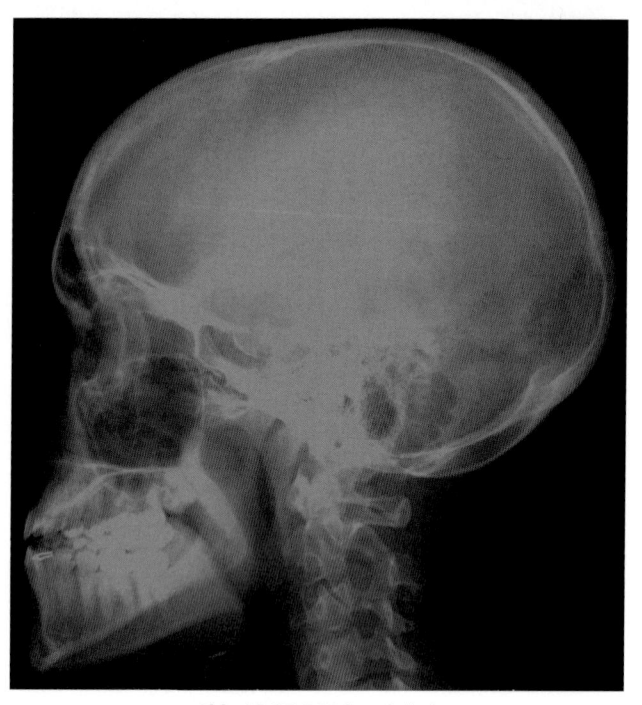

Abb. 18.55 20 Jahre alt (w.)

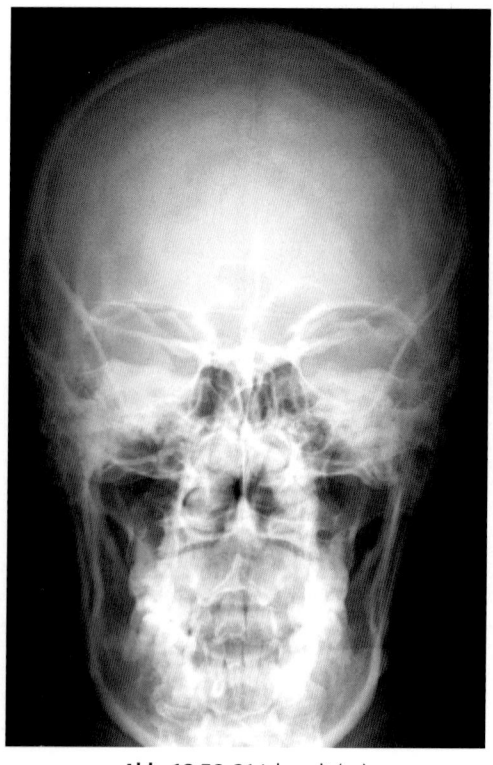

Abb. 18.56 21 Jahre alt (w.)

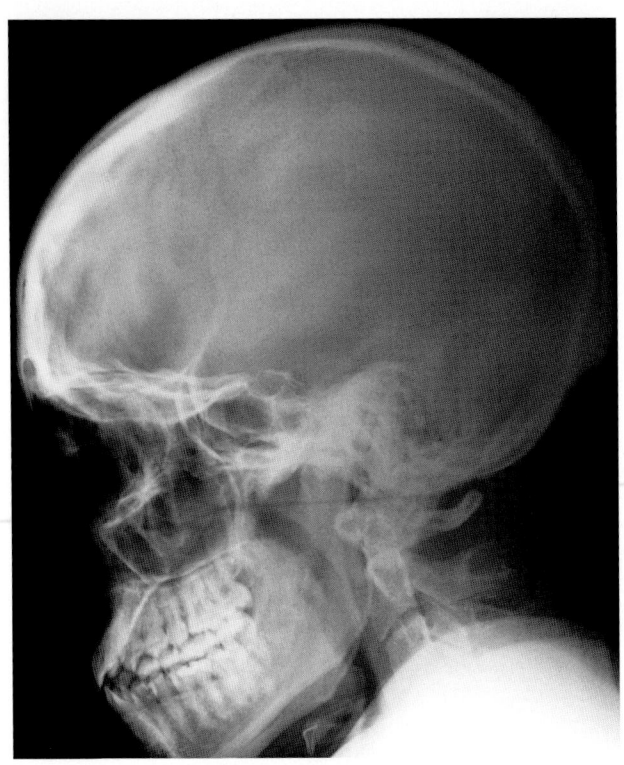

Abb. 18.57 21 Jahre alt (w.)

19 Halswirbelsäule, weiblich

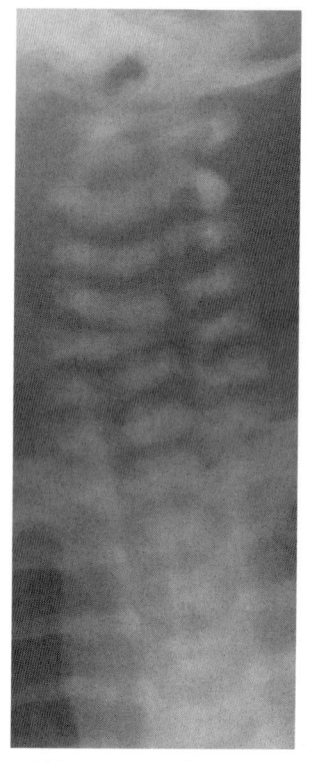

Abb. 19.1 Neugeboren (w.)

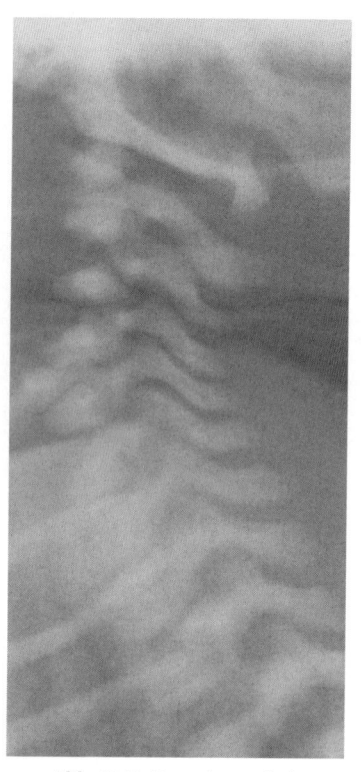

Abb. 19.2 Neugeboren (w.)

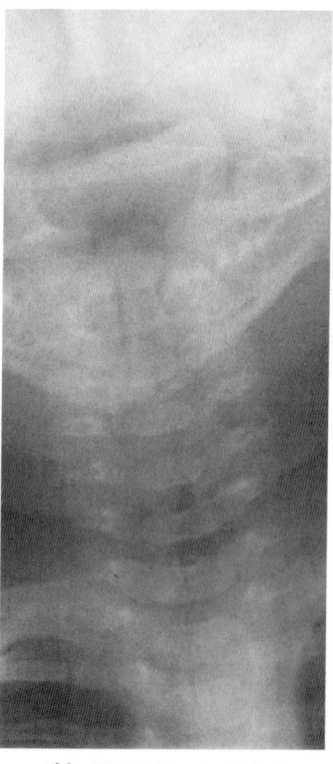

Abb. 19.3 3 Monate alt (w.)

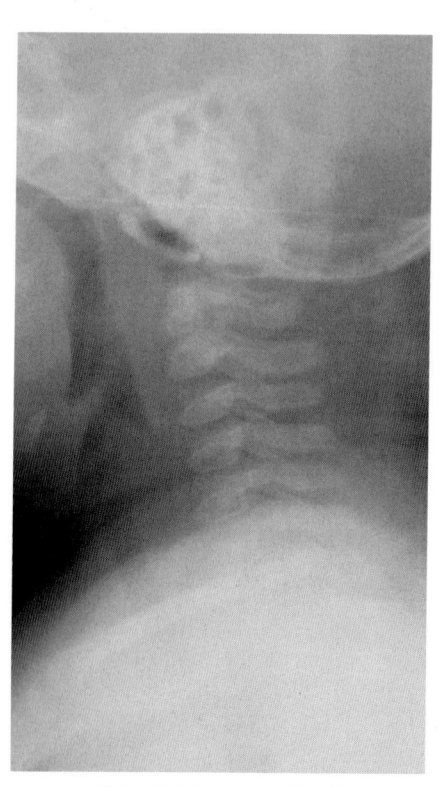

Abb. 19.4 3 Monate alt (w.)

19 Halswirbelsäule, weiblich

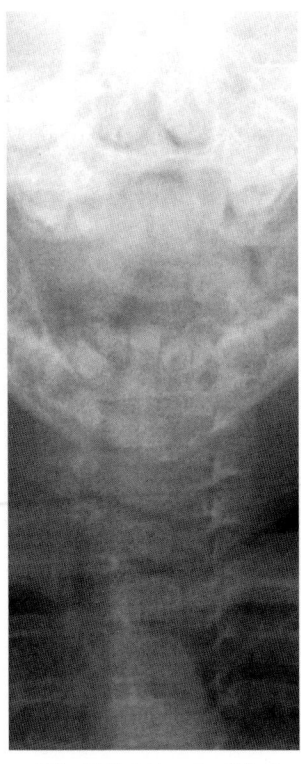

Abb. 19.5 6 Monate alt (w.)

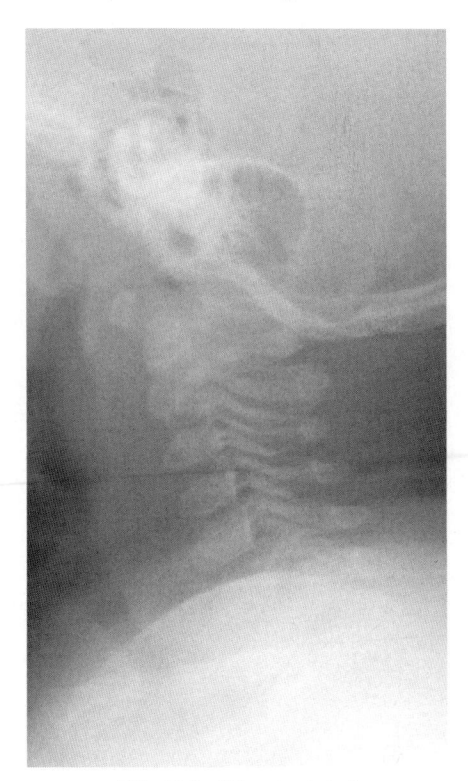

Abb. 19.6 6 Monate alt (w.)

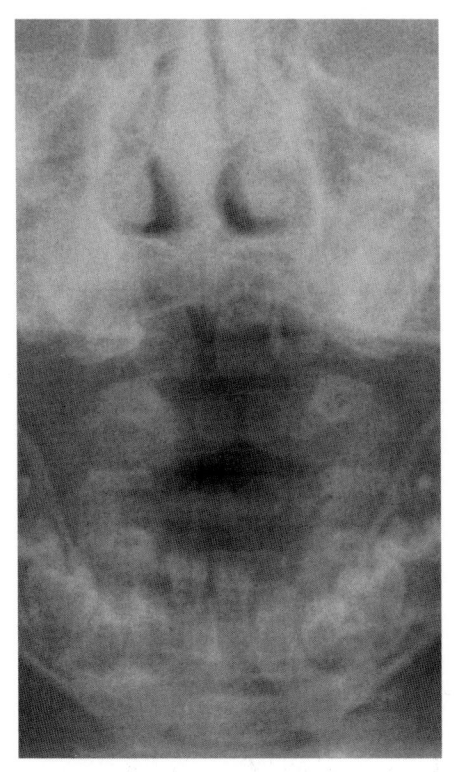

Abb. 19.7 9 Monate alt (w.)

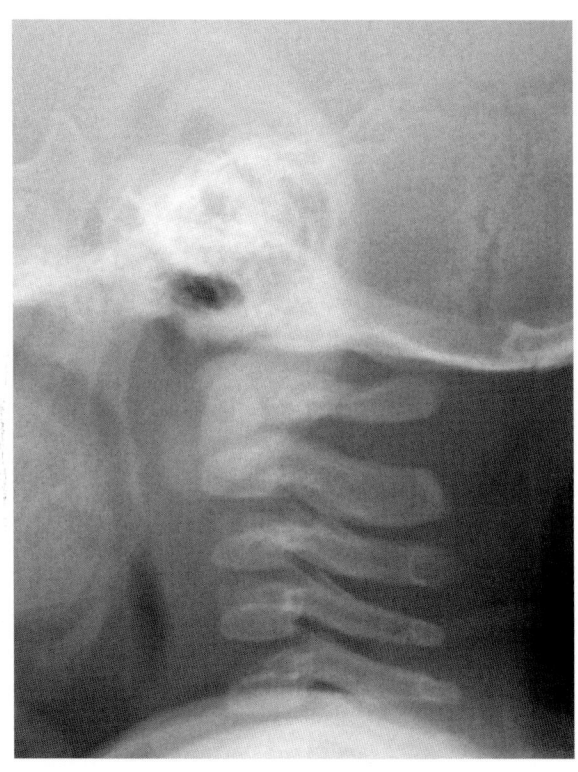

Abb. 19.8 9 Monate alt (w.)

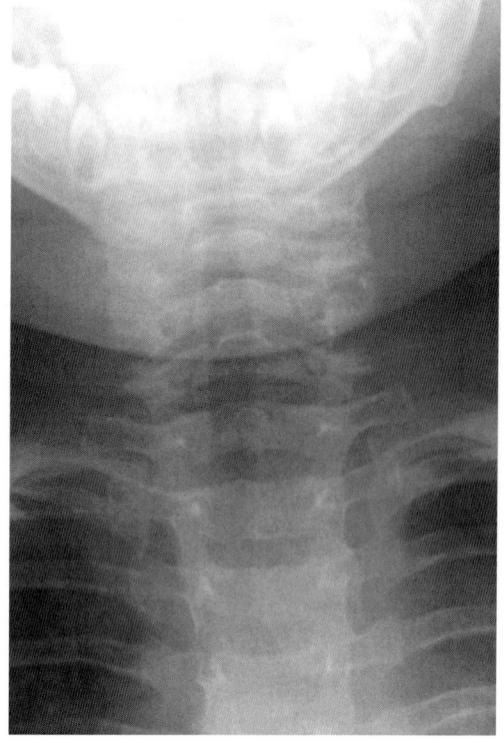

Abb. 19.9 1 Jahr alt (w.)

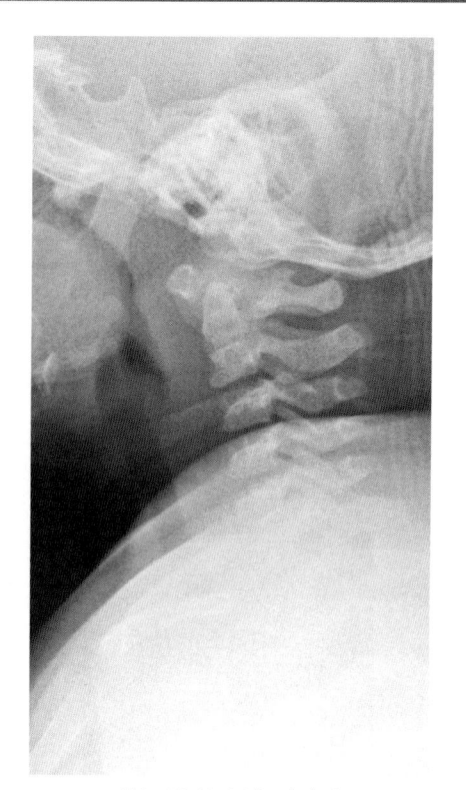

Abb. 19.10 1 Jahr alt (w.)

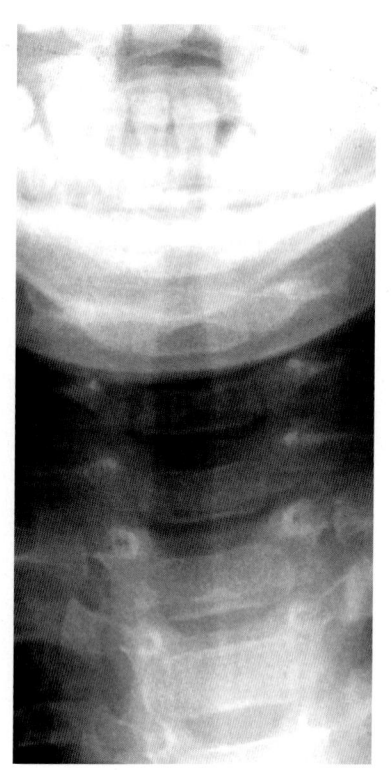

Abb. 19.11 15 Monate alt (w.)

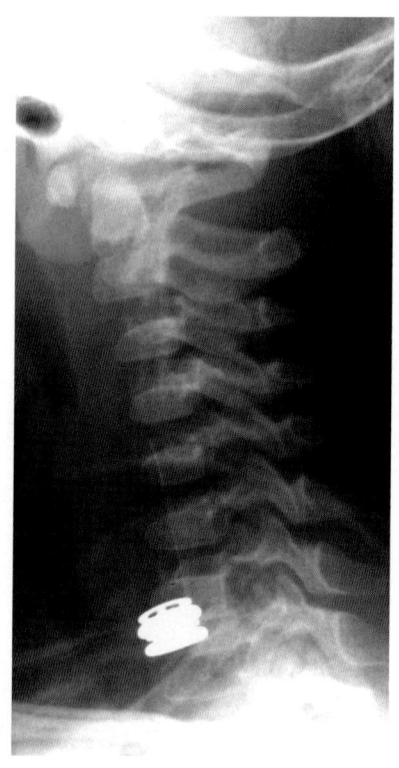

Abb. 19.12 15 Monate alt (w.)

19 Halswirbelsäule, weiblich 331

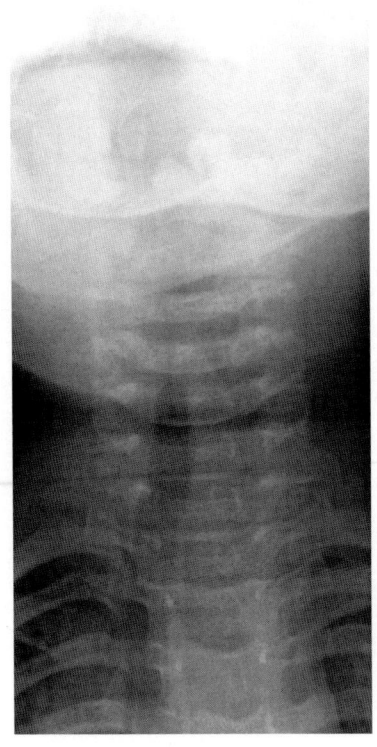

Abb. 19.13 18 Monate alt (w.)

Abb. 19.14 18 Monate alt (w.)

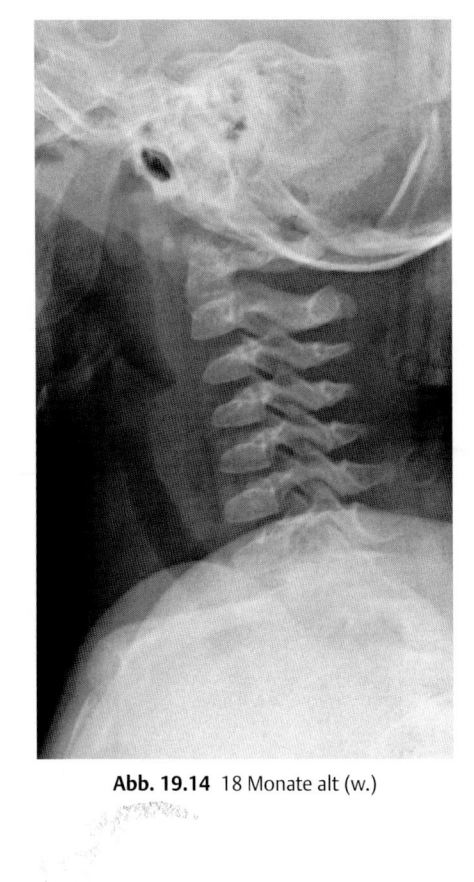

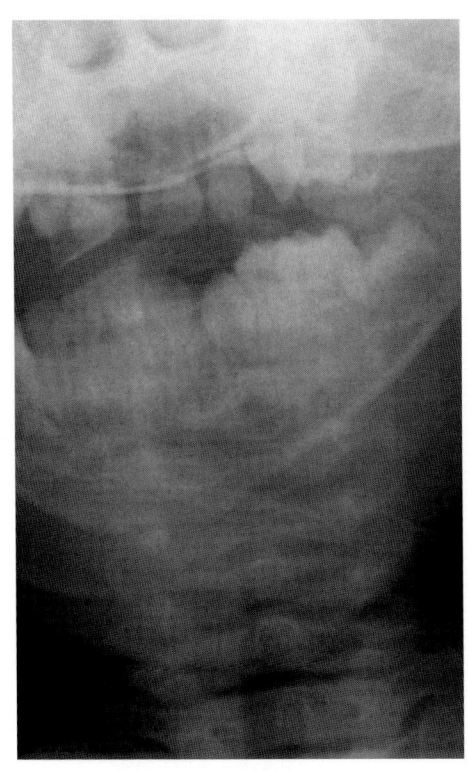

Abb. 19.15 21 Monate alt (w.)

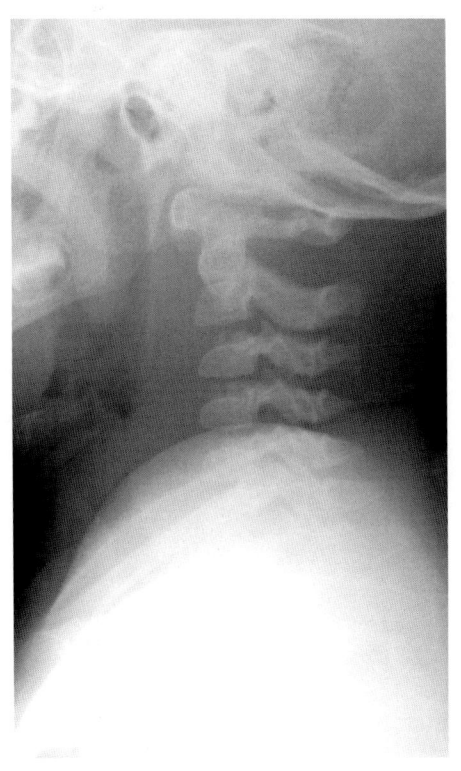

Abb. 19.16 21 Monate alt (w.)

332 19 Halswirbelsäule, weiblich

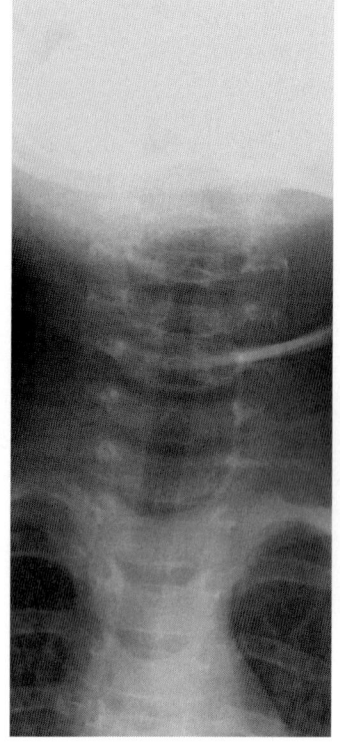

Abb. 19.17 2 Jahre alt (w.)

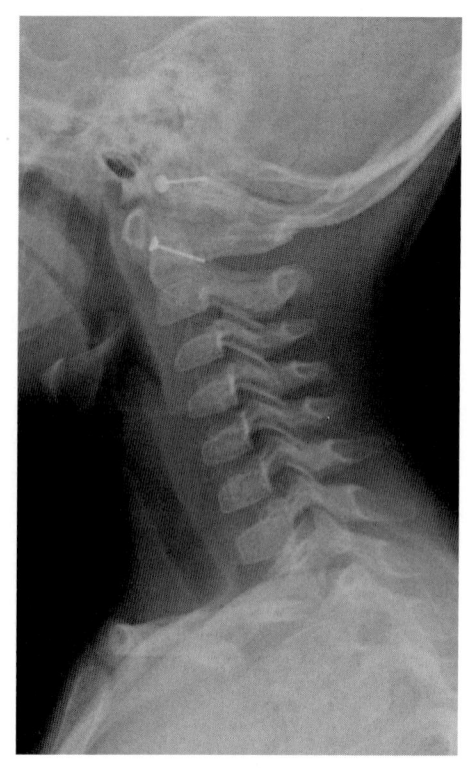

Abb. 19.18 2 Jahre alt (w.)

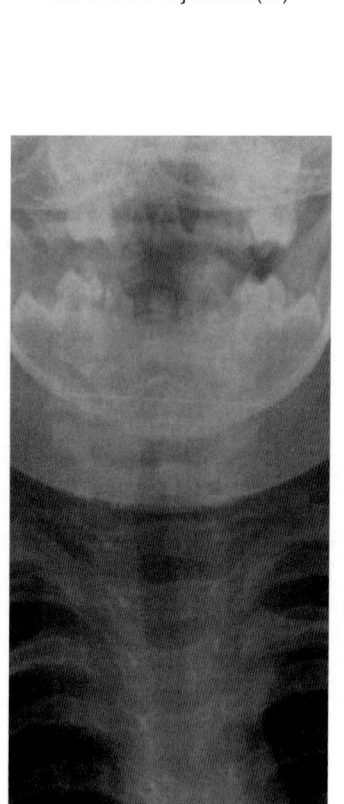

Abb. 19.19 3 Jahre alt (w.)

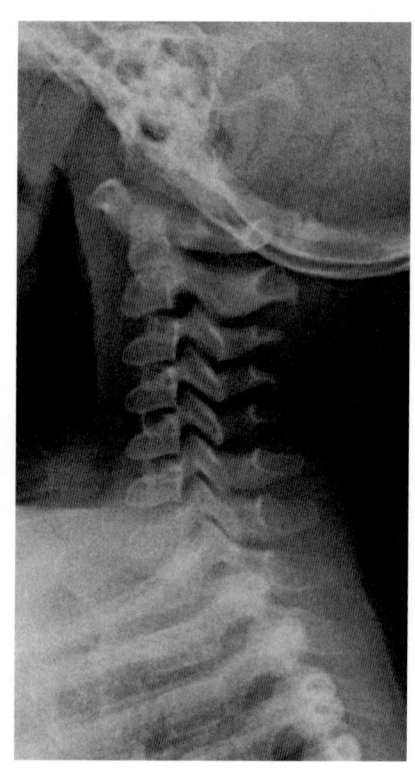

Abb. 19.20 3 Jahre alt (w.)

19 Halswirbelsäule, weiblich

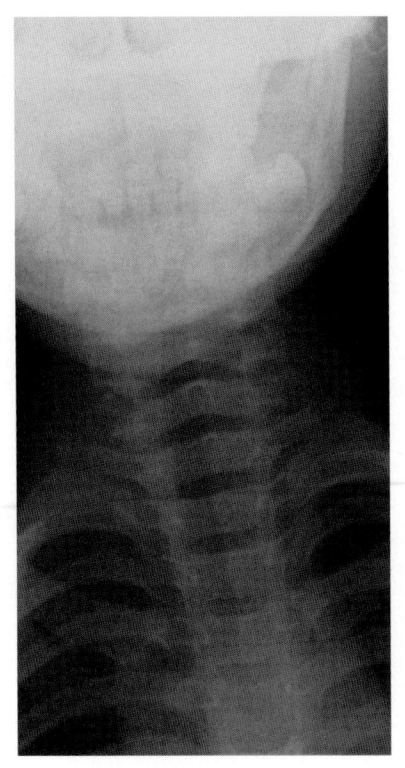

Abb. 19.21 4 Jahre alt (w.)

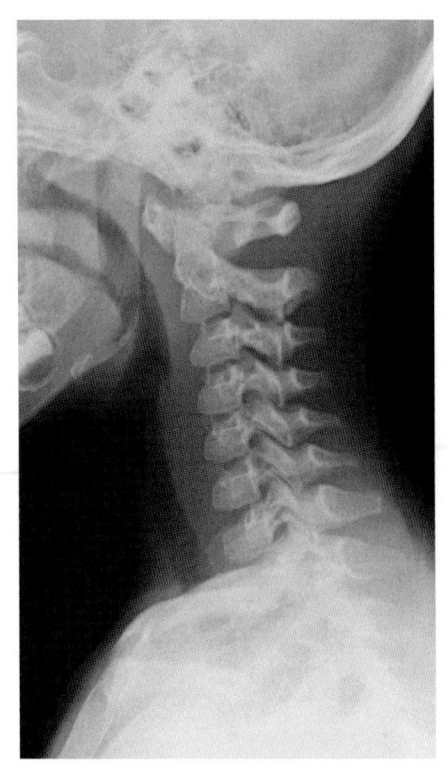

Abb. 19.22 4 Jahre alt (w.)

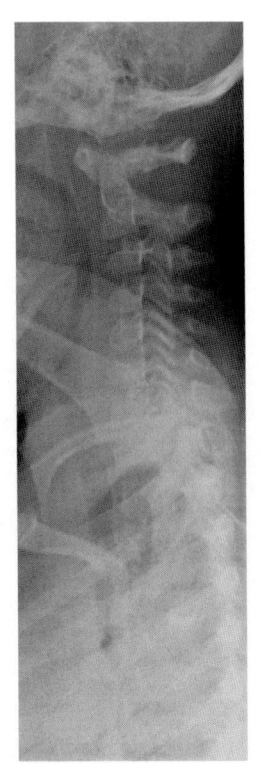

Abb. 19.23 4 Jahre alt (w.)

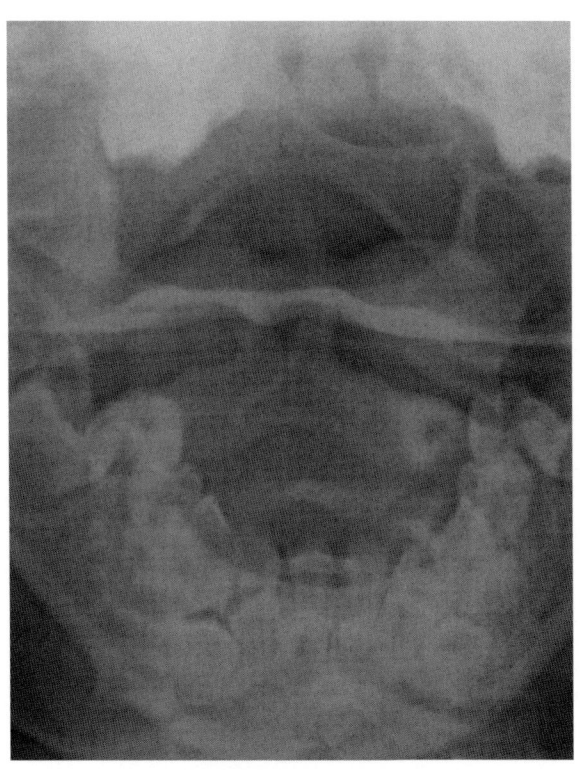

Abb. 19.24 4 Jahre alt (w.)

334 19 Halswirbelsäule, weiblich

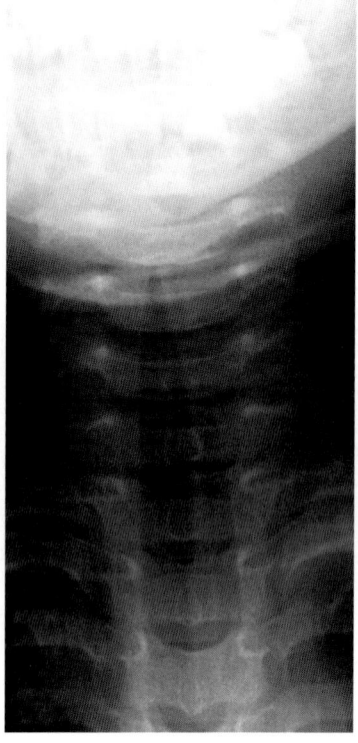

Abb. 19.25 5 Jahre alt (w.)

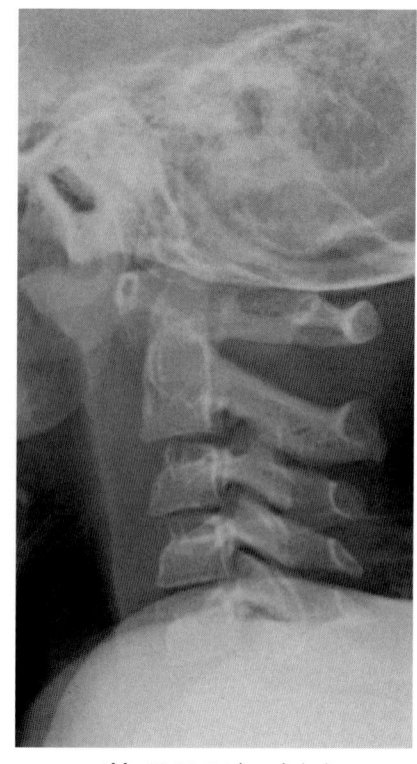

Abb. 19.26 5 Jahre alt (w.)

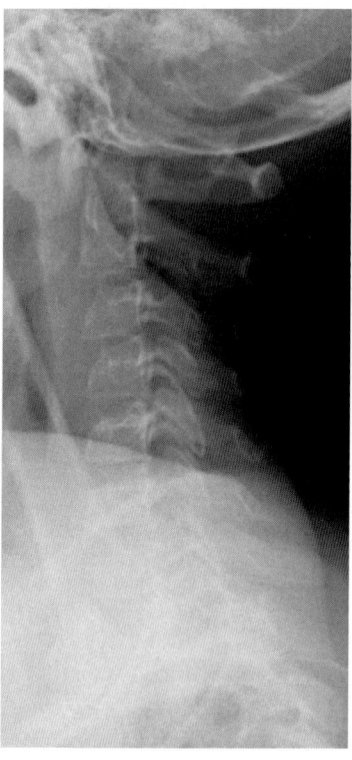

Abb. 19.27 5 Jahre alt (w.)

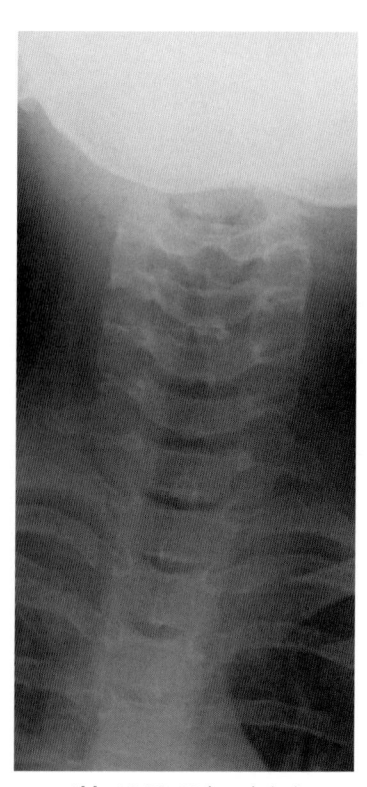

Abb. 19.28 6 Jahre alt (w.)

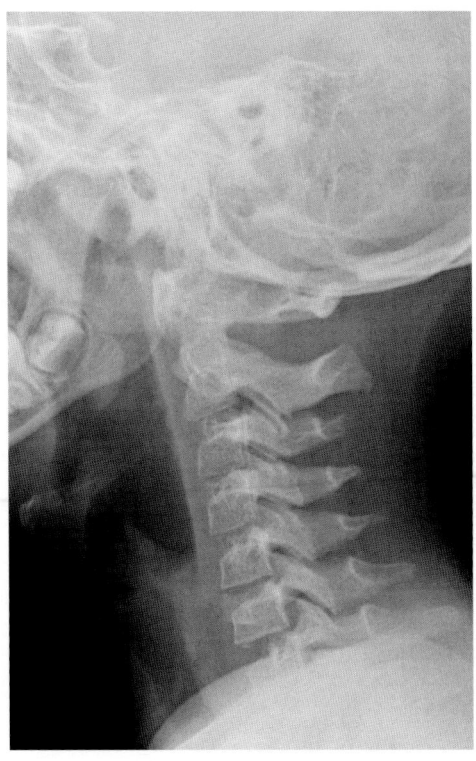

Abb. 19.29 6 Jahre alt (w.)

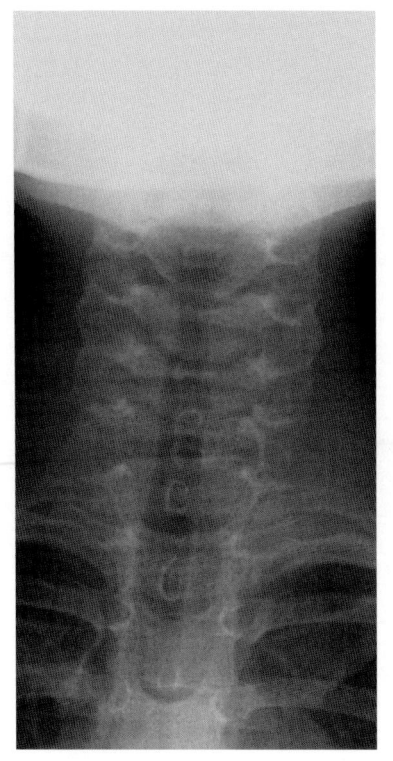

Abb. 19.30 7 Jahre alt (w.)

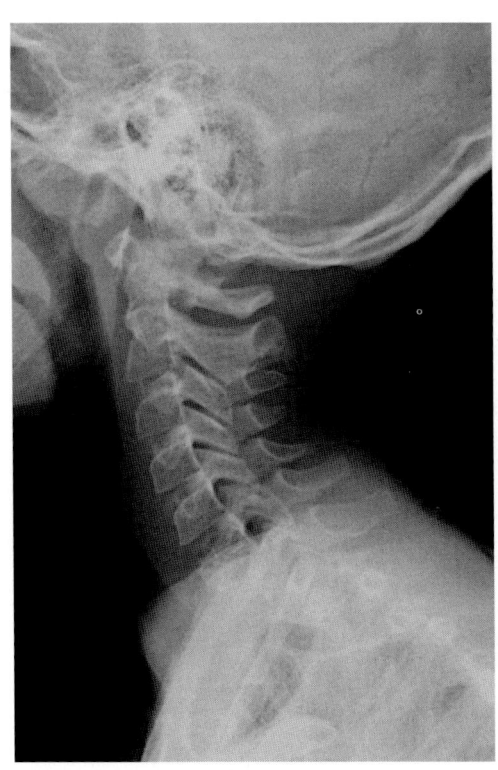

Abb. 19.31 7 Jahre alt (w.)

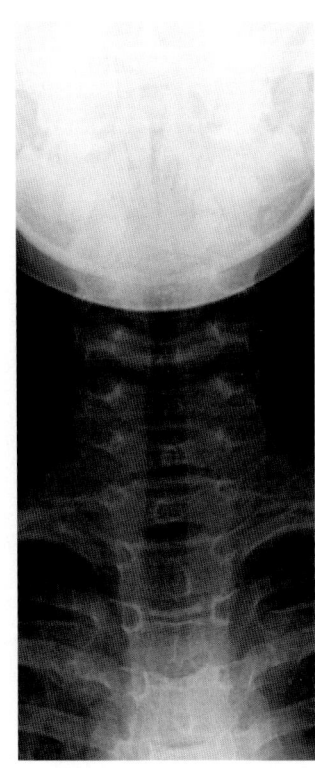

Abb. 19.32 8 Jahre alt (w.)

336 19 Halswirbelsäule, weiblich

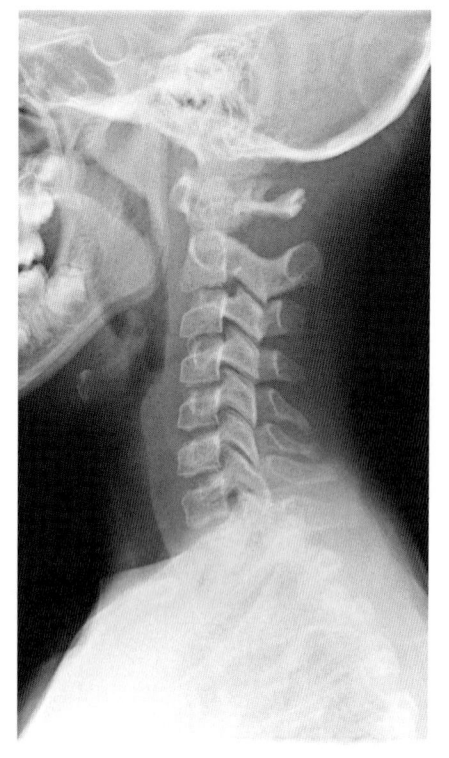

Abb. 19.33 8 Jahre alt (w.)

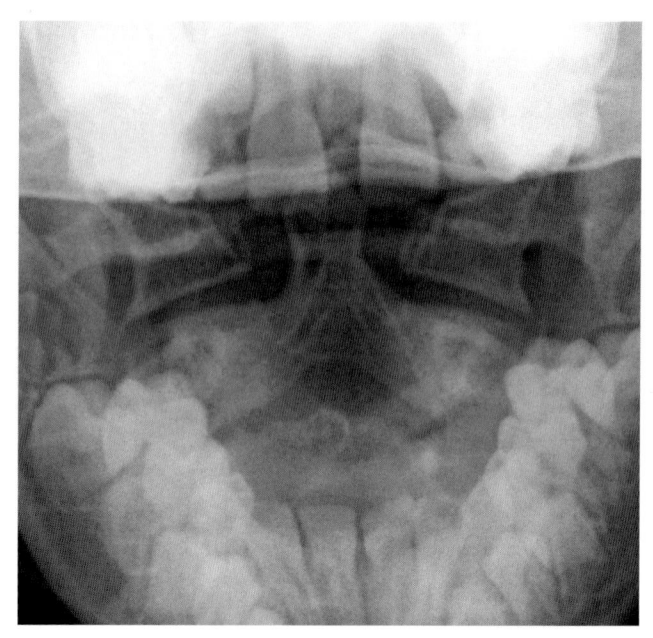

Abb. 19.34 8 Jahre alt (w.)

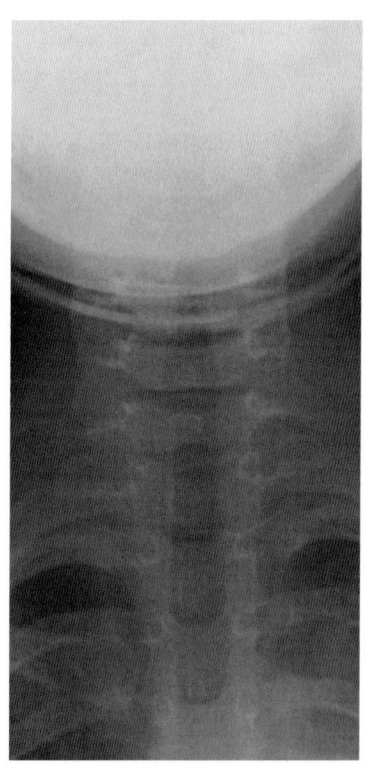

Abb. 19.35 9 Jahre alt (w.)

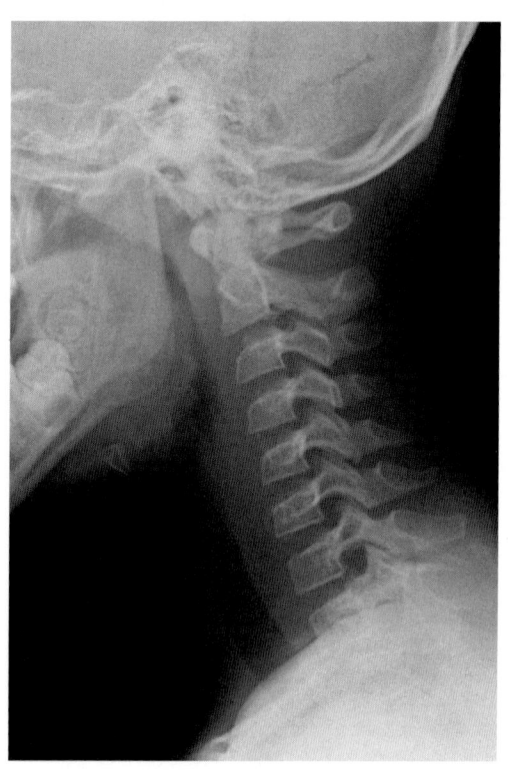

Abb. 19.36 9 Jahre alt (w.)

19 Halswirbelsäule, weiblich

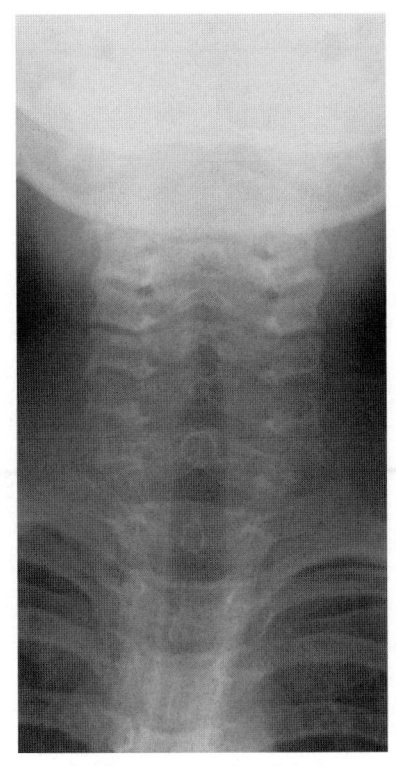

Abb. 19.37 10 Jahre alt (w.)

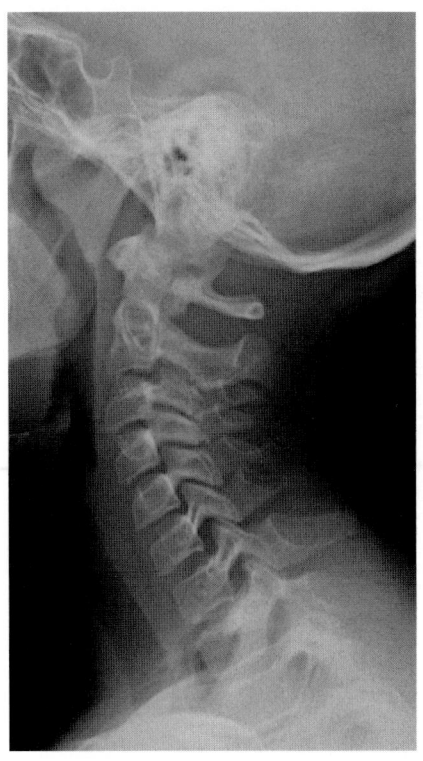

Abb. 19.38 10 Jahre alt (w.)

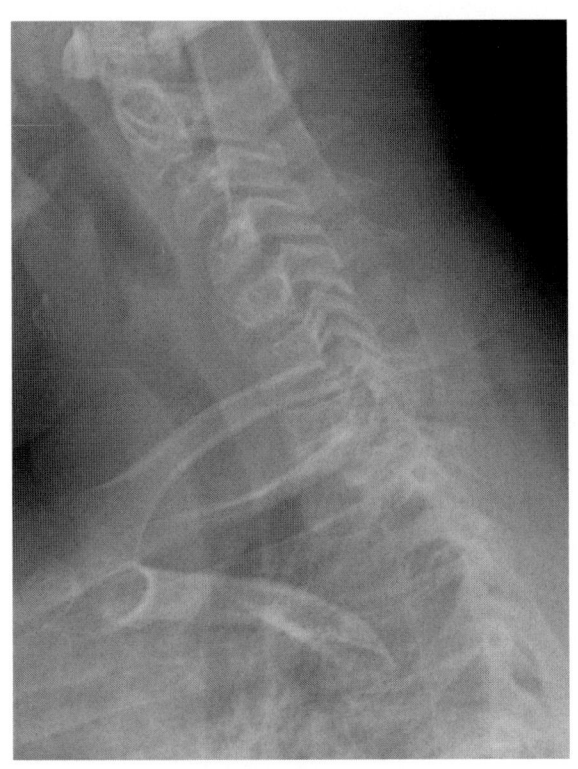

Abb. 19.39 10 Jahre alt (w.)

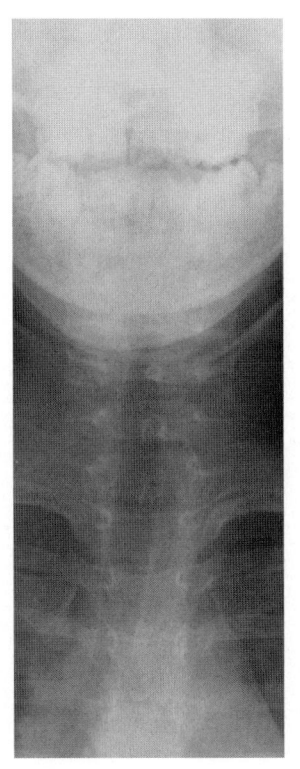

Abb. 19.40 11 Jahre alt (w.)

19 Halswirbelsäule, weiblich

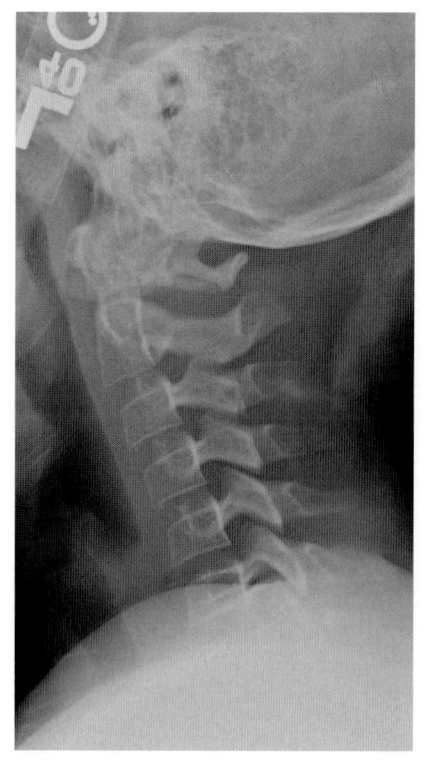

Abb. 19.41 11 Jahre alt (w.)

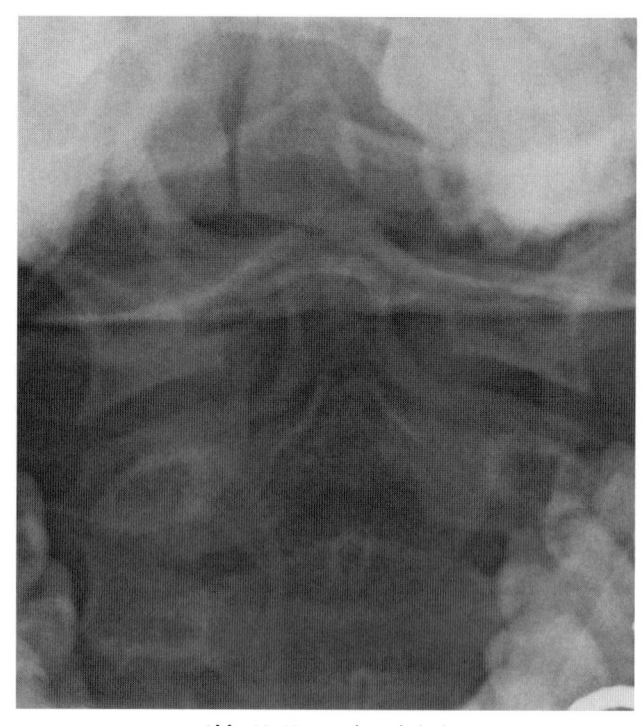

Abb. 19.42 11 Jahre alt (w.)

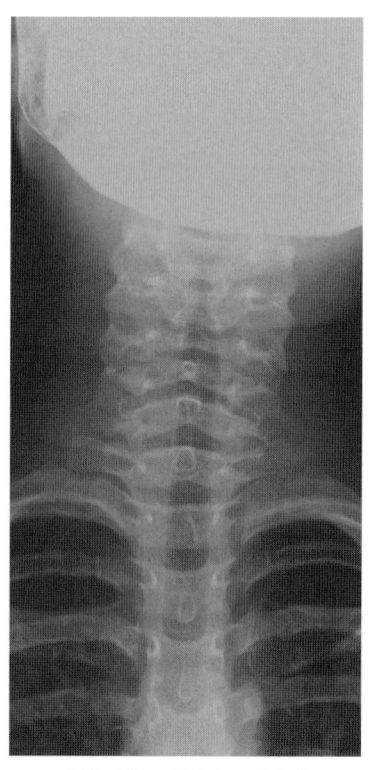

Abb. 19.43 12 Jahre alt (w.)

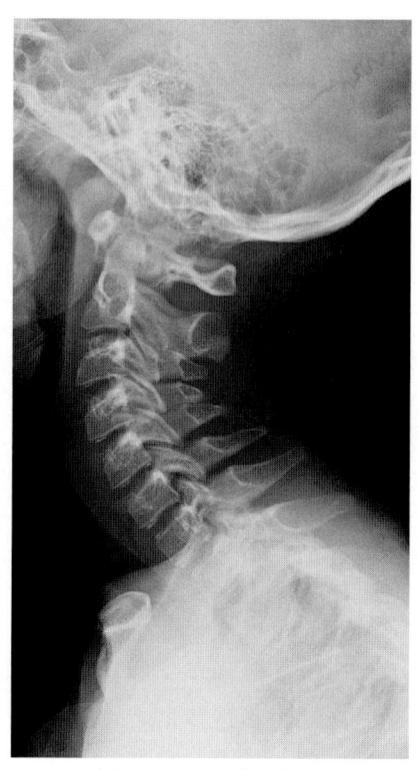

Abb. 19.44 12 Jahre alt (w.)

19 Halswirbelsäule, weiblich

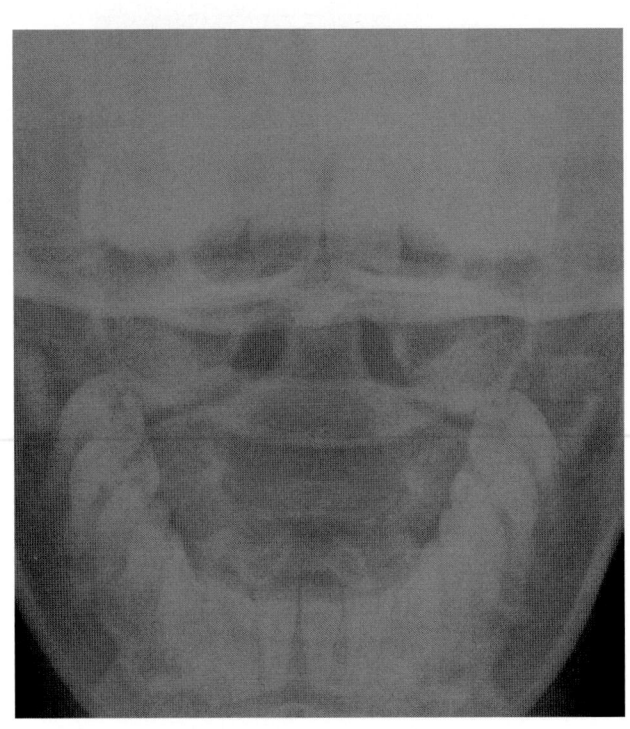

Abb. 19.45 12 Jahre alt (w.)

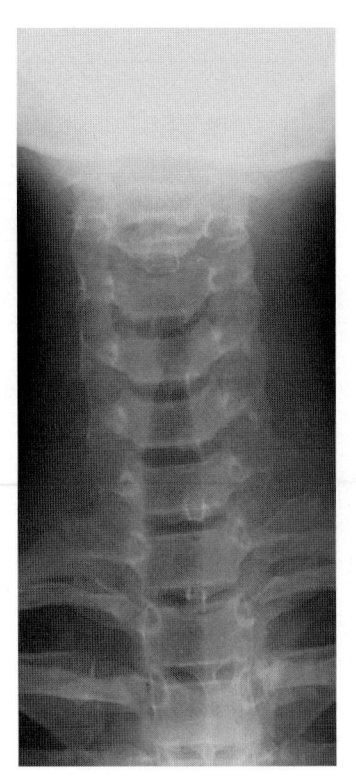

Abb. 19.46 13 Jahre alt (w.)

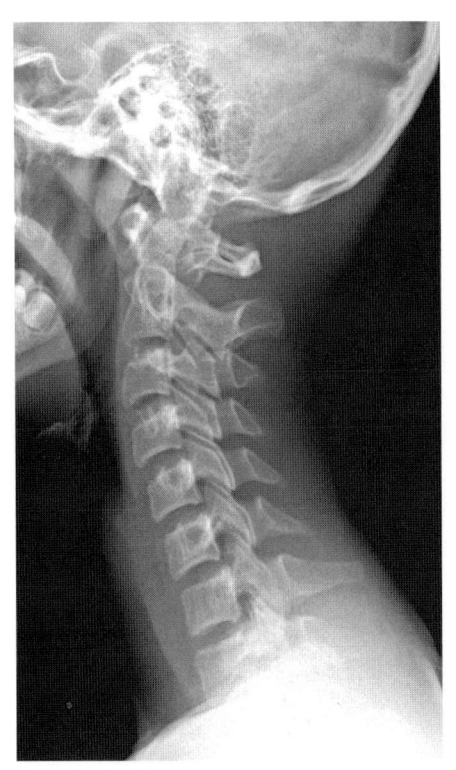

Abb. 19.47 13 Jahre alt (w.)

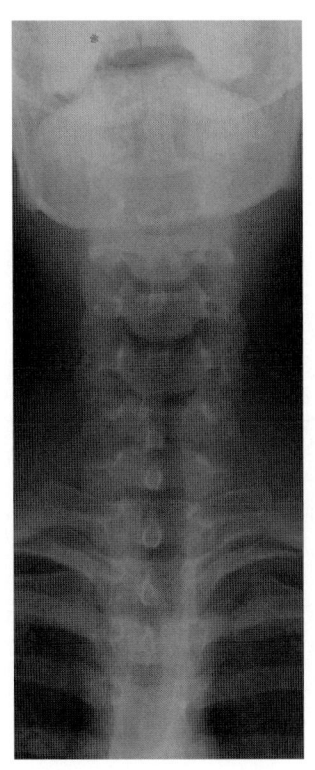

Abb. 19.48 14 Jahre alt (w.)

19 Halswirbelsäule, weiblich

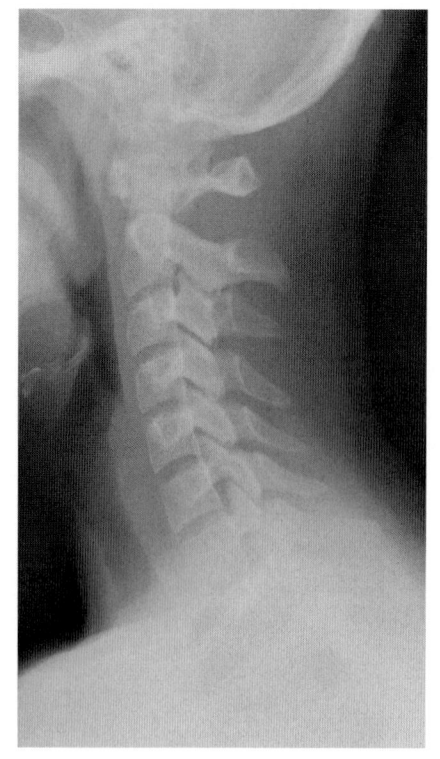

Abb. 19.49 14 Jahre alt (w.)

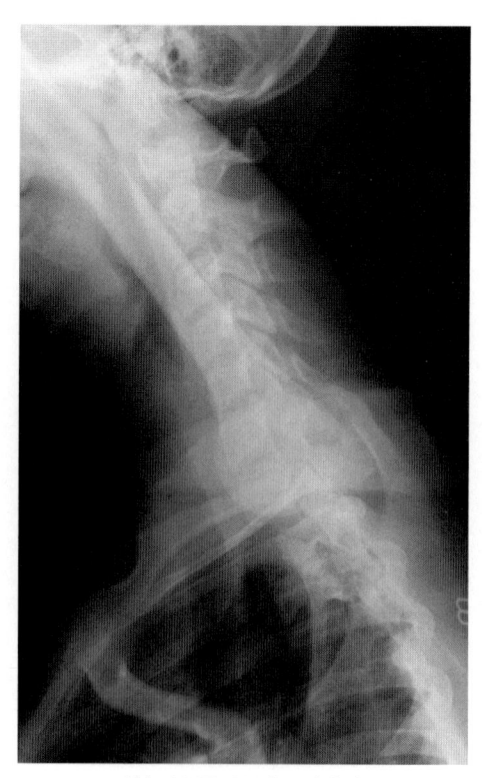

Abb. 19.50 14 Jahre alt (w.)

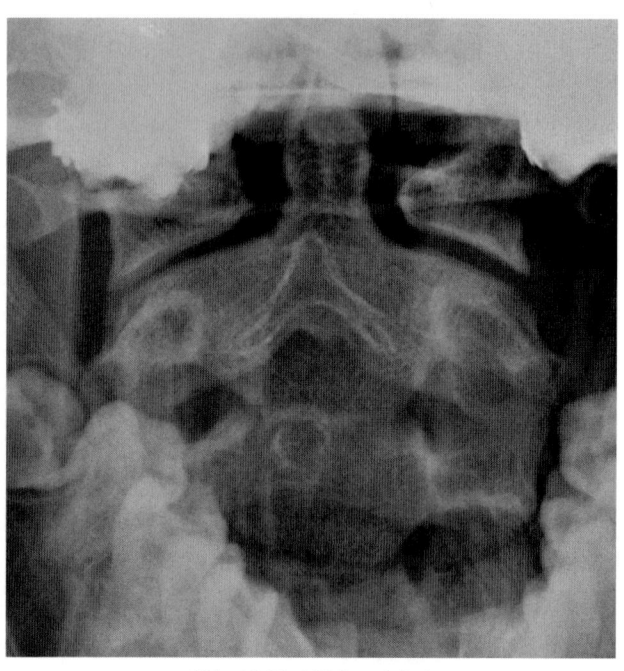

Abb. 19.51 14 Jahre alt (w.)

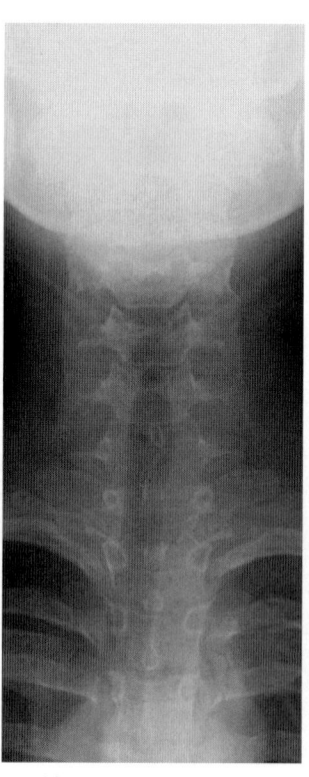

Abb. 19.52 15 Jahre alt (w.)

19 Halswirbelsäule, weiblich

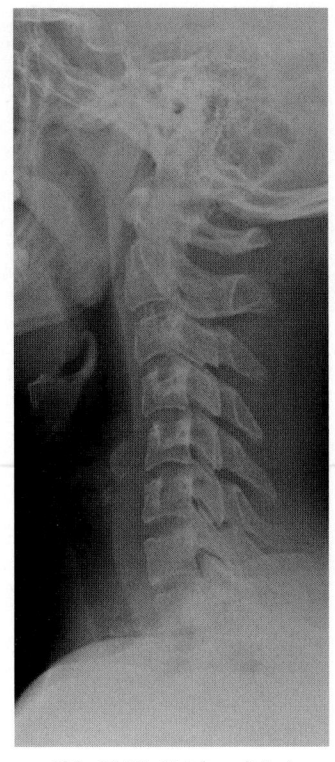

Abb. 19.53 15 Jahre alt (w.)

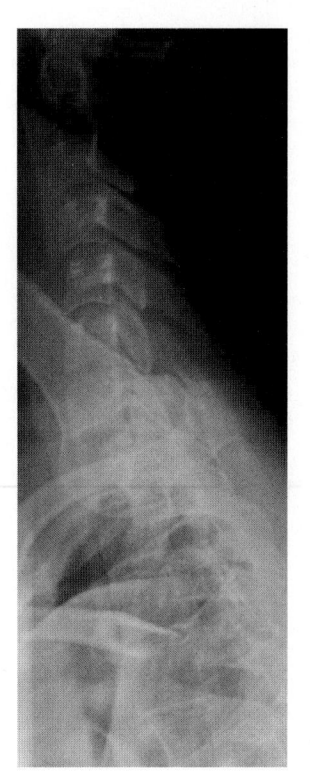

Abb. 19.54 15 Jahre alt (w.)

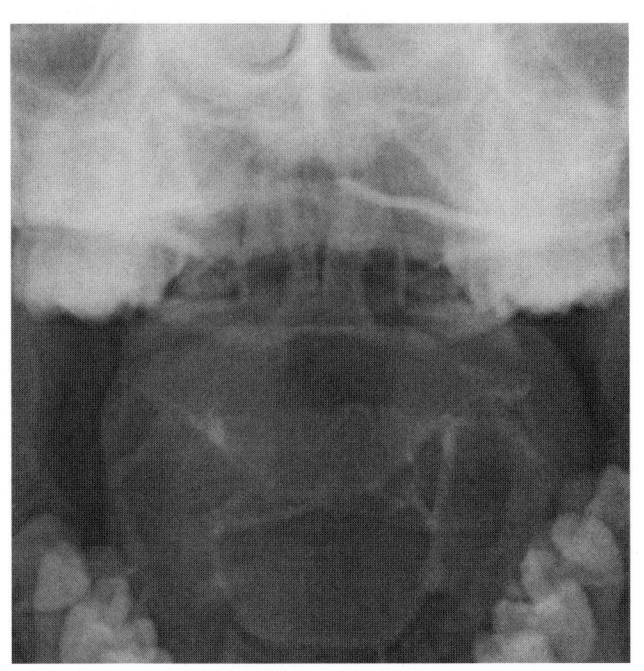

Abb. 19.55 15 Jahre alt (w.)

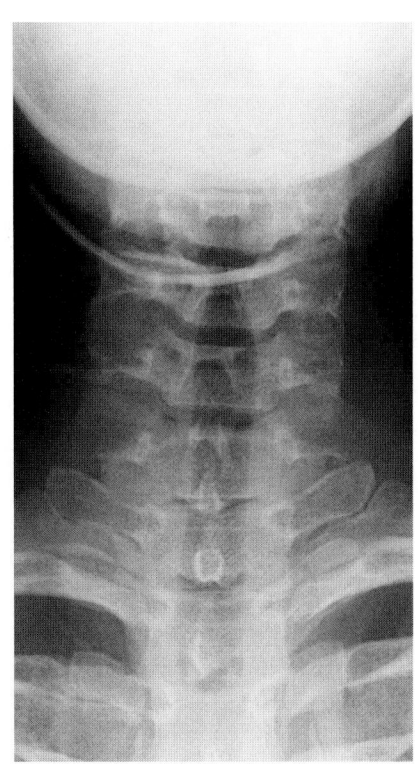

Abb. 19.56 16 Jahre alt (w.)

19 Halswirbelsäule, weiblich

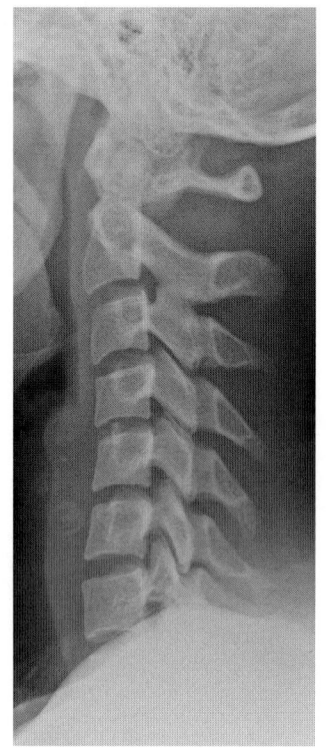

Abb. 19.57 16 Jahre alt (w.)

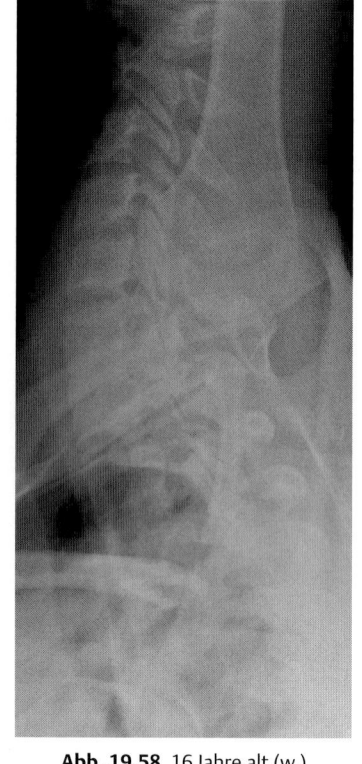

Abb. 19.58 16 Jahre alt (w.)

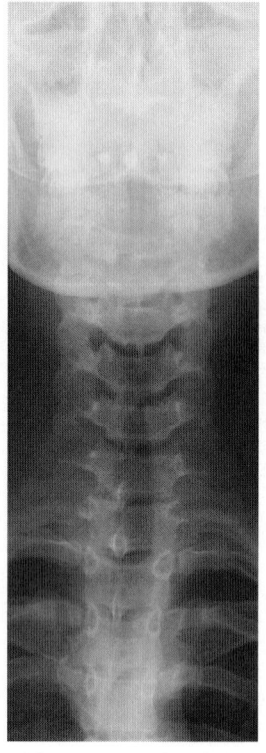

Abb. 19.59 17 Jahre alt (w.)

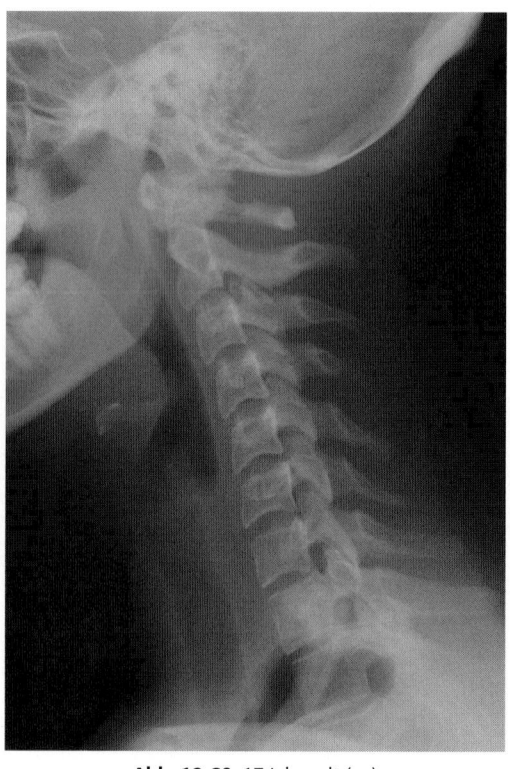

Abb. 19.60 17 Jahre alt (w.)

19 Halswirbelsäule, weiblich

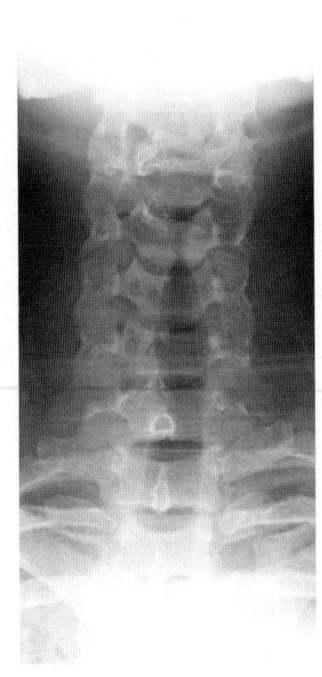

Abb. 19.61 18 Jahre alt (w.)

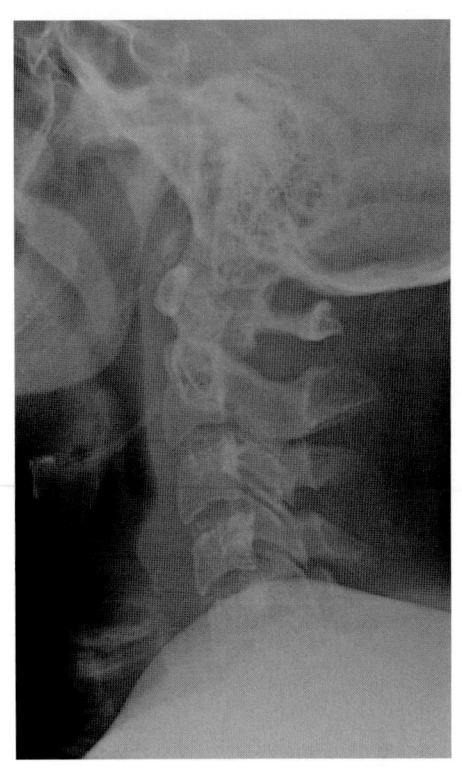

Abb. 19.62 18 Jahre alt (w.)

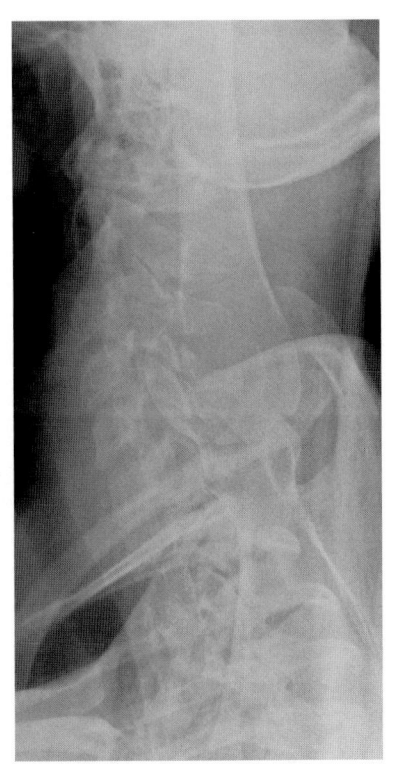

Abb. 19.63 18 Jahre alt (w.)

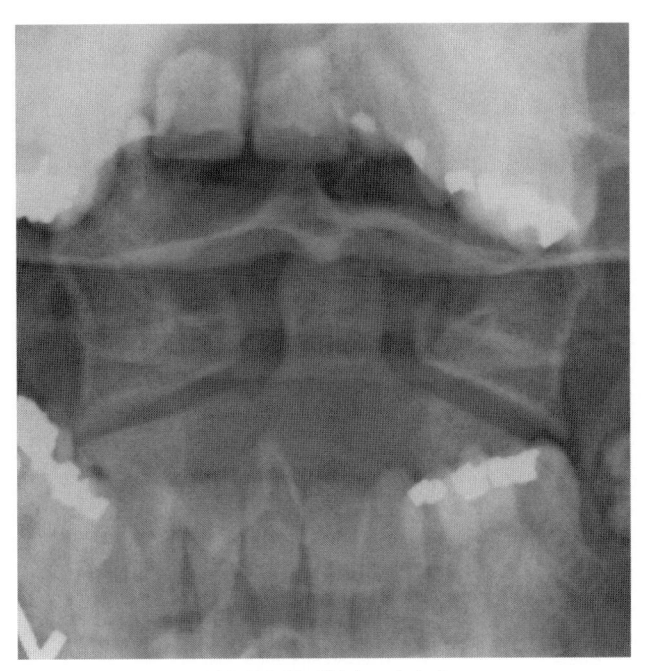

Abb. 19.64 18 Jahre alt (w.)

19 Halswirbelsäule, weiblich

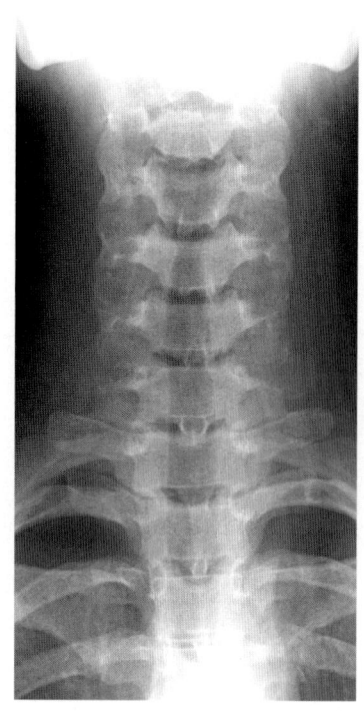

Abb. 19.65 19 Jahre alt (w.)

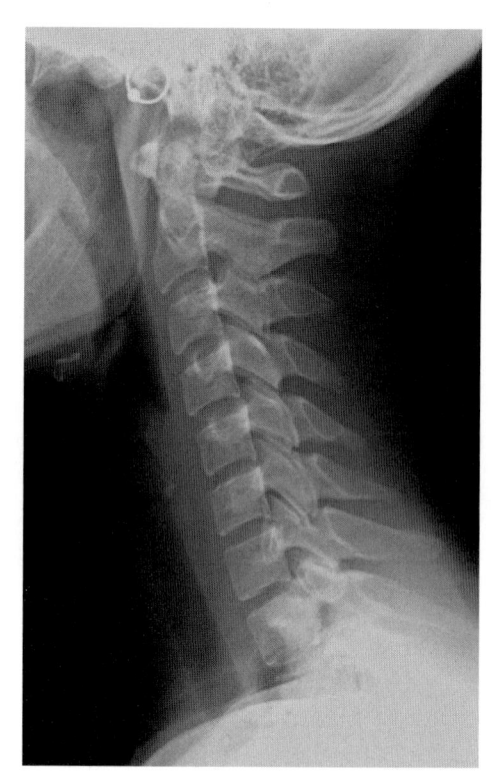

Abb. 19.66 19 Jahre alt (w.)

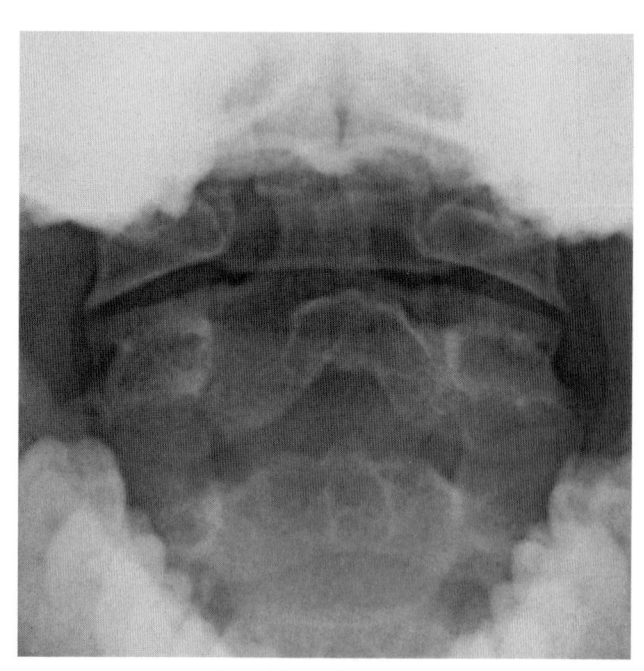

Abb. 19.67 19 Jahre alt (w.)

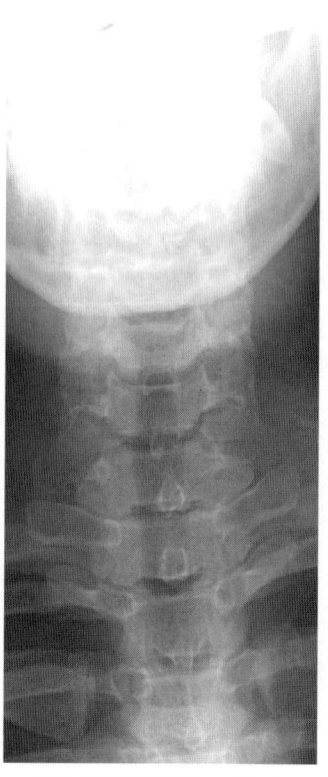

Abb. 19.68 20 Jahre alt (w.)

19 Halswirbelsäule, weiblich

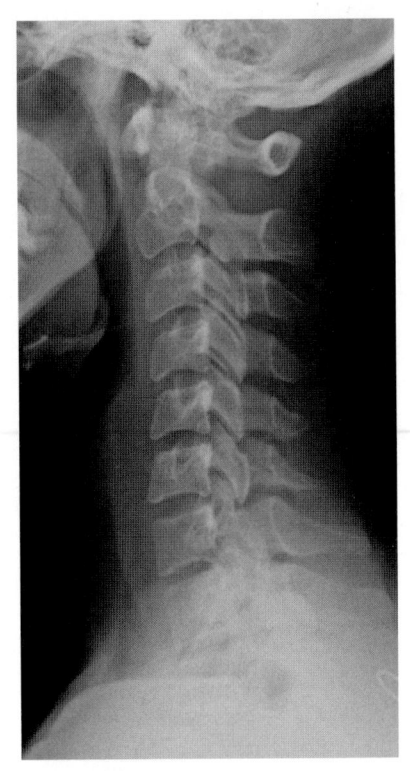

Abb. 19.69 20 Jahre alt (w.)

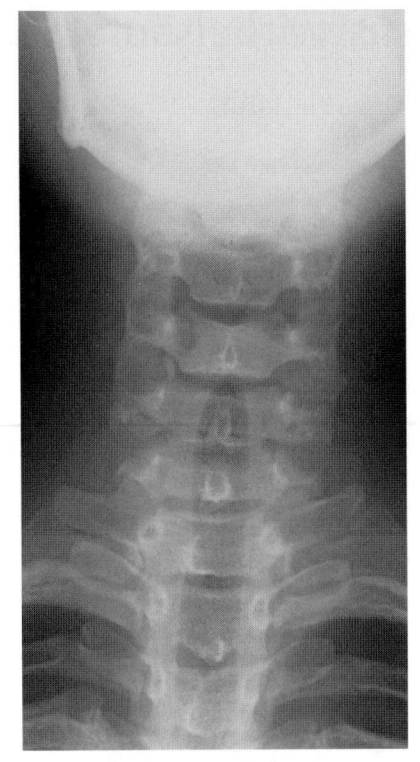

Abb. 19.70 21 Jahre alt (w.)

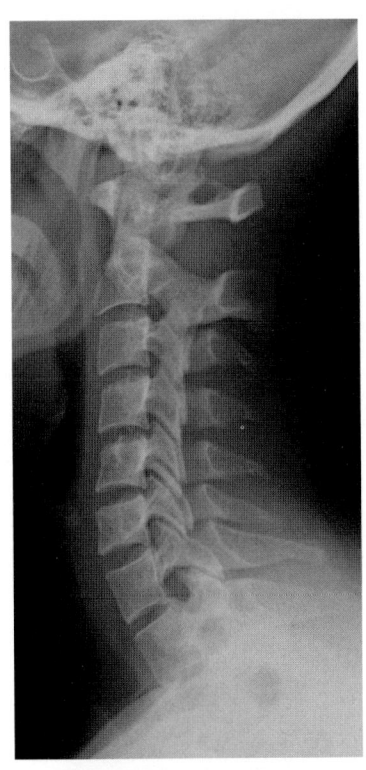

Abb. 19.71 21 Jahre alt (w.)

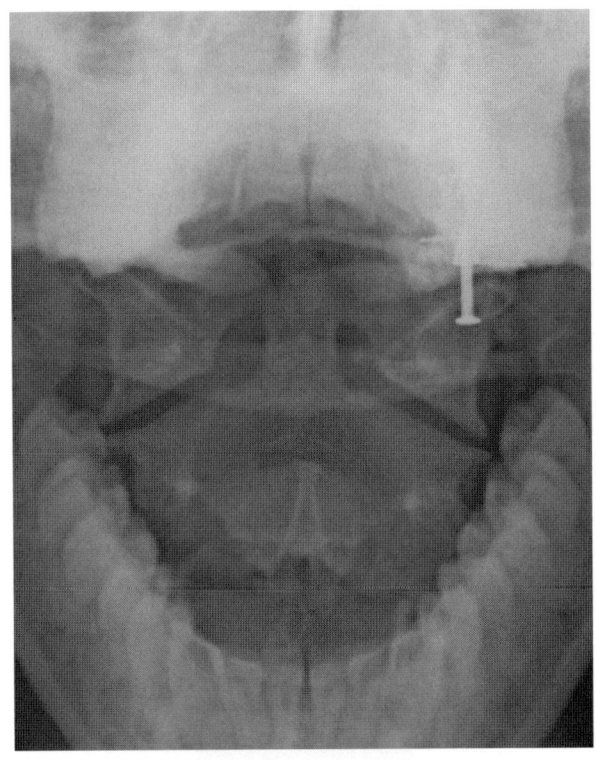

Abb. 19.72 21 Jahre alt (w.)

20 Brustwirbelsäule, weiblich

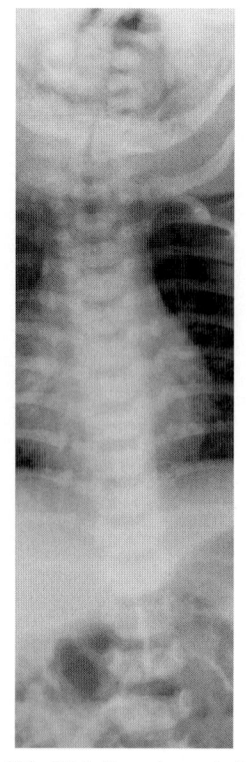

Abb. 20.1 Neugeboren (w.)

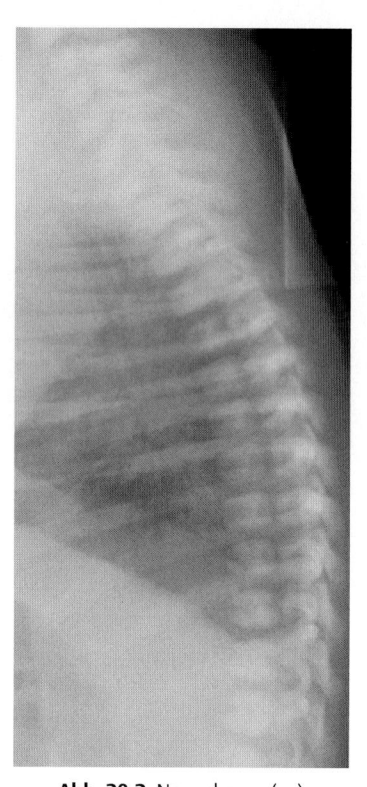

Abb. 20.2 Neugeboren (w.)

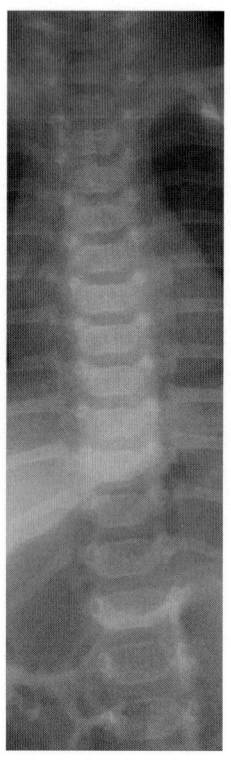

Abb. 20.3 3 Monate alt (w.)

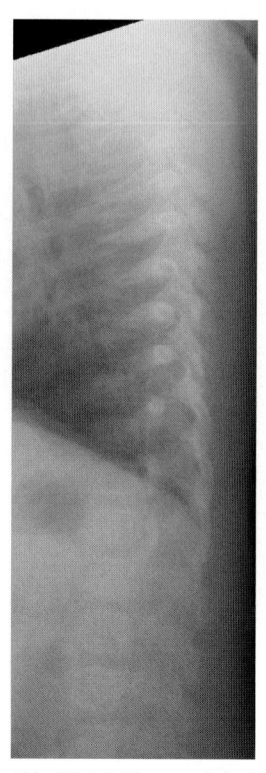

Abb. 20.4 3 Monate alt (w.)

20 Brustwirbelsäule, weiblich

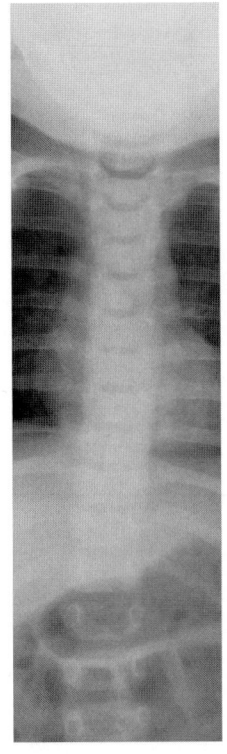

Abb. 20.5 6 Monate alt (w.)

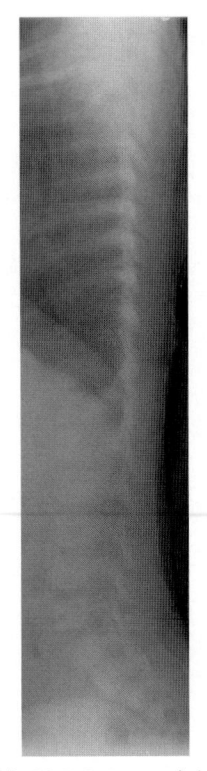

Abb. 20.6 6 Monate alt (w.)

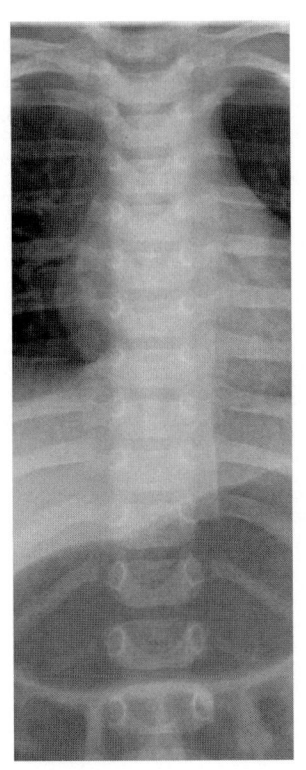

Abb. 20.7 9 Monate alt (w.)

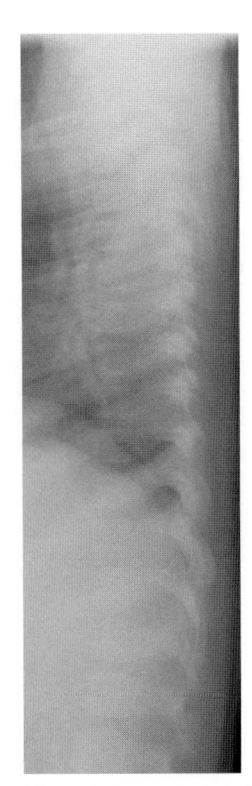

Abb. 20.8 9 Monate alt (w.)

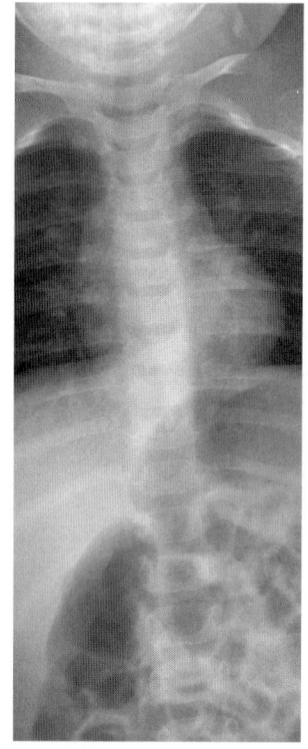

Abb. 20.9 1 Jahr alt (w.)

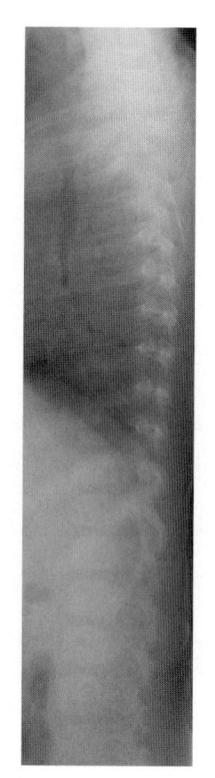

Abb. 20.10 1 Jahr alt (w.)

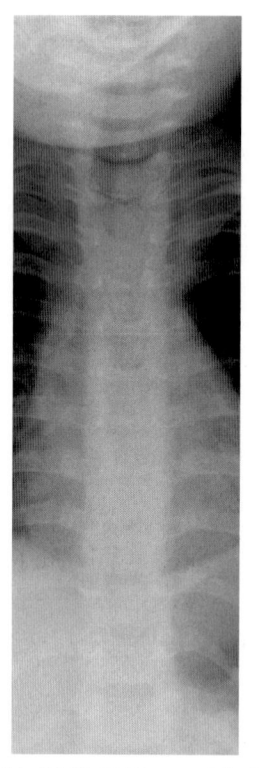

Abb. 20.11 15 Monate alt (w.)

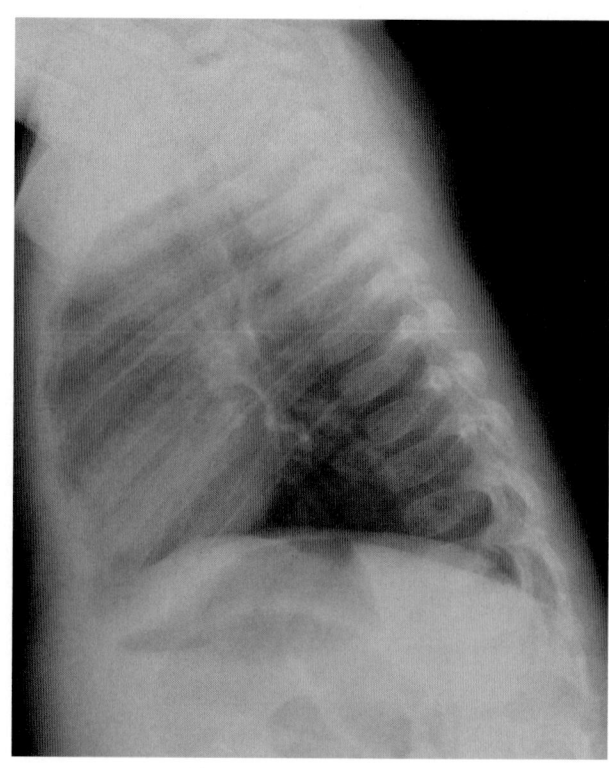

Abb. 20.12 15 Monate alt (w.)

20 Brustwirbelsäule, weiblich

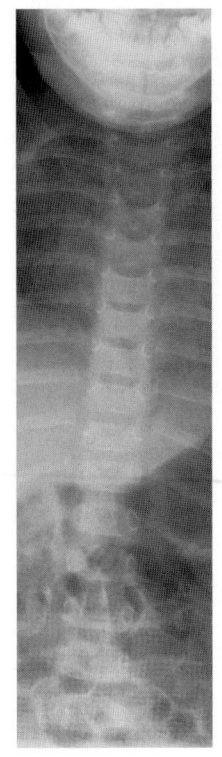

Abb. 20.13 18 Monate alt (w.)

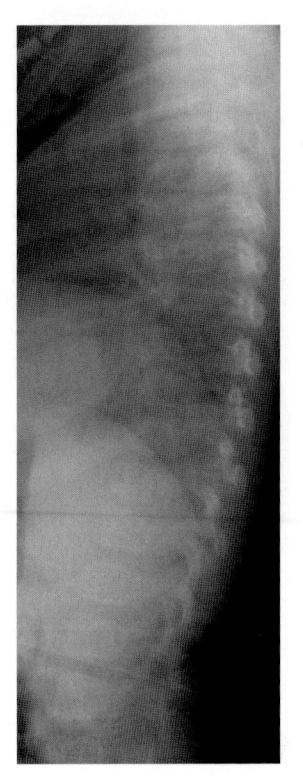

Abb. 20.14 18 Monate alt (w.)

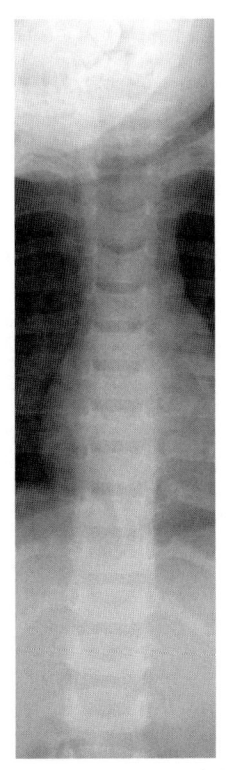

Abb. 20.15 21 Monate alt (w.)

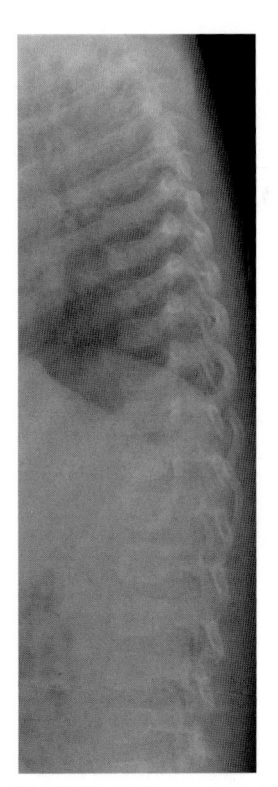

Abb. 20.16 21 Monate alt (w.)

20 Brustwirbelsäule, weiblich

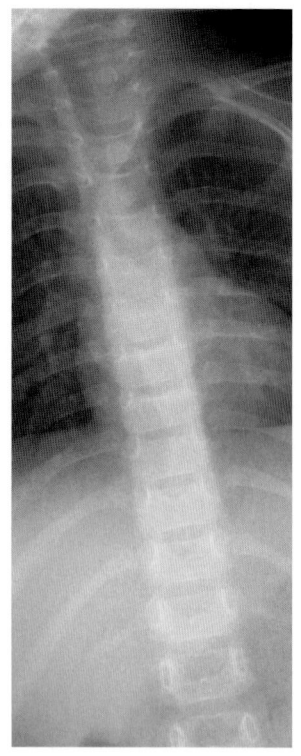

Abb. 20.17 2 Jahre alt (w.)

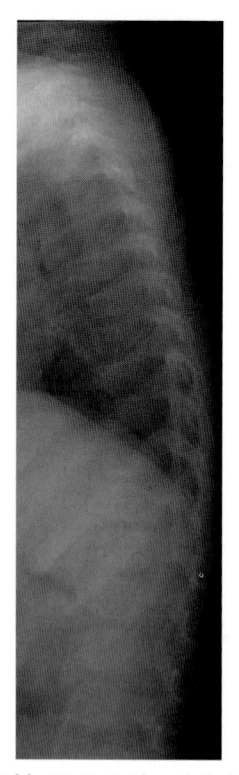

Abb. 20.18 2 Jahre alt (w.)

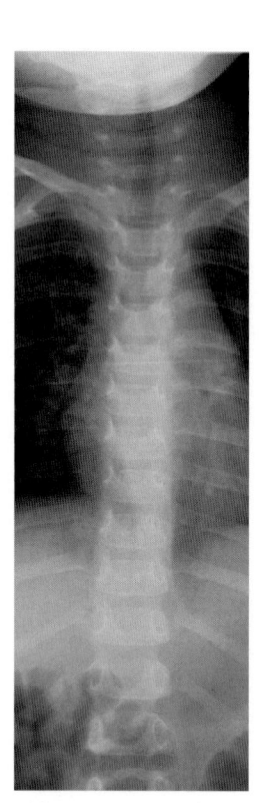

Abb. 20.19 3 Jahre alt (w.)

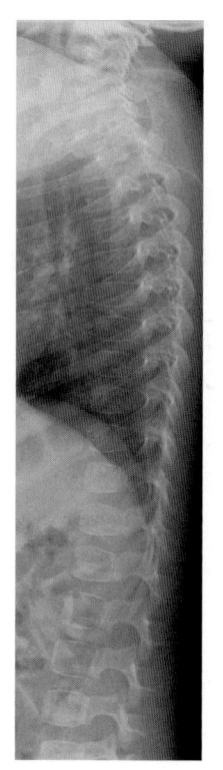

Abb. 20.20 3 Jahre alt (w.)

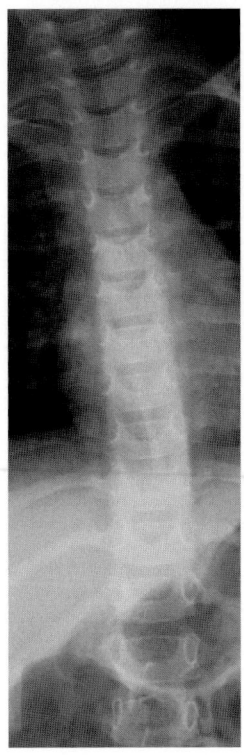

Abb. 20.21 4 Jahre alt (w.)

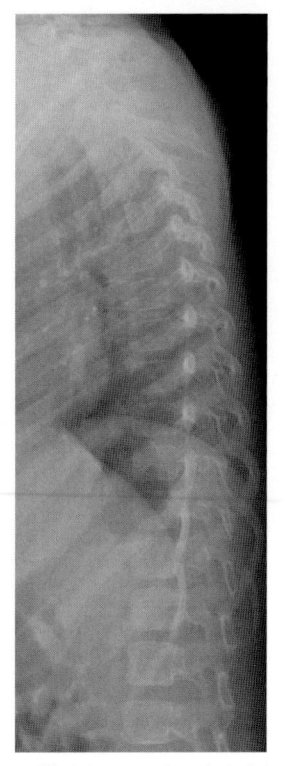

Abb. 20.22 4 Jahre alt (w.)

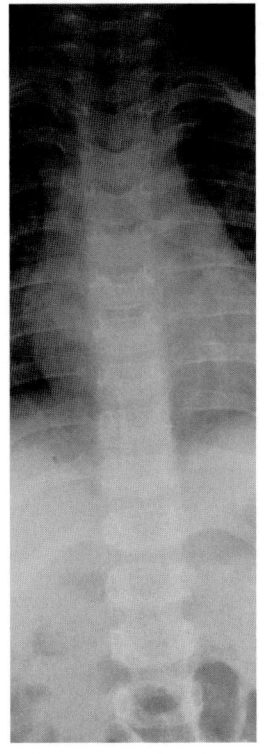

Abb. 20.23 5 Jahre alt (w.)

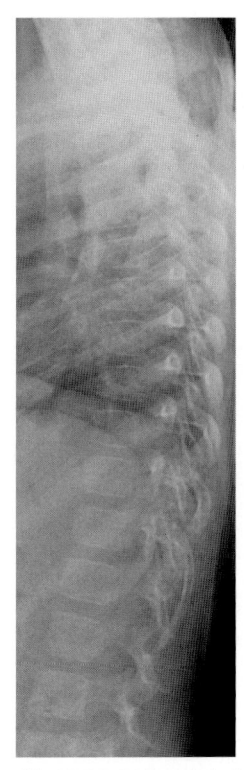

Abb. 20.24 5 Jahre alt (w.)

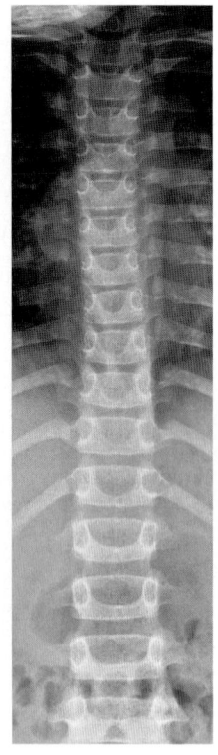

Abb. 20.25 6 Jahre alt (w.)

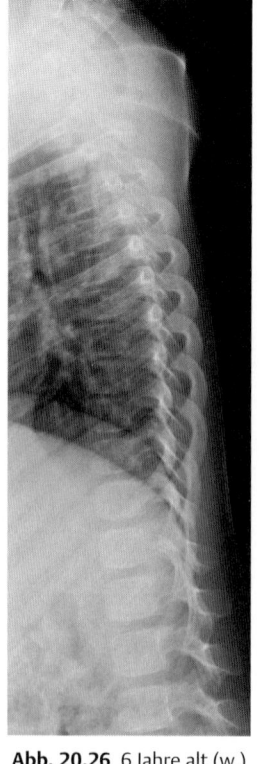

Abb. 20.26 6 Jahre alt (w.)

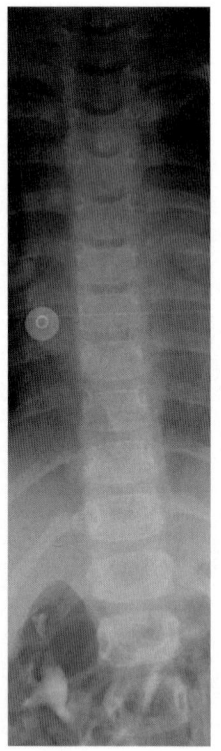

Abb. 20.27 7 Jahre alt (w.)

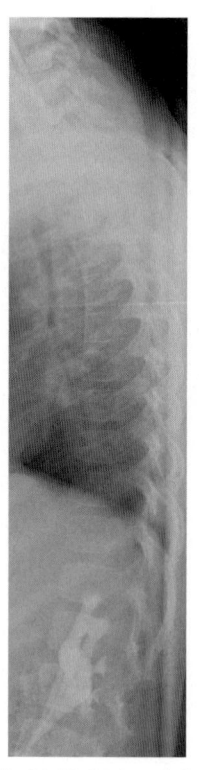

Abb. 20.28 7 Jahre alt (w.)

20 Brustwirbelsäule, weiblich

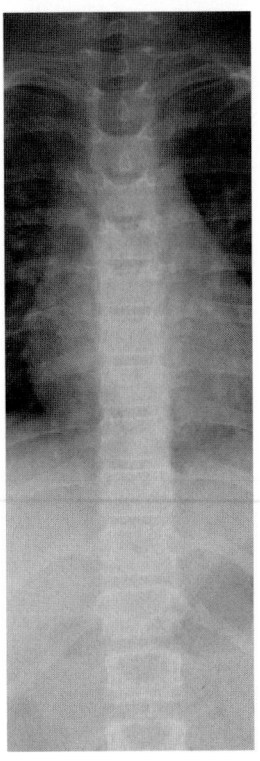

Abb. 20.29 8 Jahre alt (w.)

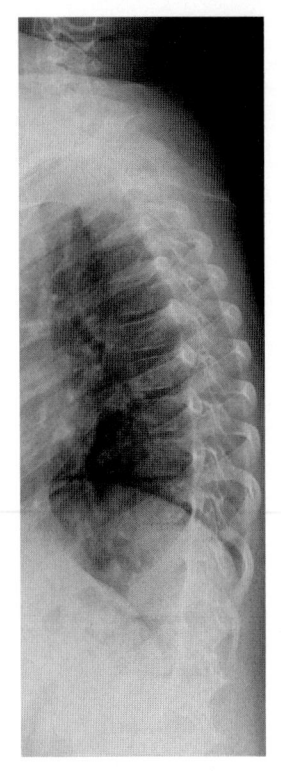

Abb. 20.30 8 Jahre alt (w.)

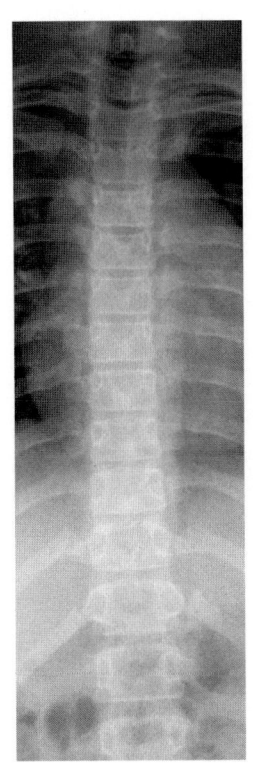

Abb. 20.31 9 Jahre alt (w.)

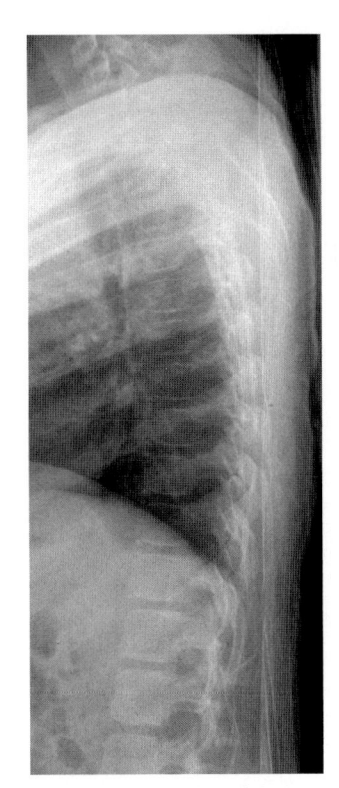

Abb. 20.32 9 Jahre alt (w.)

20 Brustwirbelsäule, weiblich

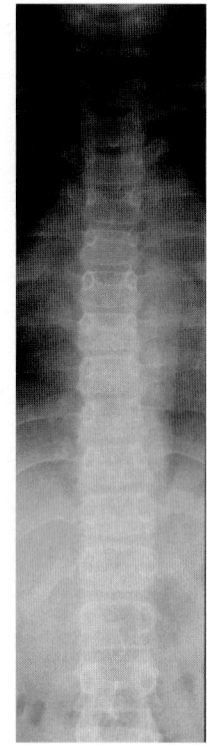

Abb. 20.33 10 Jahre alt (w.)

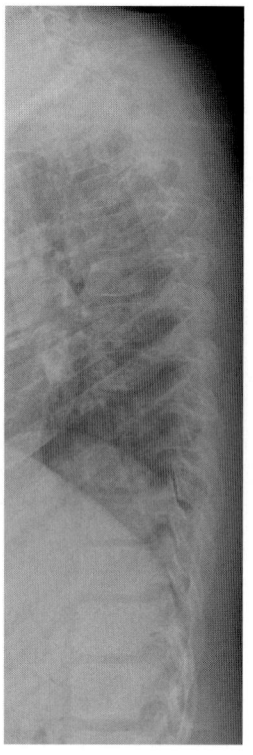

Abb. 20.34 10 Jahre alt (w.)

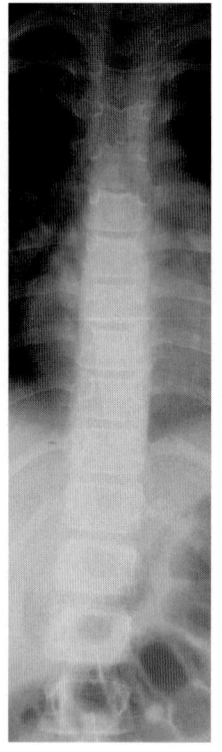

Abb. 20.35 11 Jahre alt (w.)

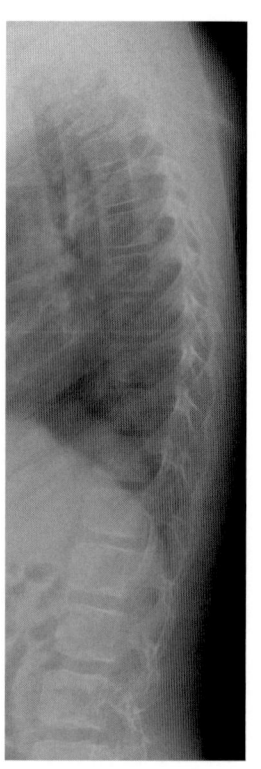

Abb. 20.36 11 Jahre alt (w.)

20 Brustwirbelsäule, weiblich 355

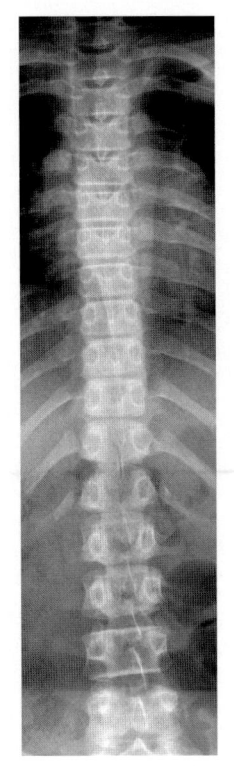

Abb. 20.37 12 Jahre alt (w.)

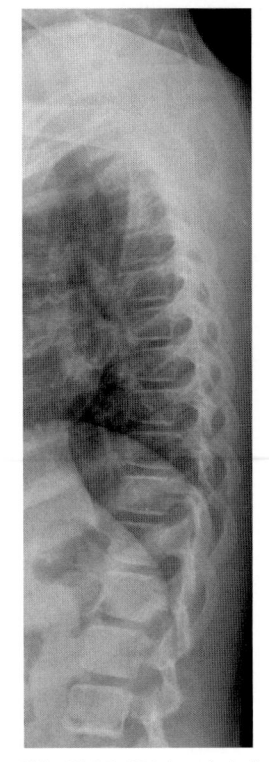

Abb. 20.38 12 Jahre alt (w.)

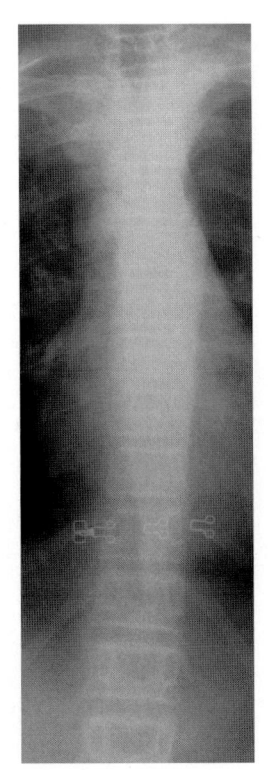

Abb. 20.39 13 Jahre alt (w.)

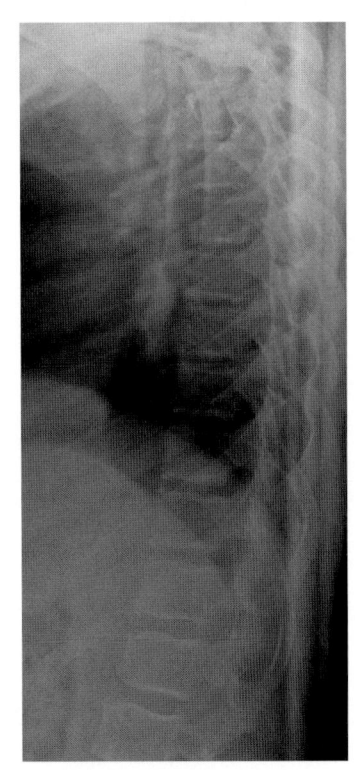

Abb. 20.40 13 Jahre alt (w.)

20 Brustwirbelsäule, weiblich

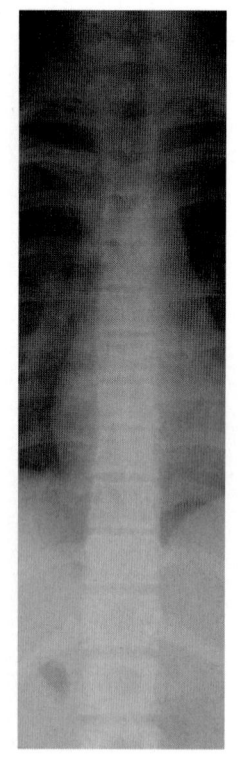

Abb. 20.41 14 Jahre alt (w.)

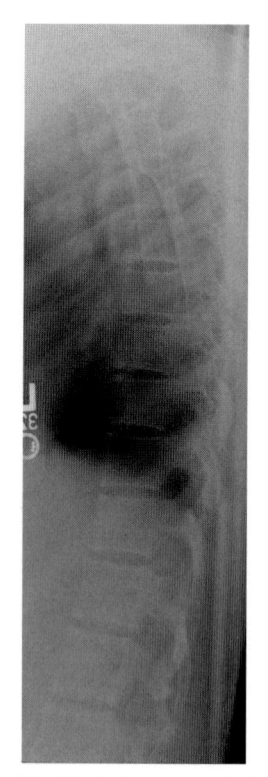

Abb. 20.42 14 Jahre alt (w.)

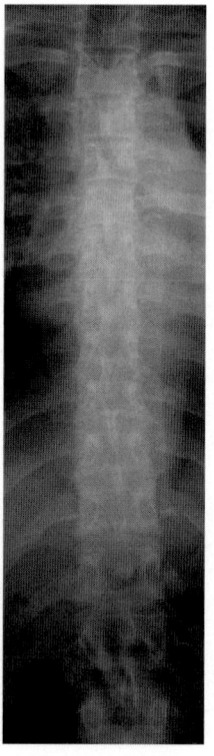

Abb. 20.43 15 Jahre alt (w.)

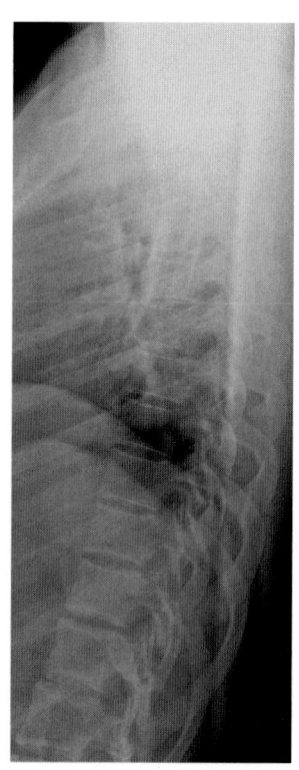

Abb. 20.44 15 Jahre alt (w.)

20 Brustwirbelsäule, weiblich

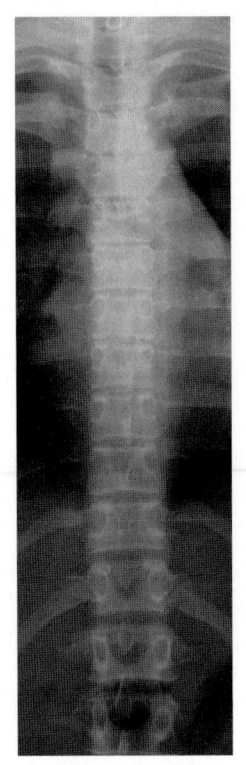

Abb. 20.45 16 Jahre alt (w.)

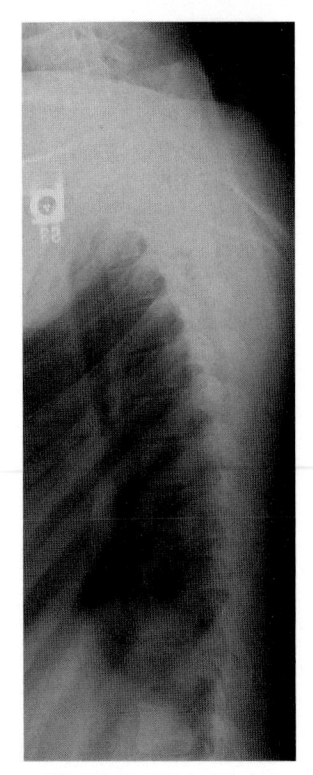

Abb. 20.46 16 Jahre alt (w.)

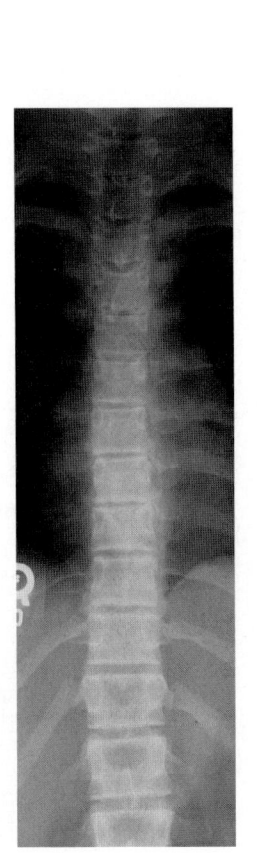

Abb. 20.47 17 Jahre alt (w.)

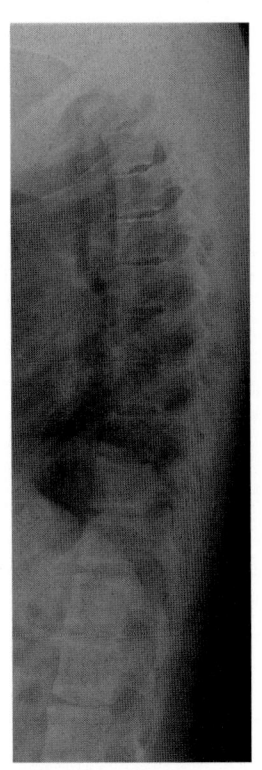

Abb. 20.48 17 Jahre alt (w.)

20 Brustwirbelsäule, weiblich

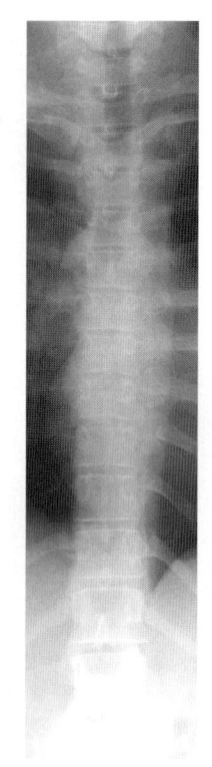

Abb. 20.49 18 Jahre alt (w.)

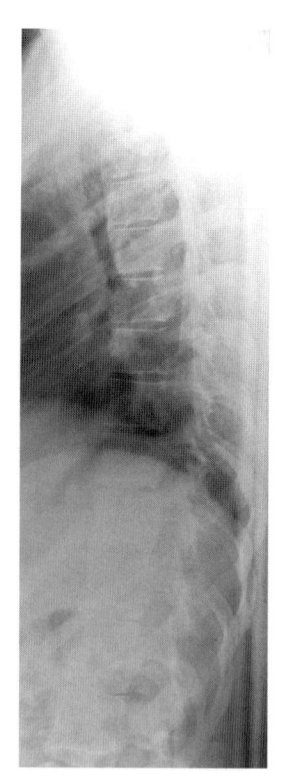

Abb. 20.50 18 Jahre alt (w.)

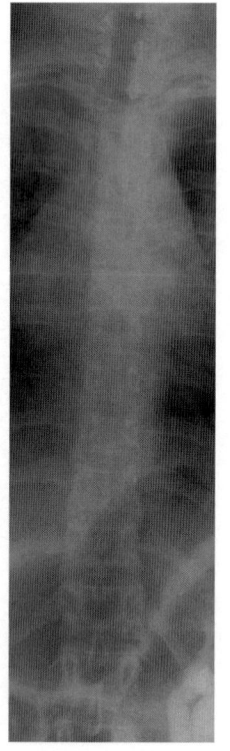

Abb. 20.51 19 Jahre alt (w.)

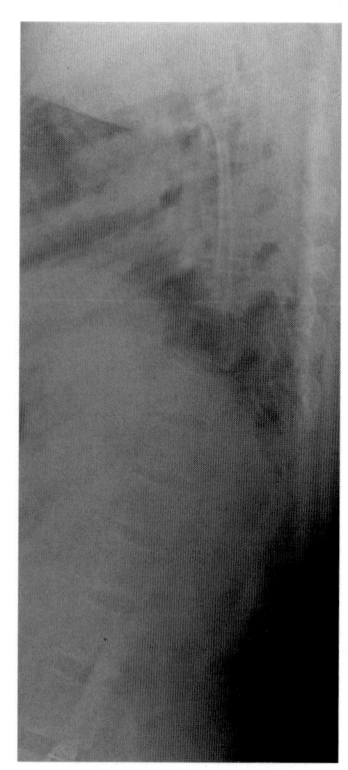

Abb. 20.52 19 Jahre alt (w.)

20 Brustwirbelsäule, weiblich

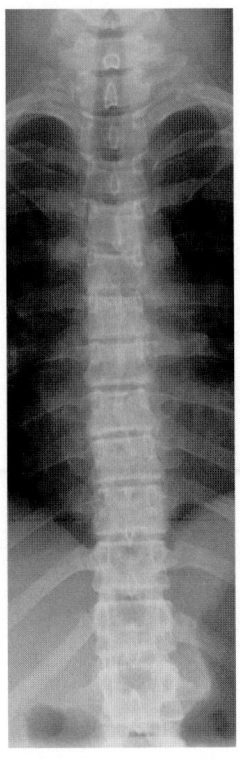

Abb. 20.53 20 Jahre alt (w.)

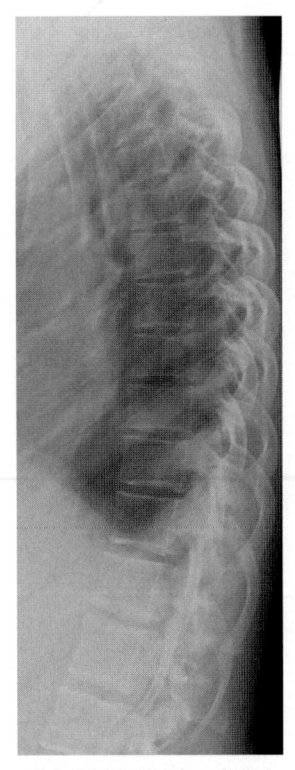

Abb. 20.54 20 Jahre alt (w.)

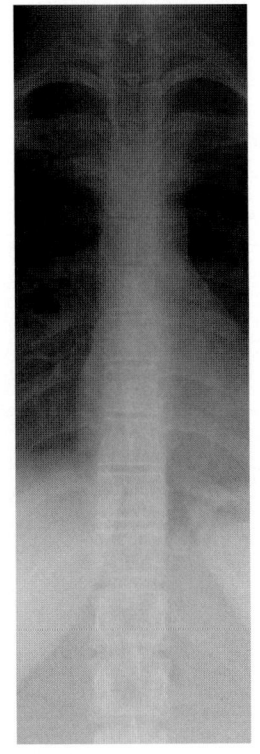

Abb. 20.55 21 Jahre alt (w.)

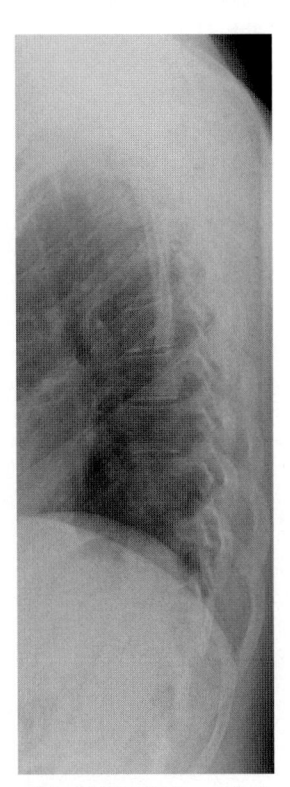

Abb. 20.56 21 Jahre alt (w.)

21 Lendenwirbelsäule, weiblich

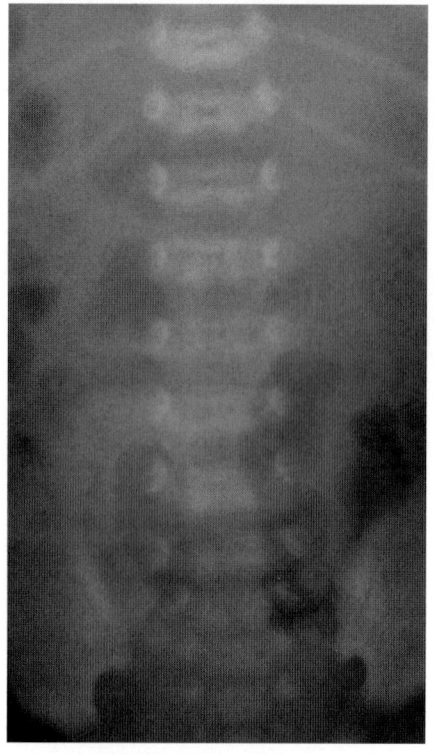

Abb. 21.1 Neugeboren (w.)

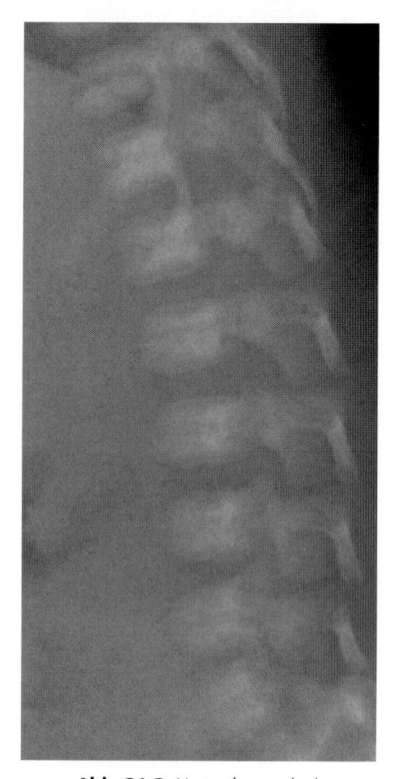

Abb. 21.2 Neugeboren (w.)

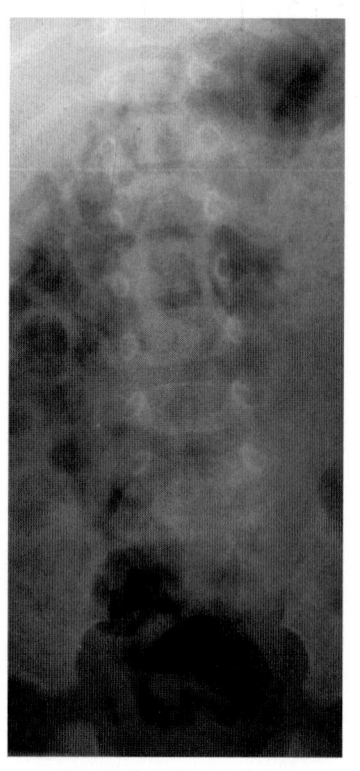

Abb. 21.3 3 Monate alt (w.)

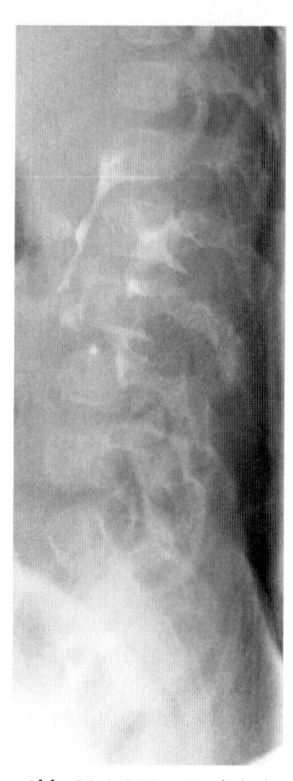

Abb. 21.4 3 Monate alt (w.)

21 Lendenwirbelsäule, weiblich 361

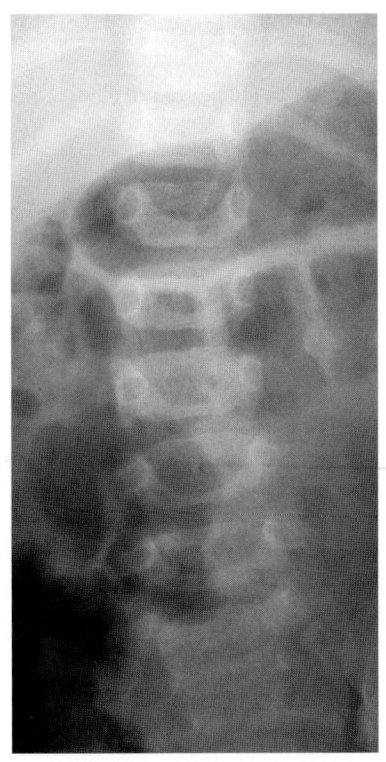

Abb. 21.5 6 Monate alt (w.)

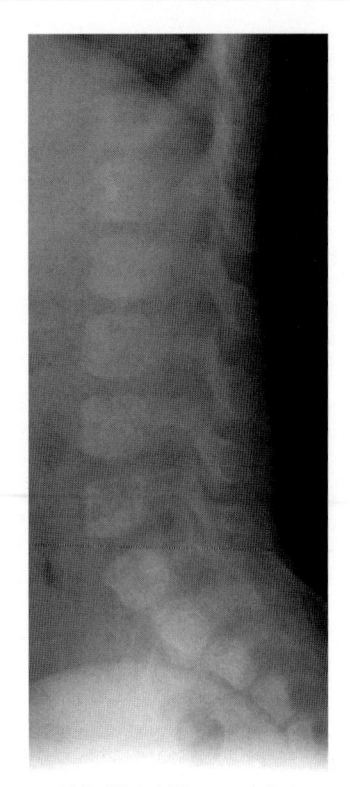

Abb. 21.6 6 Monate alt (w.)

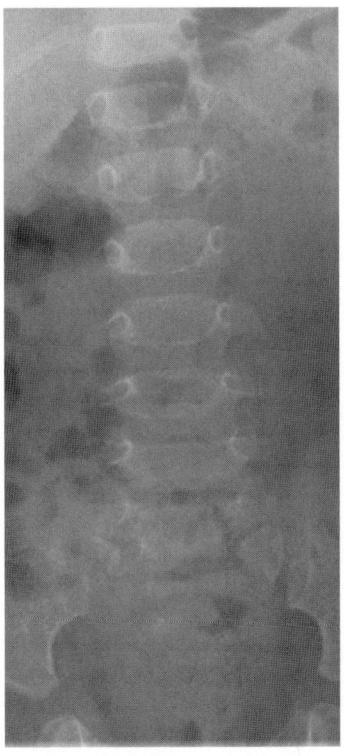

Abb. 21.7 9 Monate alt (w.)

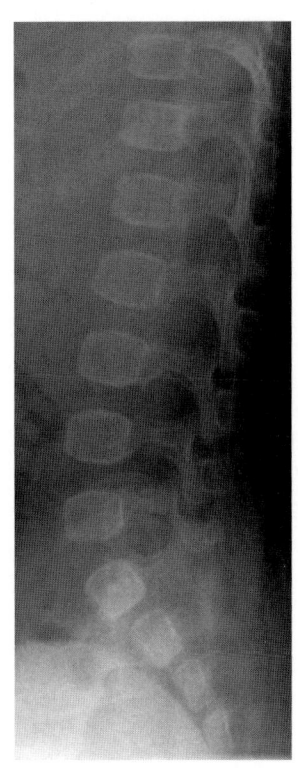

Abb. 21.8 9 Monate alt (w.)

21 Lendenwirbelsäule, weiblich

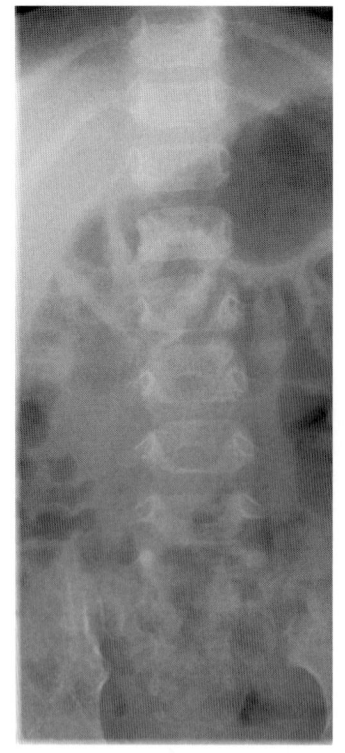

Abb. 21.9 1 Jahr alt (w.)

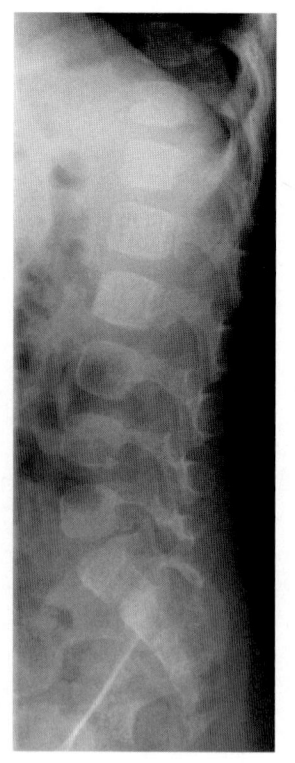

Abb. 21.10 1 Jahr alt (w.)

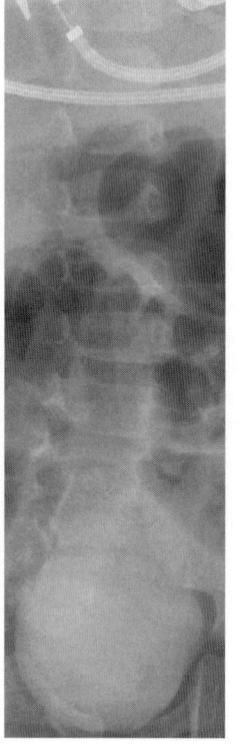

Abb. 21.11 15 Monate alt (w.)

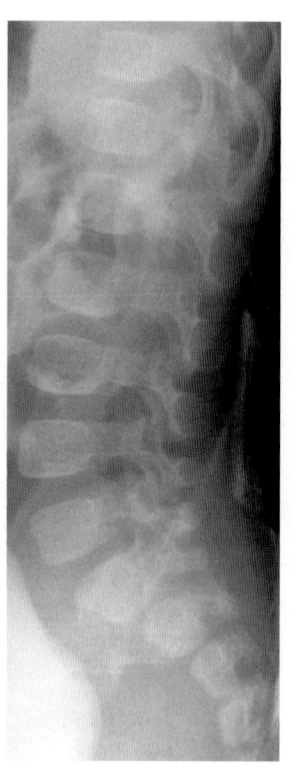

Abb. 21.12 15 Monate alt (w.)

21 Lendenwirbelsäule, weiblich

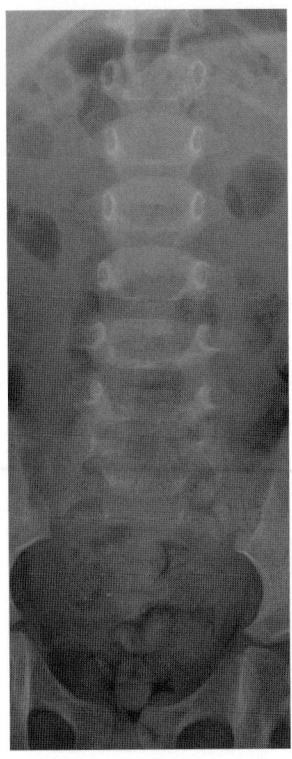

Abb. 21.13 18 Monate alt (w.)

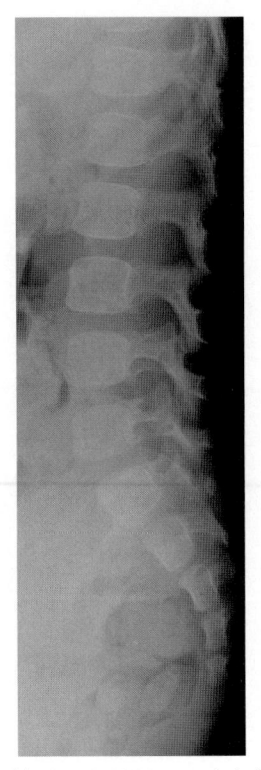

Abb. 21.14 18 Monate alt (w.)

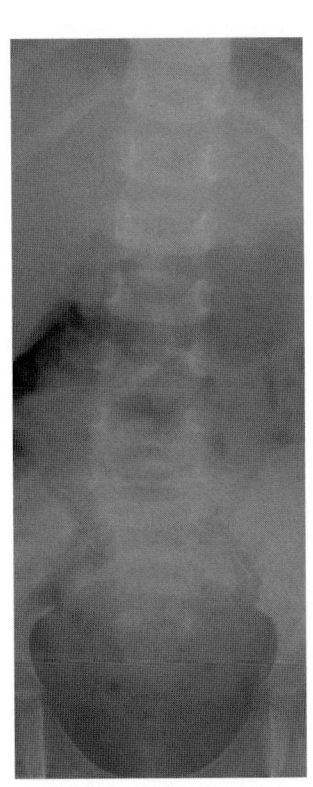

Abb. 21.15 21 Monate alt (w.)

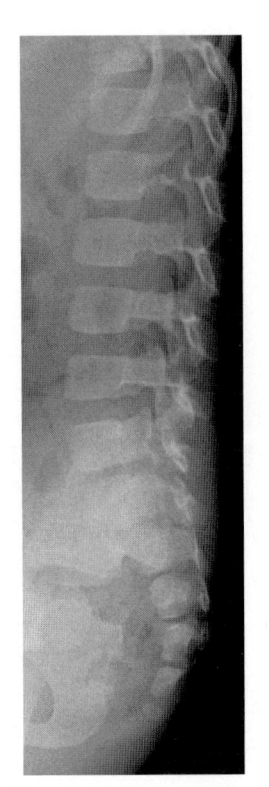

Abb. 21.16 21 Monate alt (w.)

21 Lendenwirbelsäule, weiblich

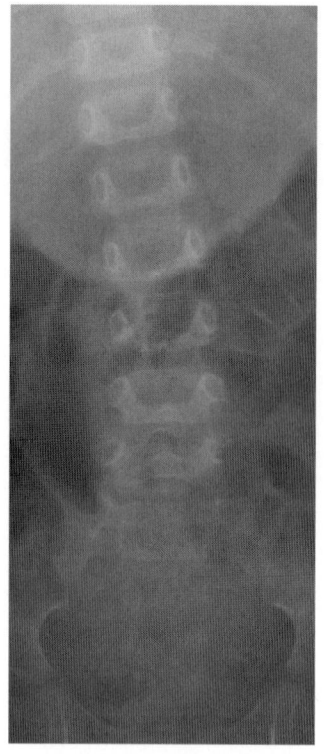

Abb. 21.17 2 Jahre alt (w.)

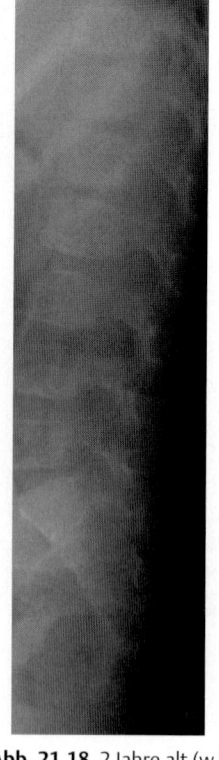

Abb. 21.18 2 Jahre alt (w.)

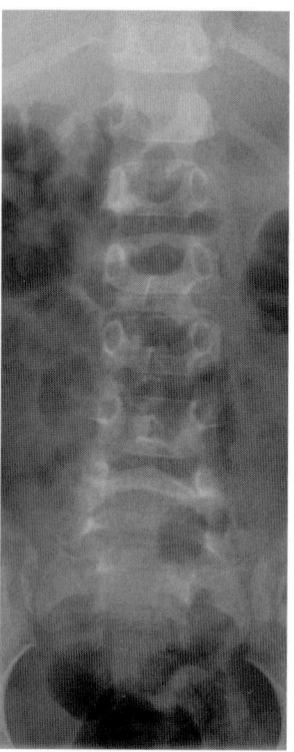

Abb. 21.19 3 Jahre alt (w.)

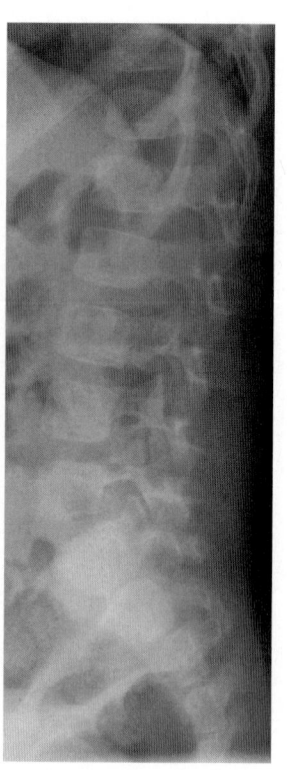

Abb. 21.20 3 Jahre alt (w.)

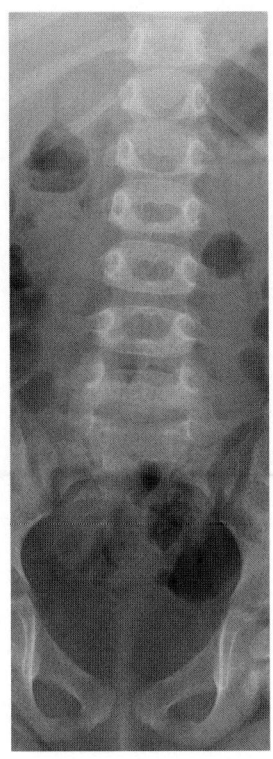

Abb. 21.21 4 Jahre alt (w.)

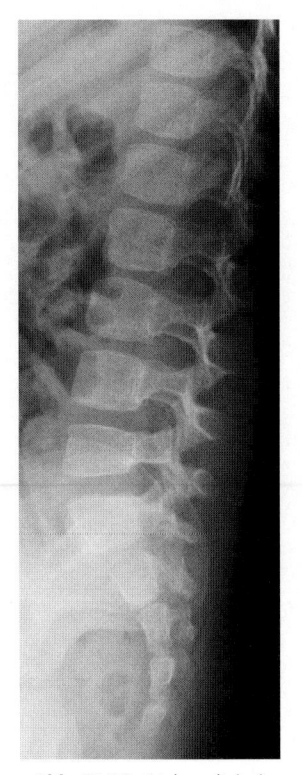

Abb. 21.22 4 Jahre alt (w.)

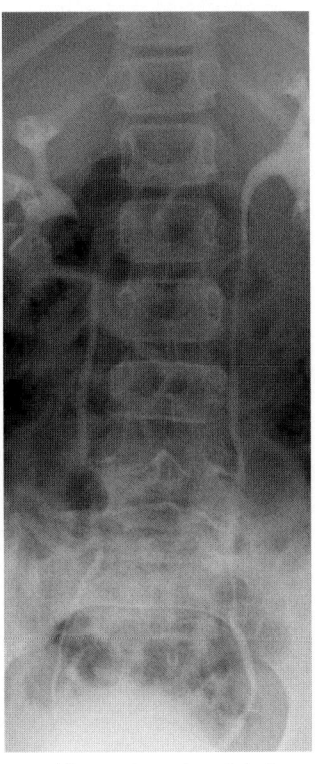

Abb. 21.23 5 Jahre alt (w.)

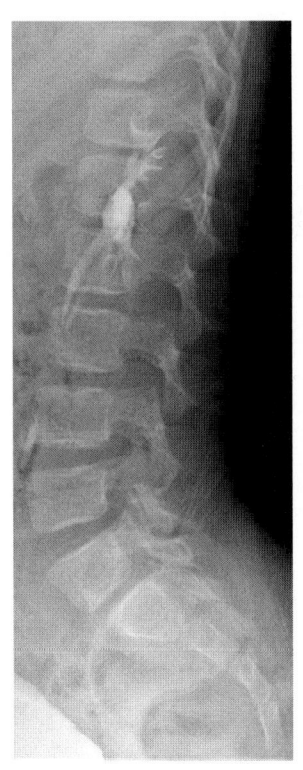

Abb. 21.24 5 Jahre alt (w.)

21 Lendenwirbelsäule, weiblich

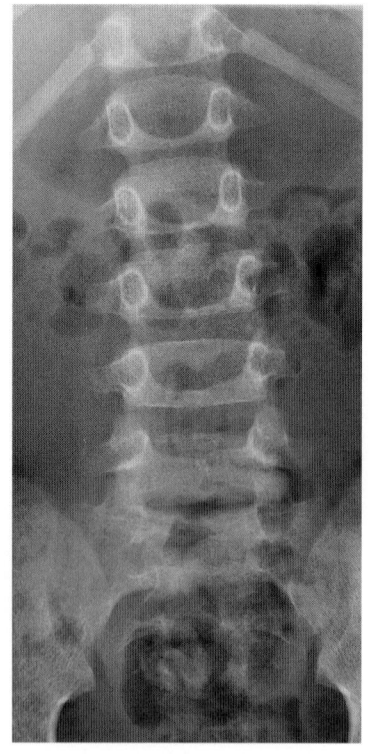

Abb. 21.25 6 Jahre alt (w.)

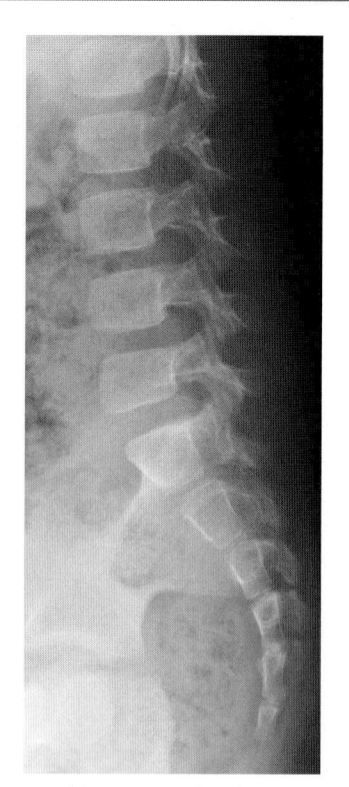

Abb. 21.26 6 Jahre alt (w.)

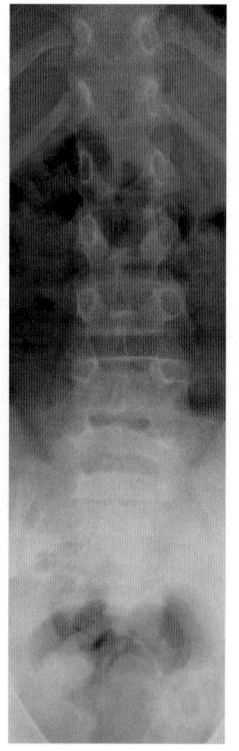

Abb. 21.27 7 Jahre alt (w.)

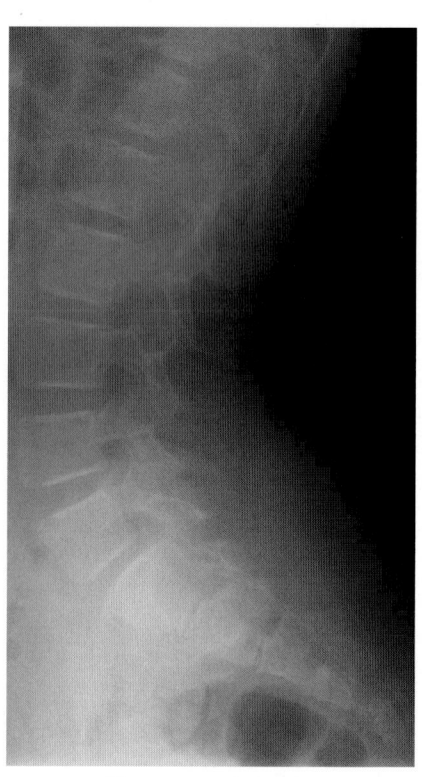

Abb. 21.28 7 Jahre alt (w.)

21 Lendenwirbelsäule, weiblich

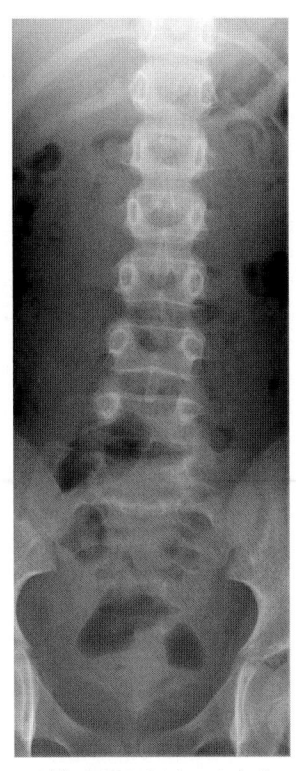

Abb. 21.29 8 Jahre alt (w.)

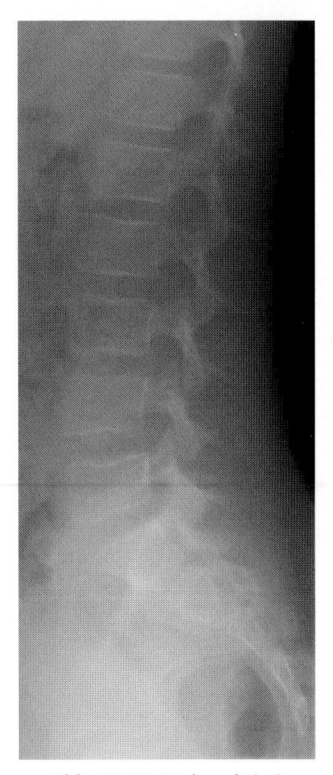

Abb. 21.30 8 Jahre alt (w.)

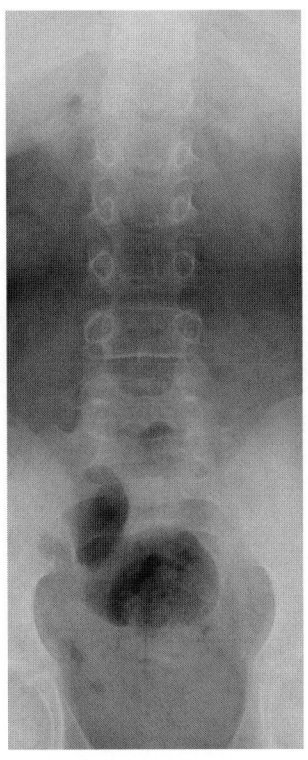

Abb. 21.31 9 Jahre alt (w.)

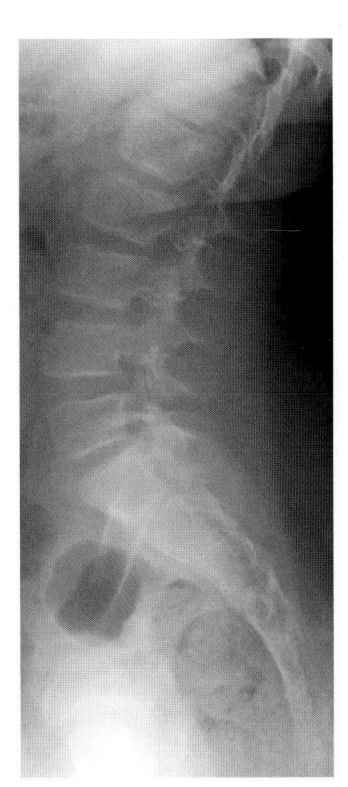

Abb. 21.32 9 Jahre alt (w.)

21 Lendenwirbelsäule, weiblich

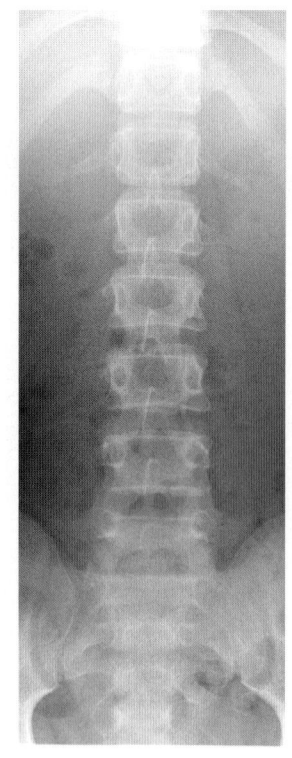

Abb. 21.33 10 Jahre alt (w.)

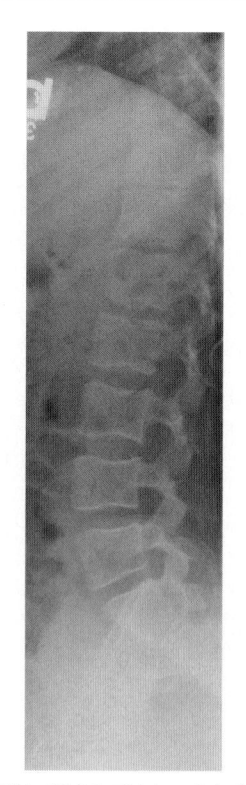

Abb. 21.34 10 Jahre alt (w.)

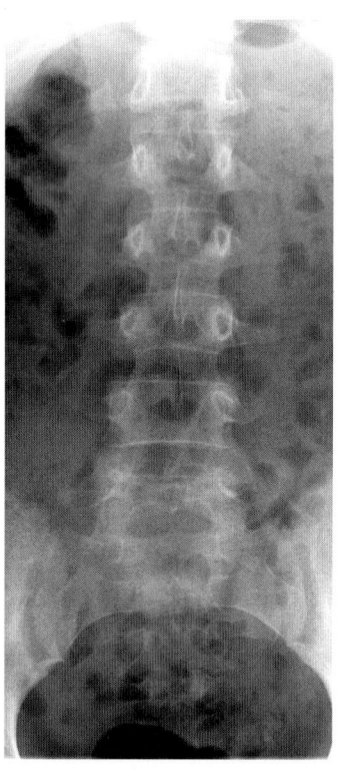

Abb. 21.35 11 Jahre alt (w.)

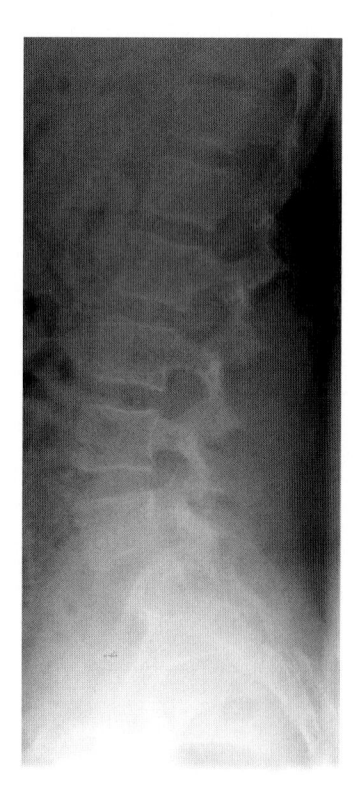

Abb. 21.36 11 Jahre alt (w.)

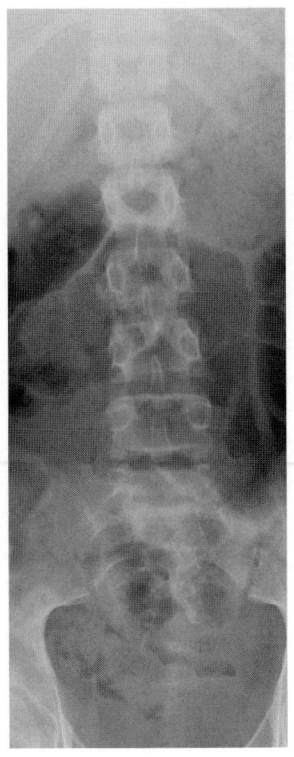

Abb. 21.37 12 Jahre alt (w.)

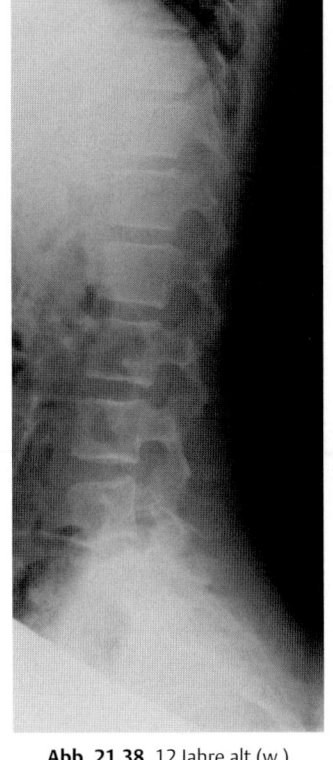

Abb. 21.38 12 Jahre alt (w.)

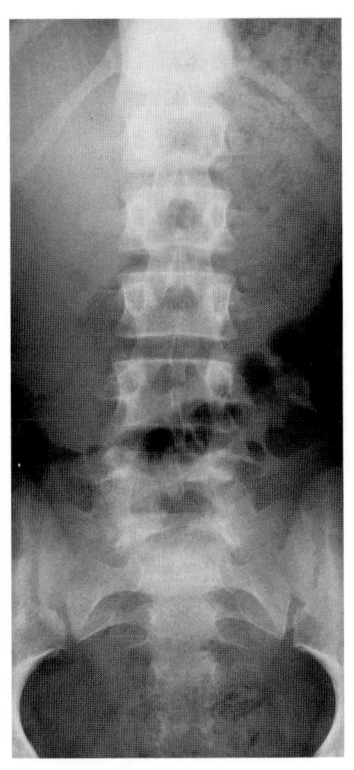

Abb. 21.39 13 Jahre alt (w.)

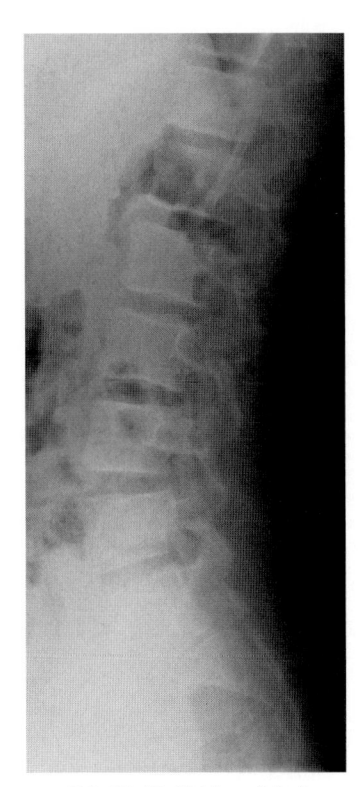

Abb. 21.40 13 Jahre alt (w.)

21 Lendenwirbelsäule, weiblich

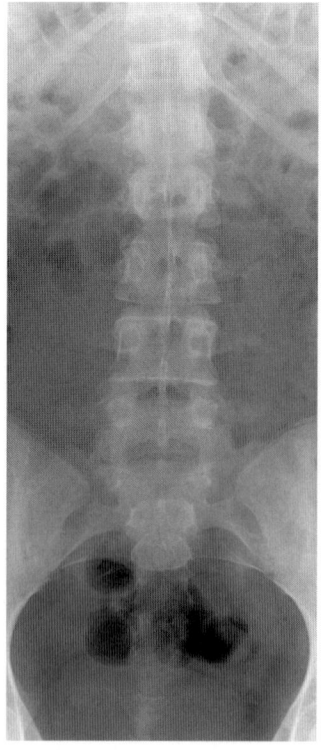

Abb. 21.41 14 Jahre alt (w.)

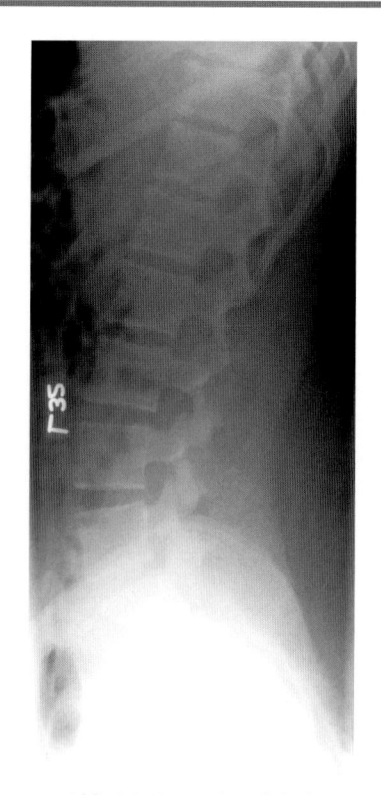

Abb. 21.42 14 Jahre alt (w.)

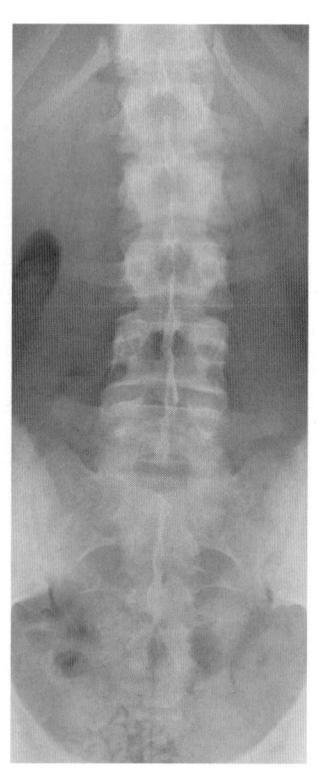

Abb. 21.43 15 Jahre alt (w.)

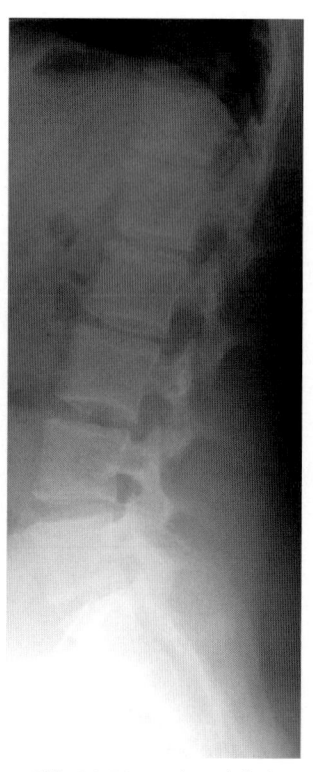

Abb. 21.44 15 Jahre alt (w.)

21 Lendenwirbelsäule, weiblich

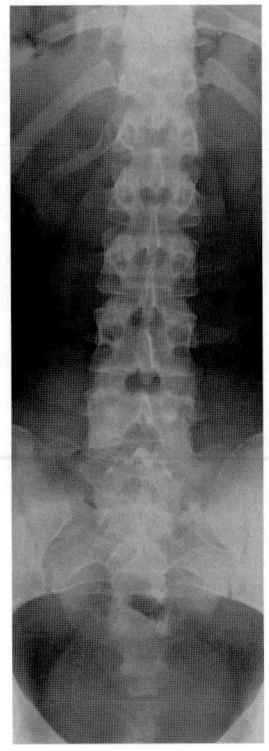

Abb. 21.45 16 Jahre alt (w.)

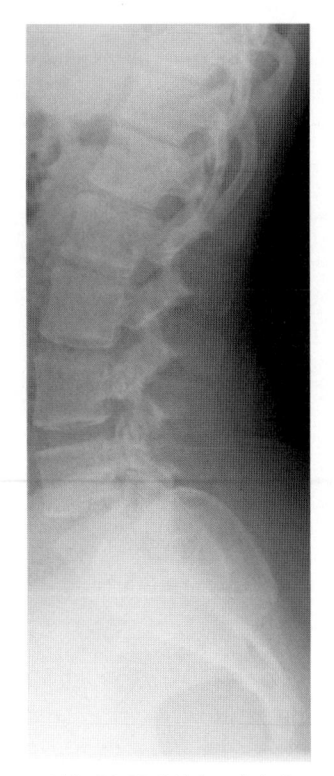

Abb. 21.46 16 Jahre alt (w.)

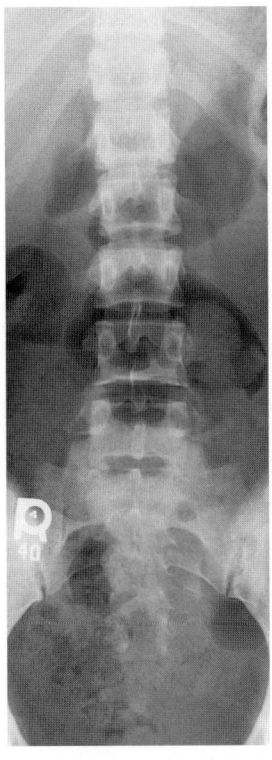

Abb. 21.47 17 Jahre alt (w.)

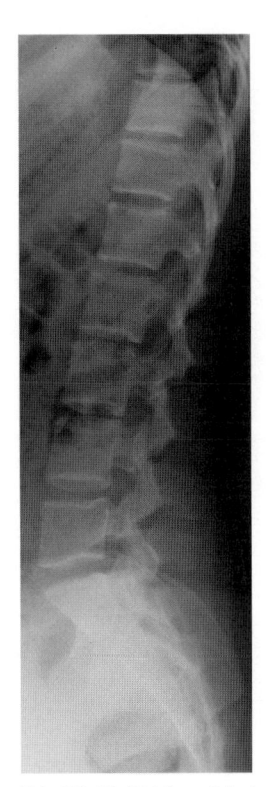

Abb. 21.48 17 Jahre alt (w.)

21 Lendenwirbelsäule, weiblich

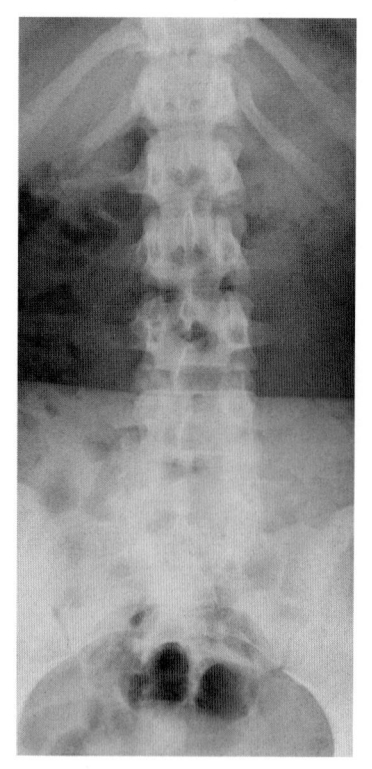

Abb. 21.49 18 Jahre alt (w.)

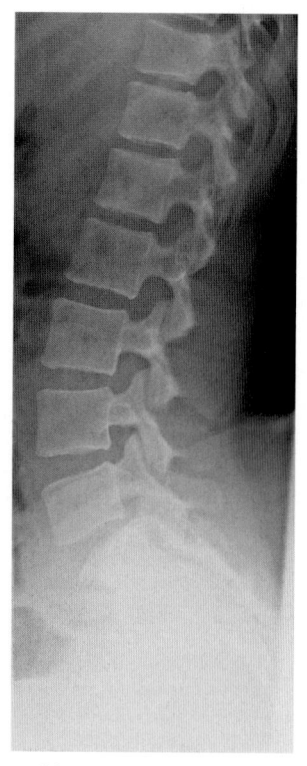

Abb. 21.50 18 Jahre alt (w.)

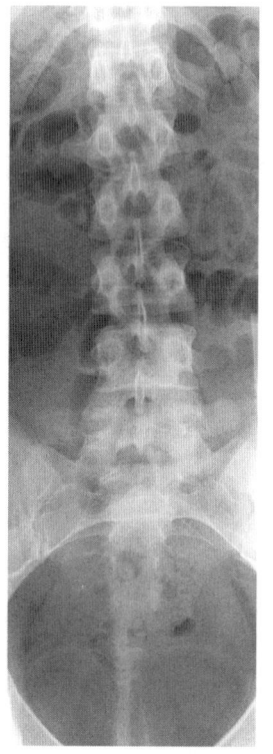

Abb. 21.51 19 Jahre alt (w.)

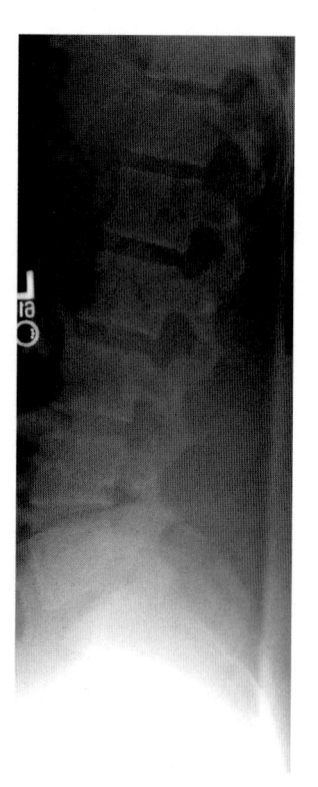

Abb. 21.52 19 Jahre alt (w.)

21 Lendenwirbelsäule, weiblich 373

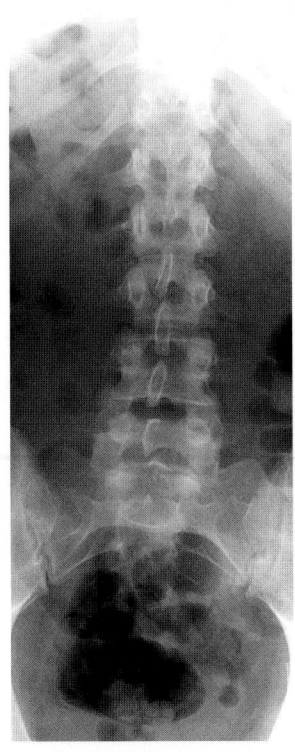

Abb. 21.53 20 Jahre alt (w.)

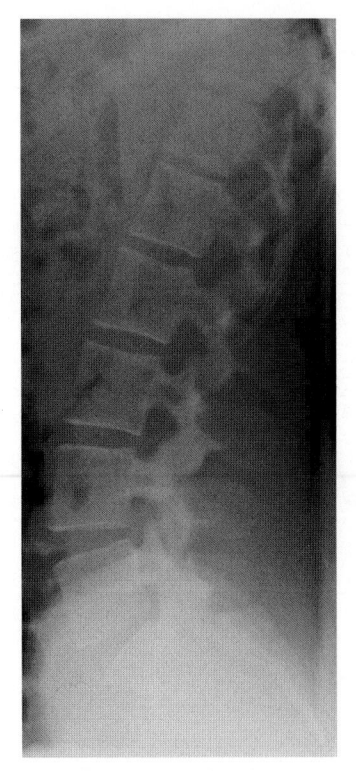

Abb. 21.54 20 Jahre alt (w.)

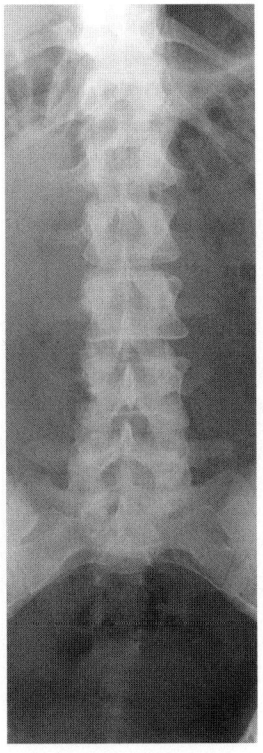

Abb. 21.55 21 Jahre alt (w.)

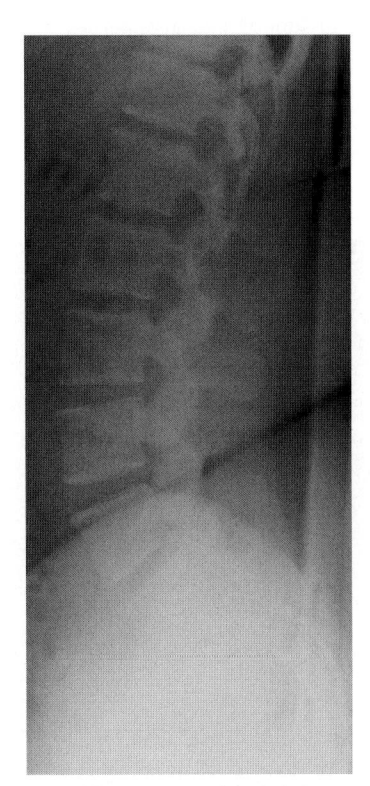

Abb. 21.56 21 Jahre alt (w.)

22 Thorax, weiblich

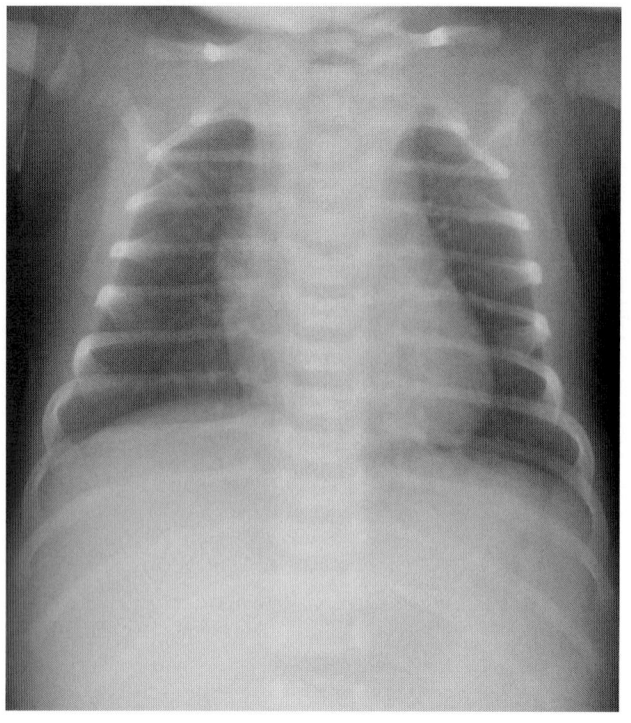

Abb. 22.1 Neugeboren (w.)

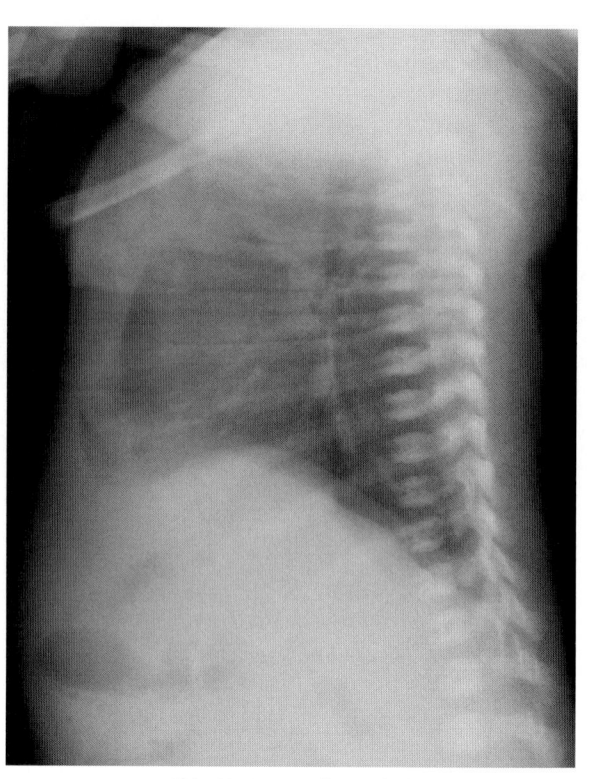

Abb. 22.2 Neugeboren (w.)

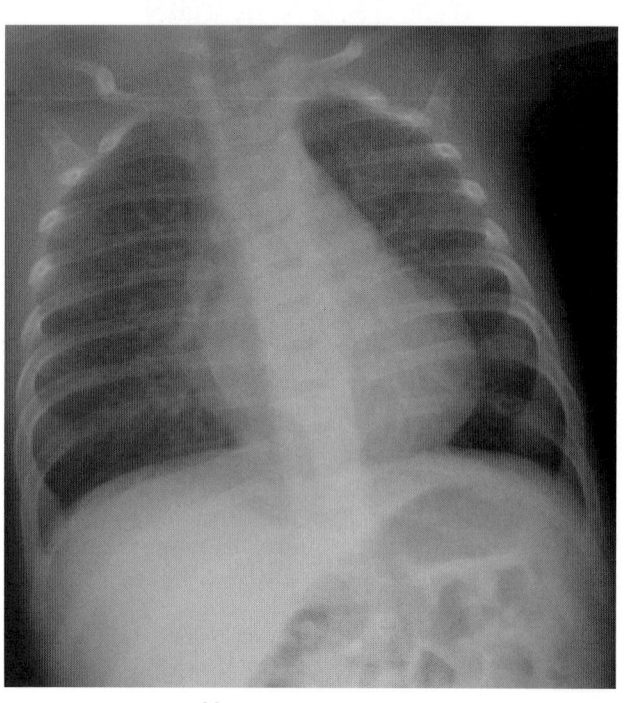

Abb. 22.3 3 Monate alt (w.)

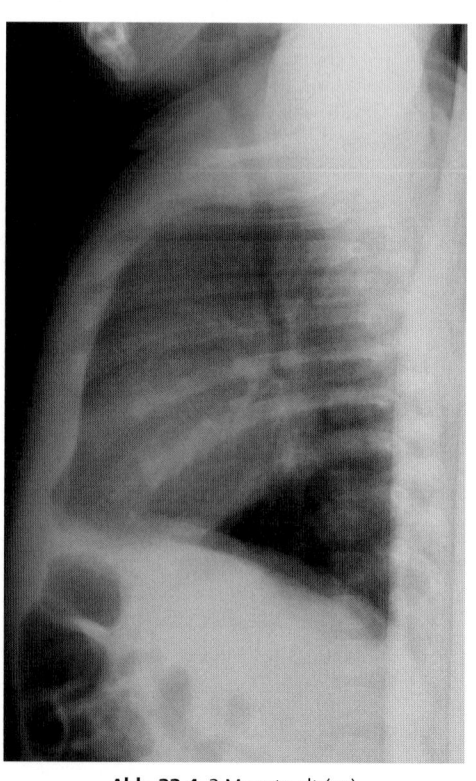

Abb. 22.4 3 Monate alt (w.)

22 Thorax, weiblich

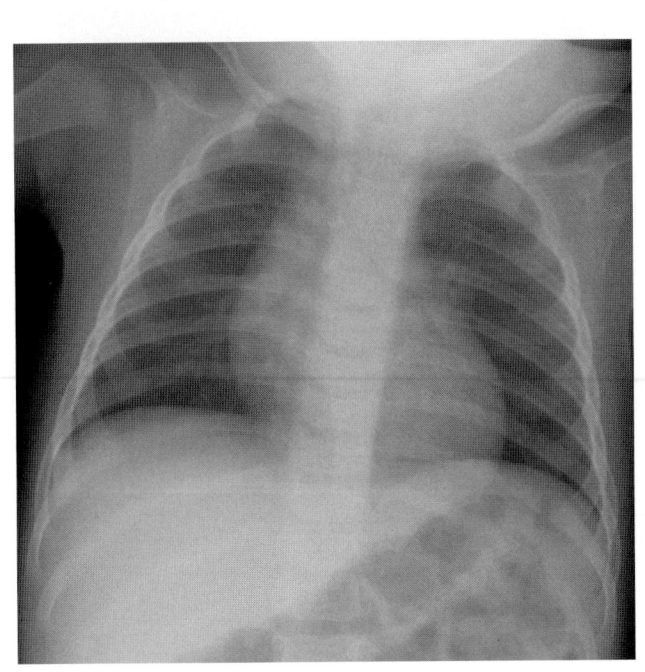

Abb. 22.5 6 Monate alt (w.)

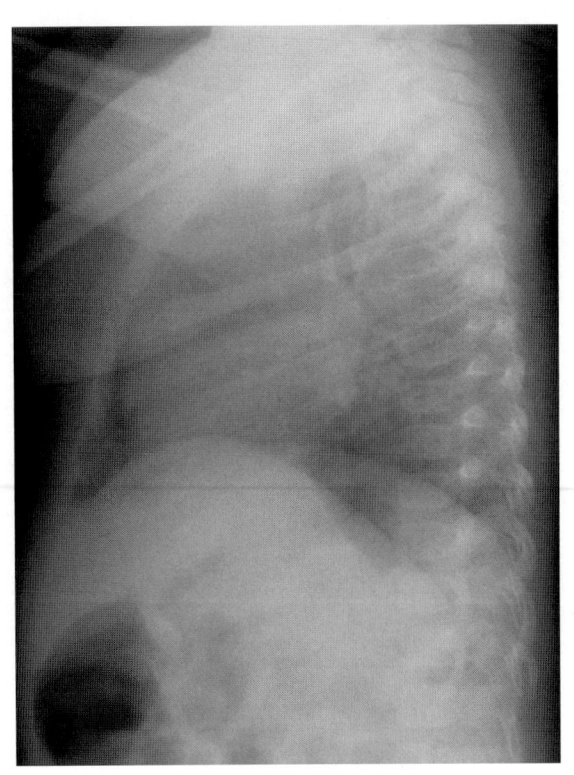

Abb. 22.6 6 Monate alt (w.)

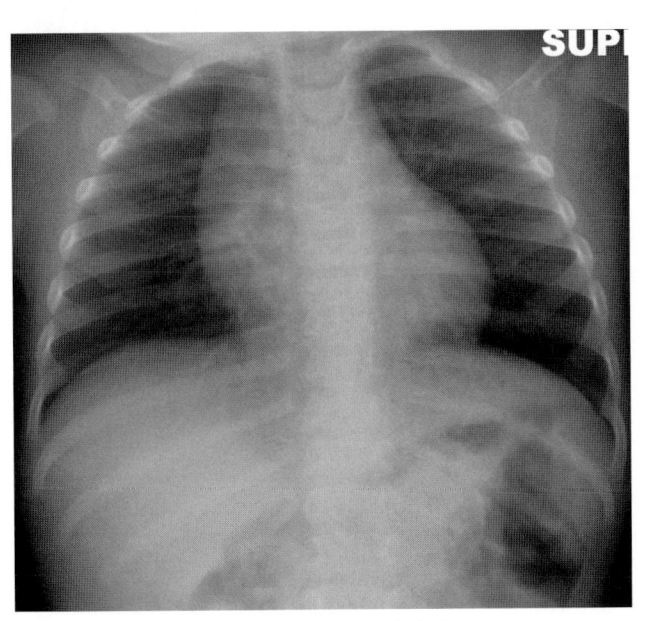

Abb. 22.7 9 Monate alt (w.)

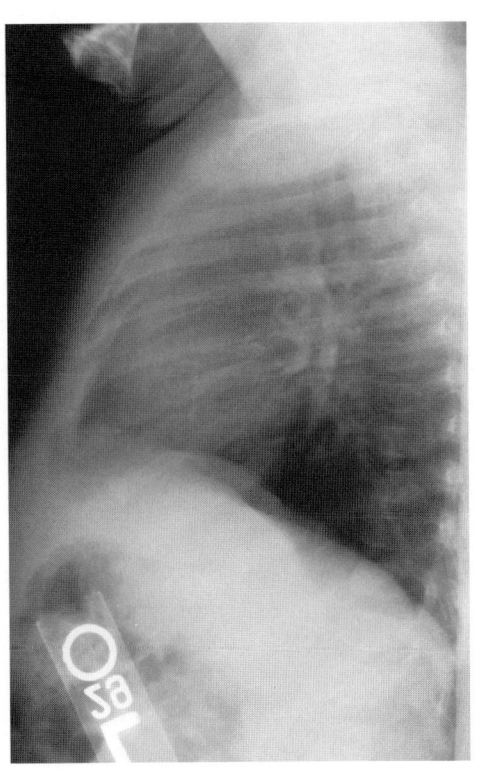

Abb. 22.8 9 Monate alt (w.)

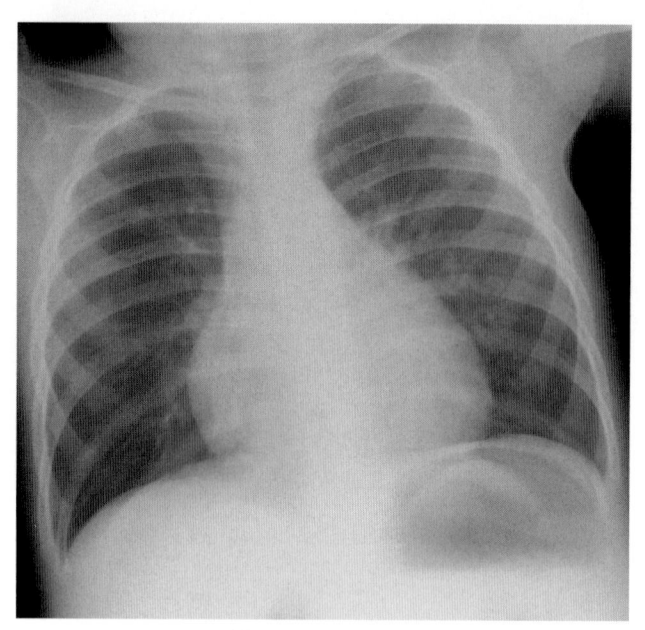

Abb. 22.9 1 Jahr alt (w.)

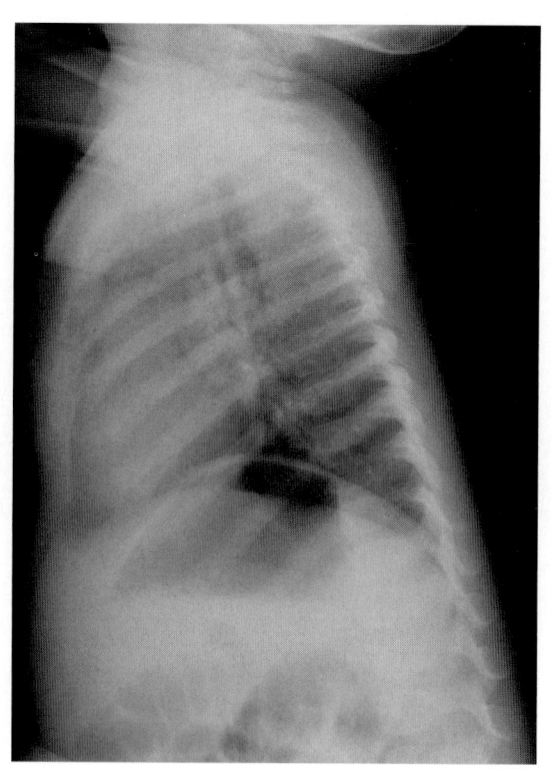

Abb. 22.10 1 Jahr alt (w.)

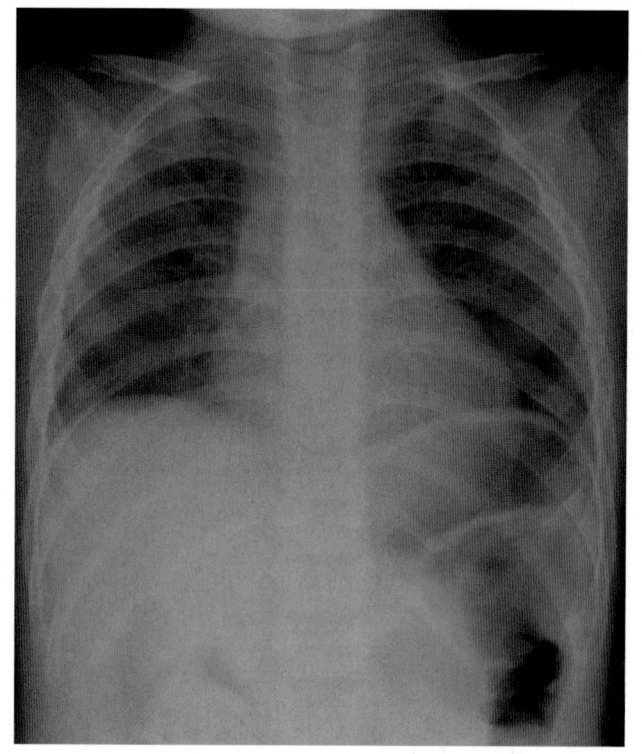

Abb. 22.11 15 Monate alt (w.)

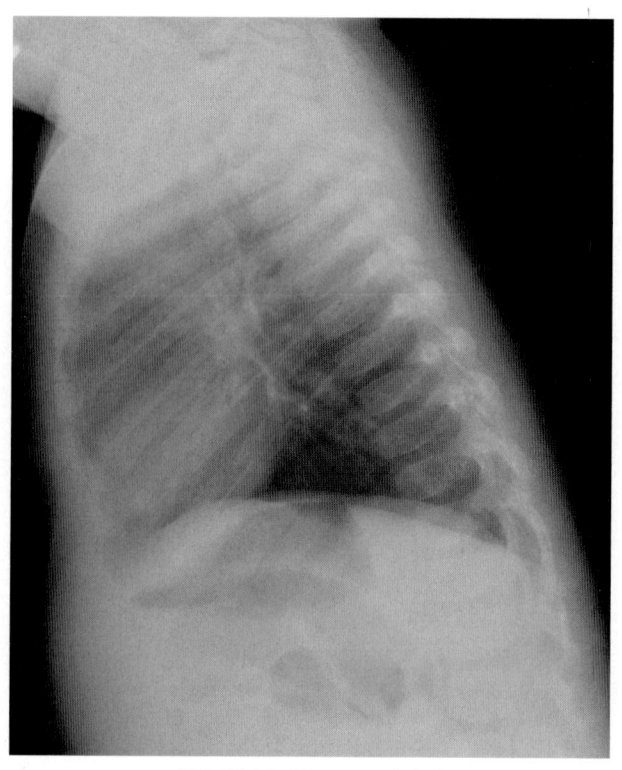

Abb. 22.12 15 Monate alt (w.)

22 Thorax, weiblich

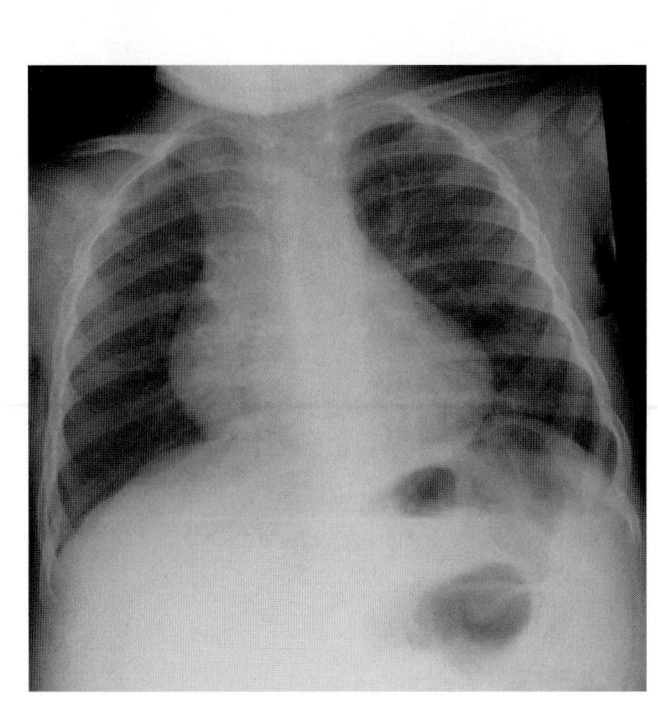

Abb. 22.13 18 Monate alt (w.)

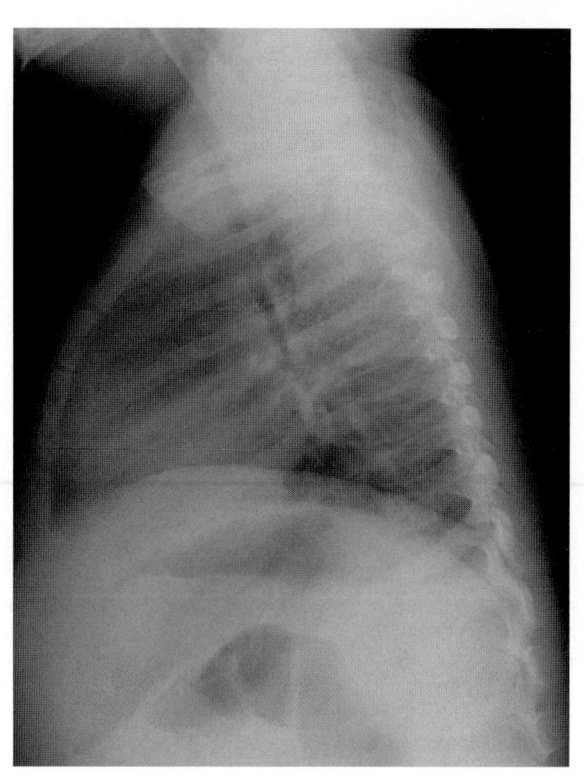

Abb. 22.14 18 Monate alt (w.)

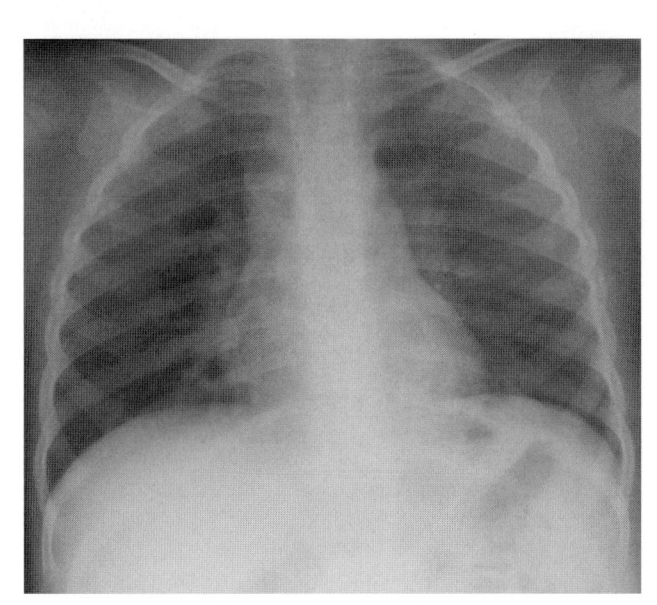

Abb. 22.15 21 Monate alt (w.)

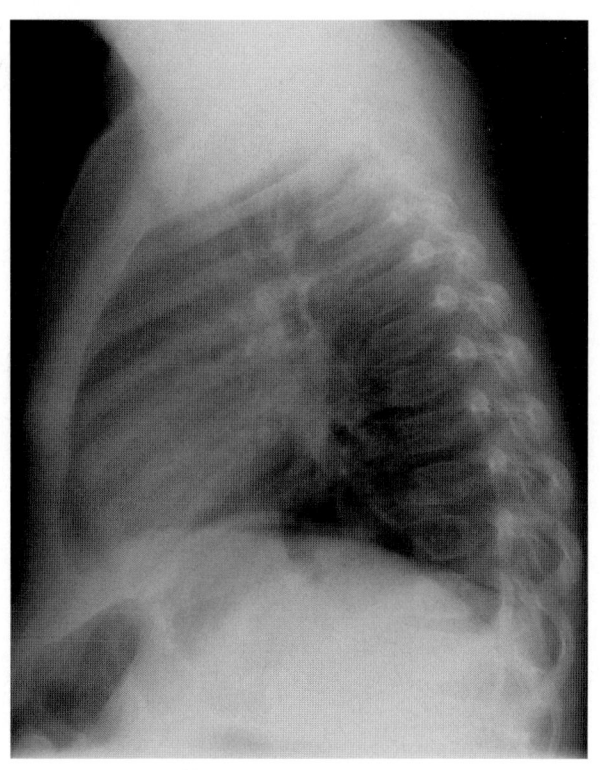

Abb. 22.16 21 Monate alt (w.)

22 Thorax, weiblich

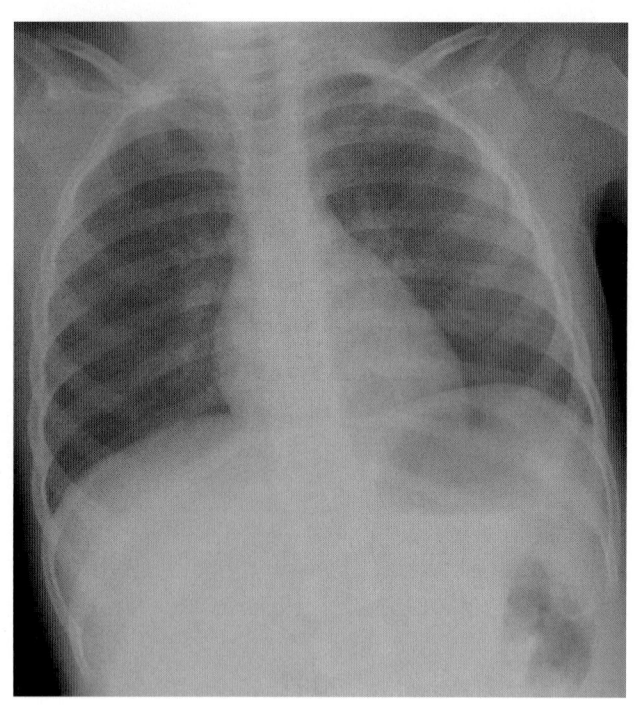

Abb. 22.17 2 Jahre alt (w.)

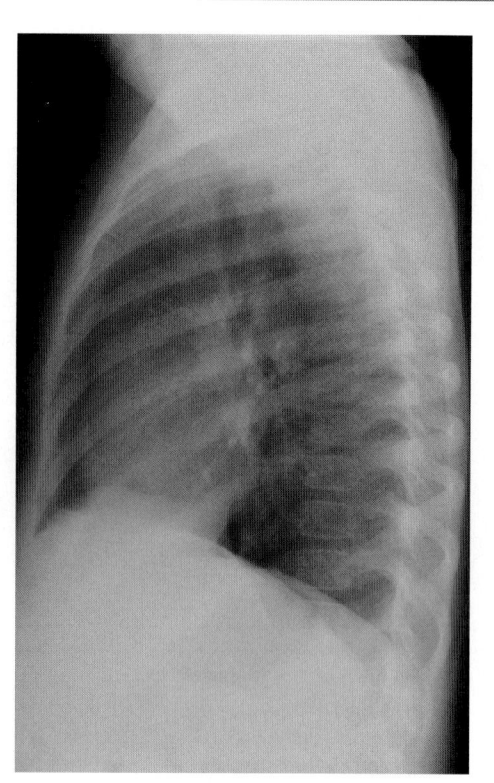

Abb. 22.18 2 Jahre alt (w.)

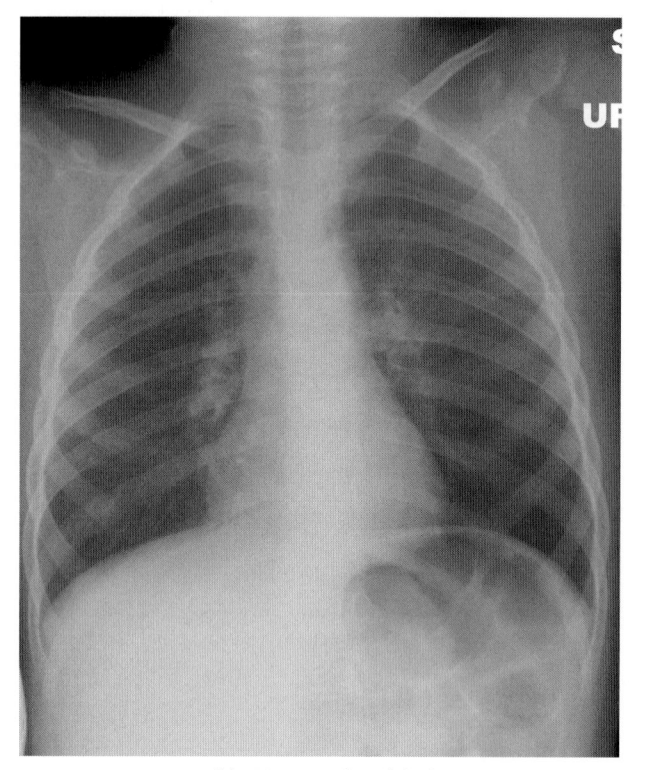

Abb. 22.19 3 Jahre alt (w.)

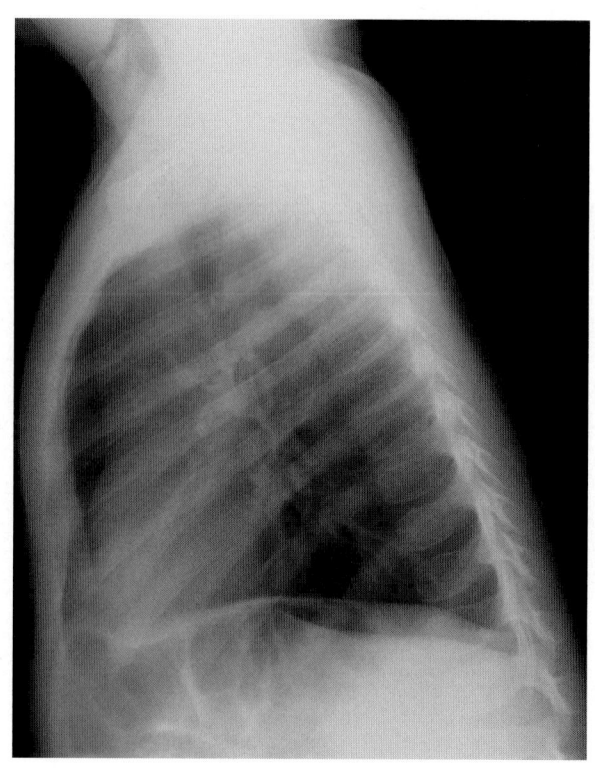

Abb. 22.20 3 Jahre alt (w.)

22 Thorax, weiblich

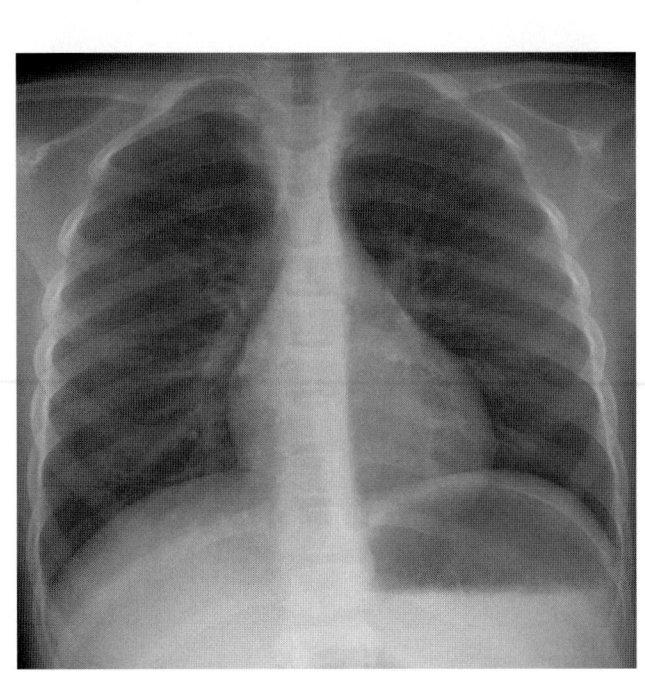

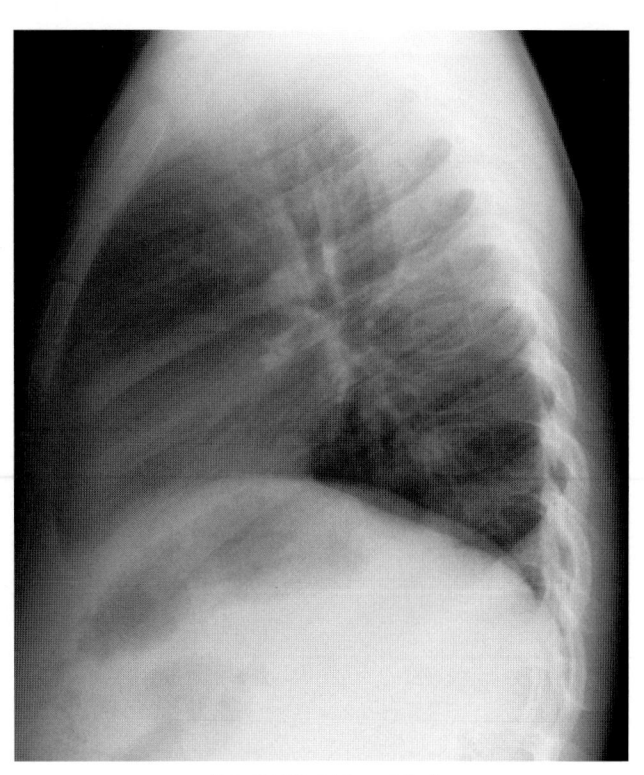

Abb. 22.21 4 Jahre alt (w.)

Abb. 22.22 4 Jahre alt (w.)

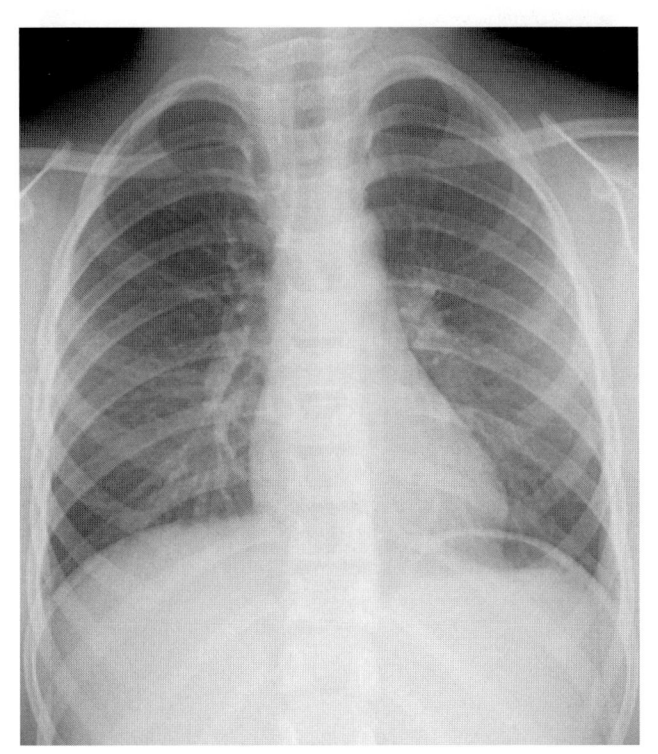

Abb. 22.23 5 Jahre alt (w.)

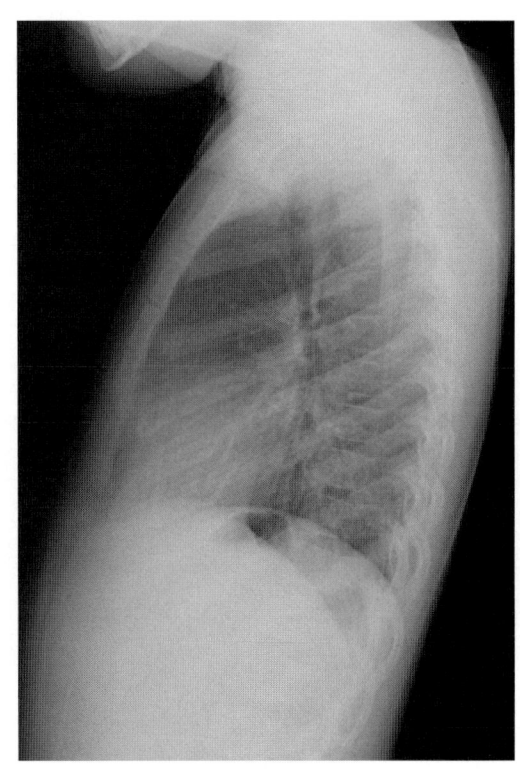

Abb. 22.24 5 Jahre alt (w.)

22 Thorax, weiblich

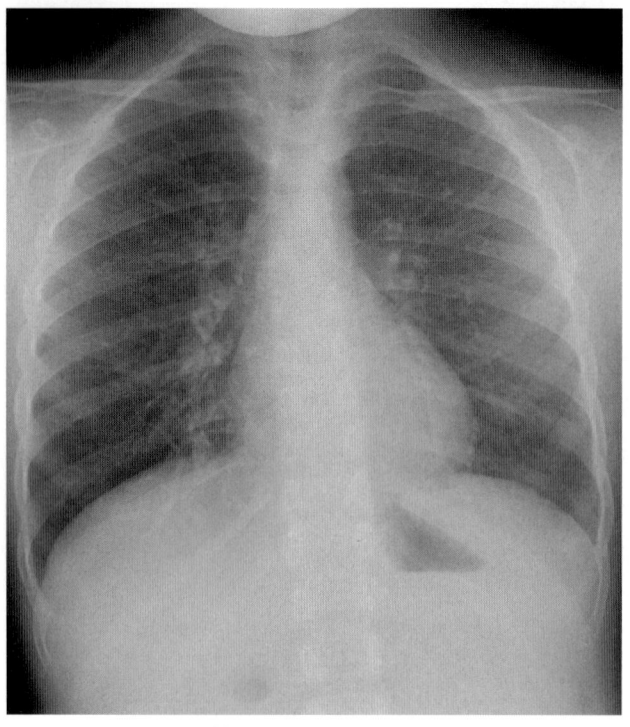

Abb. 22.25 6 Jahre alt (w.)

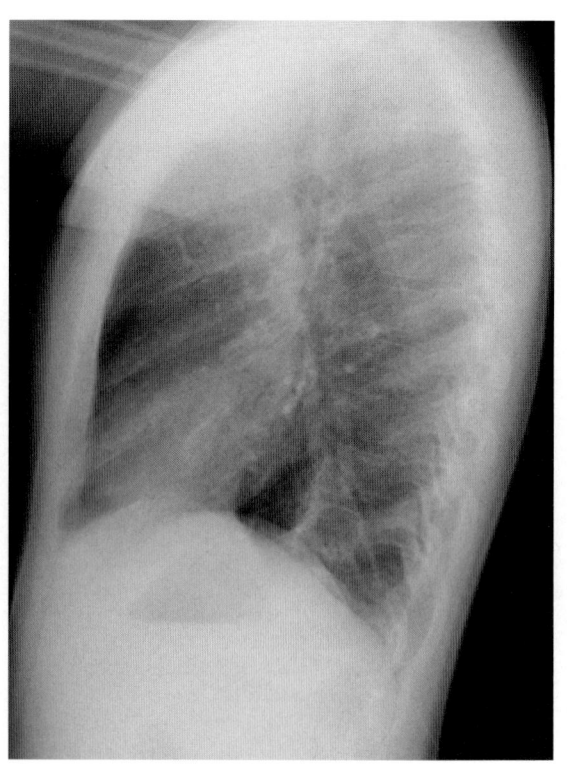

Abb. 22.26 6 Jahre alt (w.)

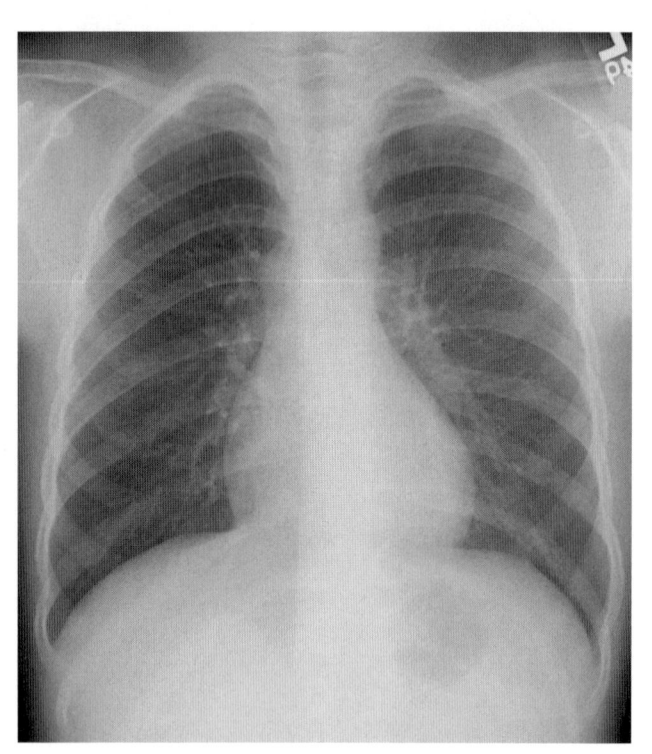

Abb. 22.27 7 Jahre alt (w.)

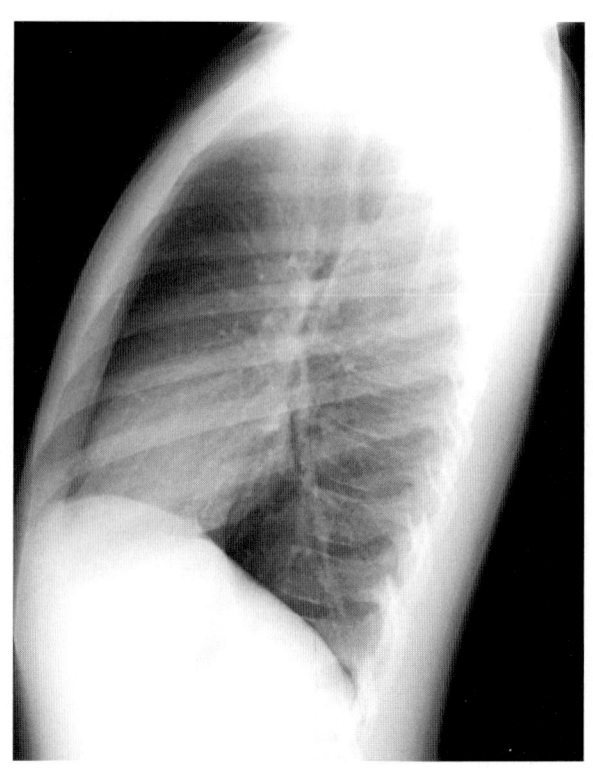

Abb. 22.28 7 Jahre alt (w.)

22 Thorax, weiblich

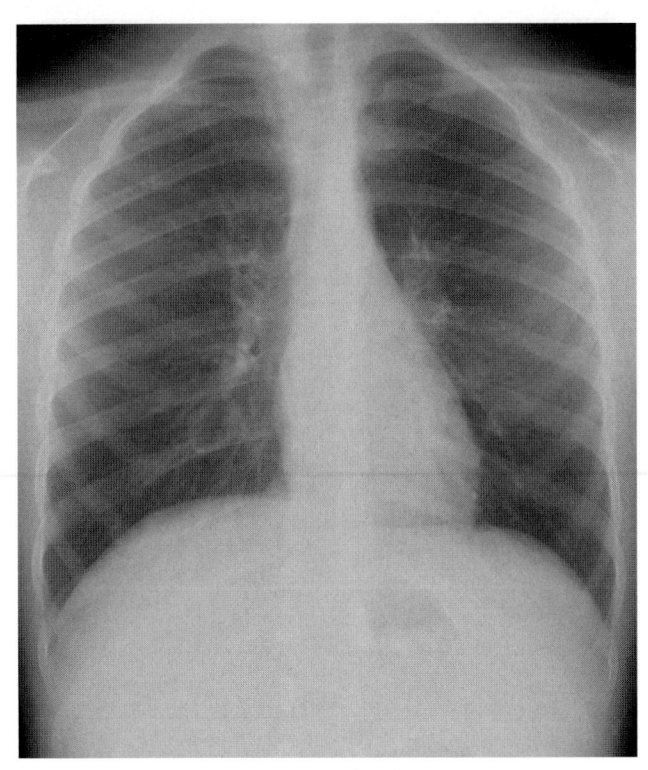

Abb. 22.29 8 Jahre alt (w.)

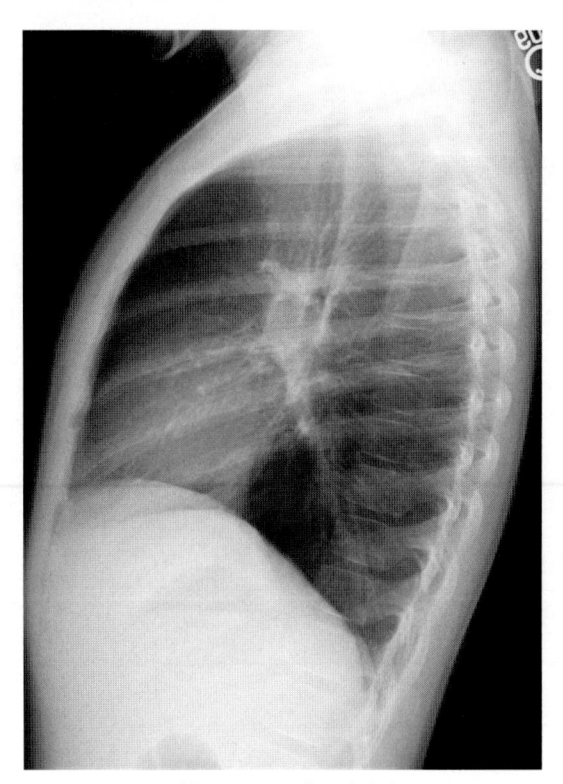

Abb. 22.30 8 Jahre alt (w.)

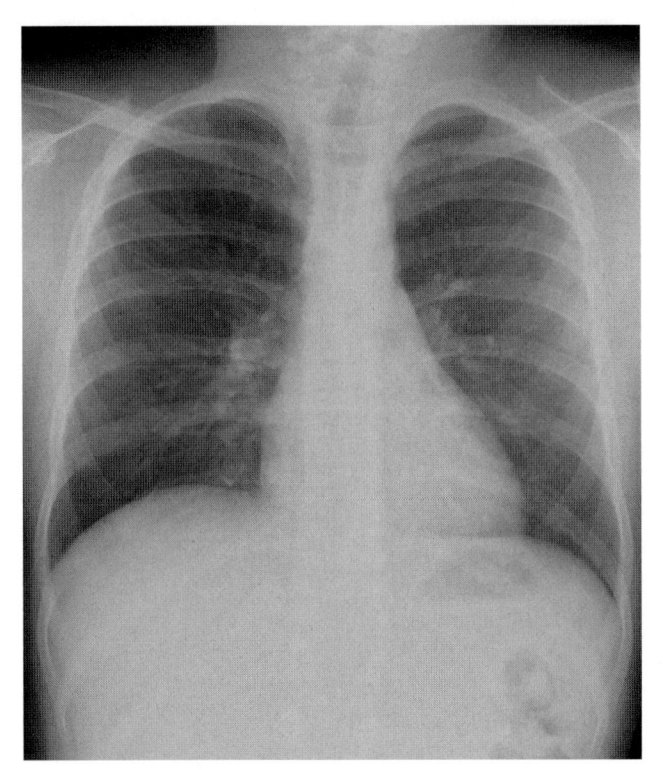

Abb. 22.31 9 Jahre alt (w.)

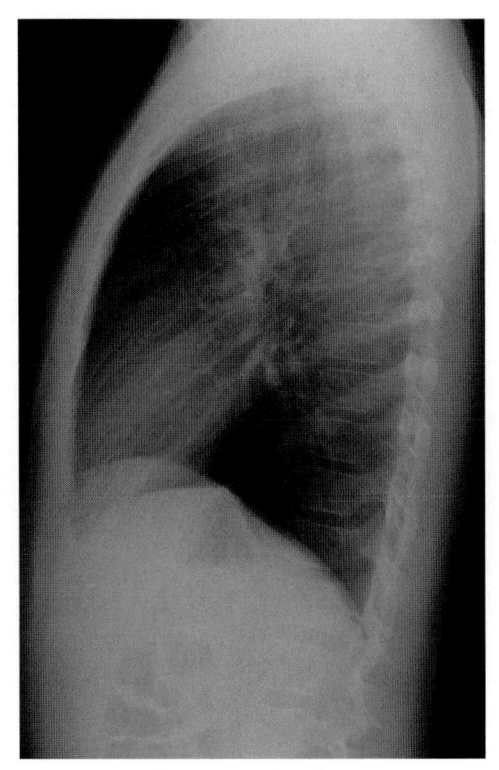

Abb. 22.32 9 Jahre alt (w.)

22 Thorax, weiblich

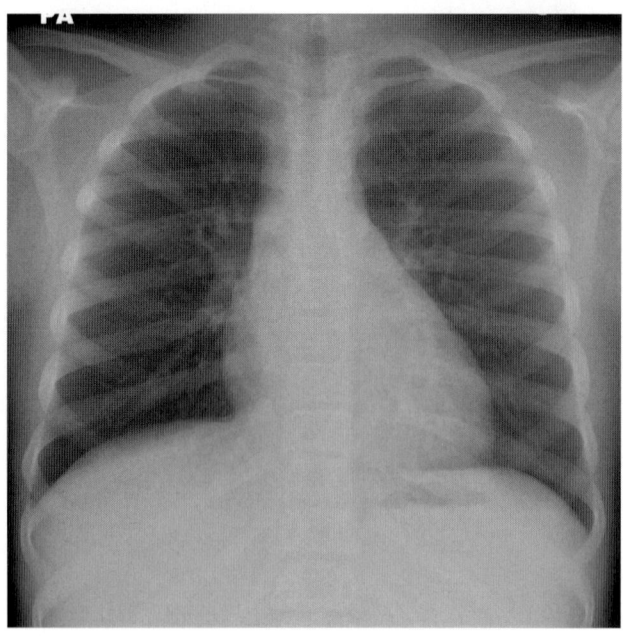

Abb. 22.33 10 Jahre alt (w.)

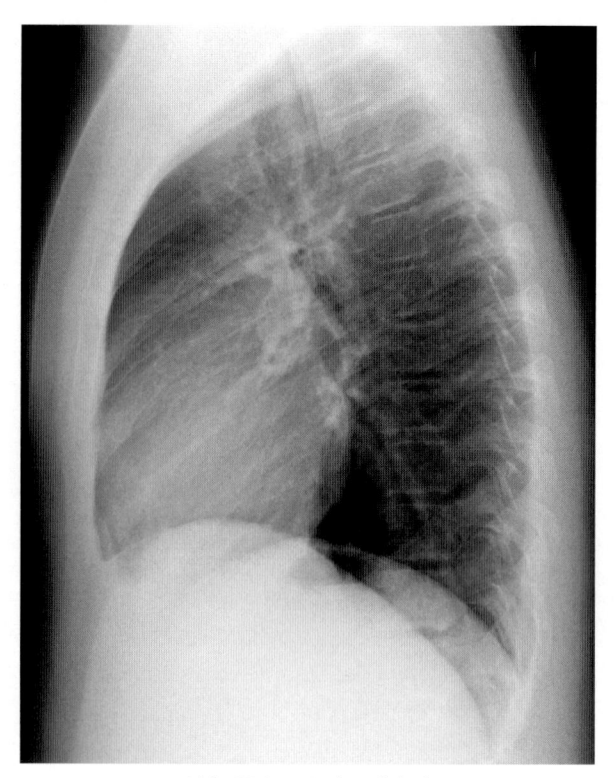

Abb. 22.34 10 Jahre alt (w.)

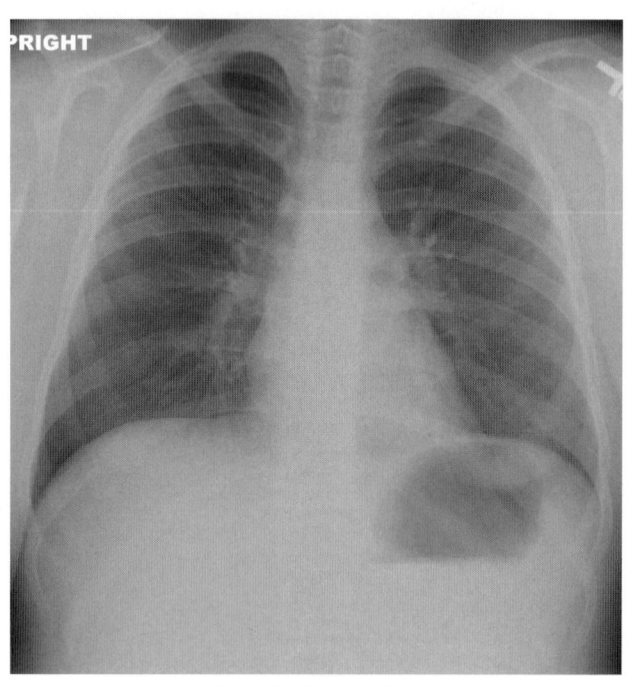

Abb. 22.35 11 Jahre alt (w.)

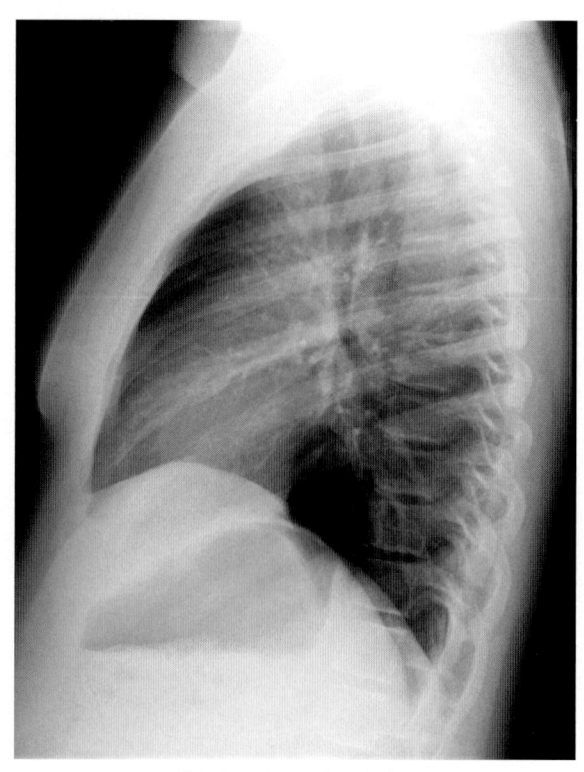

Abb. 22.36 11 Jahre alt (w.)

22 Thorax, weiblich

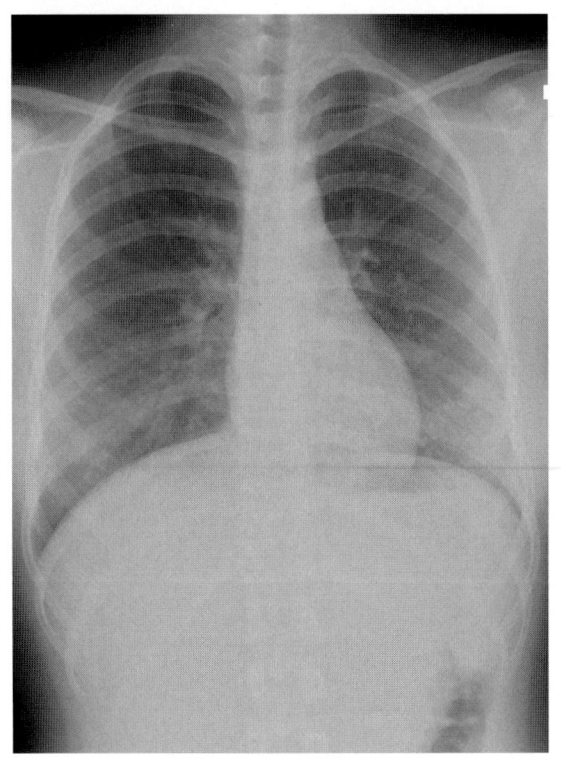

Abb. 22.37 12 Jahre alt (w.)

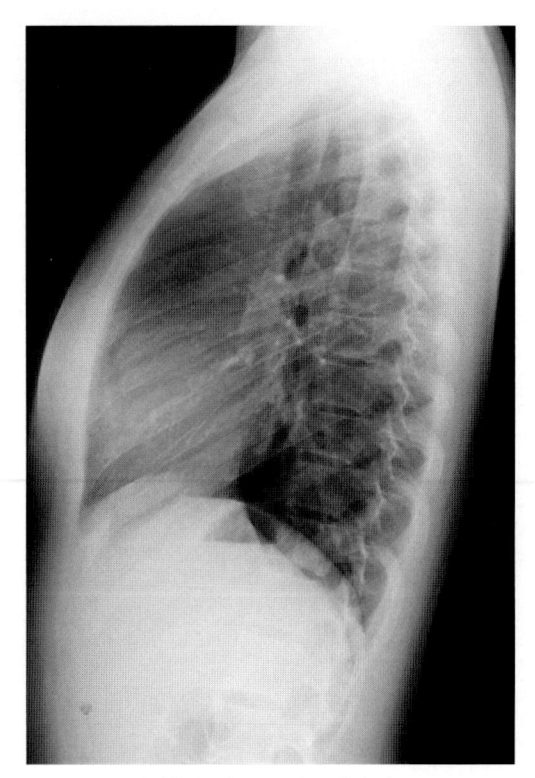

Abb. 22.38 12 Jahre alt (w.)

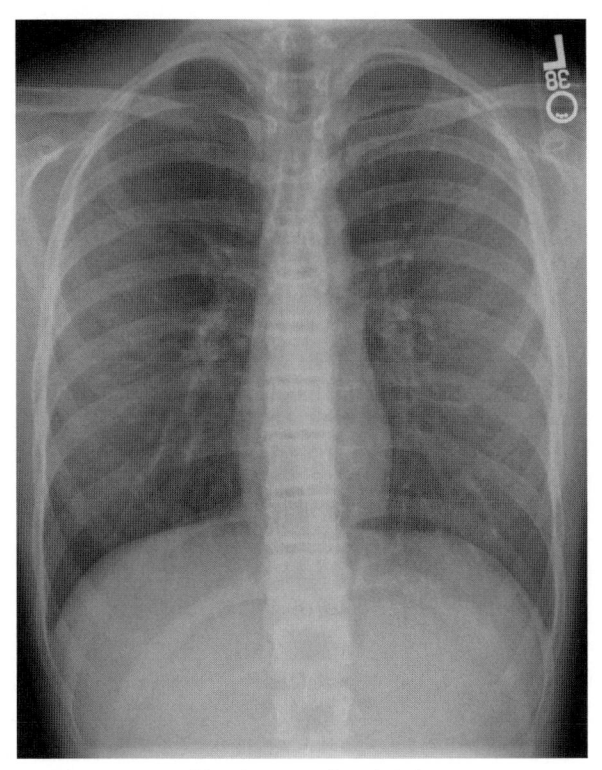

Abb. 22.39 13 Jahre alt (w.)

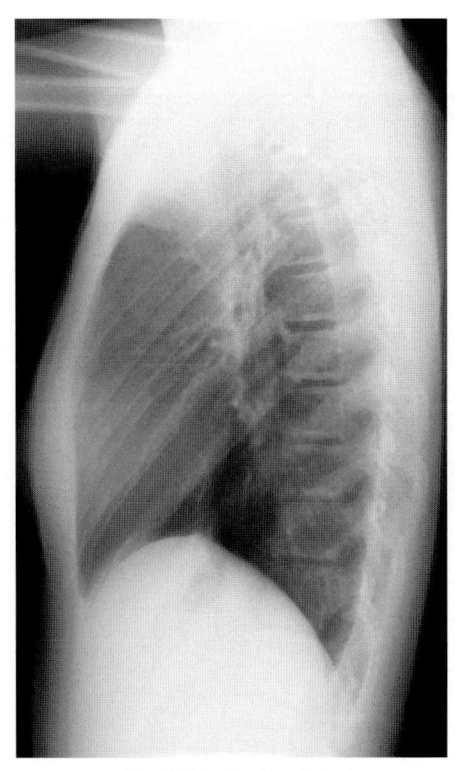

Abb. 22.40 13 Jahre alt (w.)

22 Thorax, weiblich

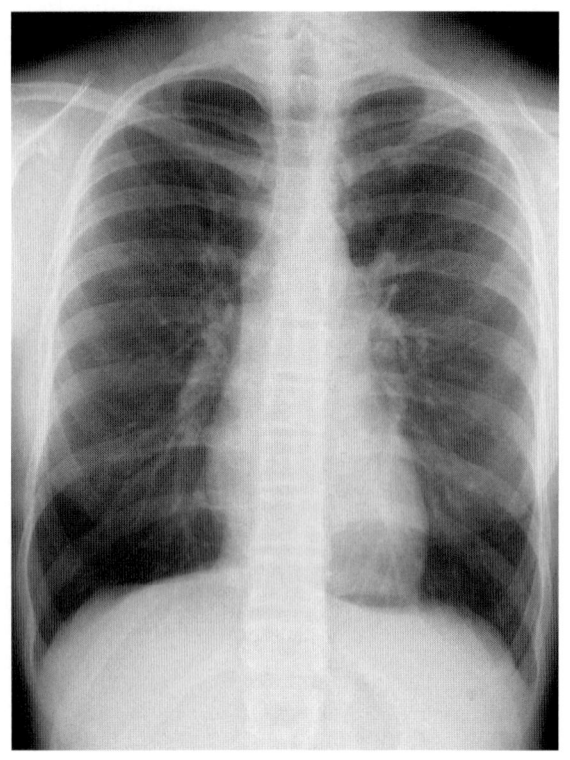

Abb. 22.41 14 Jahre alt (w.)

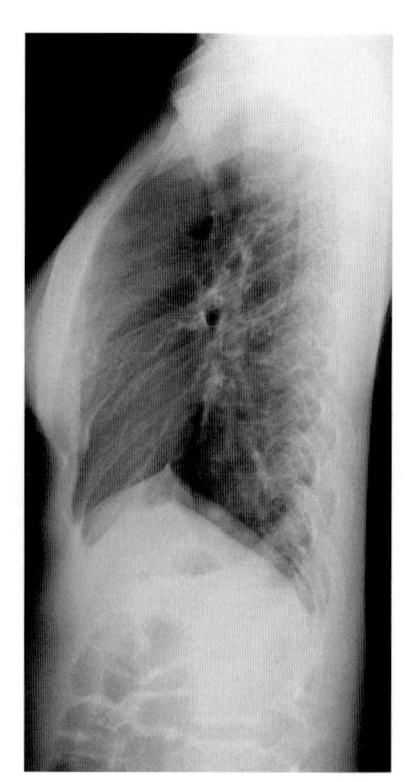

Abb. 22.42 14 Jahre alt (w.)

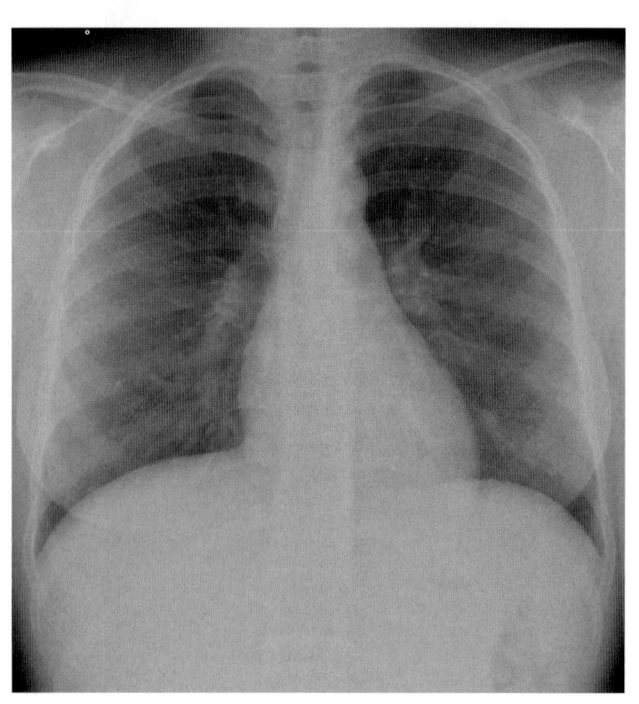

Abb. 22.43 15 Jahre alt (w.)

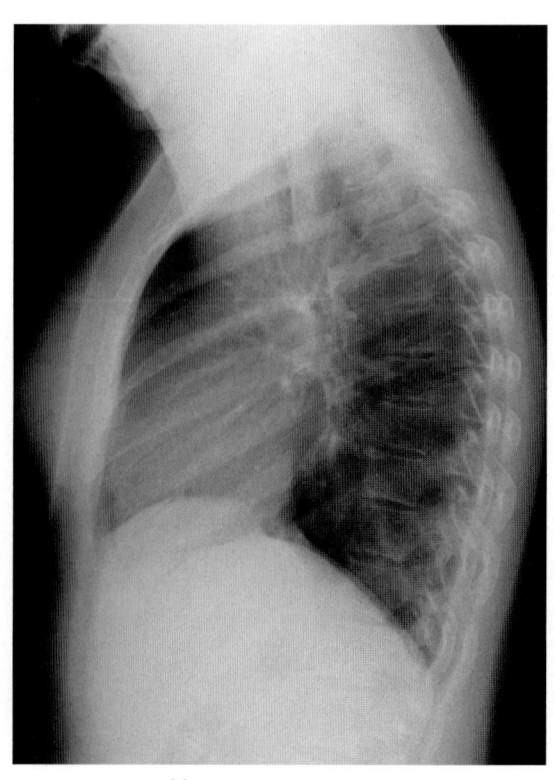

Abb. 22.44 15 Jahre alt (w.)

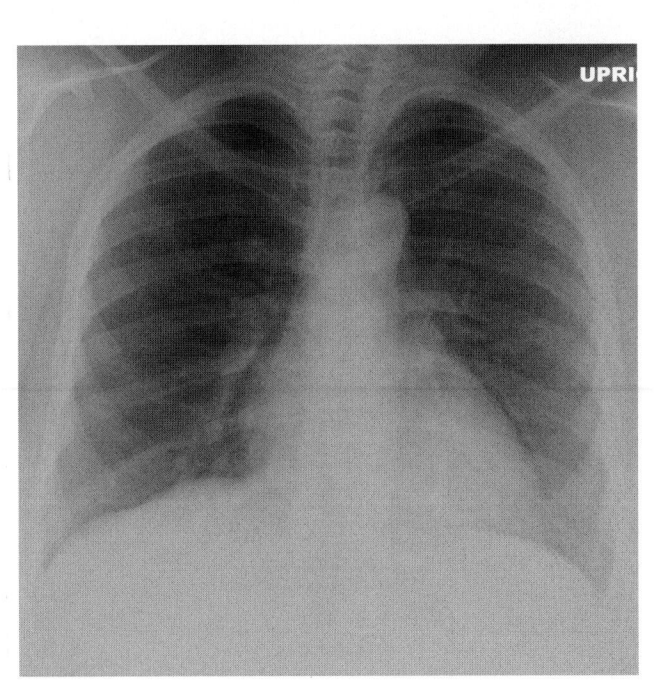

Abb. 22.45 16 Jahre alt (w.)

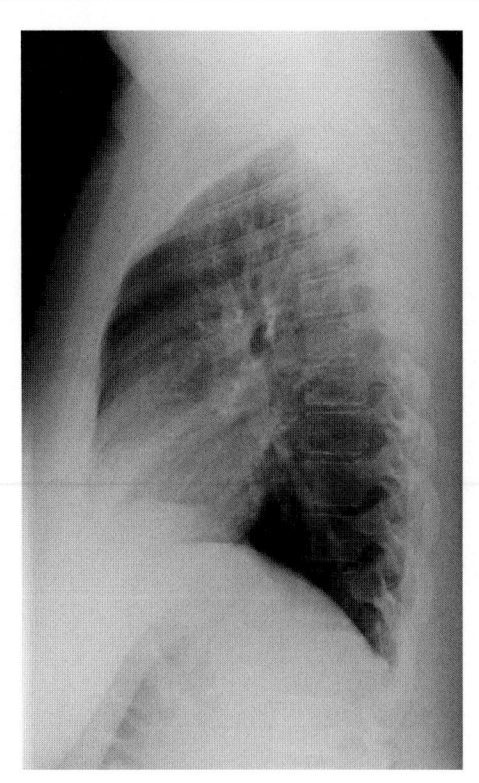

Abb. 22.46 16 Jahre alt (w.)

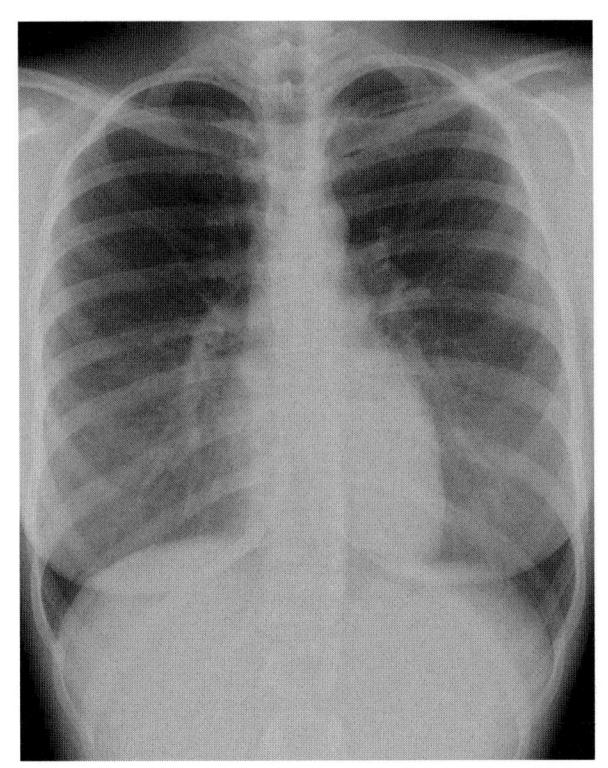

Abb. 22.47 17 Jahre alt (w.)

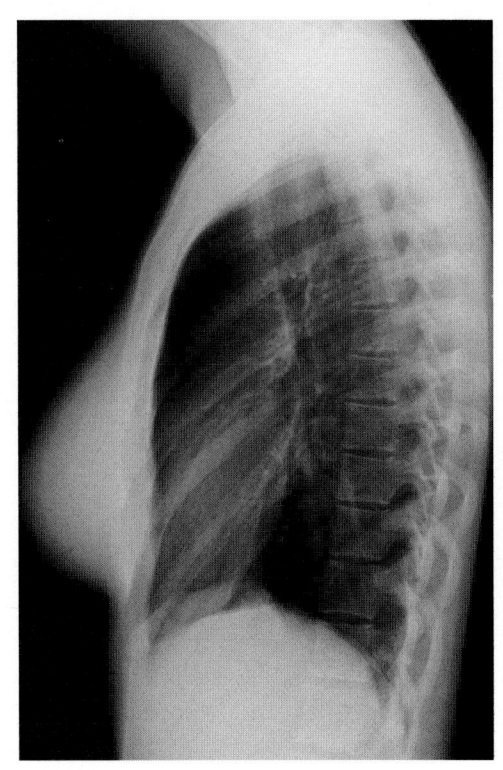

Abb. 22.48 17 Jahre alt (w.)

386 22 Thorax, weiblich

Abb. 22.49 18 Jahre alt (w.)

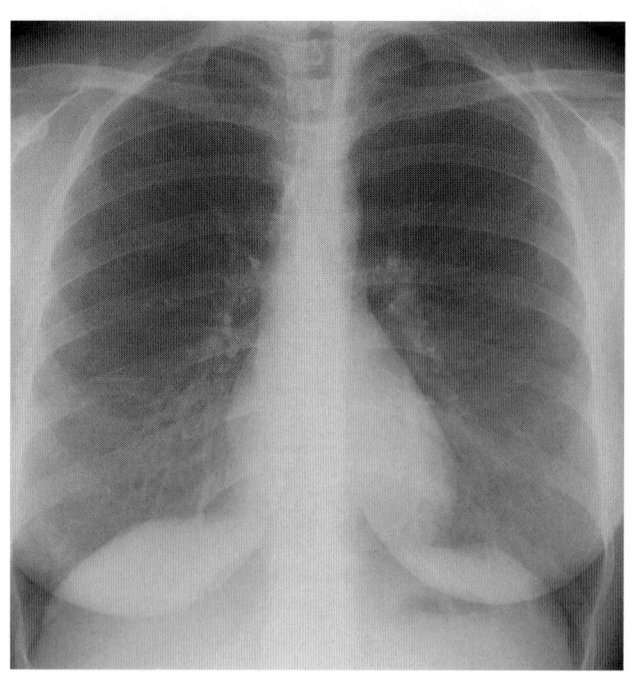

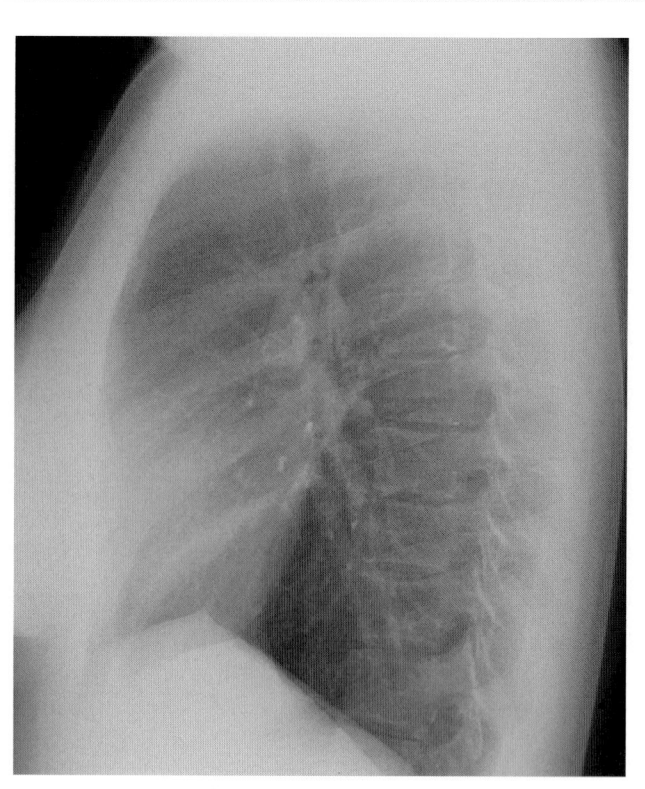

Abb. 22.50 18 Jahre alt (w.)

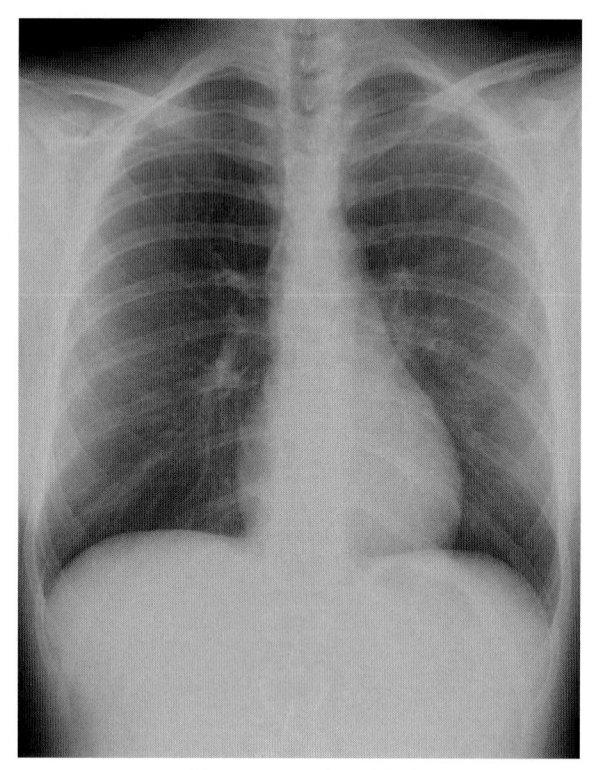

Abb. 22.51 19 Jahre alt (w.)

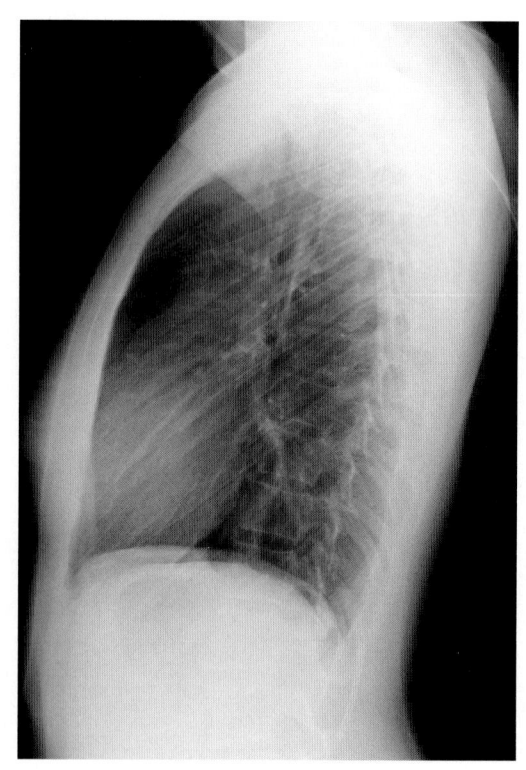

Abb. 22.52 19 Jahre alt (w.)

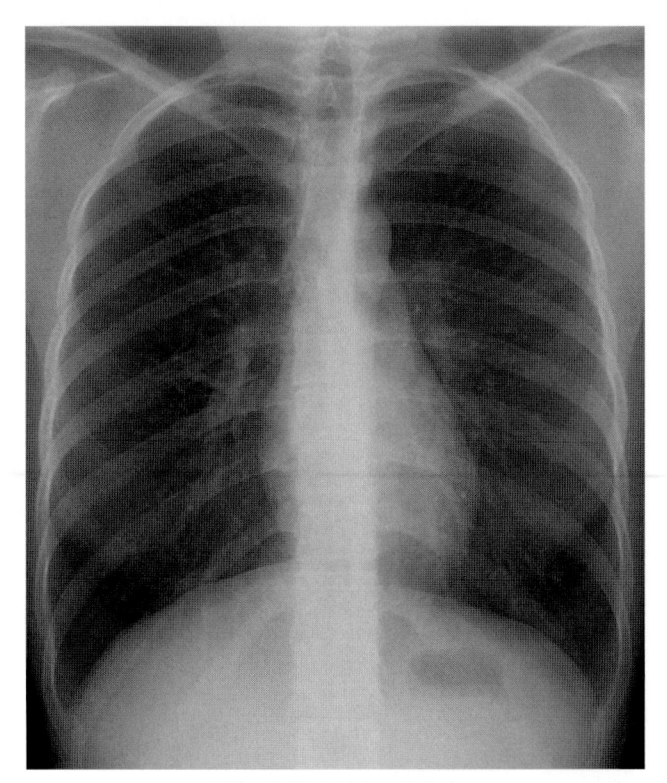

Abb. 22.53 20 Jahre alt (w.)

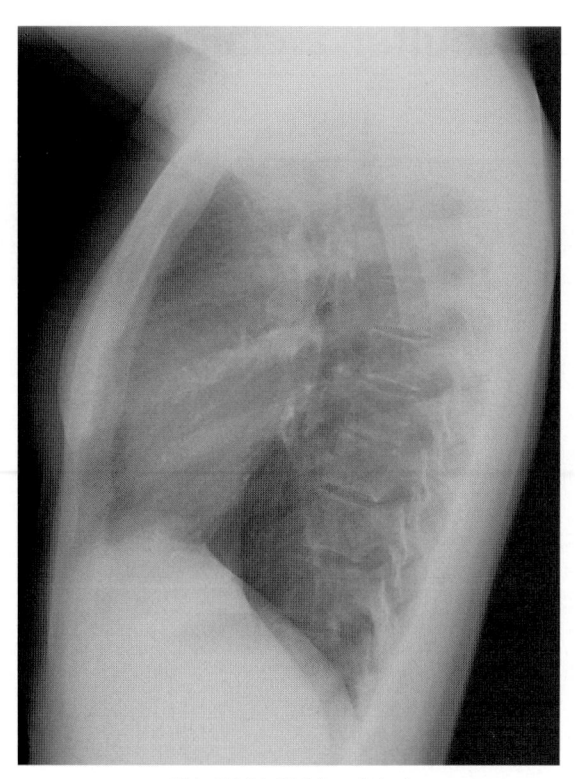

Abb. 22.54 20 Jahre alt (w.)

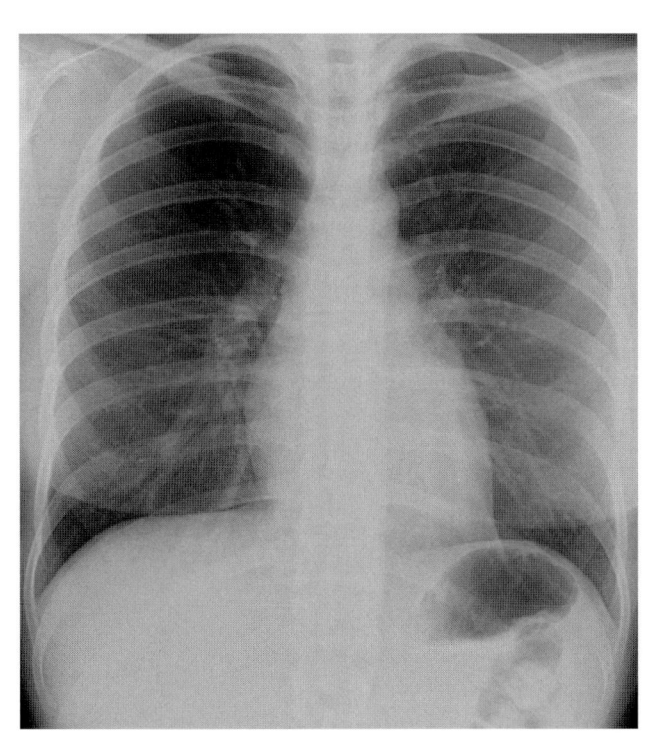

Abb. 22.55 21 Jahre alt (w.)

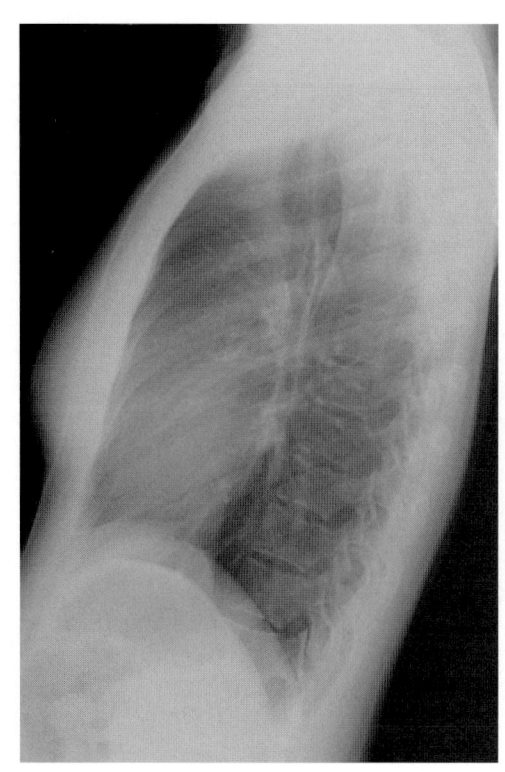

Abb. 22.56 21 Jahre alt (w.)

23 Schulter, weiblich

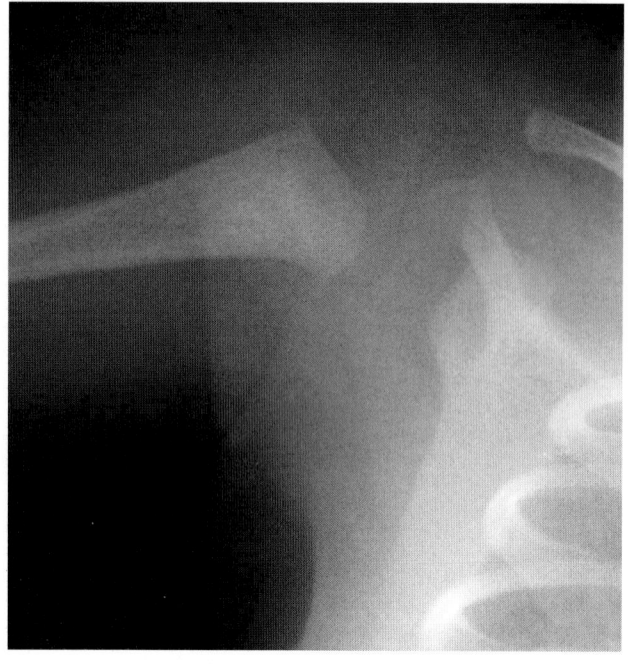

Abb. 23.1 Neugeboren (w.)

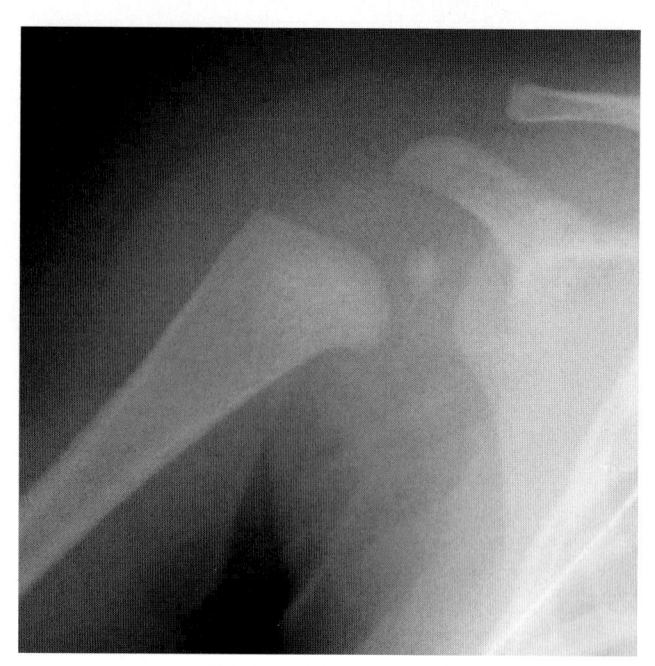

Abb. 23.2 3 Monate alt (w.)

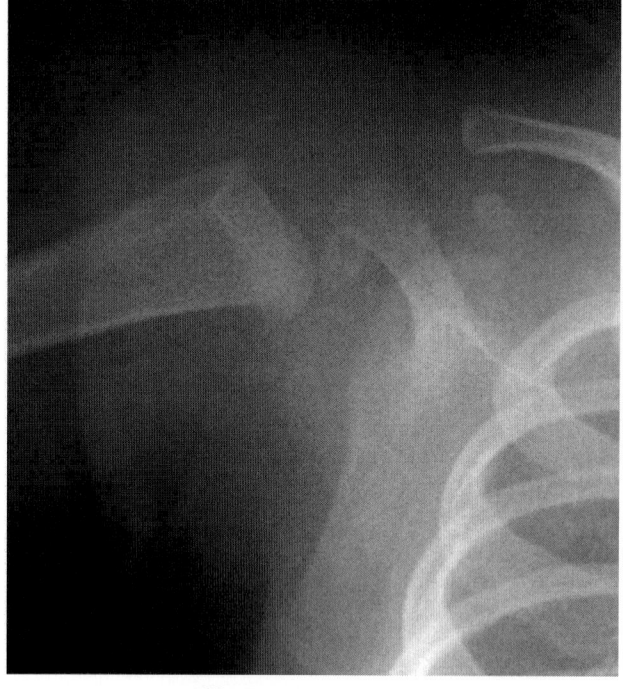

Abb. 23.3 6 Monate alt (w.)

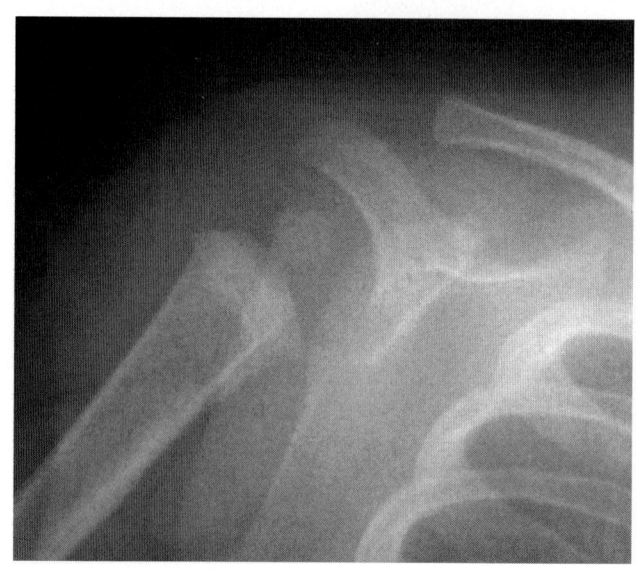

Abb. 23.4 6 Monate alt (w.)

23 Schulter, weiblich

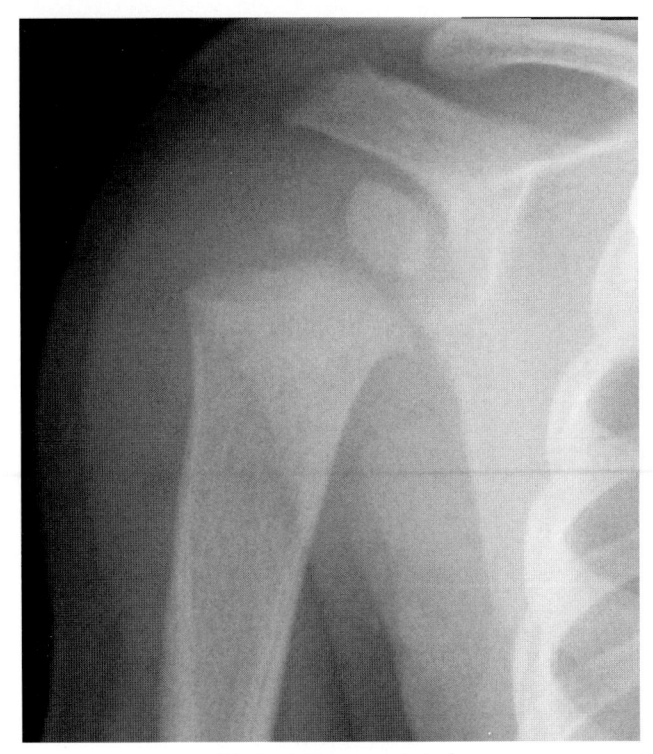

Abb. 23.5 9 Monate alt (w.)

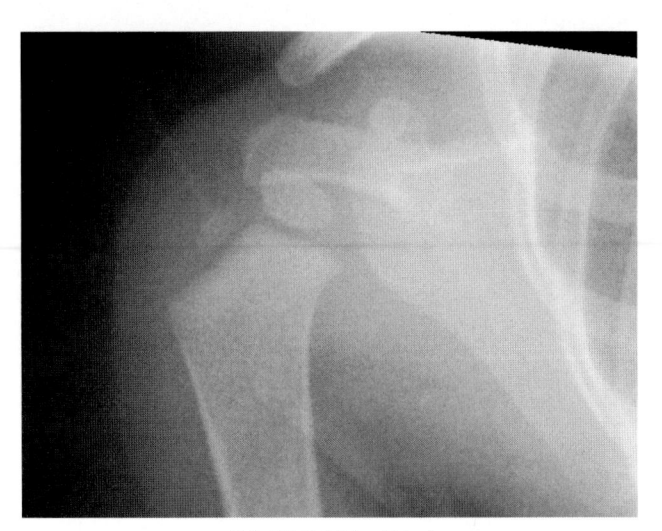

Abb. 23.6 1 Jahr alt (w.)

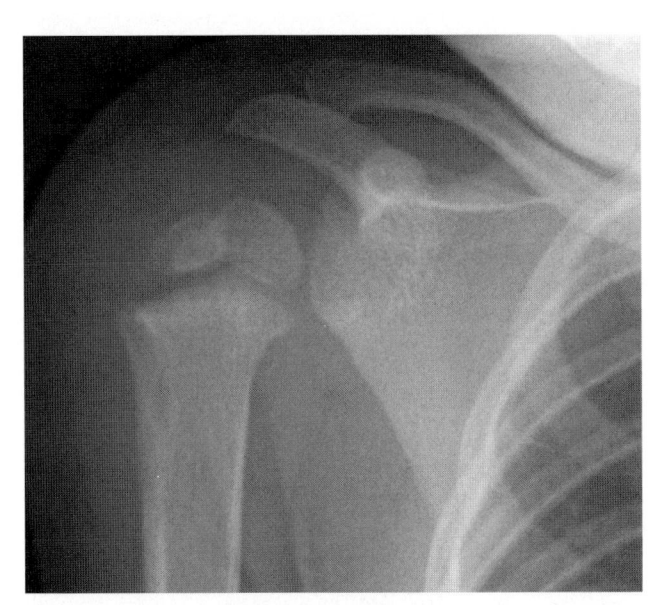

Abb. 23.7 15 Monate alt (w.)

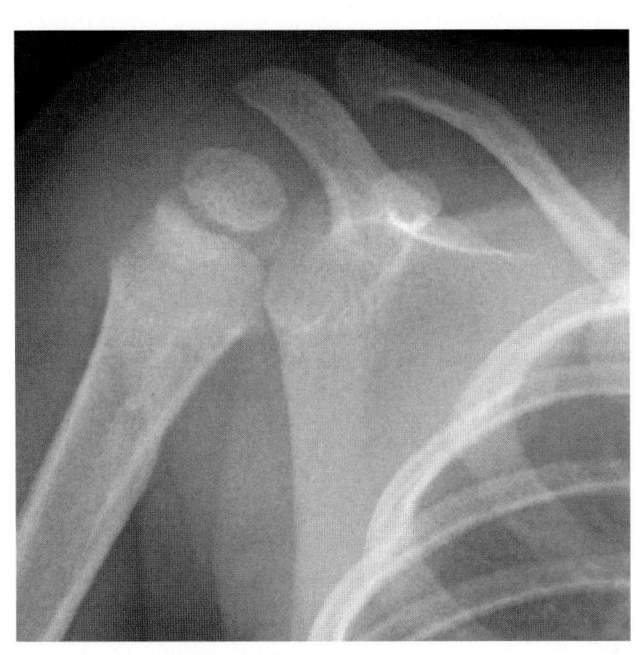

Abb. 23.8 15 Monate alt (w.)

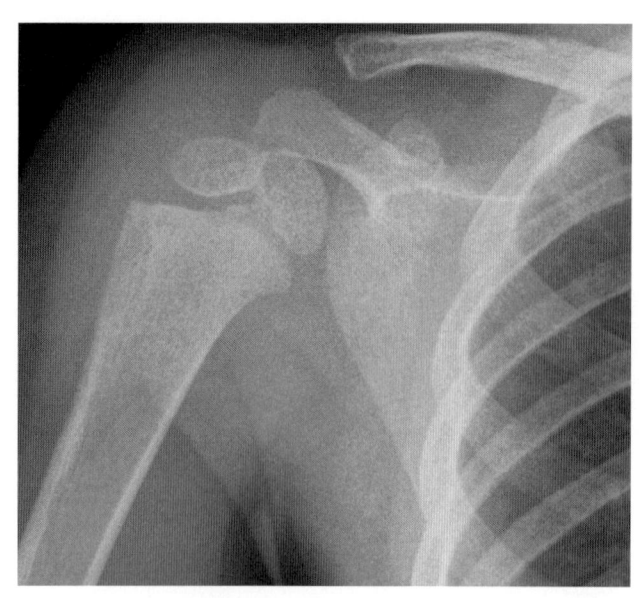

Abb. 23.9 18 Monate alt (w.)

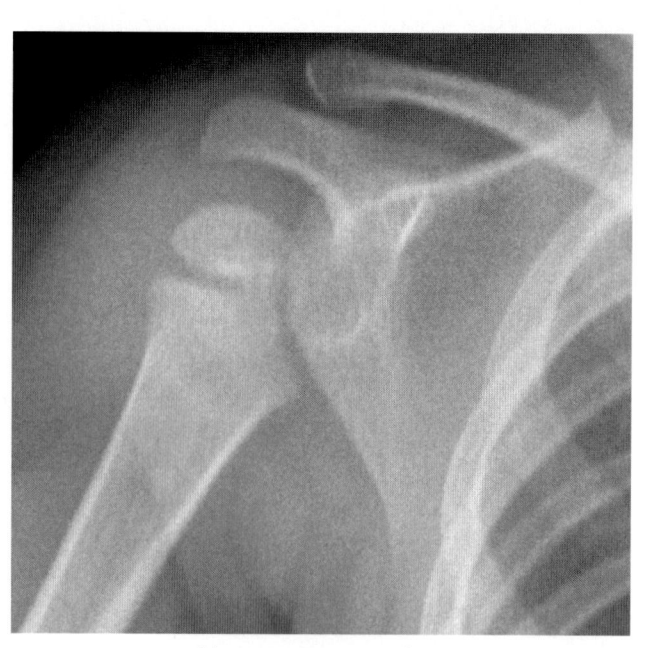

Abb. 23.10 18 Monate alt (w.)

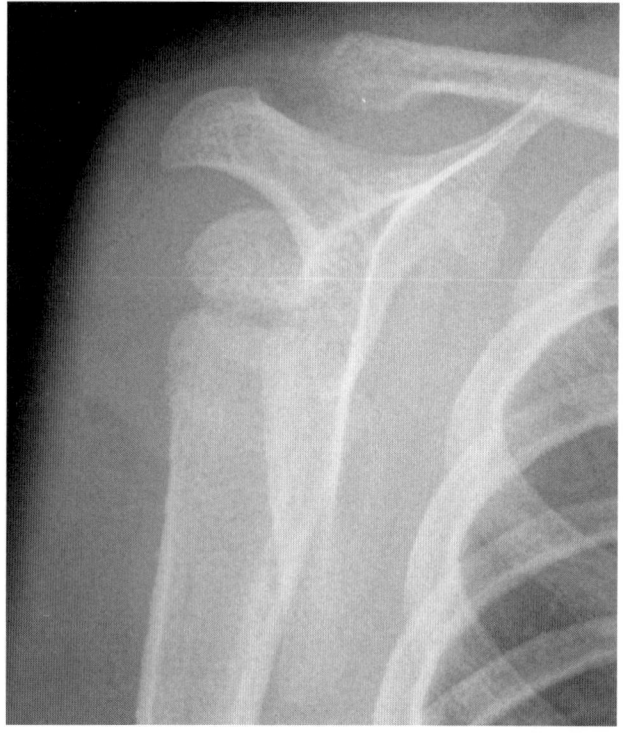

Abb. 23.11 18 Monate alt (w.)

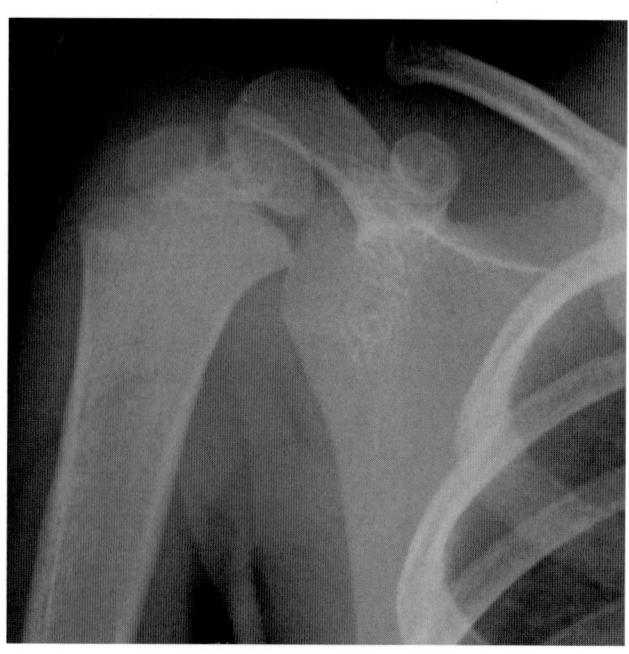

Abb. 23.12 21 Monate alt (w.)

23 Schulter, weiblich

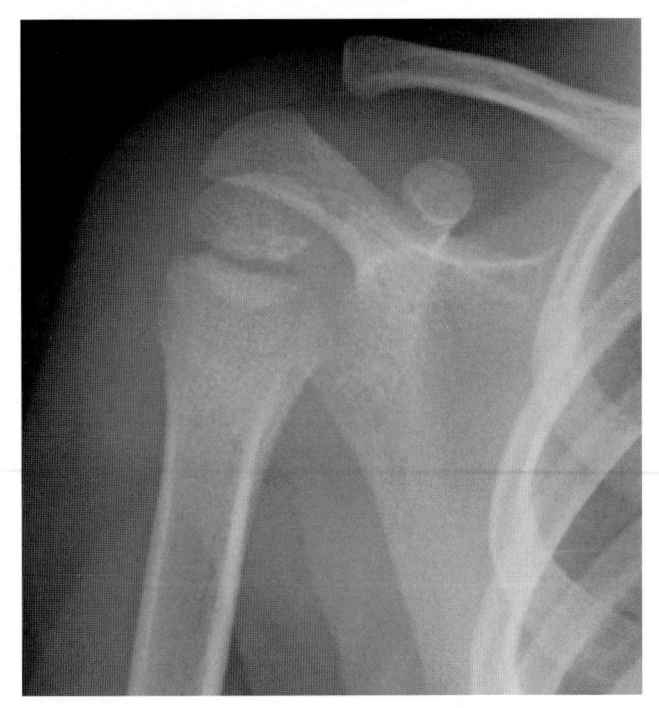

Abb. 23.13 21 Monate alt (w.)

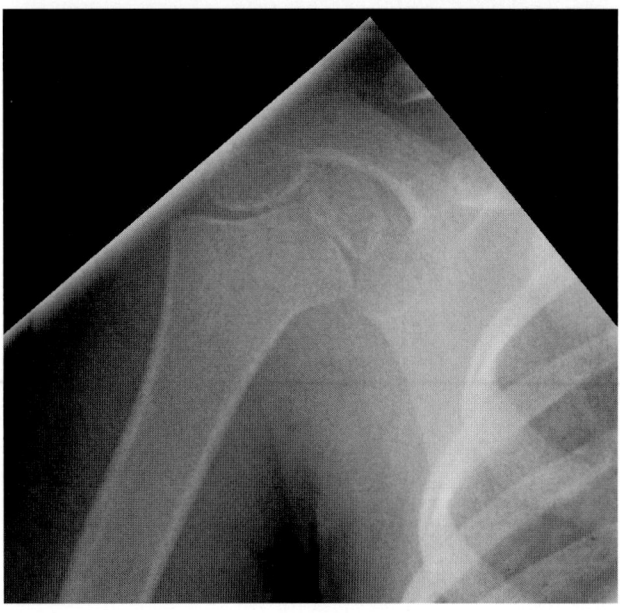

Abb. 23.14 2 Jahre alt (w.)

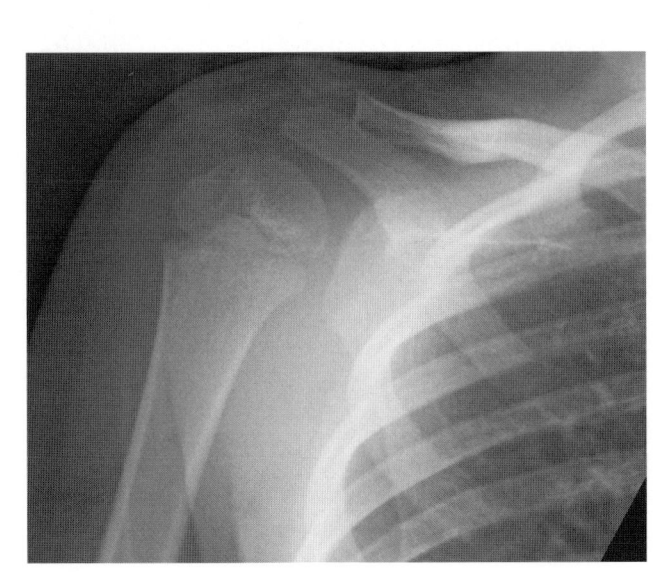

Abb. 23.15 3 Jahre alt (w.)

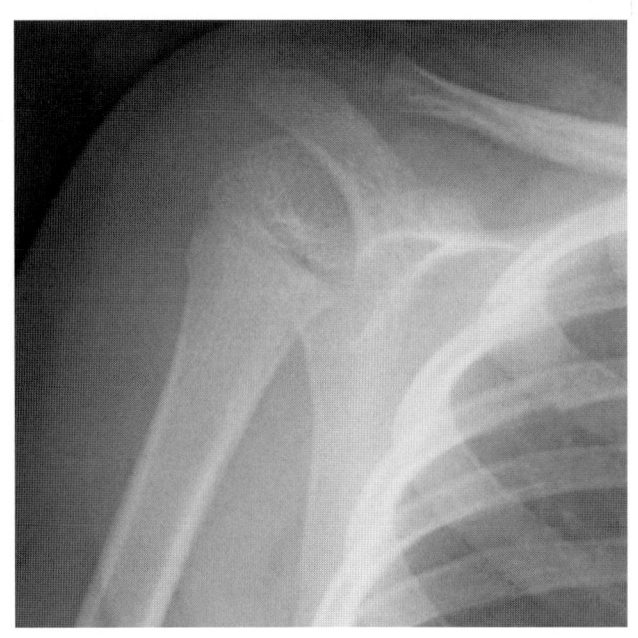

Abb. 23.16 3 Jahre alt (w.)

23 Schulter, weiblich

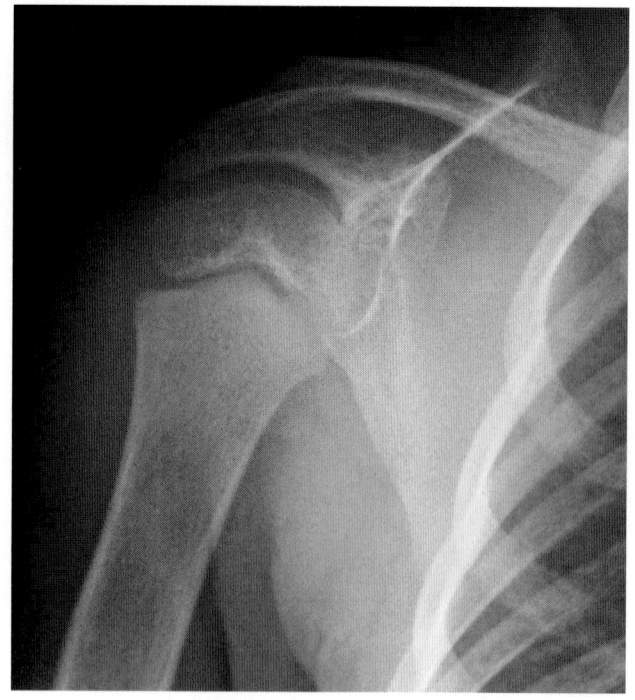

Abb. 23.17 4 Jahre alt (w.)

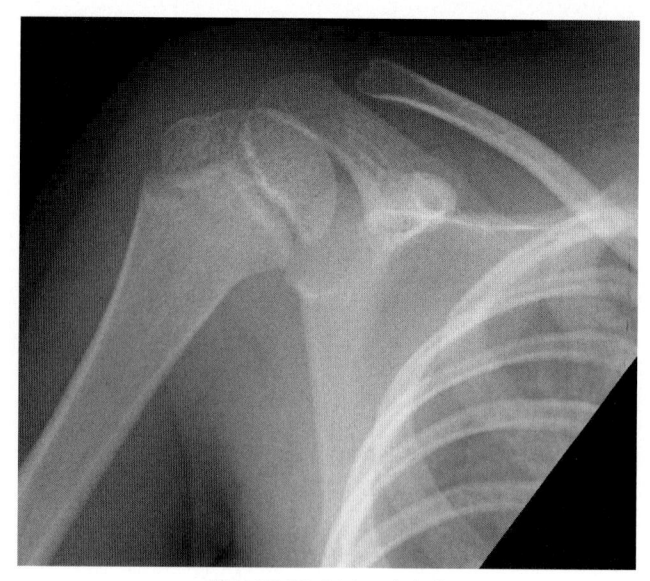

Abb. 23.18 5 Jahre alt (w.)

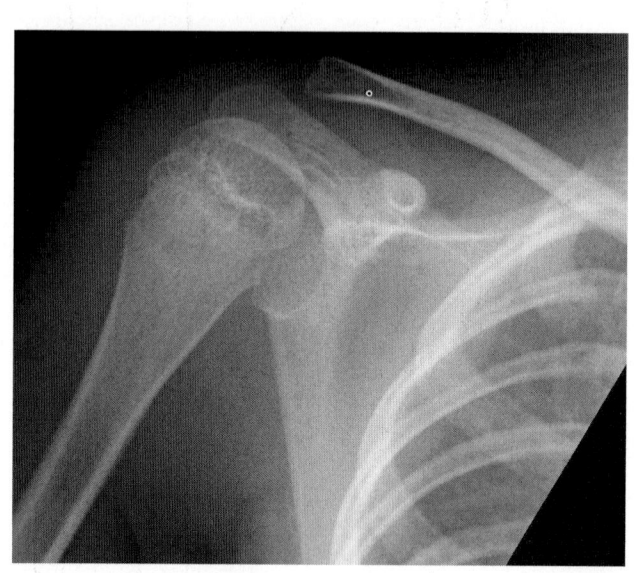

Abb. 23.19 5 Jahre alt (w.)

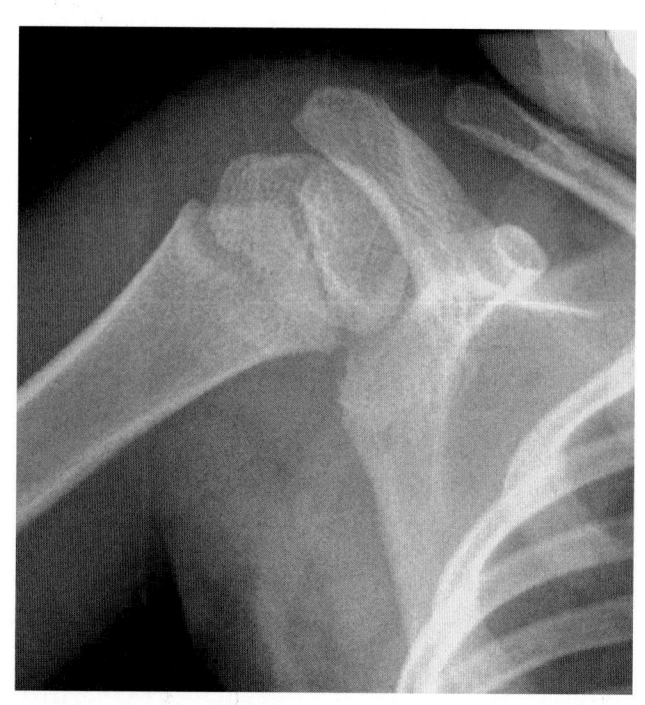

Abb. 23.20 6 Jahre alt (w.)

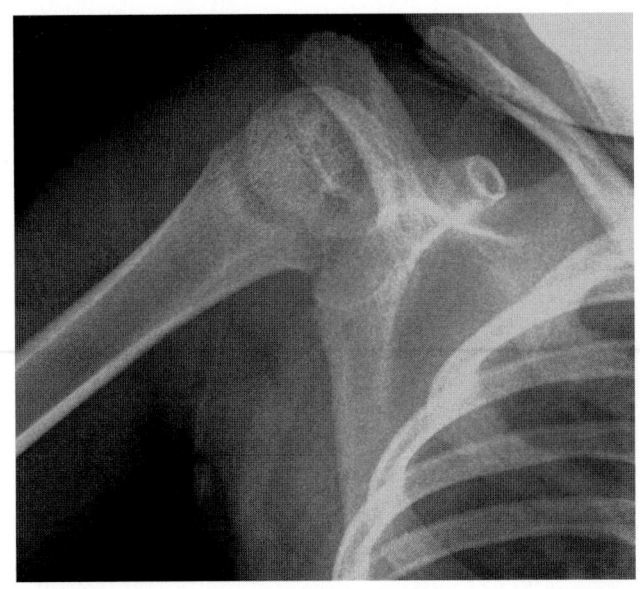

Abb. 23.21 6 Jahre alt (w.)

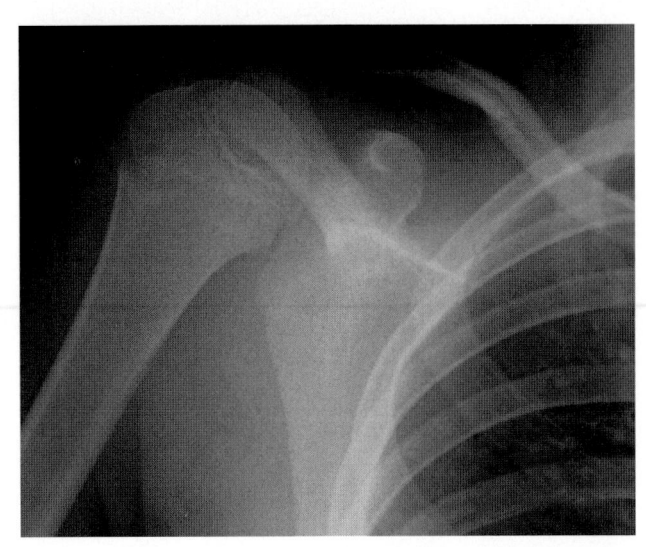

Abb. 23.22 7 Jahre alt (w.)

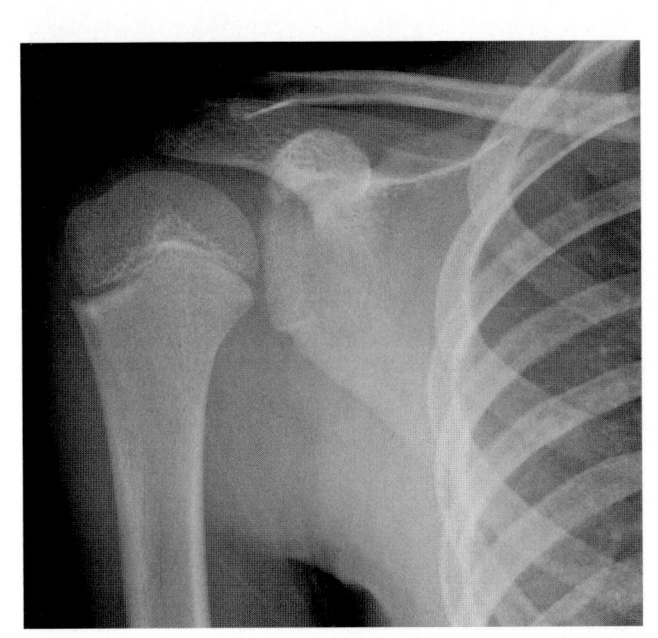

Abb. 23.23 8 Jahre alt (w.)

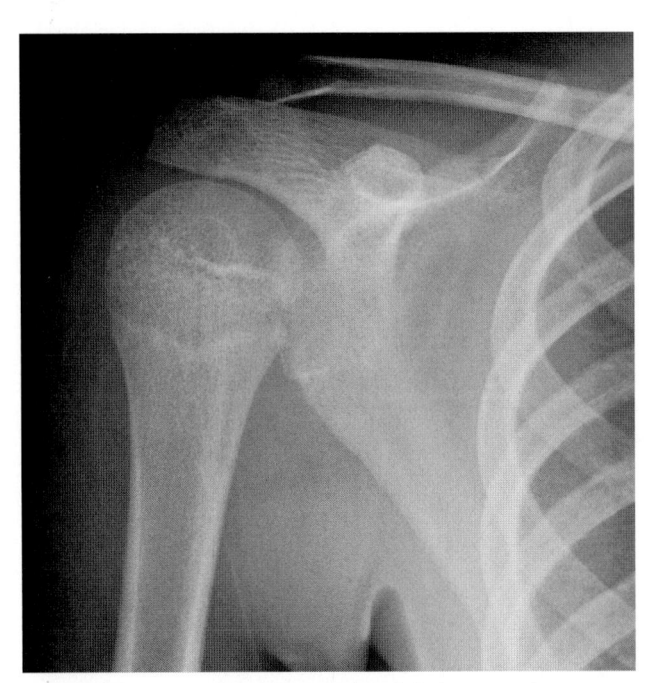

Abb. 23.24 8 Jahre alt (w.)

23 Schulter, weiblich

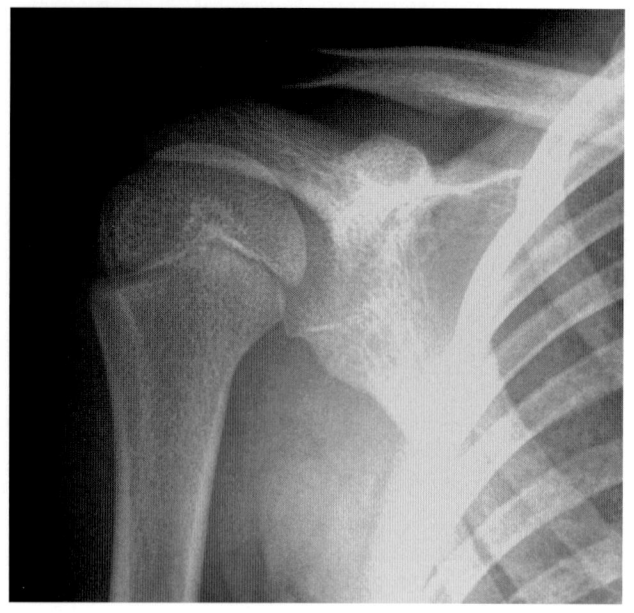

Abb. 23.25 9 Jahre alt (w.)

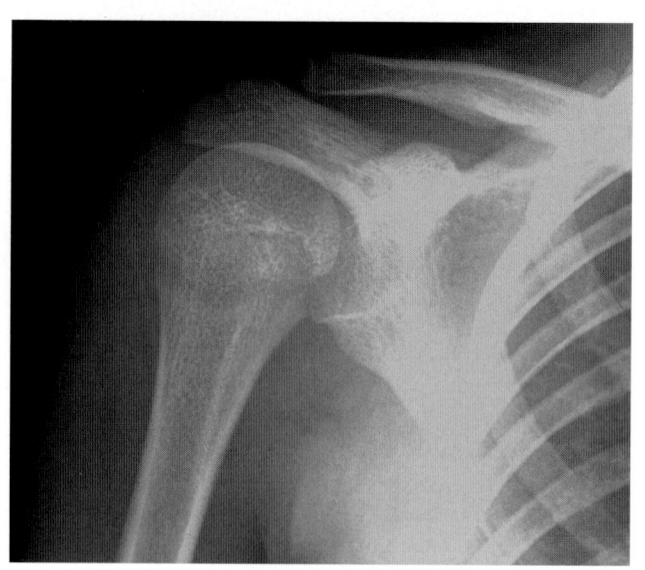

Abb. 23.26 9 Jahre alt (w.)

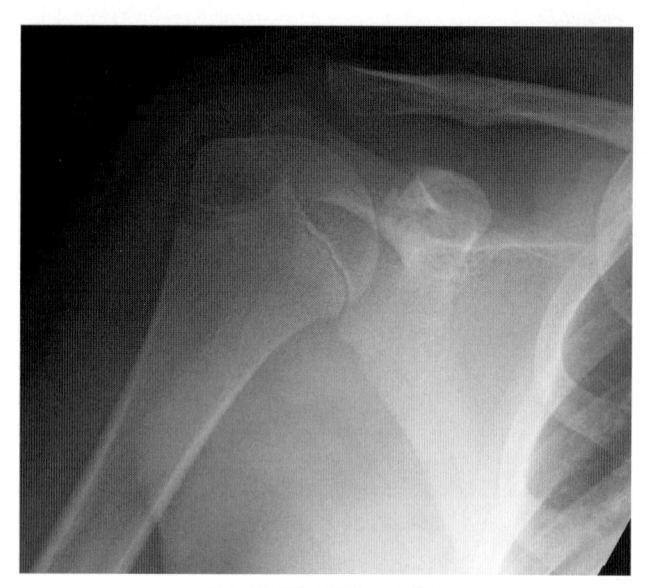

Abb. 23.27 10 Jahre alt (w.)

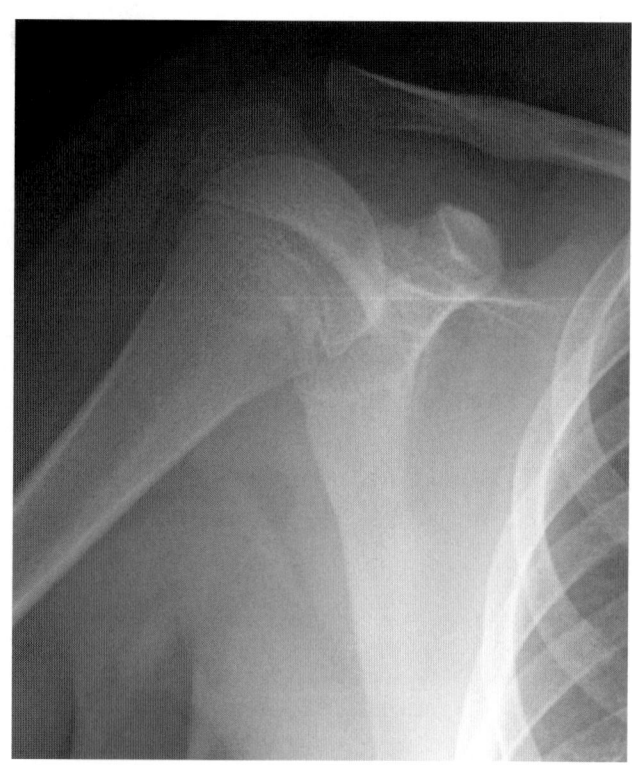

Abb. 23.28 10 Jahre alt (w.)

23 Schulter, weiblich

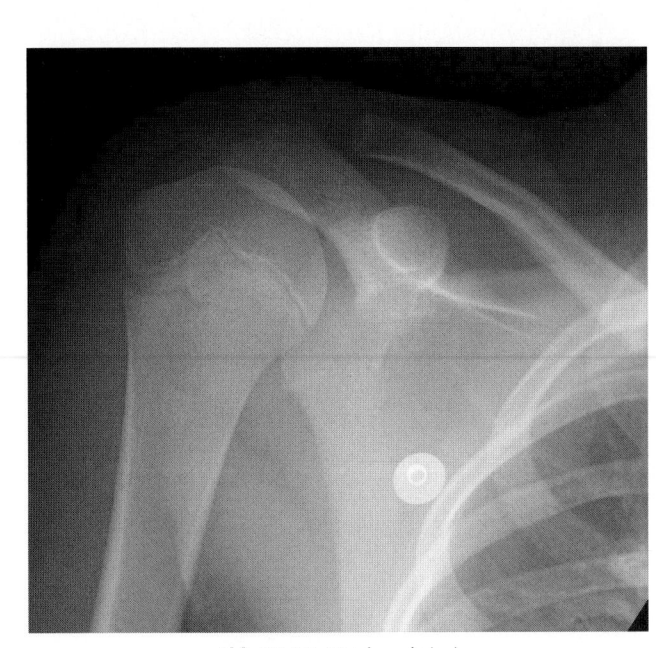

Abb. 23.29 11 Jahre alt (w.)

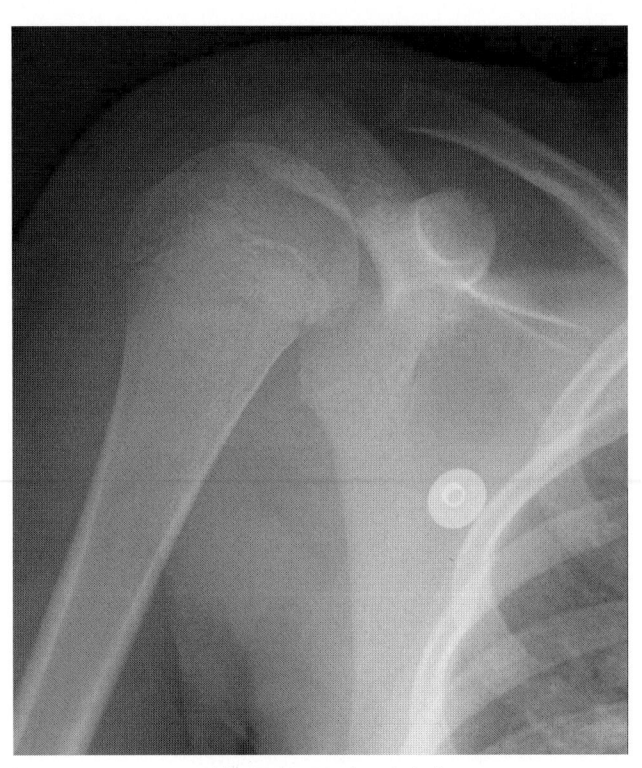

Abb. 23.30 11 Jahre alt (w.)

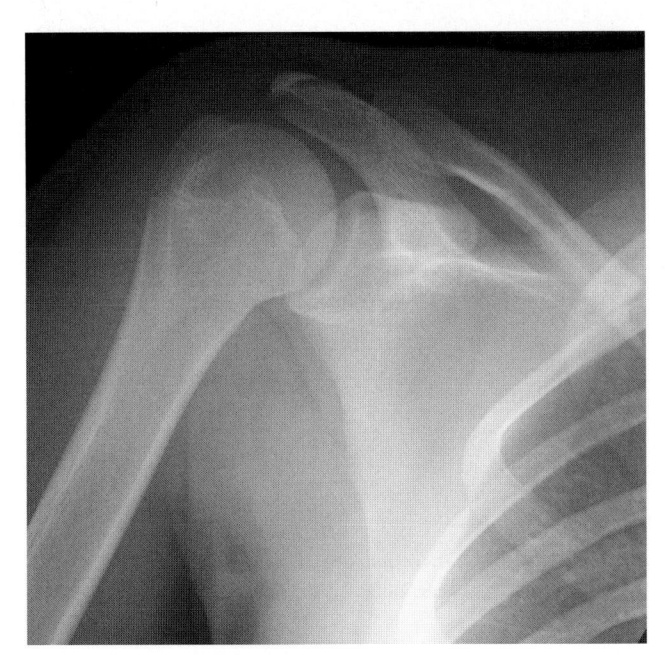

Abb. 23.31 12 Jahre alt (w.)

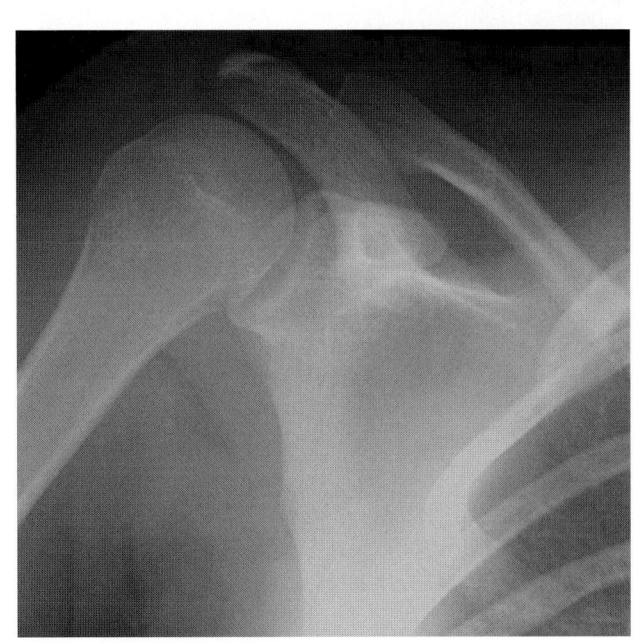

Abb. 23.32 12 Jahre alt (w.)

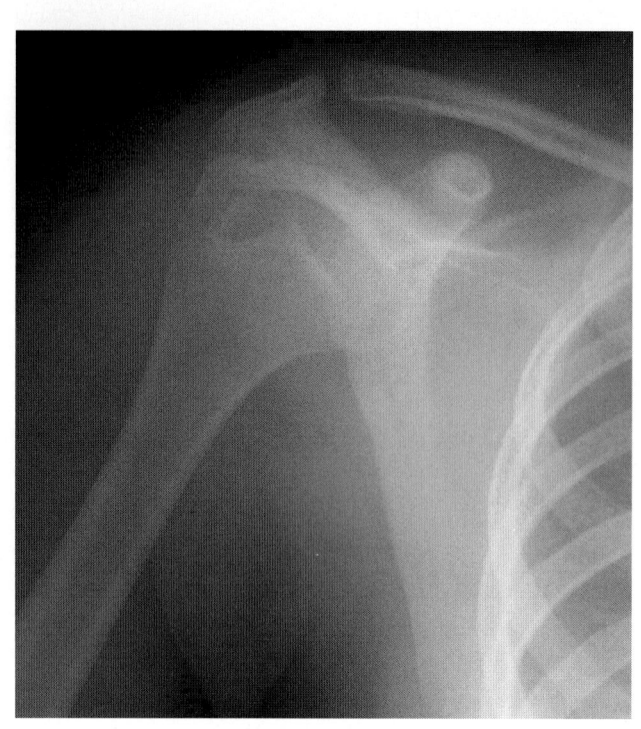

Abb. 23.33 13 Jahre alt (w.)

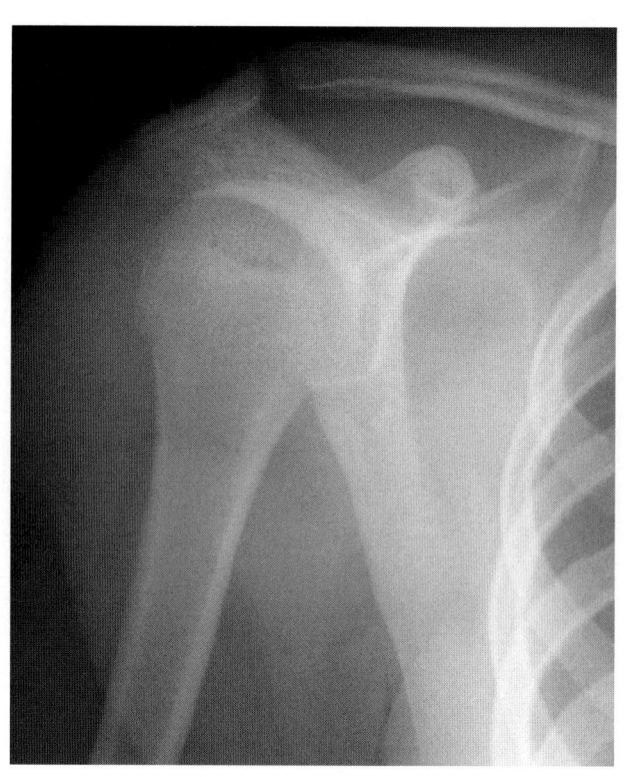

Abb. 23.34 13 Jahre alt (w.)

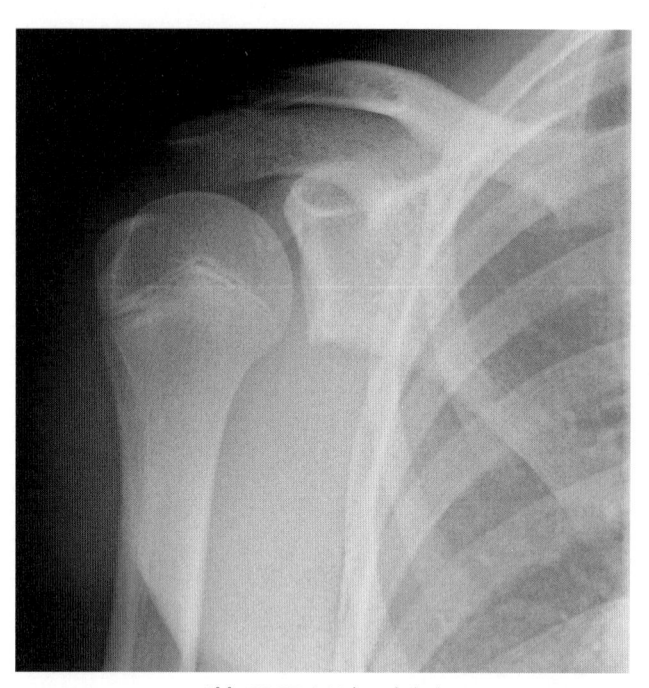

Abb. 23.35 14 Jahre alt (w.)

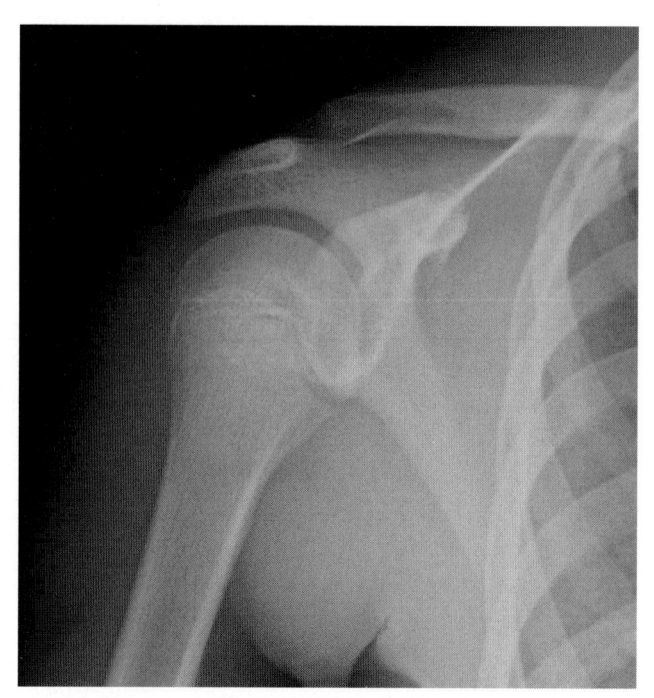

Abb. 23.36 14 Jahre alt (w.)

23 Schulter, weiblich

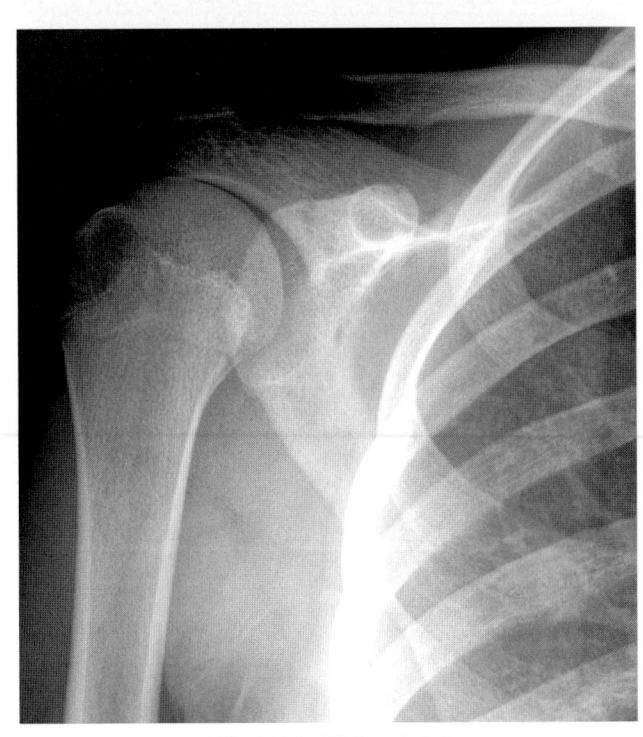

Abb. 23.37 15 Jahre alt (w.)

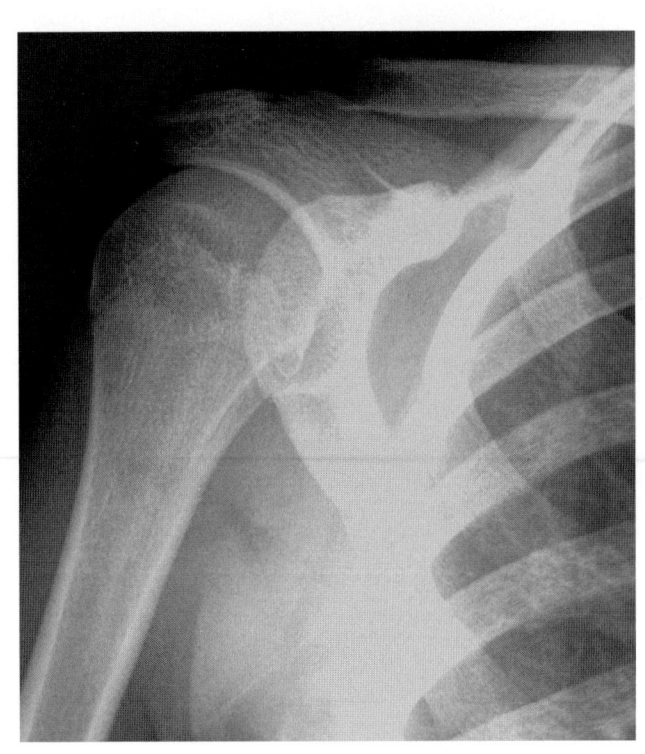

Abb. 23.38 15 Jahre alt (w.)

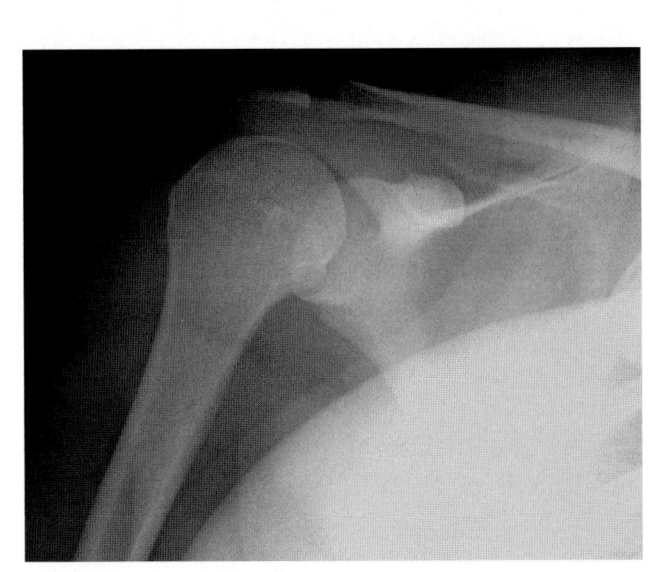

Abb. 23.39 16 Jahre alt (w.)

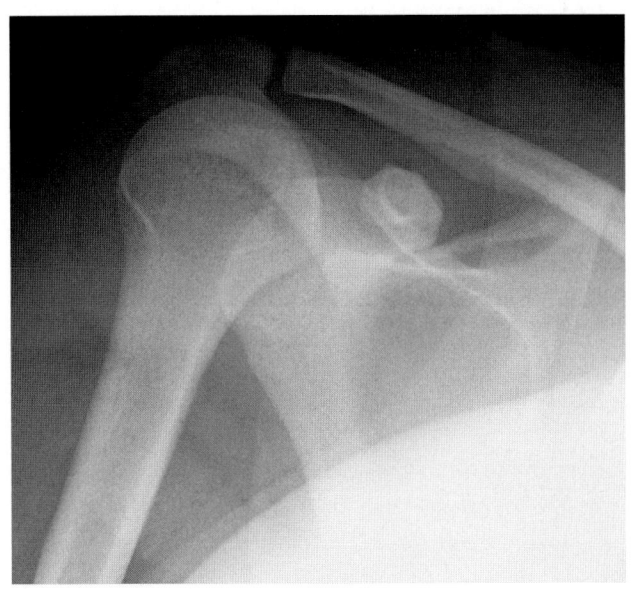

Abb. 23.40 16 Jahre alt (w.)

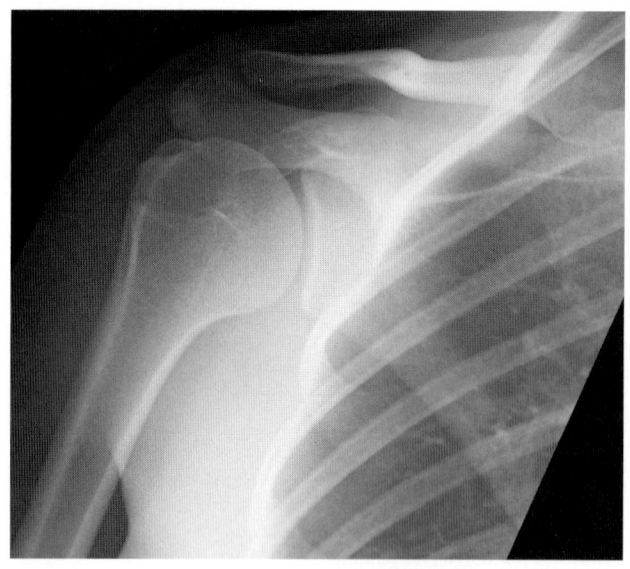

Abb. 23.41 17 Jahre alt (w.)

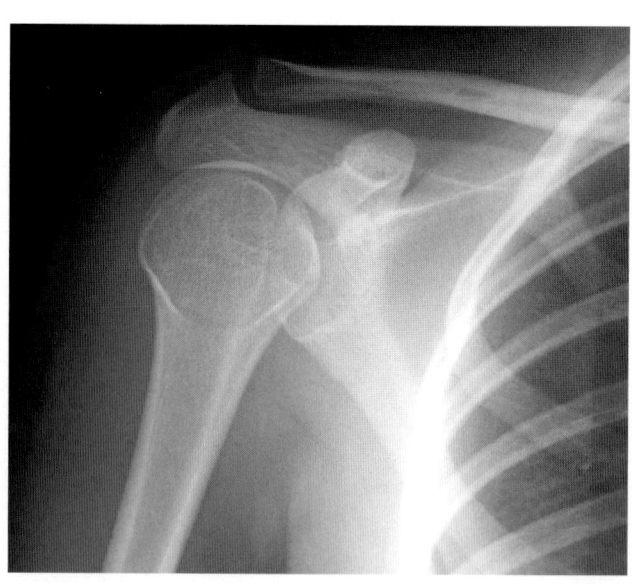

Abb. 23.42 17 Jahre alt (w.)

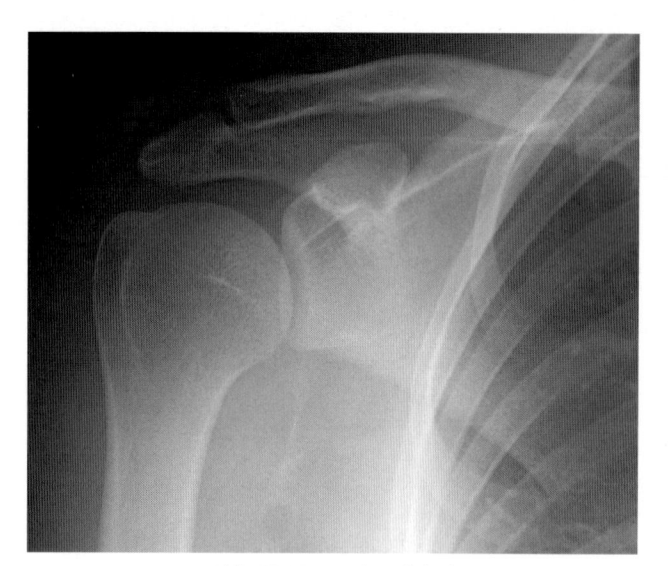

Abb. 23.43 18 Jahre alt (w.)

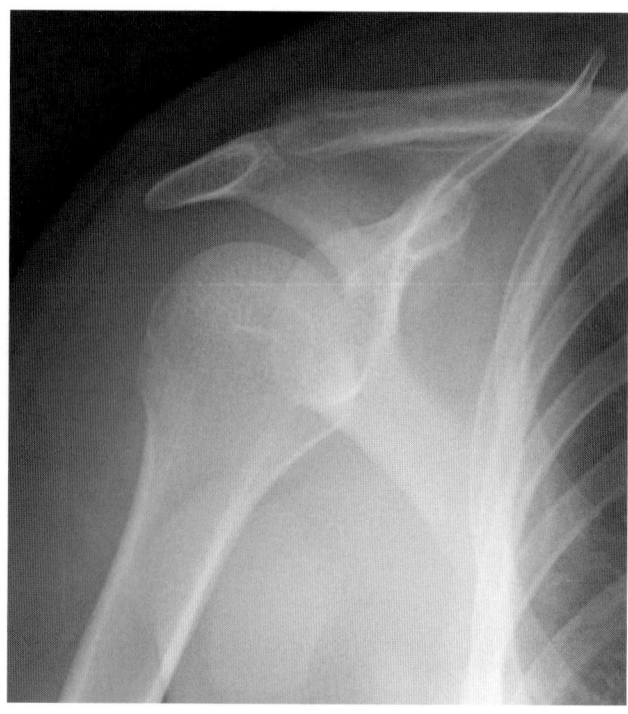

Abb. 23.44 18 Jahre alt (w.)

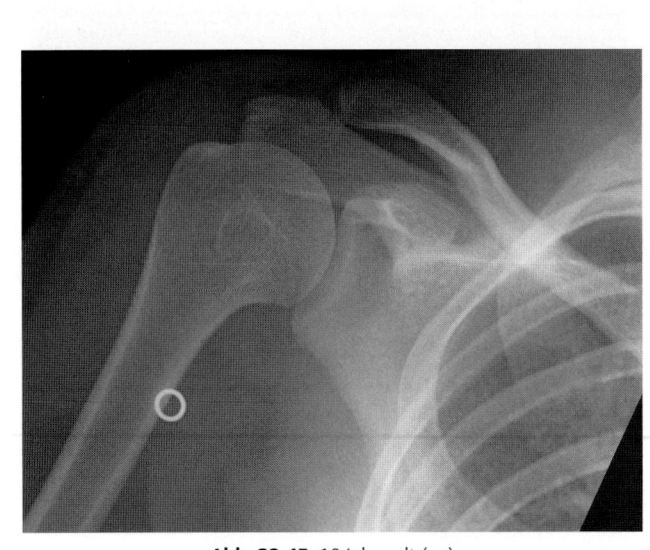

Abb. 23.45 19 Jahre alt (w.)

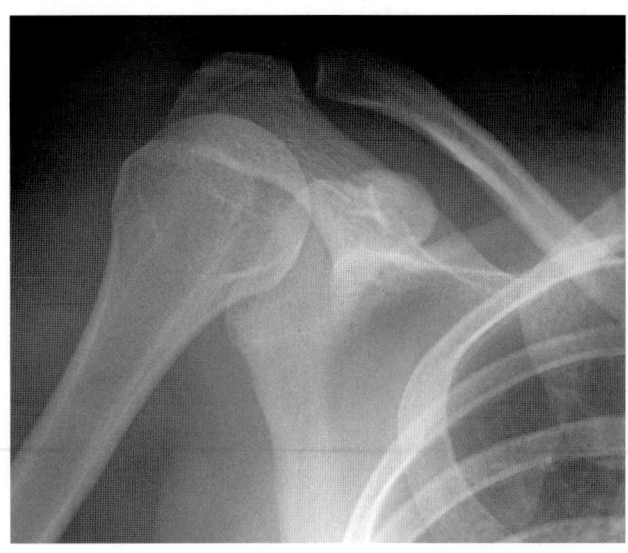

Abb. 23.46 19 Jahre alt (w.)

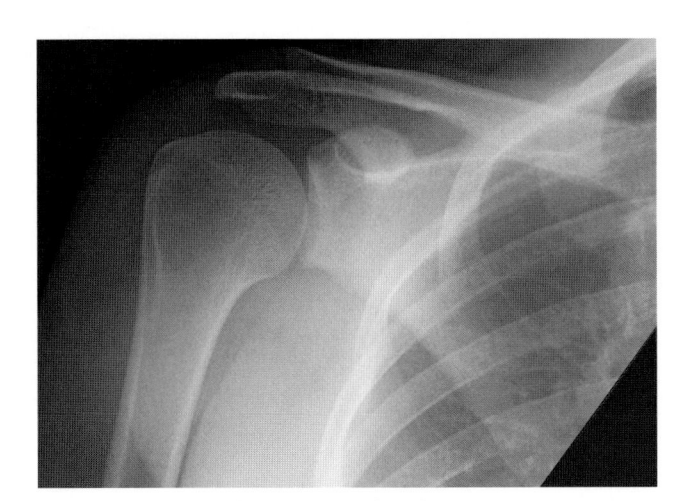

Abb. 23.47 20 Jahre alt (w.)

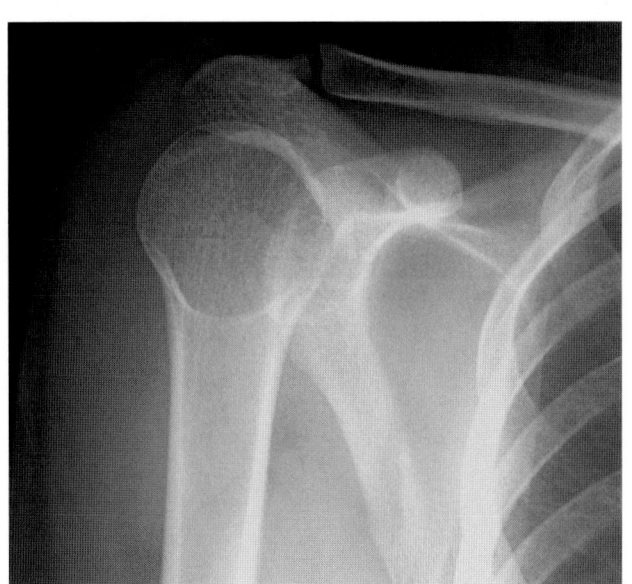

Abb. 23.48 20 Jahre alt (w.)

23 Schulter, weiblich

Abb. 23.49 21 Jahre alt (w.)

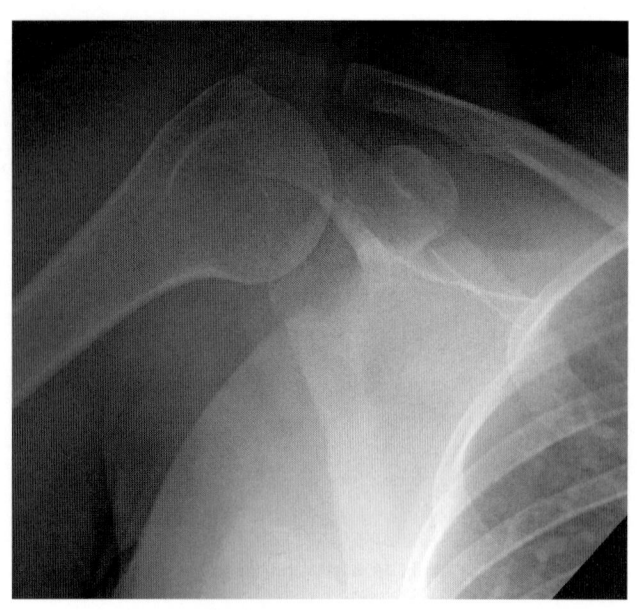

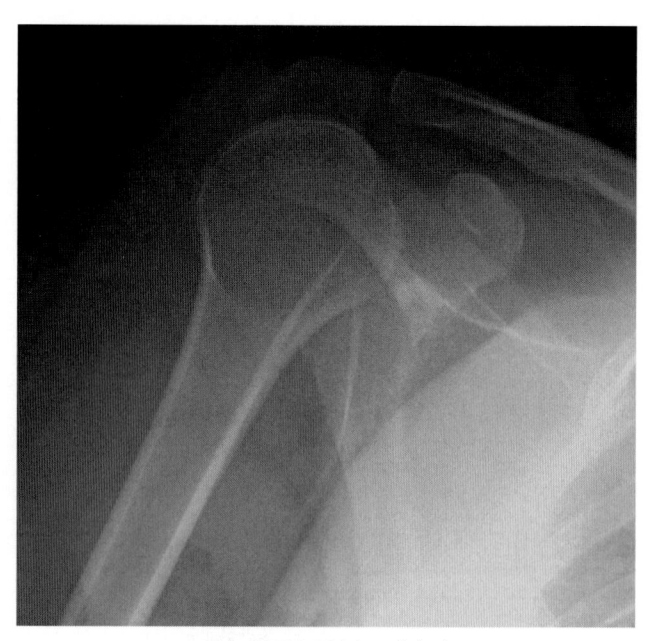

Abb. 23.50 21 Jahre alt (w.)

24 Humerus, weiblich

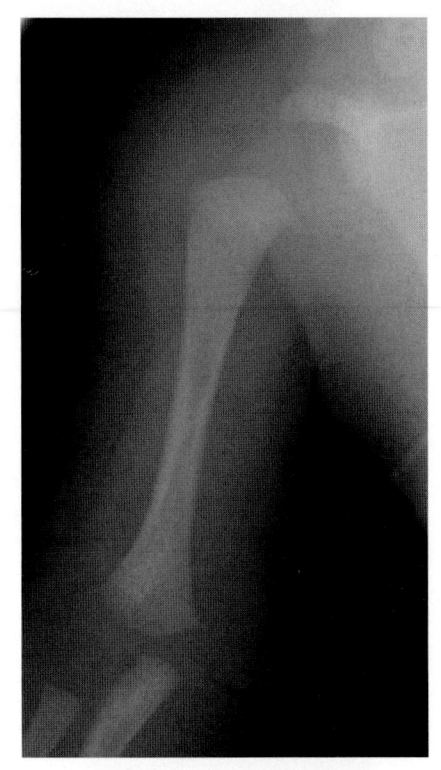

Abb. 24.1 Neugeboren (w.)

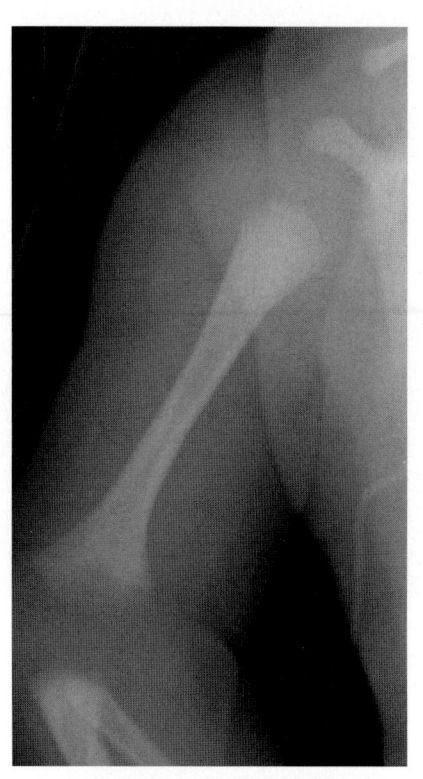

Abb. 24.2 Neugeboren (w.)

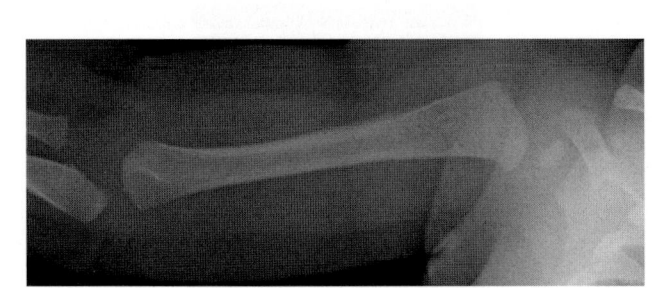

Abb. 24.3 3 Monate alt (w.)

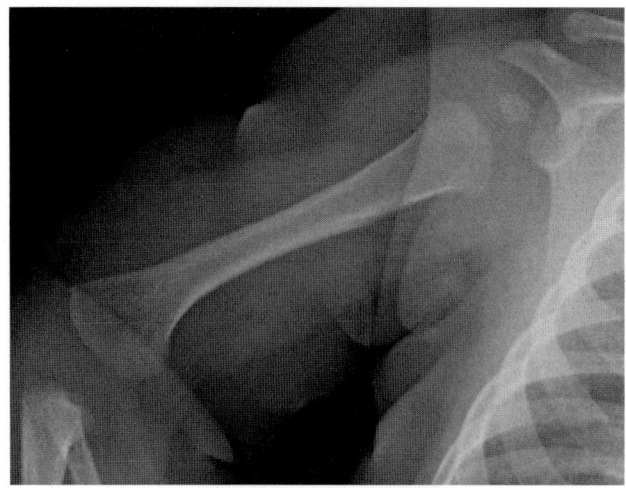

Abb. 24.4 3 Monate alt (w.)

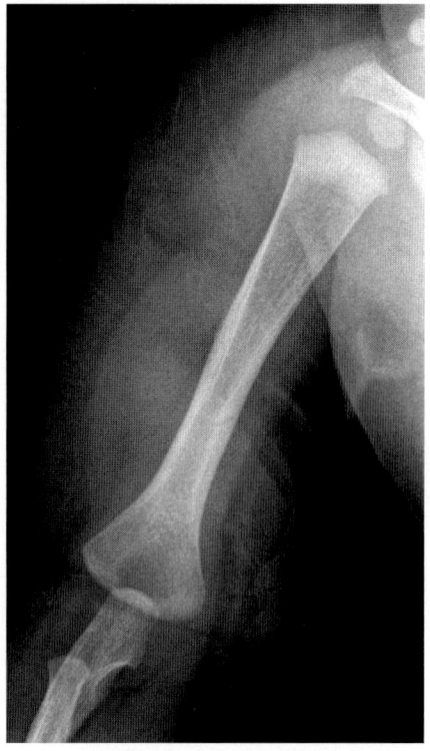

Abb. 24.5 6 Monate alt (w.)

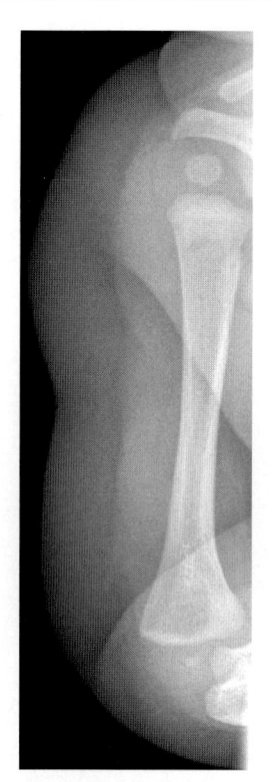

Abb. 24.6 6 Monate alt (w.)

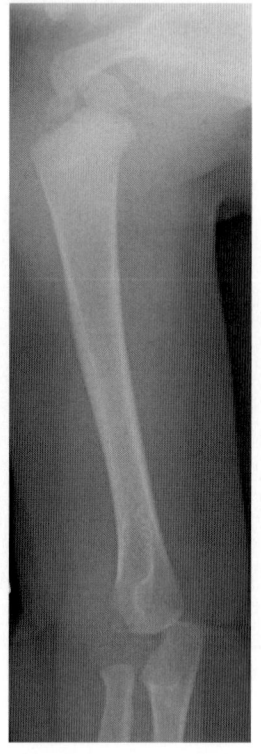

Abb. 24.7 9 Monate alt (w.)

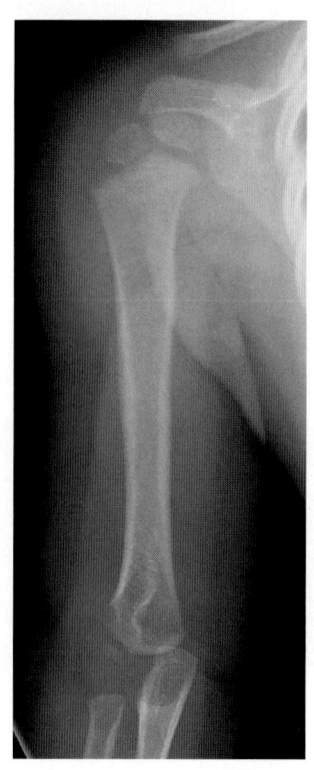

Abb. 24.8 1 Jahr alt (w.)

24 Humerus, weiblich 403

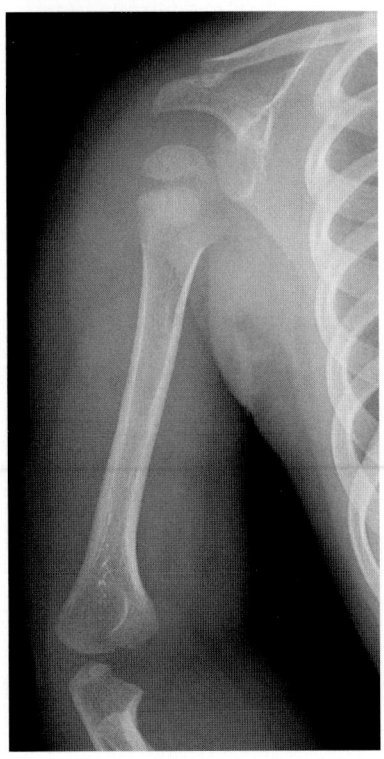

Abb. 24.9 1 Jahr alt (w.)

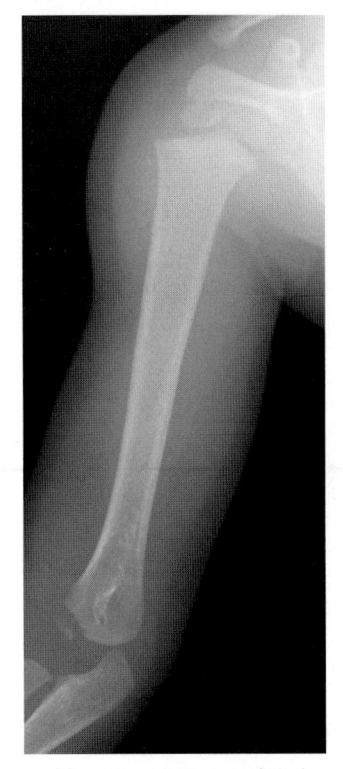

Abb. 24.10 15 Monate alt (w.)

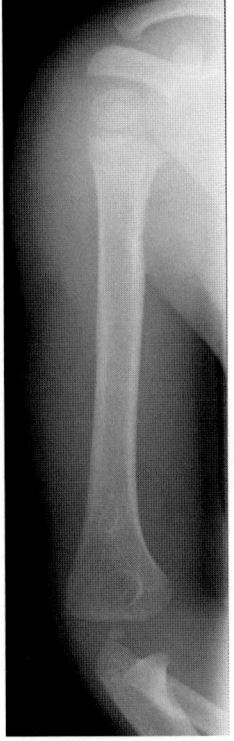

Abb. 24.11 15 Monate alt (w.)

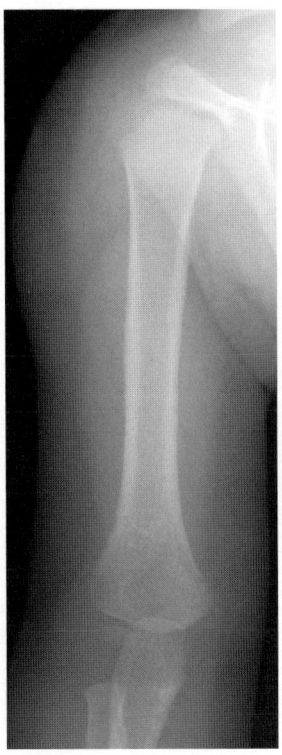

Abb. 24.12 18 Monate alt (w.)

24 Humerus, weiblich

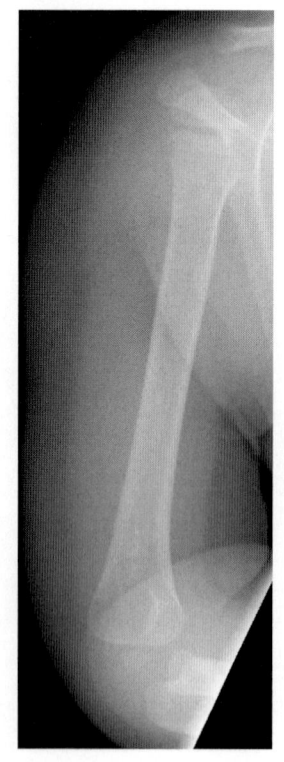

Abb. 24.13 18 Monate alt (w.)

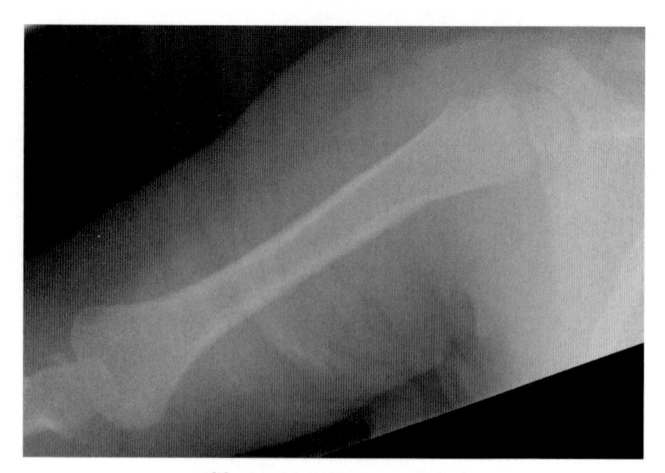

Abb. 24.14 21 Monate alt (w.)

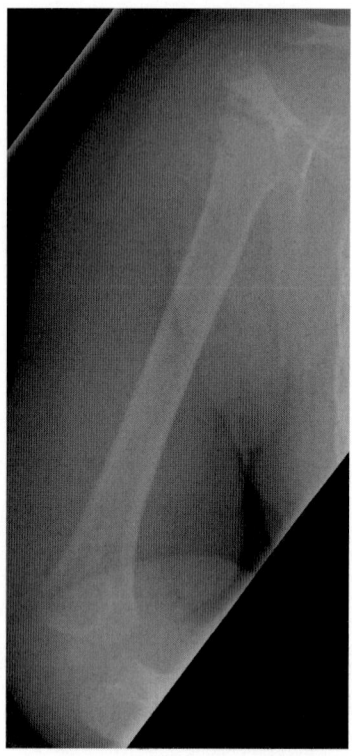

Abb. 24.15 21 Monate alt (w.)

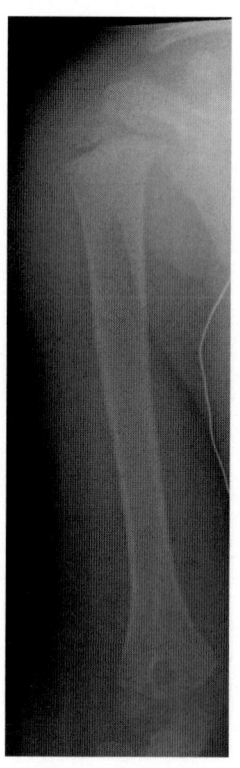

Abb. 24.16 2 Jahre alt (w.)

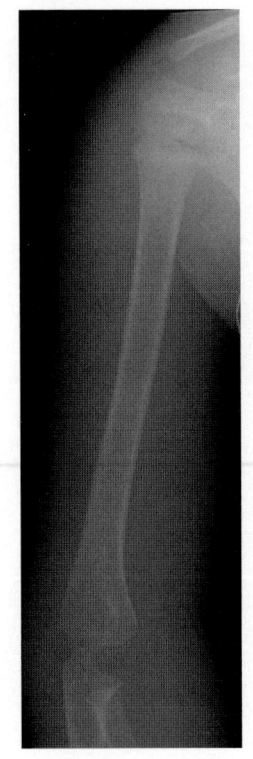

Abb. 24.17 2 Jahre alt (w.)

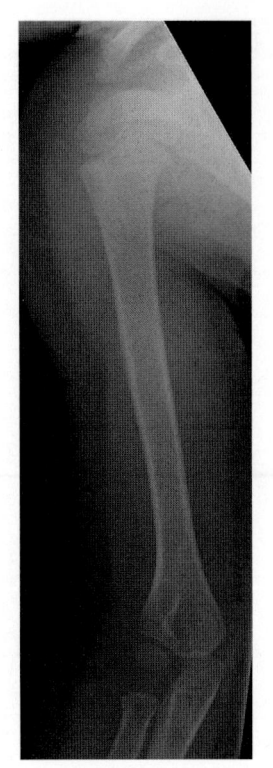

Abb. 24.18 3 Jahre alt (w.)

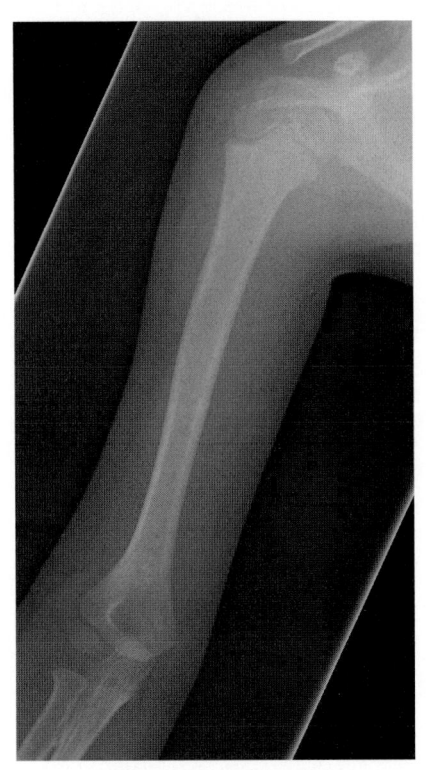

Abb. 24.19 4 Jahre alt (w.)

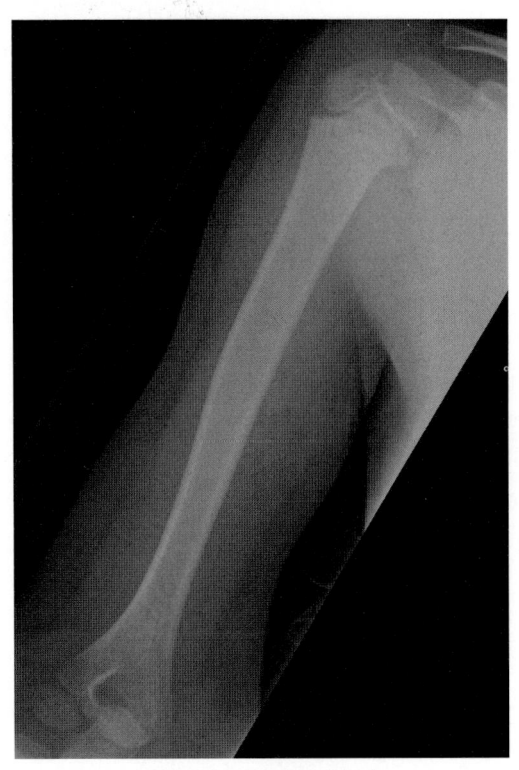

Abb. 24.20 5 Jahre alt (w.)

24 Humerus, weiblich

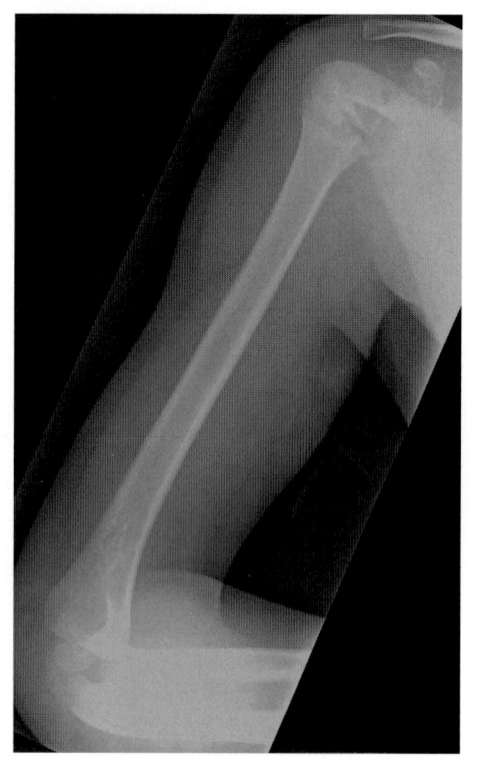

Abb. 24.21 5 Jahre alt (w.)

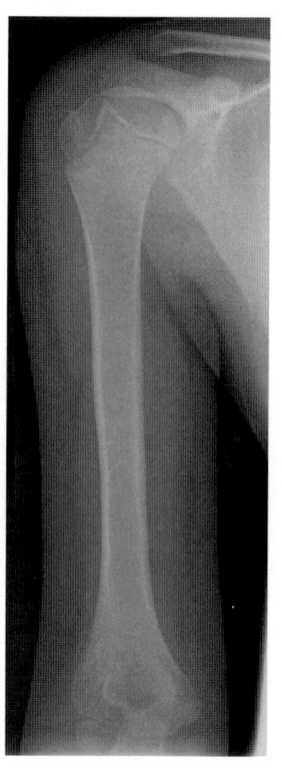

Abb. 24.22 6 Jahre alt (w.)

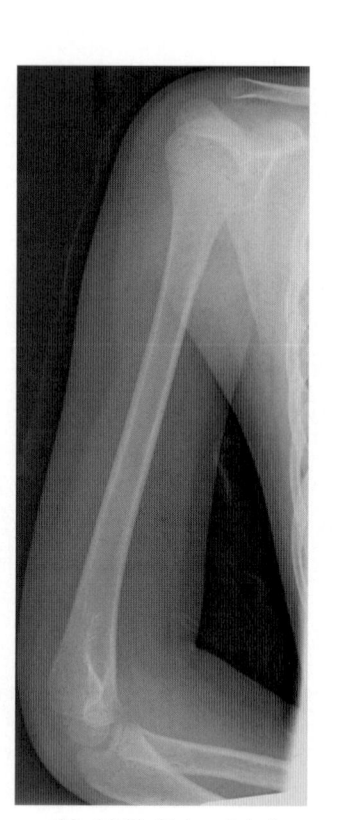

Abb. 24.23 6 Jahre alt (w.)

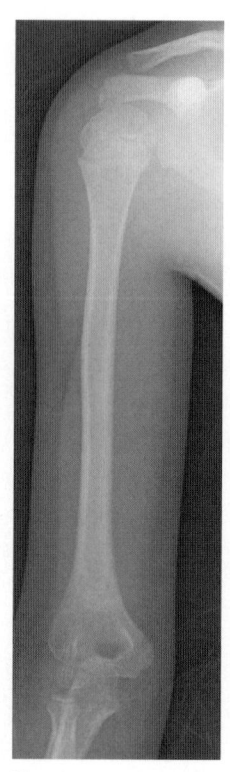

Abb. 24.24 7 Jahre alt (w.)

24 Humerus, weiblich

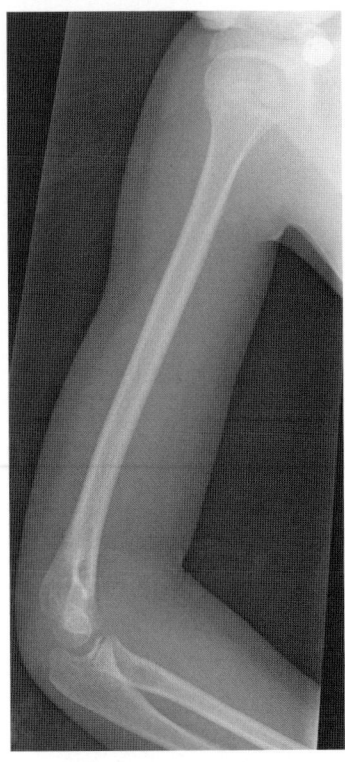

Abb. 24.25 7 Jahre alt (w.)

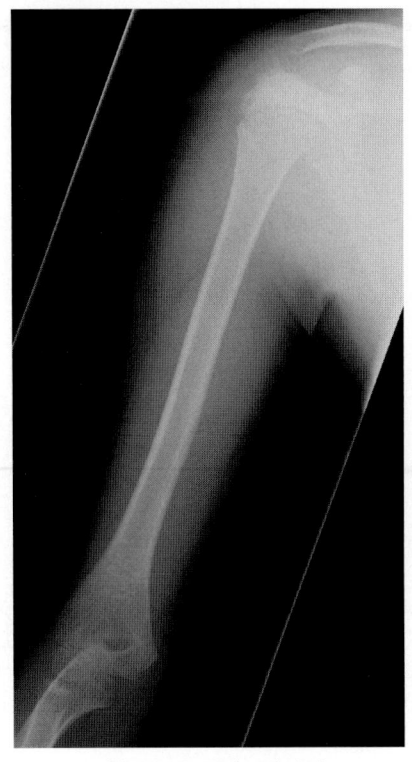

Abb. 24.26 8 Jahre alt (w.)

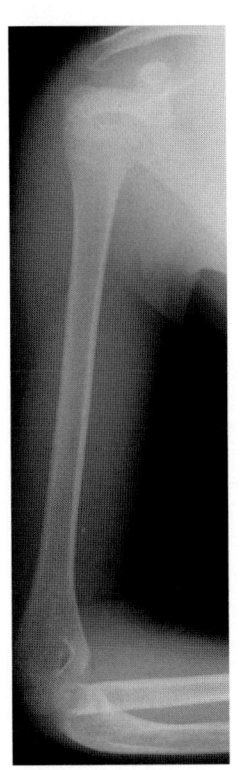

Abb. 24.27 8 Jahre alt (w.)

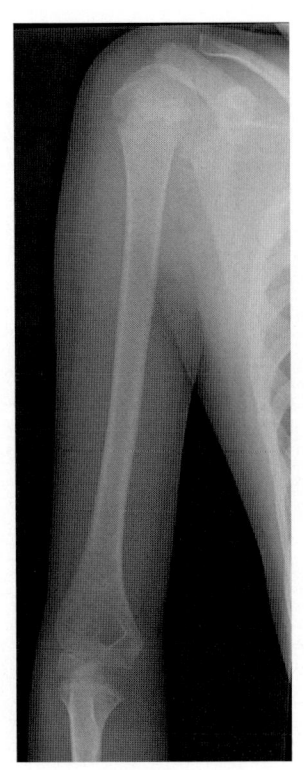

Abb. 24.28 9 Jahre alt (w.)

24 Humerus, weiblich

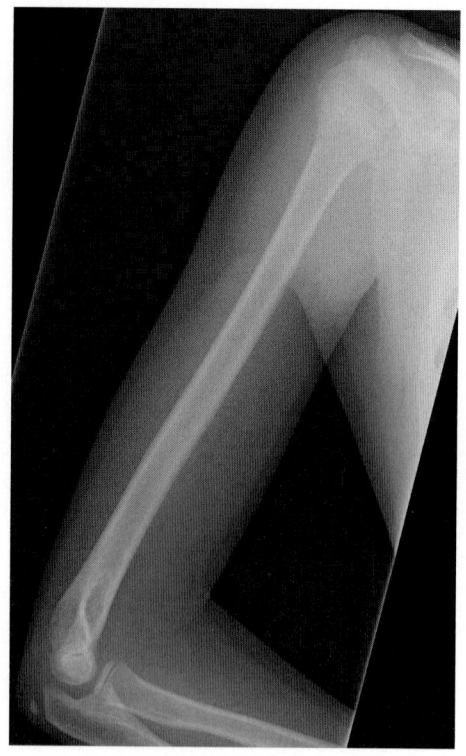

Abb. 24.29 9 Jahre alt (w.)

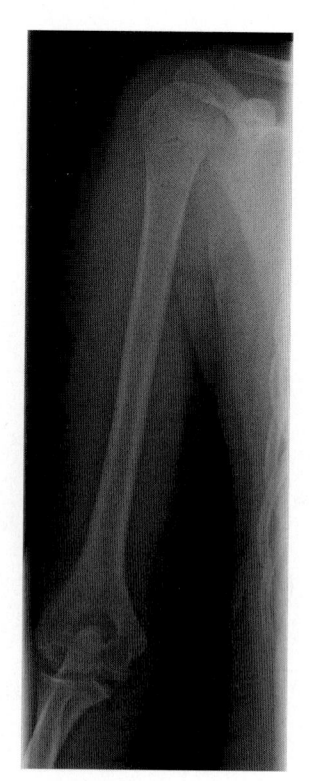

Abb. 24.30 10 Jahre alt (w.)

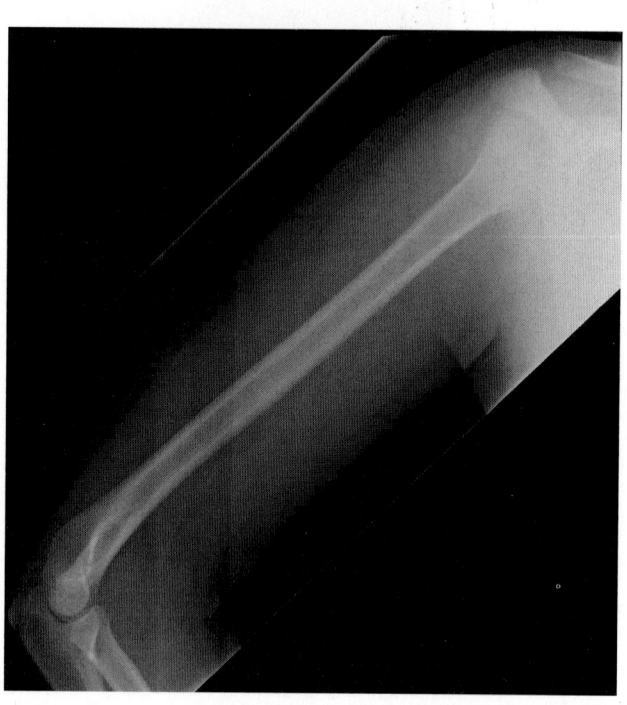

Abb. 24.31 10 Jahre alt (w.)

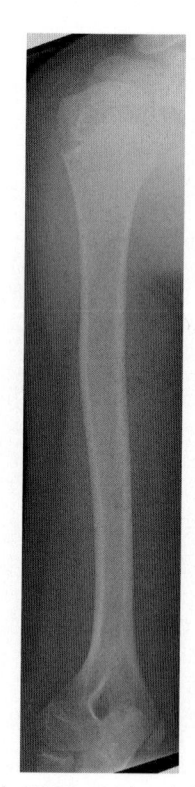

Abb. 24.32 11 Jahre alt (w.)

24 Humerus, weiblich

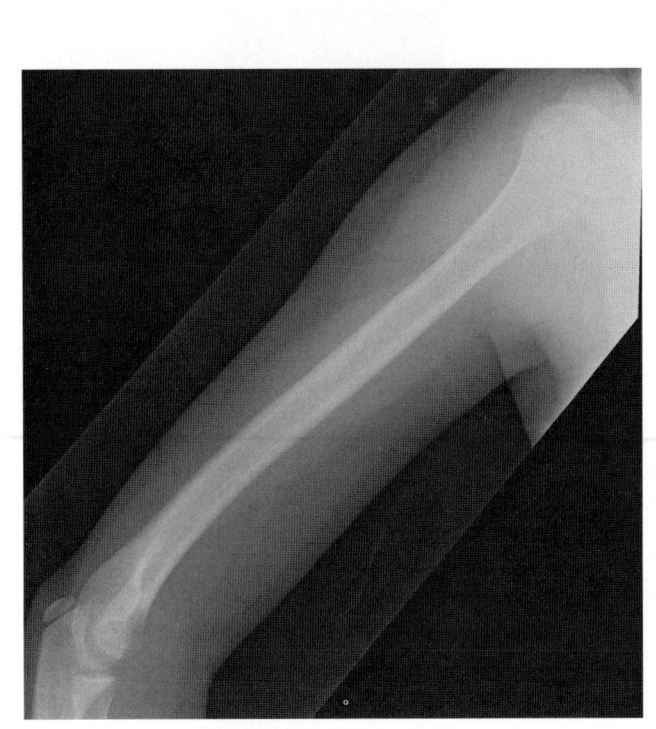

Abb. 24.33 11 Jahre alt (w.)

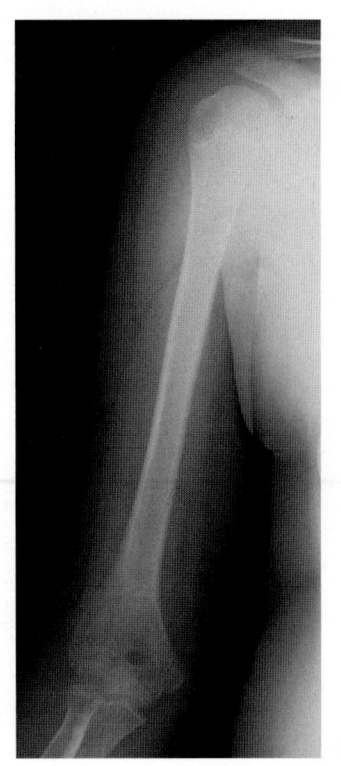

Abb. 24.34 12 Jahre alt (w.)

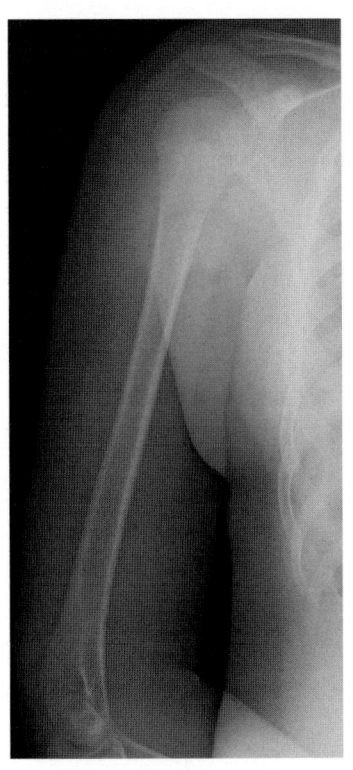

Abb. 24.35 12 Jahre alt (w.)

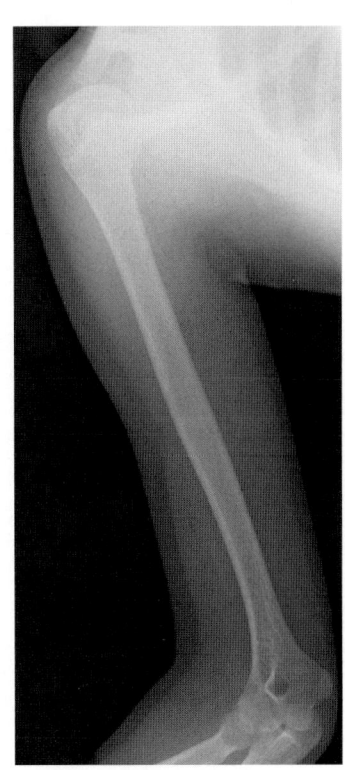

Abb. 24.36 13 Jahre alt (w.)

24 Humerus, weiblich

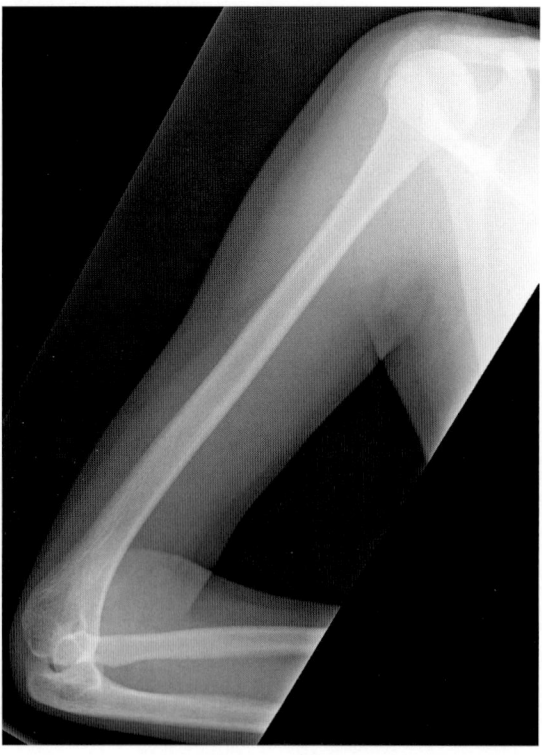

Abb. 24.37 13 Jahre alt (w.)

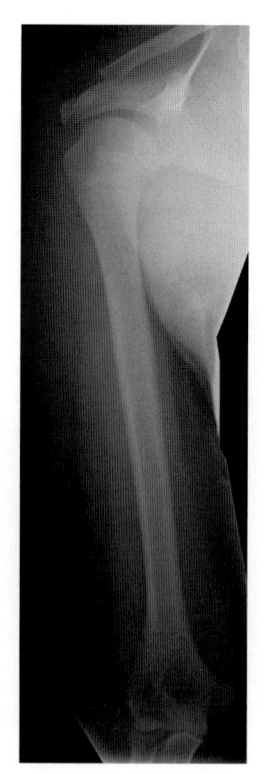

Abb. 24.38 14 Jahre alt (w.)

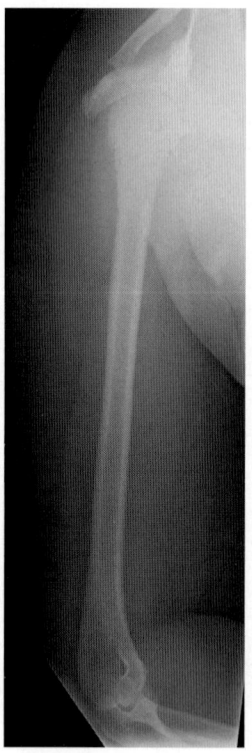

Abb. 24.39 14 Jahre alt (w.)

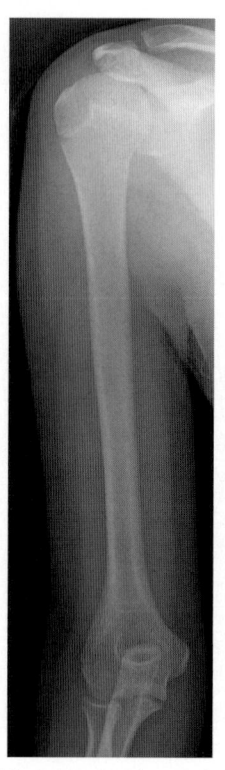

Abb. 24.40 15 Jahre alt (w.)

24 Humerus, weiblich   411

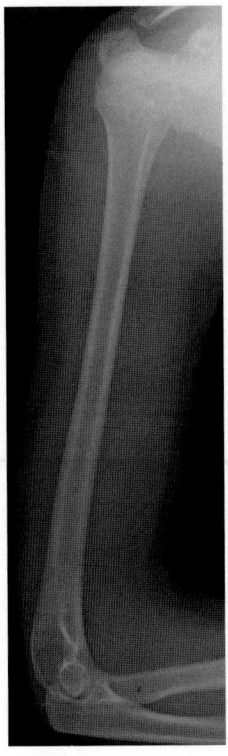

Abb. 24.41 15 Jahre alt (w.)

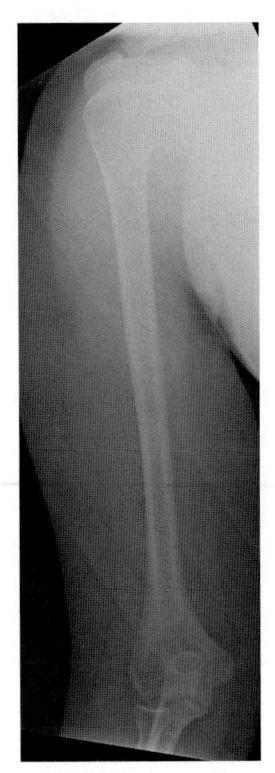

Abb. 24.42 16 Jahre alt (w.)

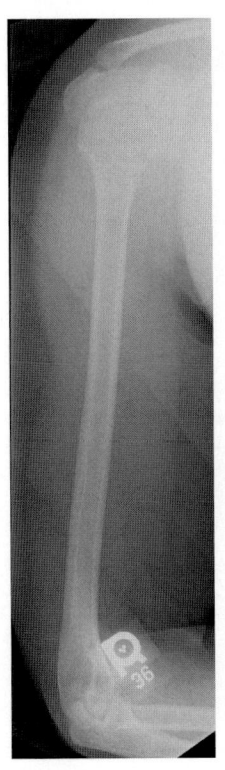

Abb. 24.43 16 Jahre alt (w.)

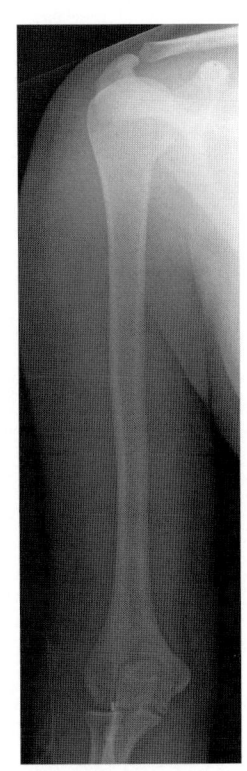

Abb. 24.44 17 Jahre alt (w.)

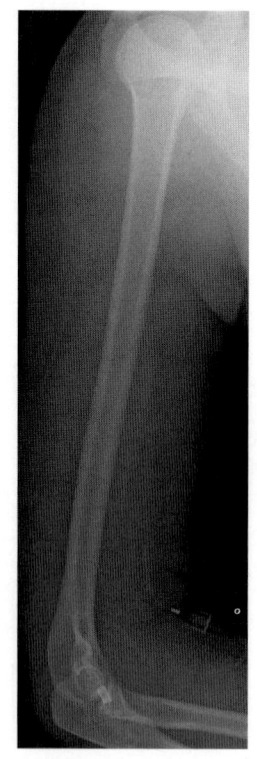

Abb. 24.45 17 Jahre alt (w.)

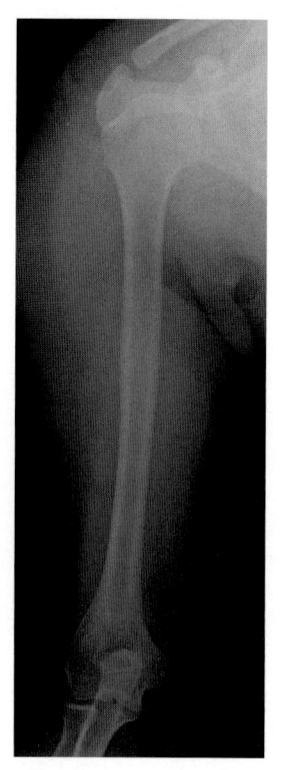

Abb. 24.46 18 Jahre alt (w.)

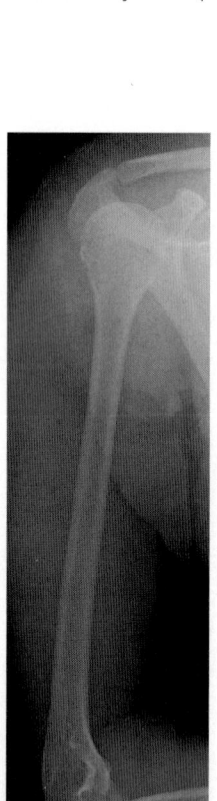

Abb. 24.47 18 Jahre alt (w.)

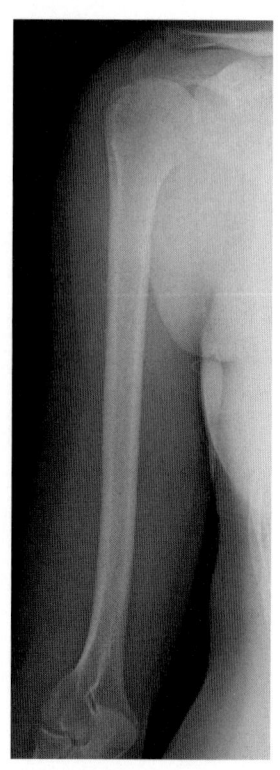

Abb. 24.48 19 Jahre alt (w.)

24 Humerus, weiblich

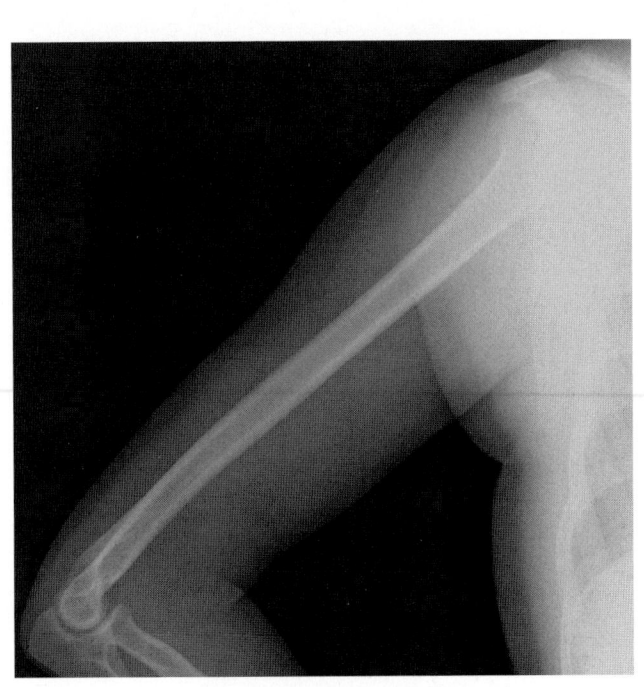

Abb. 24.49 19 Jahre alt (w.)

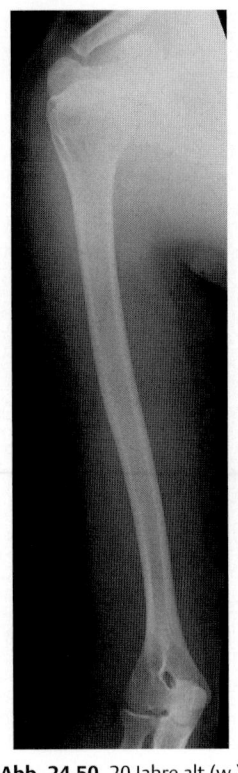

Abb. 24.50 20 Jahre alt (w.)

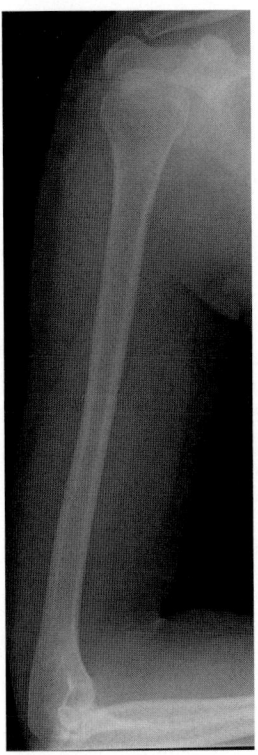

Abb. 24.51 20 Jahre alt (w.)

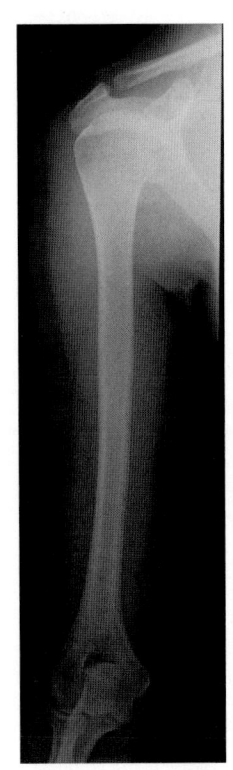

Abb. 24.52 21 Jahre alt (w.)

24 Humerus, weiblich

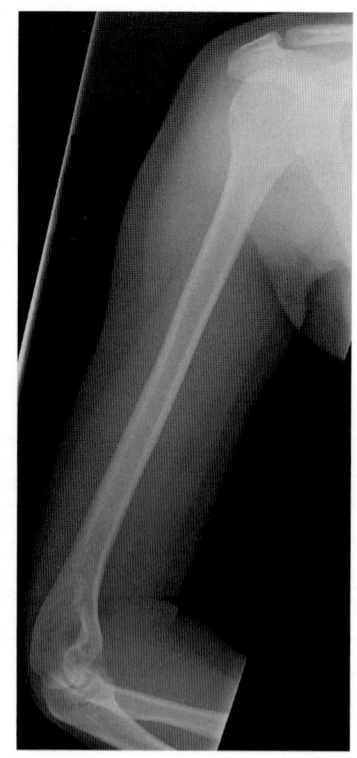

Abb. 24.53 21 Jahre alt (w.)

25 Ellbogen, weiblich

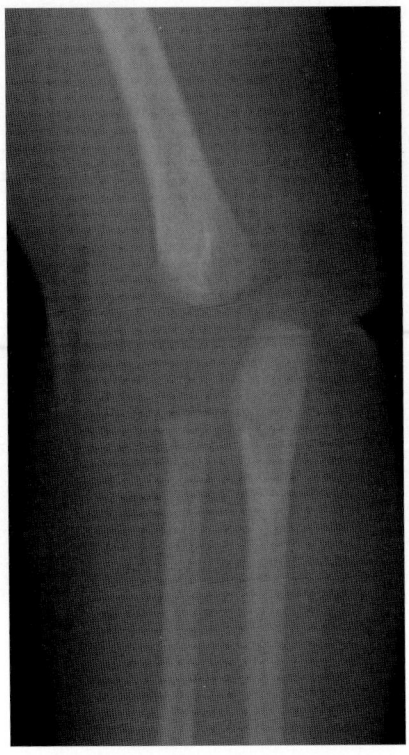

Abb. 25.1 Neugeboren (w.)

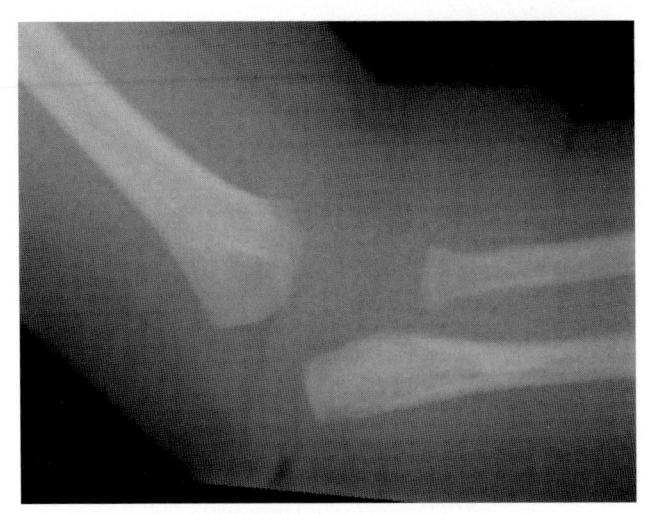

Abb. 25.2 Neugeboren (w.)

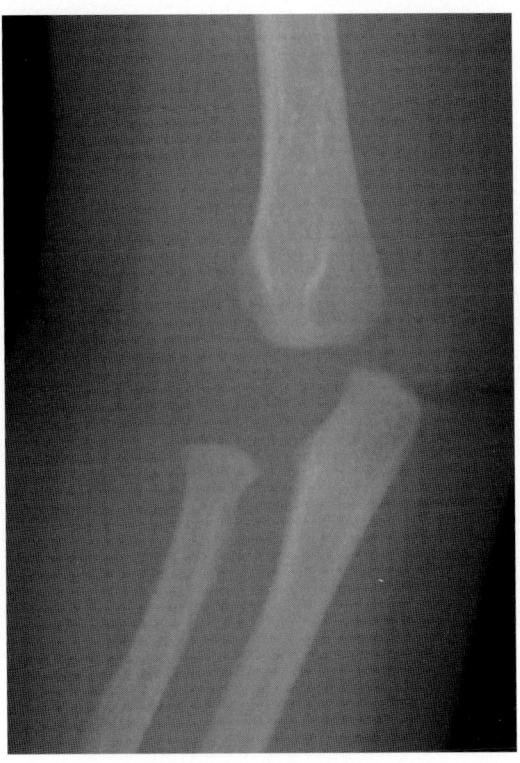

Abb. 25.3 3 Monate alt (w.)

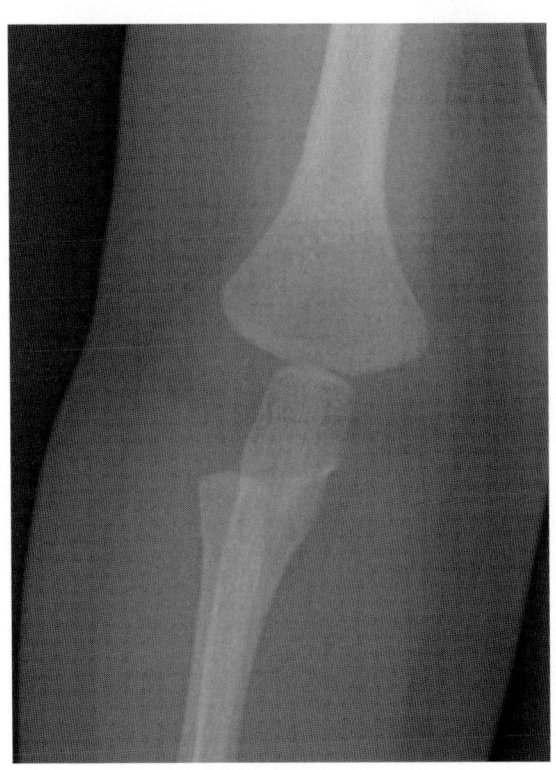

Abb. 25.4 6 Monate alt (w.)

416 25 Ellbogen, weiblich

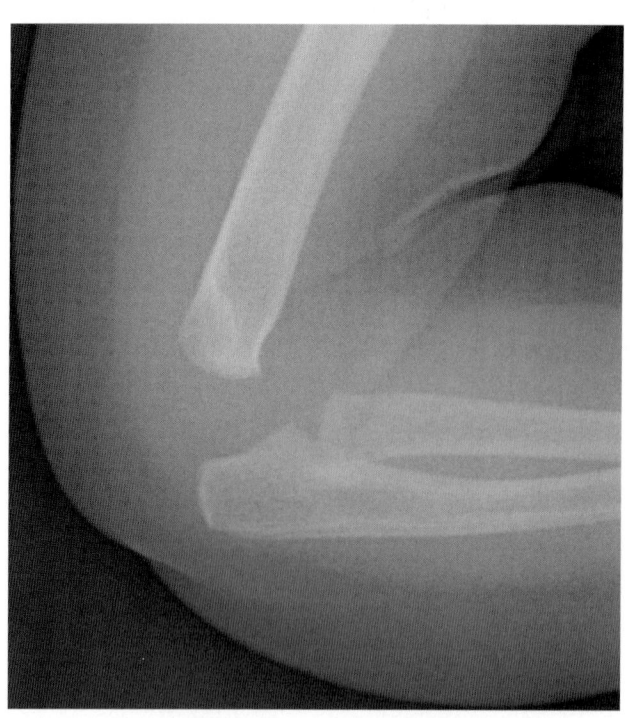

Abb. 25.5 6 Monate alt (w.)

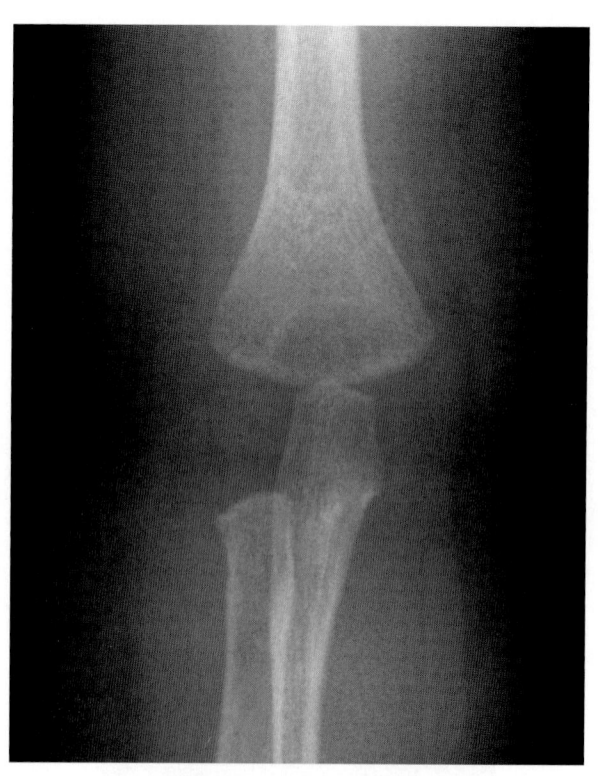

Abb. 25.6 9 Monate alt (w.)

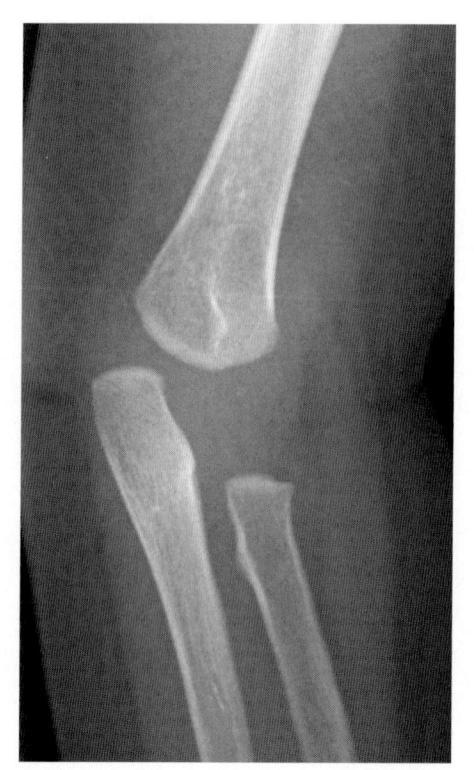

Abb. 25.7 9 Monate alt (w.)

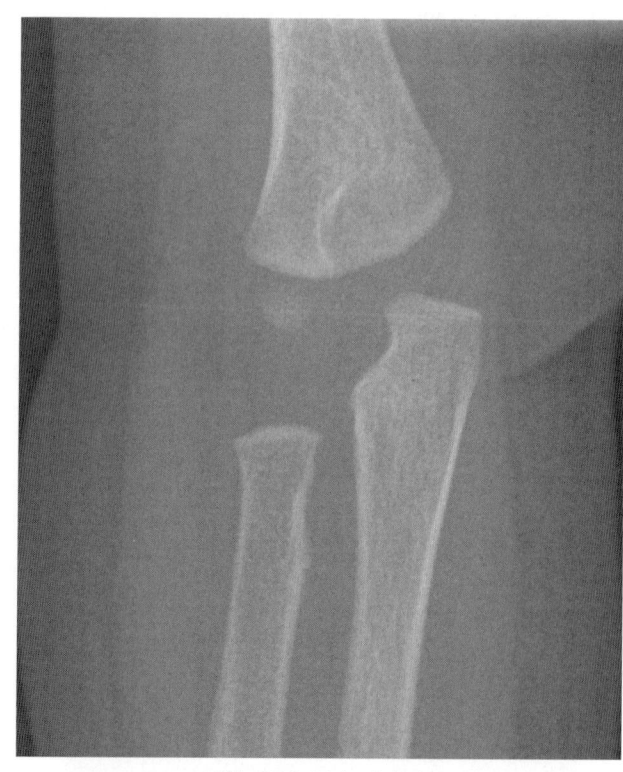

Abb. 25.8 1 Jahr alt (w.)

25 Ellbogen, weiblich

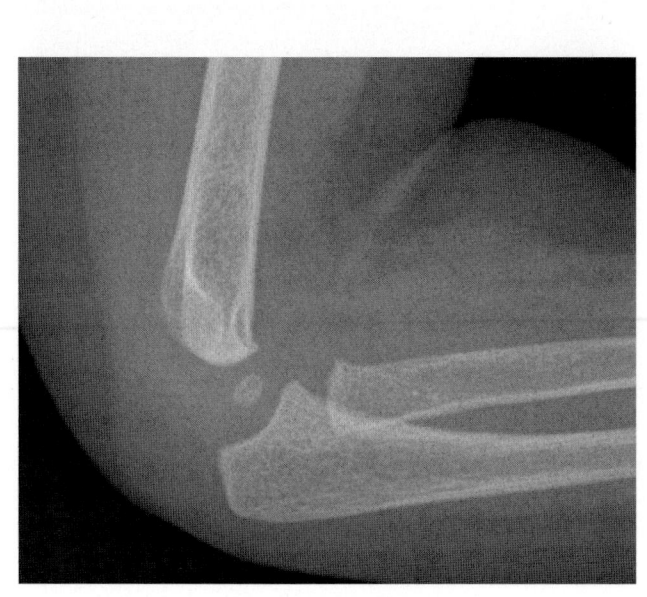

Abb. 25.9 1 Jahr alt (w.)

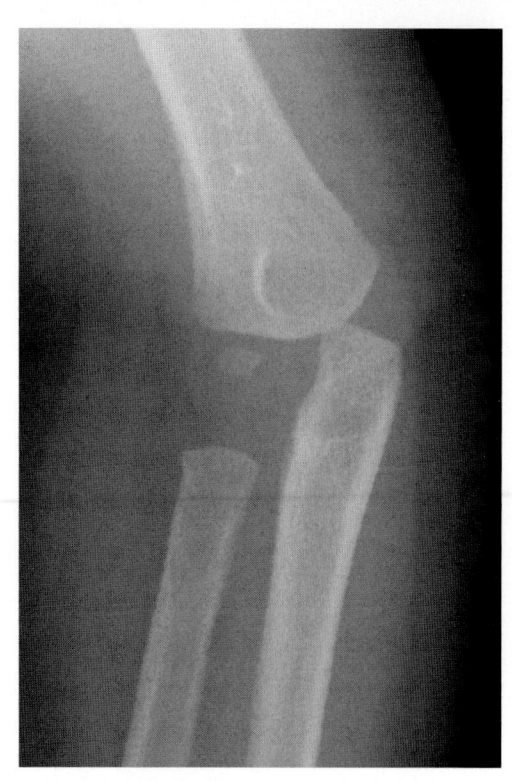

Abb. 25.10 15 Monate alt (w.)

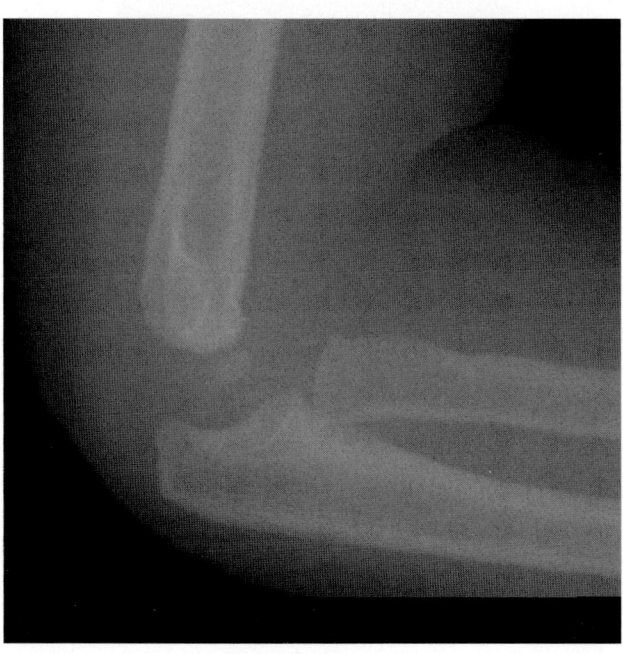

Abb. 25.11 15 Monate alt (w.)

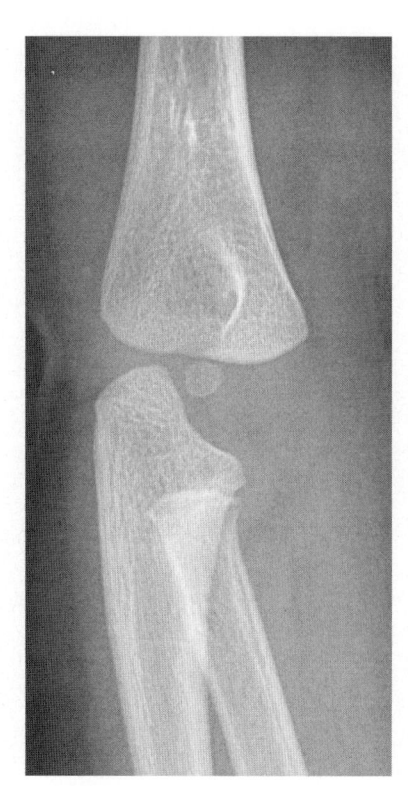

Abb. 25.12 15 Monate alt (w.)

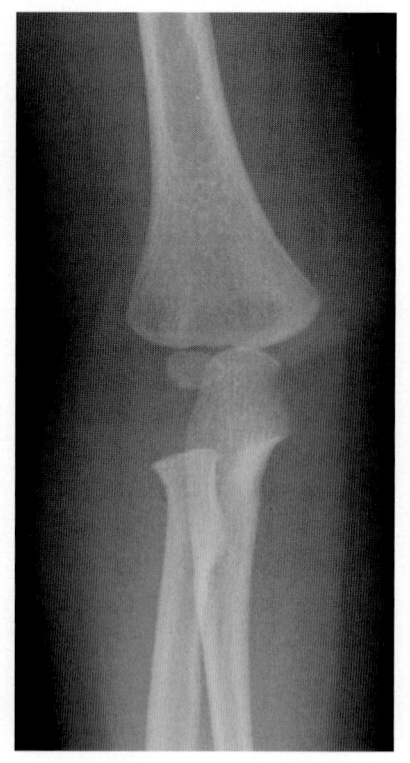

Abb. 25.13 18 Monate alt (w.)

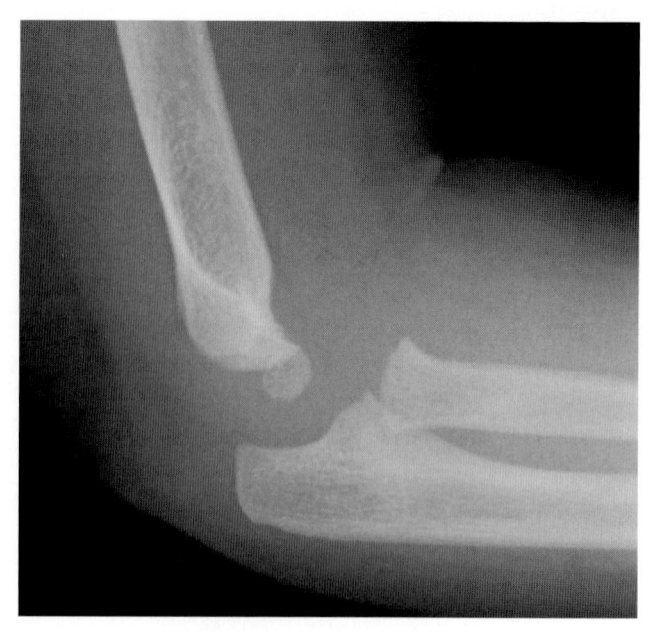

Abb. 25.14 18 Monate alt (w.)

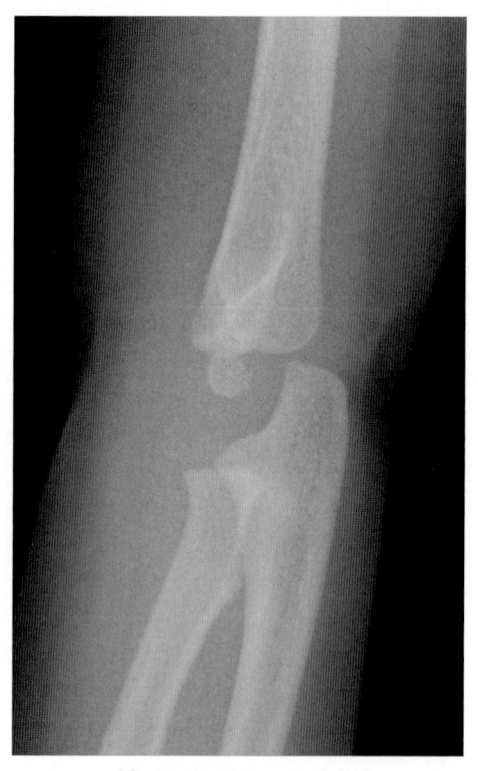

Abb. 25.15 18 Monate alt (w.)

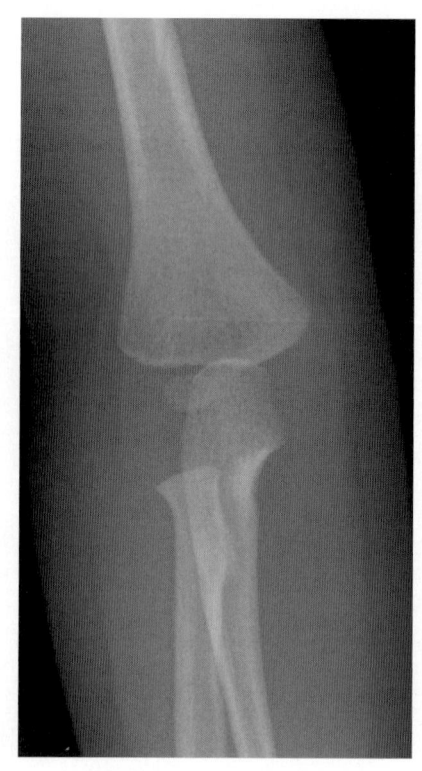

Abb. 25.16 18 Monate alt (w.)

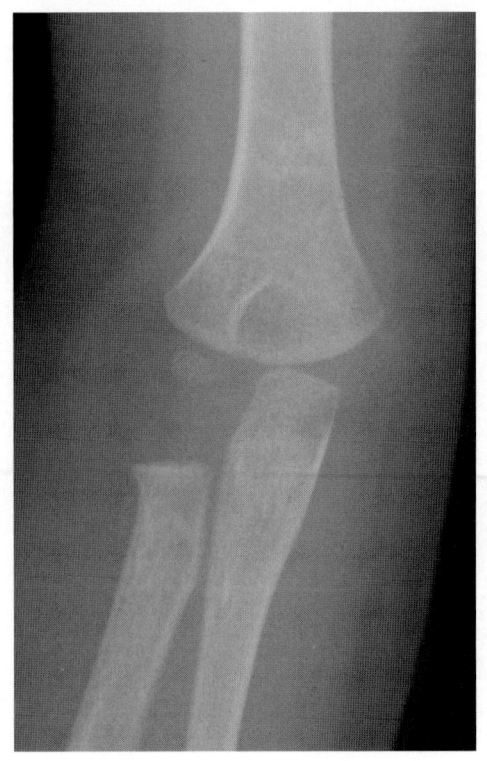

Abb. 25.17 21 Monate alt (w.)

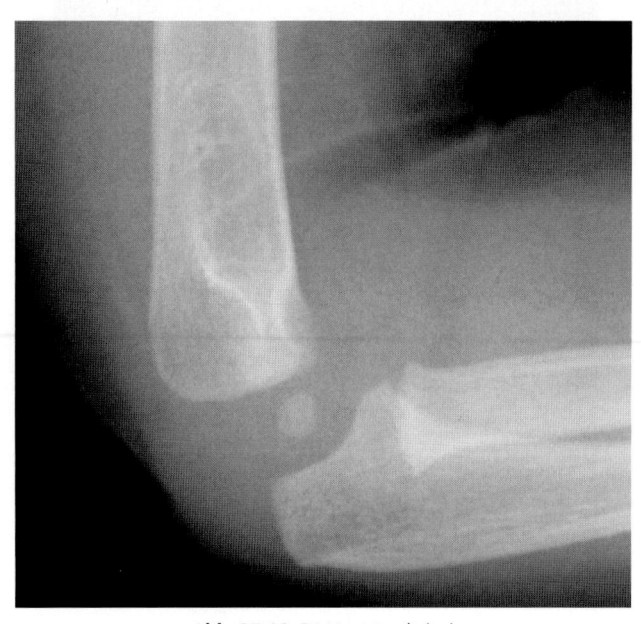

Abb. 25.18 21 Monate alt (w.)

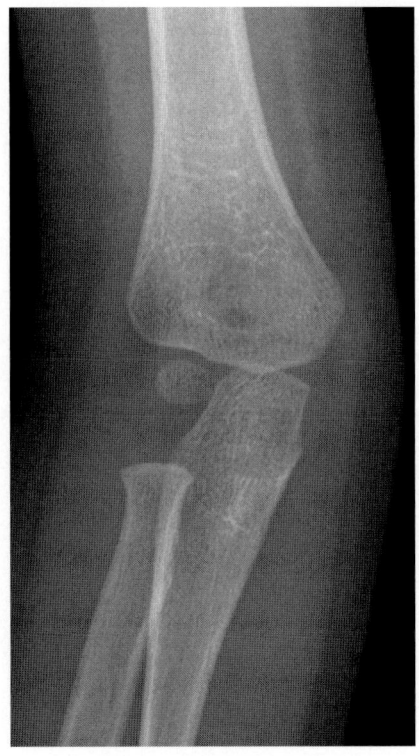

Abb. 25.19 2 Jahre alt (w.)

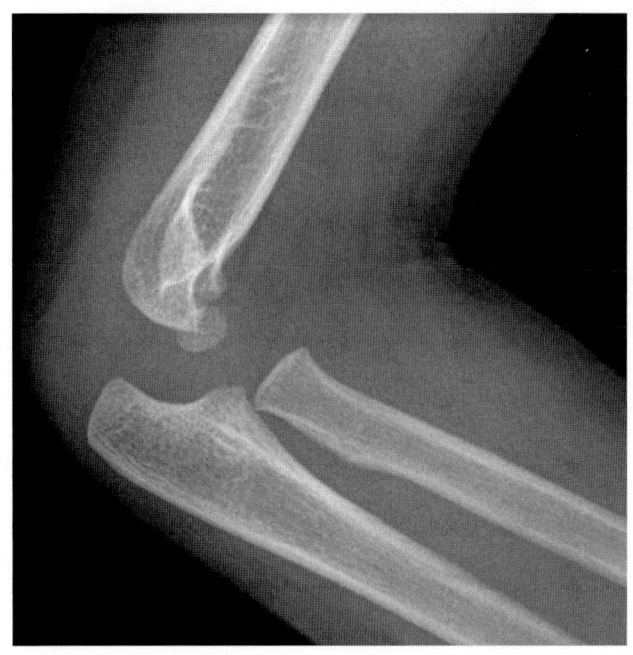

Abb. 25.20 2 Jahre alt (w.)

420 25 Ellbogen, weiblich

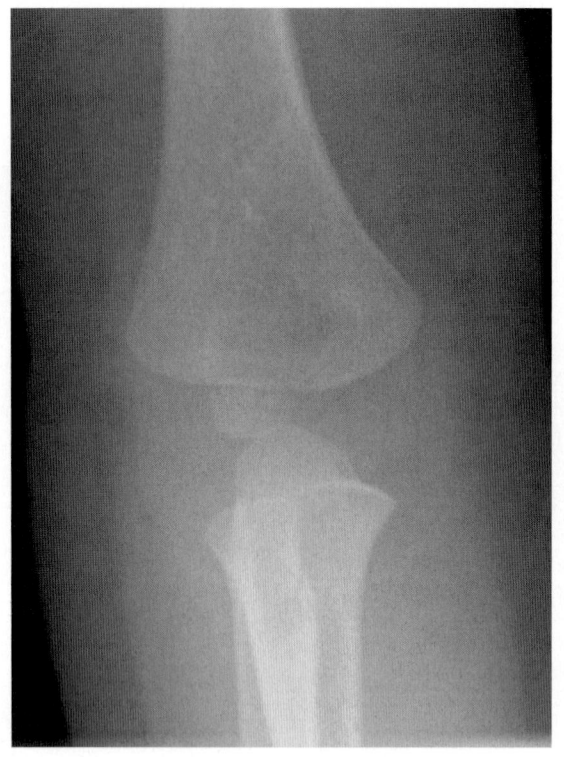

Abb. 25.21 3 Jahre alt (w.)

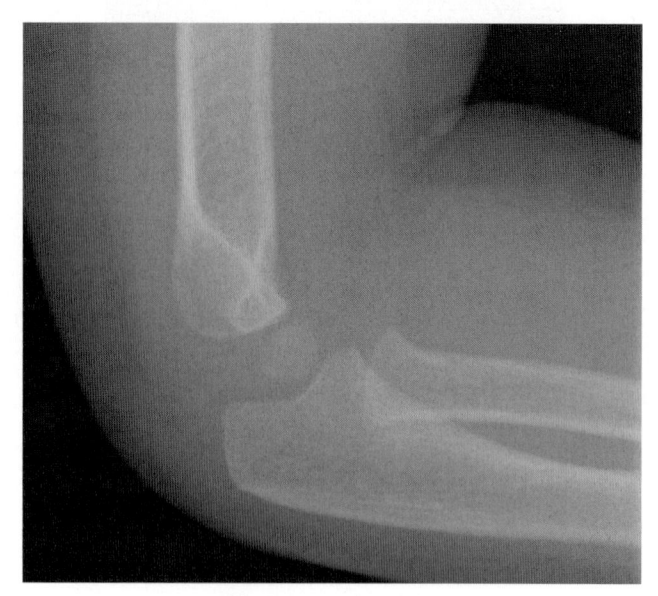

Abb. 25.22 3 Jahre alt (w.)

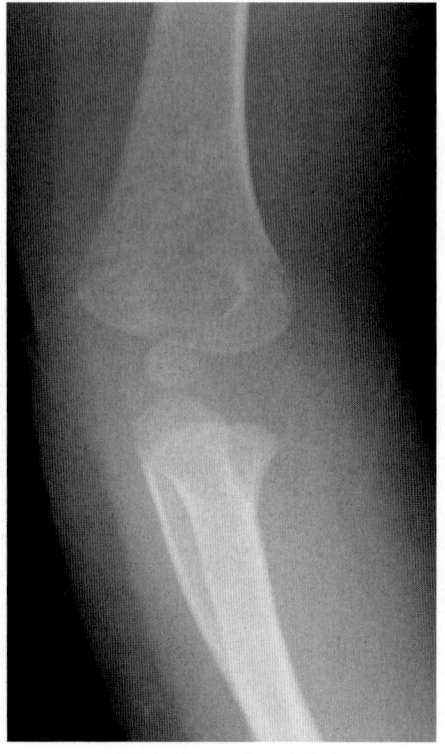

Abb. 25.23 3 Jahre alt (w.)

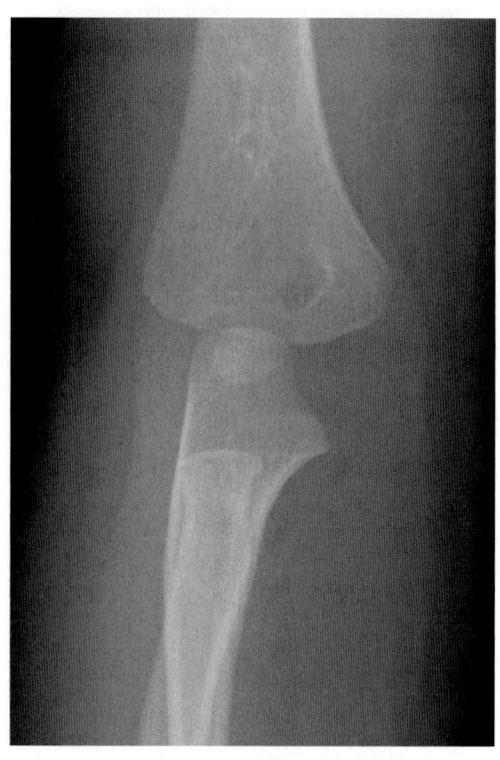

Abb. 25.24 3 Jahre alt (w.)

25 Ellbogen, weiblich

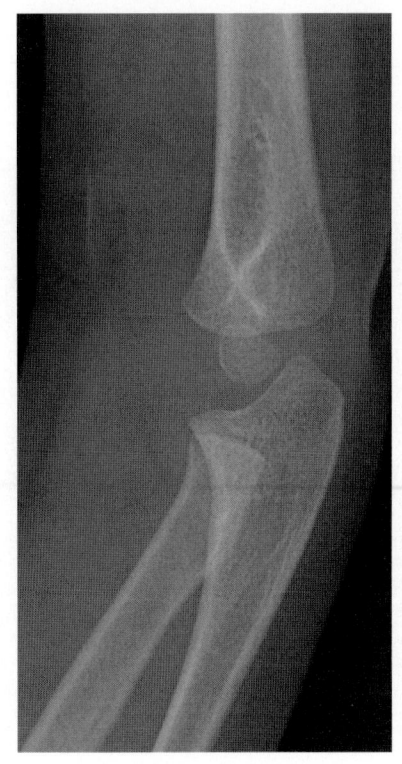

Abb. 25.25 4 Jahre alt (w.)

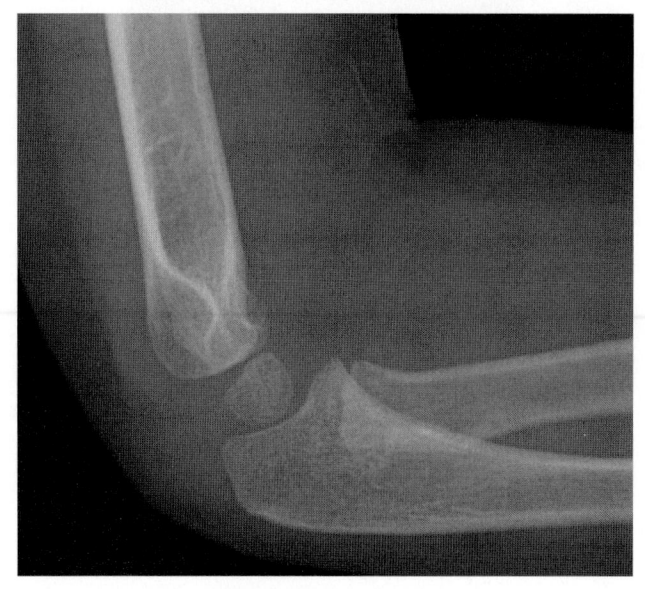

Abb. 25.26 4 Jahre alt (w.)

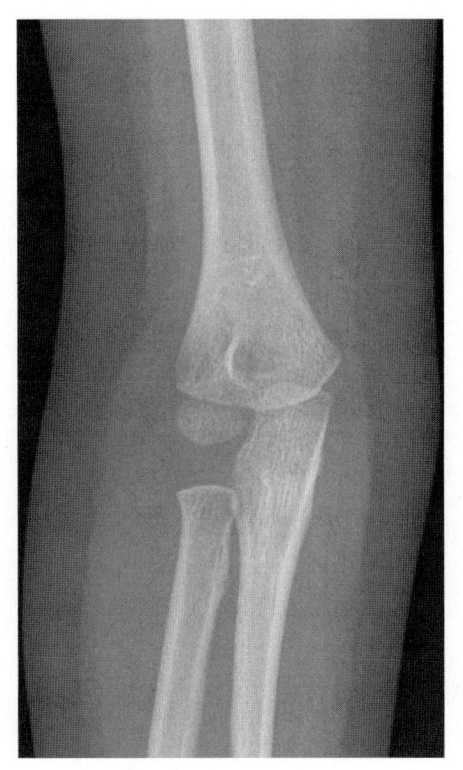

Abb. 25.27 5 Jahre alt (w.)

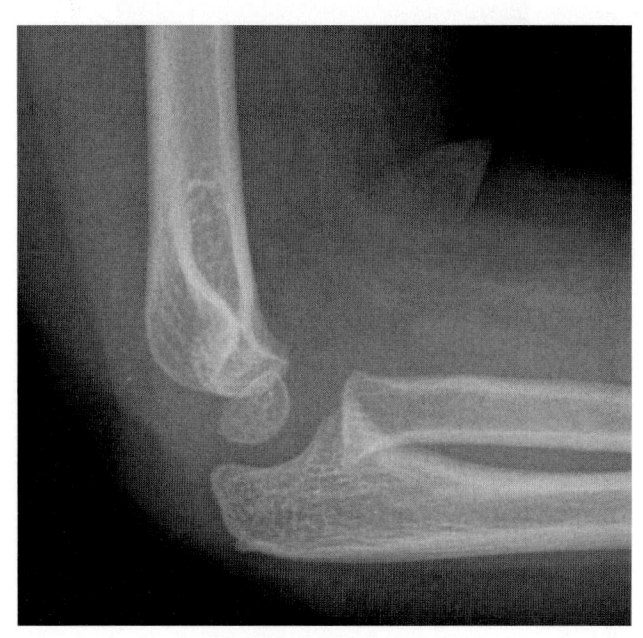

Abb. 25.28 5 Jahre alt (w.)

422   25 Ellbogen, weiblich

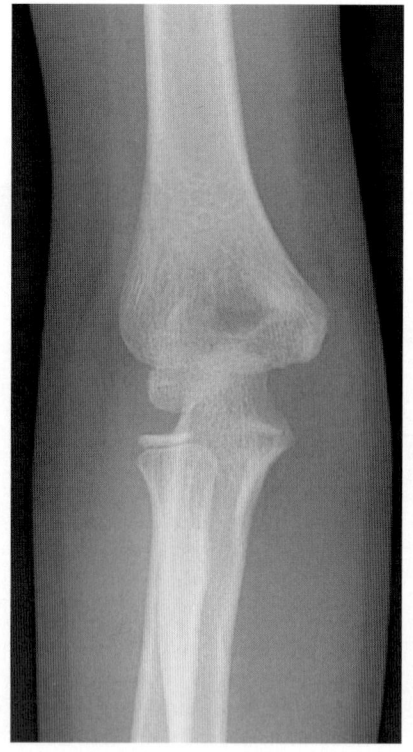

Abb. 25.29 6 Jahre alt (w.)

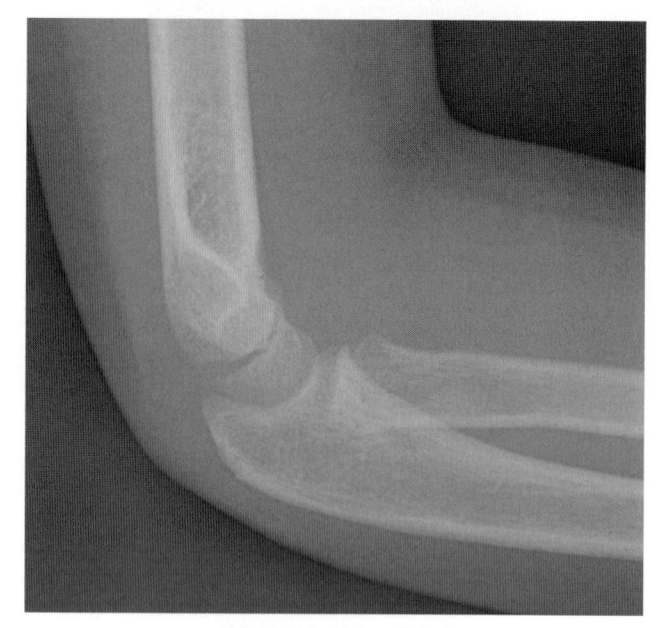

Abb. 25.30 6 Jahre alt (w.)

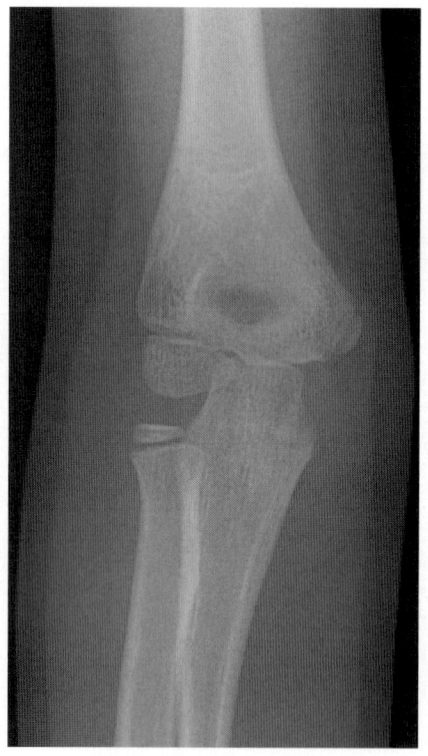

Abb. 25.31 7 Jahre alt (w.)

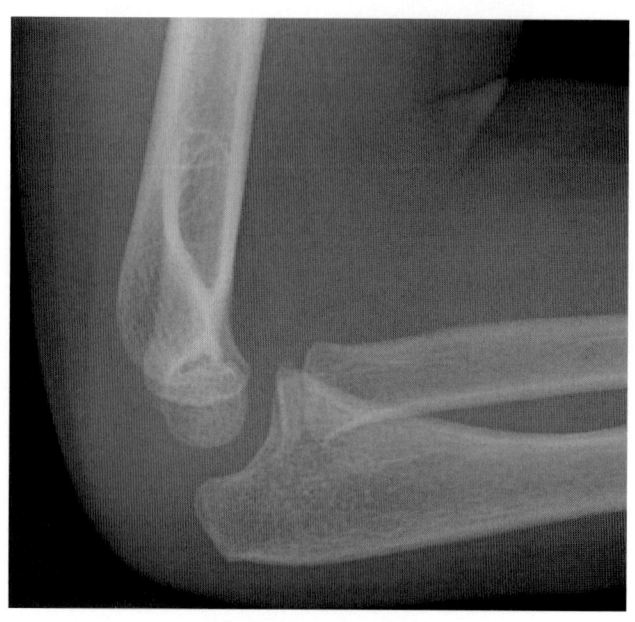

Abb. 25.32 7 Jahre alt (w.)

25 Ellbogen, weiblich

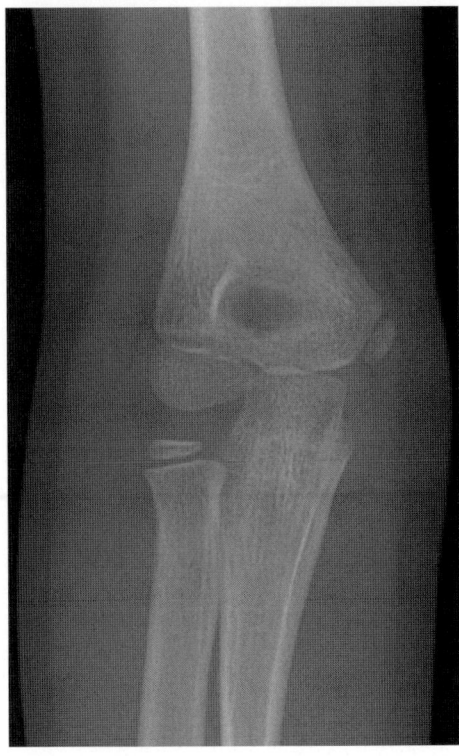

Abb. 25.33 7 Jahre alt (w.)

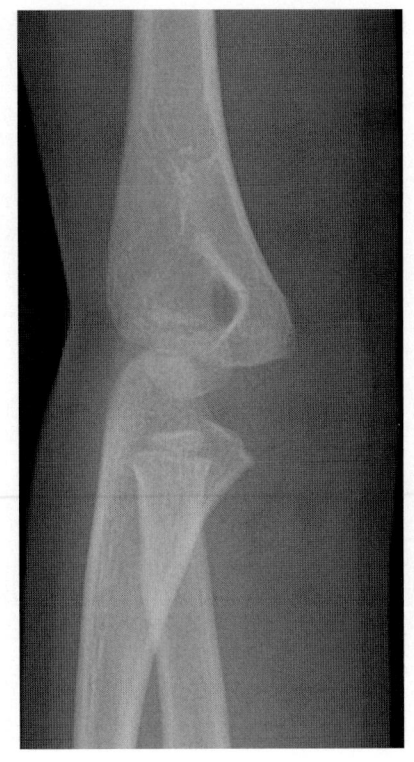

Abb. 25.34 7 Jahre alt (w.)

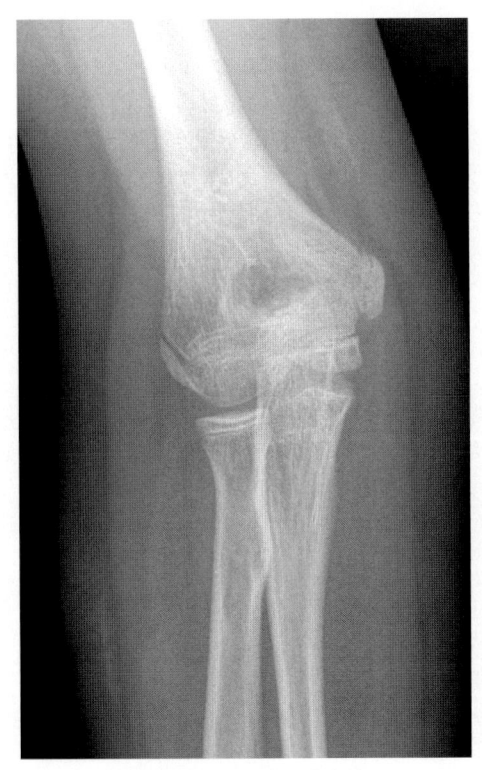

Abb. 25.35 8 Jahre alt (w.)

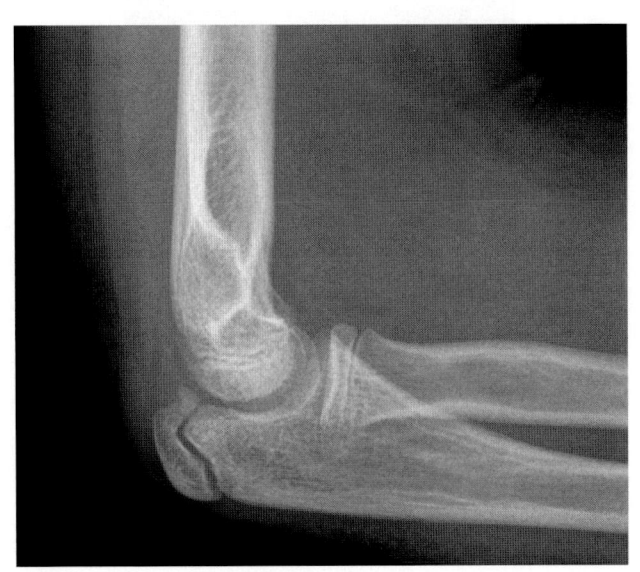

Abb. 25.36 8 Jahre alt (w.)

25 Ellbogen, weiblich

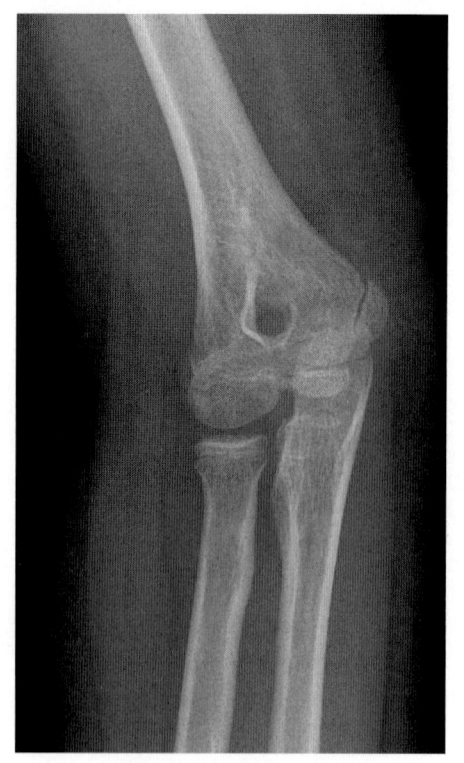

Abb. 25.37 8 Jahre alt (w.)

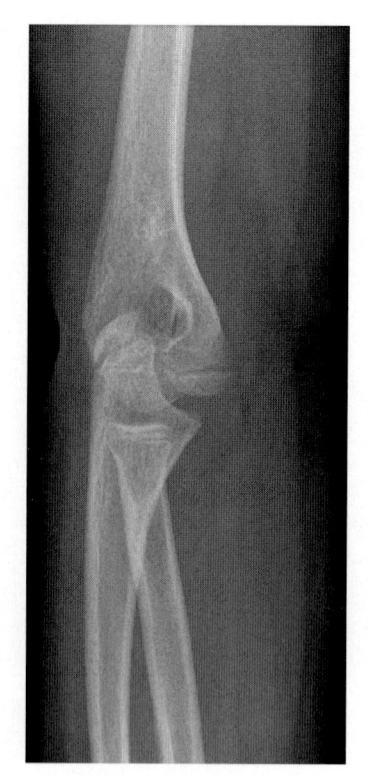

Abb. 25.38 8 Jahre alt (w.)

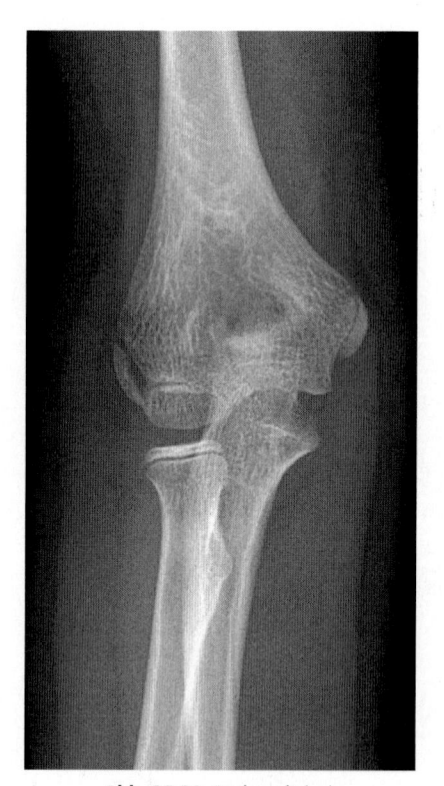

Abb. 25.39 9 Jahre alt (w.)

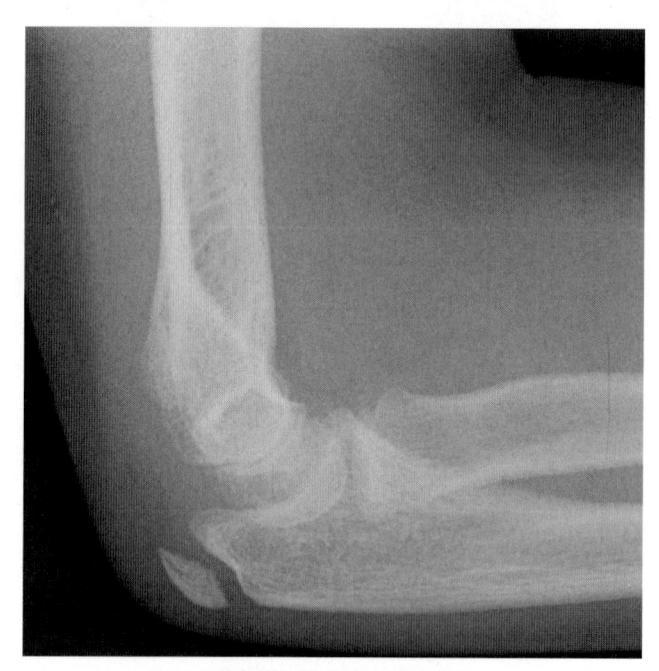

Abb. 25.40 9 Jahre alt (w.)

25 Ellbogen, weiblich

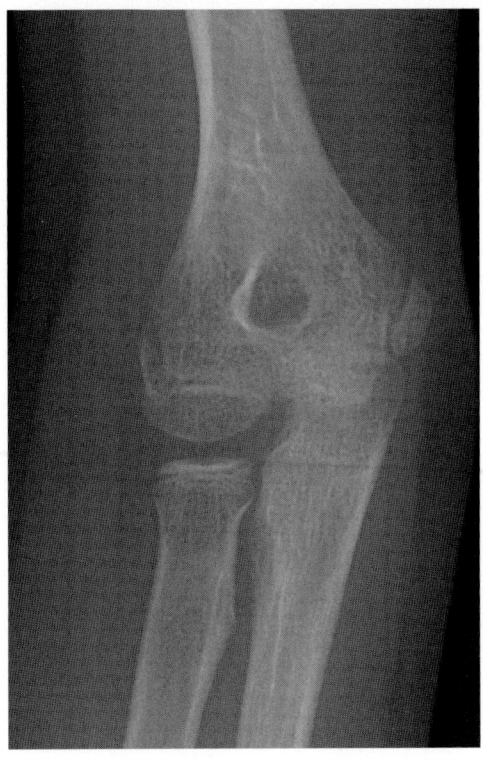

Abb. 25.41 9 Jahre alt (w.)

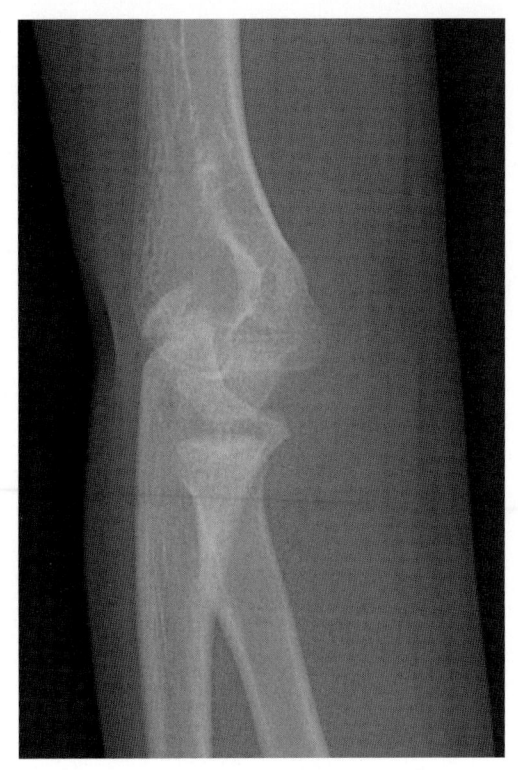

Abb. 25.42 9 Jahre alt (w.)

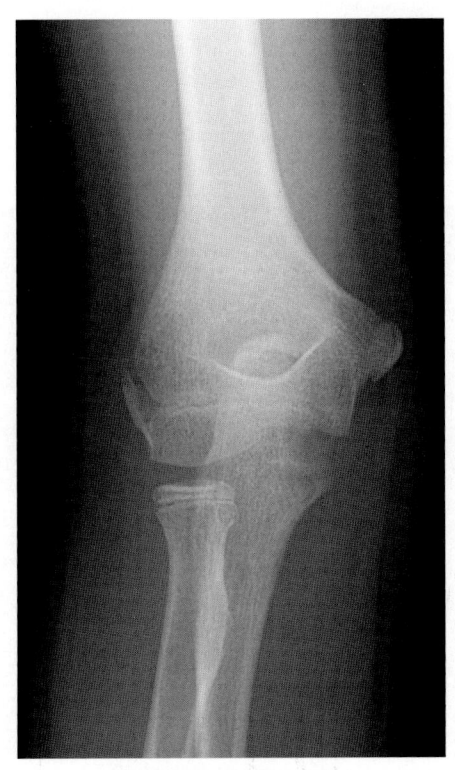

Abb. 25.43 10 Jahre alt (w.)

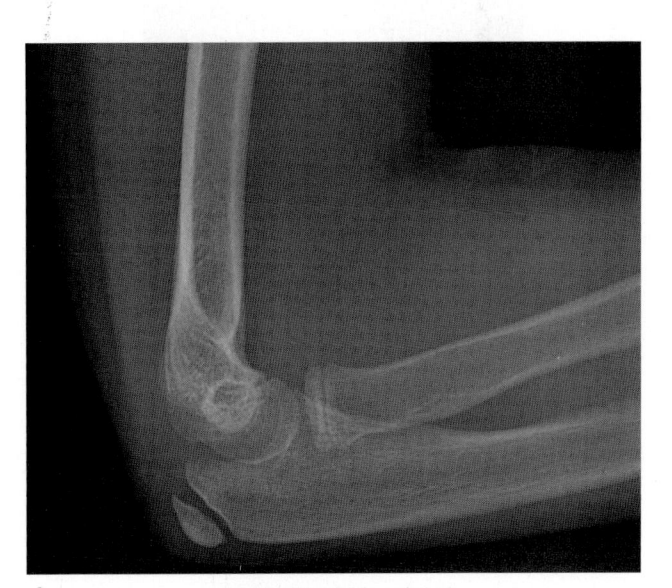

Abb. 25.44 10 Jahre alt (w.)

426 25 Ellbogen, weiblich

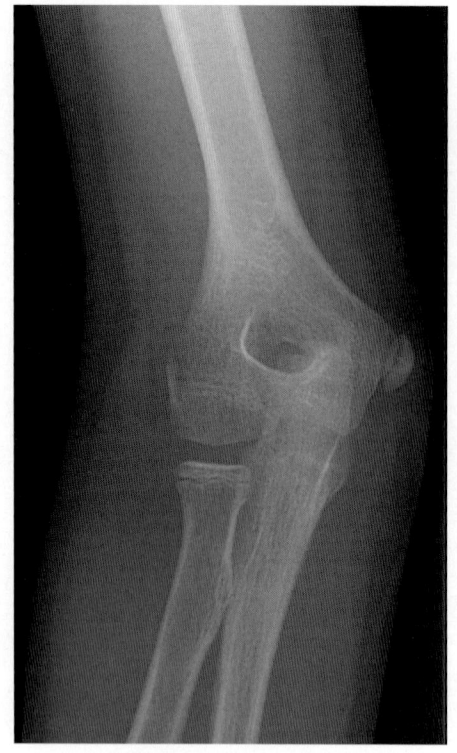

Abb. 25.45 10 Jahre alt (w.)

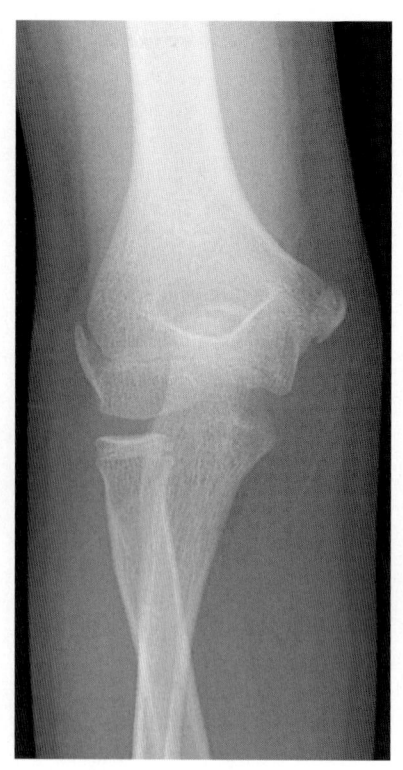

Abb. 25.46 10 Jahre alt (w.)

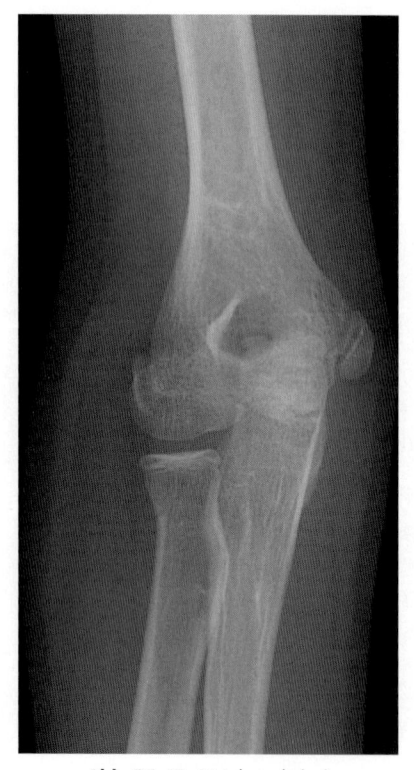

Abb. 25.47 11 Jahre alt (w.)

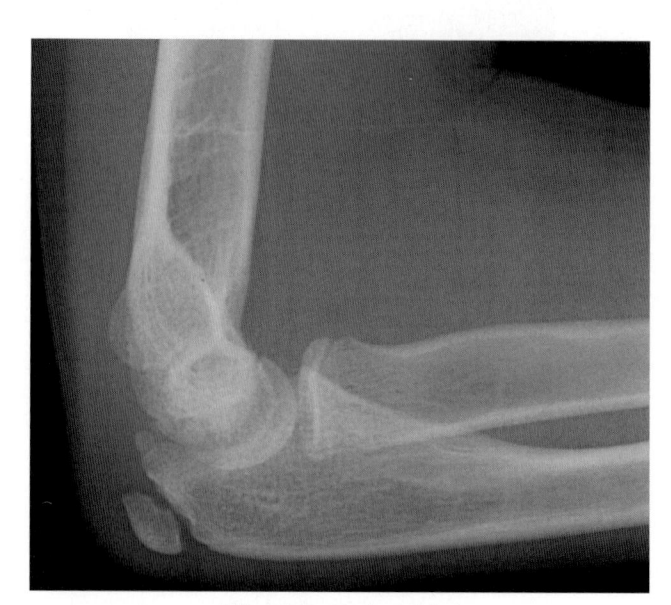

Abb. 25.48 11 Jahre alt (w.)

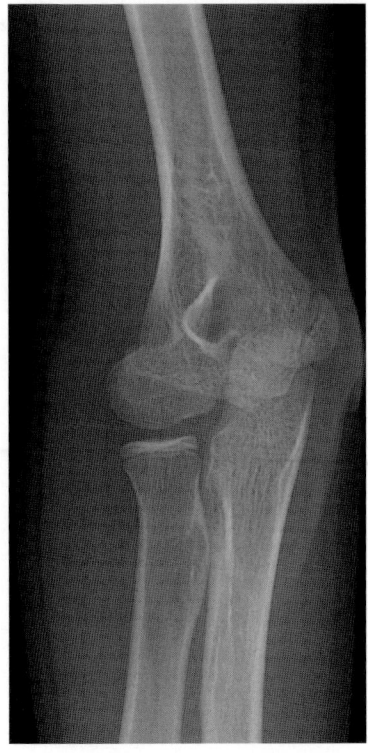

Abb. 25.49 11 Jahre alt (w.)

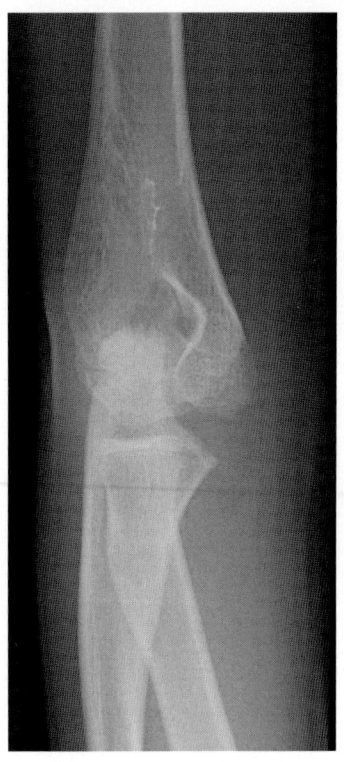

Abb. 25.50 11 Jahre alt (w.)

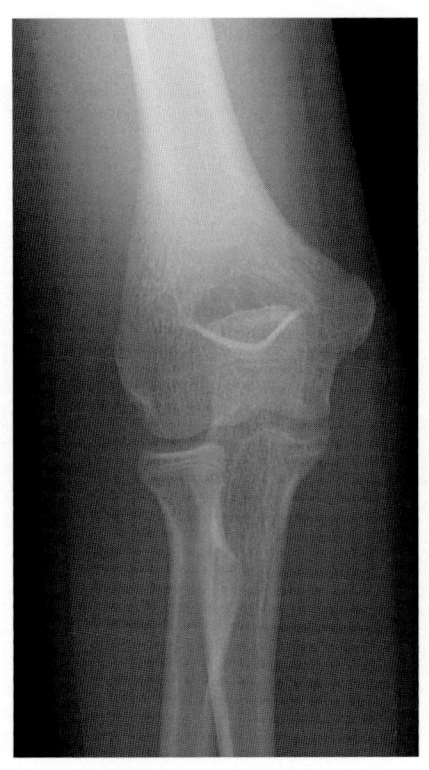

Abb. 25.51 12 Jahre alt (w.)

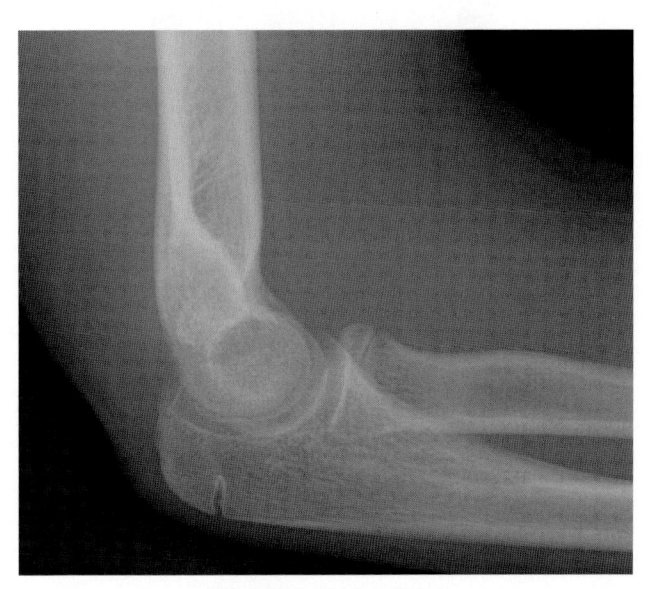

Abb. 25.52 12 Jahre alt (w.)

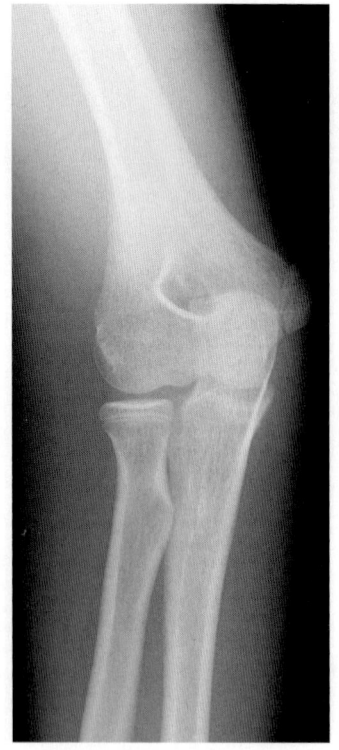

Abb. 25.53 12 Jahre alt (w.)

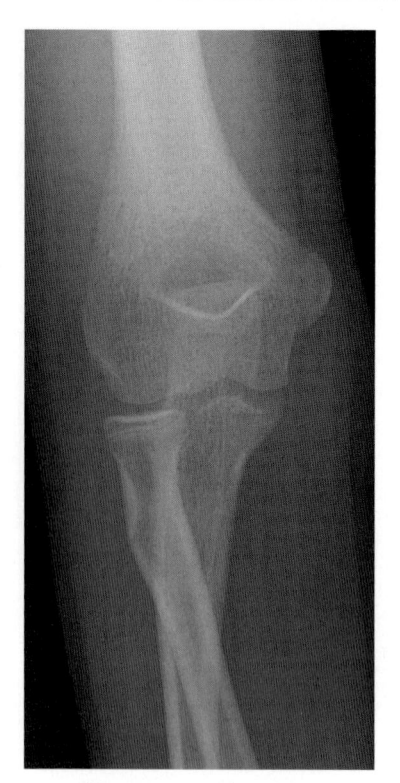

Abb. 25.54 12 Jahre alt (w.)

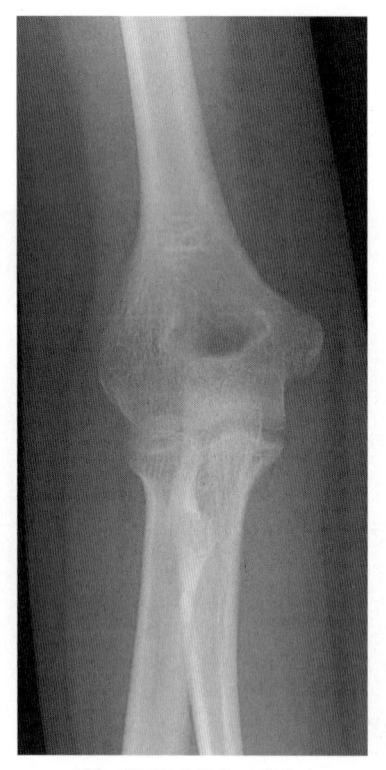

Abb. 25.55 13 Jahre alt (w.)

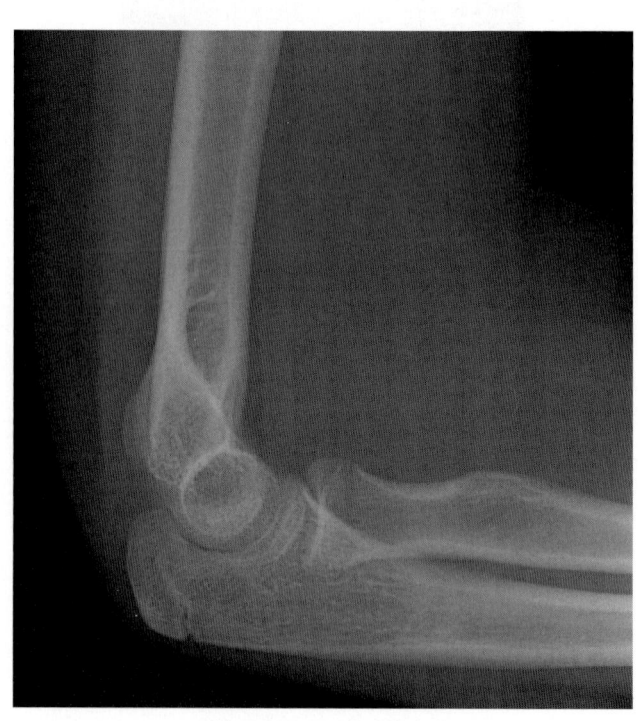

Abb. 25.56 13 Jahre alt (w.)

25 Ellbogen, weiblich

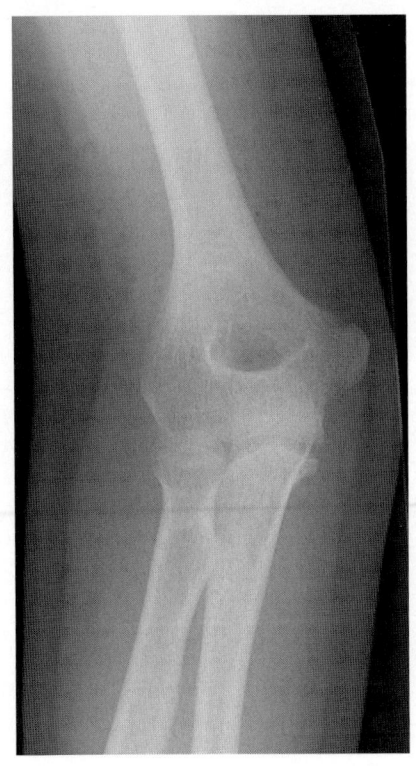

Abb. 25.57 13 Jahre alt (w.)

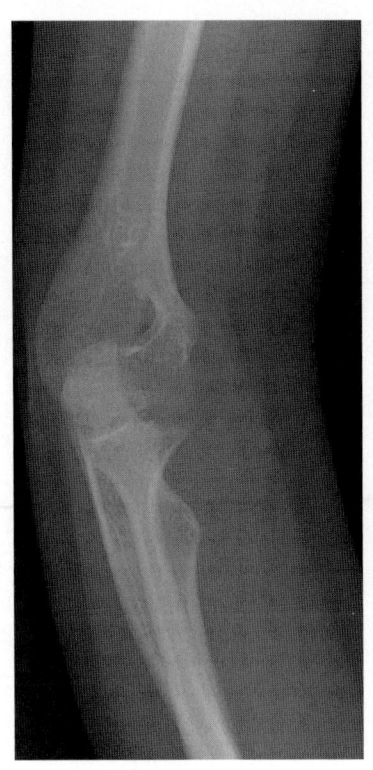

Abb. 25.58 13 Jahre alt (w.)

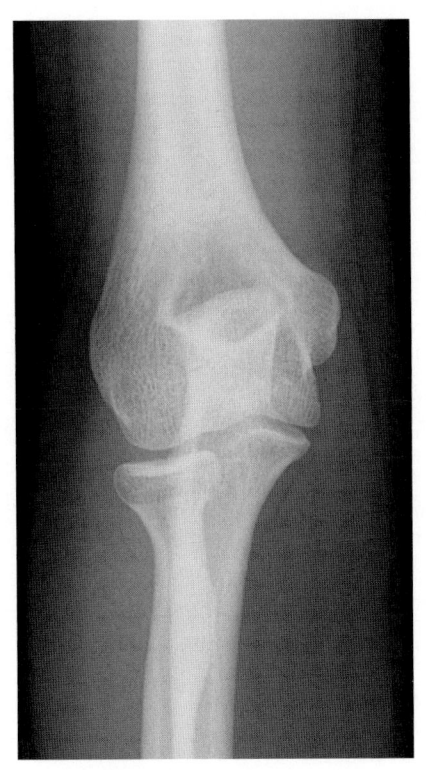

Abb. 25.59 14 Jahre alt (w.)

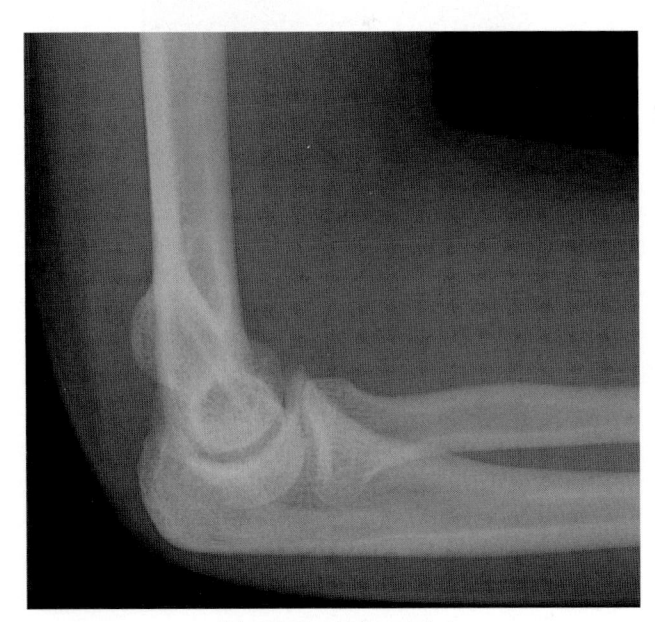

Abb. 25.60 14 Jahre alt (w.)

25 Ellbogen, weiblich

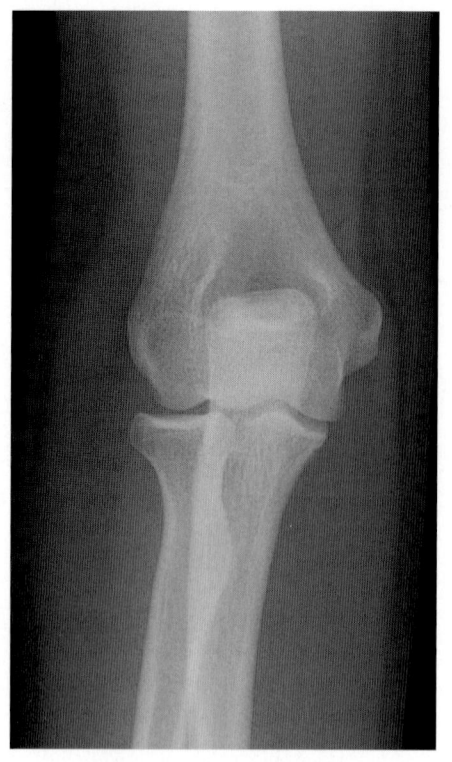

Abb. 25.61 15 Jahre alt (w.)

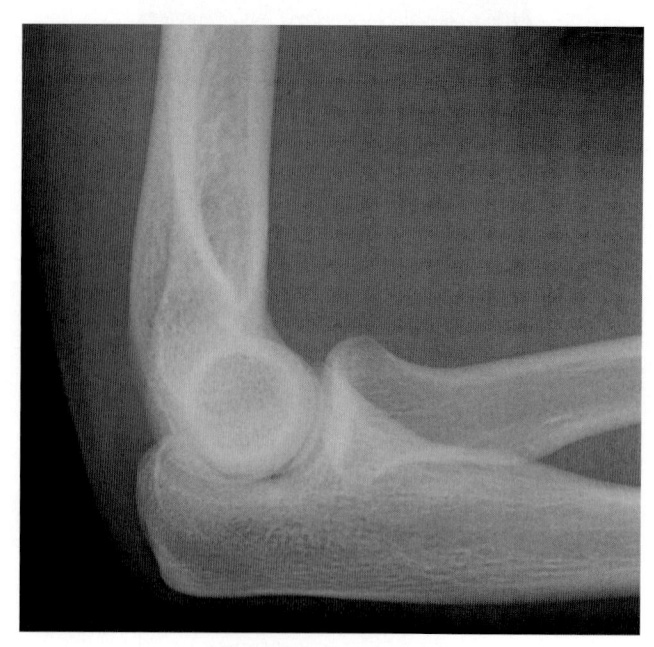

Abb. 25.62 15 Jahre alt (w.)

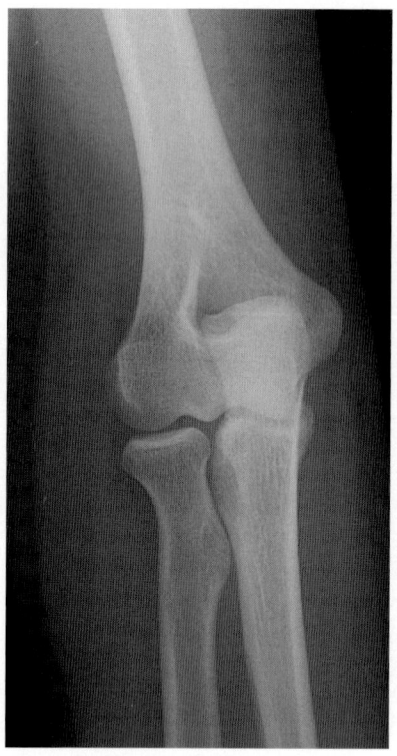

Abb. 25.63 15 Jahre alt (w.)

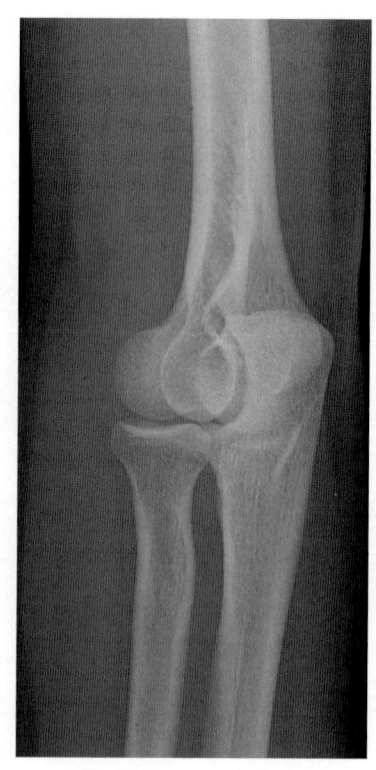

Abb. 25.64 15 Jahre alt (w.)

25 Ellbogen, weiblich

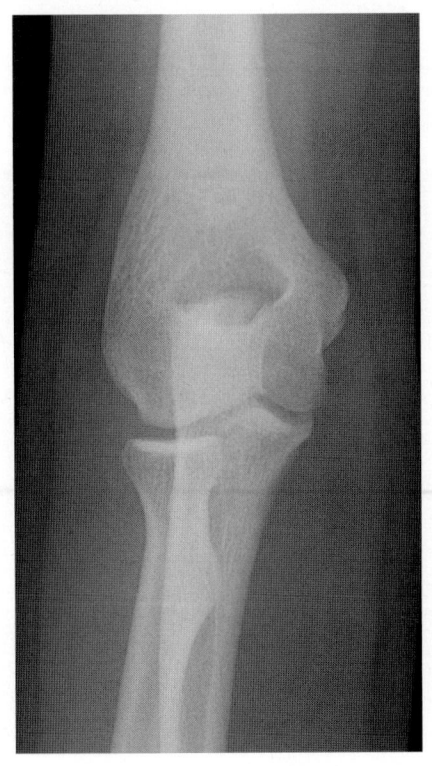

Abb. 25.65 16 Jahre alt (w.)

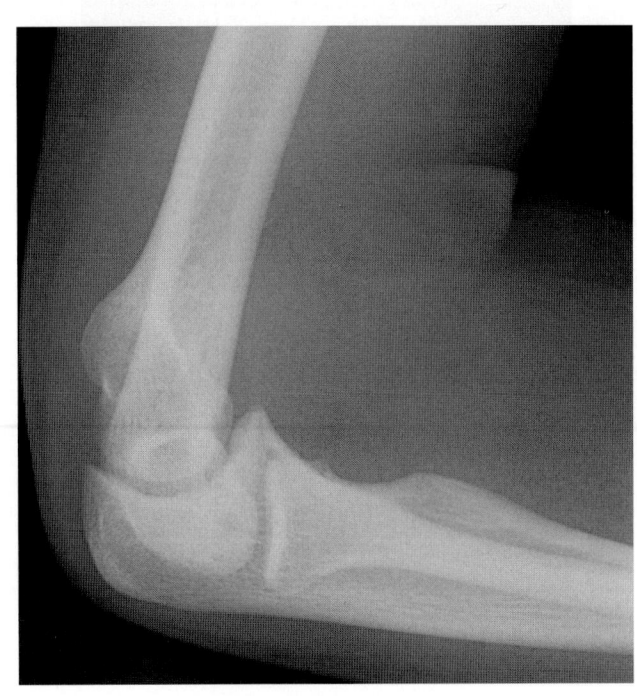

Abb. 25.66 16 Jahre alt (w.)

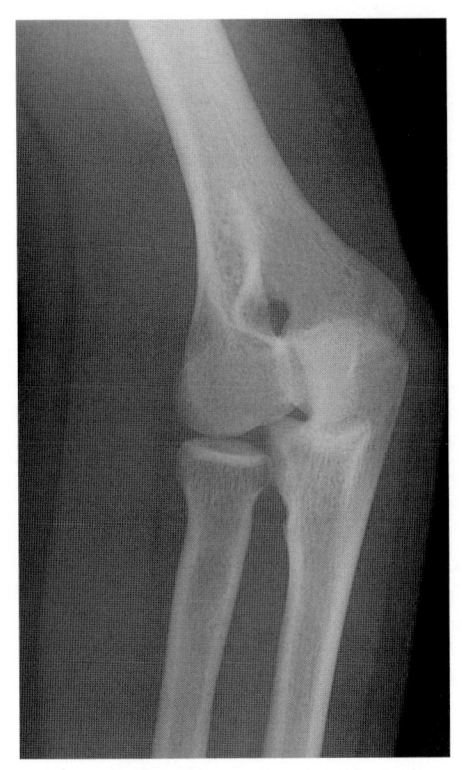

Abb. 25.67 16 Jahre alt (w.)

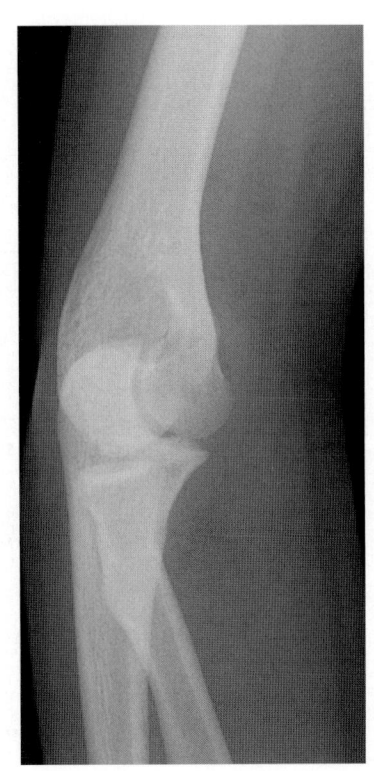

Abb. 25.68 16 Jahre alt (w.)

432 25 Ellbogen, weiblich

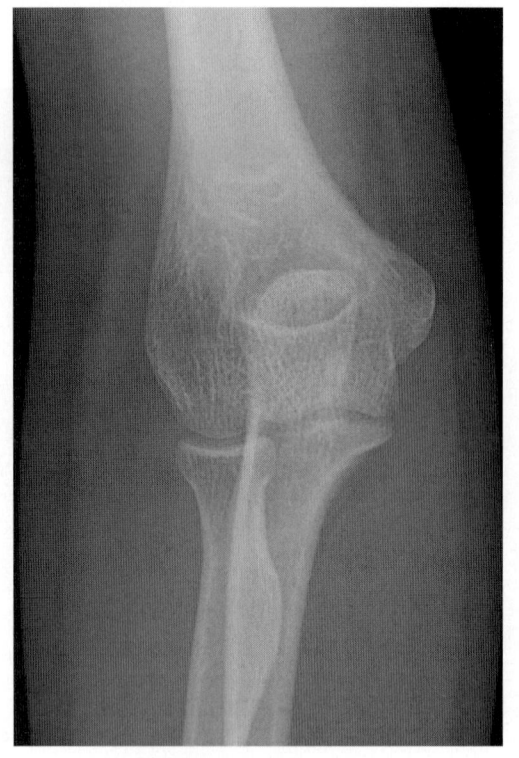

Abb. 25.69 17 Jahre alt (w.)

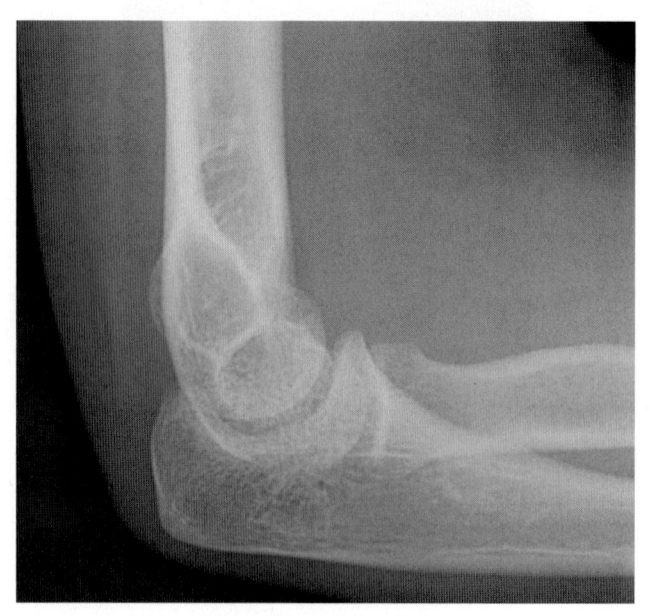

Abb. 25.70 17 Jahre alt (w.)

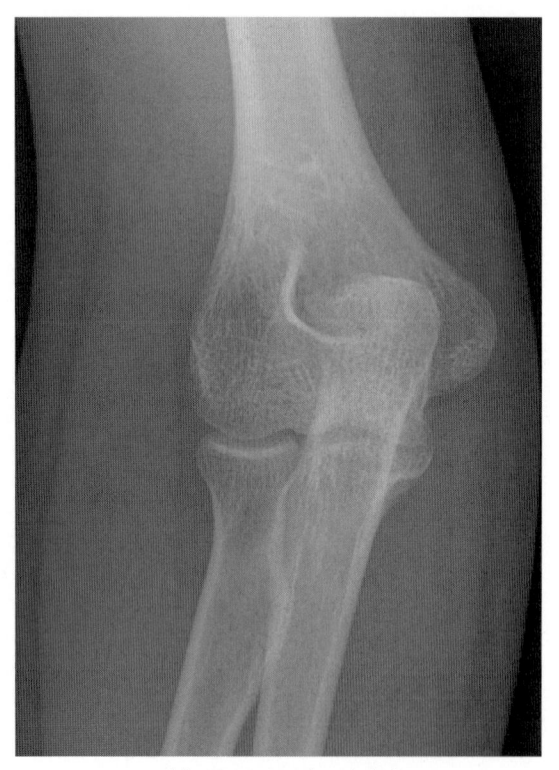

Abb. 25.71 17 Jahre alt (w.)

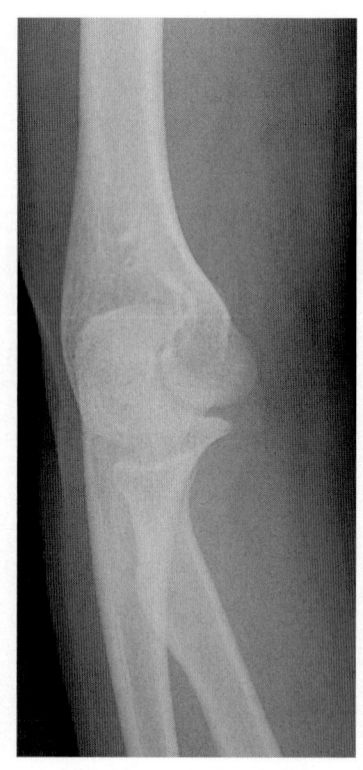

Abb. 25.72 17 Jahre alt (w.)

25 Ellbogen, weiblich 433

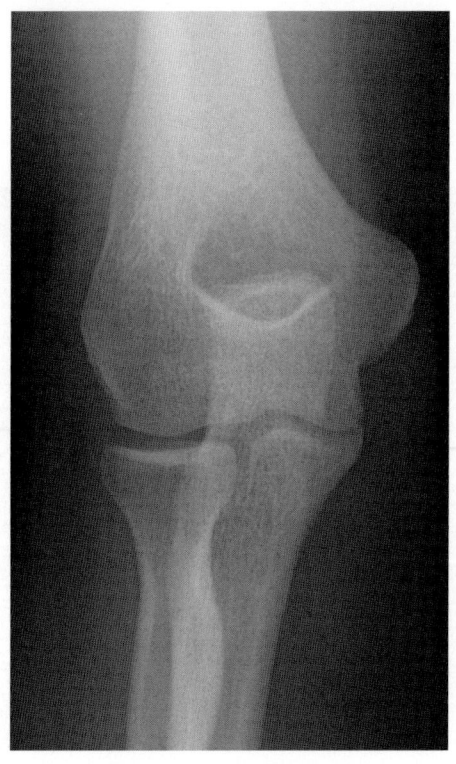

Abb. 25.73 18 Jahre alt (w.)

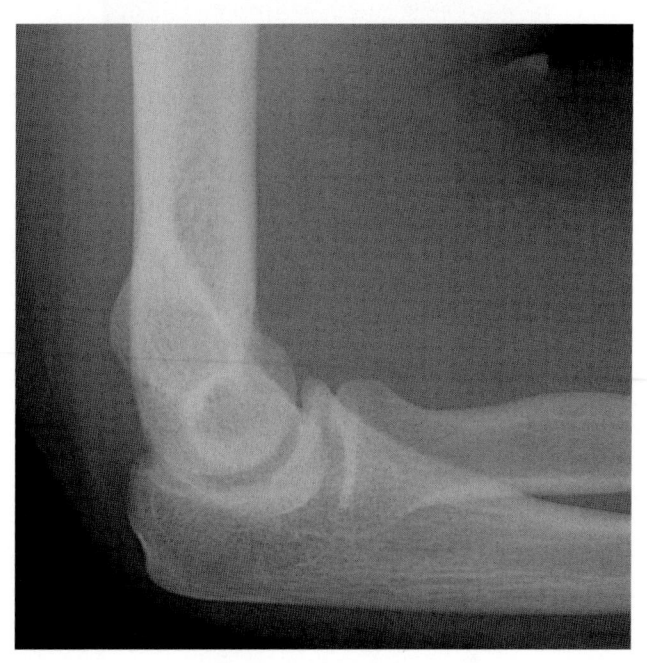

Abb. 25.74 18 Jahre alt (w.)

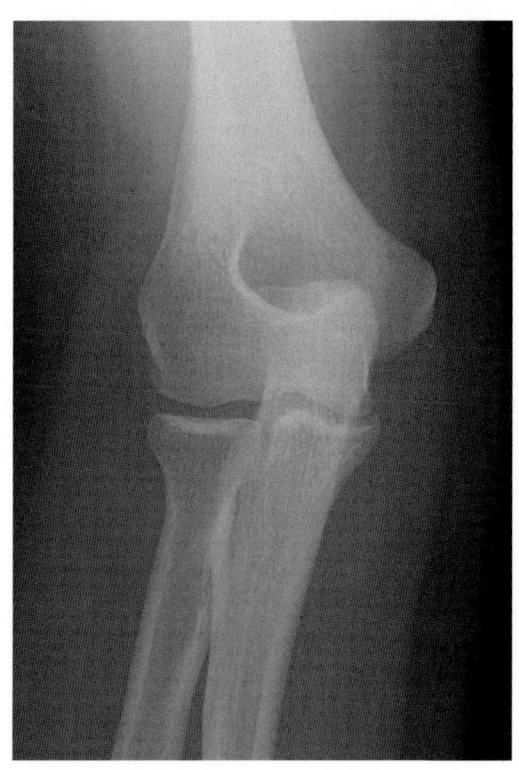

Abb. 25.75 18 Jahre alt (w.)

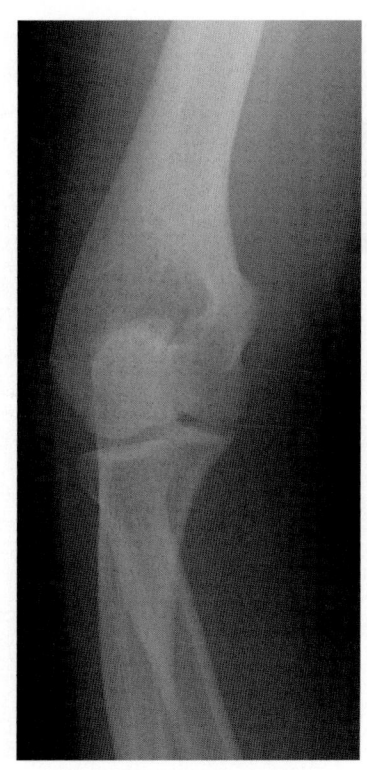

Abb. 25.76 18 Jahre alt (w.)

434 25 Ellbogen, weiblich

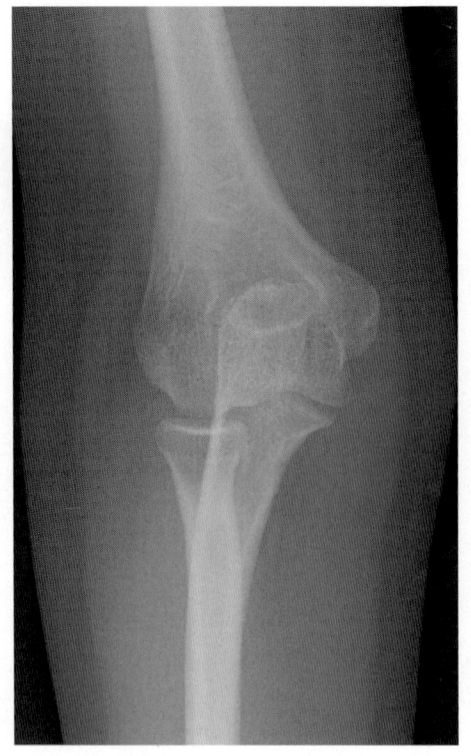

Abb. 25.77 19 Jahre alt (w.)

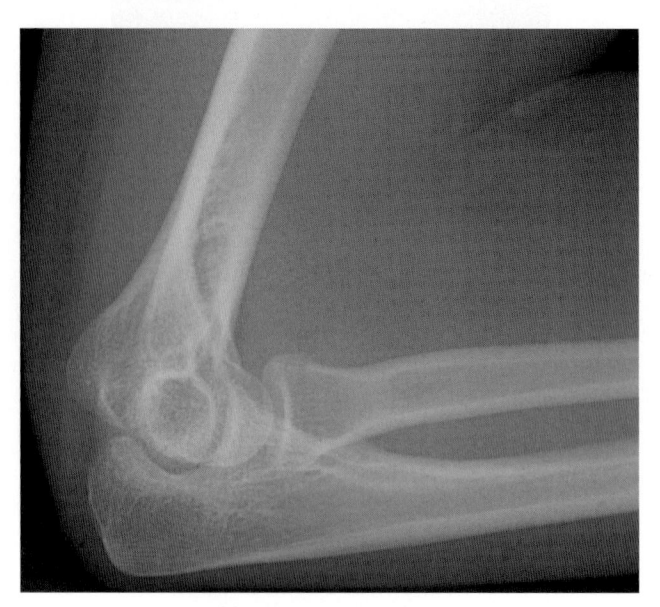

Abb. 25.78 19 Jahre alt (w.)

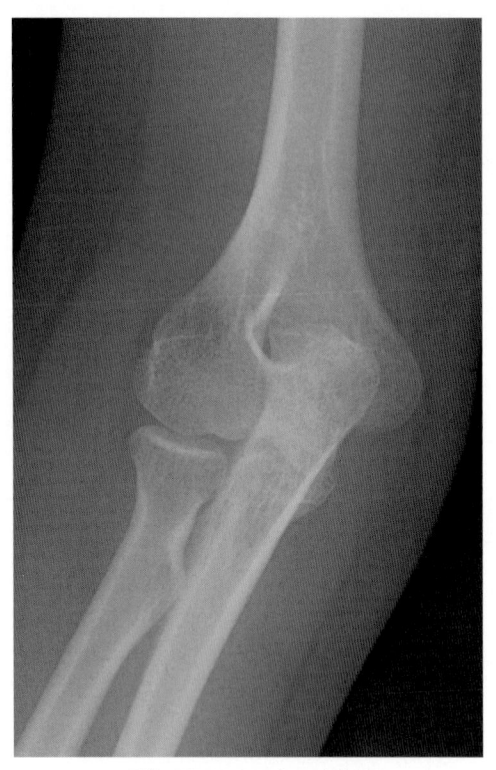

Abb. 25.79 19 Jahre alt (w.)

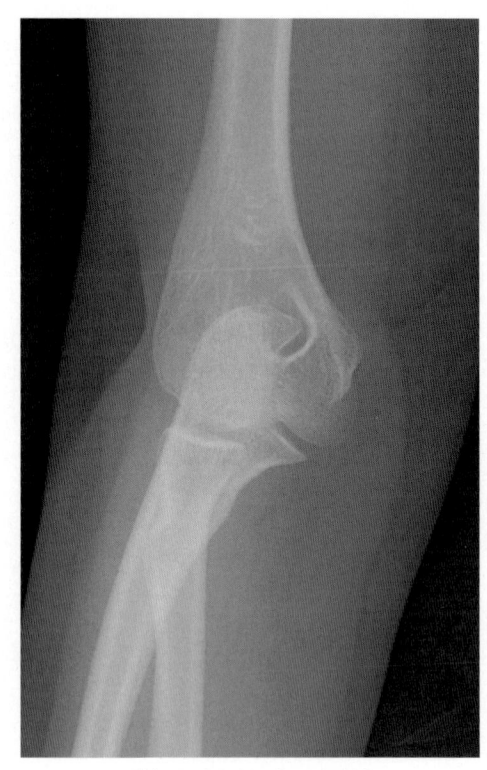

Abb. 25.80 19 Jahre alt (w.)

25 Ellbogen, weiblich

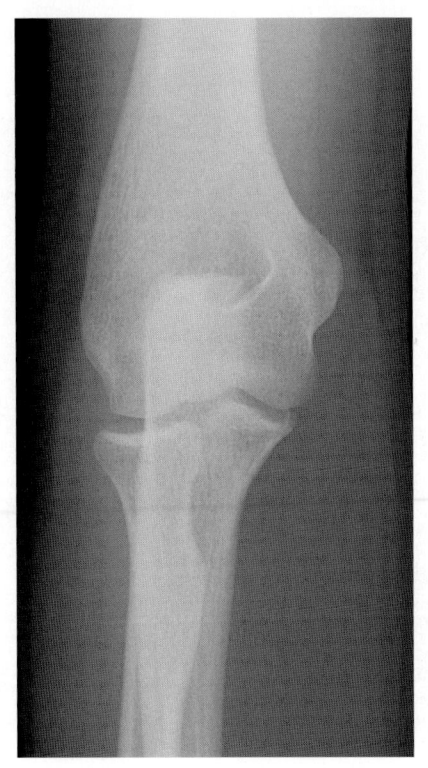

Abb. 25.81 20 Jahre alt (w.)

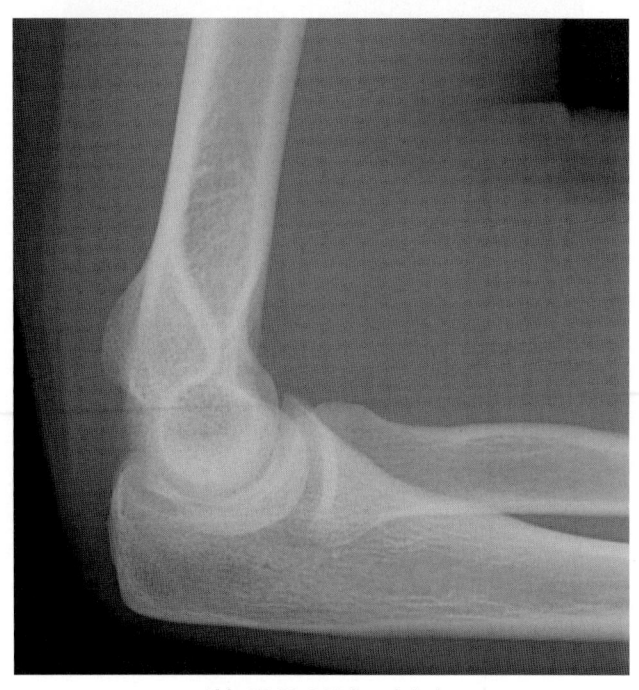

Abb. 25.82 20 Jahre alt (w.)

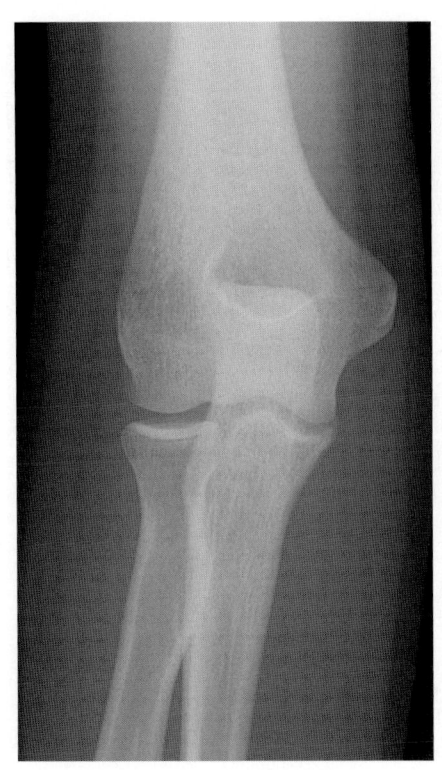

Abb. 25.83 20 Jahre alt (w.)

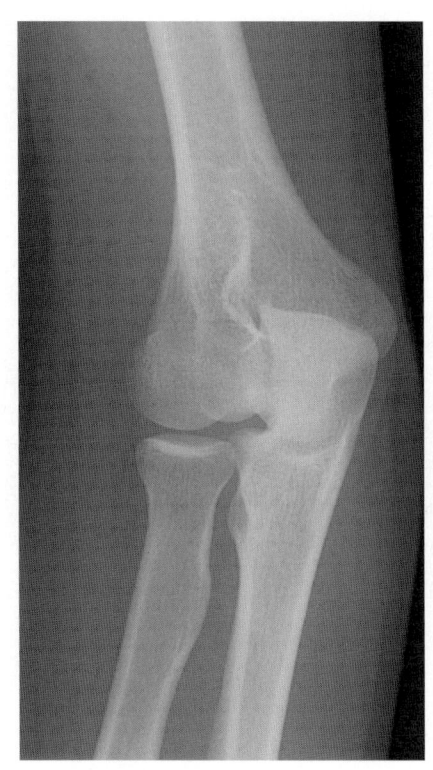

Abb. 25.84 20 Jahre alt (w.)

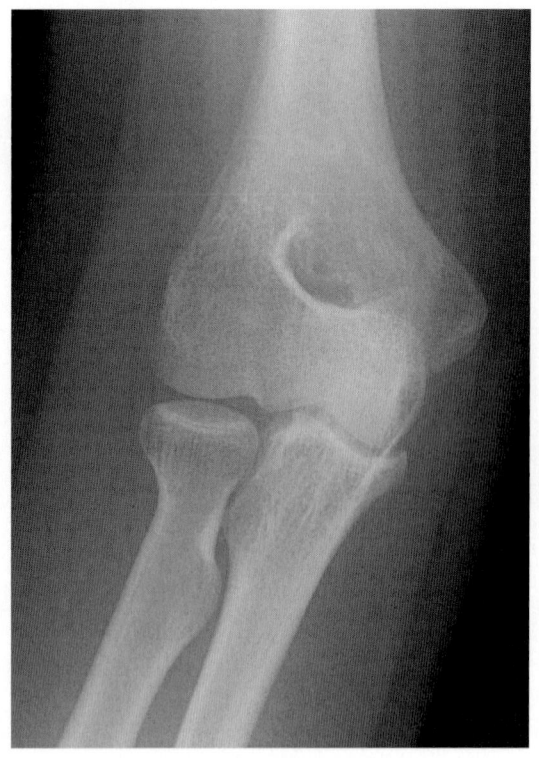

Abb. 25.85 21 Jahre alt (w.)

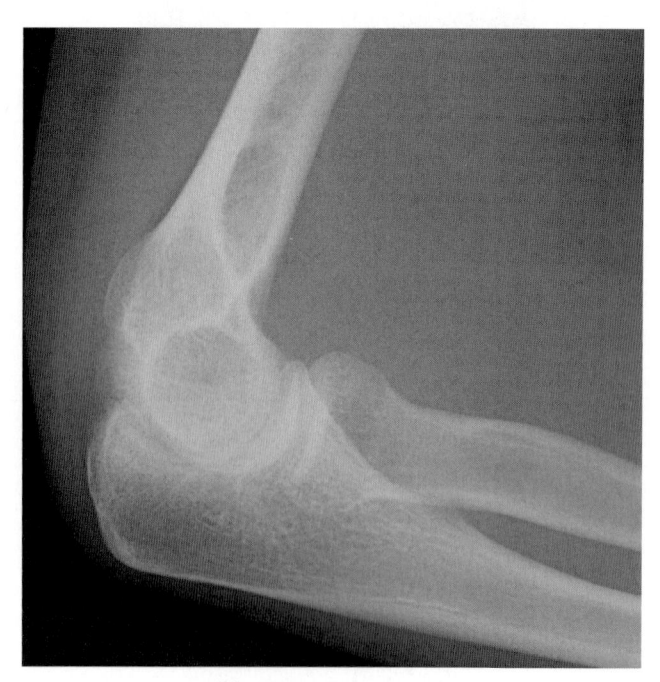

Abb. 25.86 21 Jahre alt (w.)

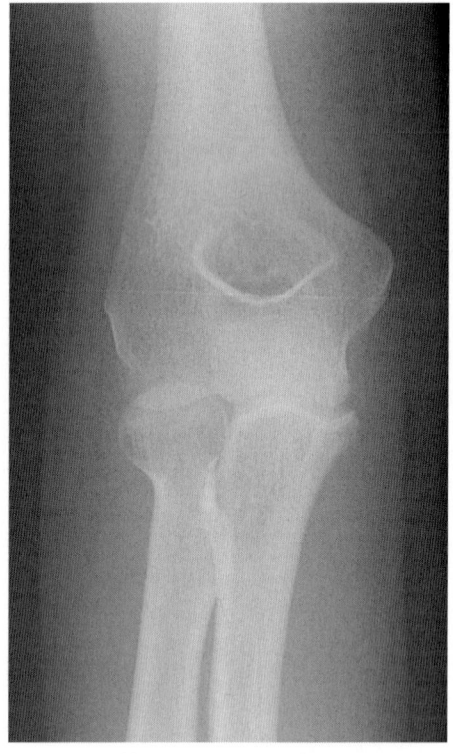

Abb. 25.87 21 Jahre alt (w.)

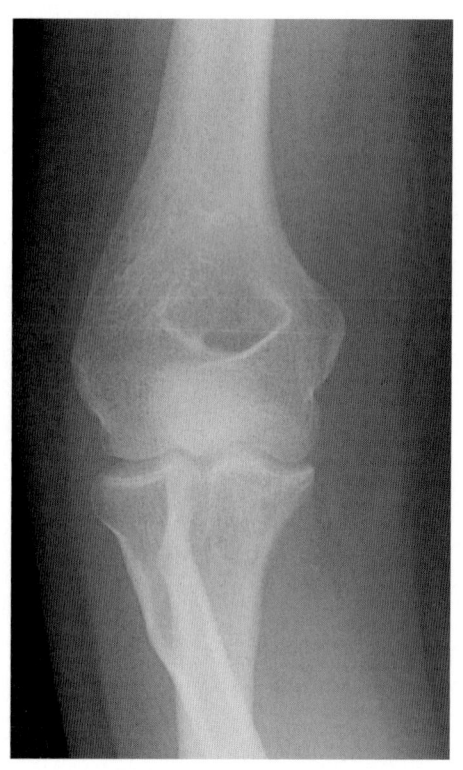

Abb. 25.88 21 Jahre alt (w.)

26 Unterarm, weiblich

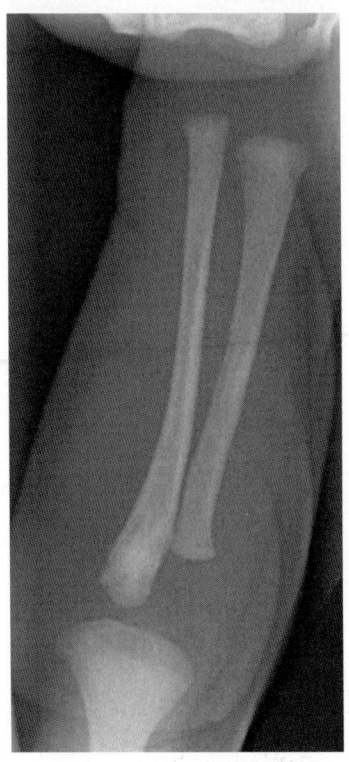

Abb. 26.1 Neugeboren (w.)

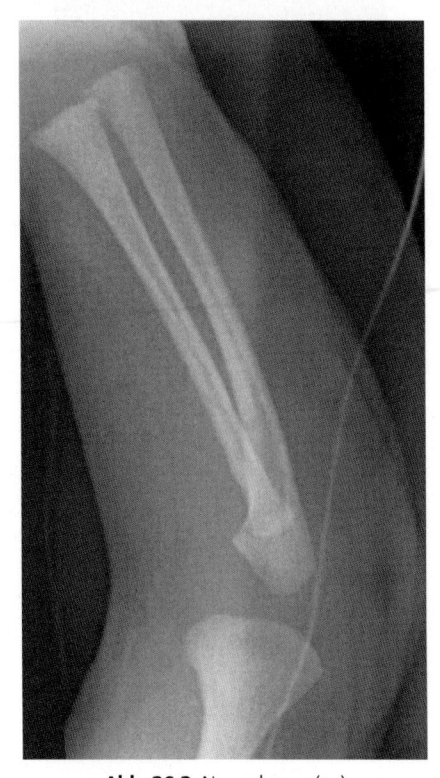

Abb. 26.2 Neugeboren (w.)

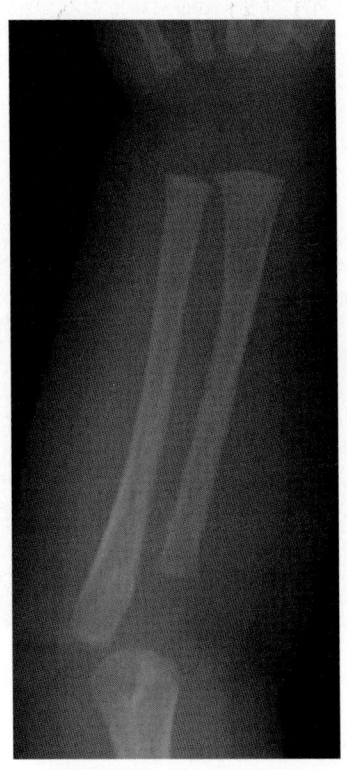

Abb. 26.3 3 Monate alt (w.)

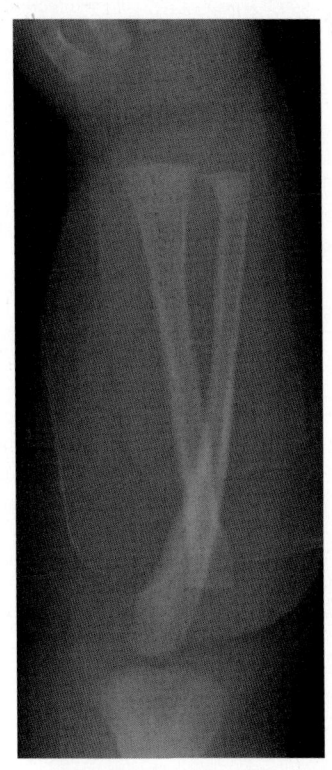

Abb. 26.4 3 Monate alt (w.)

26 Unterarm, weiblich

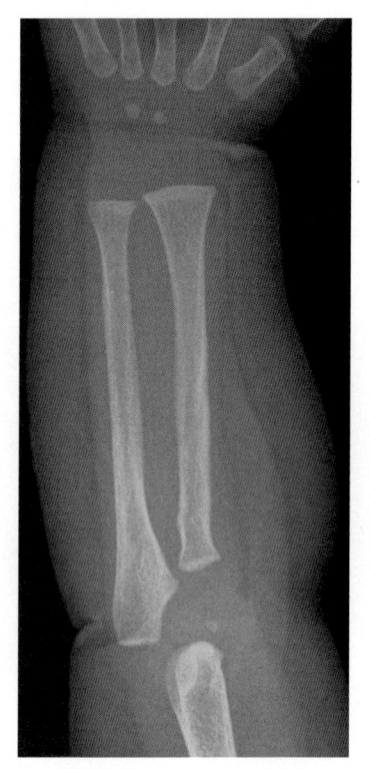

Abb. 26.5 6 Monate alt (w.)

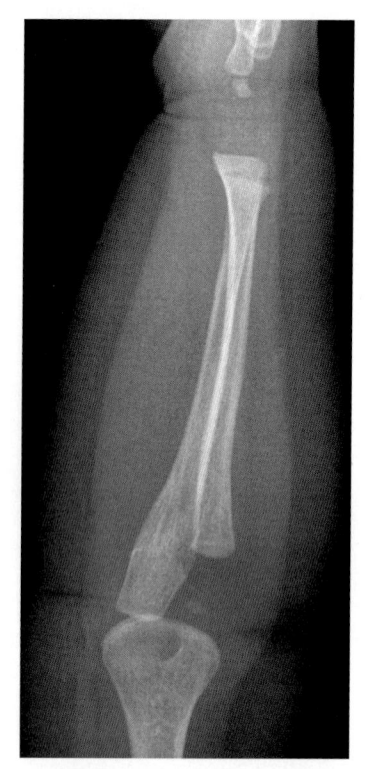

Abb. 26.6 6 Monate alt (w.)

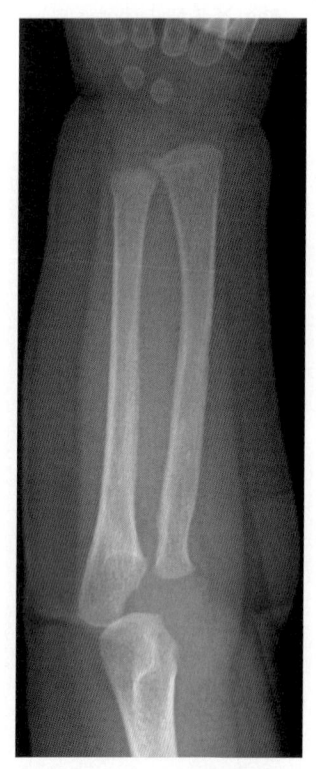

Abb. 26.7 9 Monate alt (w.)

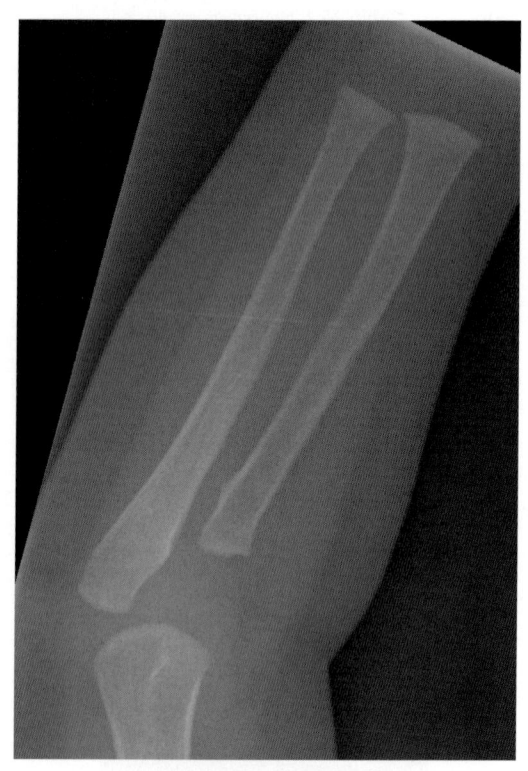

Abb. 26.8 1 Jahr alt (w.)

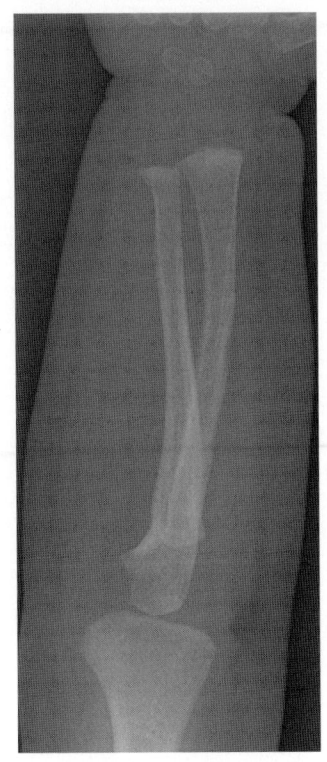

Abb. 26.9 15 Monate alt (w.)

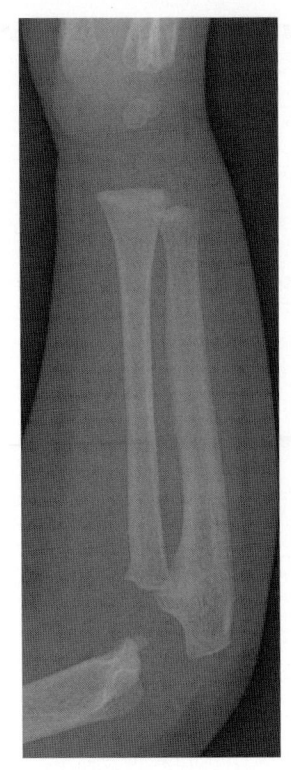

Abb. 26.10 15 Monate alt (w.)

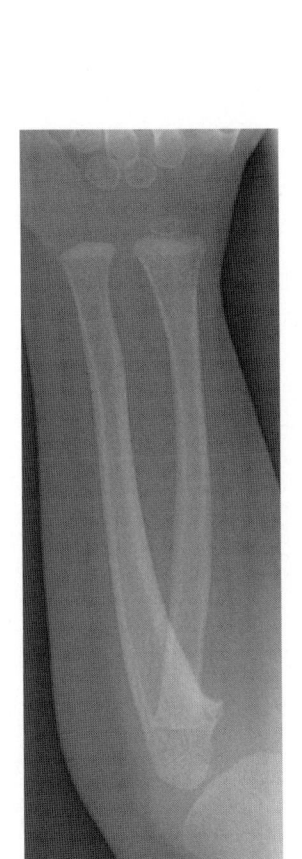

Abb. 26.11 18 Monate alt (w.)

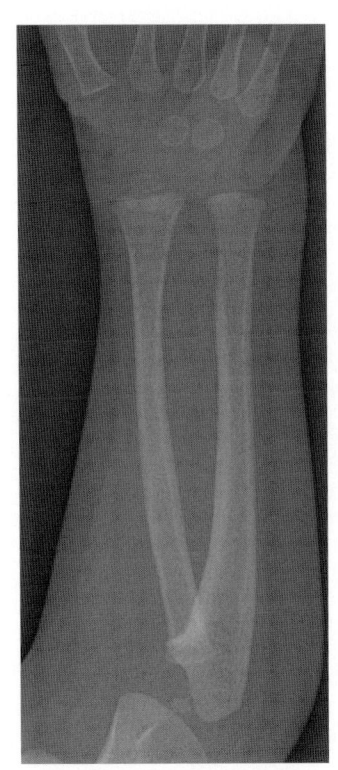

Abb. 26.12 18 Monate alt (w.)

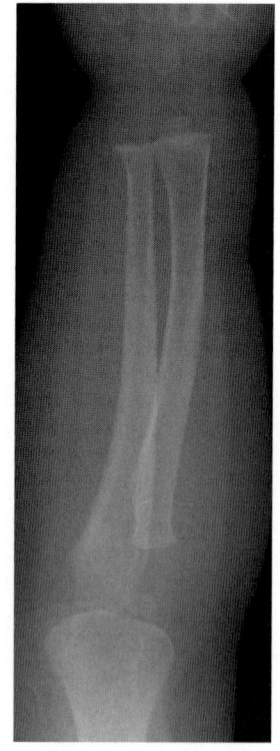

Abb. 26.13 21 Monate alt (w.)

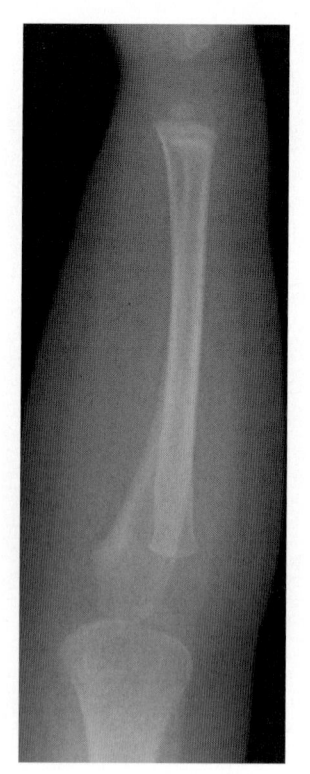

Abb. 26.14 21 Monate alt (w.)

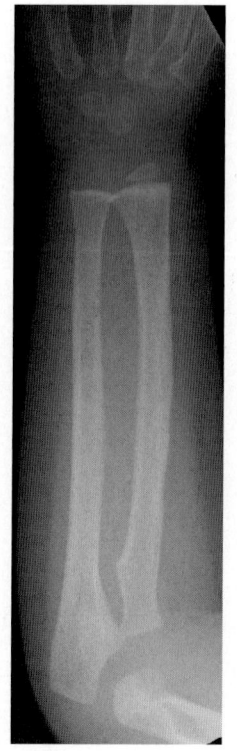

Abb. 26.15 2 Jahre alt (w.)

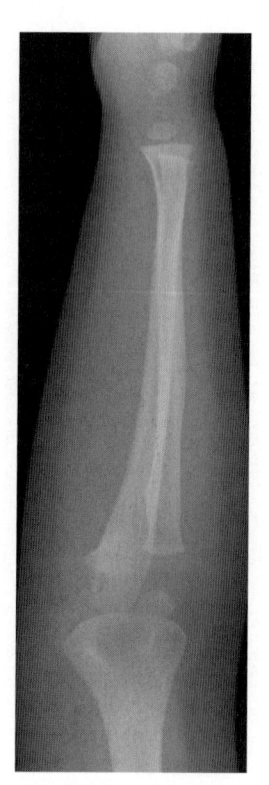

Abb. 26.16 2 Jahre alt (w.)

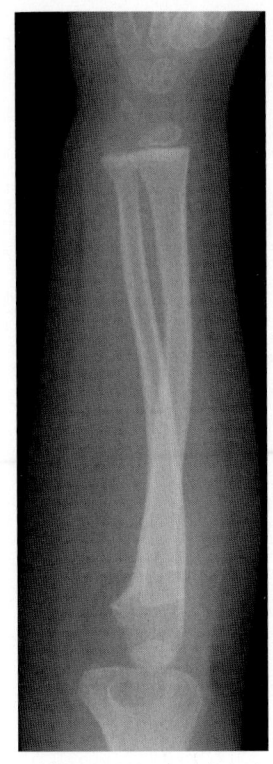

Abb. 26.17 3 Jahre alt (w.)

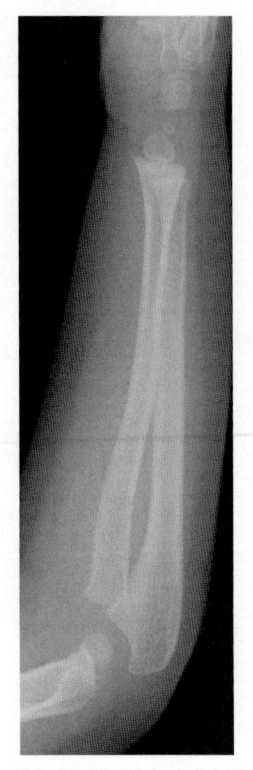

Abb. 26.18 3 Jahre alt (w.)

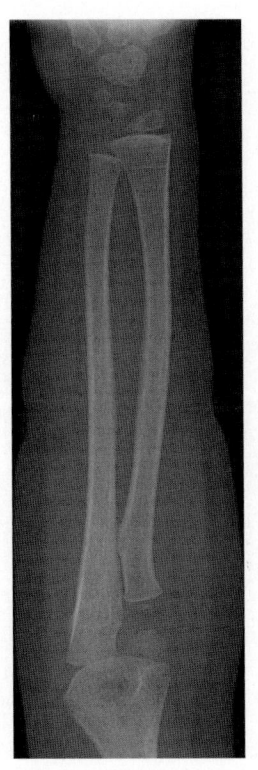

Abb. 26.19 4 Jahre alt (w.)

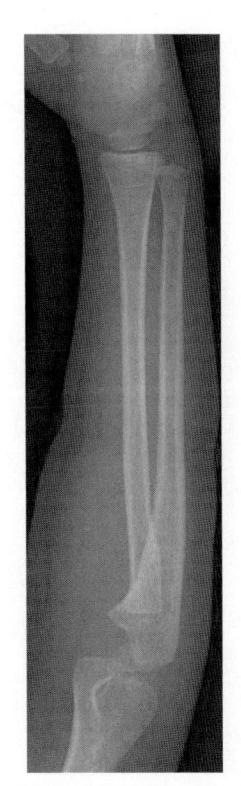

Abb. 26.20 4 Jahre alt (w.)

26 Unterarm, weiblich

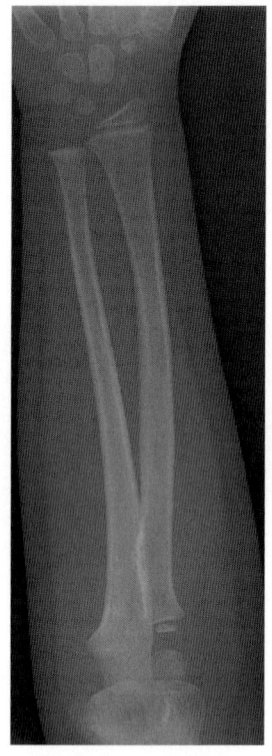

Abb. 26.21 5 Jahre alt (w.)

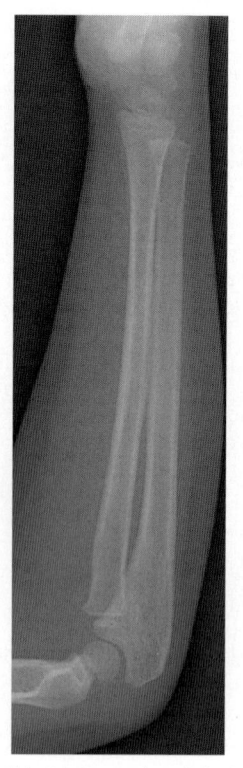

Abb. 26.22 5 Jahre alt (w.)

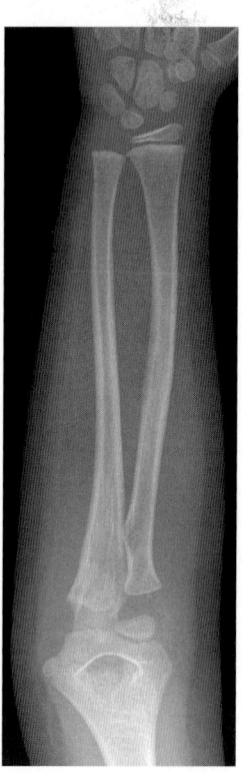

Abb. 26.23 6 Jahre alt (w.)

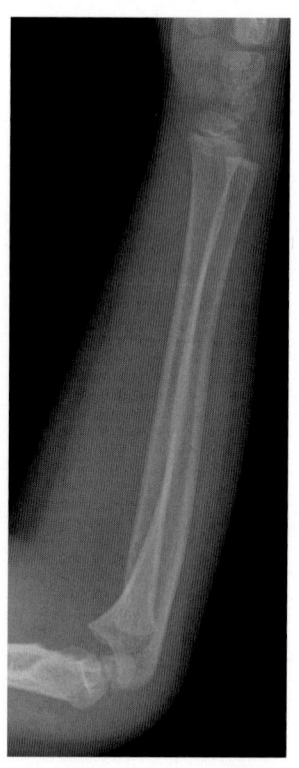

Abb. 26.24 6 Jahre alt (w.)

26 Unterarm, weiblich

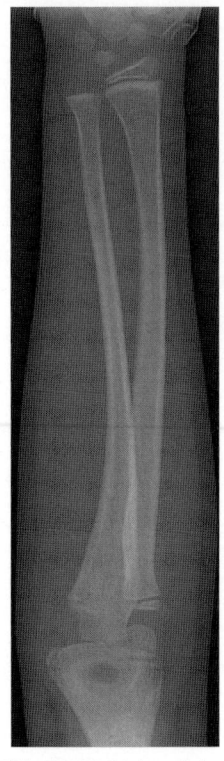

Abb. 26.25 7 Jahre alt (w.)

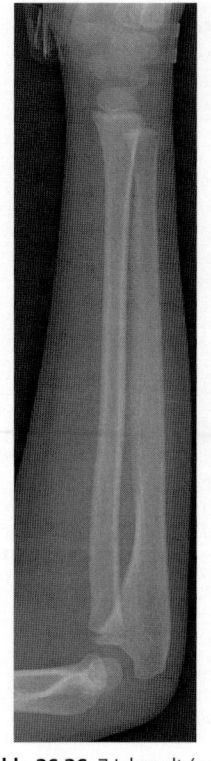

Abb. 26.26 7 Jahre alt (w.)

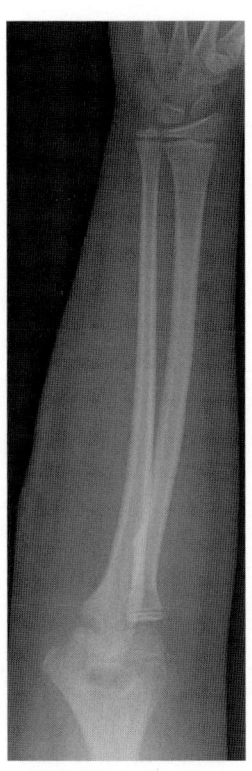

Abb. 26.27 8 Jahre alt (w.)

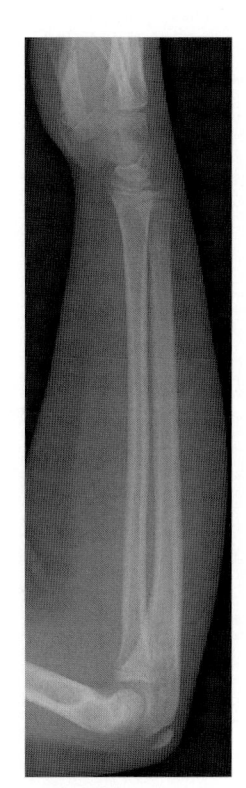

Abb. 26.28 8 Jahre alt (w.)

444   26 Unterarm, weiblich

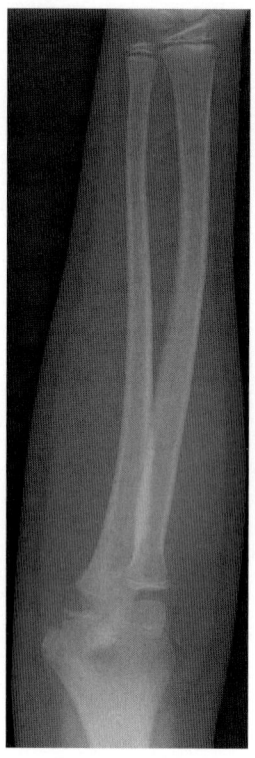

Abb. 26.29 9 Jahre alt (w.)

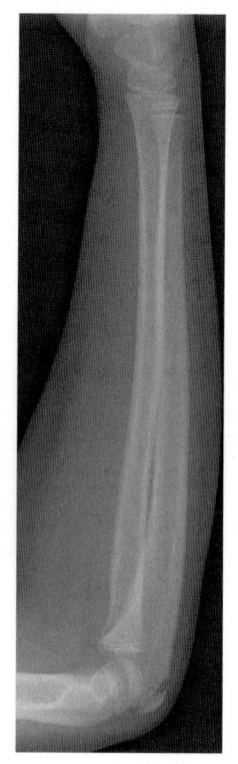

Abb. 26.30 9 Jahre alt (w.)

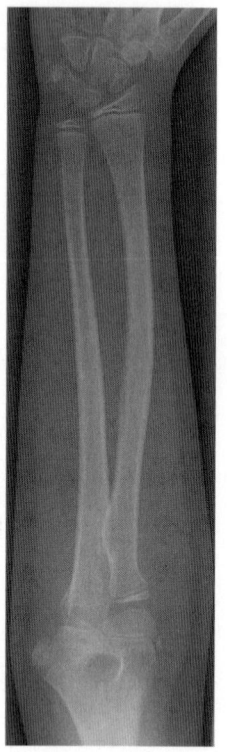

Abb. 26.31 10 Jahre alt (w.)

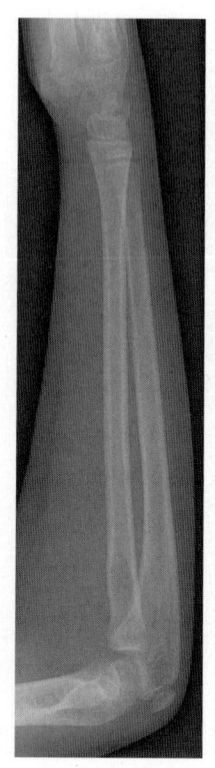

Abb. 26.32 10 Jahre alt (w.)

26 Unterarm, weiblich

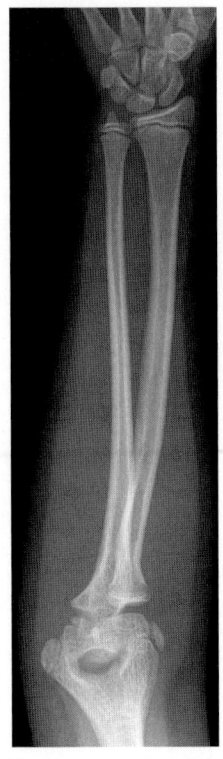

Abb. 26.33 11 Jahre alt (w.)

Abb. 26.34 11 Jahre alt (w.)

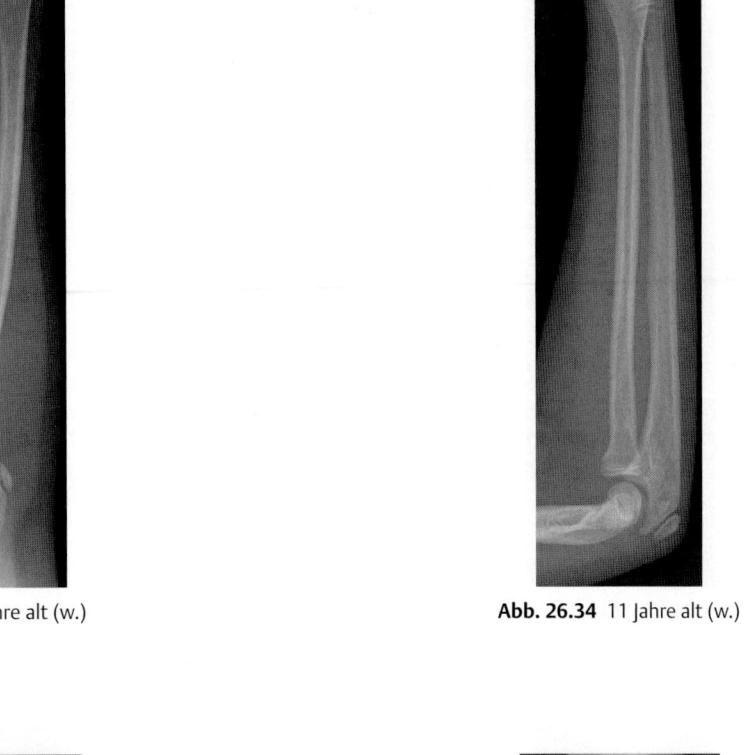

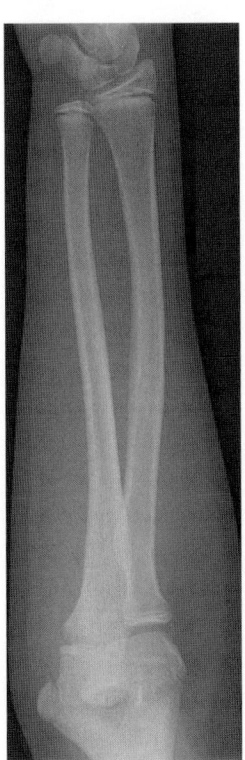

Abb. 26.35 12 Jahre alt (w.)

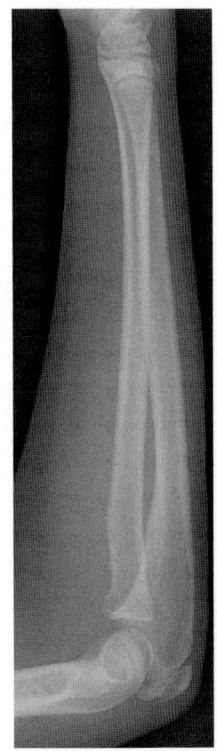

Abb. 26.36 12 Jahre alt (w.)

446 26 Unterarm, weiblich

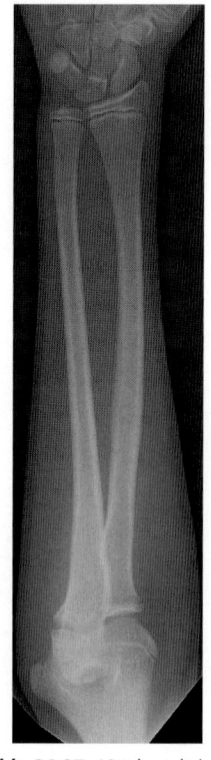

Abb. 26.37 13 Jahre alt (w.)

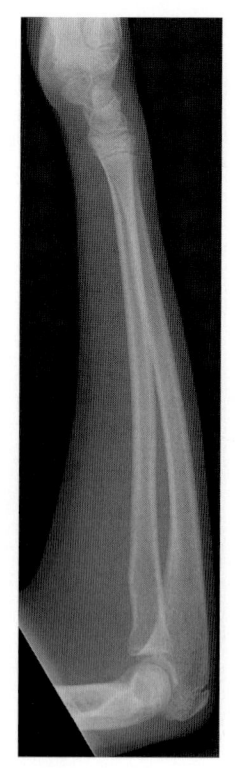

Abb. 26.38 13 Jahre alt (w.)

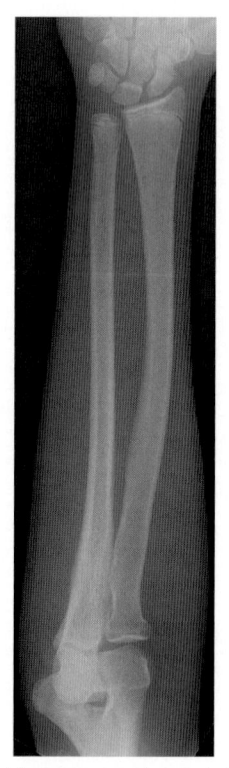

Abb. 26.39 14 Jahre alt (w.)

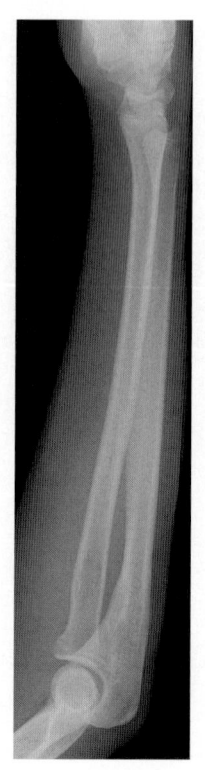

Abb. 26.40 14 Jahre alt (w.)

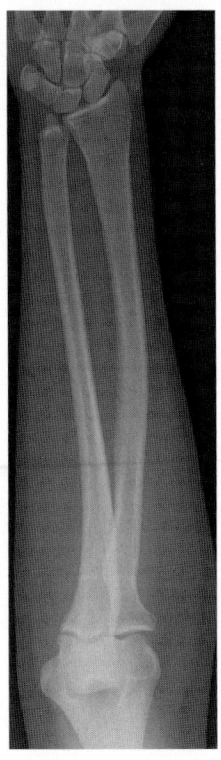

Abb. 26.41 15 Jahre alt (w.)

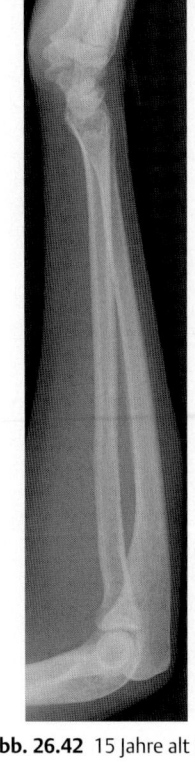

Abb. 26.42 15 Jahre alt (w.)

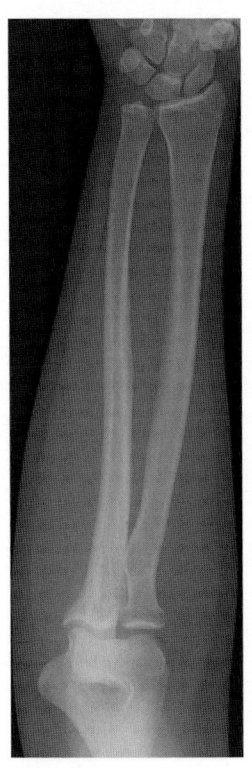

Abb. 26.43 16 Jahre alt (w.)

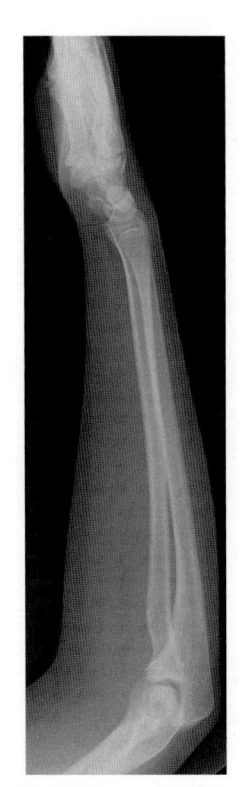

Abb. 26.44 16 Jahre alt (w.)

26 Unterarm, weiblich

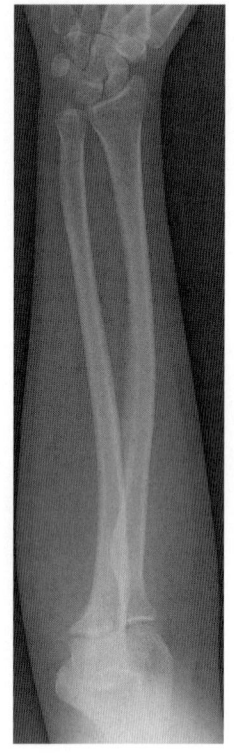

Abb. 26.45 17 Jahre alt (w.)

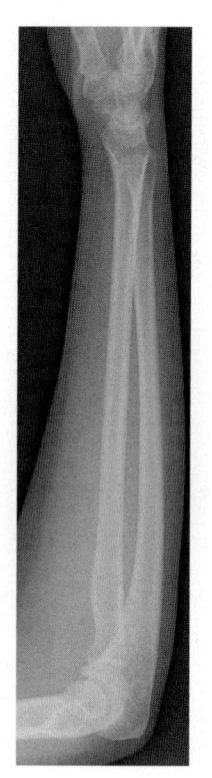

Abb. 26.46 17 Jahre alt (w.)

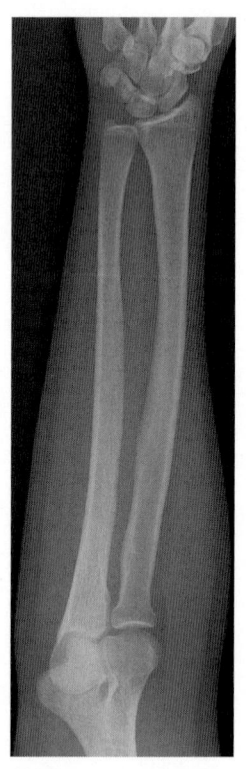

Abb. 26.47 18 Jahre alt (w.)

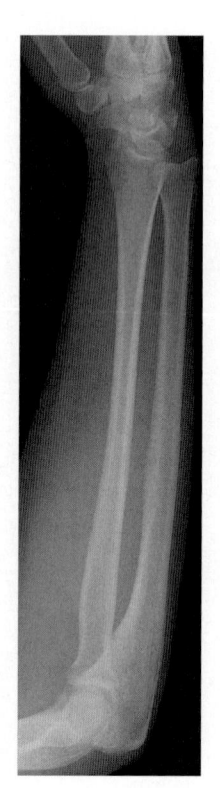

Abb. 26.48 18 Jahre alt (w.)

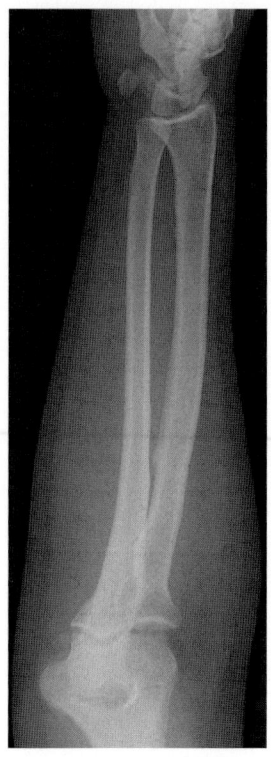

Abb. 26.49 19 Jahre alt (w.)

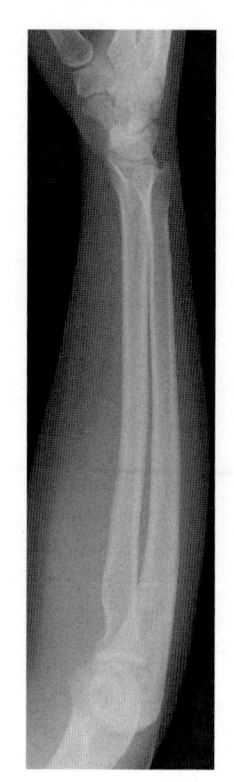

Abb. 26.50 19 Jahre alt (w.)

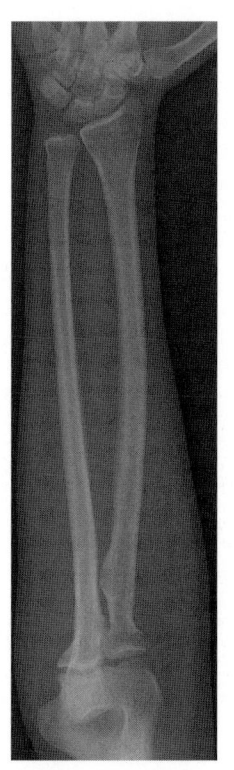

Abb. 26.51 20 Jahre alt (w.)

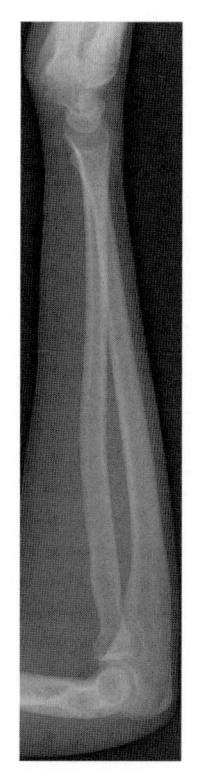

Abb. 26.52 20 Jahre alt (w.)

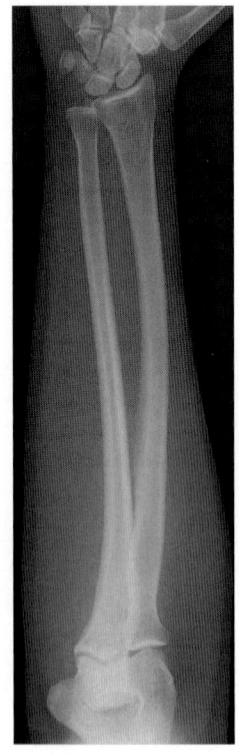

Abb. 26.53 21 Jahre alt (w.)

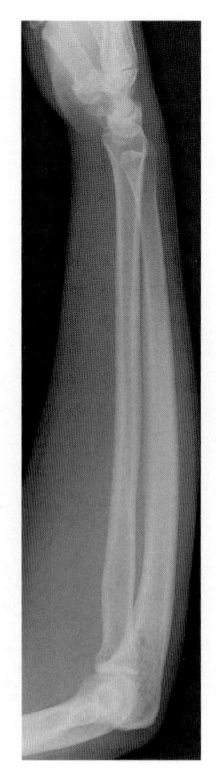

Abb. 26.54 21 Jahre alt (w.)

27 Handgelenk, weiblich

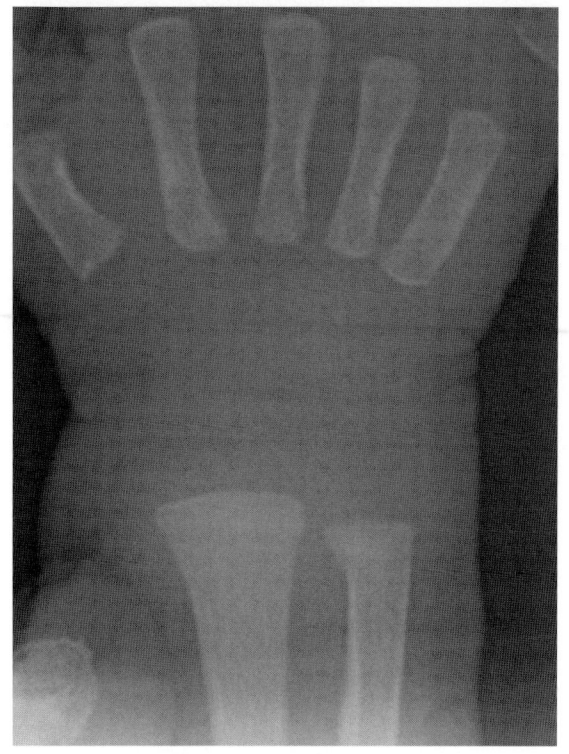

Abb. 27.1 Neugeboren (w.)

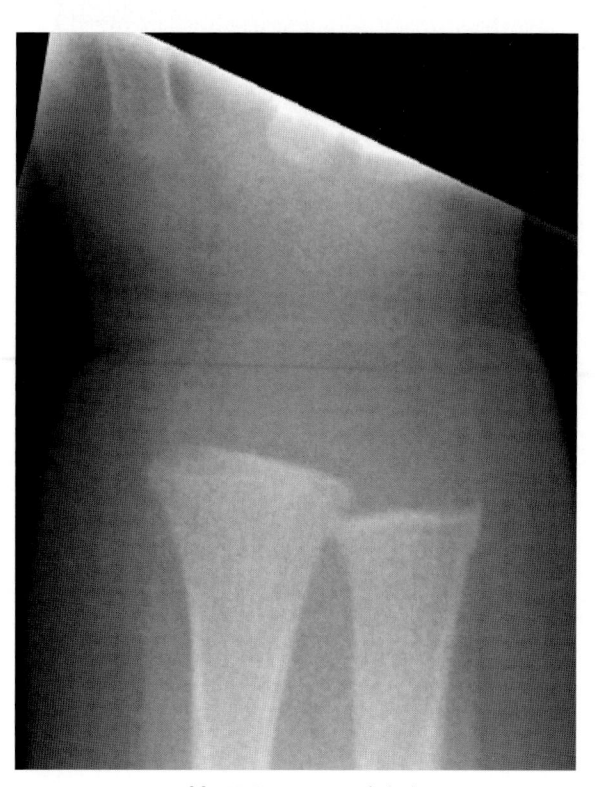

Abb. 27.2 3 Monate alt (w.)

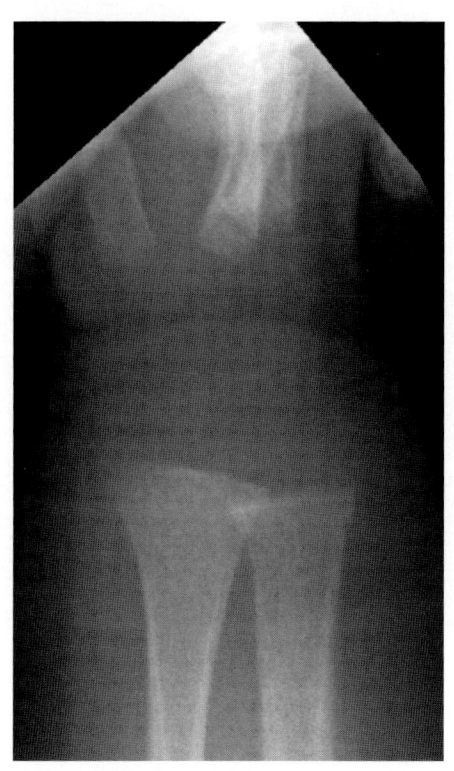

Abb. 27.3 3 Monate alt (w.)

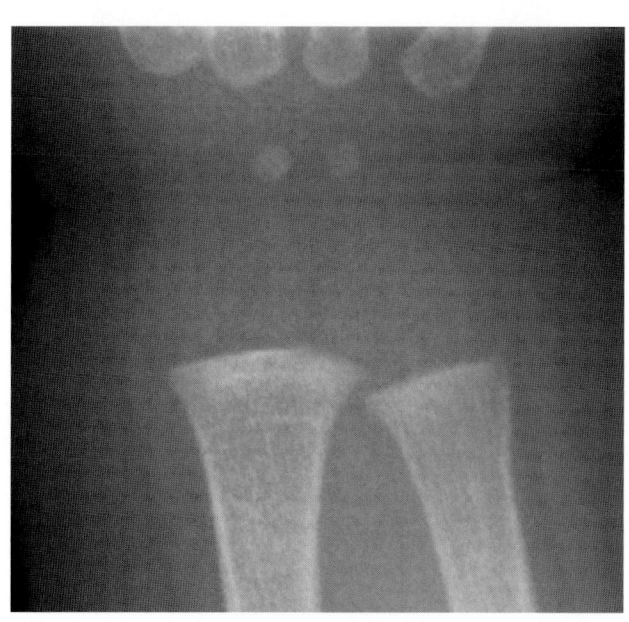

Abb. 27.4 6 Monate alt (w.)

452   27 Handgelenk, weiblich

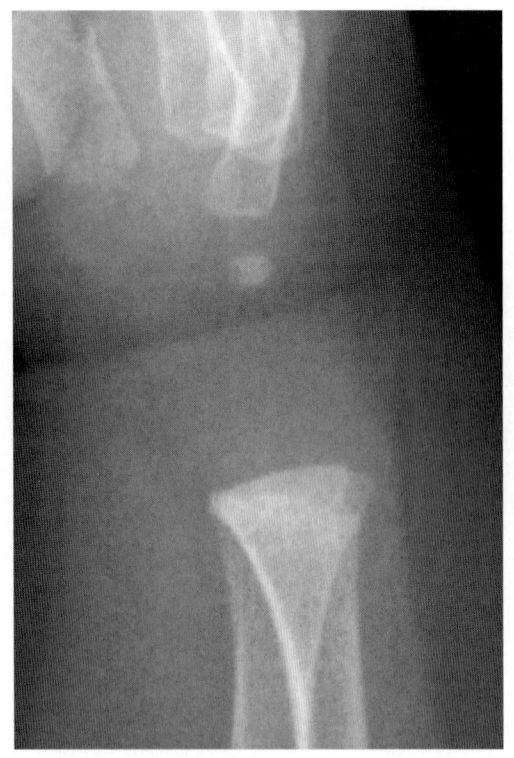

Abb. 27.5 6 Monate alt (w.)

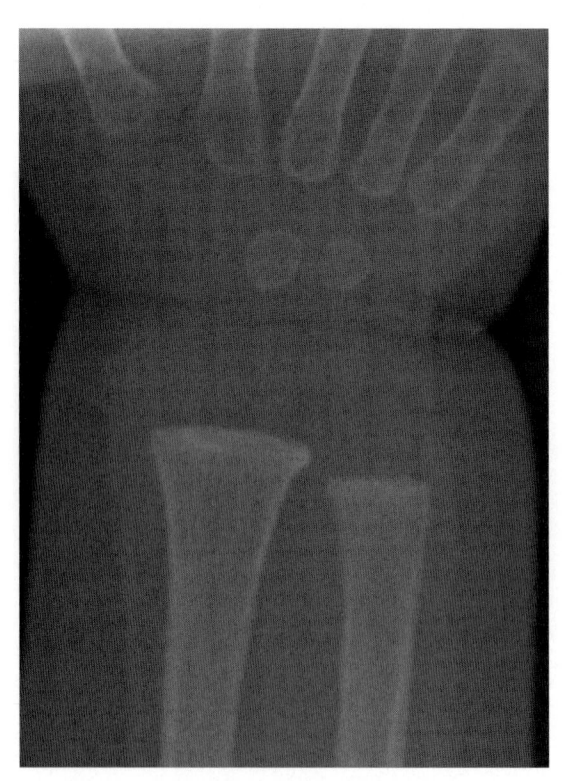

Abb. 27.6 9 Monate alt (w.)

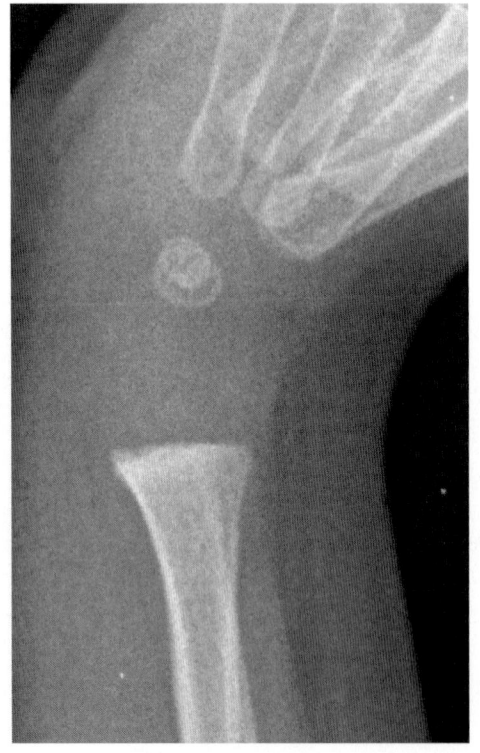

Abb. 27.7 1 Jahr alt (w.)

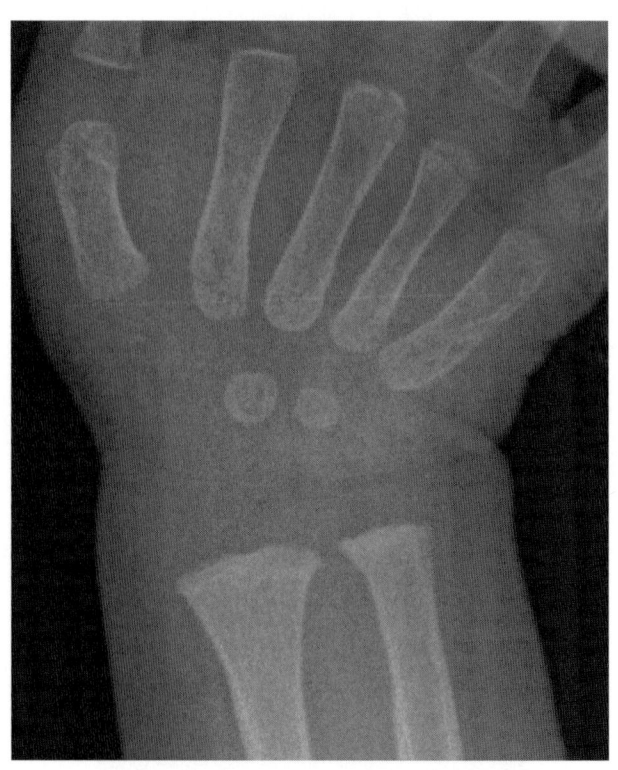

Abb. 27.8 1 Jahr alt (w.)

27 Handgelenk, weiblich

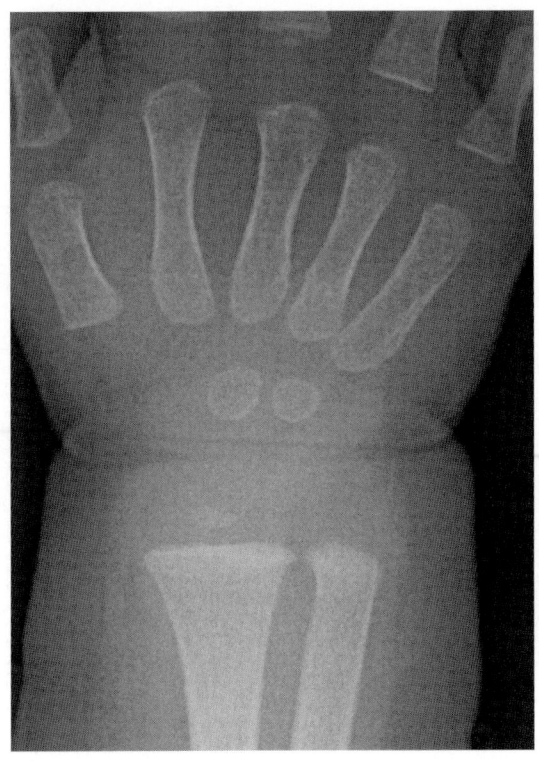

Abb. 27.9 15 Monate alt (w.)

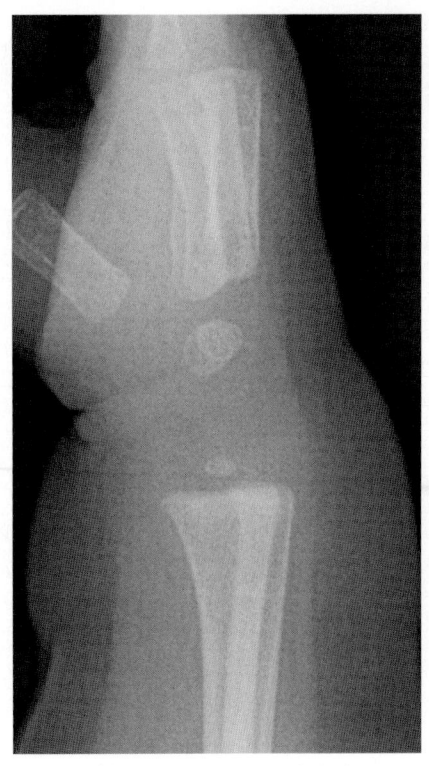

Abb. 27.10 15 Monate alt (w.)

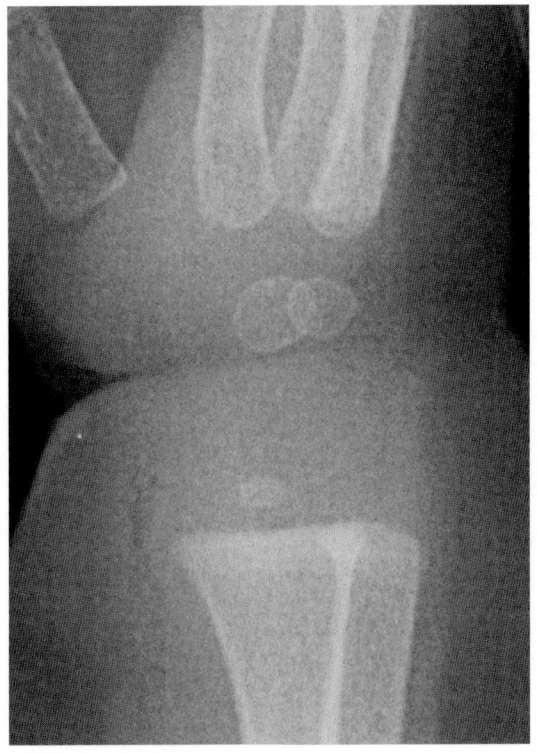

Abb. 27.11 15 Monate alt (w.)

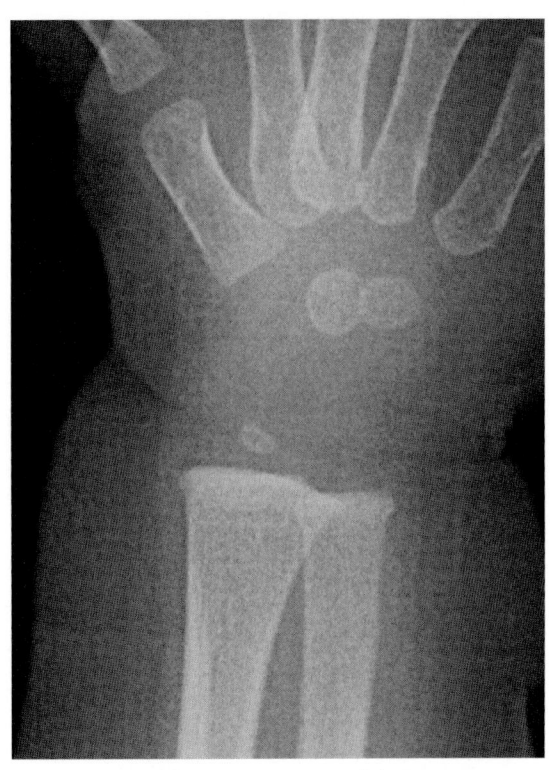

Abb. 27.12 15 Monate alt (w.)

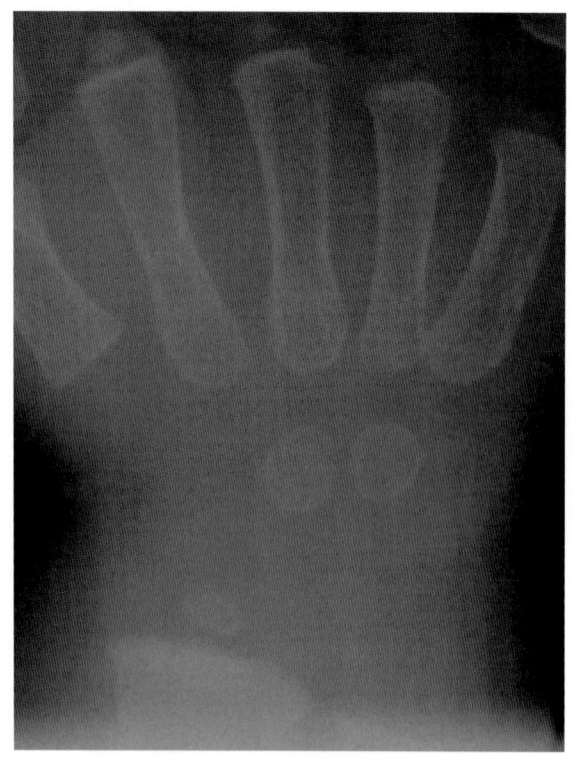

Abb. 27.13 18 Monate alt (w.)

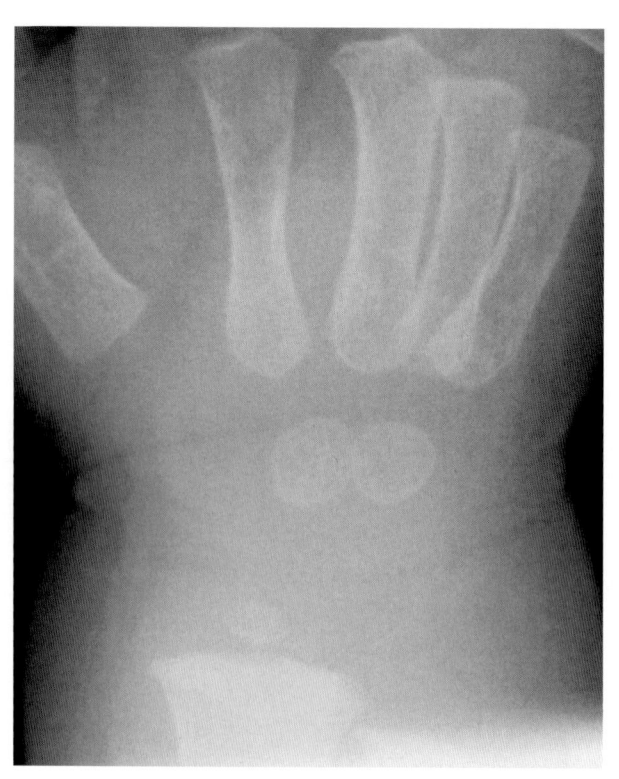

Abb. 27.14 18 Monate alt (w.)

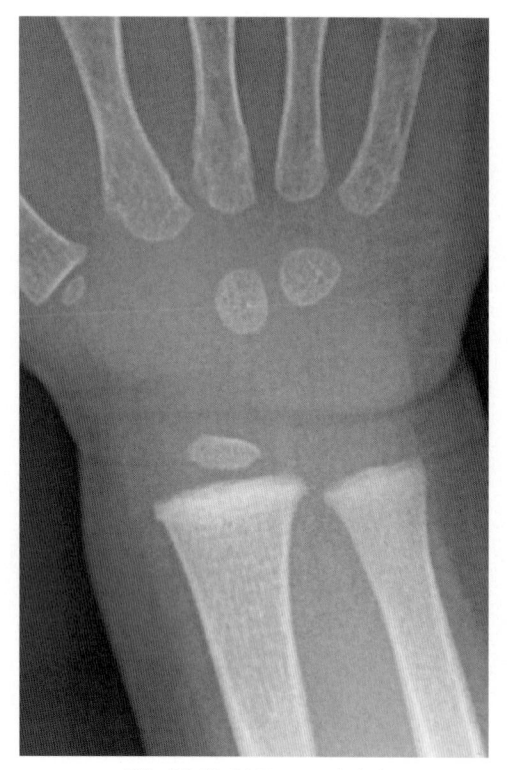

Abb. 27.15 21 Monate alt (w.)

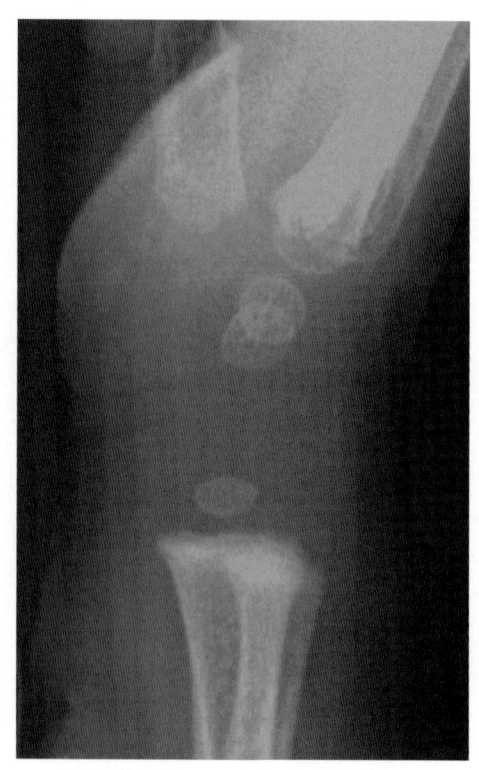

Abb. 27.16 21 Monate alt (w.)

27 Handgelenk, weiblich

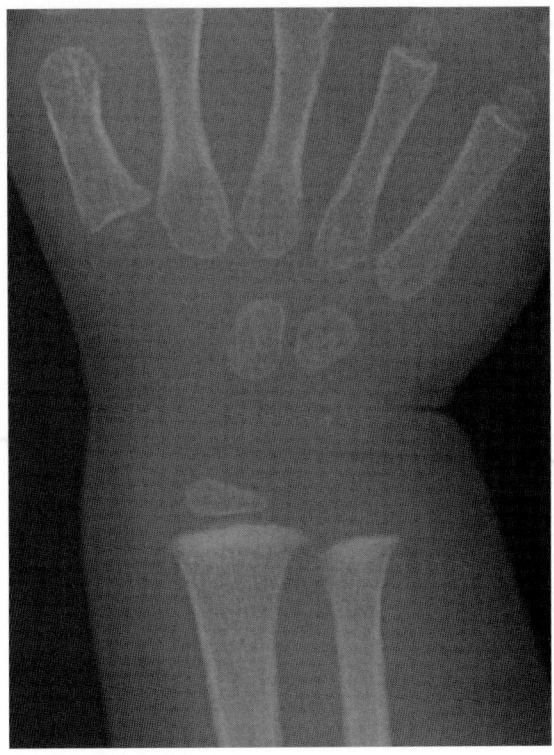

Abb. 27.17 2 Jahre alt (w.)

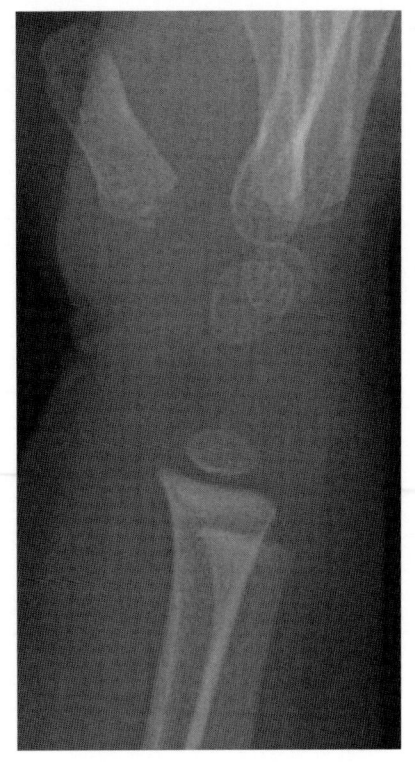

Abb. 27.18 2 Jahre alt (w.)

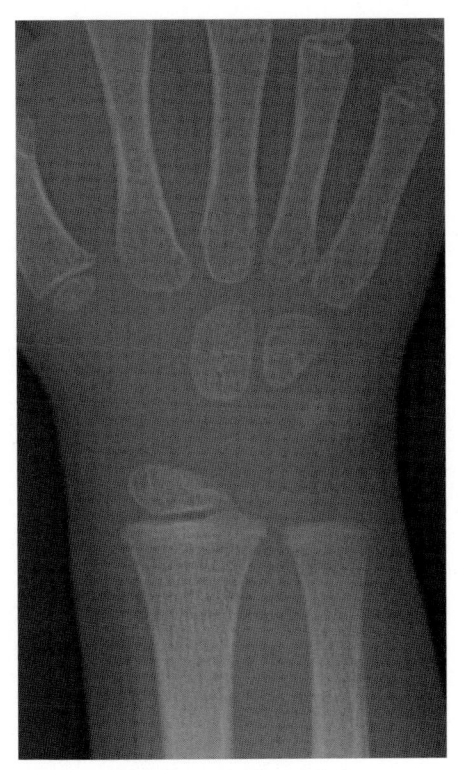

Abb. 27.19 3 Jahre alt (w.)

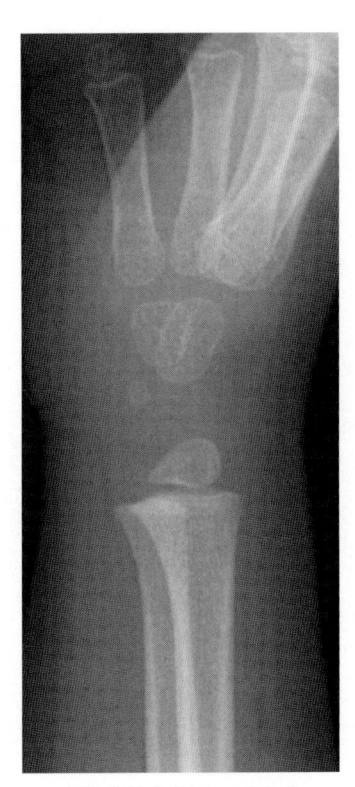

Abb. 27.20 3 Jahre alt (w.)

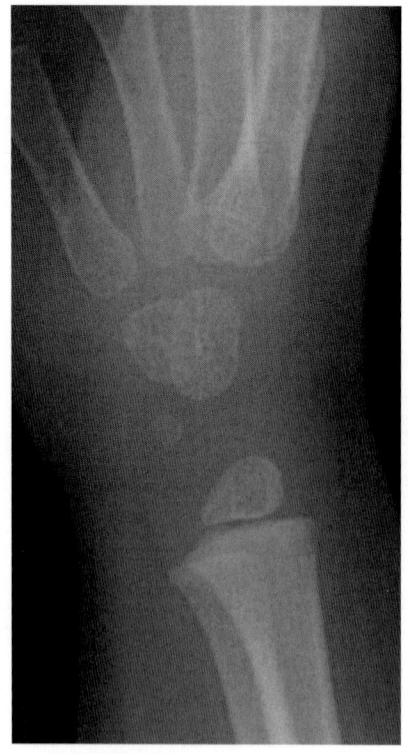

Abb. 27.21 3 Jahre alt (w.)

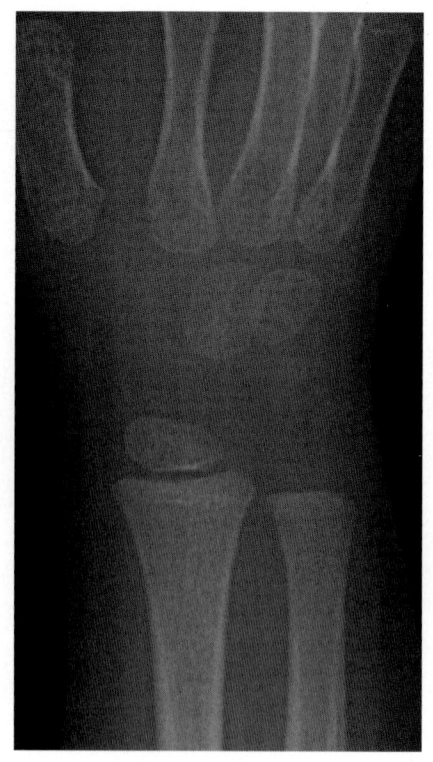

Abb. 27.22 3 Jahre alt (w.)

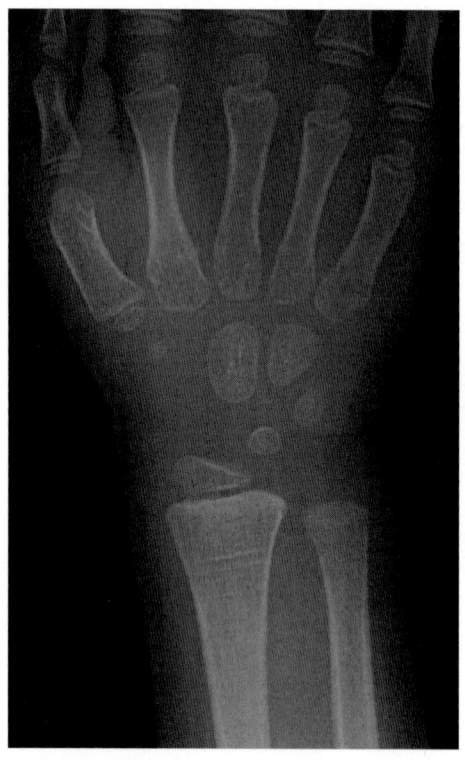

Abb. 27.23 4 Jahre alt (w.)

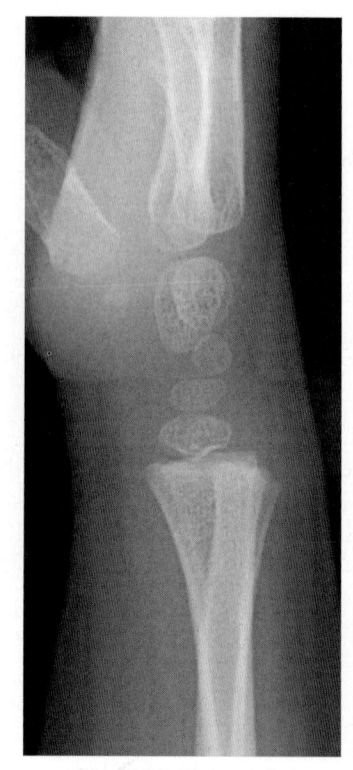

Abb. 27.24 4 Jahre alt (w.)

27 Handgelenk, weiblich

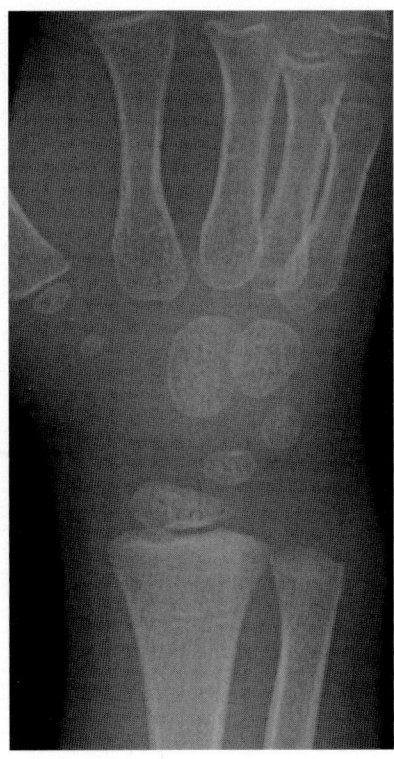

Abb. 27.25 4 Jahre alt (w.)

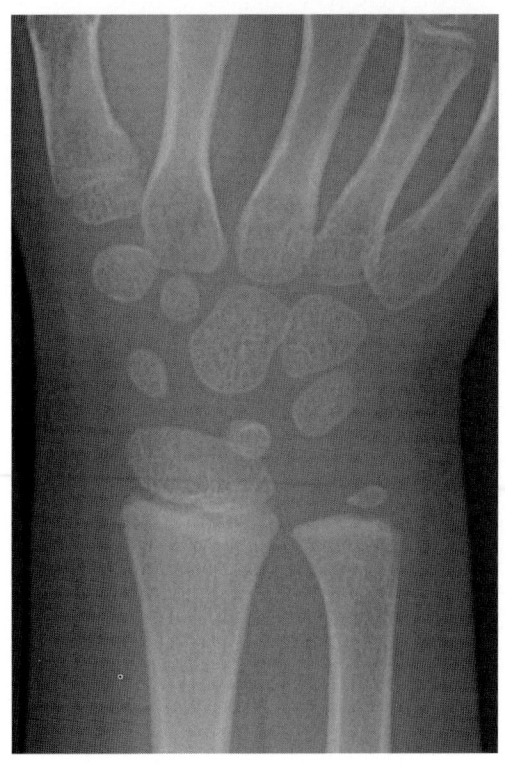

Abb. 27.26 5 Jahre alt (w.)

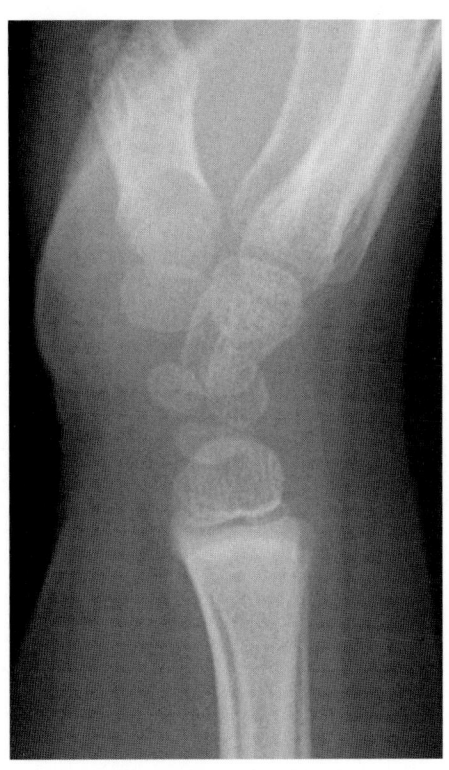

Abb. 27.27 5 Jahre alt (w.)

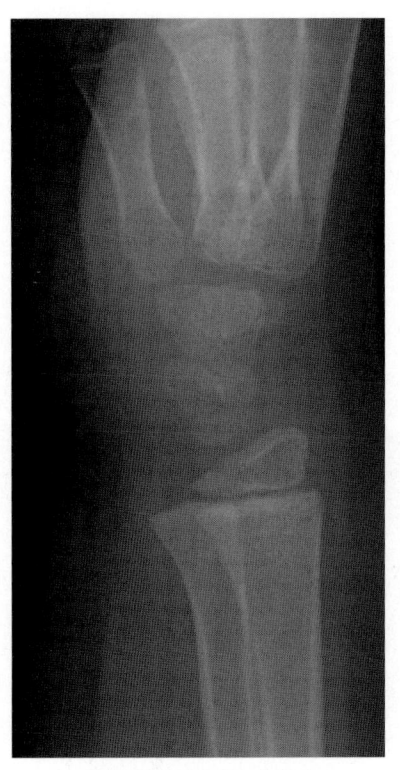

Abb. 27.28 5 Jahre alt (w.)

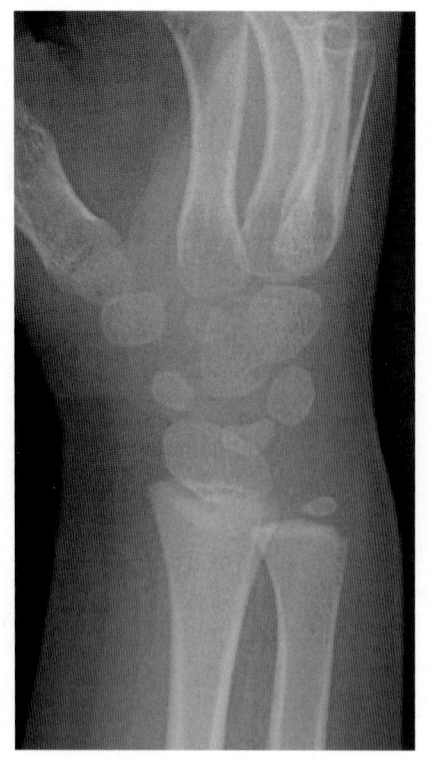

Abb. 27.29 5 Jahre alt (w.)

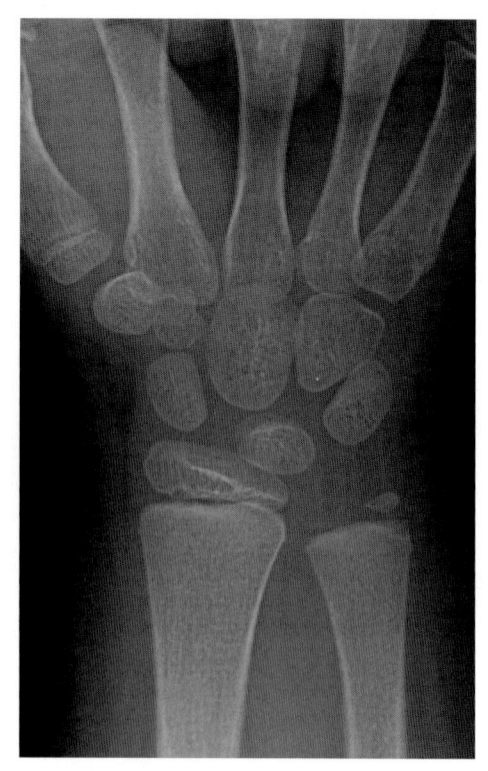

Abb. 27.30 6 Jahre alt (w.)

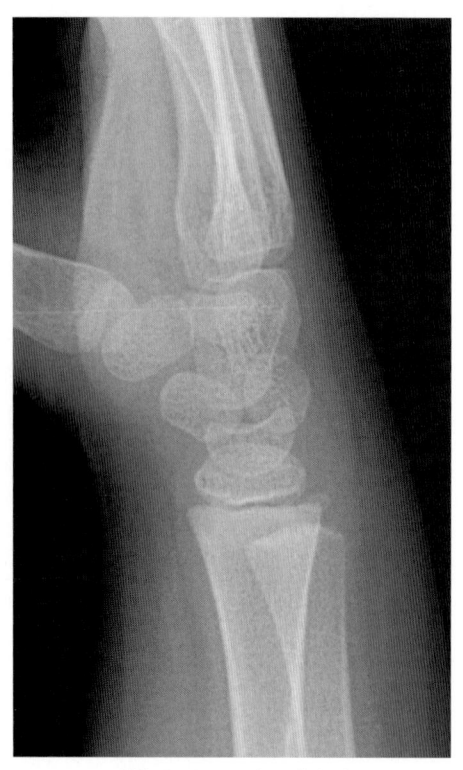

Abb. 27.31 6 Jahre alt (w.)

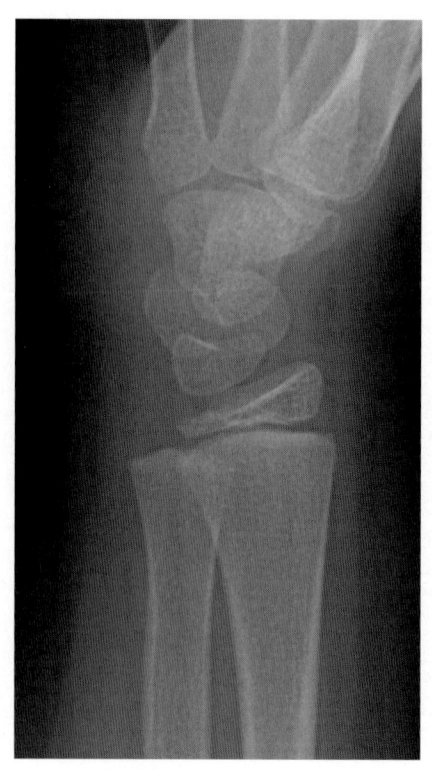

Abb. 27.32 6 Jahre alt (w.)

27 Handgelenk, weiblich

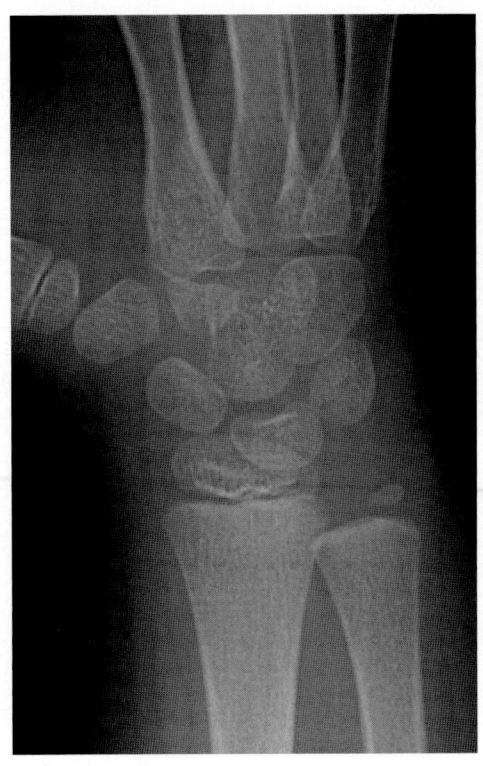

Abb. 27.33 6 Jahre alt (w.)

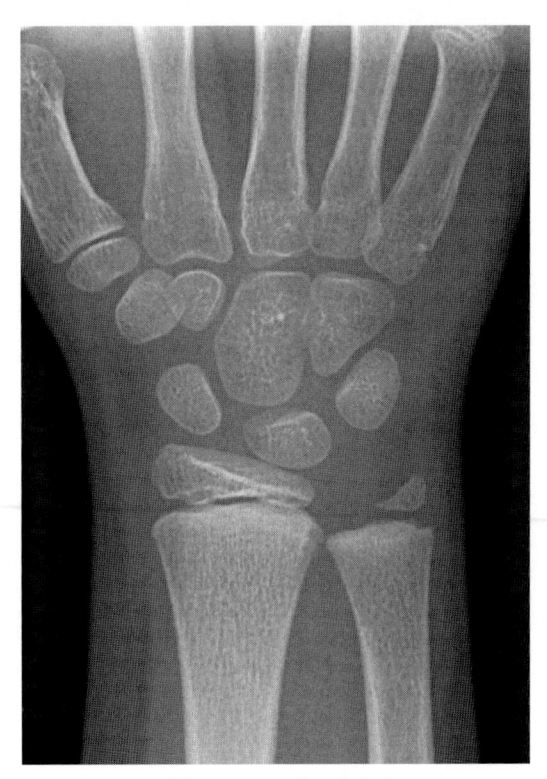

Abb. 27.34 7 Jahre alt (w.)

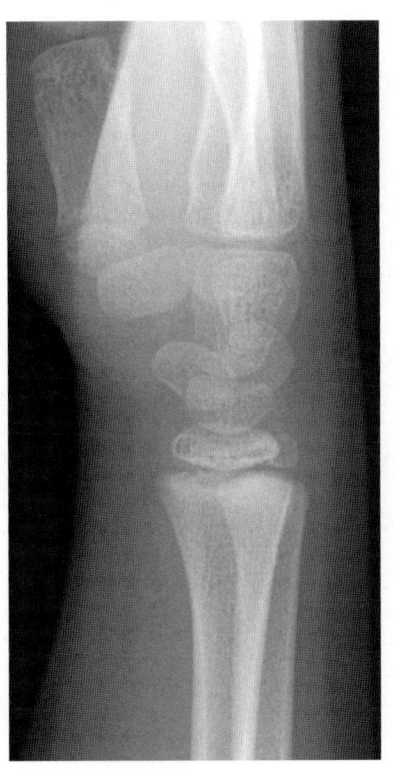

Abb. 27.35 7 Jahre alt (w.)

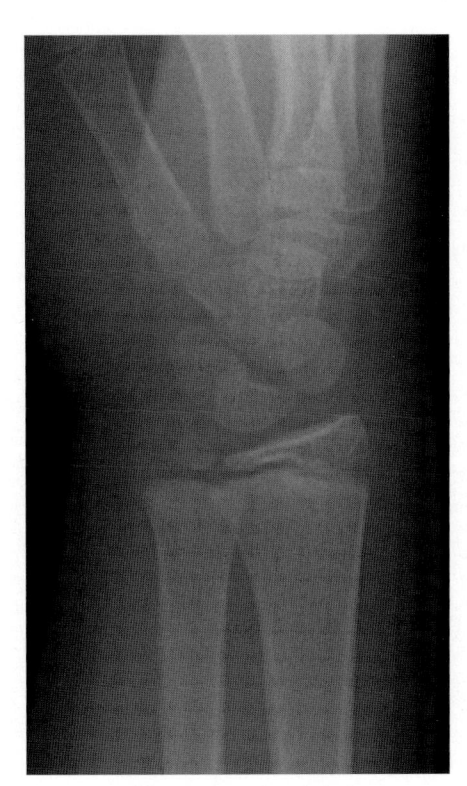

Abb. 27.36 7 Jahre alt (w.)

460 27 Handgelenk, weiblich

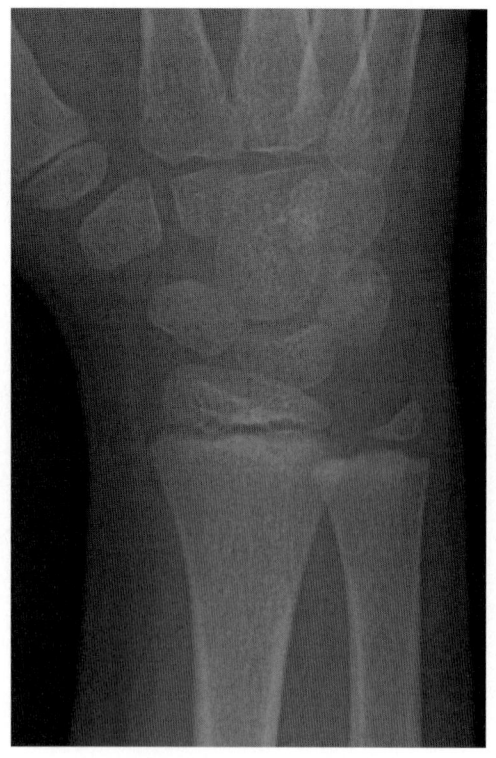

Abb. 27.37 7 Jahre alt (w.)

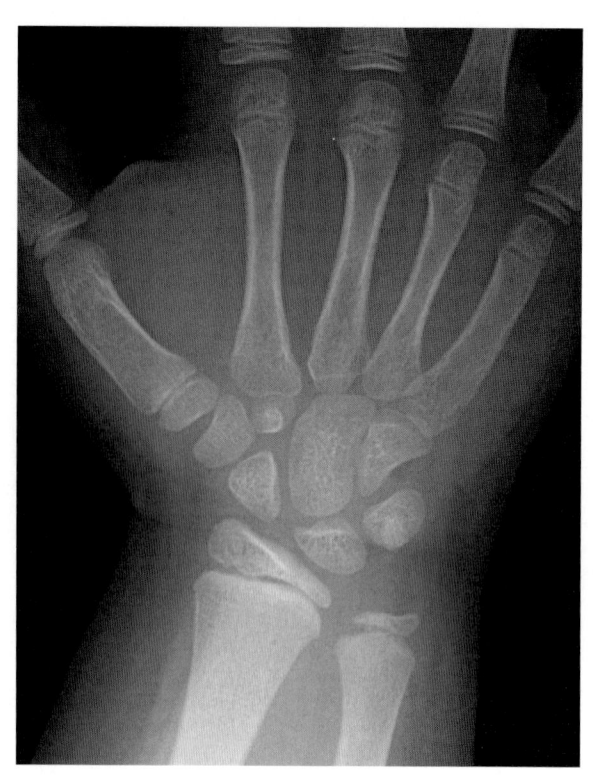

Abb. 27.38 8 Jahre alt (w.)

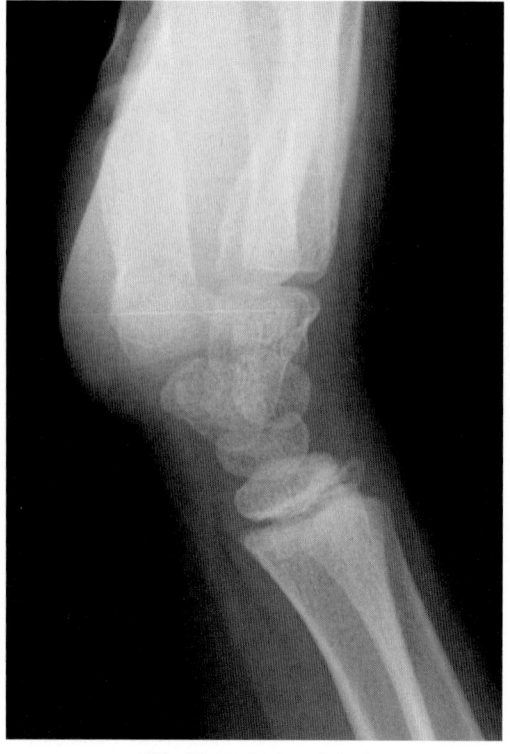

Abb. 27.39 8 Jahre alt (w.)

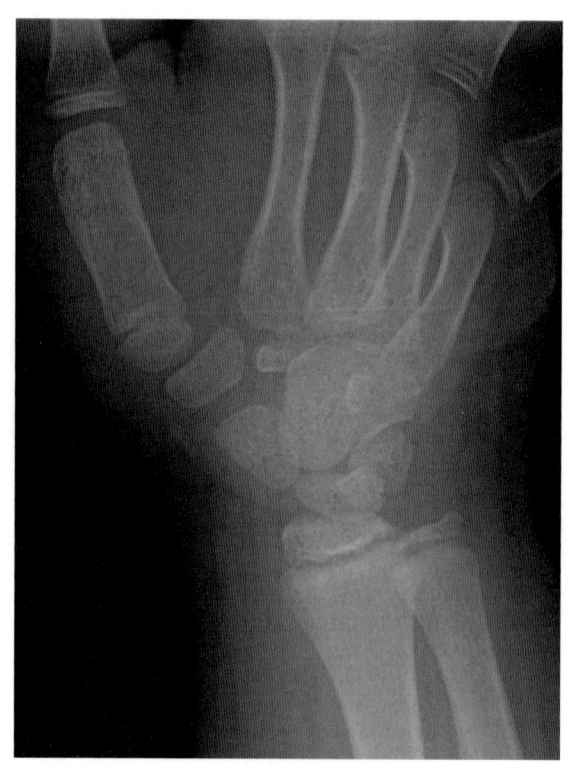

Abb. 27.40 8 Jahre alt (w.)

27 Handgelenk, weiblich

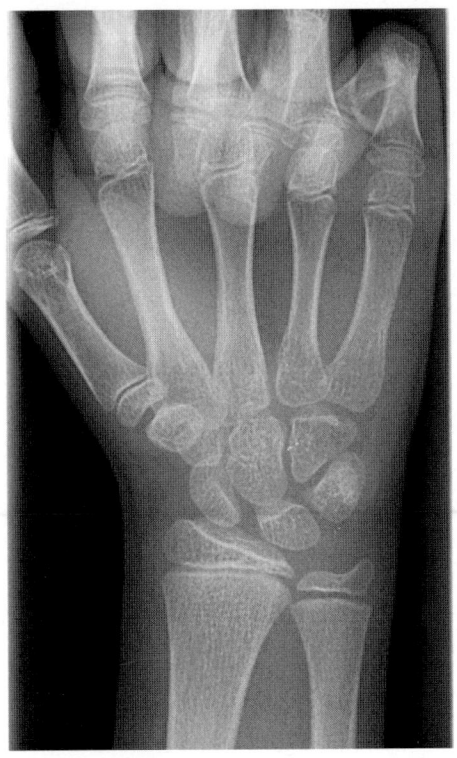

Abb. 27.41 9 Jahre alt (w.)

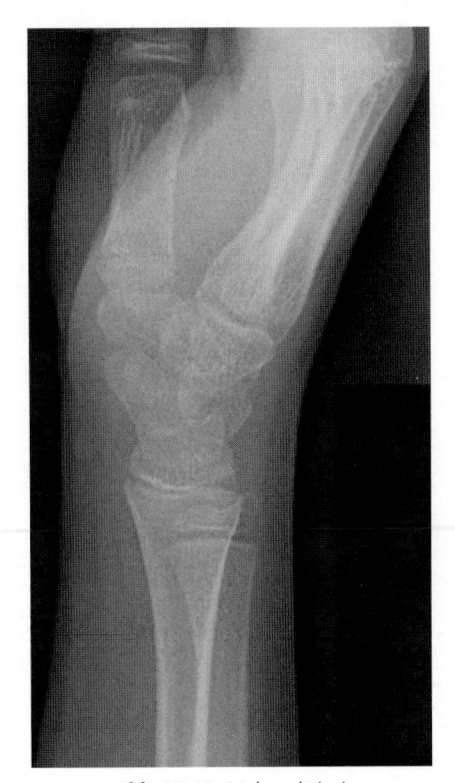

Abb. 27.42 9 Jahre alt (w.)

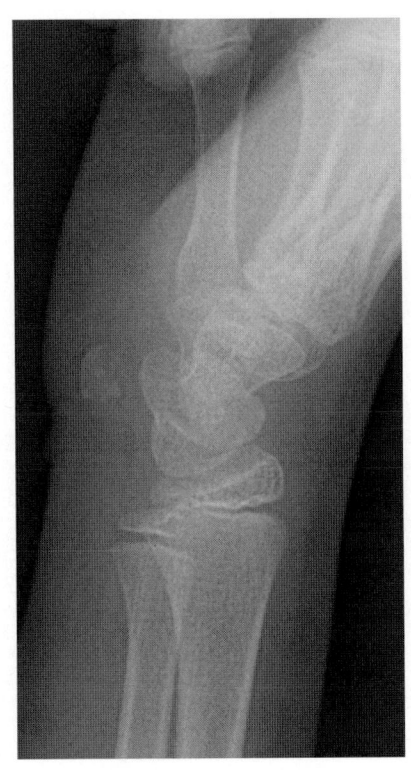

Abb. 27.43 9 Jahre alt (w.)

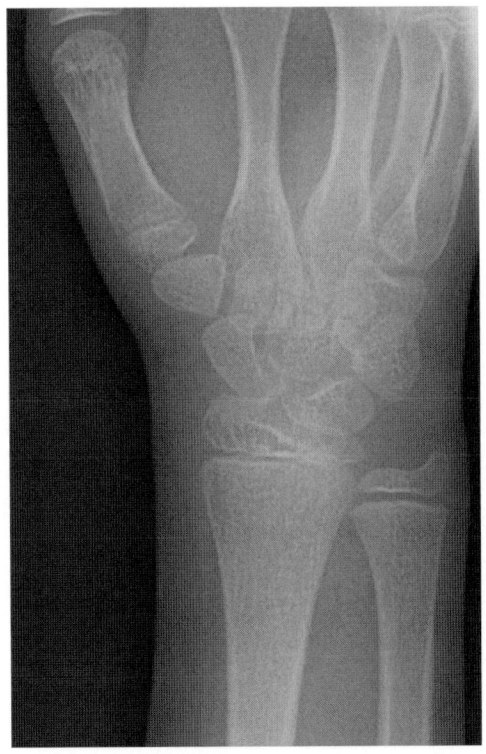

Abb. 27.44 9 Jahre alt (w.)

27 Handgelenk, weiblich

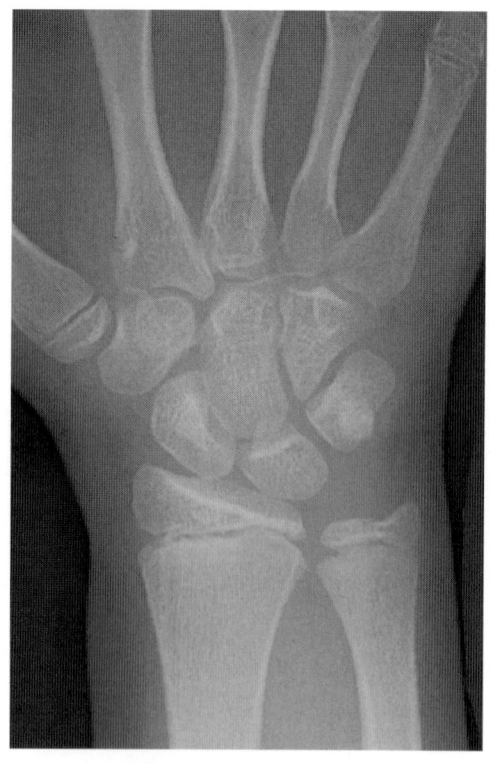

Abb. 27.45 10 Jahre alt (w.)

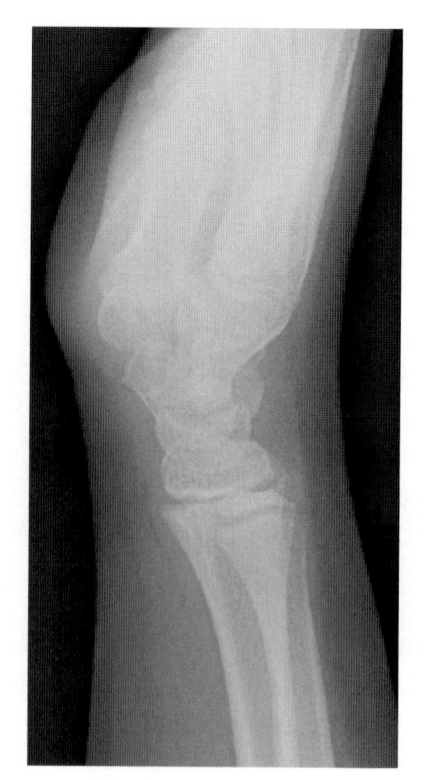

Abb. 27.46 10 Jahre alt (w.)

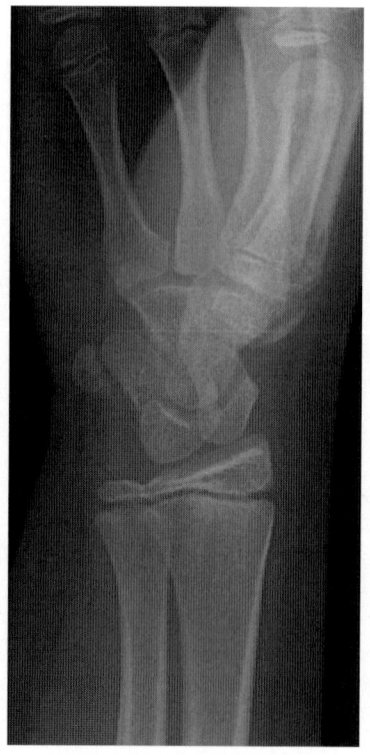

Abb. 27.47 10 Jahre alt (w.)

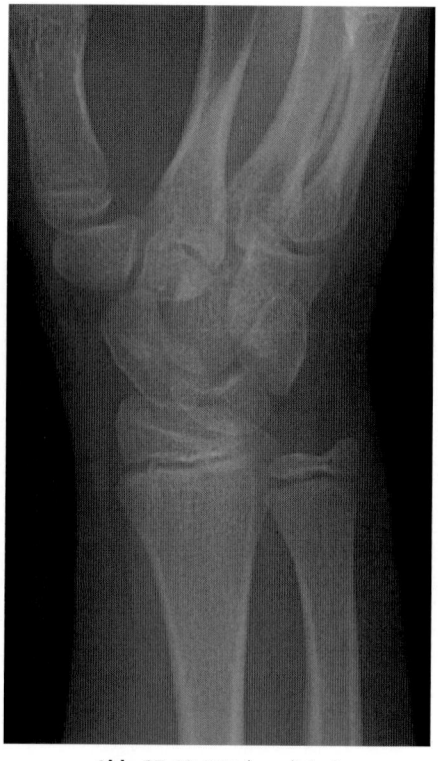

Abb. 27.48 10 Jahre alt (w.)

27 Handgelenk, weiblich

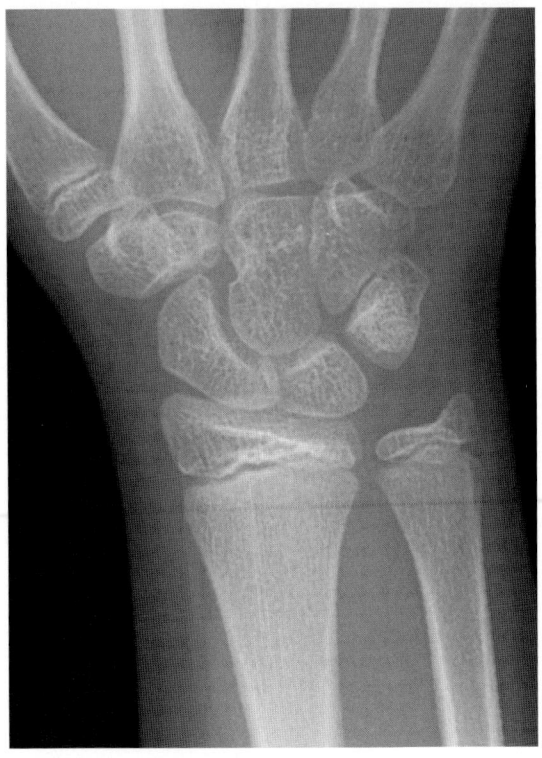

Abb. 27.49 11 Jahre alt (w.)

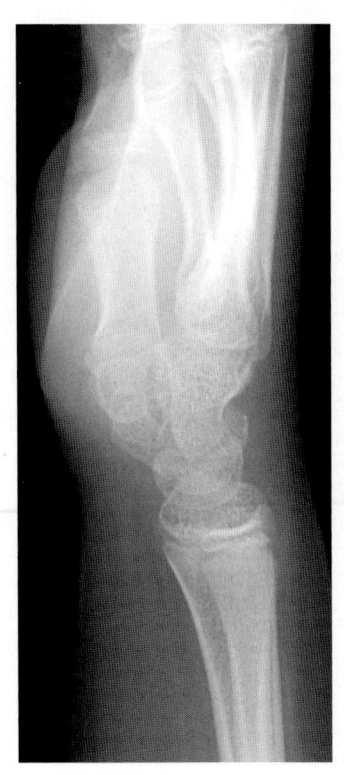

Abb. 27.50 11 Jahre alt (w.)

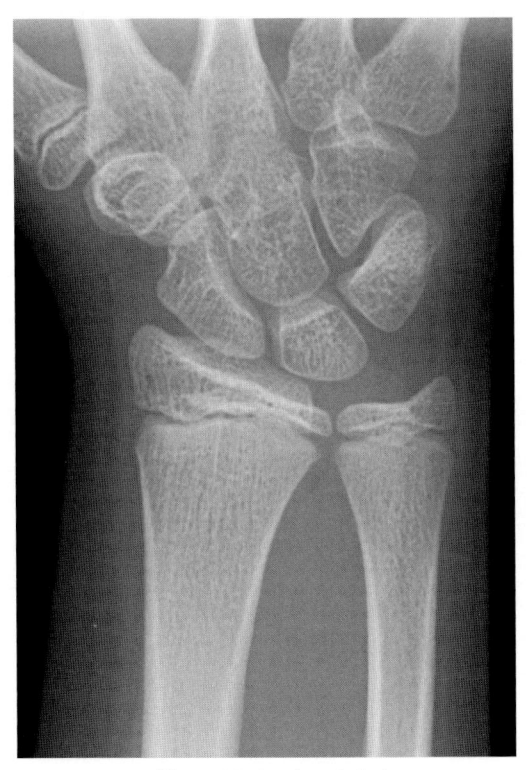

Abb. 27.51 11 Jahre alt (w.)

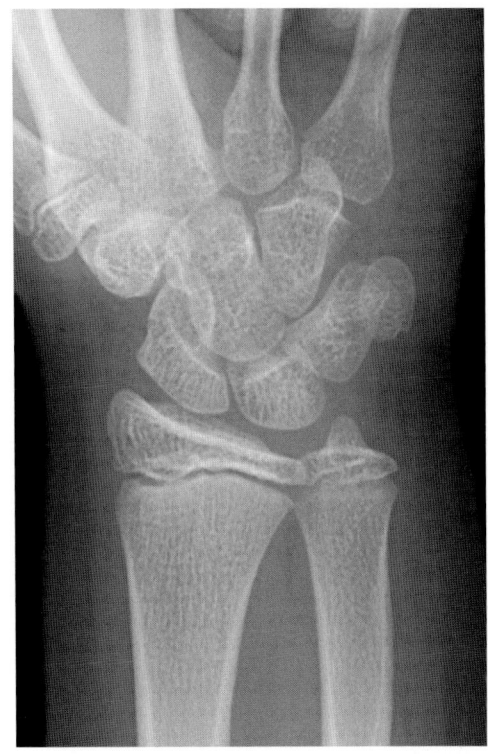

Abb. 27.52 11 Jahre alt (w.)

Abb. 27.53 12 Jahre alt (w.)

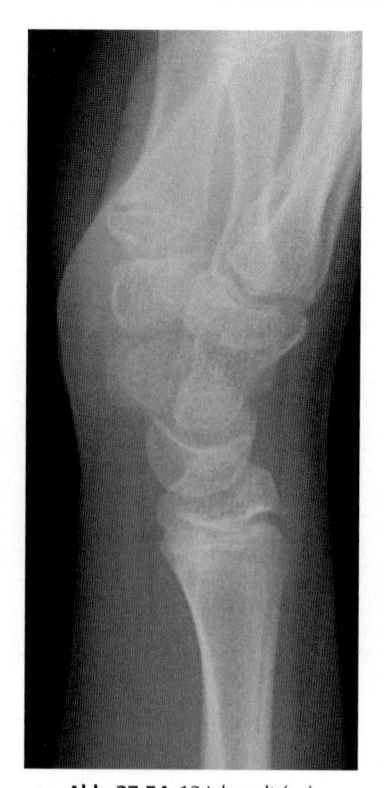

Abb. 27.54 12 Jahre alt (w.)

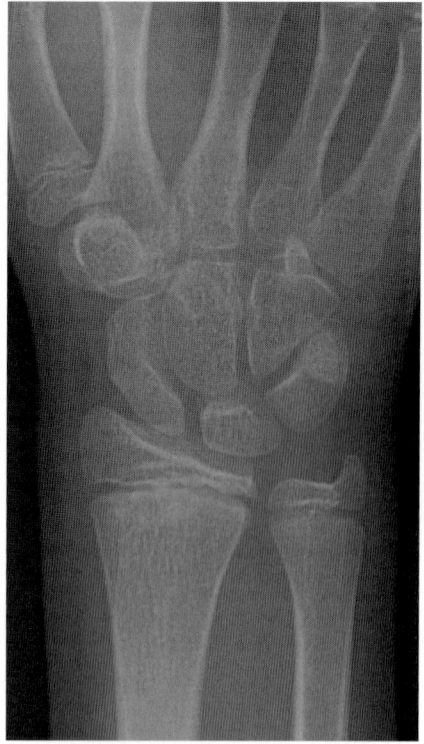

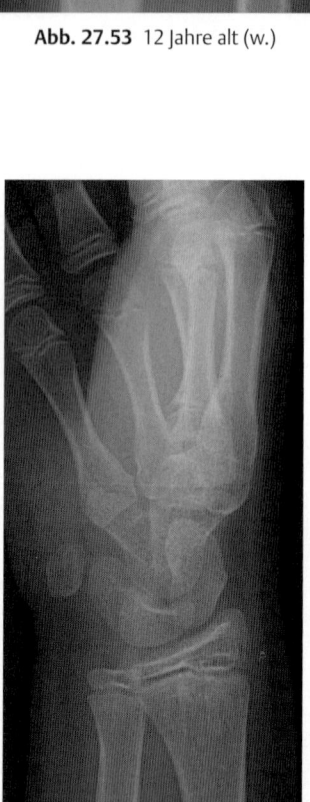

Abb. 27.55 12 Jahre alt (w.)

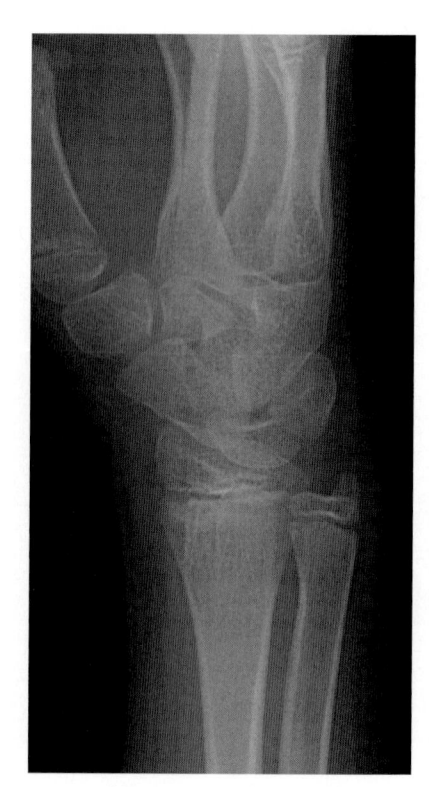

Abb. 27.56 12 Jahre alt (w.)

27 Handgelenk, weiblich

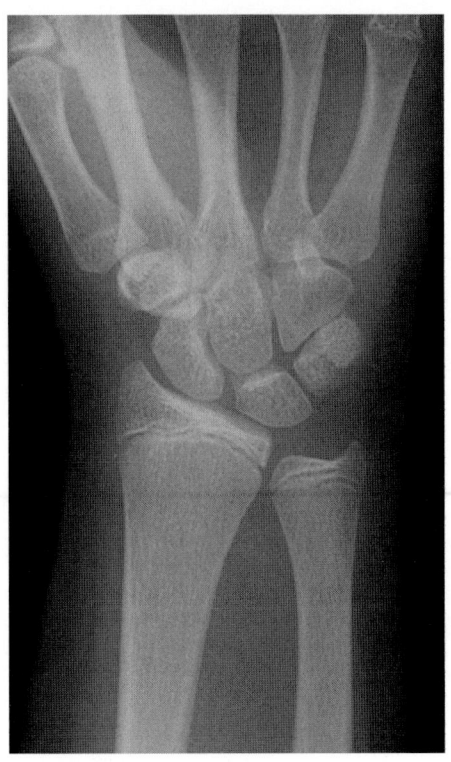

Abb. 27.57 13 Jahre alt (w.)

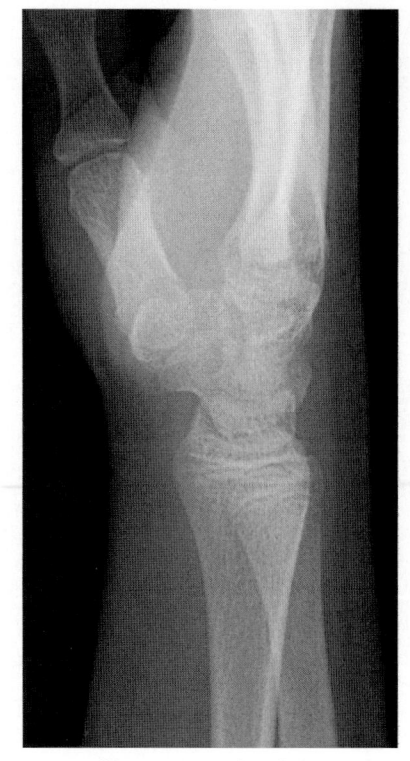

Abb. 27.58 13 Jahre alt (w.)

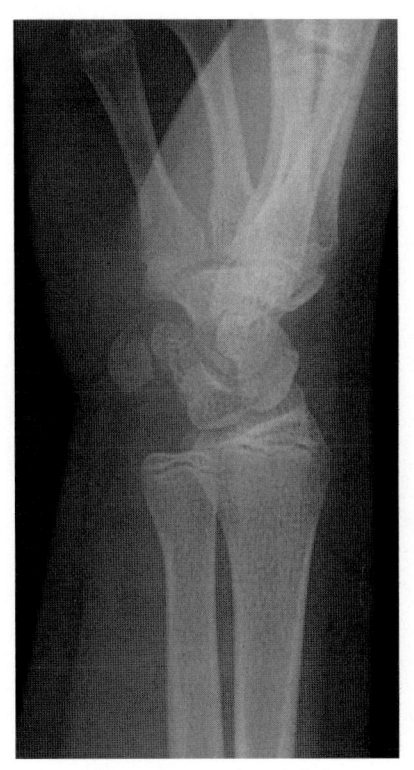

Abb. 27.59 13 Jahre alt (w.)

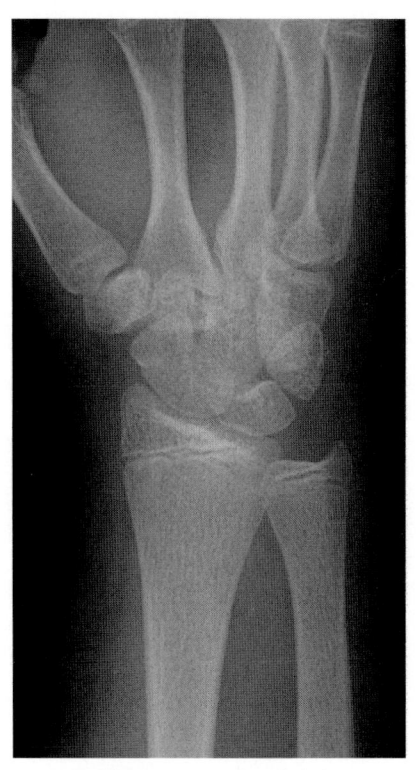

Abb. 27.60 13 Jahre alt (w.)

27 Handgelenk, weiblich

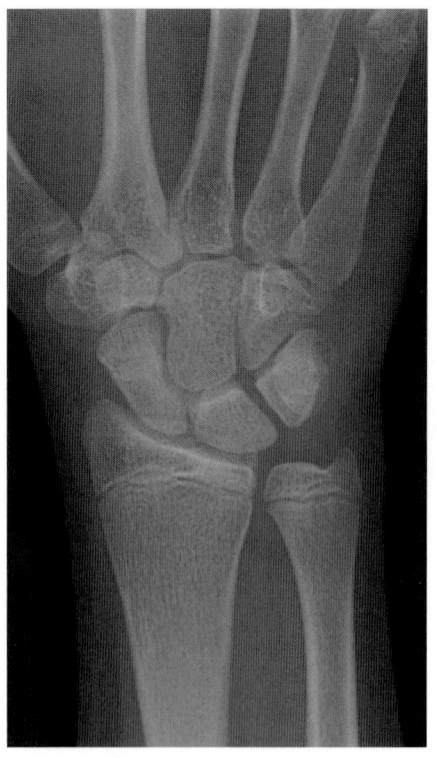

Abb. 27.61 14 Jahre alt (w.)

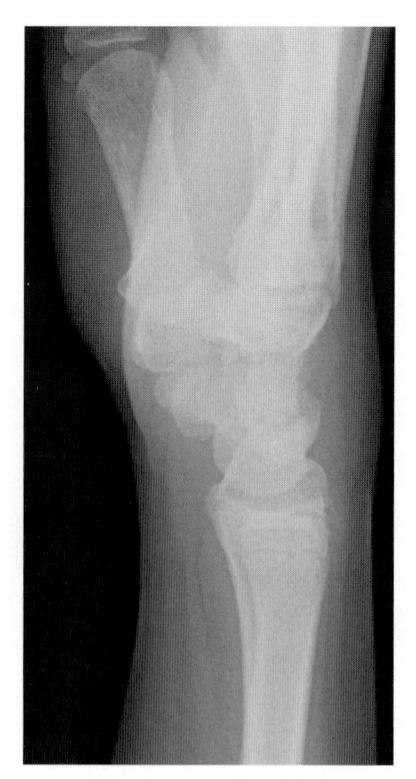

Abb. 27.62 14 Jahre alt (w.)

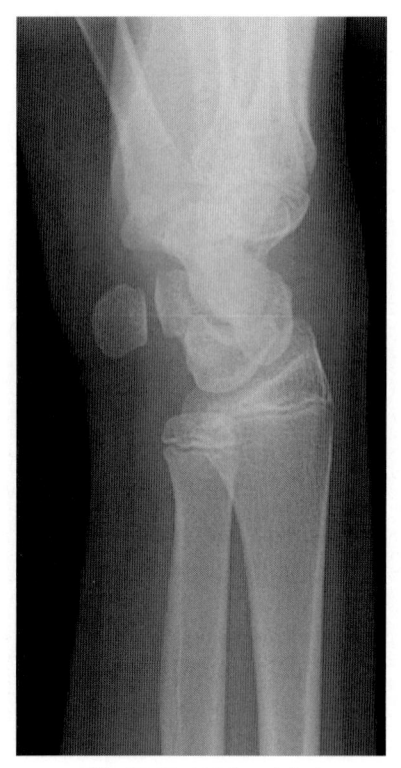

Abb. 27.63 14 Jahre alt (w.)

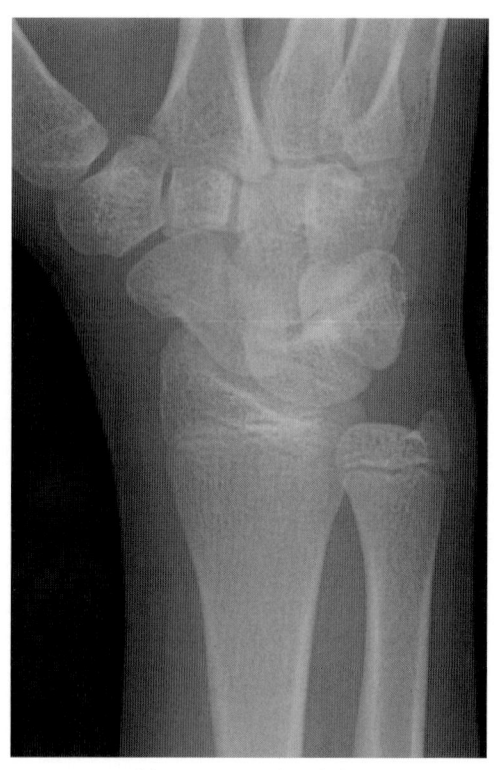

Abb. 27.64 14 Jahre alt (w.)

27 Handgelenk, weiblich

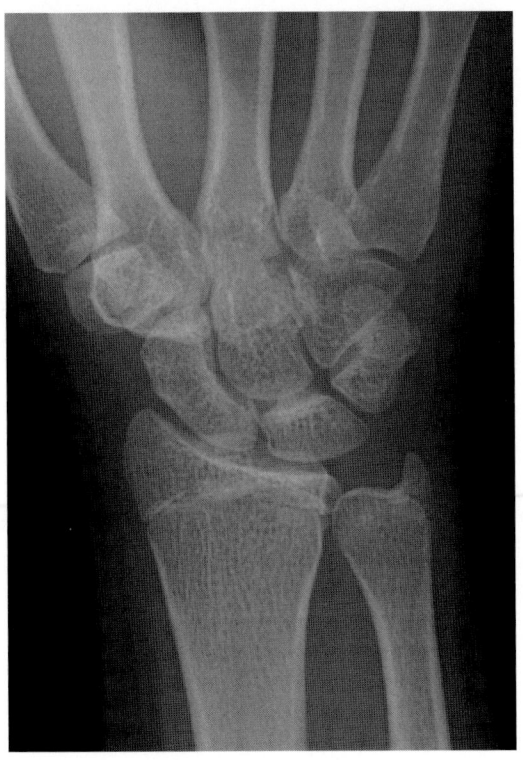

Abb. 27.65 15 Jahre alt (w.)

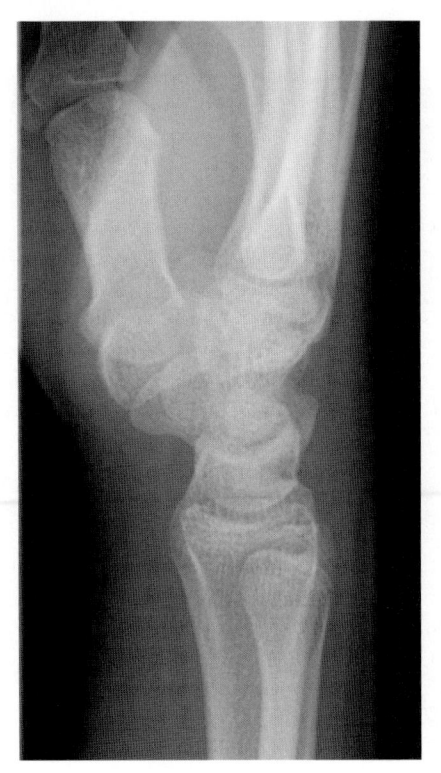

Abb. 27.66 15 Jahre alt (w.)

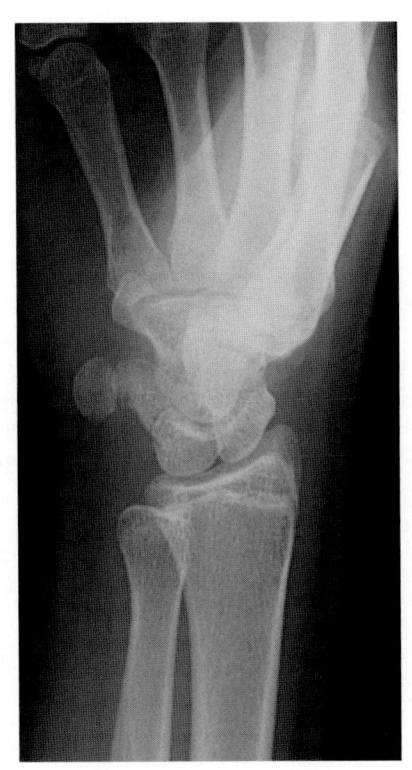

Abb. 27.67 15 Jahre alt (w.)

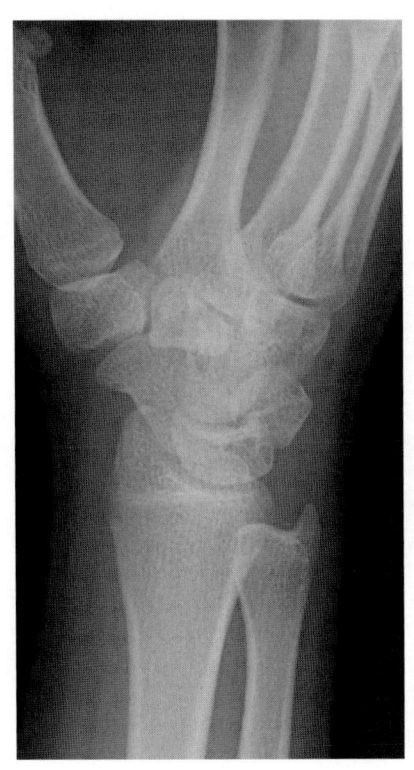

Abb. 27.68 15 Jahre alt (w.)

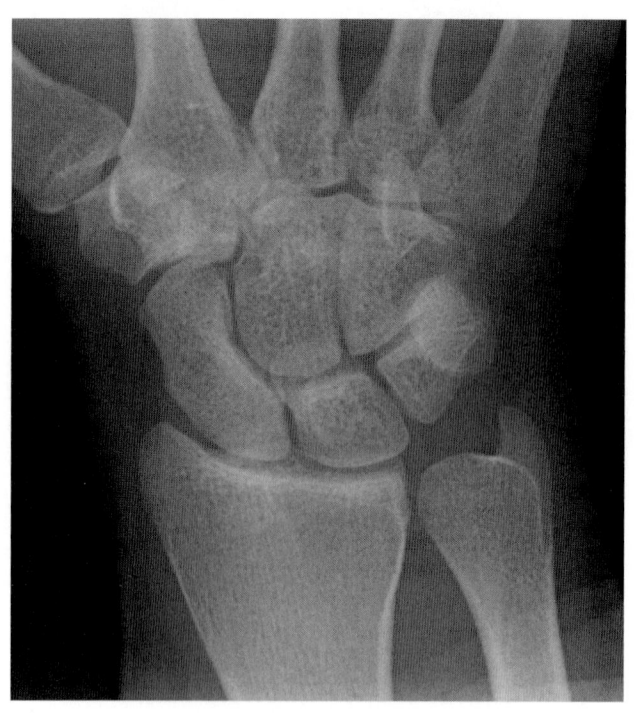

Abb. 27.69 16 Jahre alt (w.)

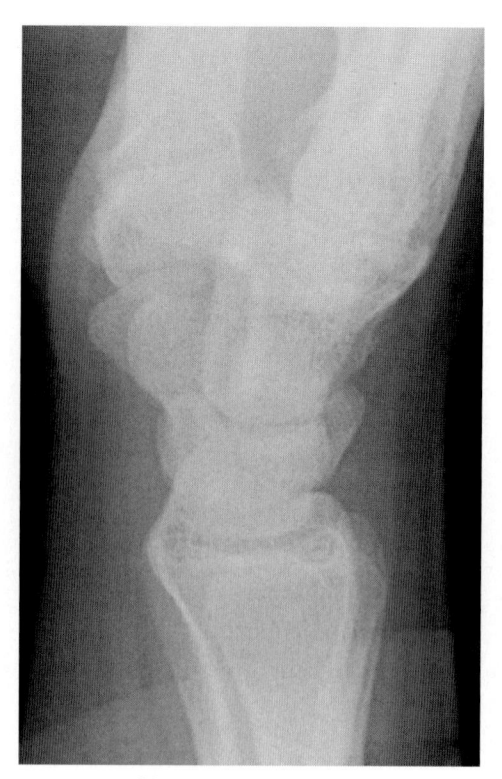

Abb. 27.70 16 Jahre alt (w.)

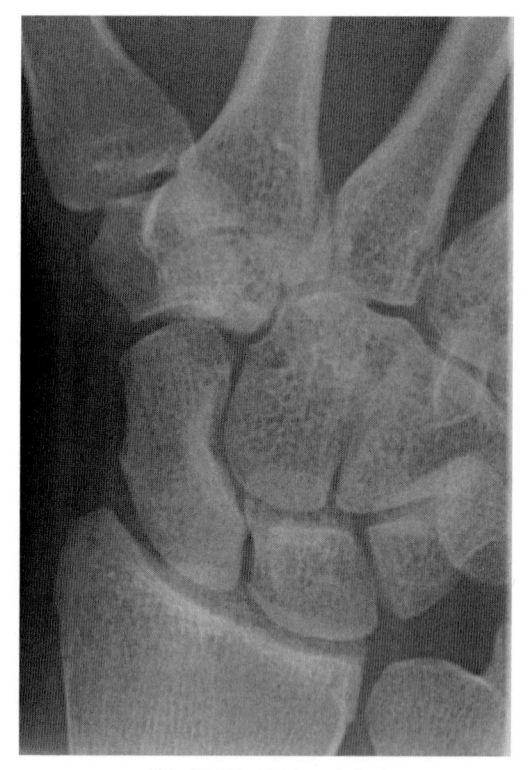

Abb. 27.71 16 Jahre alt (w.)

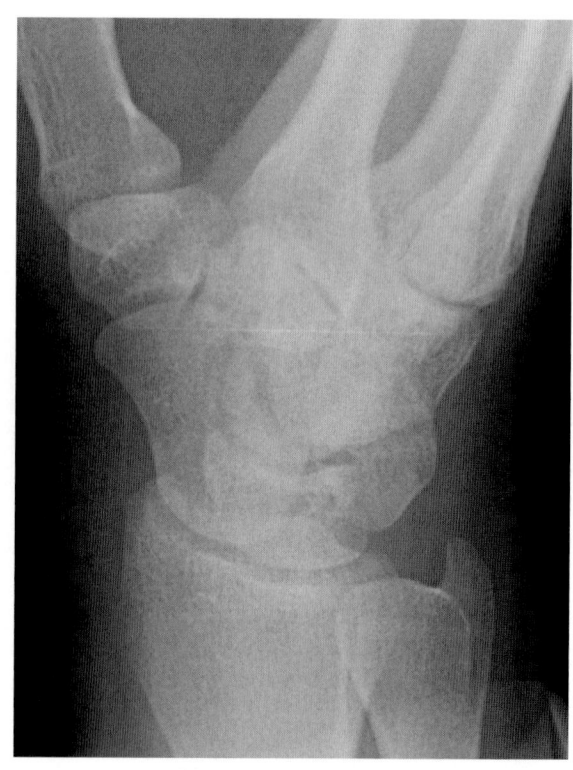

Abb. 27.72 16 Jahre alt (w.)

27 Handgelenk, weiblich

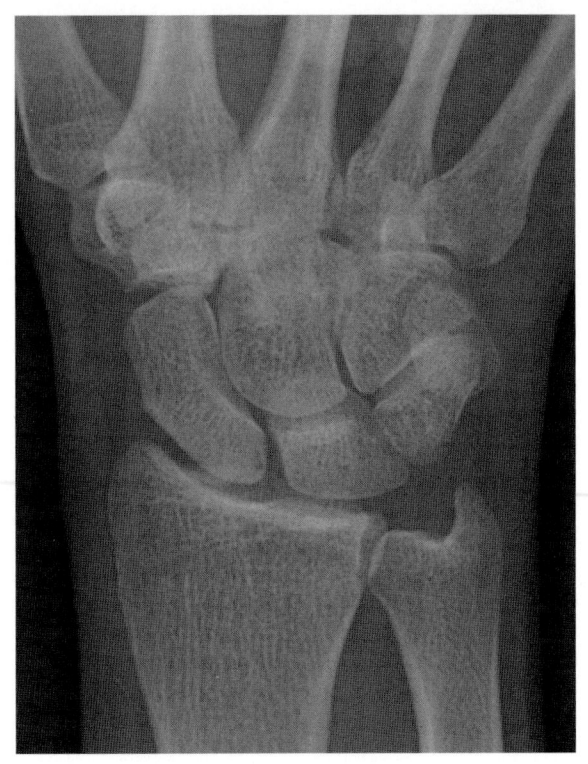

Abb. 27.73 17 Jahre alt (w.)

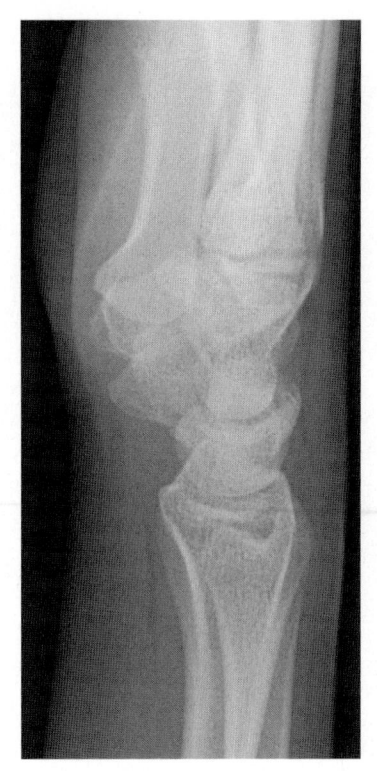

Abb. 27.74 17 Jahre alt (w.)

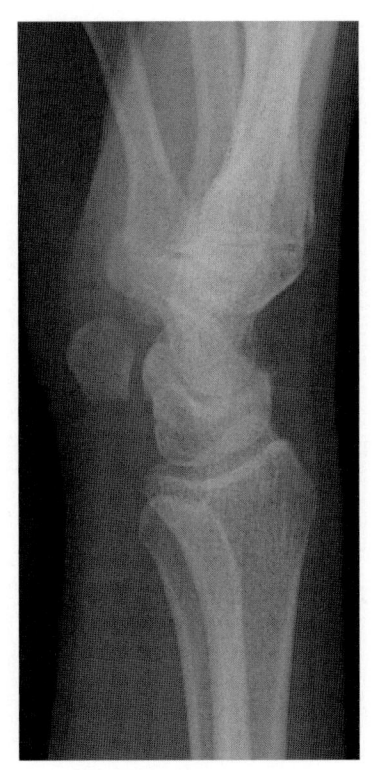

Abb. 27.75 17 Jahre alt (w.)

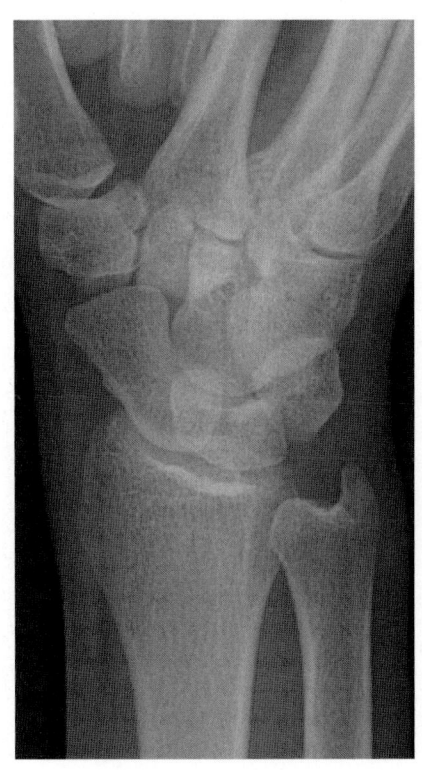

Abb. 27.76 17 Jahre alt (w.)

27 Handgelenk, weiblich

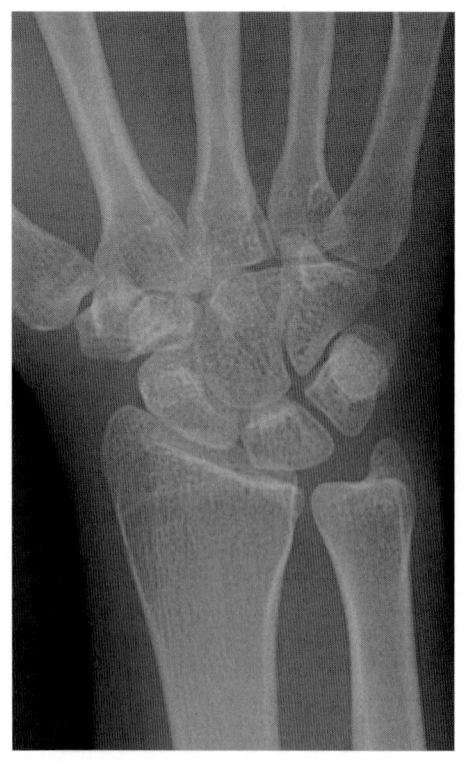

Abb. 27.77 18 Jahre alt (w.)

Abb. 27.78 18 Jahre alt (w.)

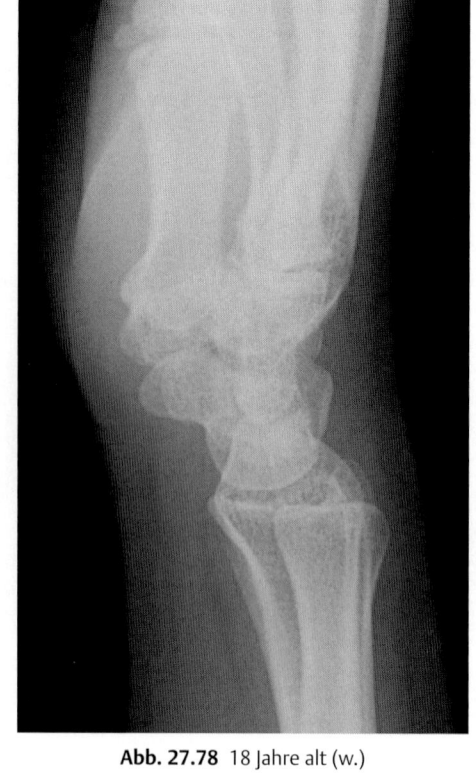

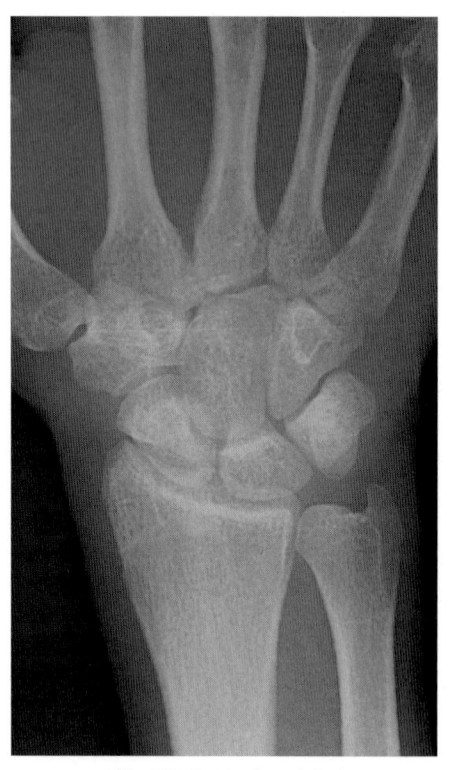

Abb. 27.79 19 Jahre alt (w.)

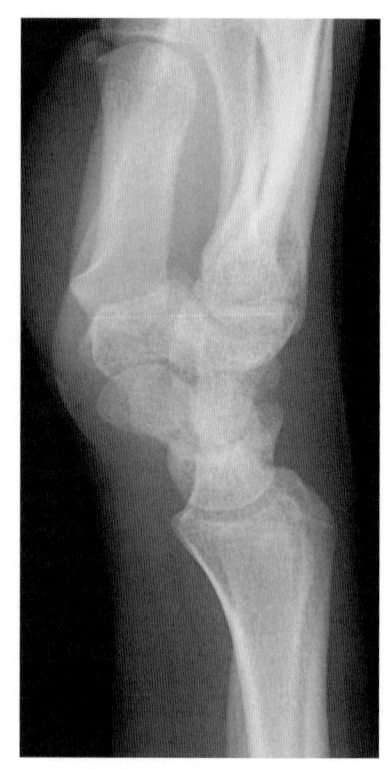

Abb. 27.80 19 Jahre alt (w.)

27 Handgelenk, weiblich

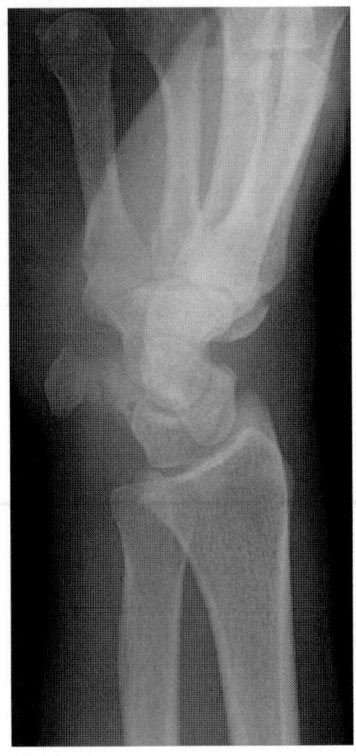

Abb. 27.81 19 Jahre alt (w.)

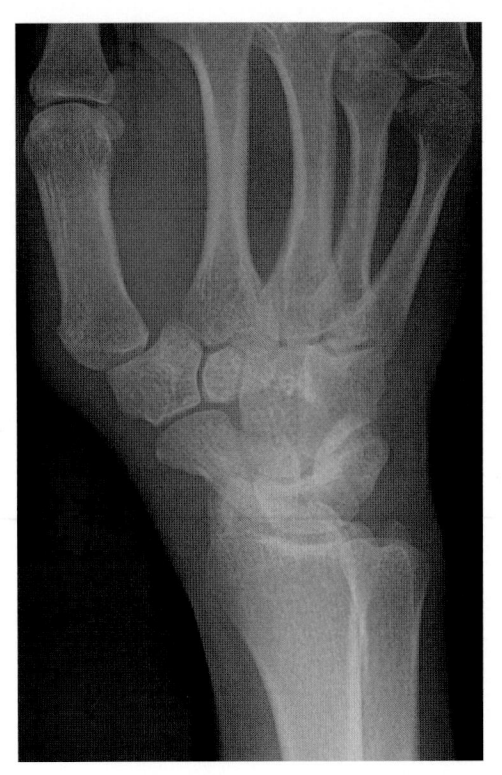

Abb. 27.82 19 Jahre alt (w.)

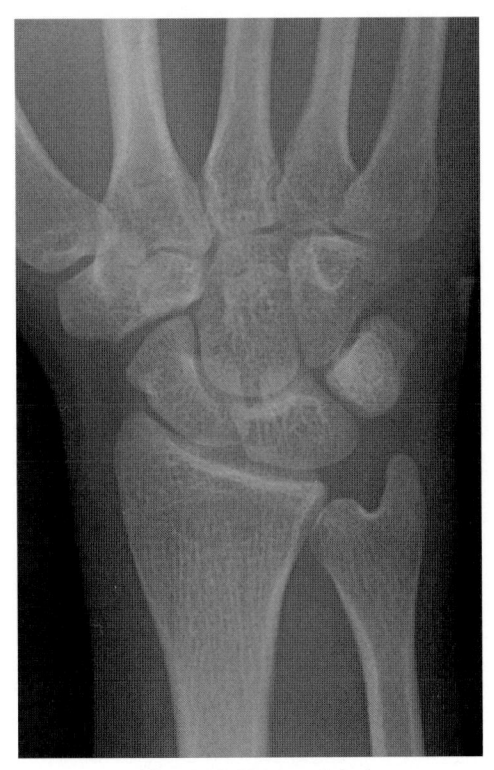

Abb. 27.83 20 Jahre alt (w.)

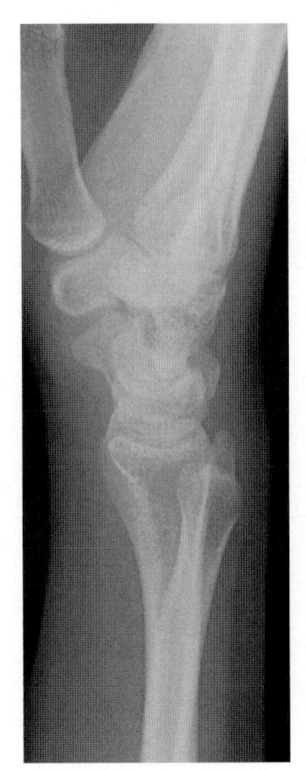

Abb. 27.84 20 Jahre alt (w.)

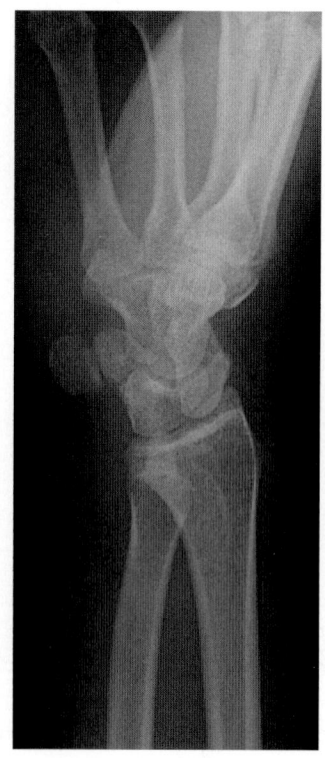

Abb. 27.85 20 Jahre alt (w.)

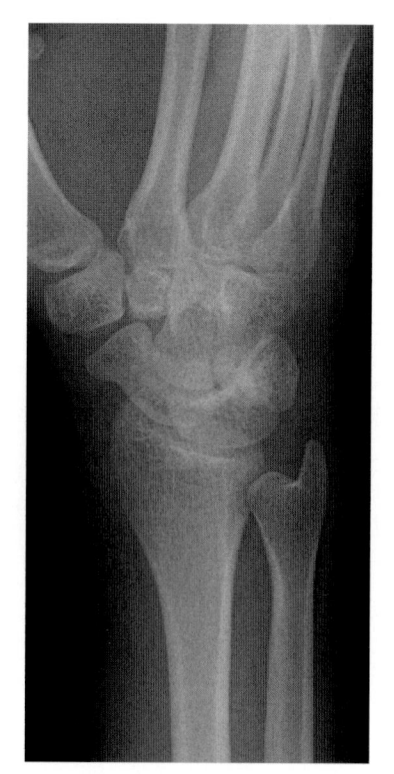

Abb. 27.86 20 Jahre alt (w.)

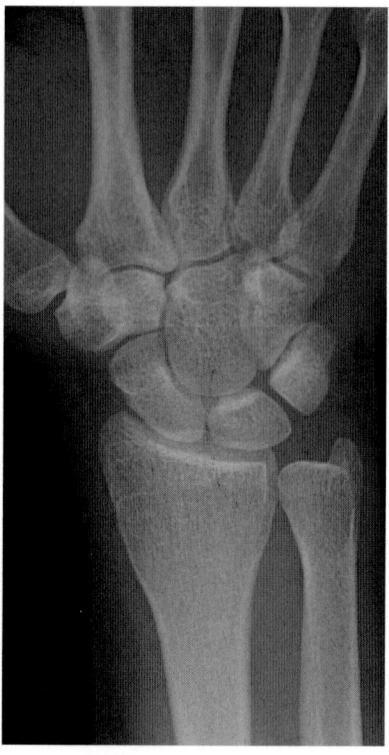

Abb. 27.87 21 Jahre alt (w.)

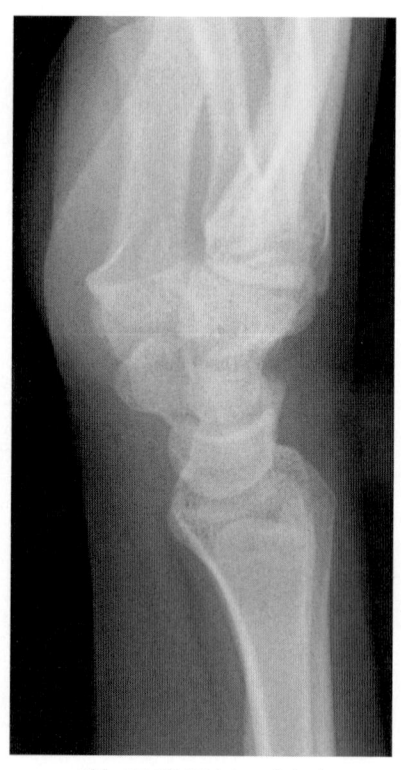

Abb. 27.88 21 Jahre alt (w.)

27 Handgelenk, weiblich

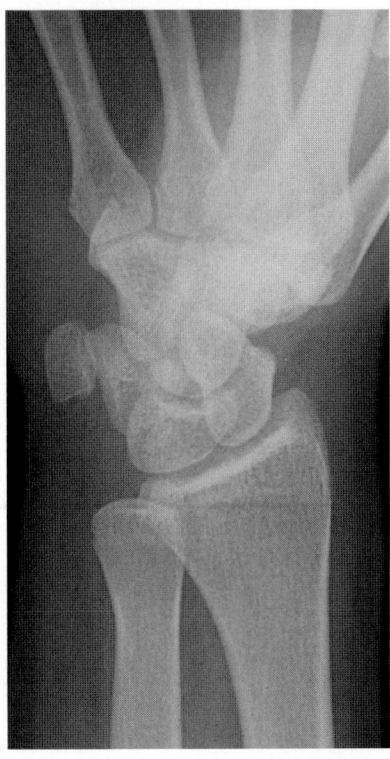

Abb. 27.89 21 Jahre alt (w.)

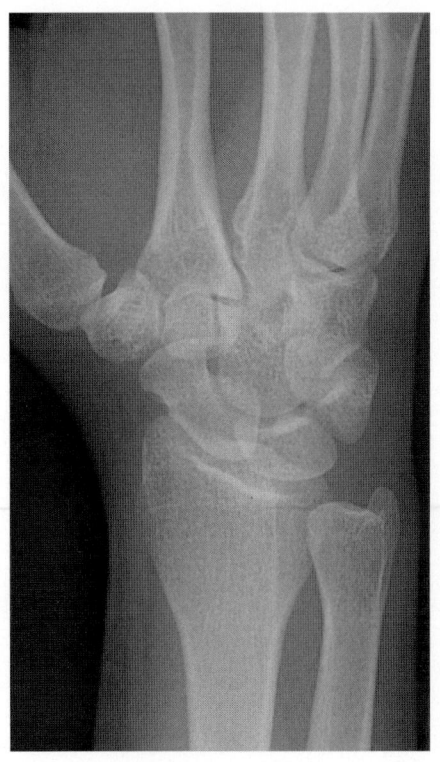

Abb. 27.90 21 Jahre alt (w.)

28 Hand, weiblich

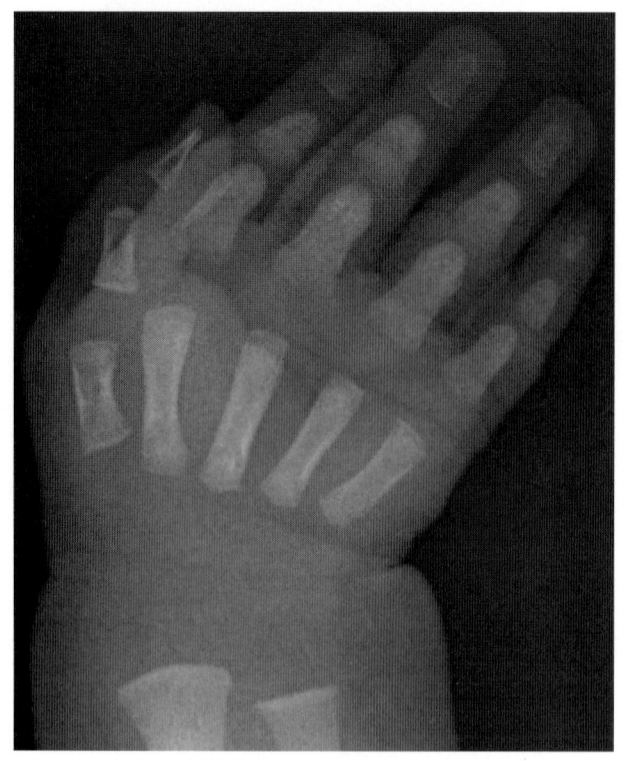

Abb. 28.1 Neugeboren (w.)

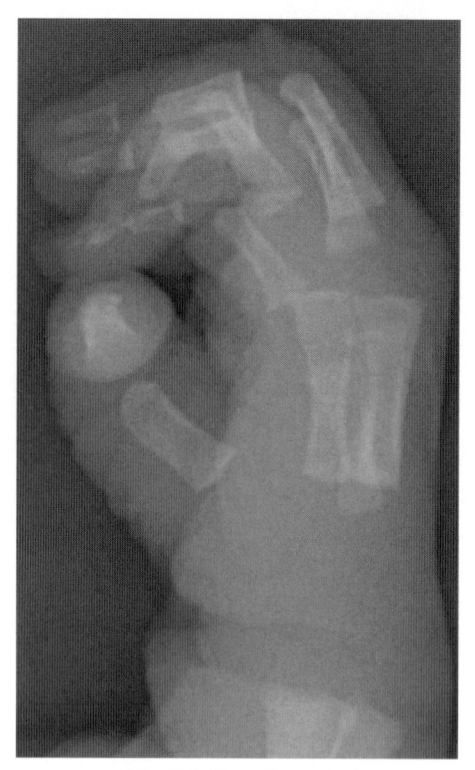

Abb. 28.2 Neugeboren (w.)

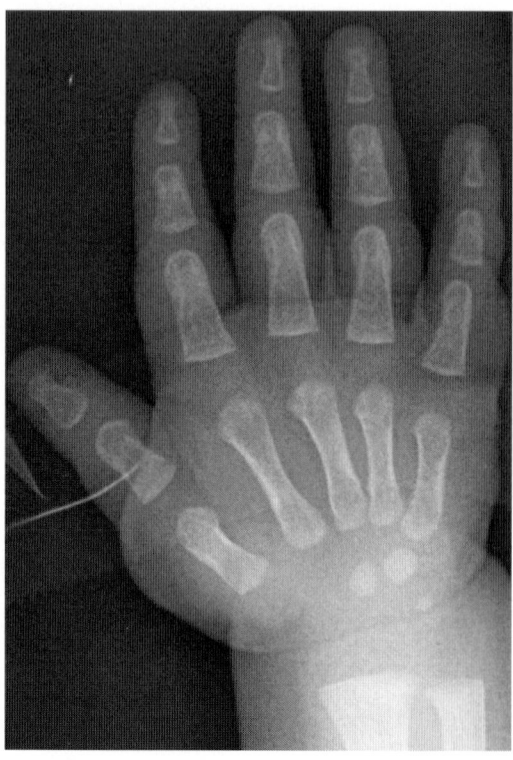

Abb. 28.3 3 Monate alt (w.)

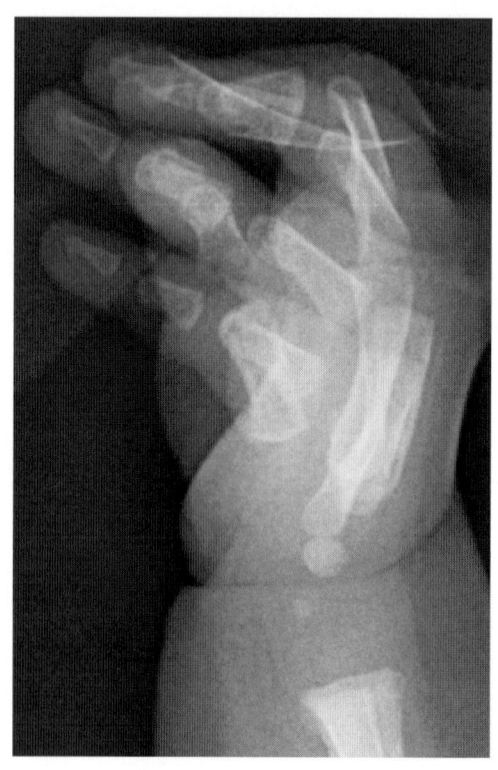

Abb. 28.4 3 Monate alt (w.)

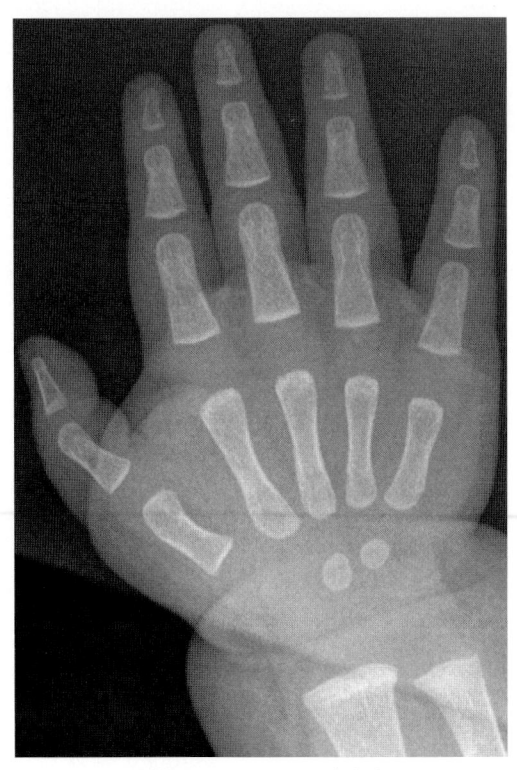

Abb. 28.5 6 Monate alt (w.)

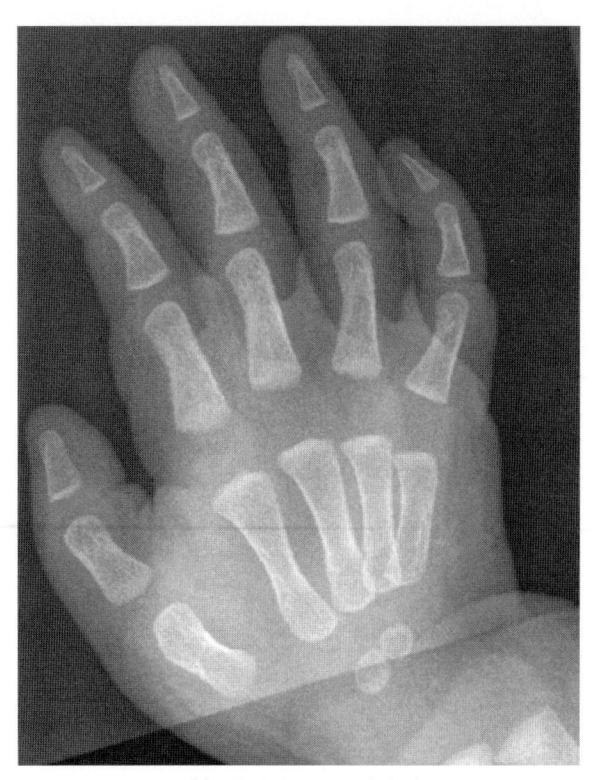

Abb. 28.6 6 Monate alt (w.)

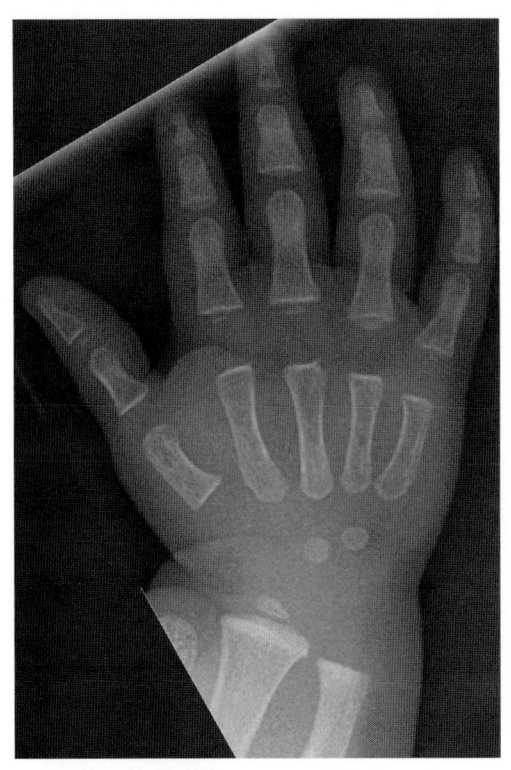

Abb. 28.7 9 Monate alt (w.)

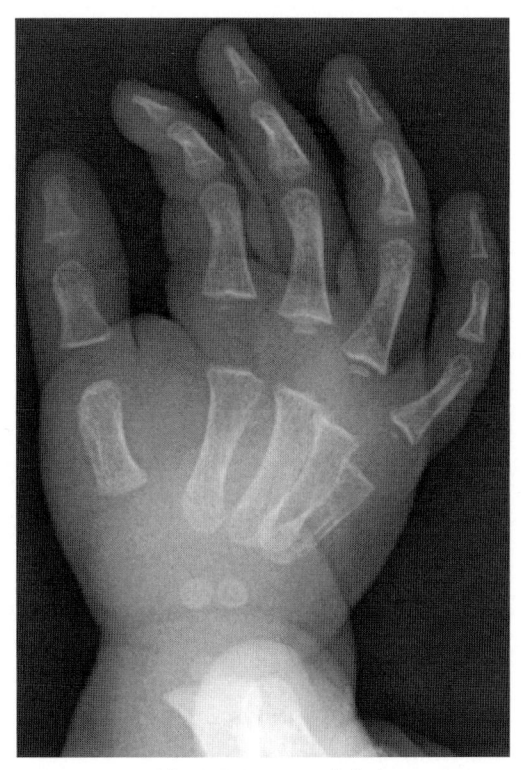

Abb. 28.8 9 Monate alt (w.)

476 28 Hand, weiblich

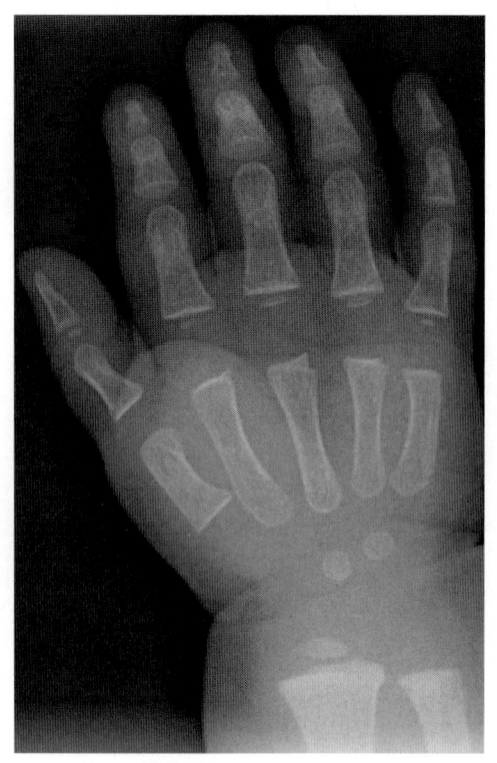

Abb. 28.9 1 Jahr alt (w.)

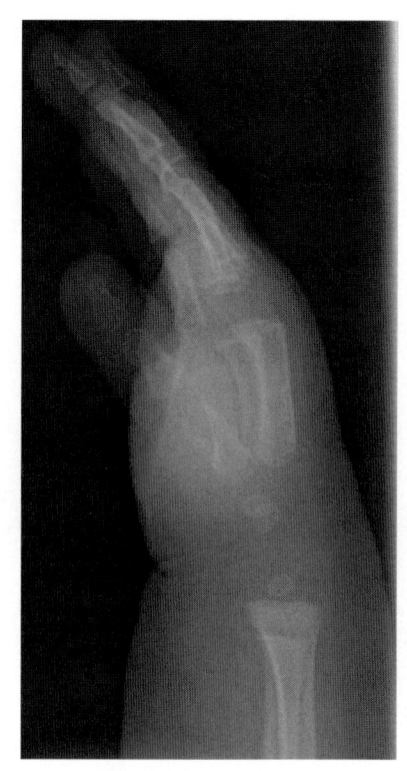

Abb. 28.10 1 Jahr alt (w.)

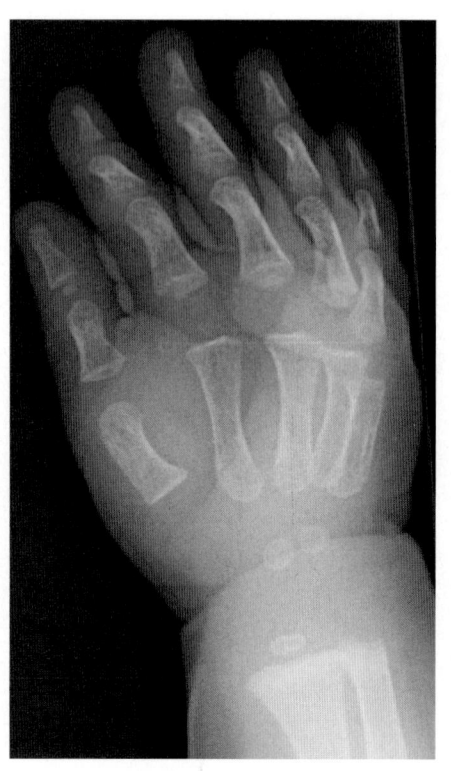

Abb. 28.11 1 Jahr alt (w.)

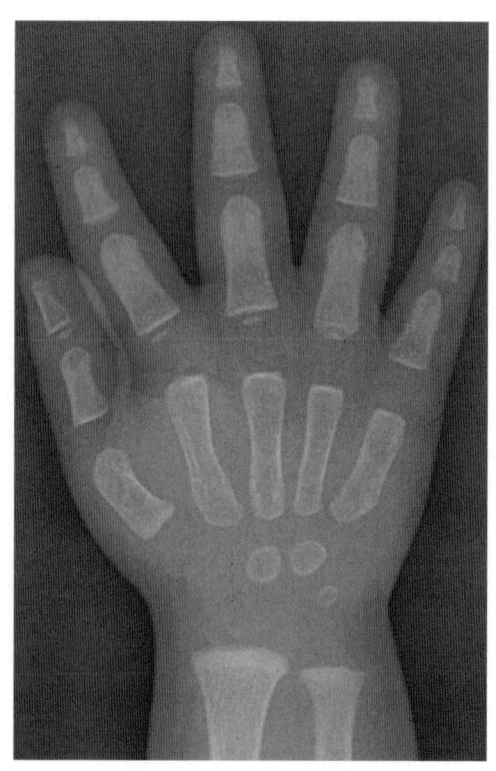

Abb. 28.12 15 Monate alt (w.)

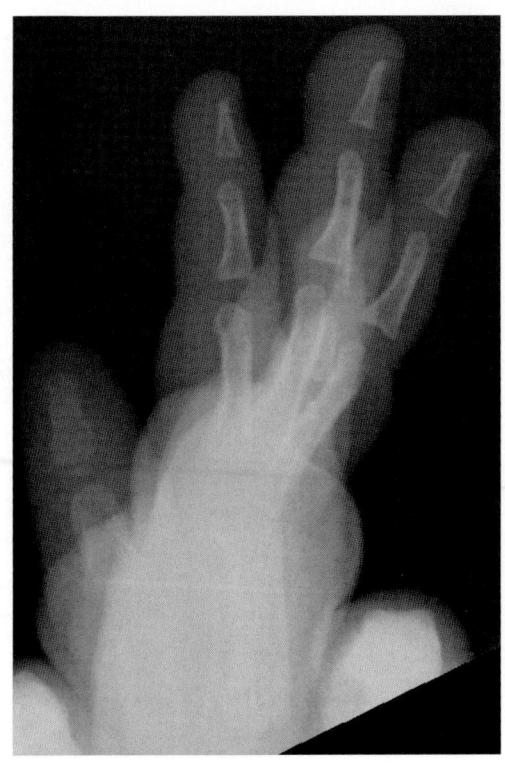

Abb. 28.13 15 Monate alt (w.)

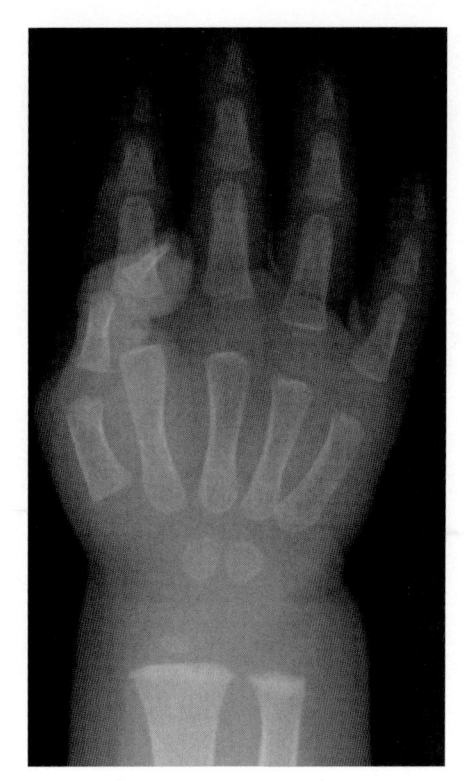

Abb. 28.14 18 Monate alt (w.)

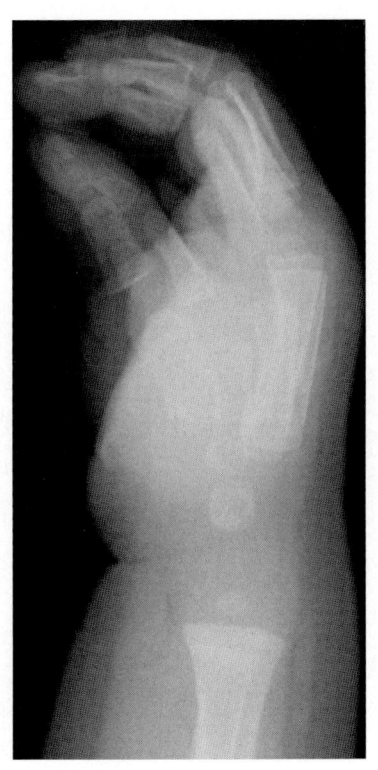

Abb. 28.15 18 Monate alt (w.)

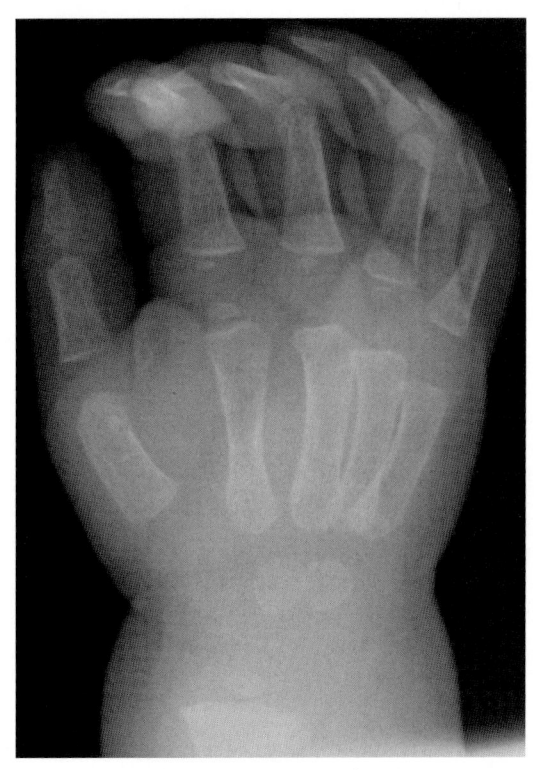

Abb. 28.16 18 Monate alt (w.)

478   28 Hand, weiblich

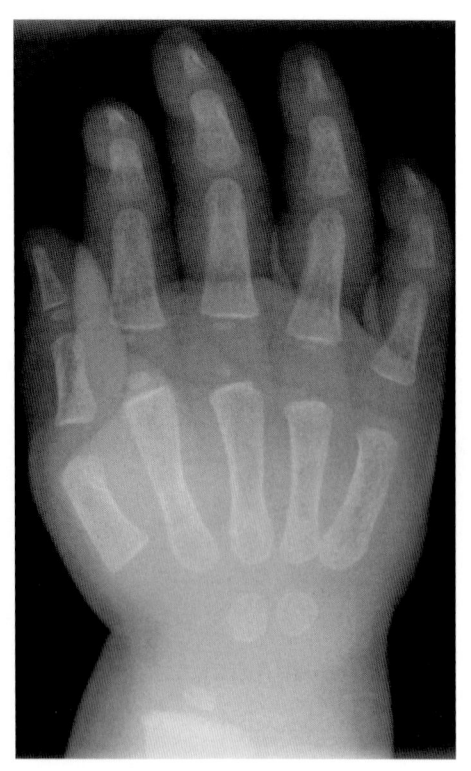

Abb. 28.17 18 Monate alt (w.)

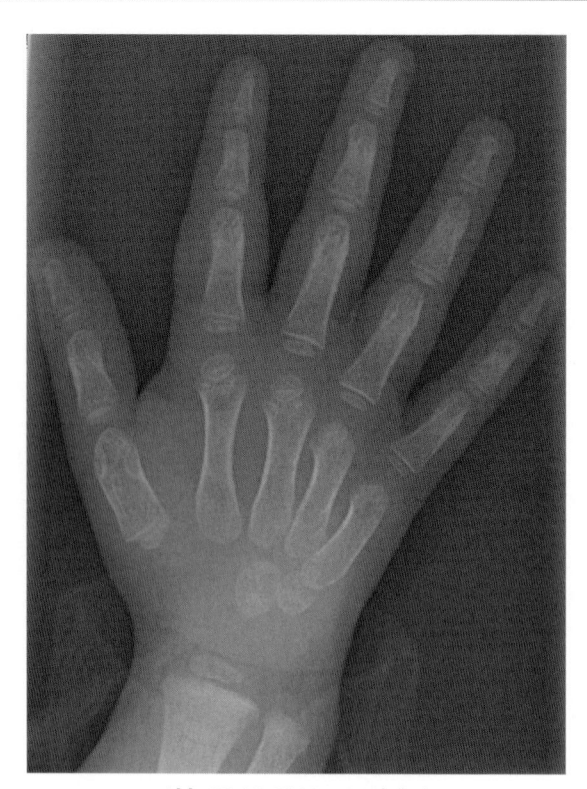

Abb. 28.18 21 Monate alt (w.)

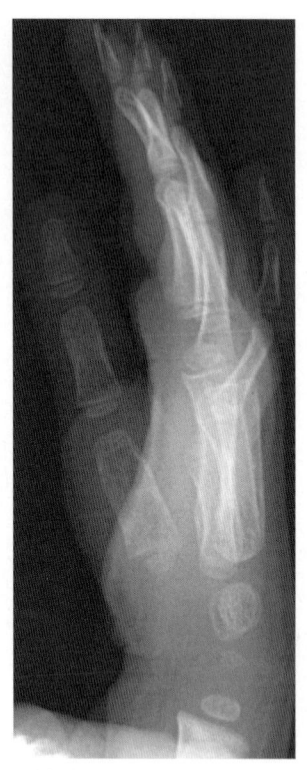

Abb. 28.19 21 Monate alt (w.)

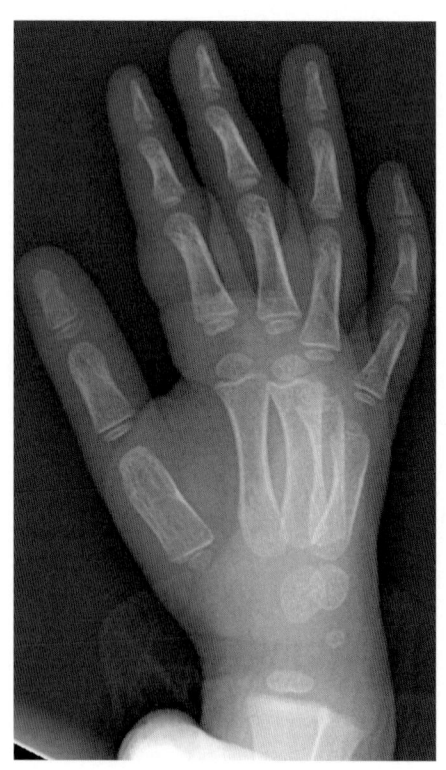

Abb. 28.20 21 Monate alt (w.)

28 Hand, weiblich

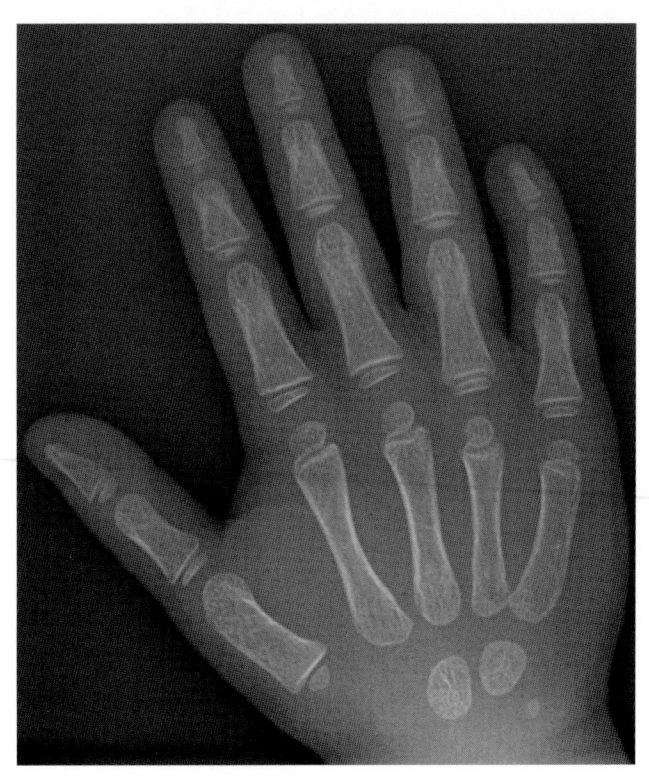

Abb. 28.21 2 Jahre alt (w.)

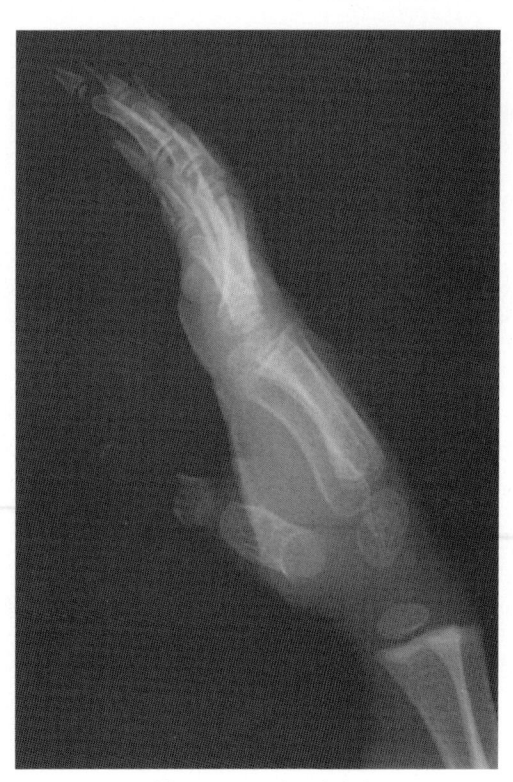

Abb. 28.22 2 Jahre alt (w.)

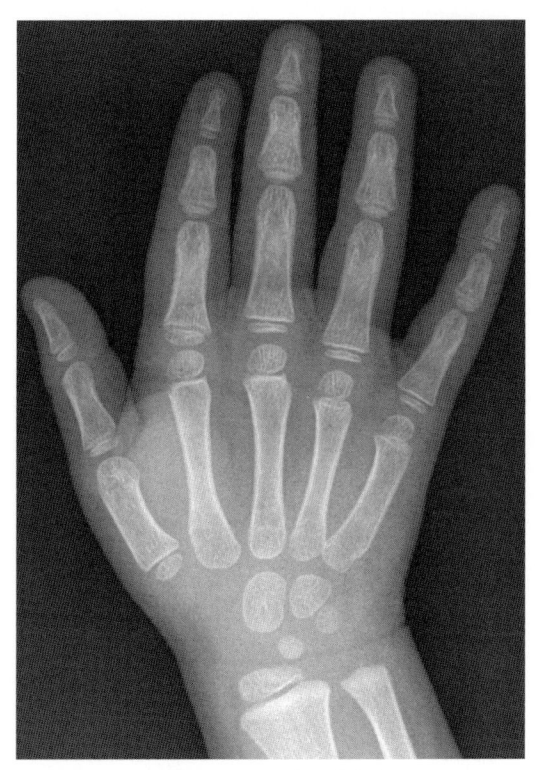

Abb. 28.23 3 Jahre alt (w.)

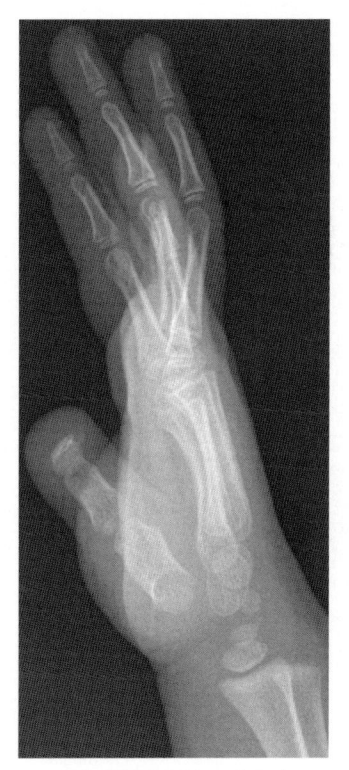

Abb. 28.24 3 Jahre alt (w.)

28 Hand, weiblich

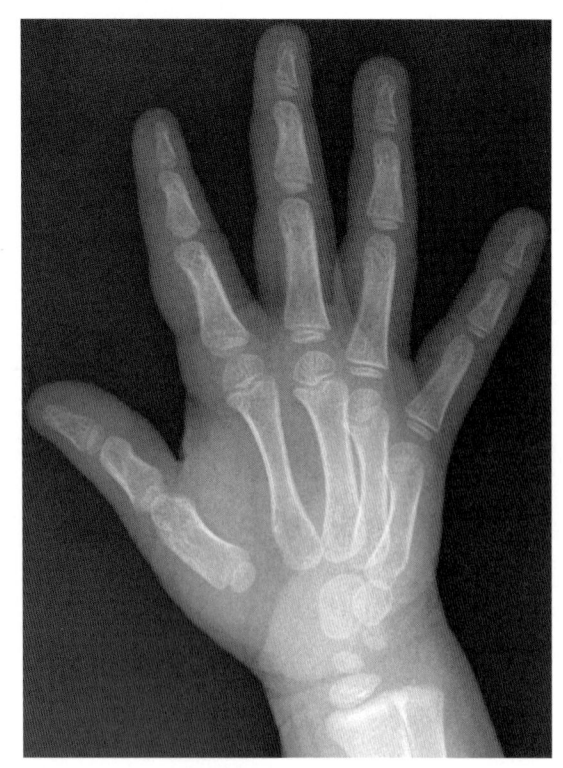

Abb. 28.25 3 Jahre alt (w.)

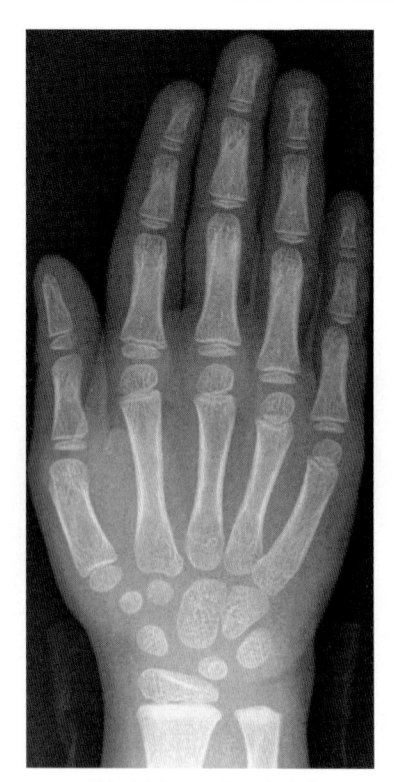

Abb. 28.26 4 Jahre alt (w.)

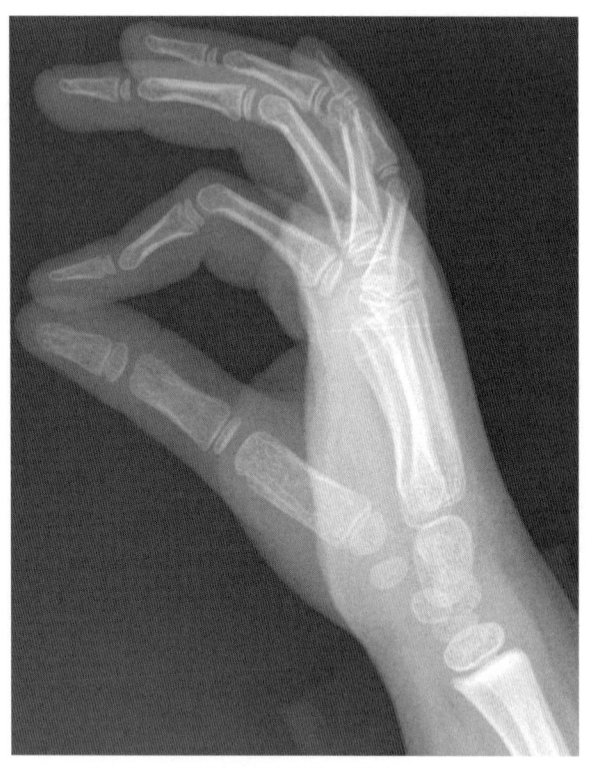

Abb. 28.27 4 Jahre alt (w.)

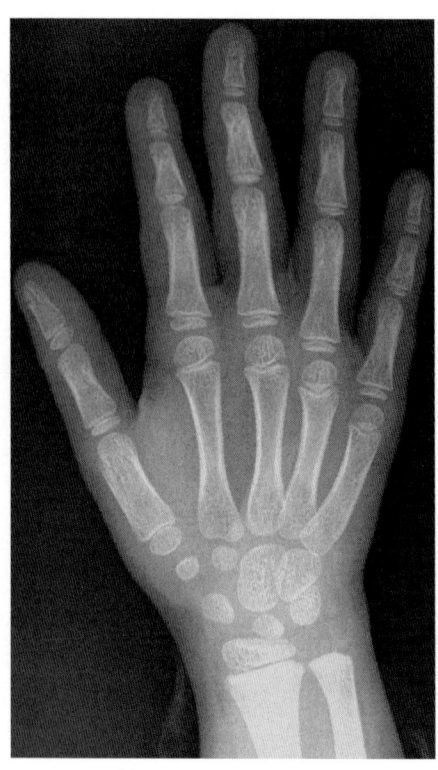

Abb. 28.28 4 Jahre alt (w.)

28 Hand, weiblich 481

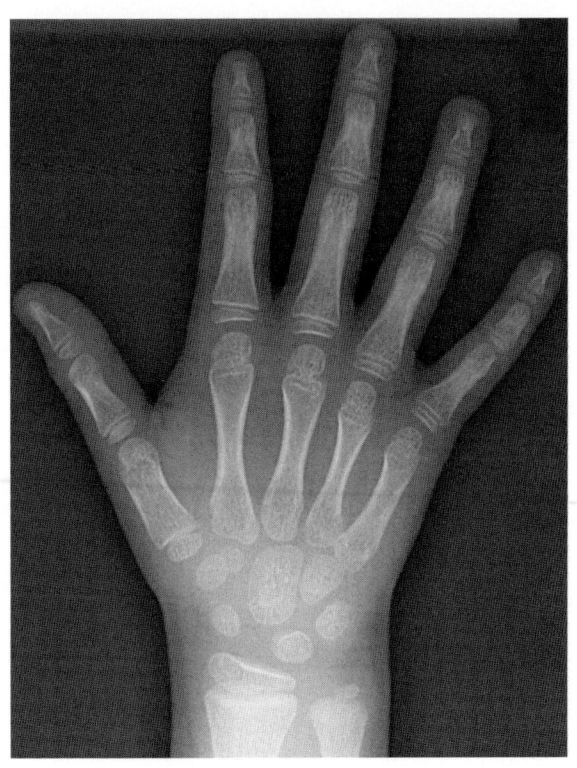

Abb. 28.29 5 Jahre alt (w.)

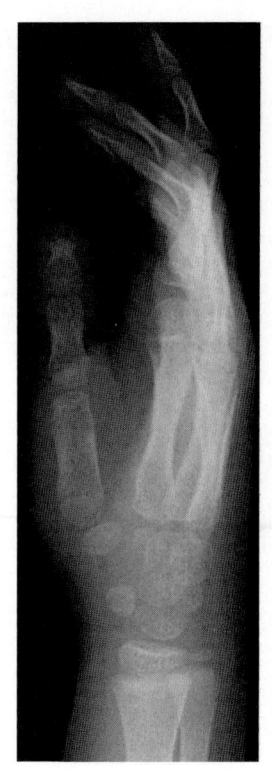

Abb. 28.30 5 Jahre alt (w.)

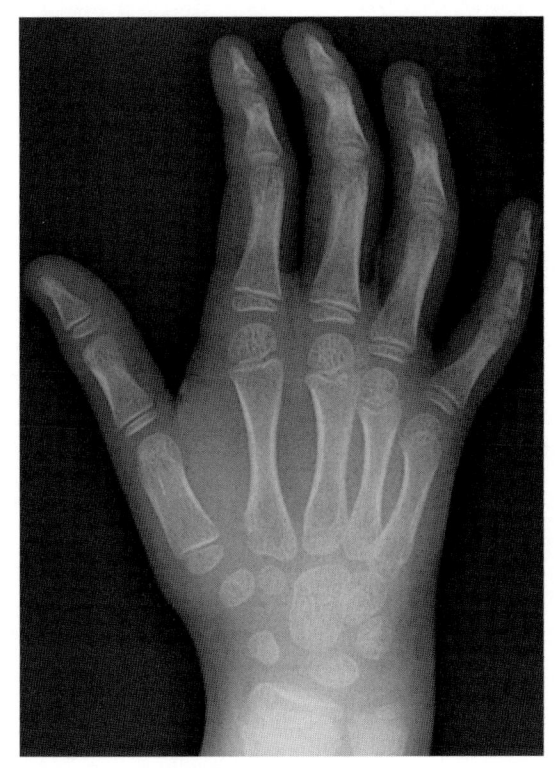

Abb. 28.31 5 Jahre alt (w.)

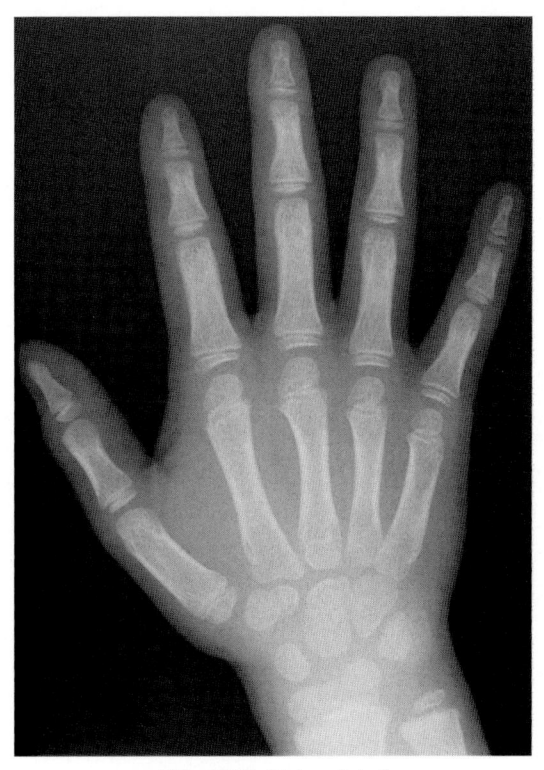

Abb. 28.32 6 Jahre alt (w.)

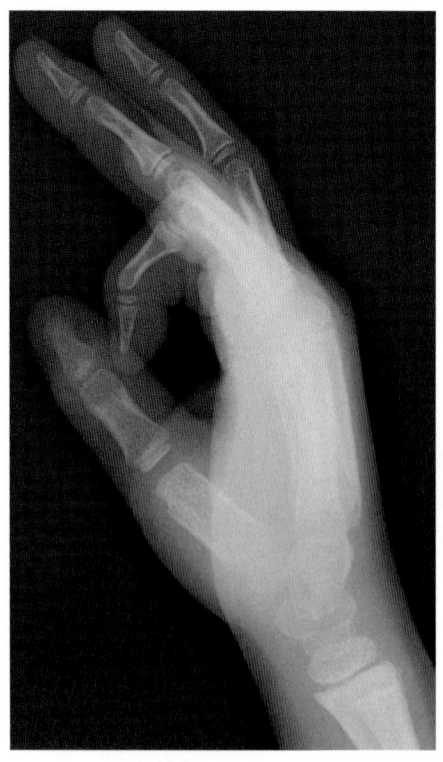

Abb. 28.33 6 Jahre alt (w.)

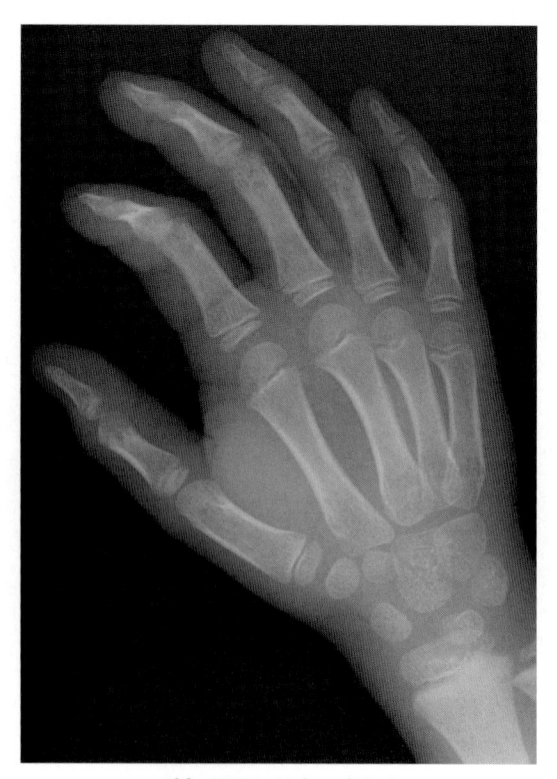

Abb. 28.34 6 Jahre alt (w.)

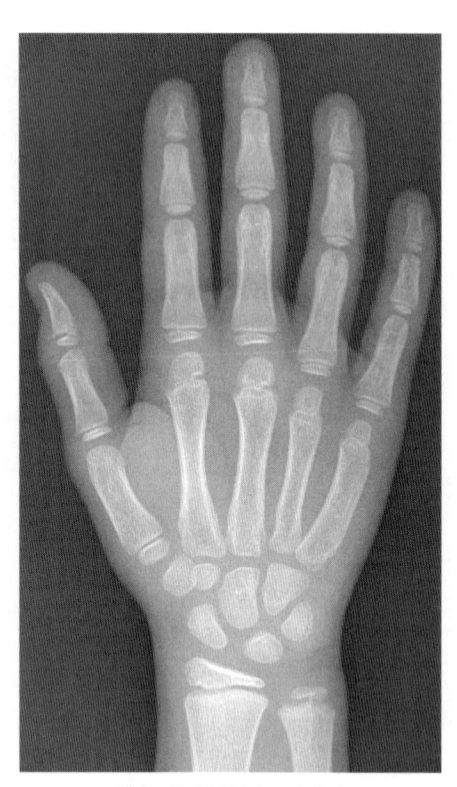

Abb. 28.35 7 Jahre alt (w.)

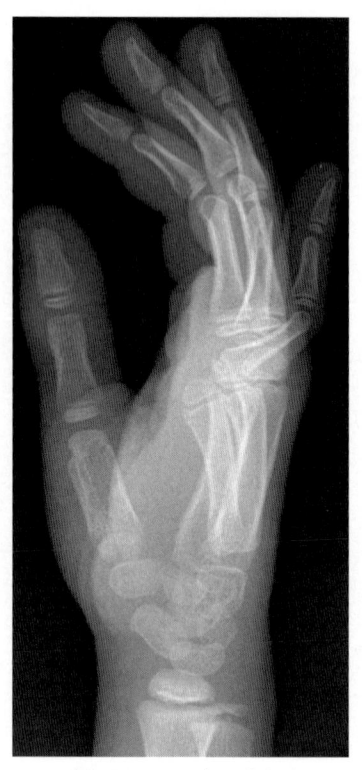

Abb. 28.36 7 Jahre alt (w.)

28 Hand, weiblich

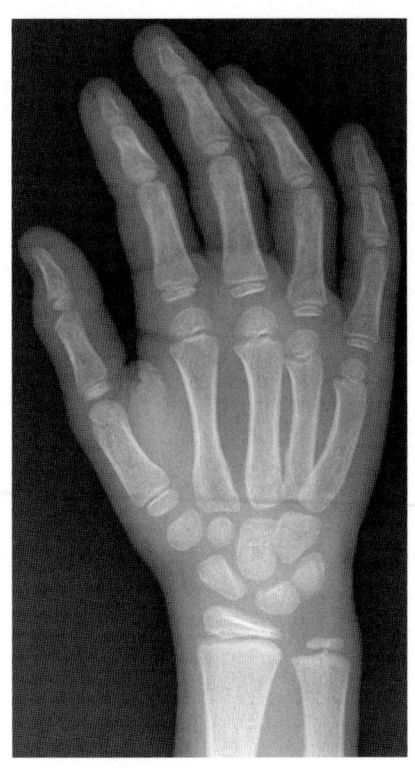

Abb. 28.37 7 Jahre alt (w.)

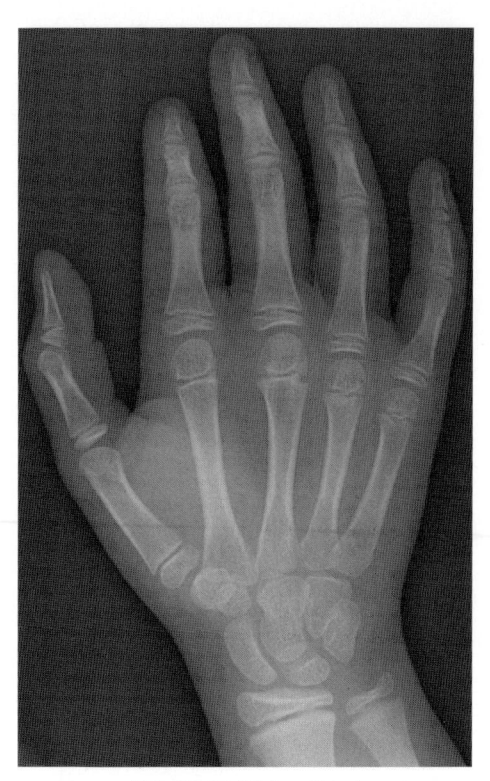

Abb. 28.38 8 Jahre alt (w.)

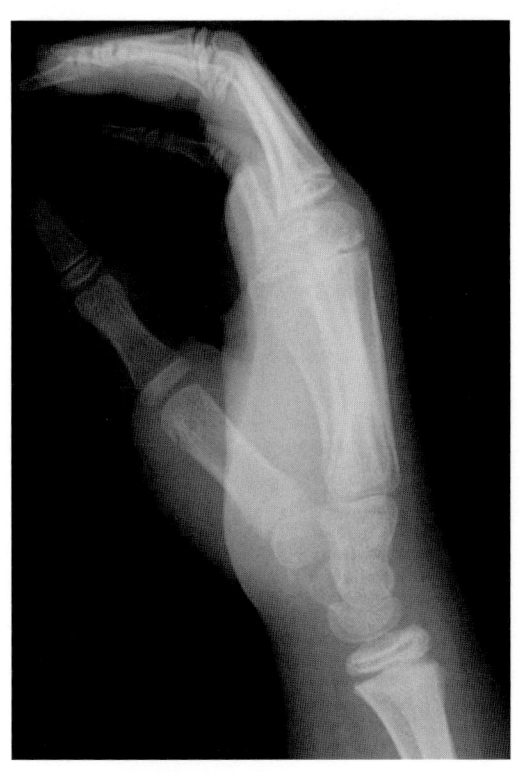

Abb. 28.39 8 Jahre alt (w.)

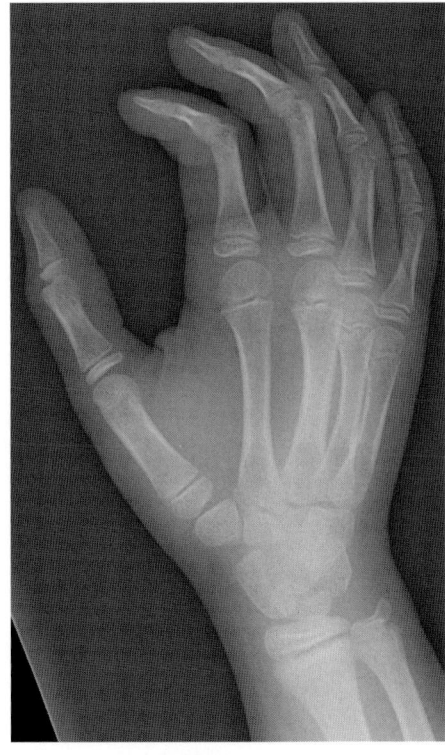

Abb. 28.40 8 Jahre alt (w.)

484 28 Hand, weiblich

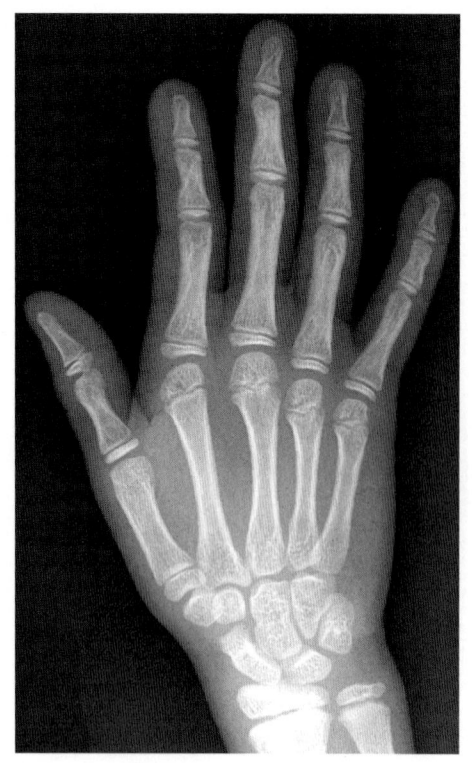

Abb. 28.41 9 Jahre alt (w.)

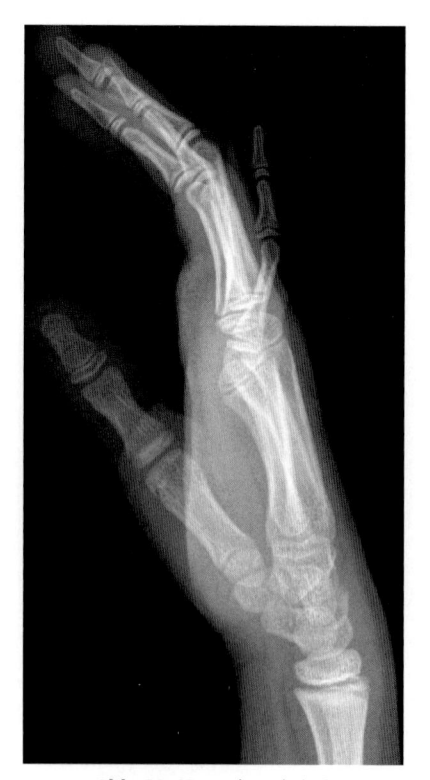

Abb. 28.42 9 Jahre alt (w.)

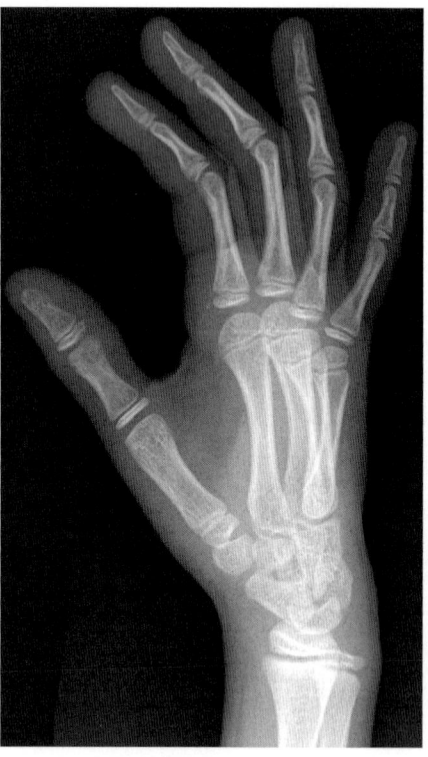

Abb. 28.43 9 Jahre alt (w.)

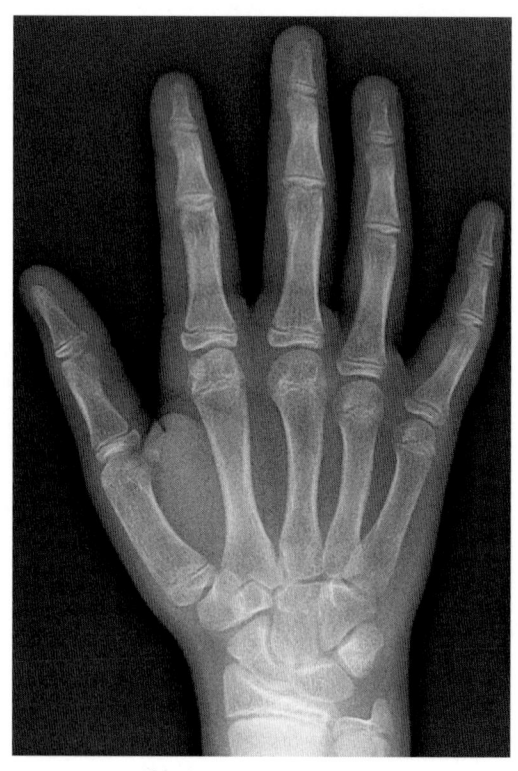

Abb. 28.44 10 Jahre alt (w.)

28 Hand, weiblich

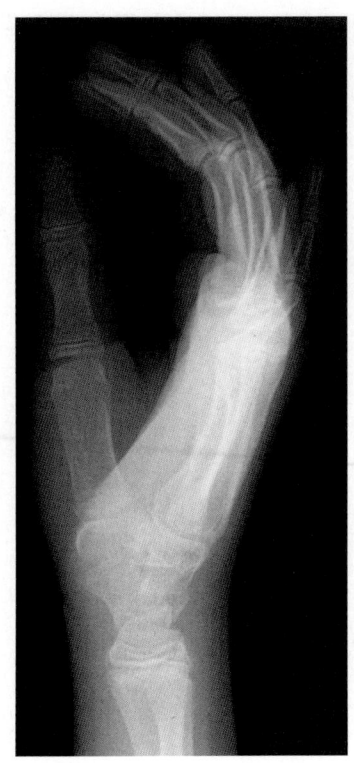

Abb. 28.45 10 Jahre alt (w.)

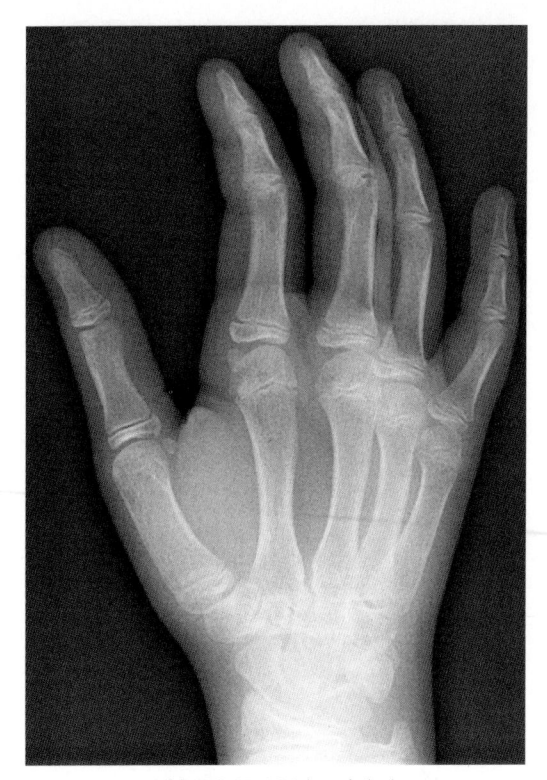

Abb. 28.46 10 Jahre alt (w.)

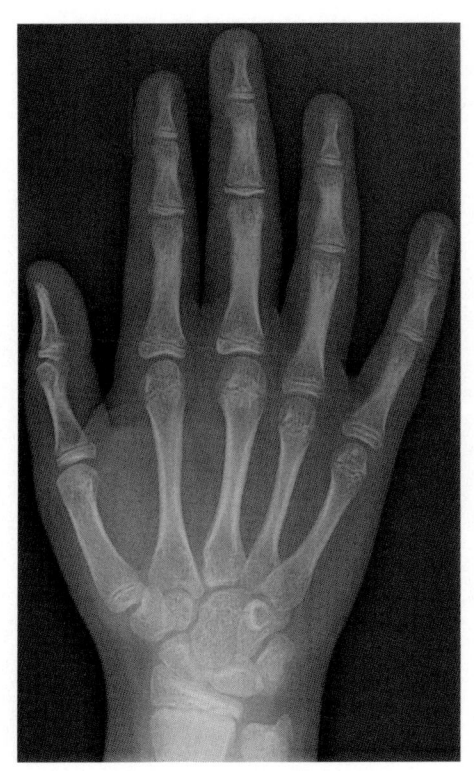

Abb. 28.47 11 Jahre alt (w.)

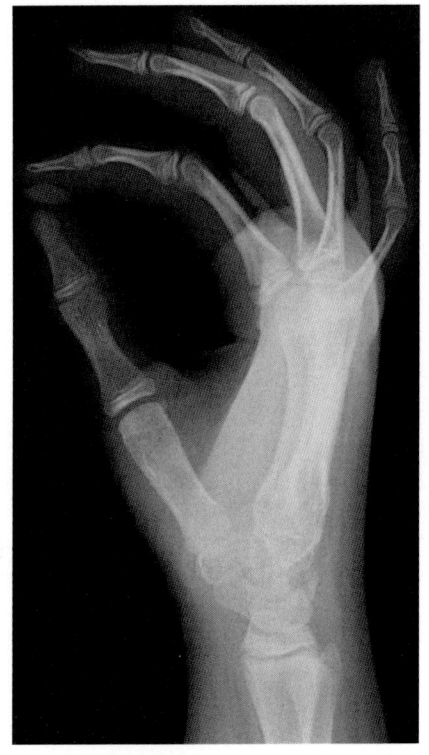

Abb. 28.48 11 Jahre alt (w.)

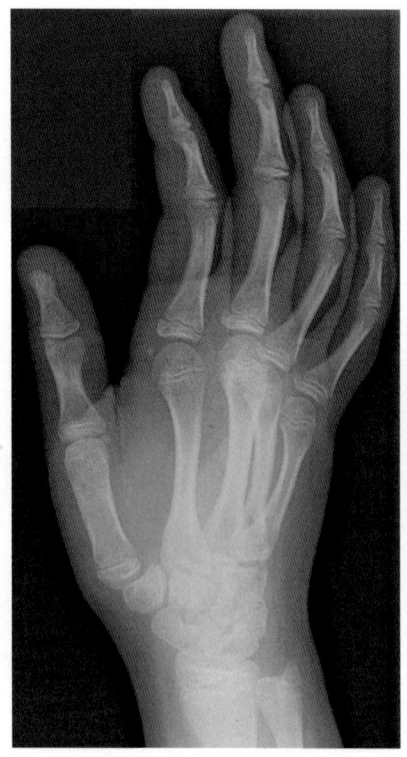

Abb. 28.49 11 Jahre alt (w.)

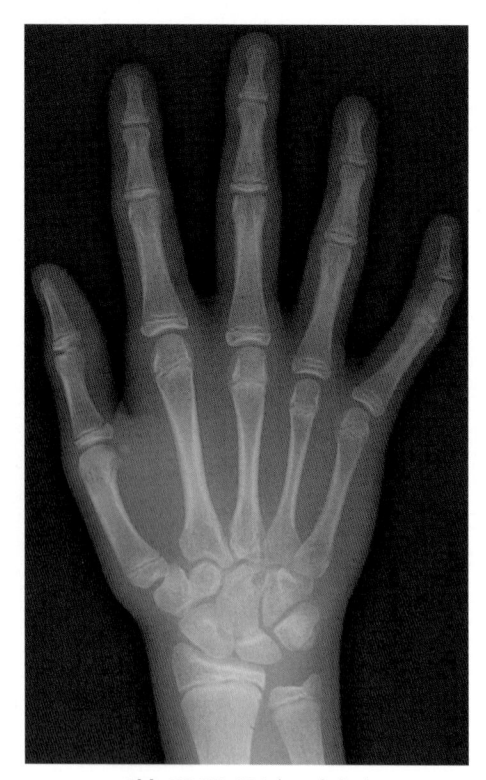

Abb. 28.50 12 Jahre alt (w.)

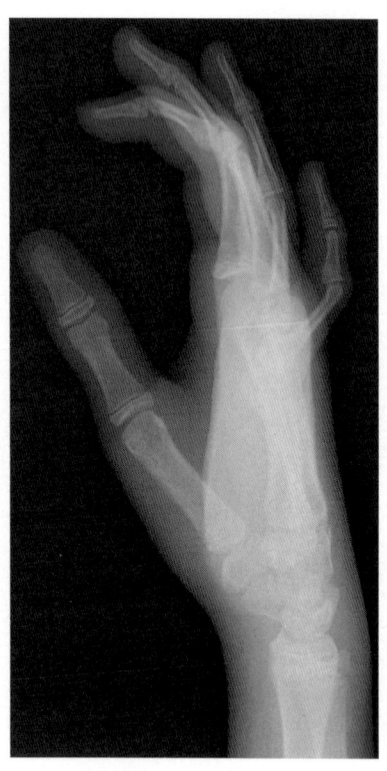

Abb. 28.51 12 Jahre alt (w.)

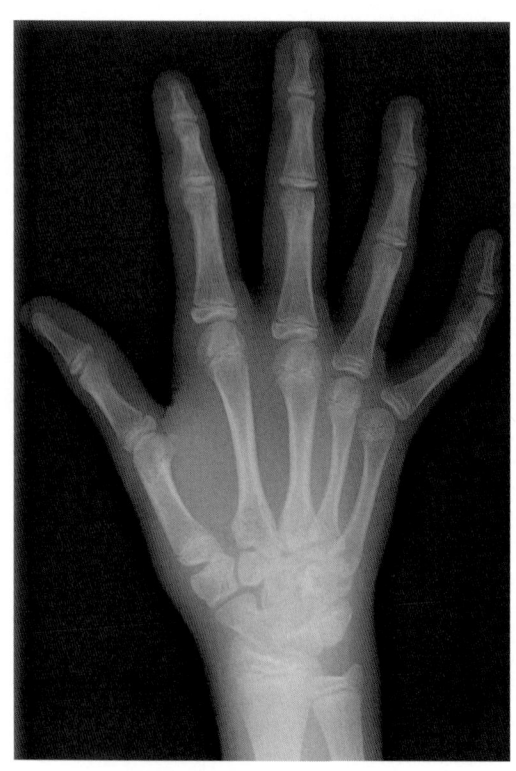

Abb. 28.52 12 Jahre alt (w.)

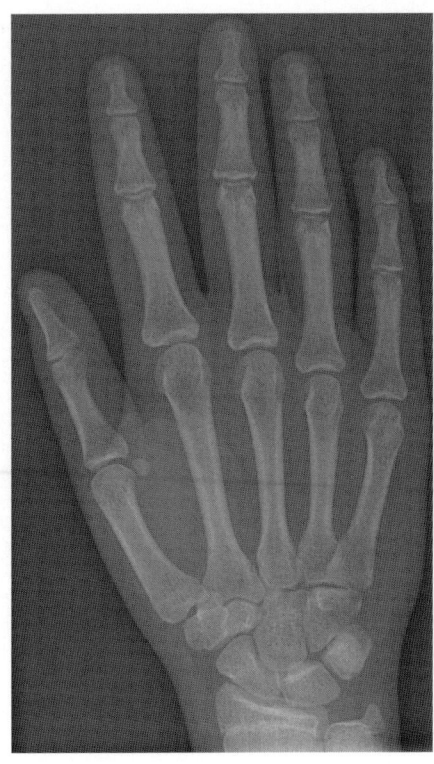

Abb. 28.53 13 Jahre alt (w.)

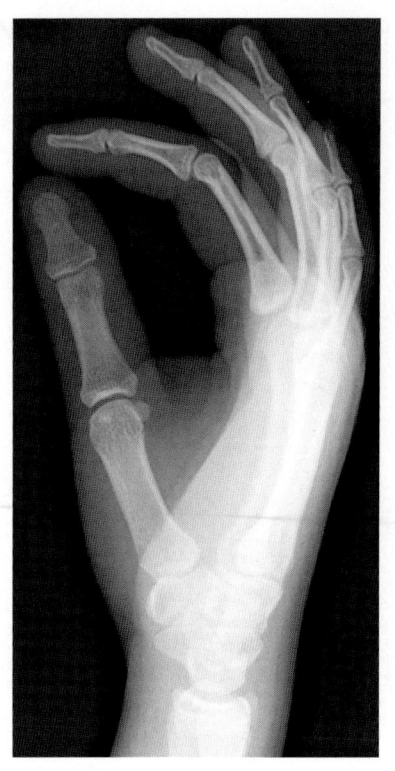

Abb. 28.54 13 Jahre alt (w.)

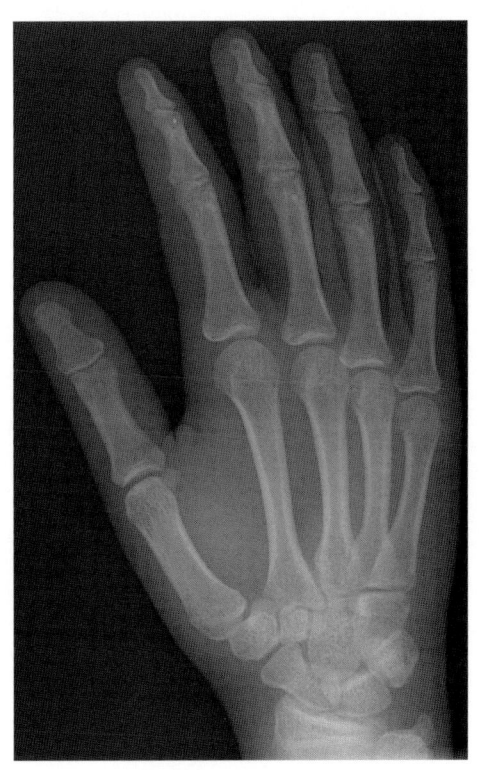

Abb. 28.55 13 Jahre alt (w.)

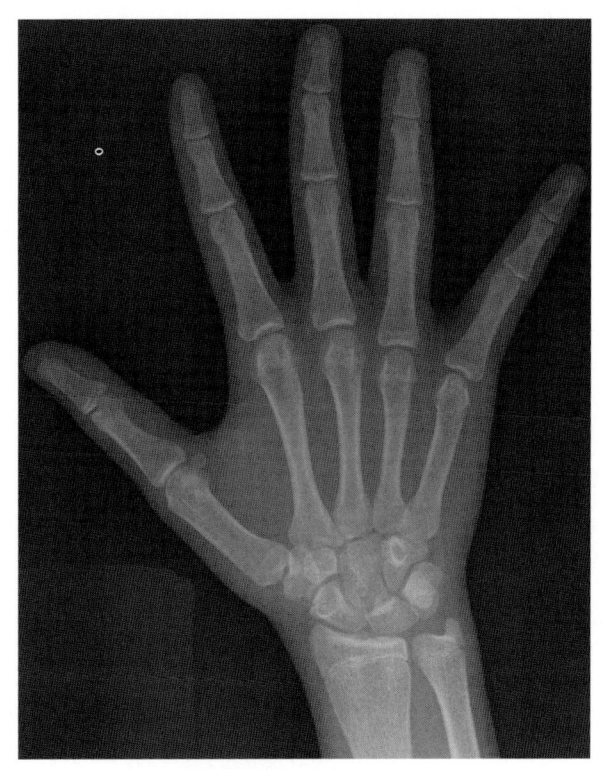

Abb. 28.56 14 Jahre alt (w.)

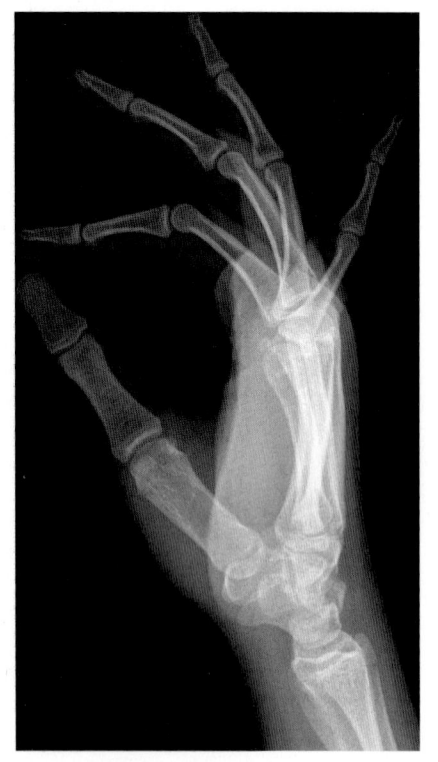

Abb. 28.57 14 Jahre alt (w.)

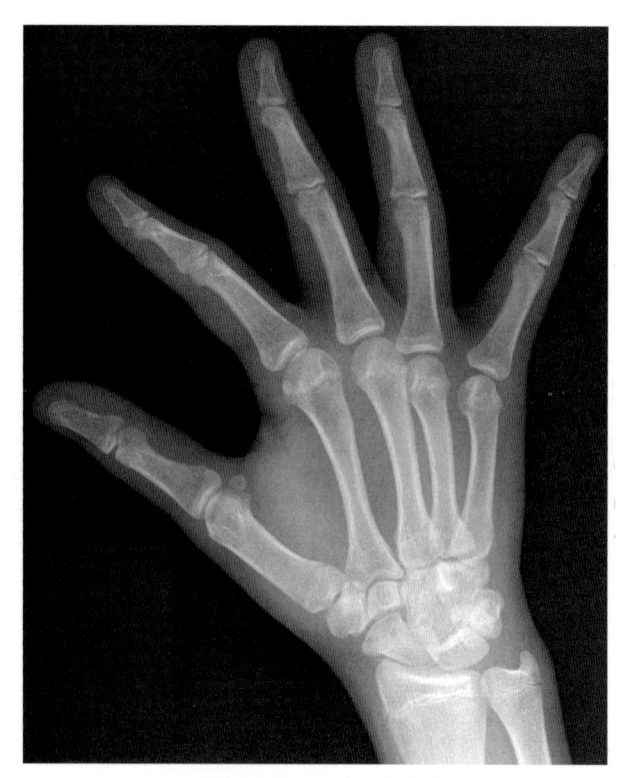

Abb. 28.58 14 Jahre alt (w.)

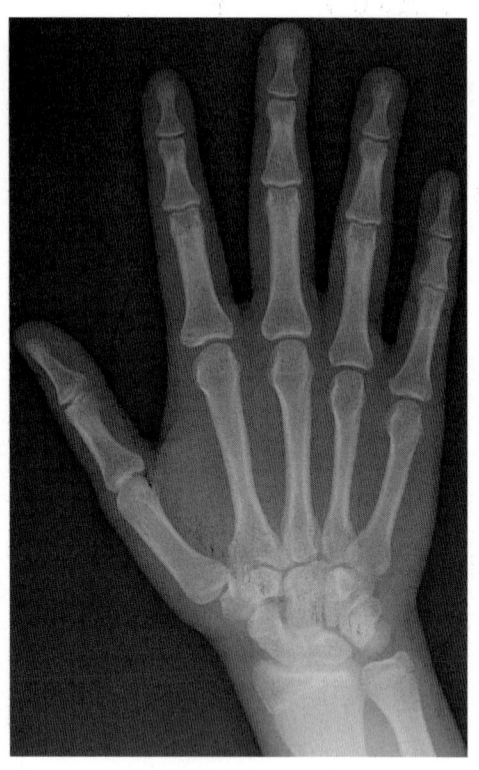

Abb. 28.59 15 Jahre alt (w.)

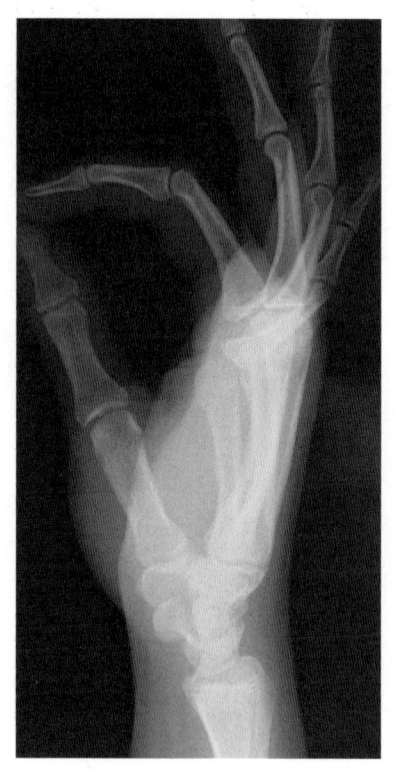

Abb. 28.60 15 Jahre alt (w.)

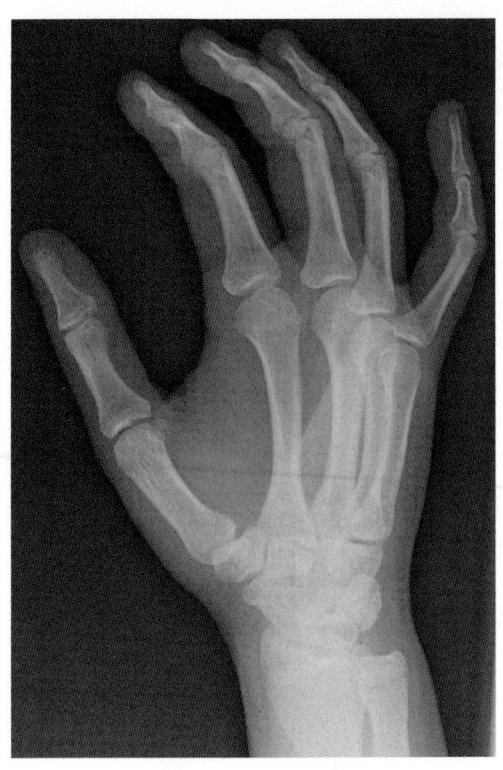

Abb. 28.61 15 Jahre alt (w.)

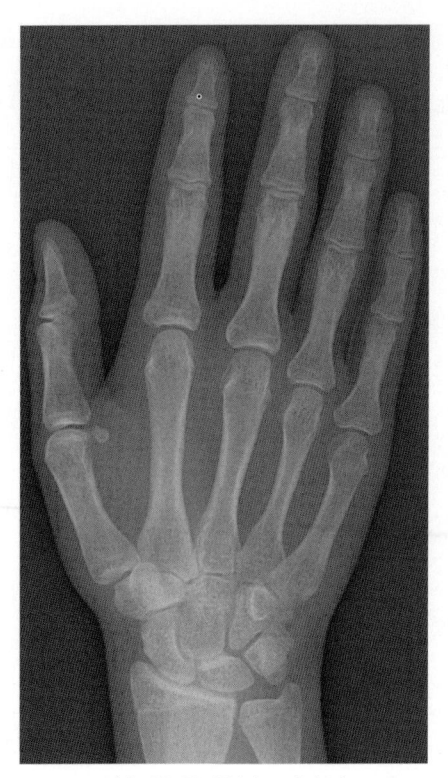

Abb. 28.62 16 Jahre alt (w.)

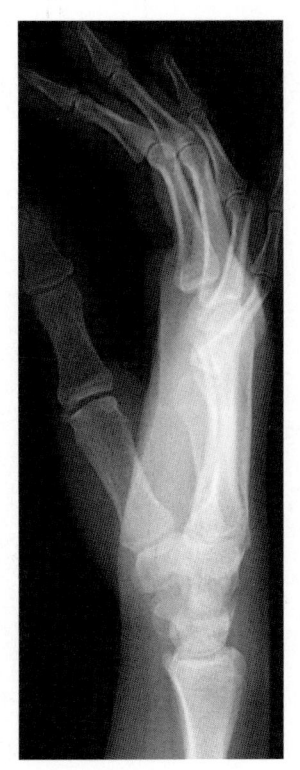

Abb. 28.63 16 Jahre alt (w.)

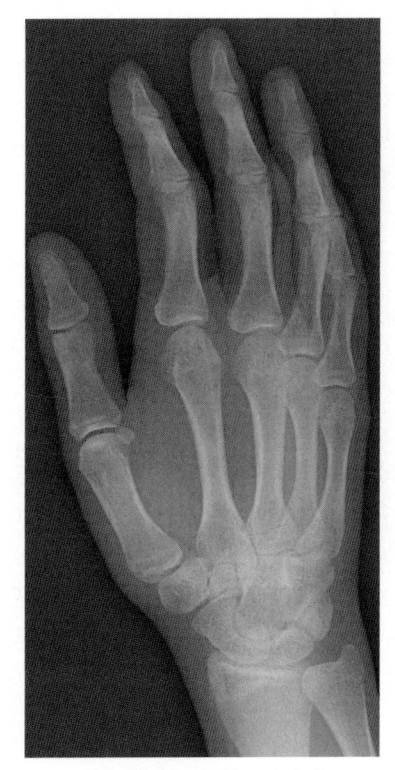

Abb. 28.64 16 Jahre alt (w.)

490 28 Hand, weiblich

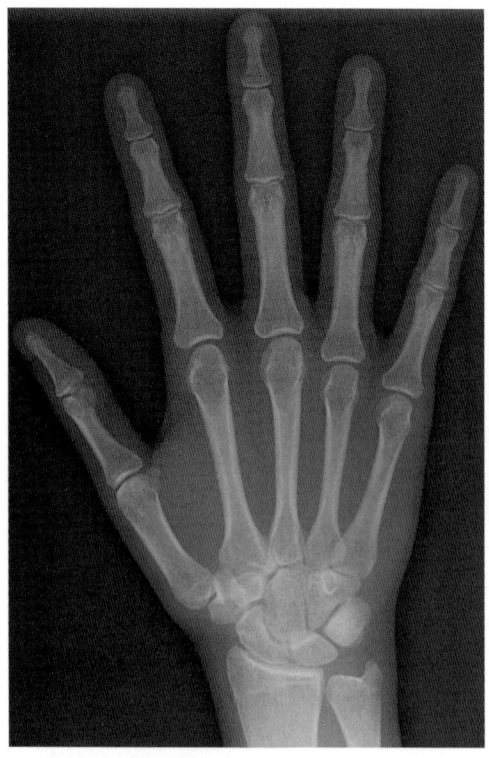

Abb. 28.65 17 Jahre alt (w.)

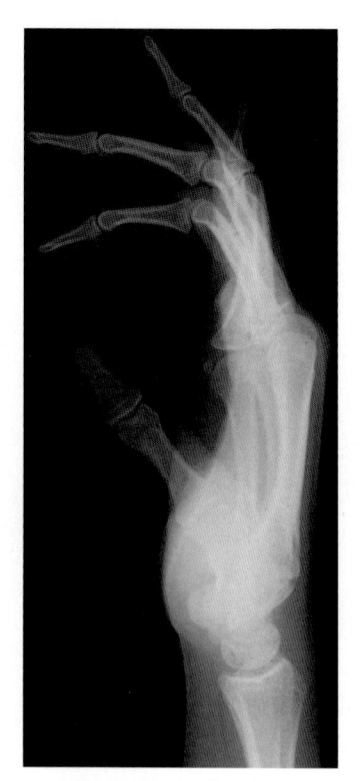

Abb. 28.66 17 Jahre alt (w.)

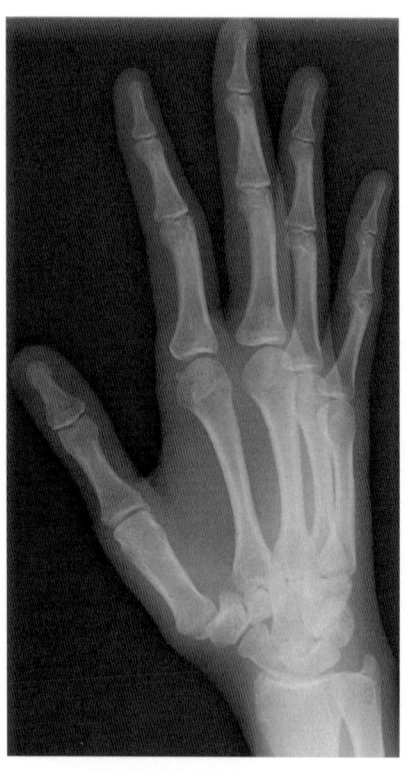

Abb. 28.67 17 Jahre alt (w.)

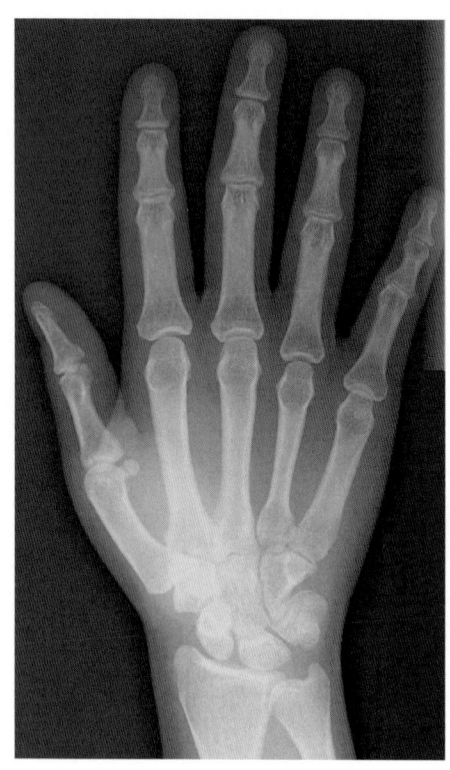

Abb. 28.68 18 Jahre alt (w.)

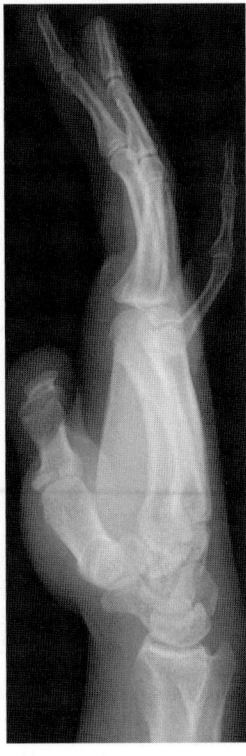

Abb. 28.69 18 Jahre alt (w.)

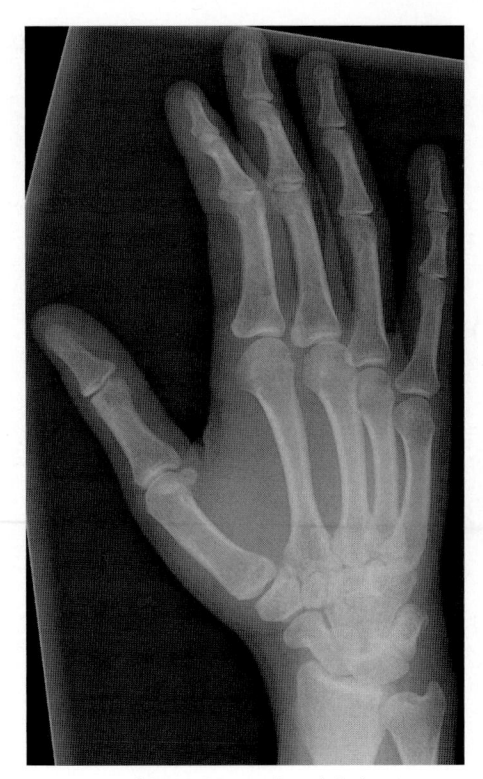

Abb. 28.70 18 Jahre alt (w.)

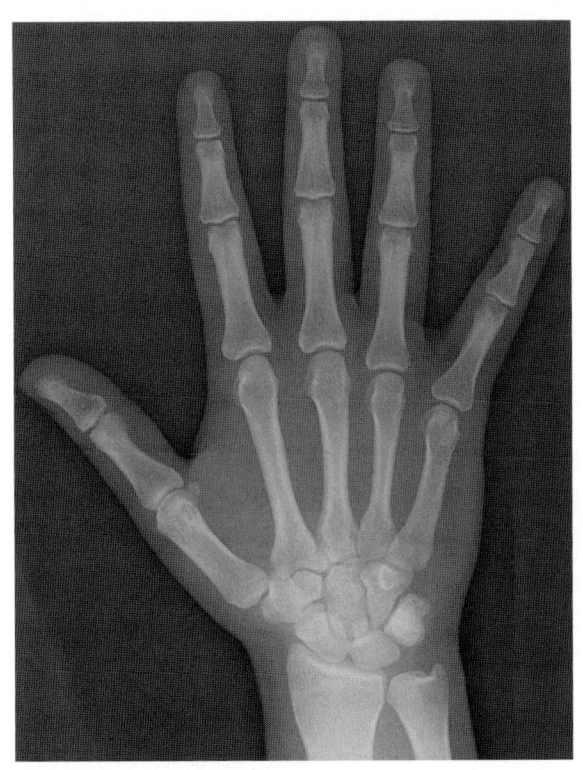

Abb. 28.71 19 Jahre alt (w.)

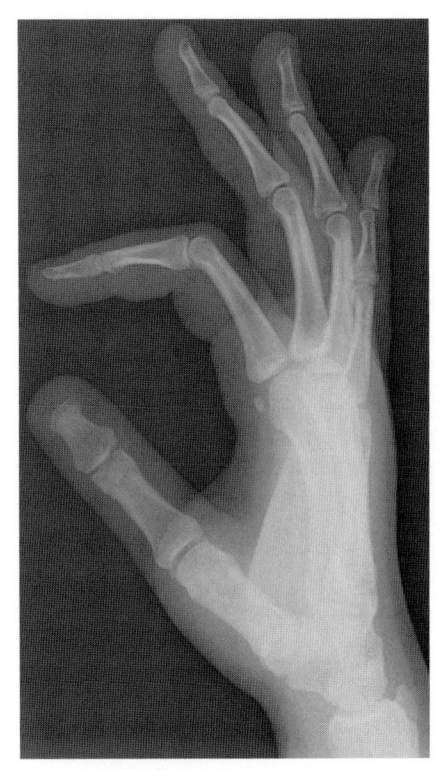

Abb. 28.72 19 Jahre alt (w.)

492 28 Hand, weiblich

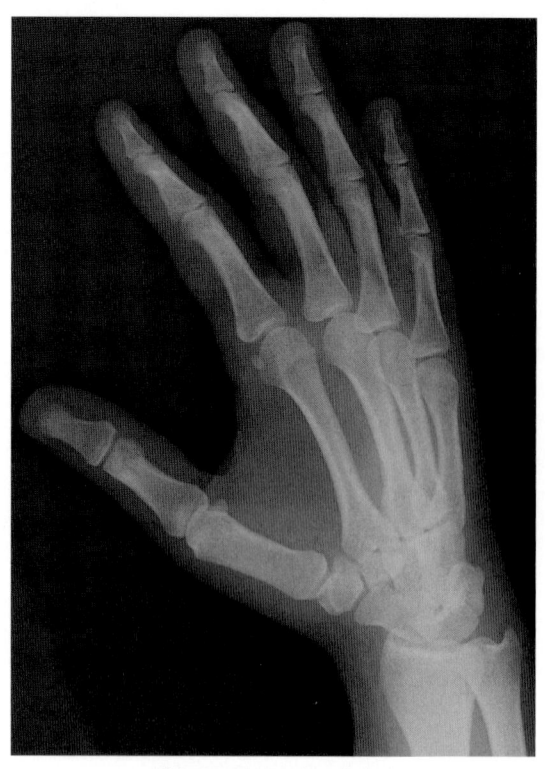

Abb. 28.73 19 Jahre alt (w.)

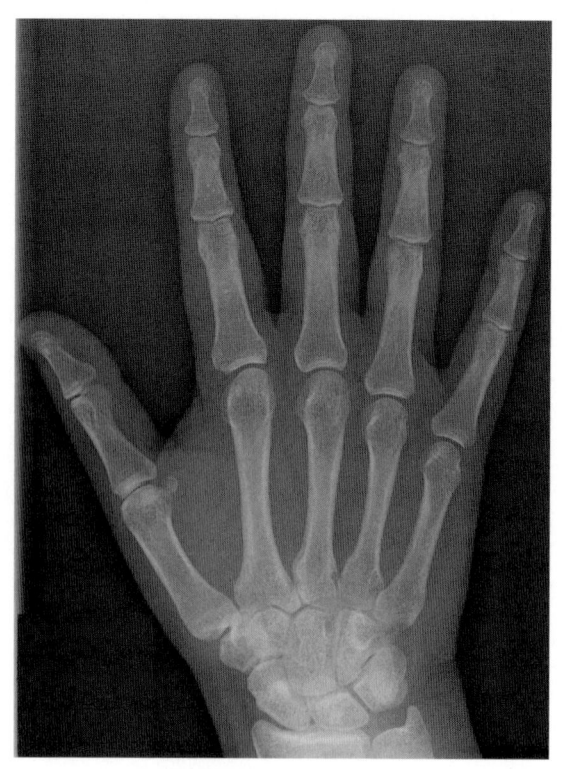

Abb. 28.74 20 Jahre alt (w.)

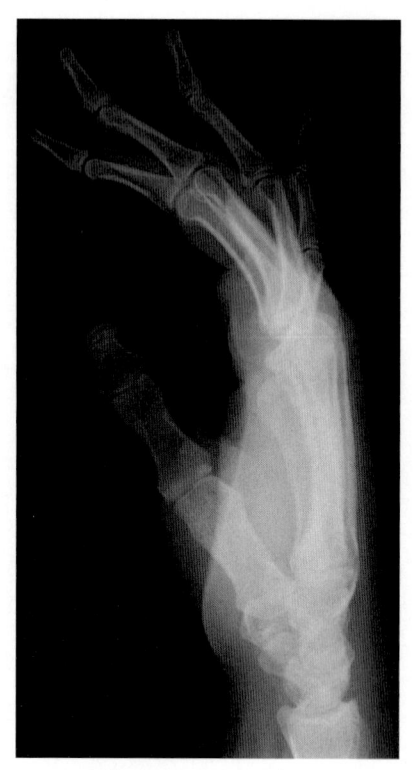

Abb. 28.75 20 Jahre alt (w.)

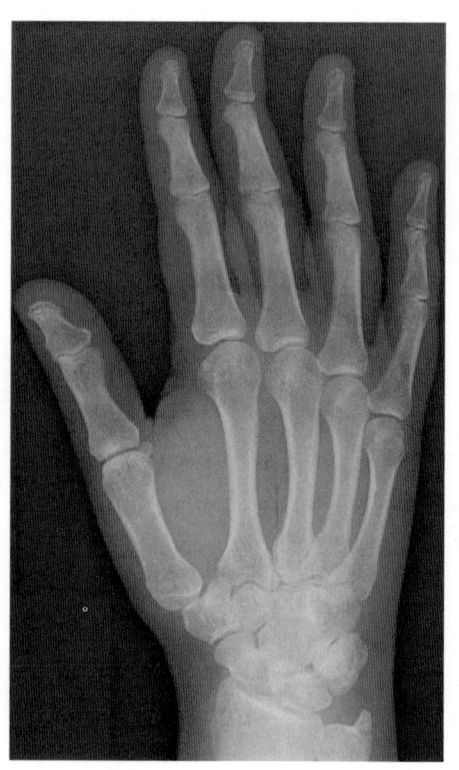

Abb. 28.76 20 Jahre alt (w.)

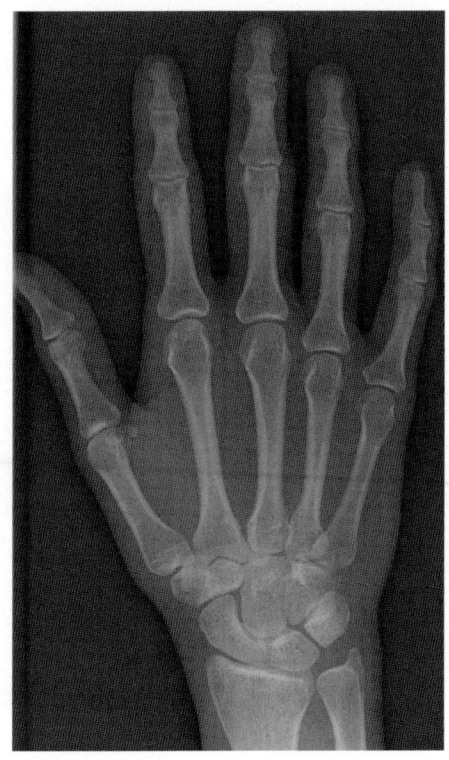

Abb. 28.77 21 Jahre alt (w.)

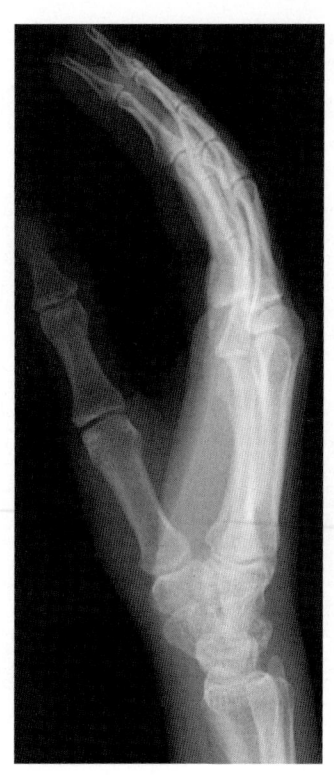

Abb. 28.78 21 Jahre alt (w.)

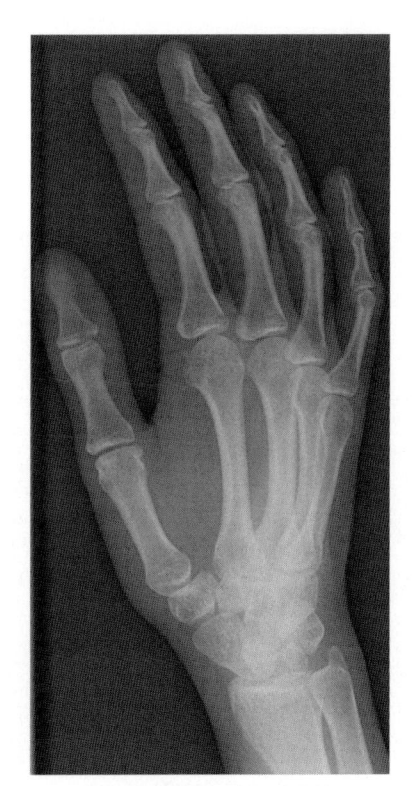

Abb. 28.79 21 Jahre alt (w.)

29 Becken, weiblich

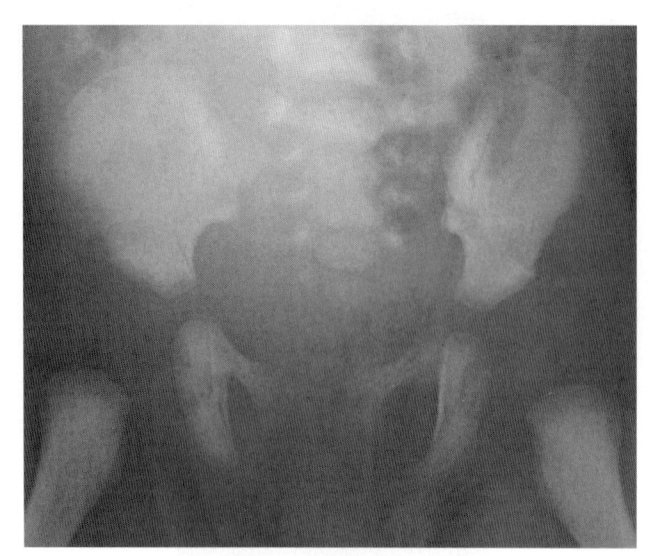

Abb. 29.1 Neugeboren (w.)

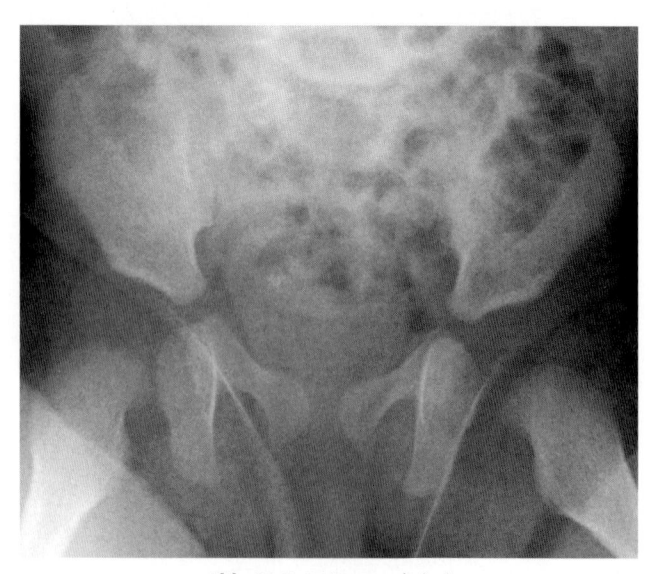

Abb. 29.2 3 Monate alt (w.)

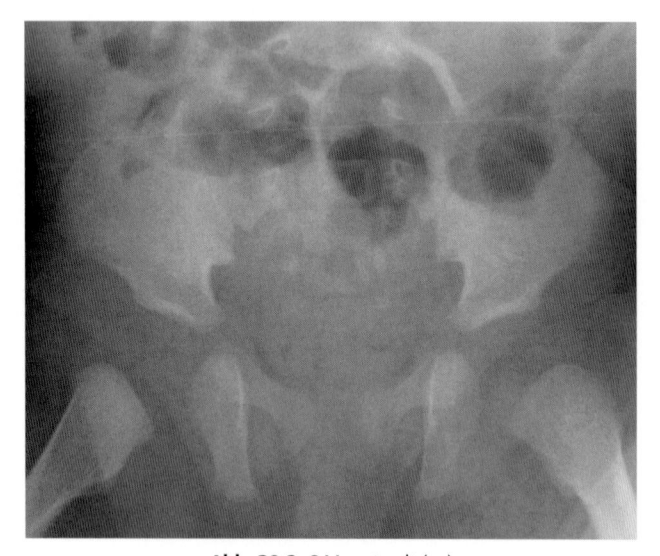

Abb. 29.3 6 Monate alt (w.)

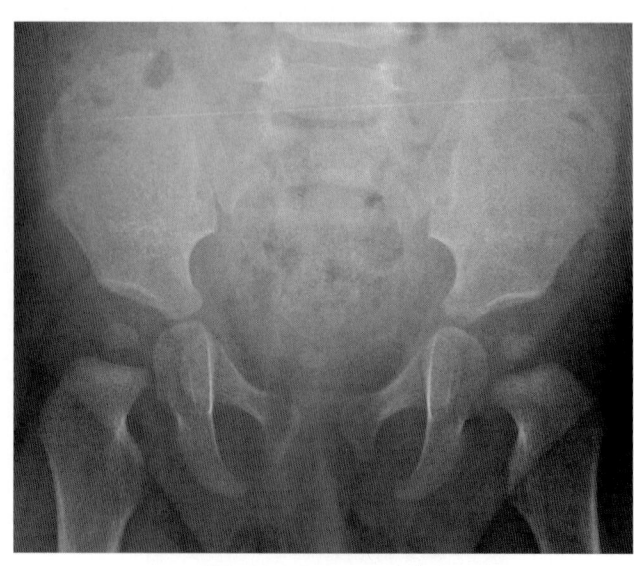

Abb. 29.4 9 Monate alt (w.)

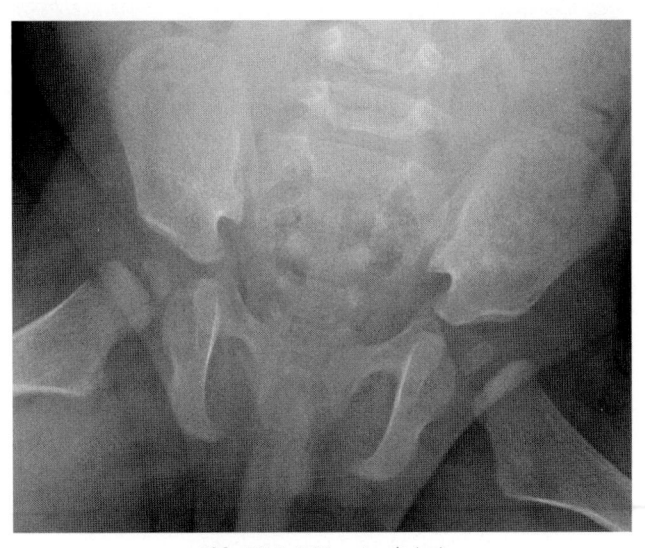

Abb. 29.5 9 Monate alt (w.)

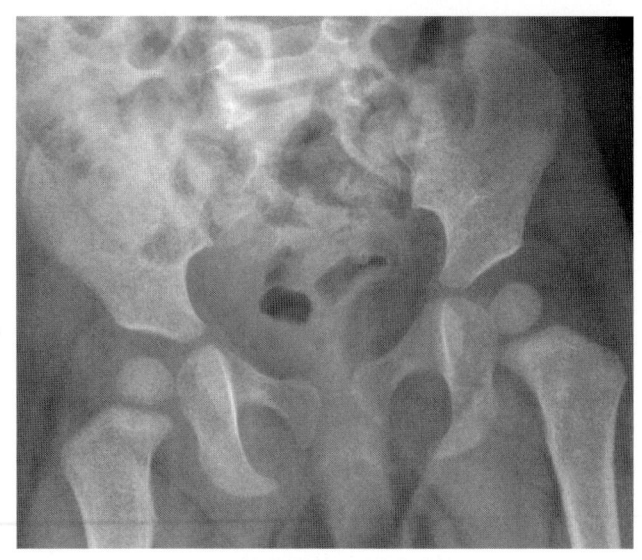

Abb. 29.6 1 Jahr alt (w.)

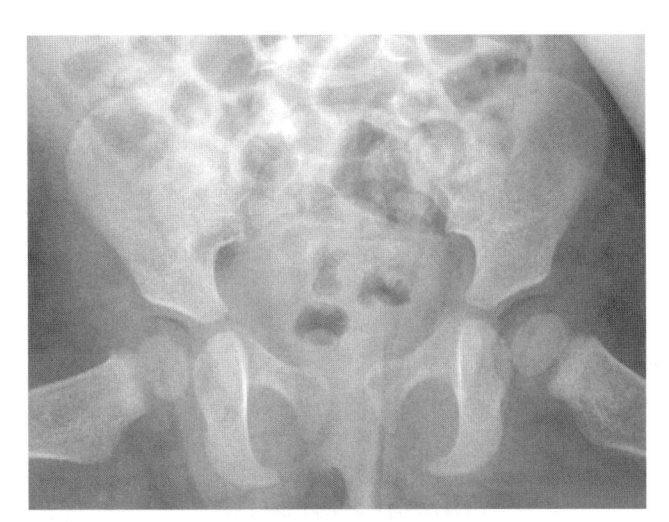

Abb. 29.7 1 Jahr alt (w.)

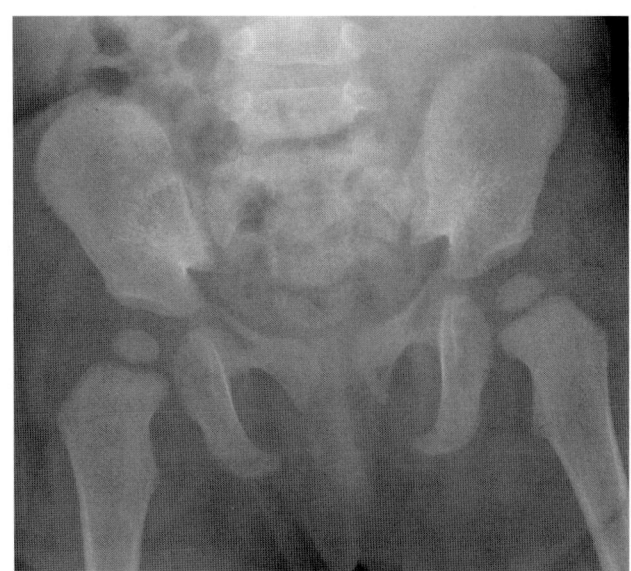

Abb. 29.8 15 Monate alt (w.)

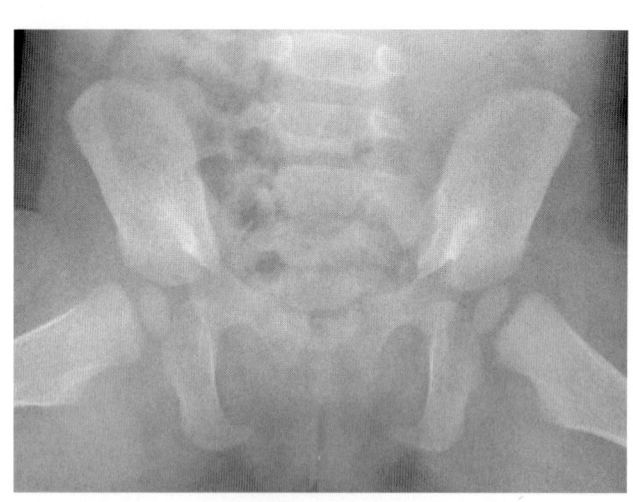

Abb. 29.9 15 Monate alt (w.)

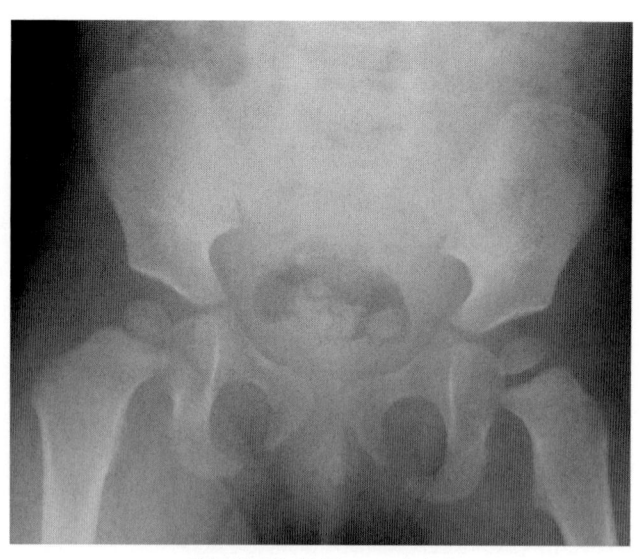

Abb. 29.10 18 Monate alt (w.)

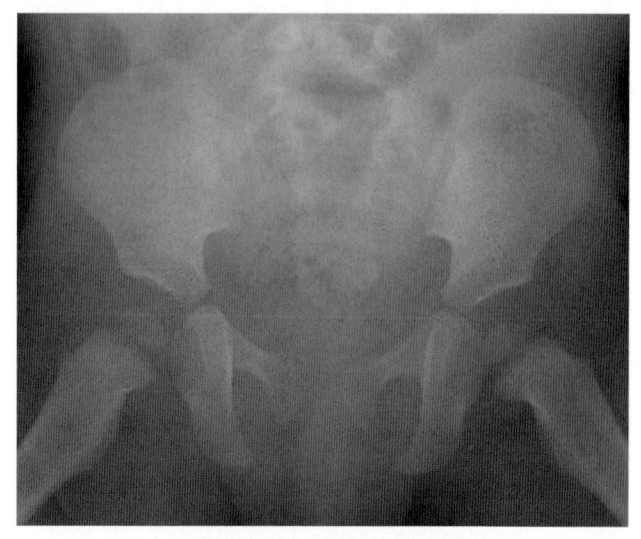

Abb. 29.11 18 Monate alt (w.)

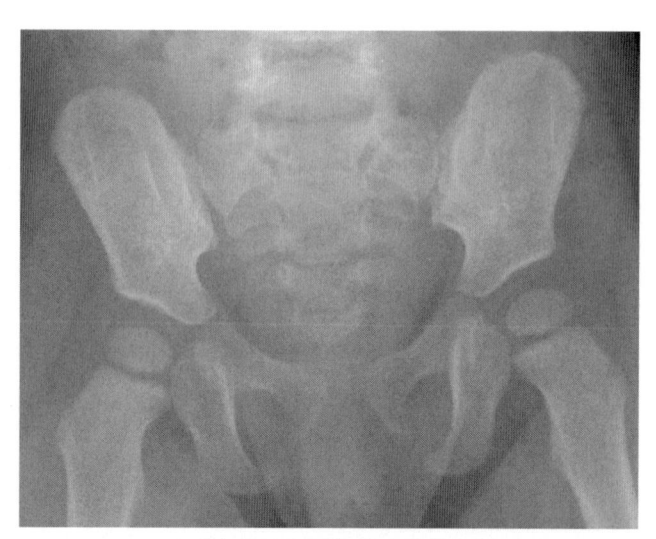

Abb. 29.12 21 Monate alt (w.)

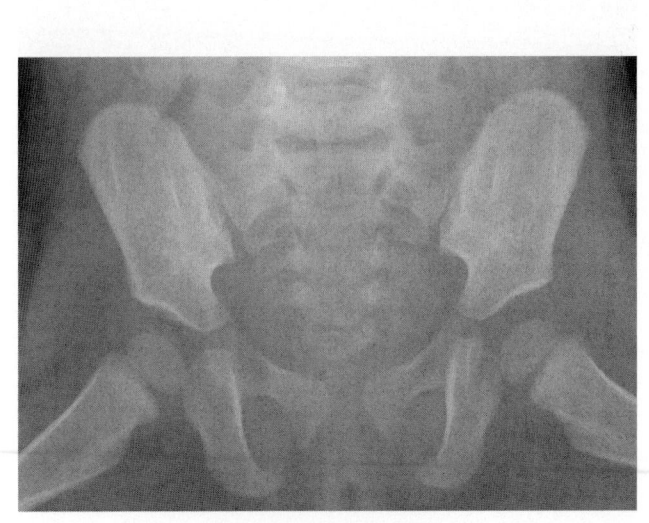

Abb. 29.13 21 Monate alt (w.)

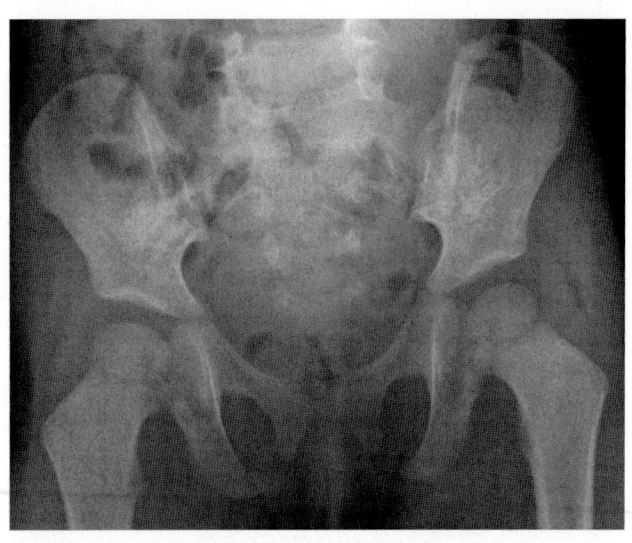

Abb. 29.14 2 Jahre alt (w.)

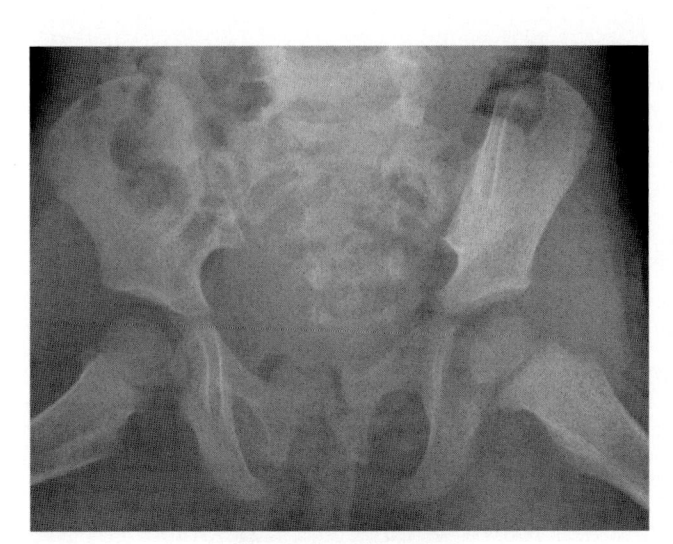

Abb. 29.15 2 Jahre alt (w.)

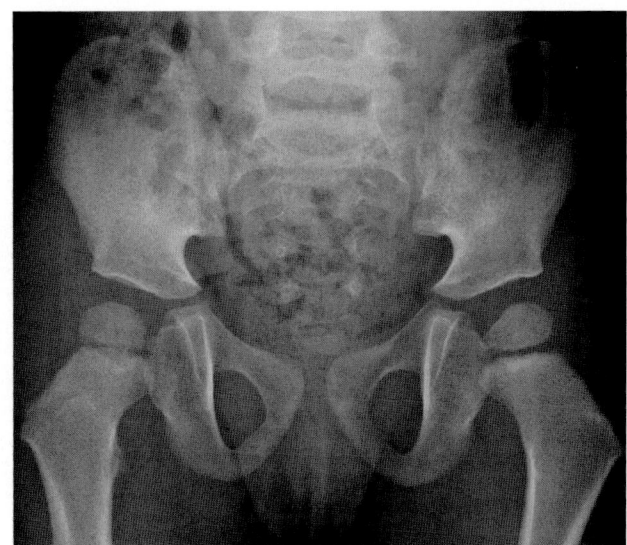

Abb. 29.16 3 Jahre alt (w.)

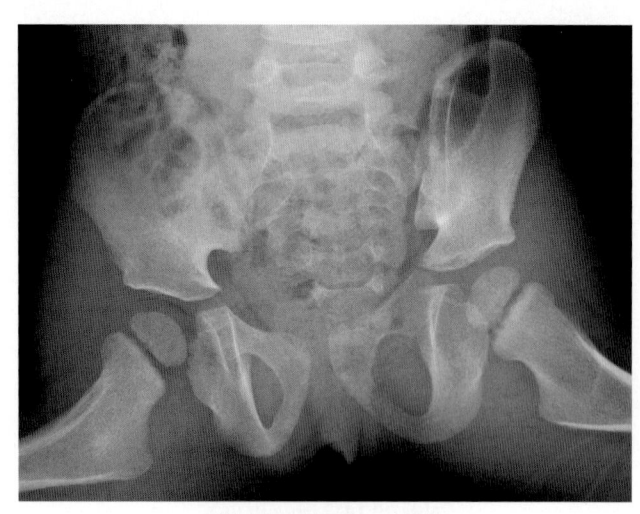

Abb. 29.17 3 Jahre alt (w.)

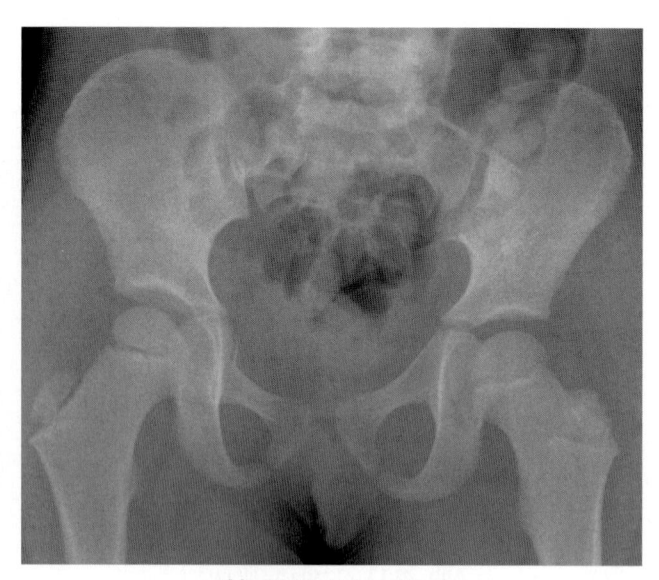

Abb. 29.18 4 Jahre alt (w.)

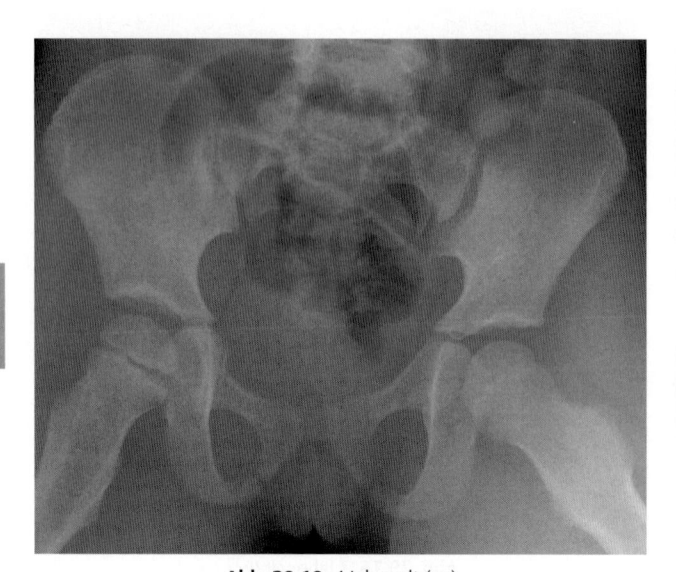

Abb. 29.19 4 Jahre alt (w.)

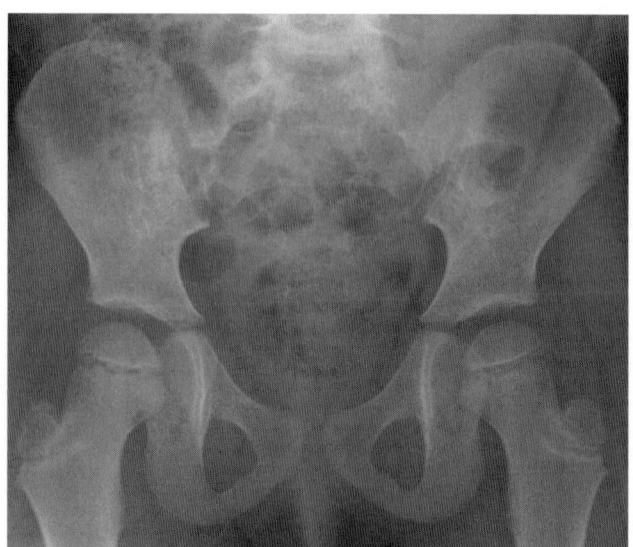

Abb. 29.20 5 Jahre alt (w.)

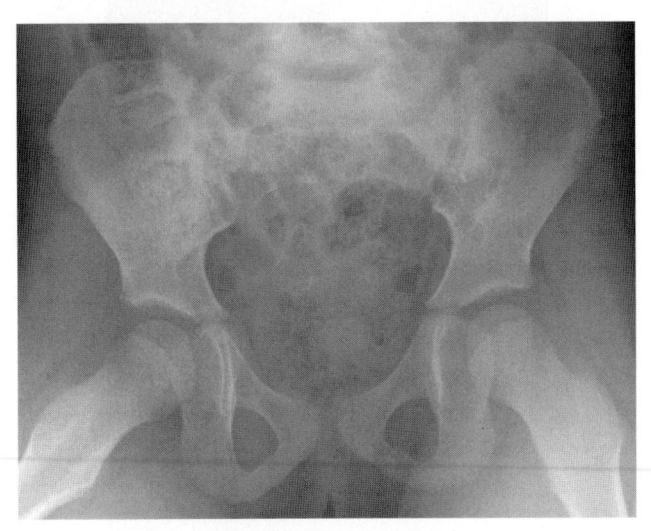

Abb. 29.21 5 Jahre alt (w.)

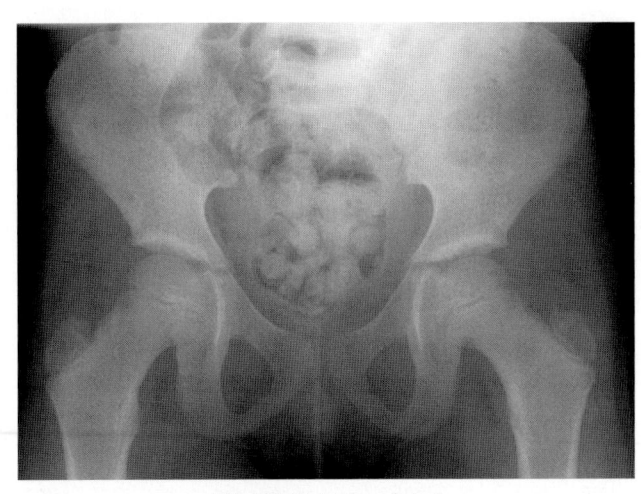

Abb. 29.22 6 Jahre alt (w.)

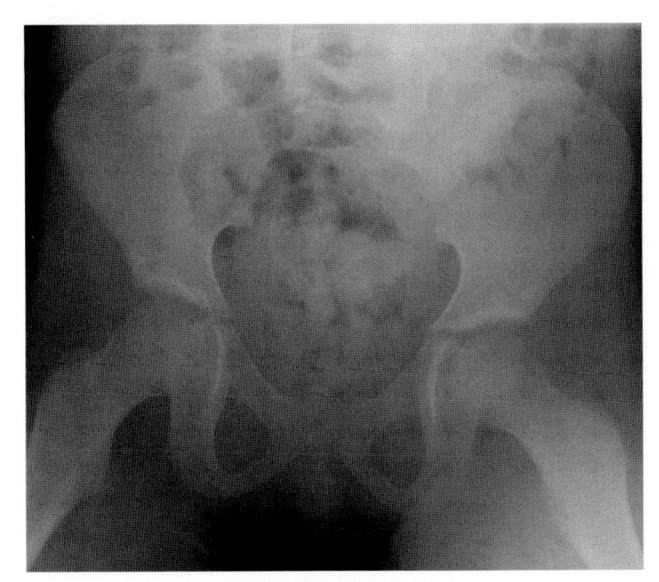

Abb. 29.23 6 Jahre alt (w.)

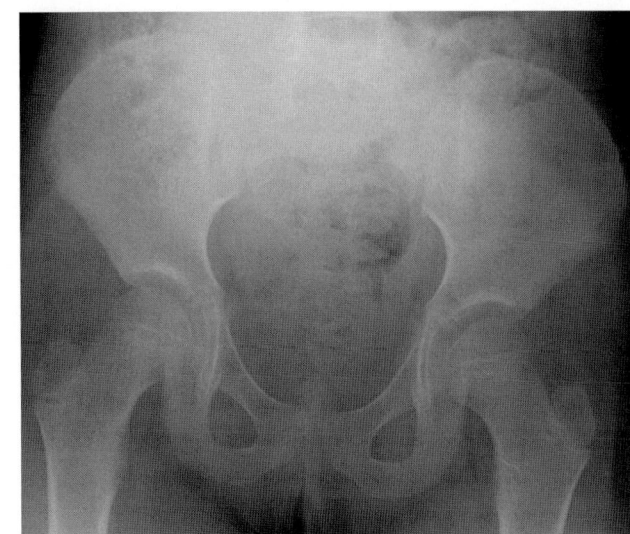

Abb. 29.24 7 Jahre alt (w.)

29 Becken, weiblich

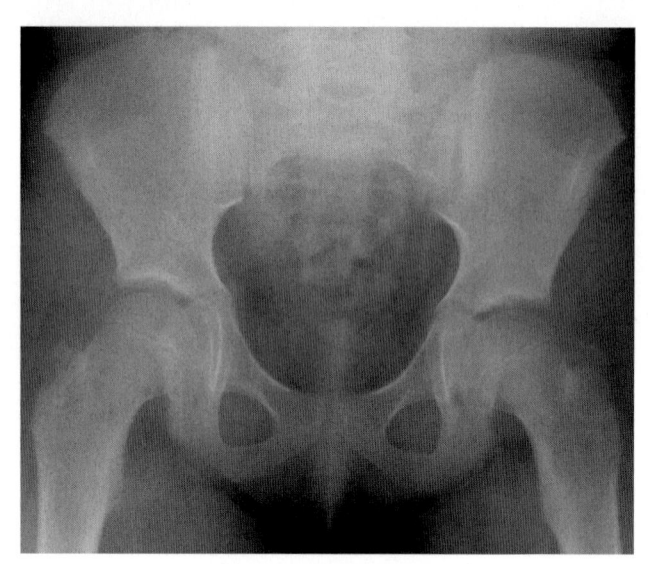

Abb. 29.25 8 Jahre alt (w.)

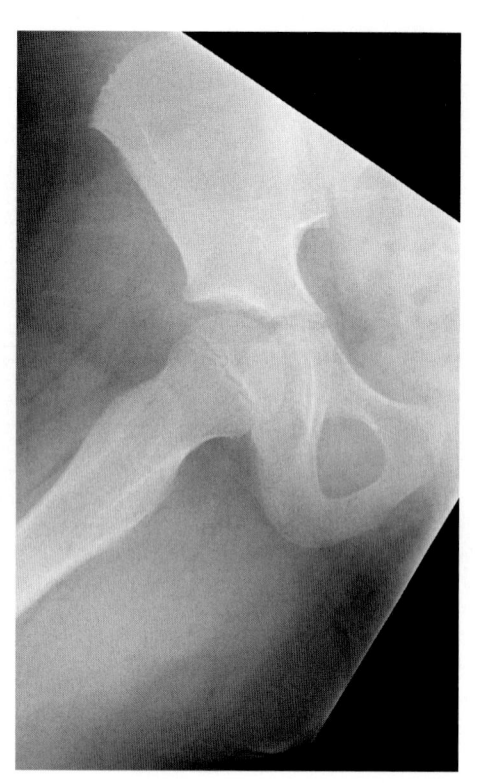

Abb. 29.26 8 Jahre alt (w.)

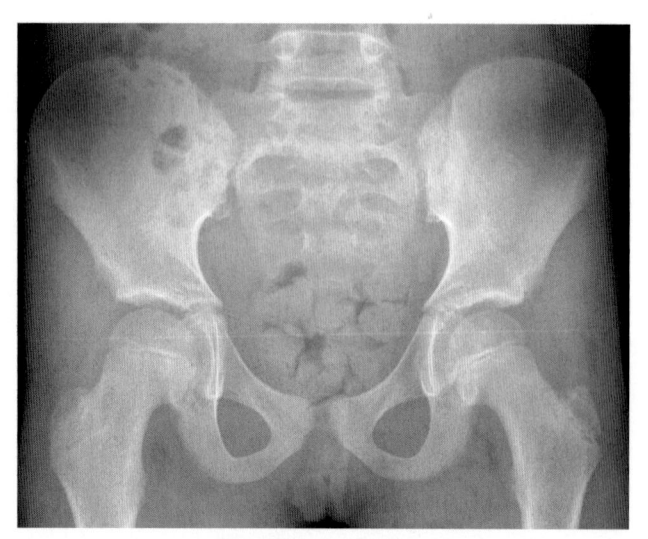

Abb. 29.27 9 Jahre alt (w.)

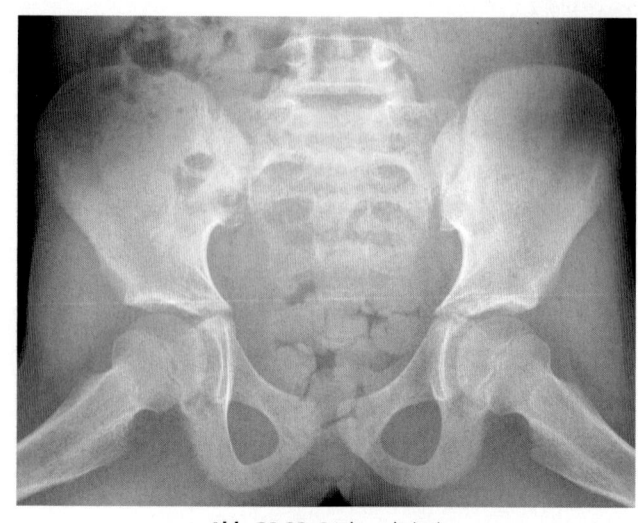

Abb. 29.28 9 Jahre alt (w.)

29 Becken, weiblich

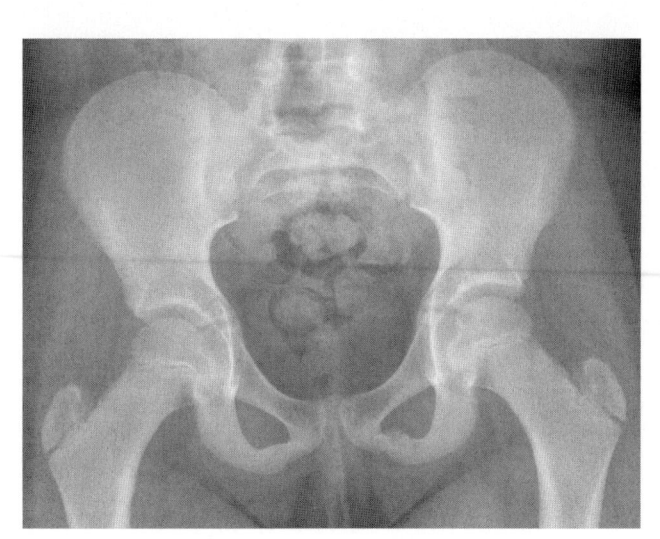

Abb. 29.29 10 Jahre alt (w.)

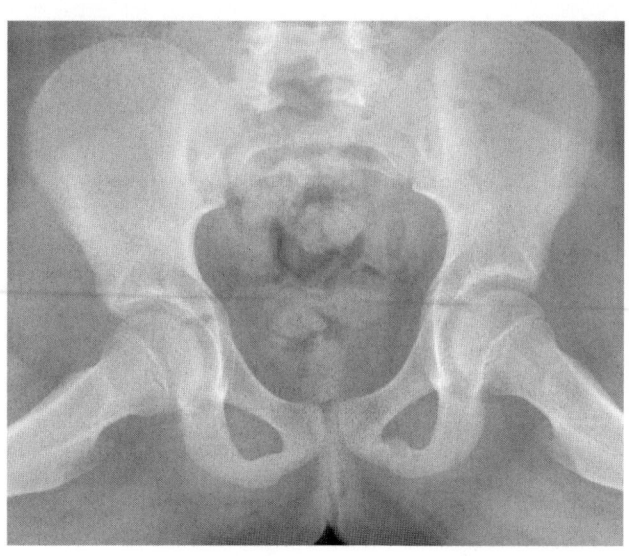

Abb. 29.30 10 Jahre alt (w.)

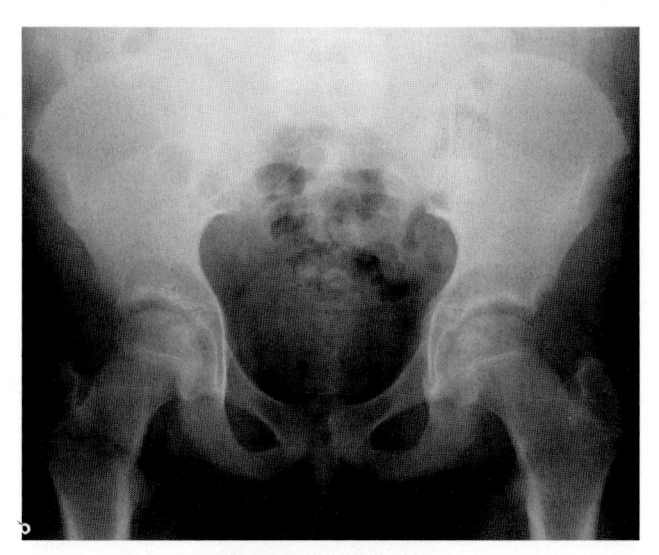

Abb. 29.31 11 Jahre alt (w.)

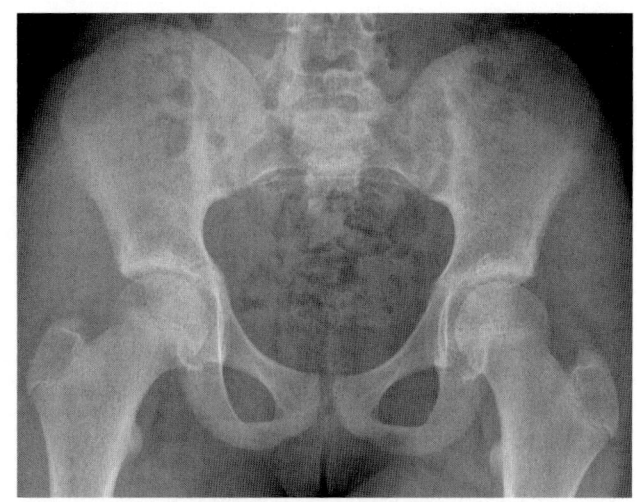

Abb. 29.32 12 Jahre alt (w.)

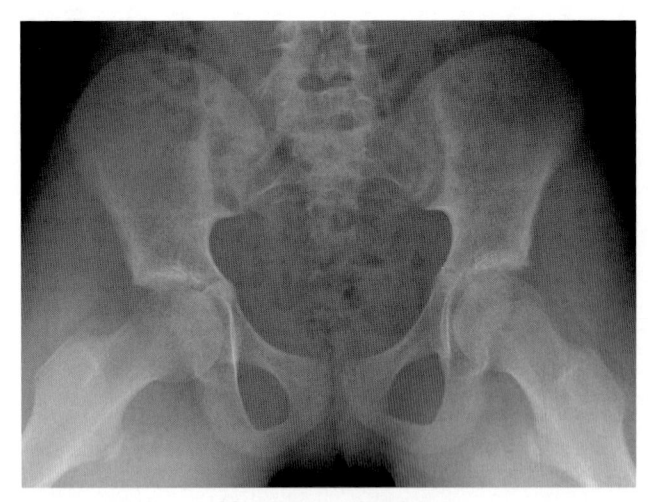

Abb. 29.33 12 Jahre alt (w.)

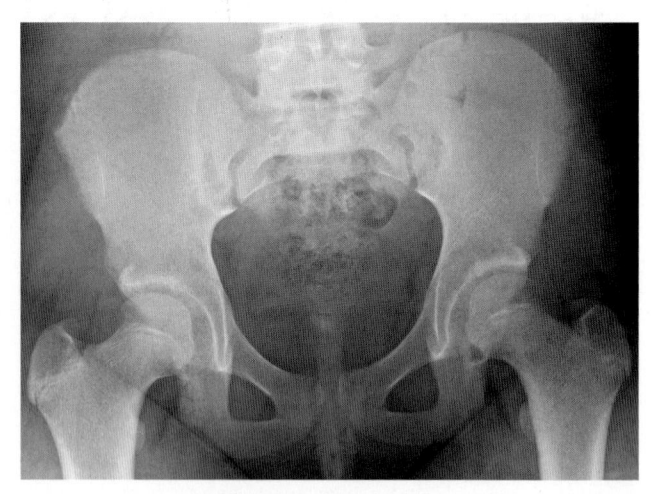

Abb. 29.34 13 Jahre alt (w.)

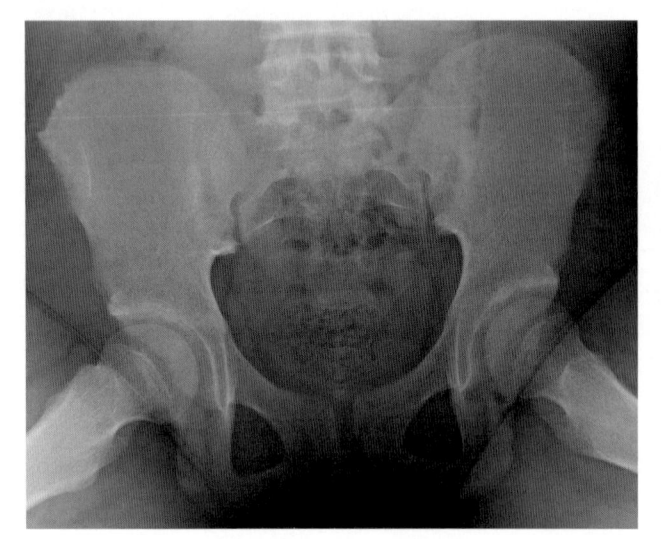

Abb. 29.35 13 Jahre alt (w.)

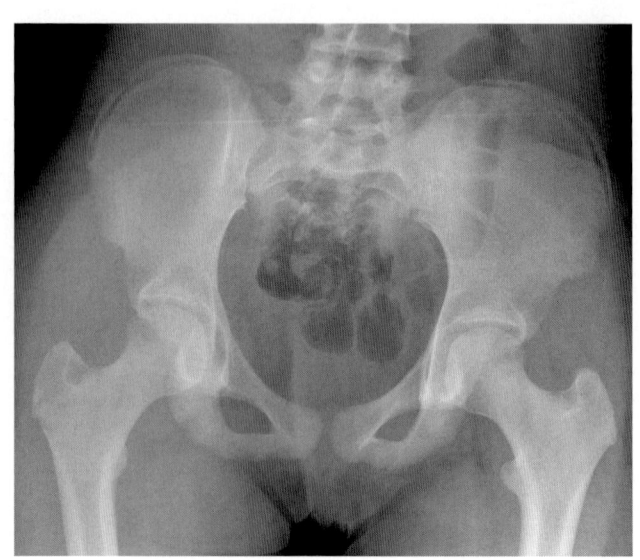

Abb. 29.36 14 Jahre alt (w.)

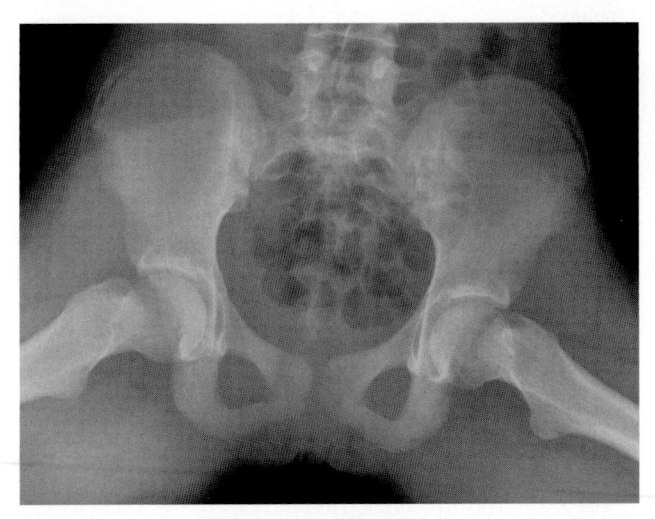

Abb. 29.37 14 Jahre alt (w.)

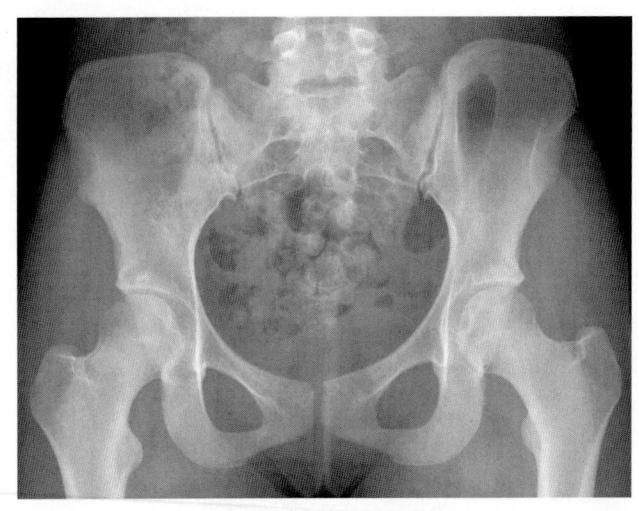

Abb. 29.38 15 Jahre alt (w.)

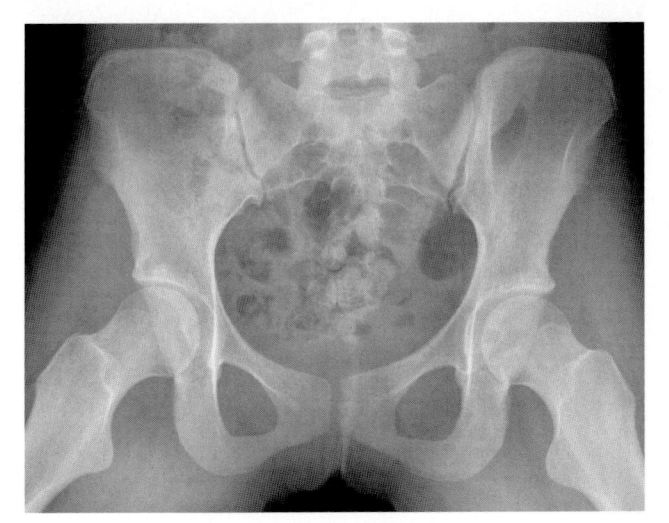

Abb. 29.39 15 Jahre alt (w.)

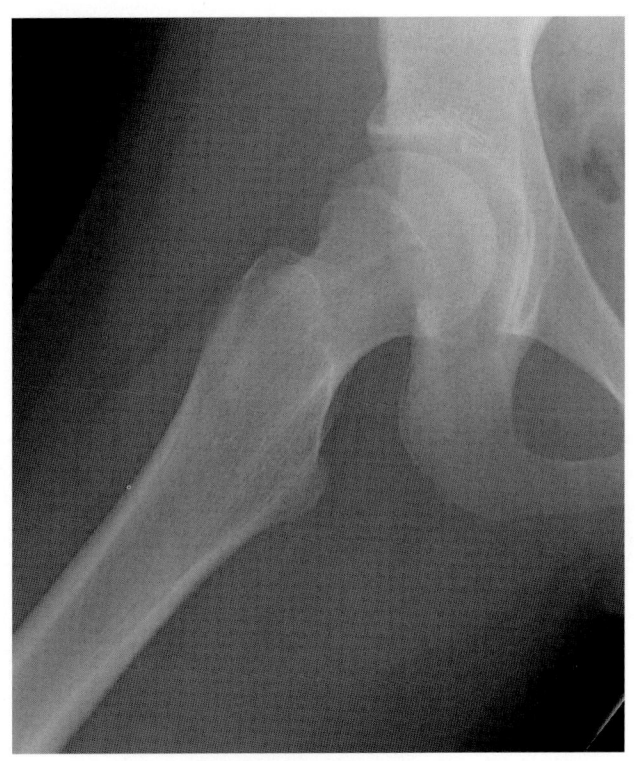

Abb. 29.40 15 Jahre alt (w.)

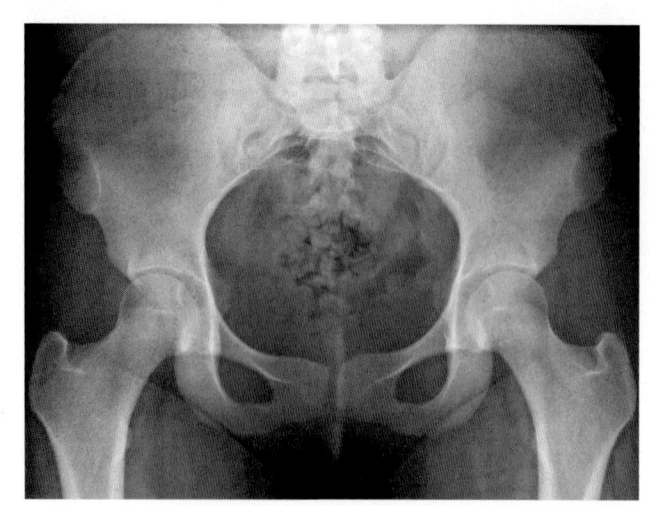

Abb. 29.41 16 Jahre alt (w.)

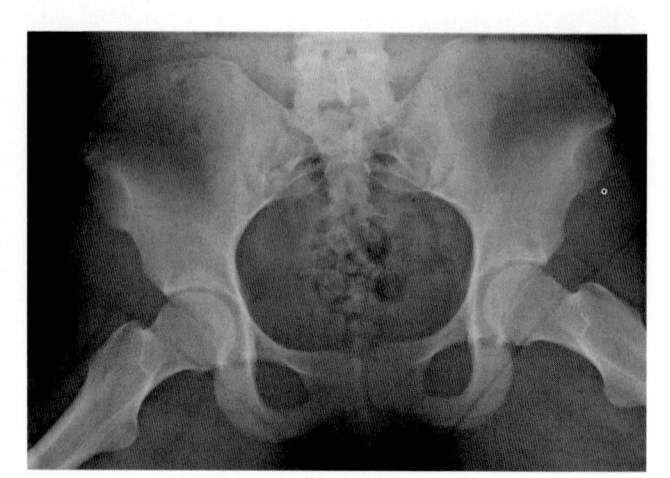

Abb. 29.42 16 Jahre alt (w.)

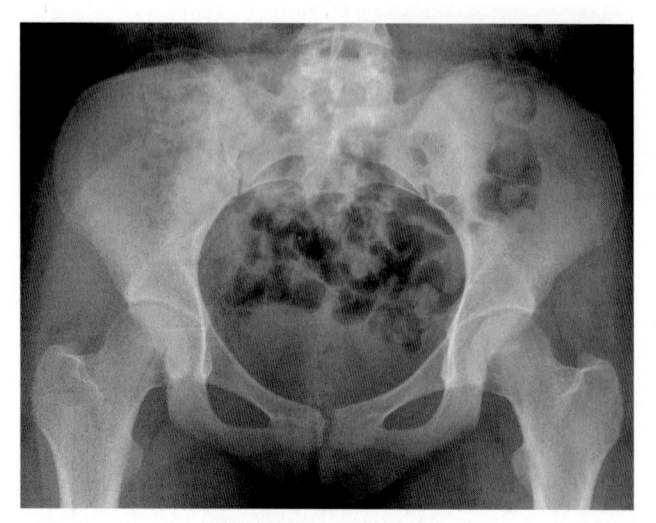

Abb. 29.43 17 Jahre alt (w.)

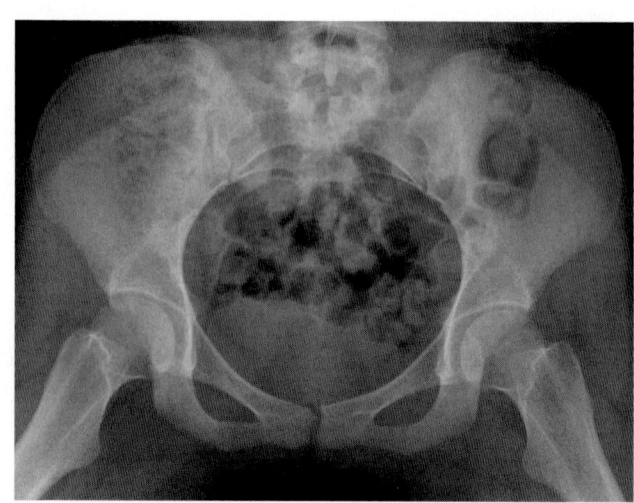

Abb. 29.44 17 Jahre alt (w.)

29 Becken, weiblich

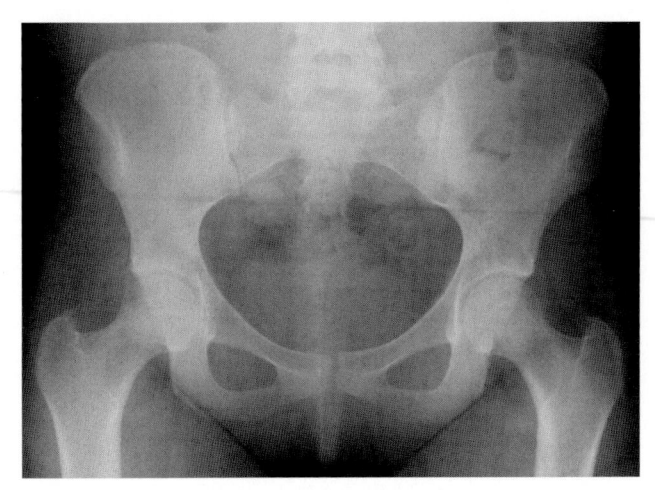

Abb. 29.45 18 Jahre alt (w.)

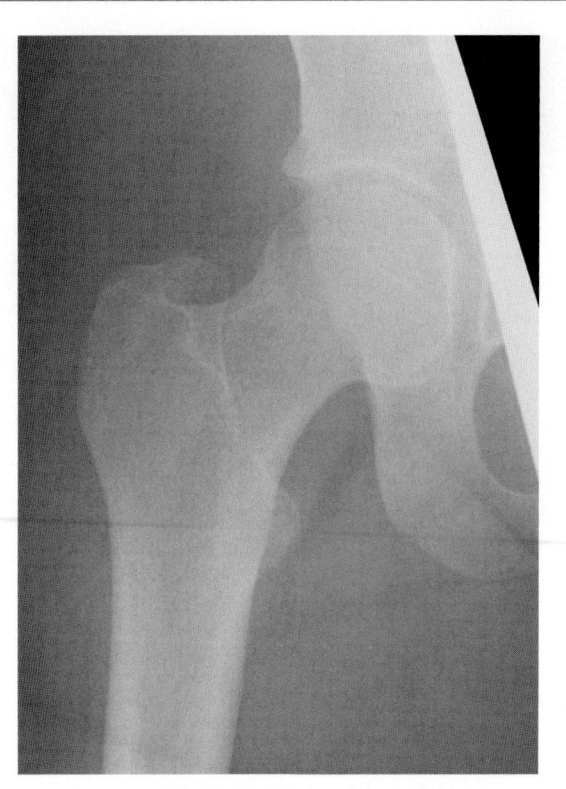

Abb. 29.46 18 Jahre alt (w.)

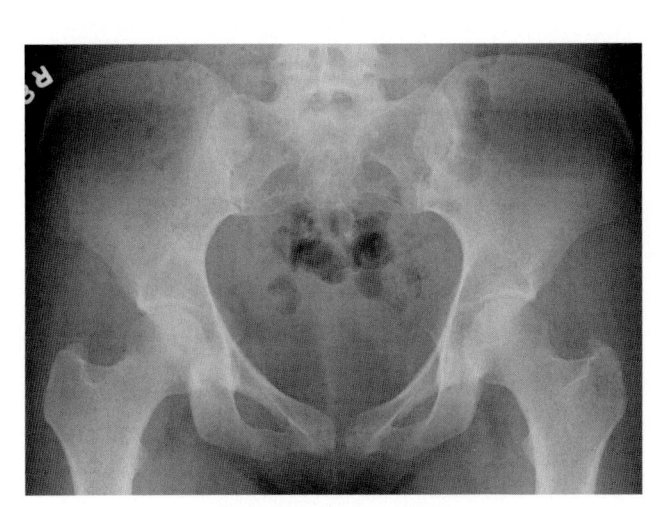

Abb. 29.47 19 Jahre alt (w.)

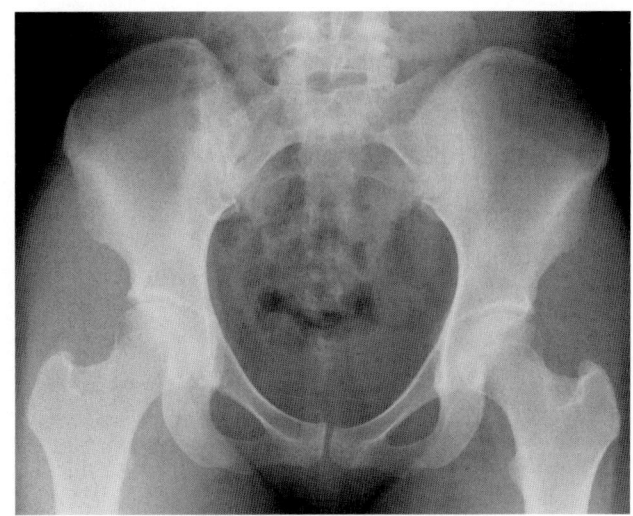

Abb. 29.48 20 Jahre alt (w.)

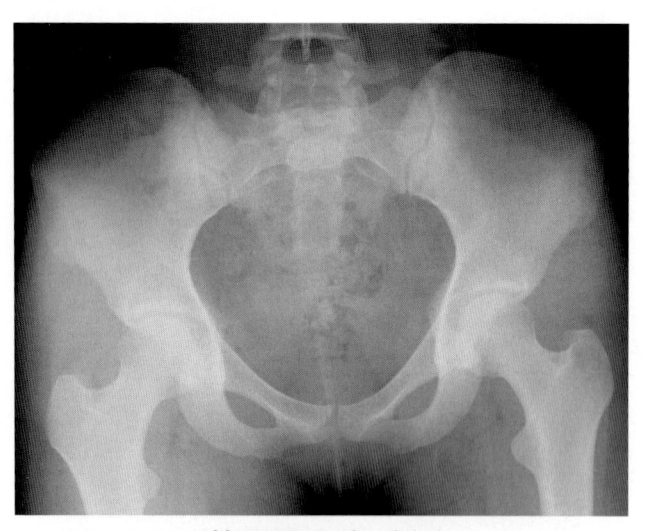

Abb. 29.49 21 Jahre alt (w.)

30 Femur, weiblich

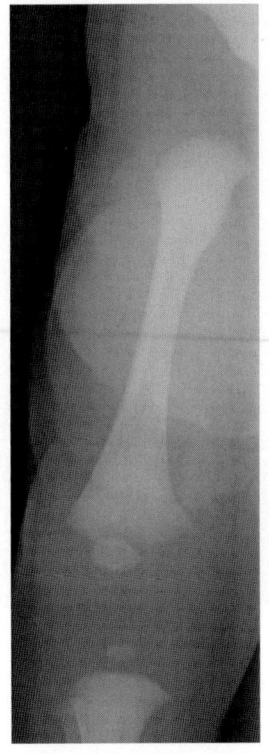

Abb. 30.1 Neugeboren (w.)

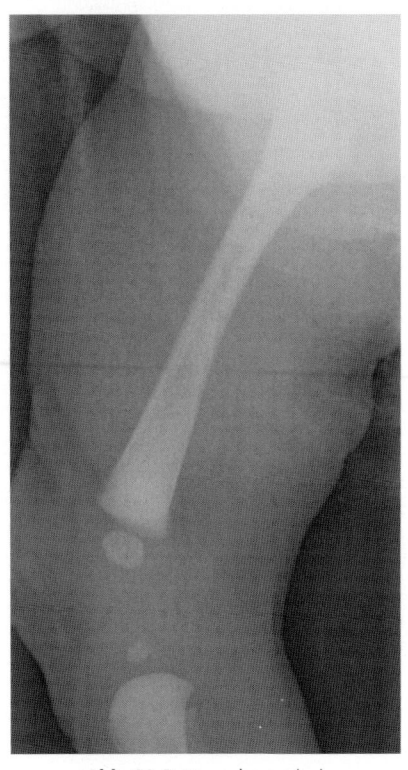

Abb. 30.2 Neugeboren (w.)

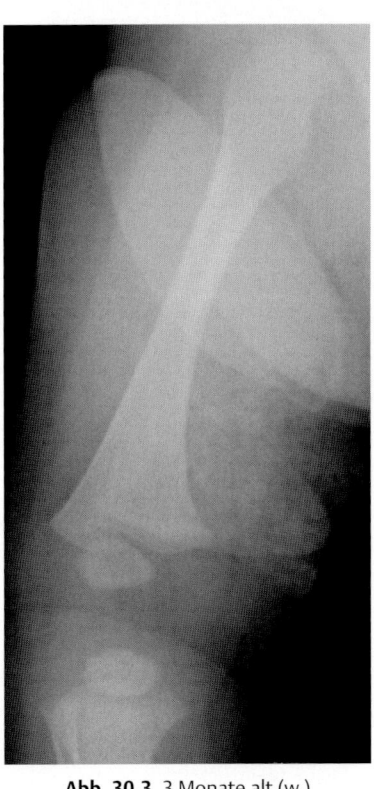

Abb. 30.3 3 Monate alt (w.)

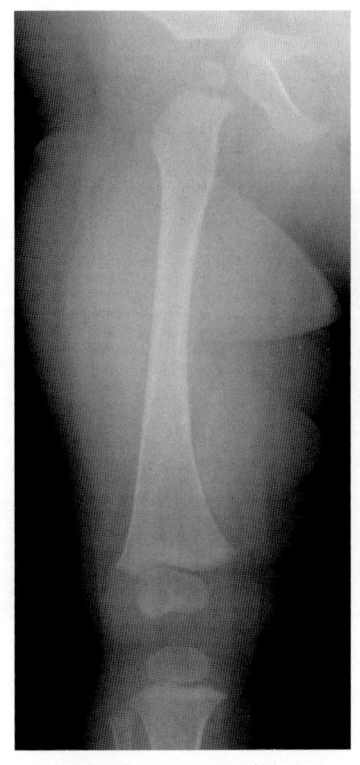

Abb. 30.4 6 Monate alt (w.)

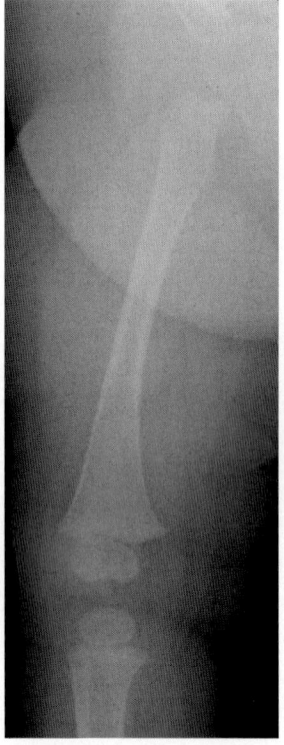

Abb. 30.5 6 Monate alt (w.)

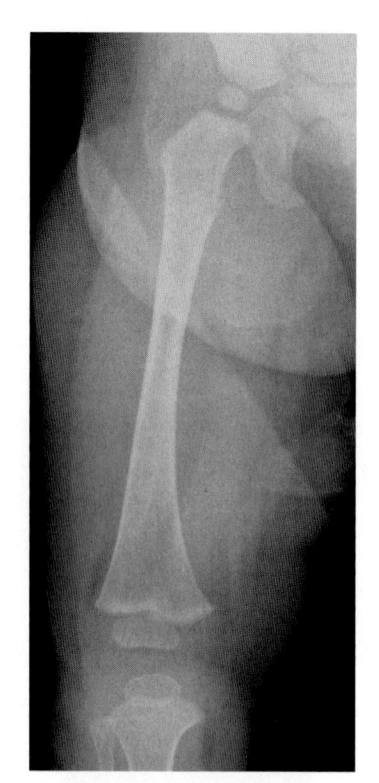

Abb. 30.6 9 Monate alt (w.)

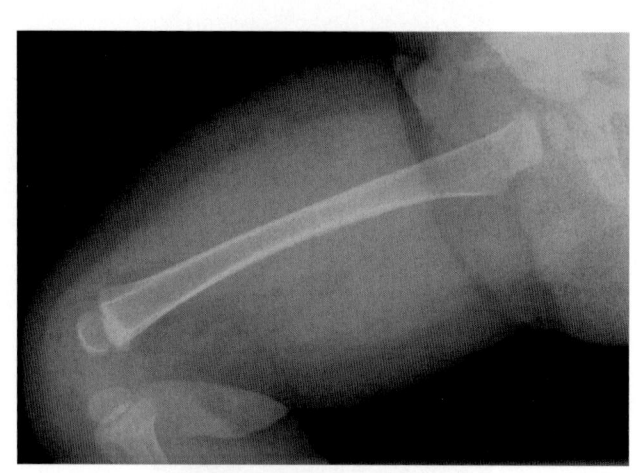

Abb. 30.7 9 Monate alt (w.)

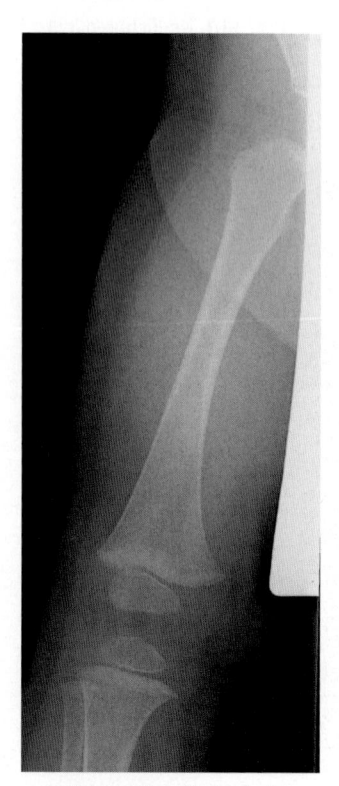

Abb. 30.8 1 Jahr alt (w.)

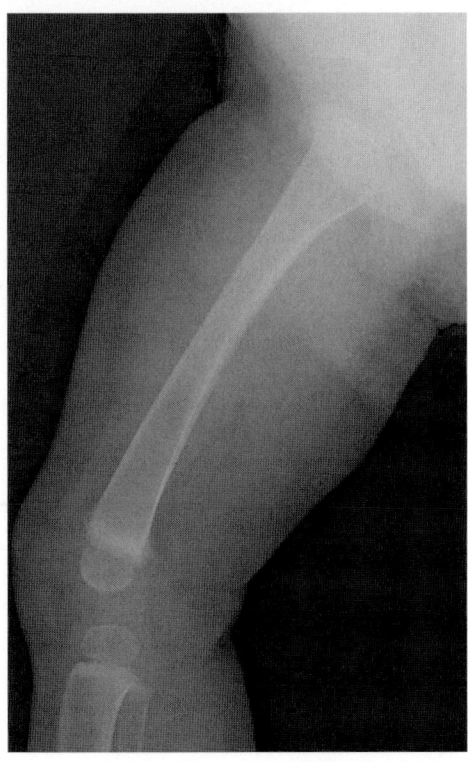

Abb. 30.9 1 Jahr alt (w.)

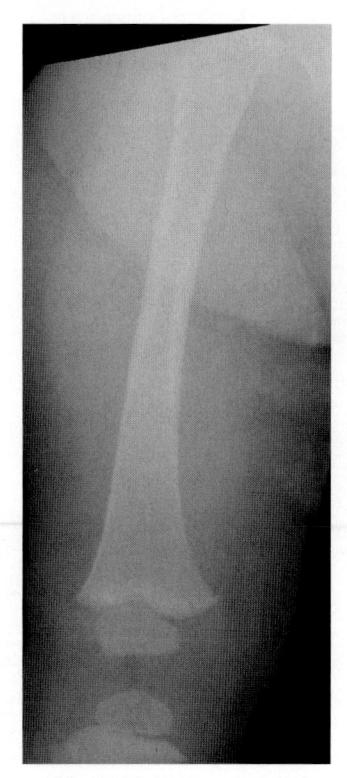

Abb. 30.10 15 Monate alt (w.)

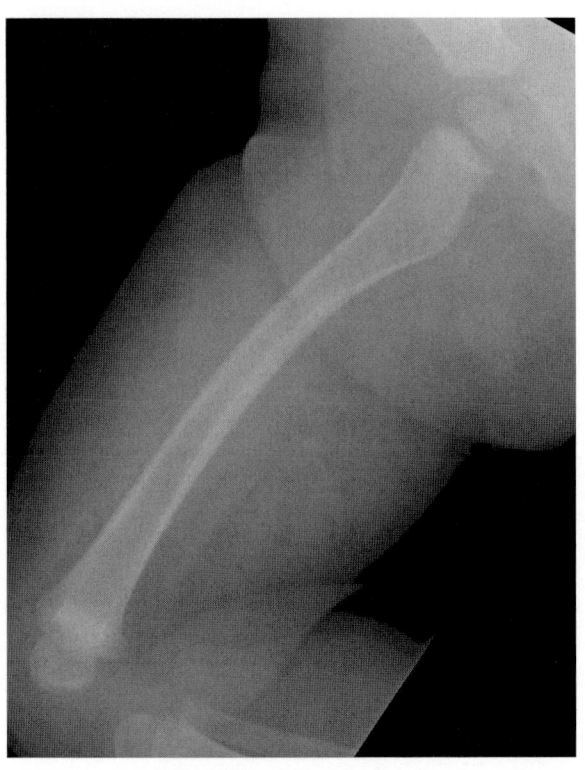

Abb. 30.11 15 Monate alt (w.)

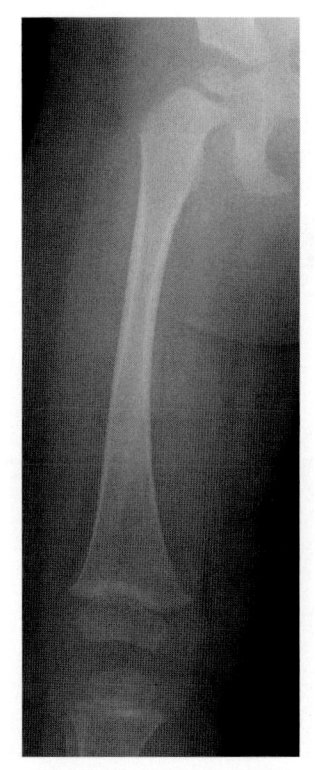

Abb. 30.12 18 Monate alt (w.)

30 Femur, weiblich

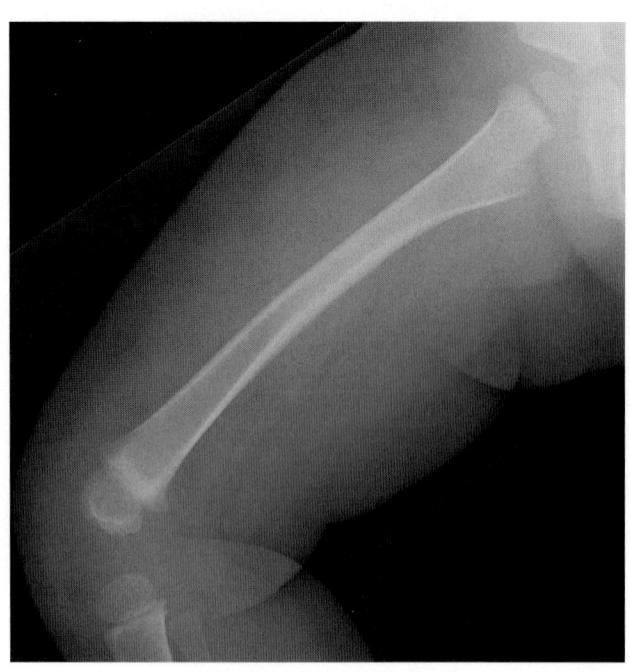

Abb. 30.13 18 Monate alt (w.)

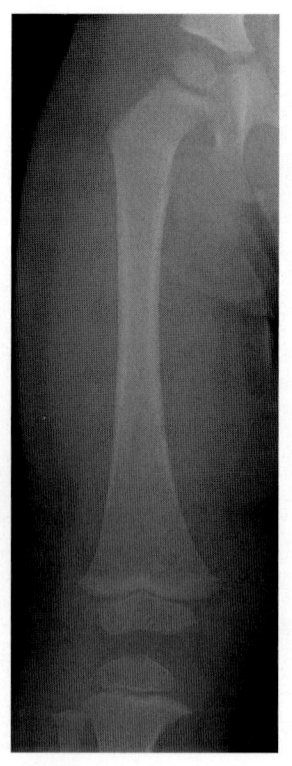

Abb. 30.14 21 Monate alt (w.)

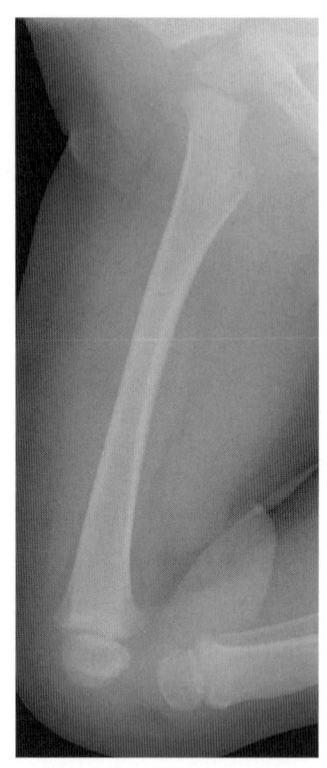

Abb. 30.15 21 Monate alt (w.)

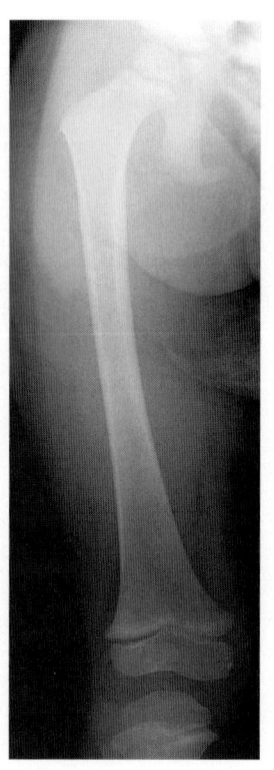

Abb. 30.16 2 Jahre alt (w.)

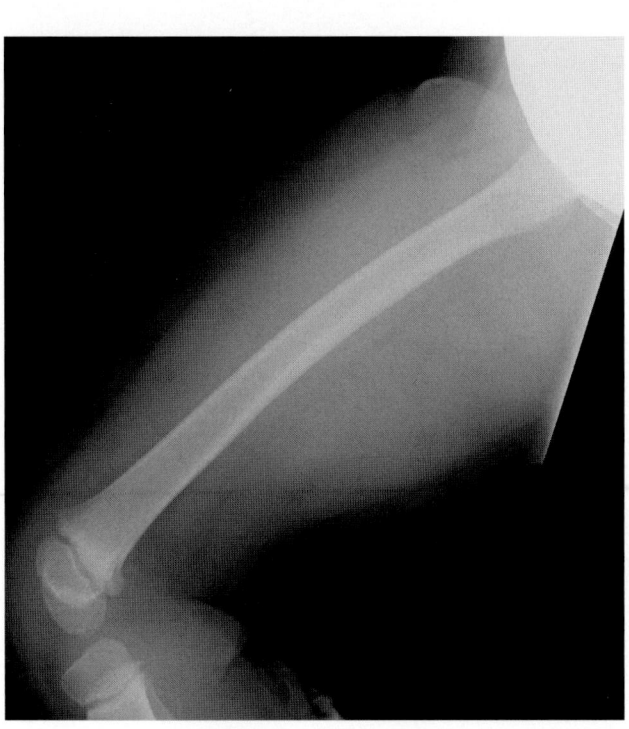

Abb. 30.17 2 Jahre alt (w.)

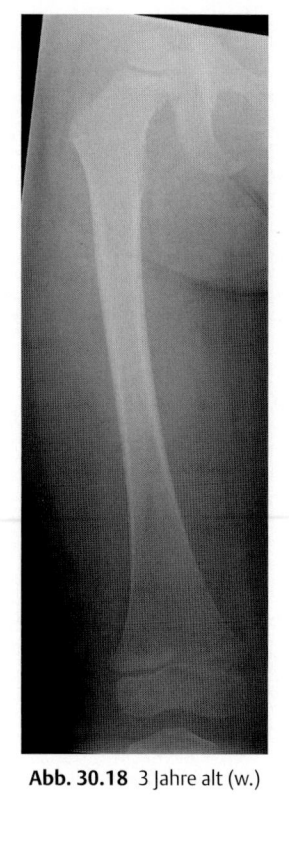

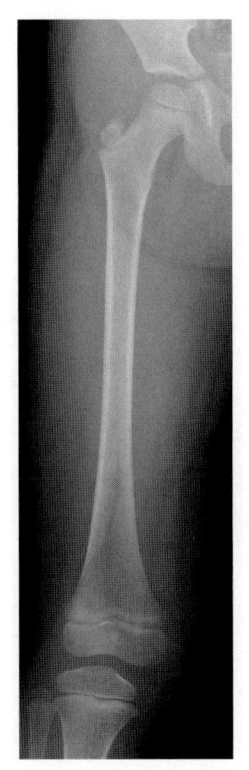

Abb. 30.18 3 Jahre alt (w.)

Abb. 30.19 4 Jahre alt (w.)

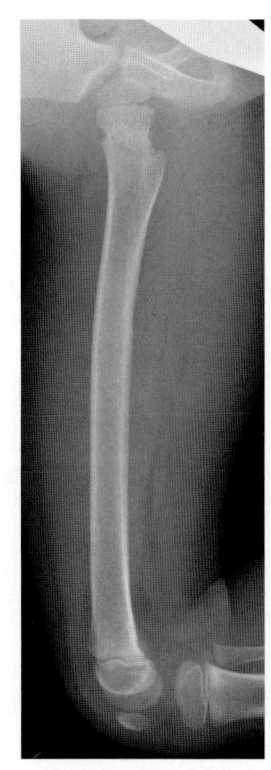

Abb. 30.20 4 Jahre alt (w.)

512 30 Femur, weiblich

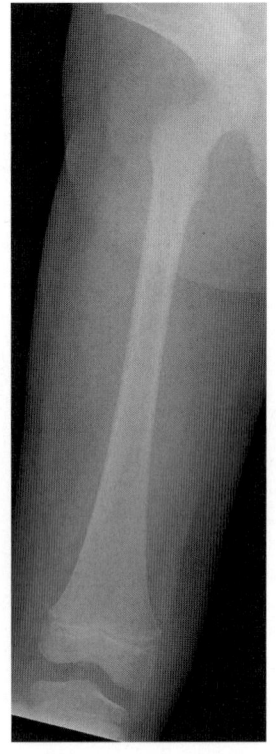

Abb. 30.21 5 Jahre alt (w.)

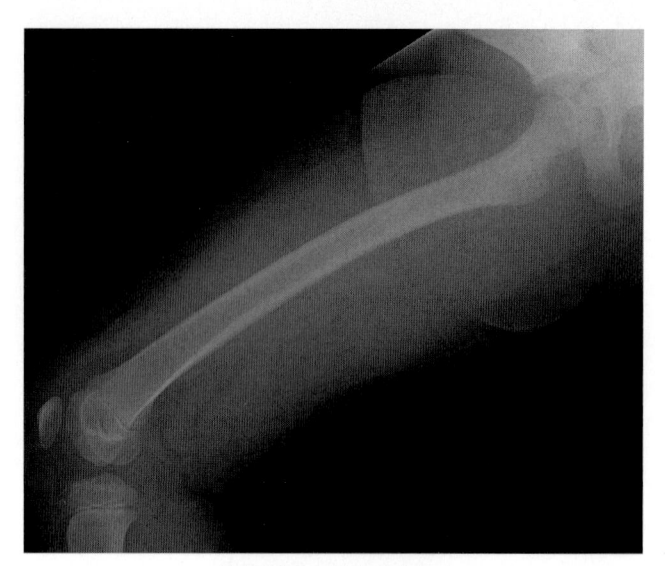

Abb. 30.22 5 Jahre alt (w.)

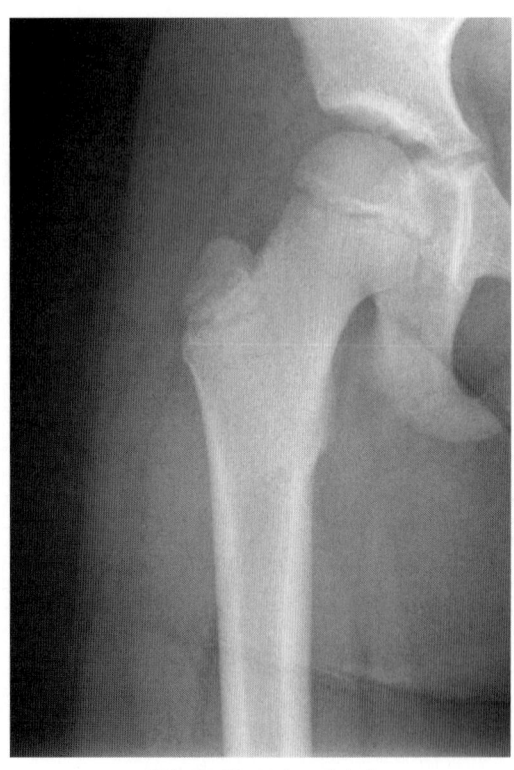

Abb. 30.23 6 Jahre alt (w.)

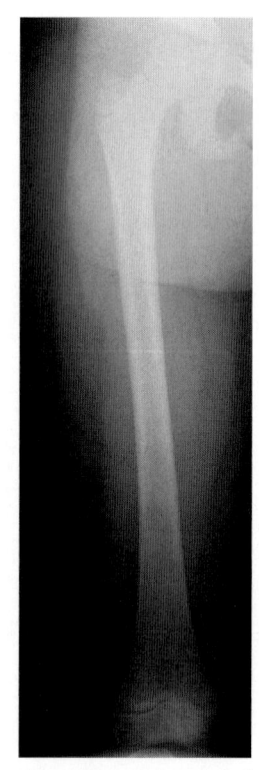

Abb. 30.24 6 Jahre alt (w.)

30 Femur, weiblich

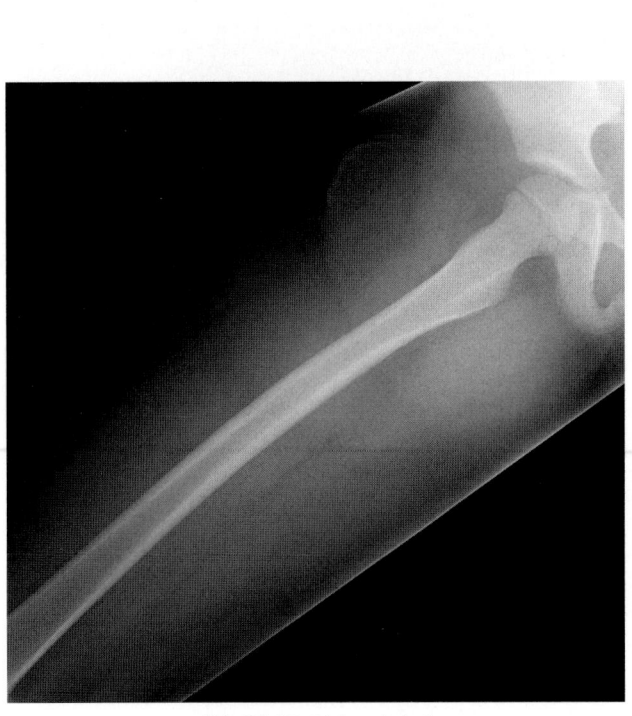

Abb. 30.25 6 Jahre alt (w.)

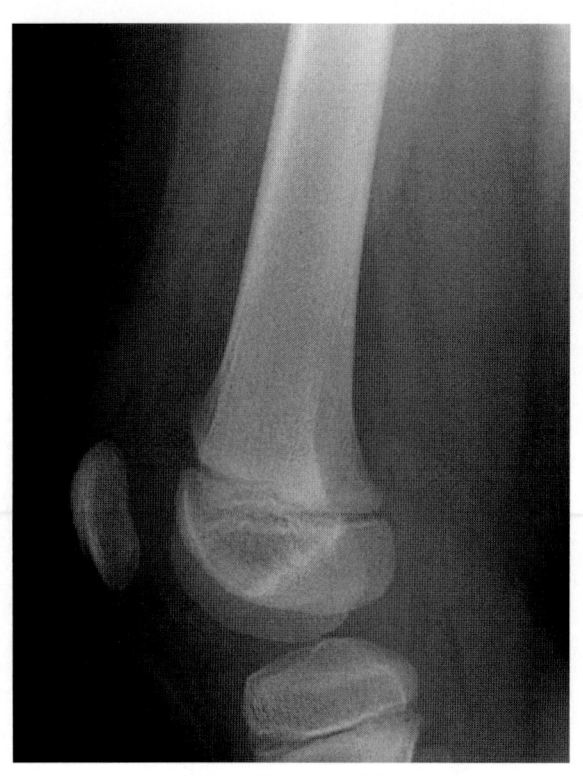

Abb. 30.26 6 Jahre alt (w.)

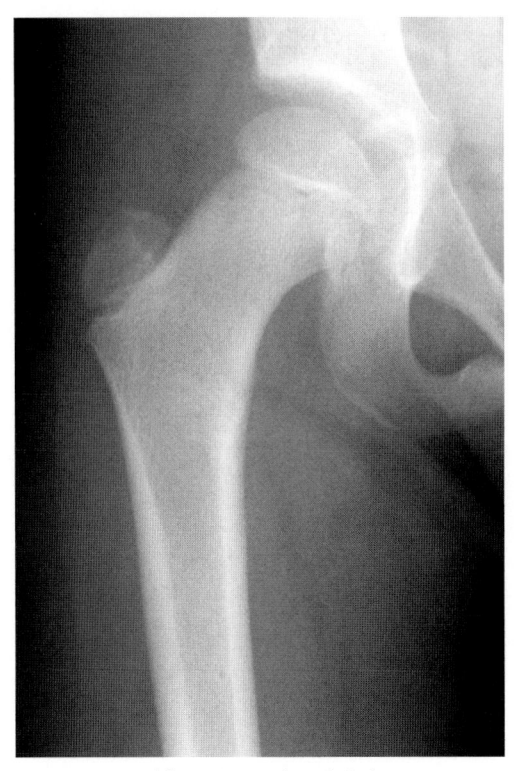

Abb. 30.27 7 Jahre alt (w.)

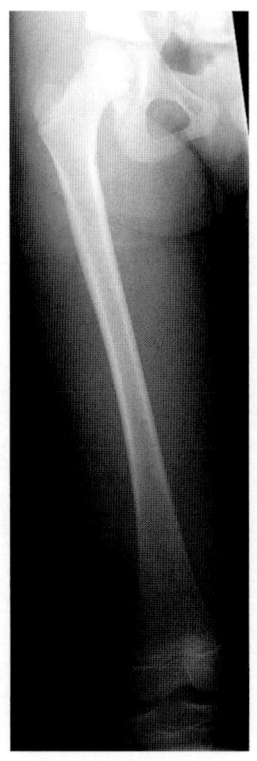

Abb. 30.28 7 Jahre alt (w.)

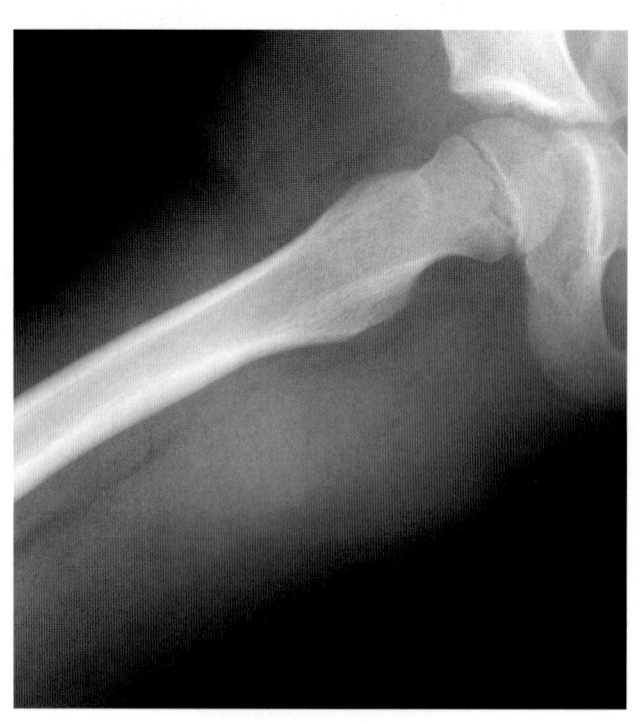

Abb. 30.29 7 Jahre alt (w.)

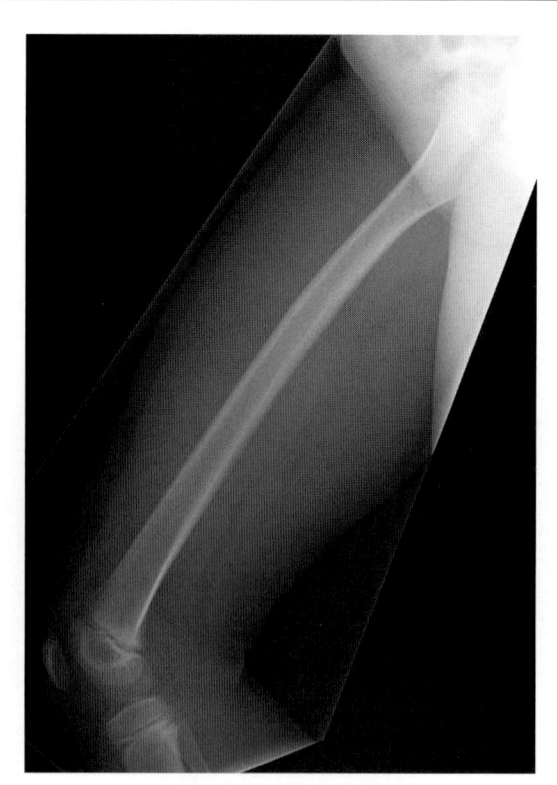

Abb. 30.30 7 Jahre alt (w.)

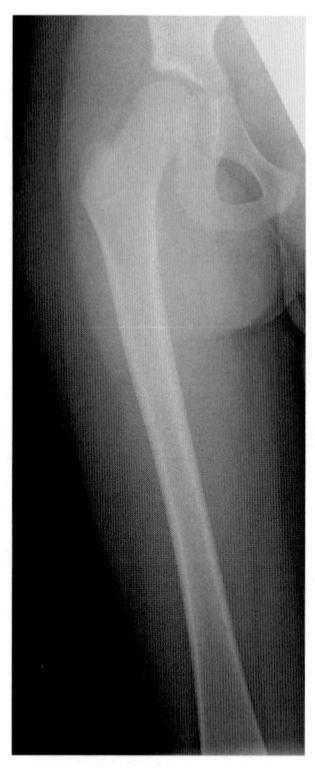

Abb. 30.31 8 Jahre alt (w.)

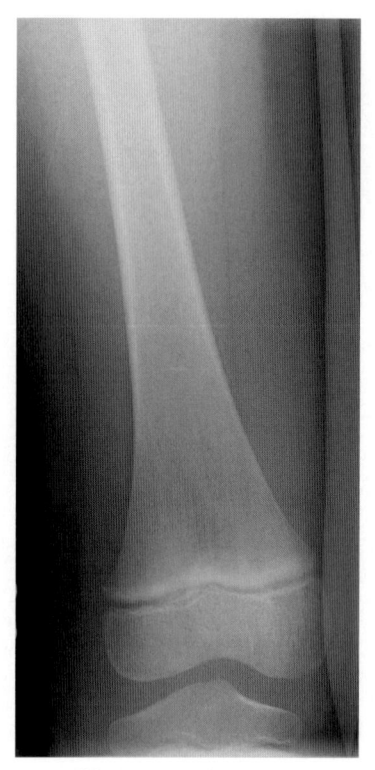

Abb. 30.32 8 Jahre alt (w.)

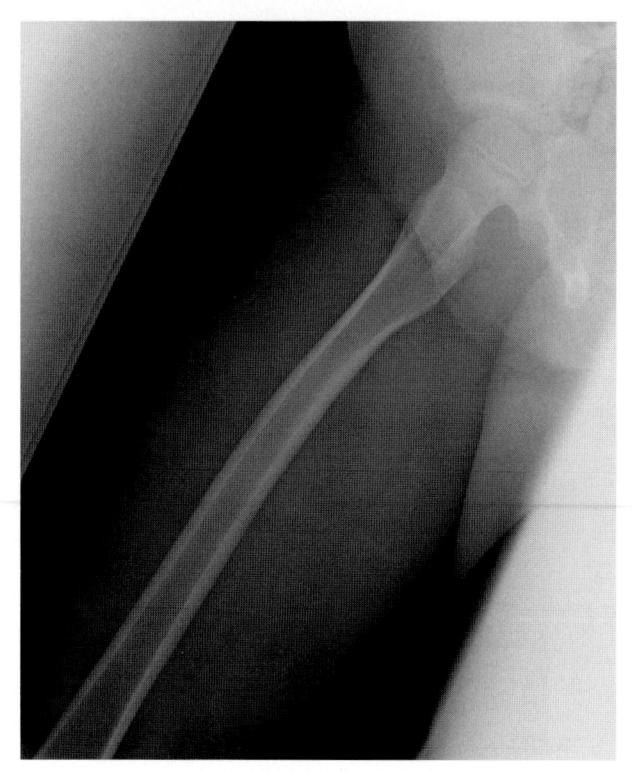

Abb. 30.33 8 Jahre alt (w.)

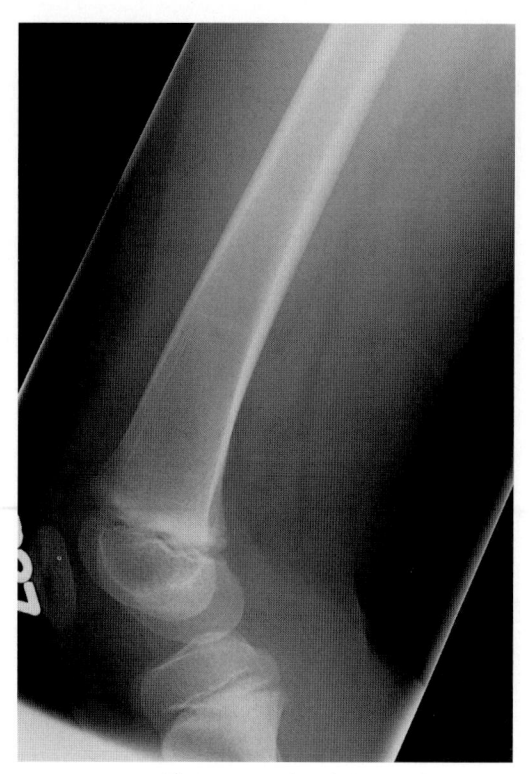

Abb. 30.34 8 Jahre alt (w.)

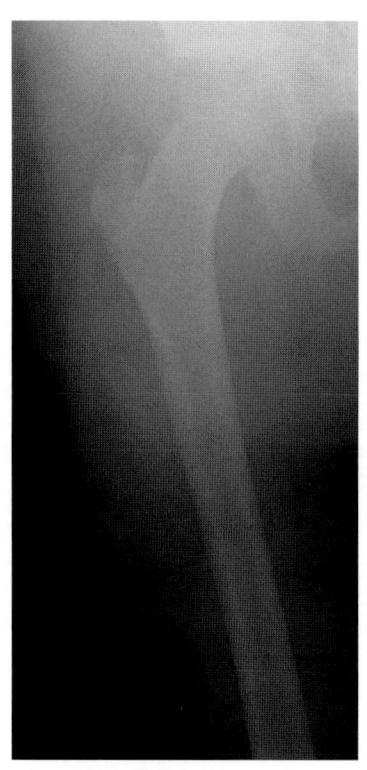

Abb. 30.35 9 Jahre alt (w.)

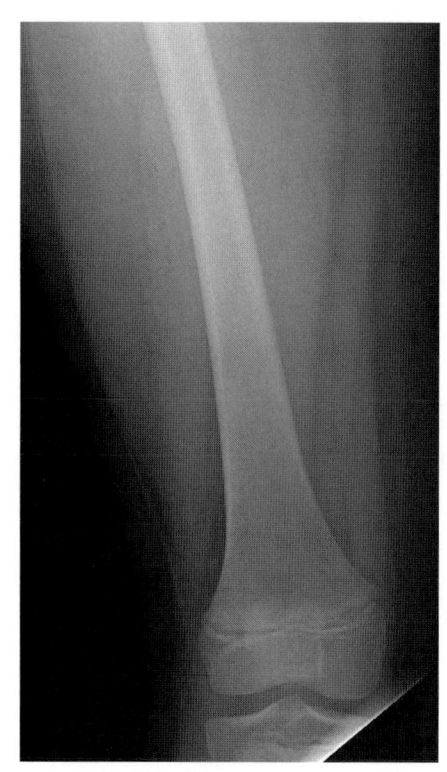

Abb. 30.36 9 Jahre alt (w.)

516 30 Femur, weiblich

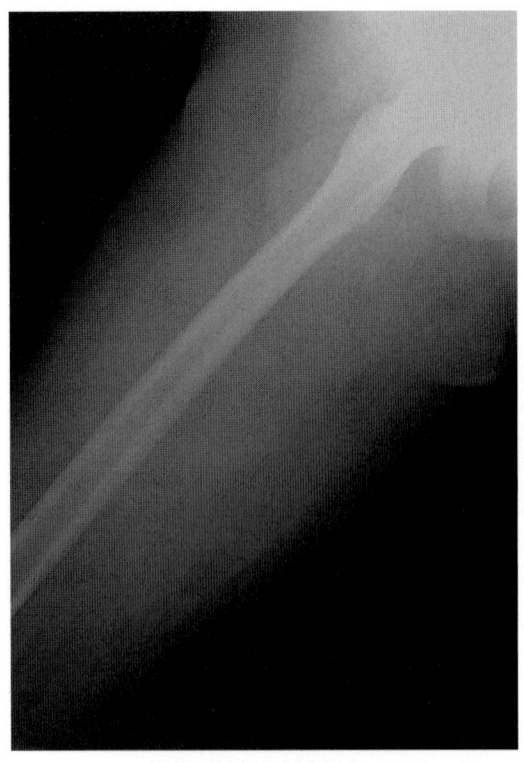

Abb. 30.37 9 Jahre alt (w.)

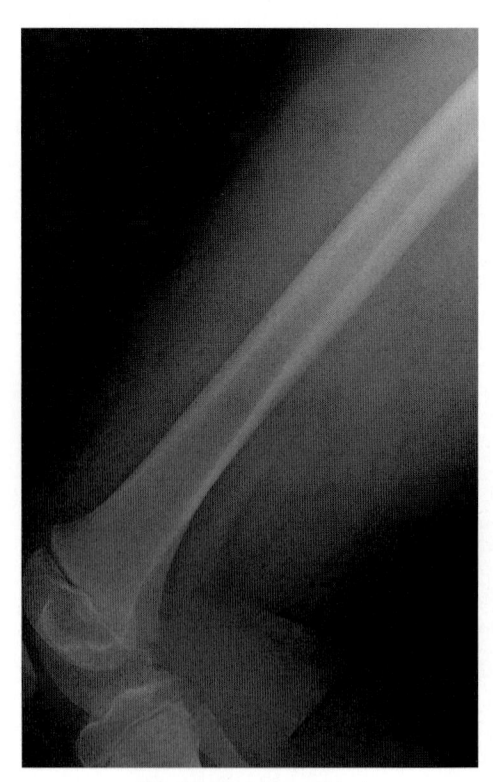

Abb. 30.38 9 Jahre alt (w.)

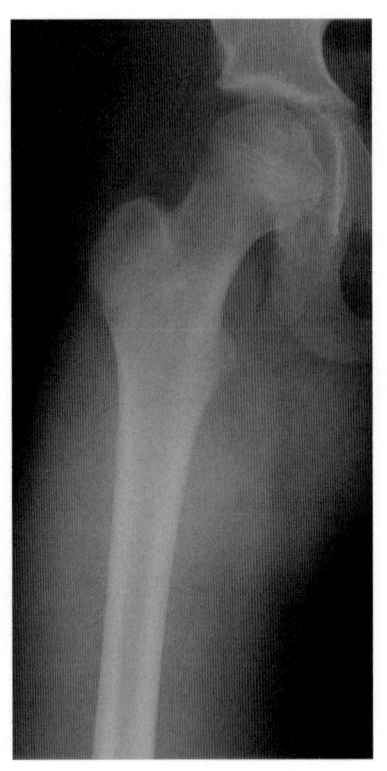

Abb. 30.39 10 Jahre alt (w.)

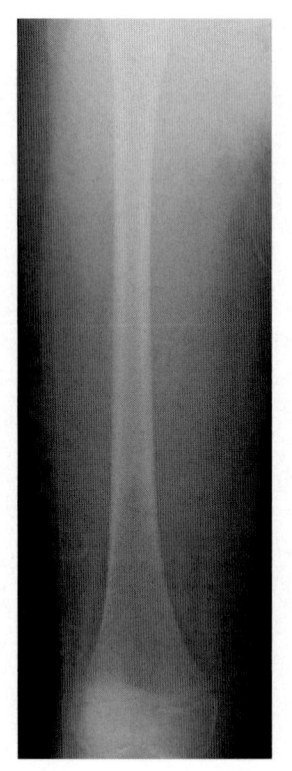

Abb. 30.40 10 Jahre alt (w.)

30 Femur, weiblich

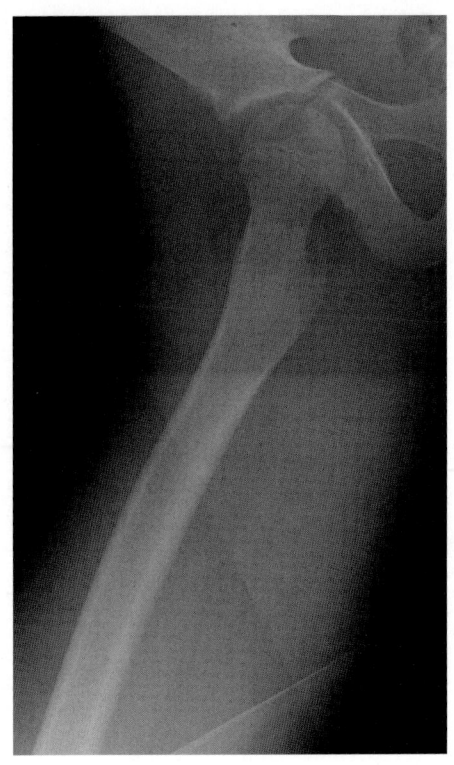

Abb. 30.41 10 Jahre alt (w.)

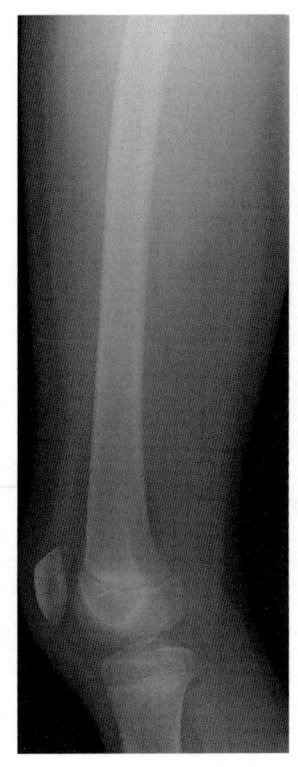

Abb. 30.42 10 Jahre alt (w.)

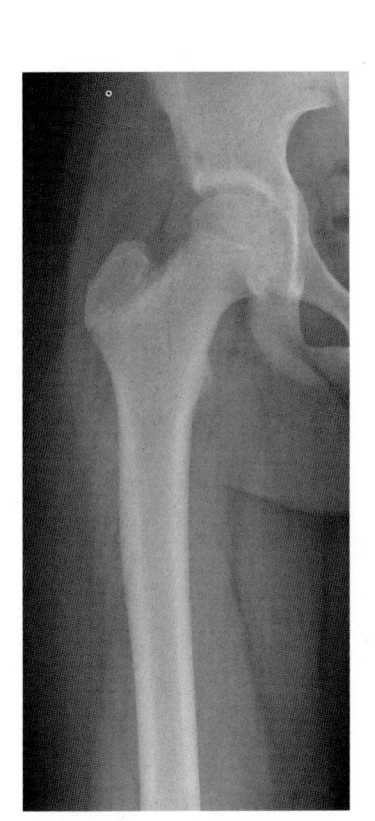

Abb. 30.43 11 Jahre alt (w.)

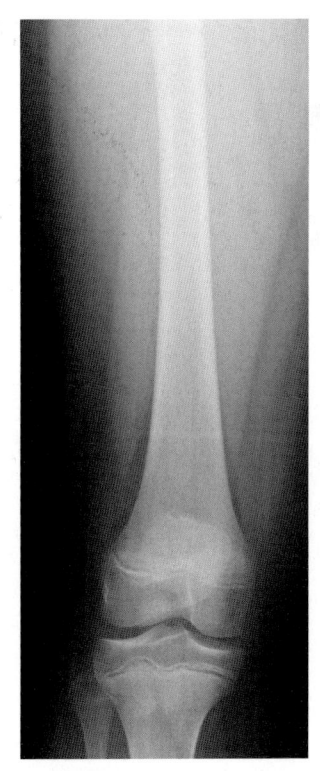

Abb. 30.44 11 Jahre alt (w.)

518 30 Femur, weiblich

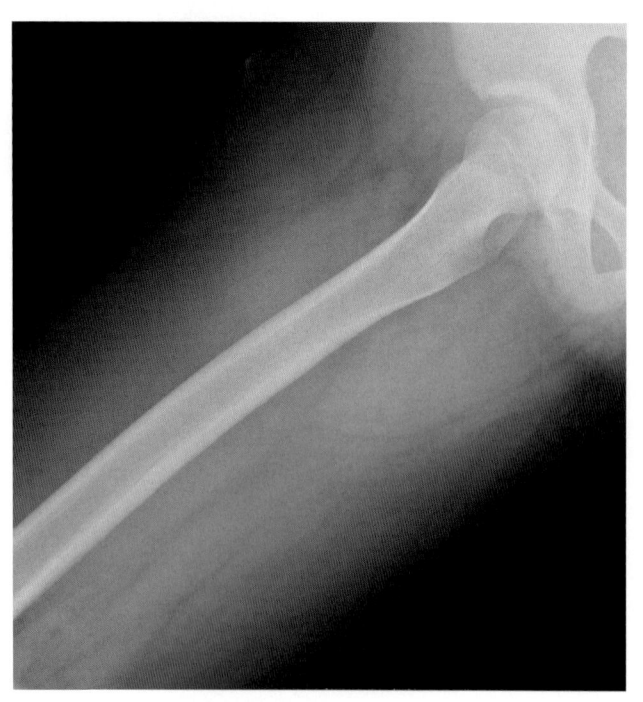

Abb. 30.45 11 Jahre alt (w.)

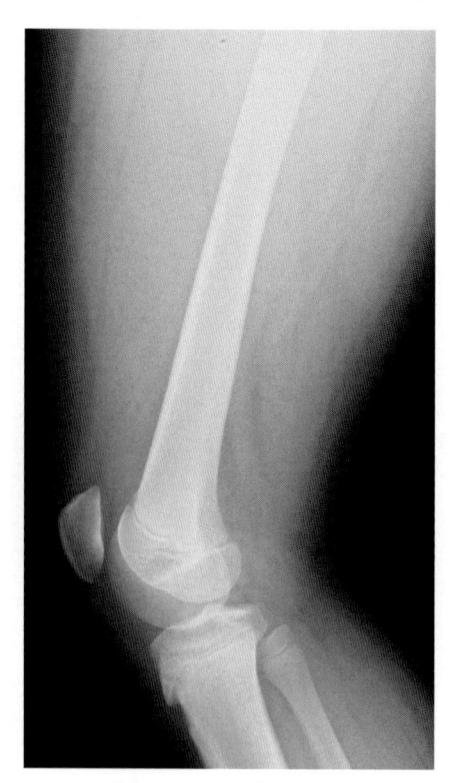

Abb. 30.46 11 Jahre alt (w.)

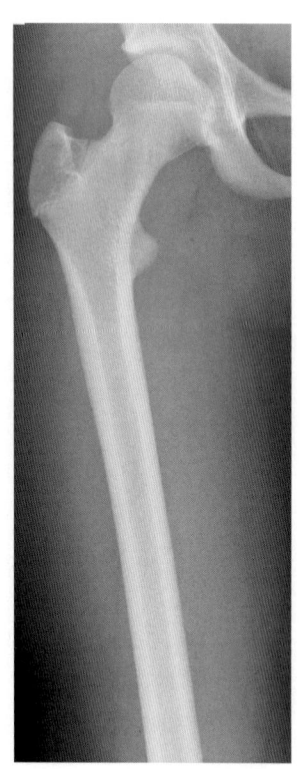

Abb. 30.47 12 Jahre alt (w.)

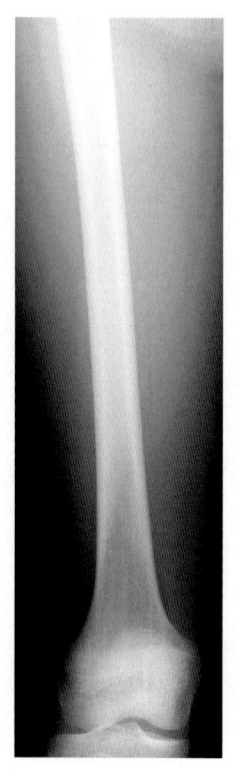

Abb. 30.48 12 Jahre alt (w.)

30 Femur, weiblich

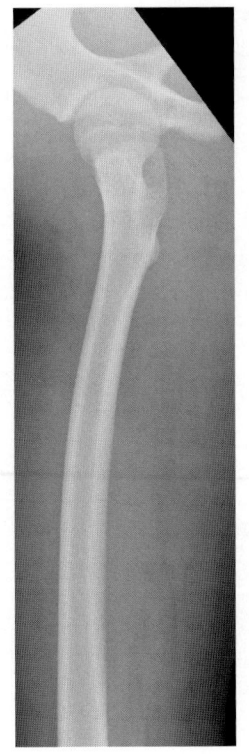

Abb. 30.49 12 Jahre alt (w.)

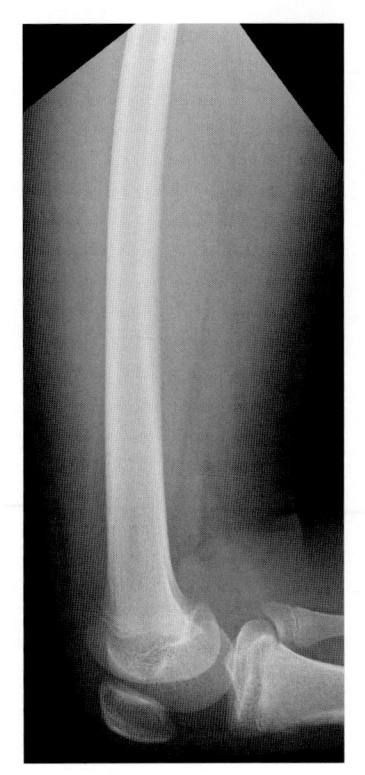

Abb. 30.50 12 Jahre alt (w.)

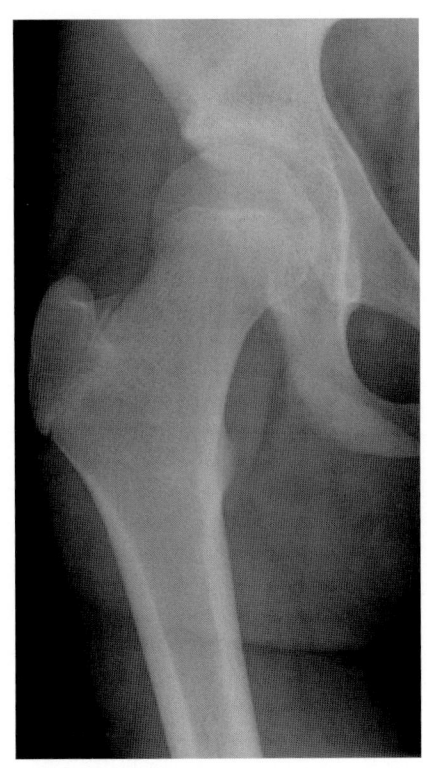

Abb. 30.51 13 Jahre alt (w.)

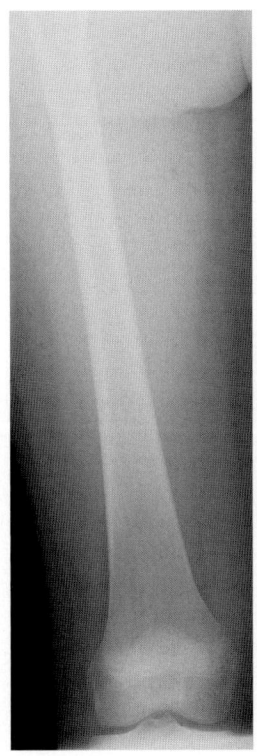

Abb. 30.52 13 Jahre alt (w.)

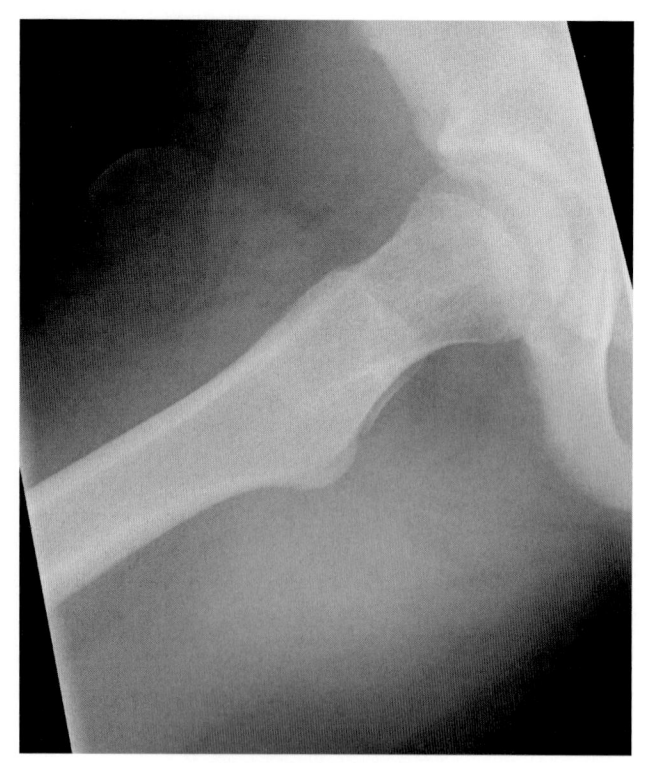

Abb. 30.53 13 Jahre alt (w.)

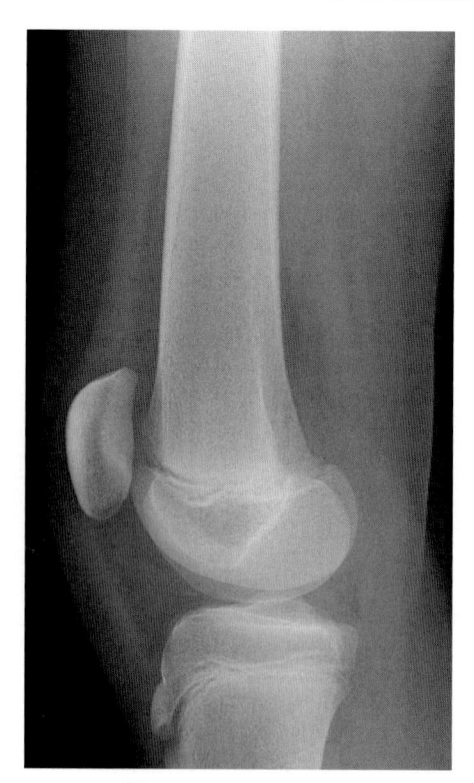

Abb. 30.54 13 Jahre alt (w.)

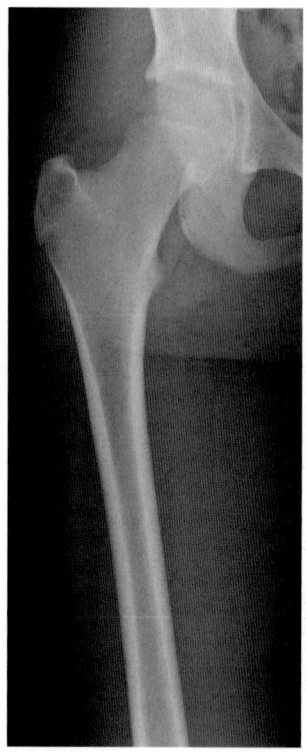

Abb. 30.55 14 Jahre alt (w.)

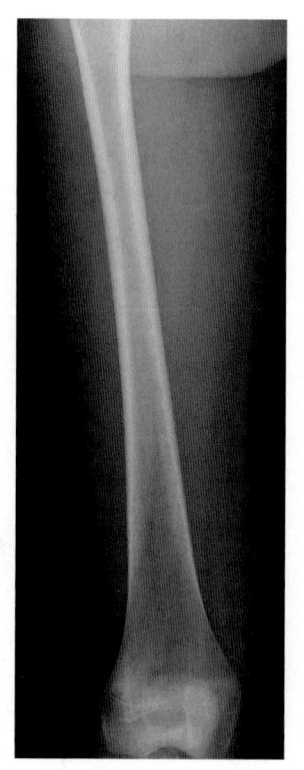

Abb. 30.56 14 Jahre alt (w.)

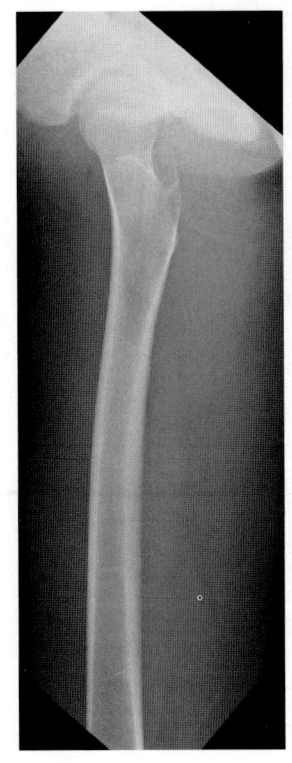

Abb. 30.57 14 Jahre alt (w.)

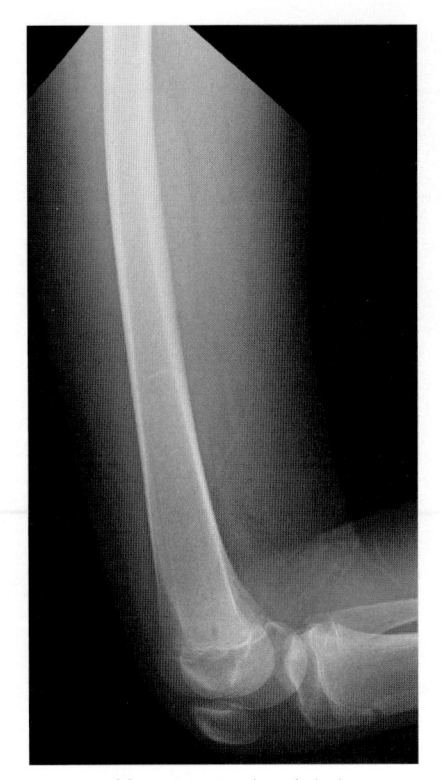

Abb. 30.58 14 Jahre alt (w.)

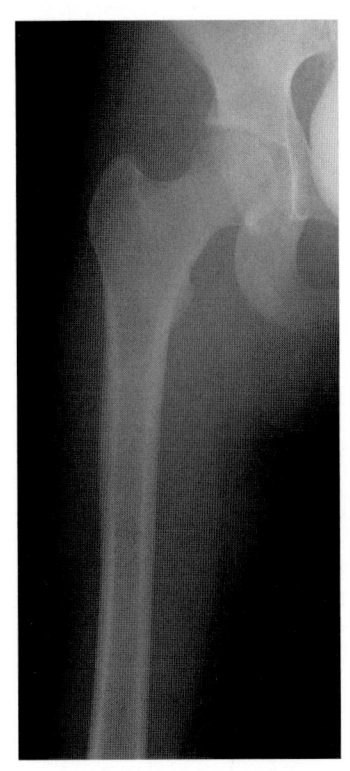

Abb. 30.59 15 Jahre alt (w.)

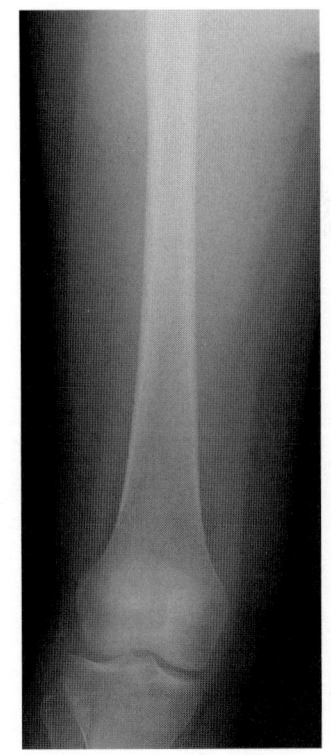

Abb. 30.60 15 Jahre alt (w.)

522 30 Femur, weiblich

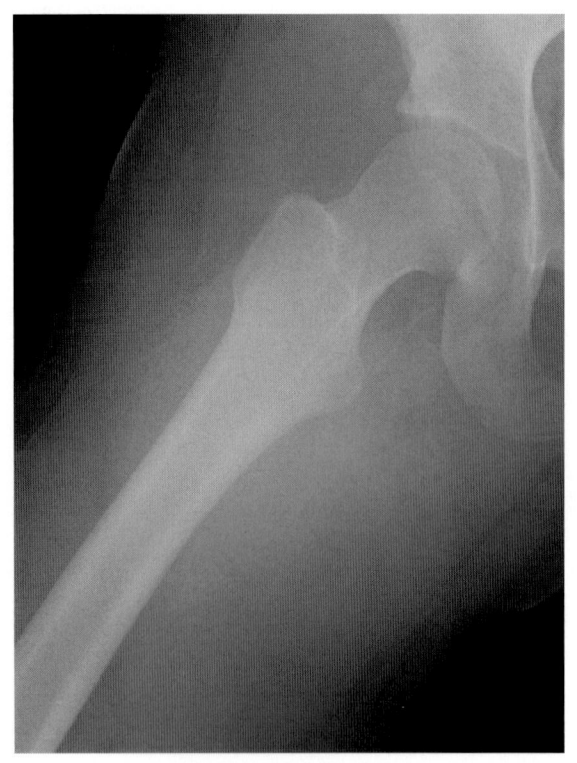

Abb. 30.61 15 Jahre alt (w.)

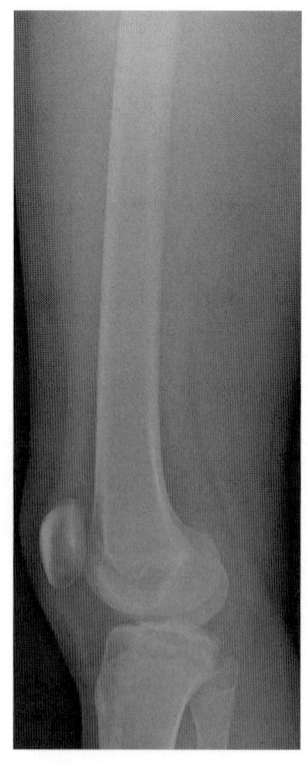

Abb. 30.62 15 Jahre alt (w.)

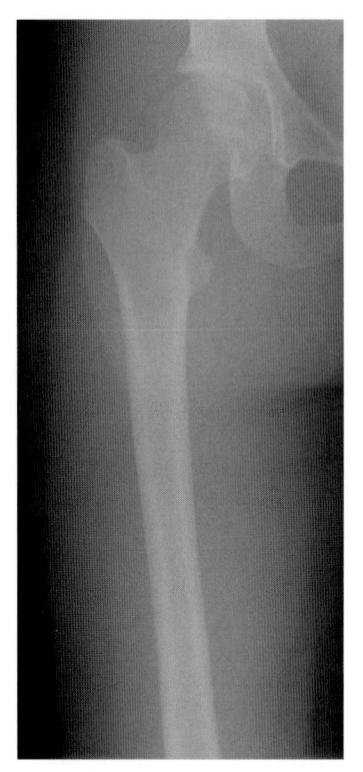

Abb. 30.63 16 Jahre alt (w.)

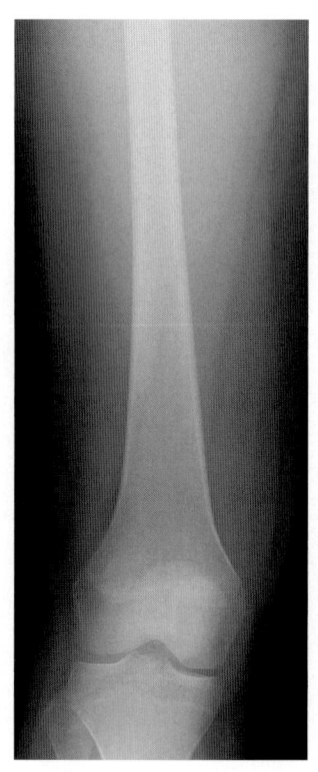

Abb. 30.64 16 Jahre alt (w.)

30 Femur, weiblich

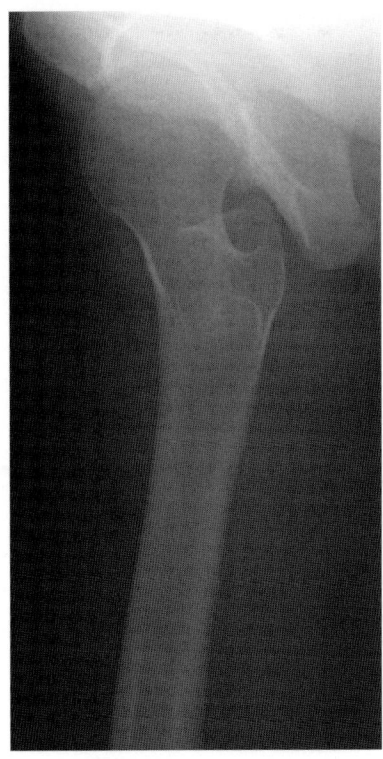

Abb. 30.65 16 Jahre alt (w.)

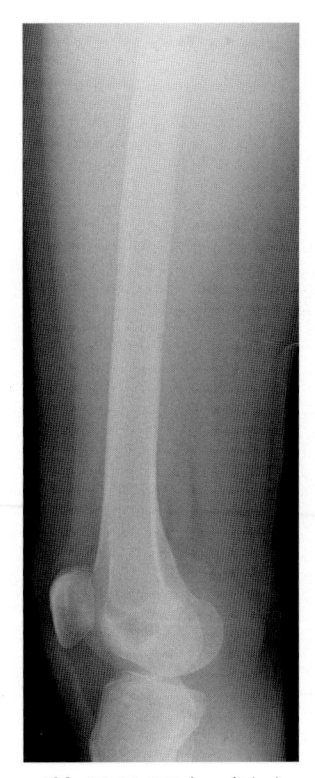

Abb. 30.66 16 Jahre alt (w.)

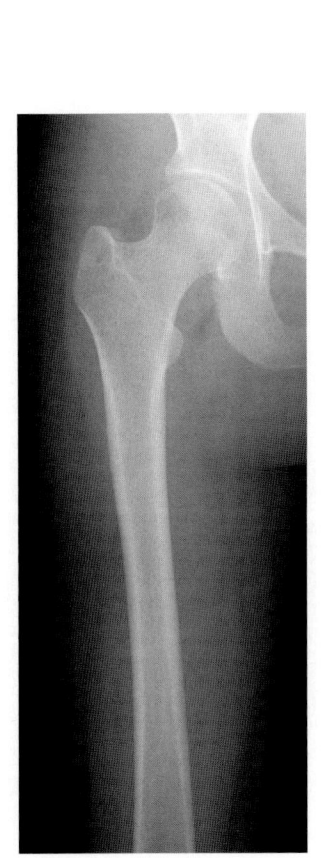

Abb. 30.67 17 Jahre alt (w.)

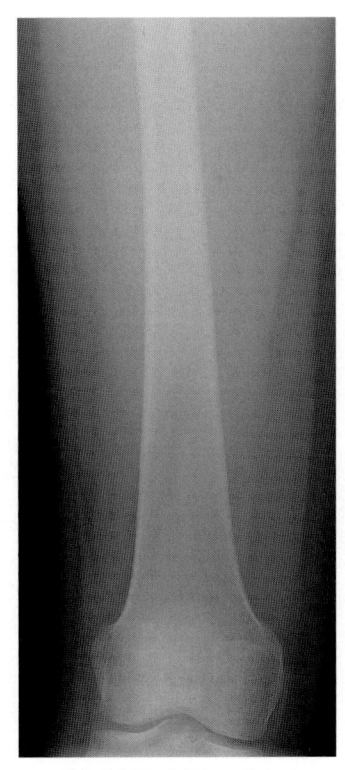

Abb. 30.68 17 Jahre alt (w.)

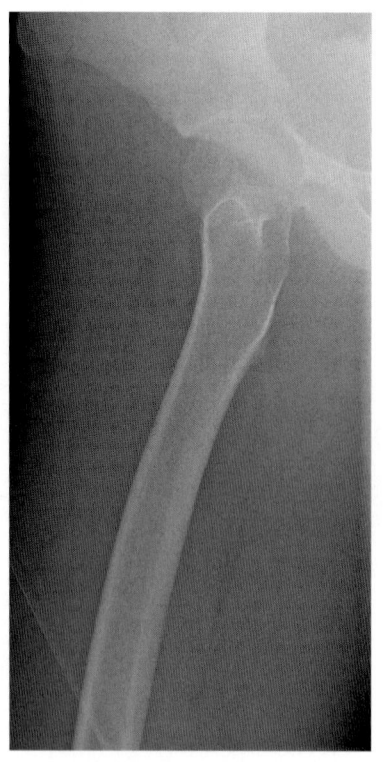

Abb. 30.69 17 Jahre alt (w.)

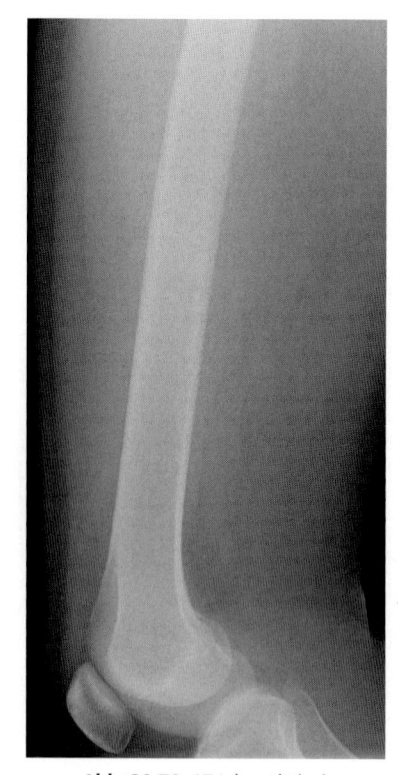

Abb. 30.70 17 Jahre alt (w.)

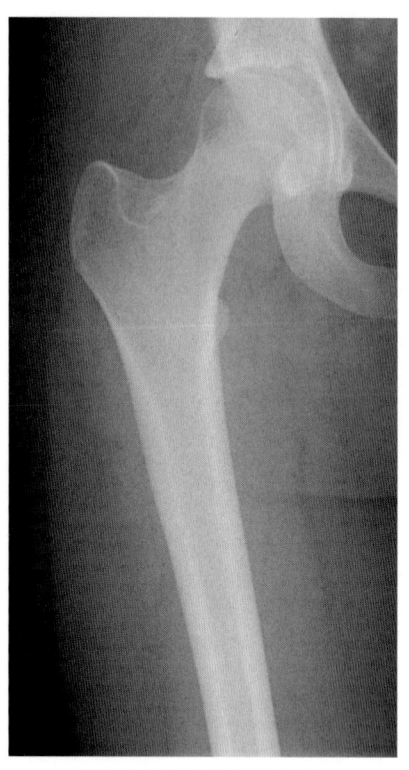

Abb. 30.71 18 Jahre alt (w.)

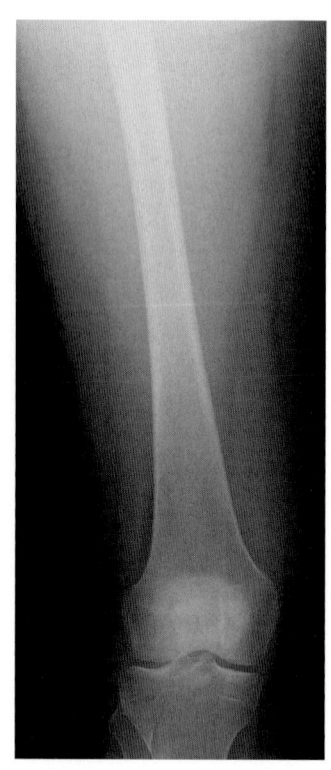

Abb. 30.72 18 Jahre alt (w.)

30 Femur, weiblich 525

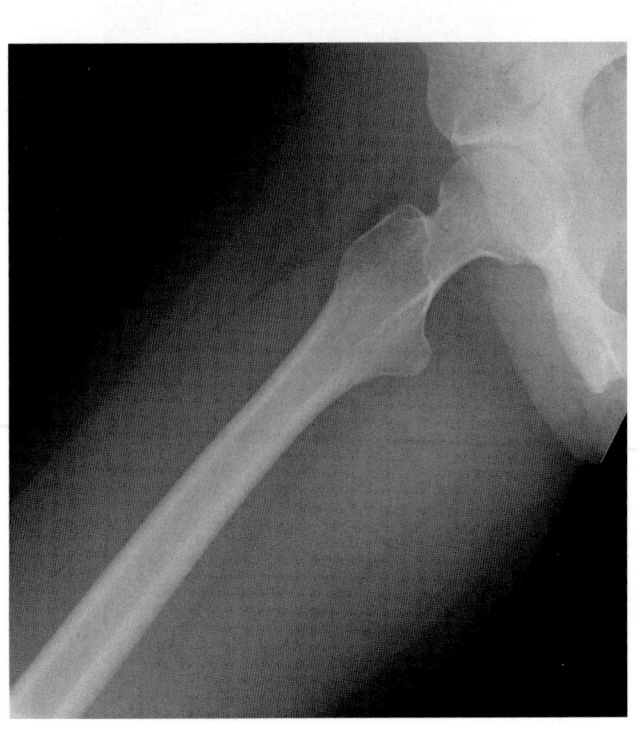

Abb. 30.73 18 Jahre alt (w.)

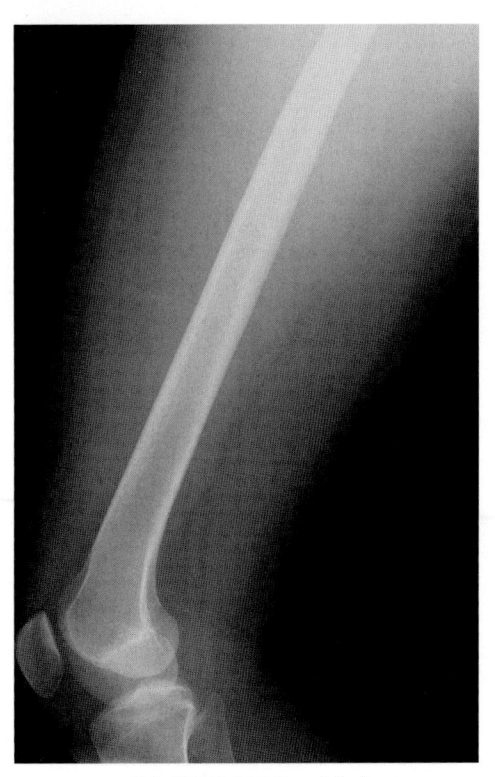

Abb. 30.74 18 Jahre alt (w.)

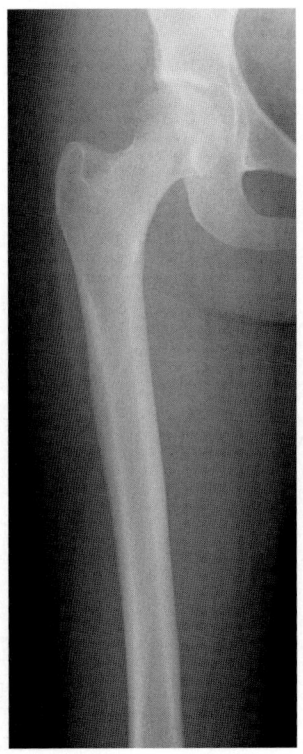

Abb. 30.75 19 Jahre alt (w.)

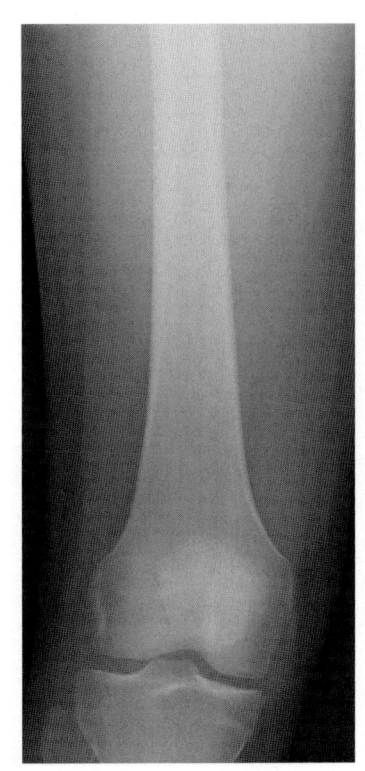

Abb. 30.76 19 Jahre alt (w.)

526 30 Femur, weiblich

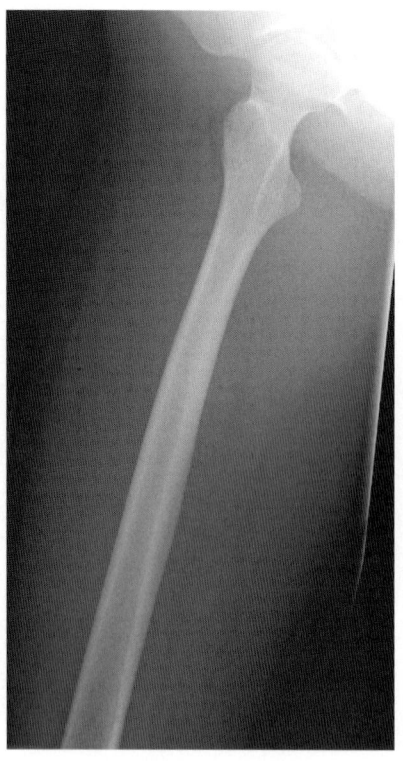

Abb. 30.77 19 Jahre alt (w.)

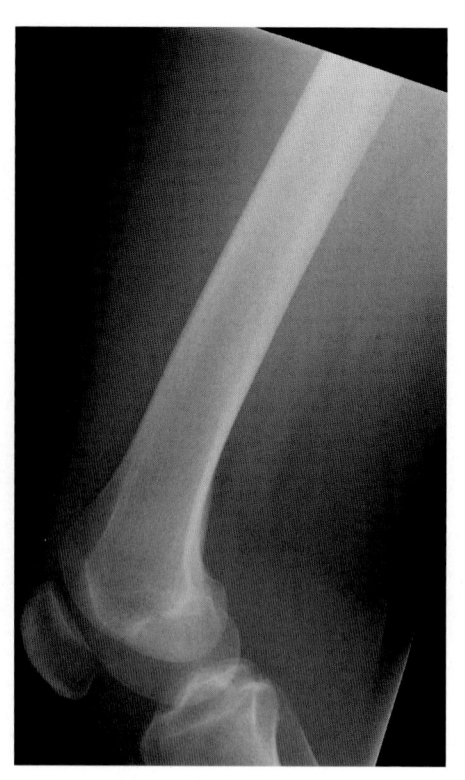

Abb. 30.78 19 Jahre alt (w.)

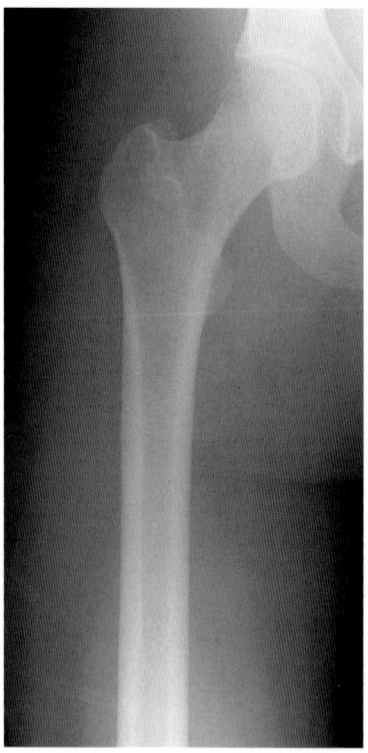

Abb. 30.79 20 Jahre alt (w.)

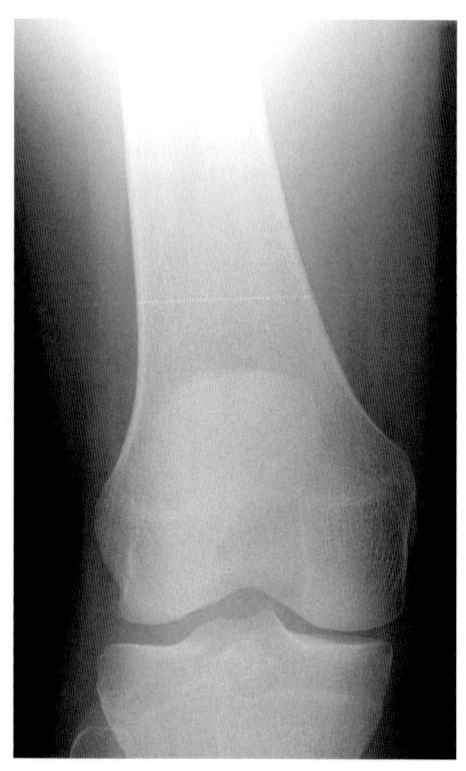

Abb. 30.80 20 Jahre alt (w.)

30 Femur, weiblich

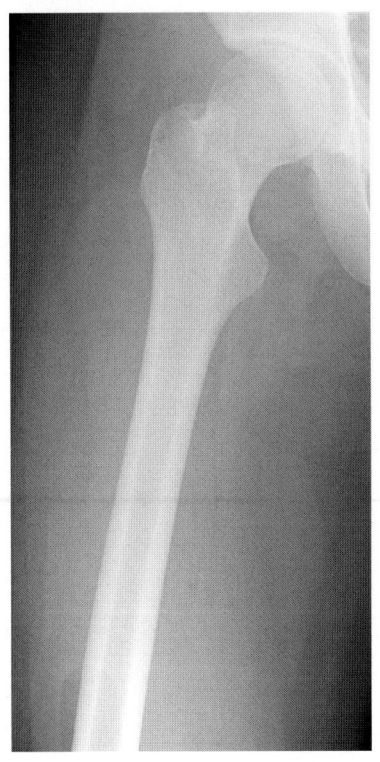

Abb. 30.81 20 Jahre alt (w.)

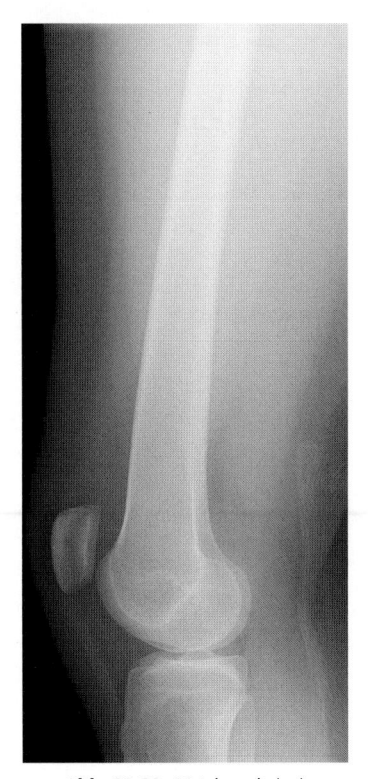

Abb. 30.82 20 Jahre alt (w.)

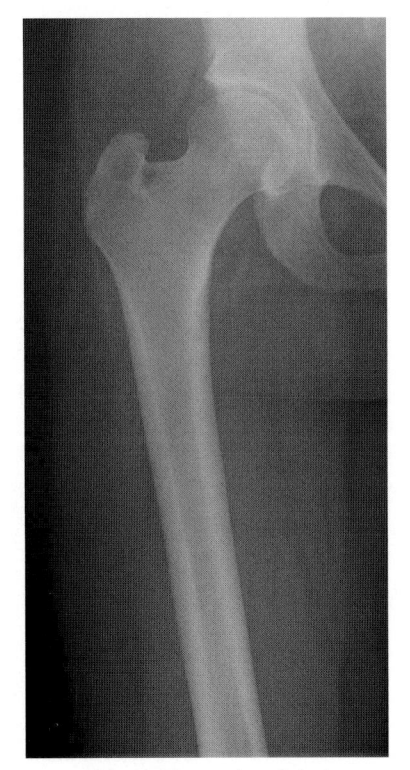

Abb. 30.83 21 Jahre alt (w.)

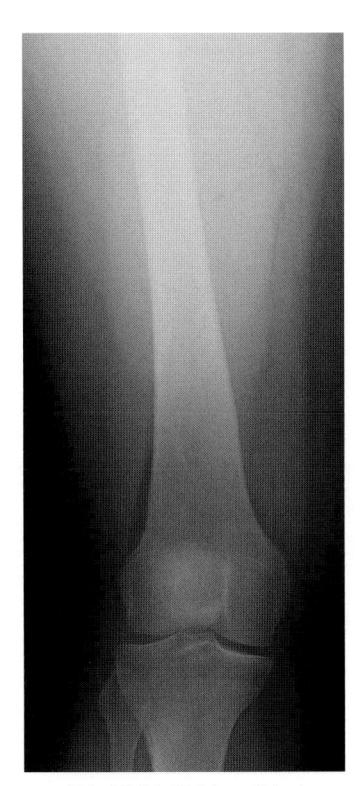

Abb. 30.84 21 Jahre alt (w.)

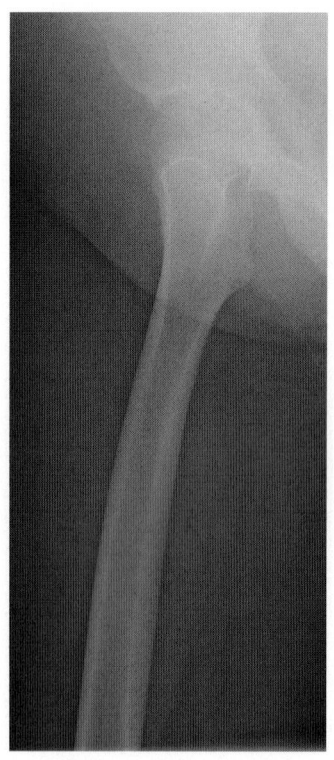

Abb. 30.85 21 Jahre alt (w.)

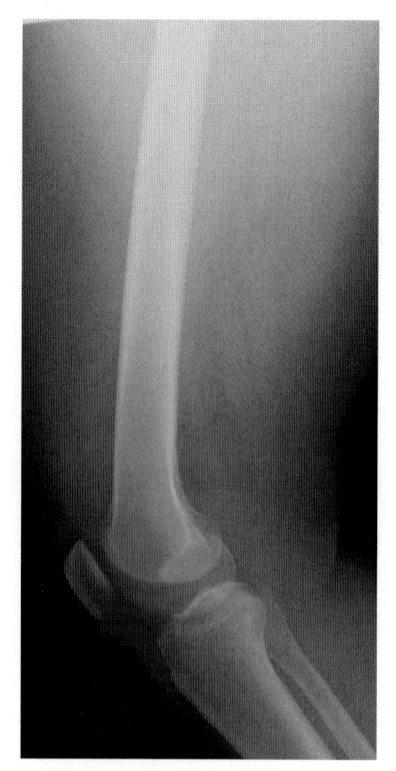

Abb. 30.86 21 Jahre alt (w.)

31 Knie, weiblich

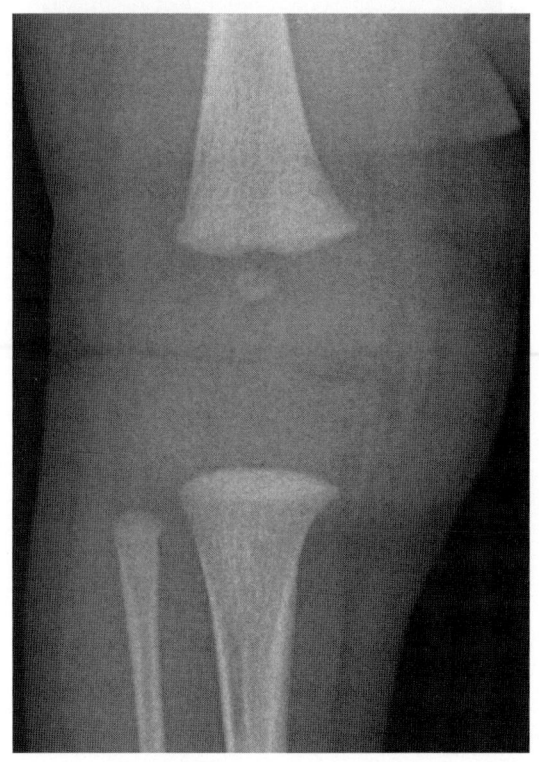

Abb. 31.1 Neugeboren (w.)

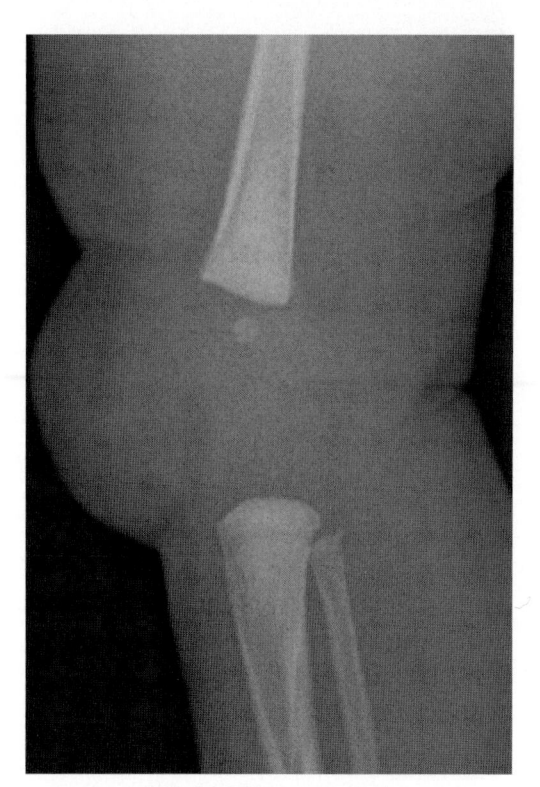

Abb. 31.2 Neugeboren (w.)

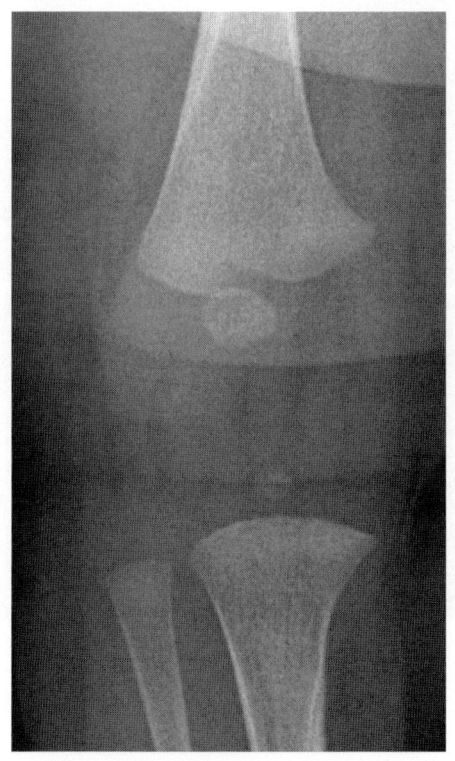

Abb. 31.3 3 Monate alt (w.)

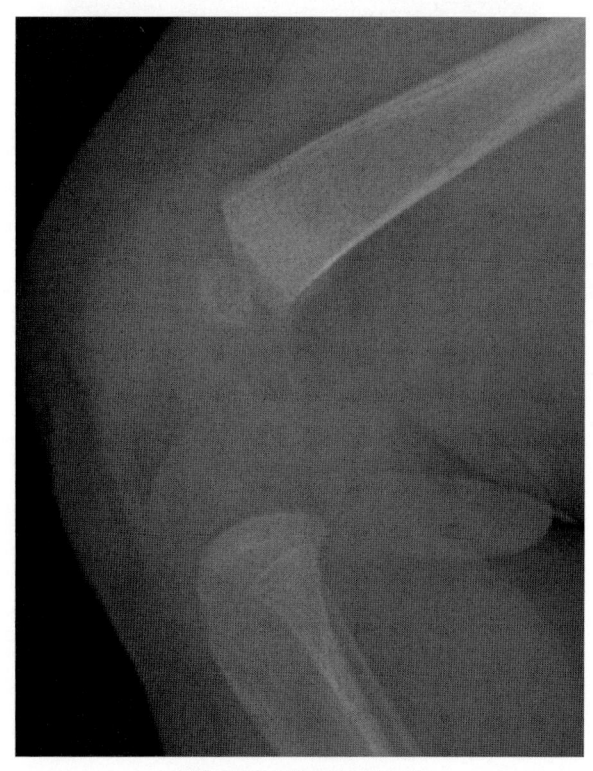

Abb. 31.4 3 Monate alt (w.)

31 Knie, weiblich

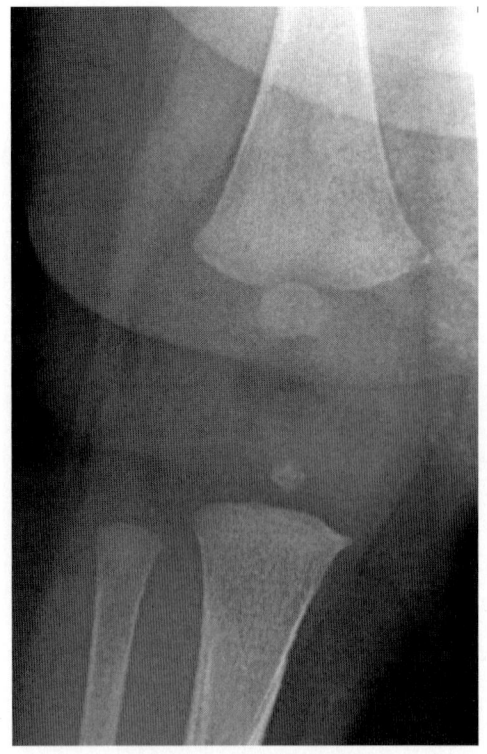

Abb. 31.5 3 Monate alt (w.)

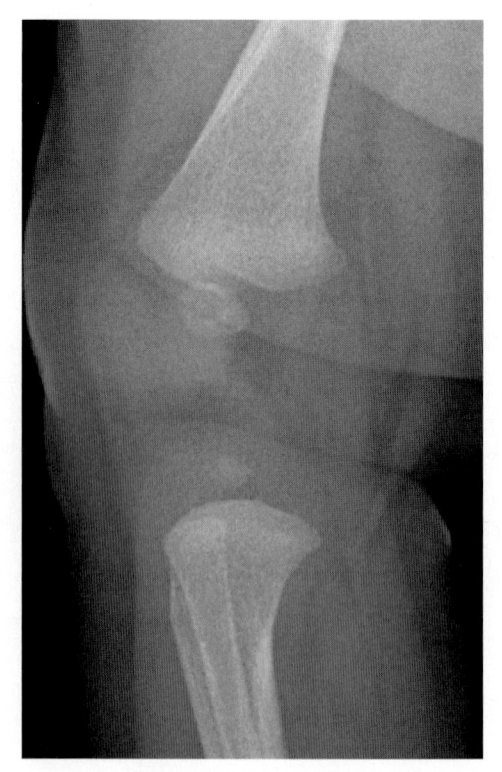

Abb. 31.6 3 Monate alt (w.)

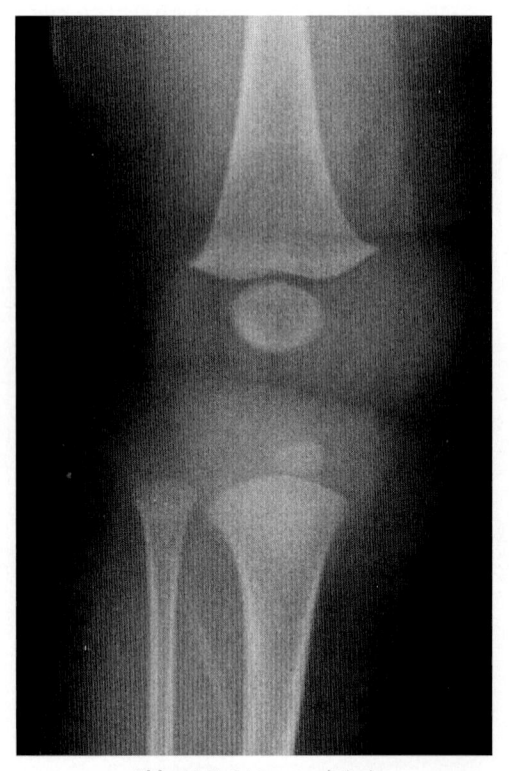

Abb. 31.7 6 Monate alt (w.)

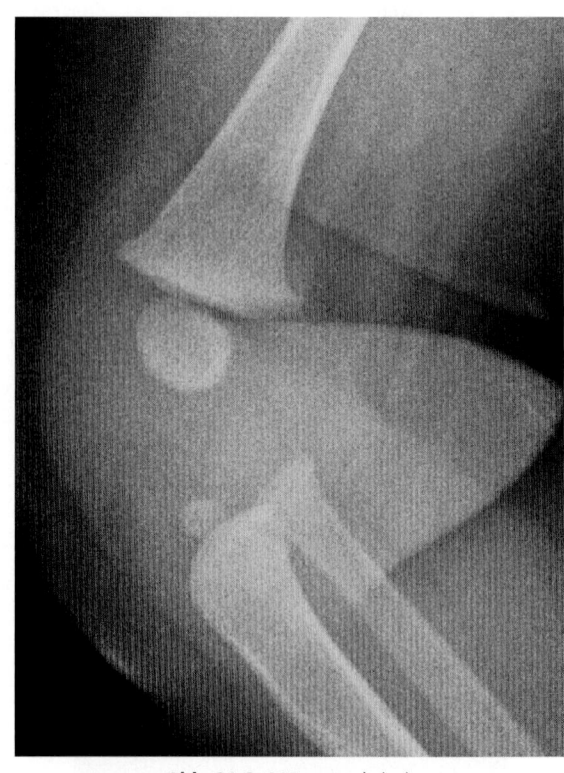

Abb. 31.8 6 Monate alt (w.)

31 Knie, weiblich 531

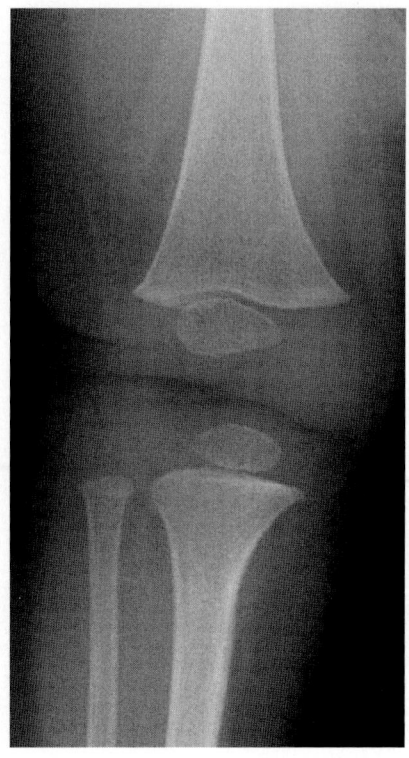

Abb. 31.9 9 Monate alt (w.)

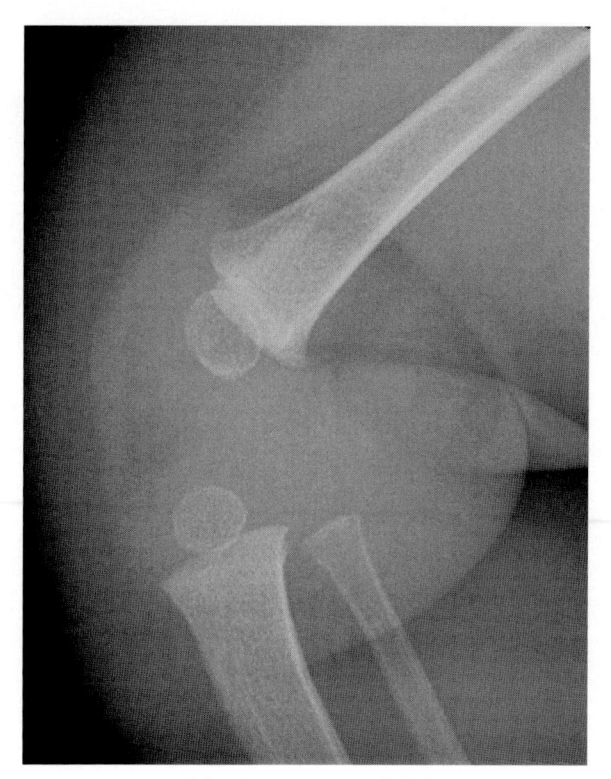

Abb. 31.10 9 Monate alt (w.)

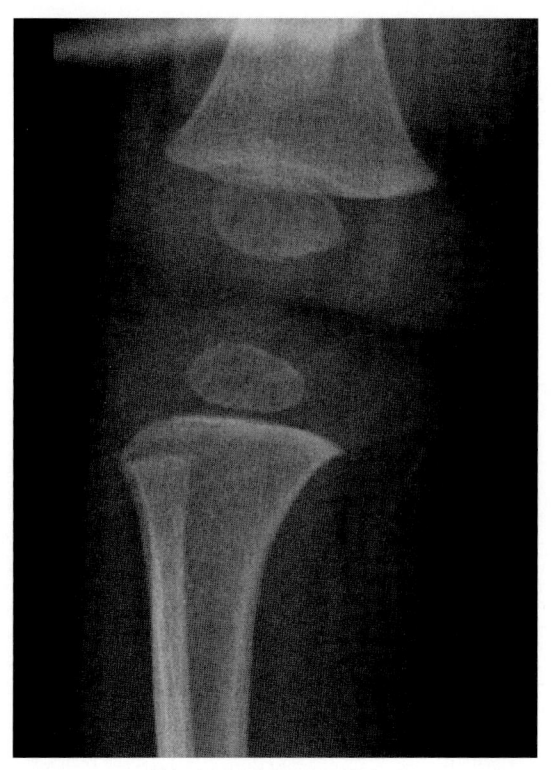

Abb. 31.11 9 Monate alt (w.)

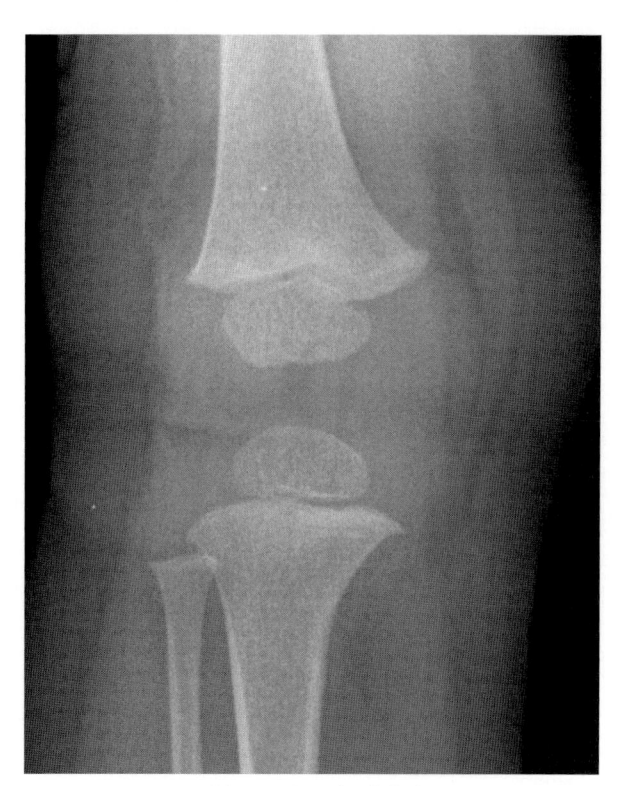

Abb. 31.12 1 Jahr alt (w.)

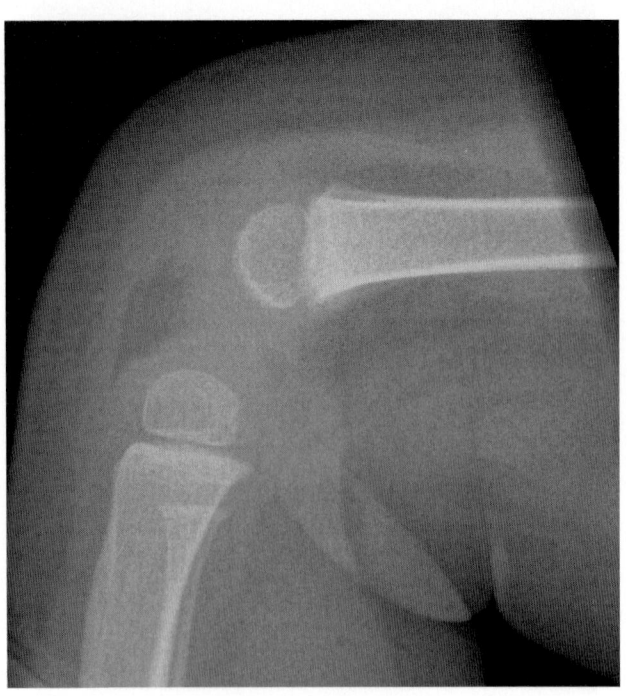

Abb. 31.13 1 Jahr alt (w.)

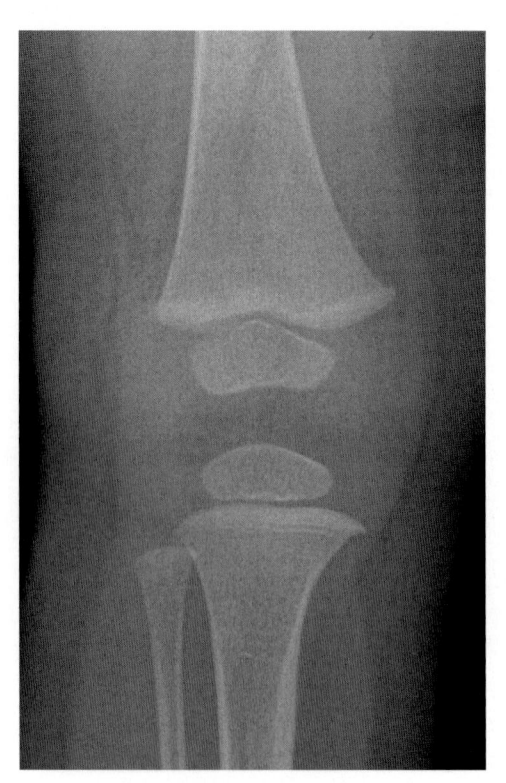

Abb. 31.14 15 Monate alt (w.)

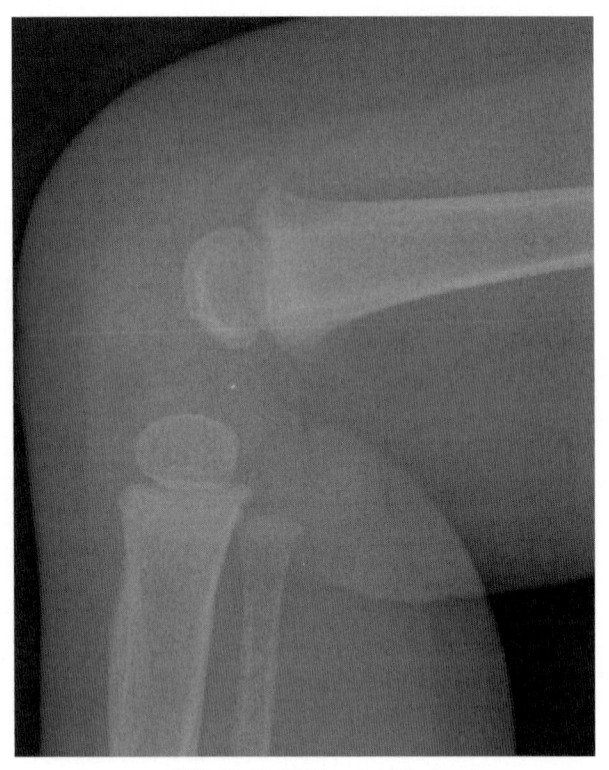

Abb. 31.15 15 Monate alt (w.)

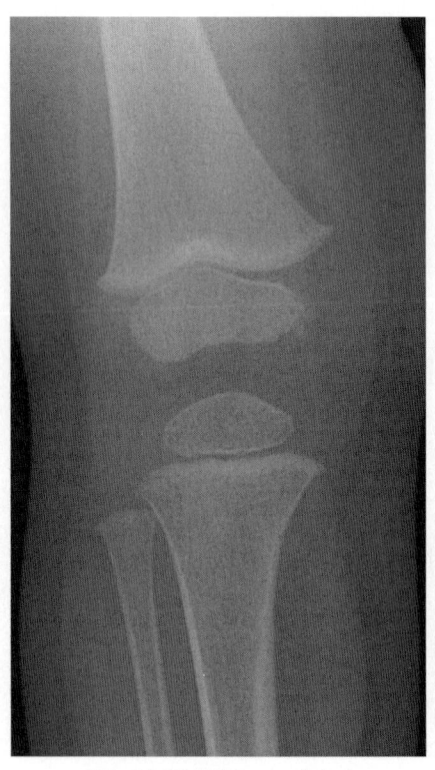

Abb. 31.16 18 Monate alt (w.)

31 Knie, weiblich 533

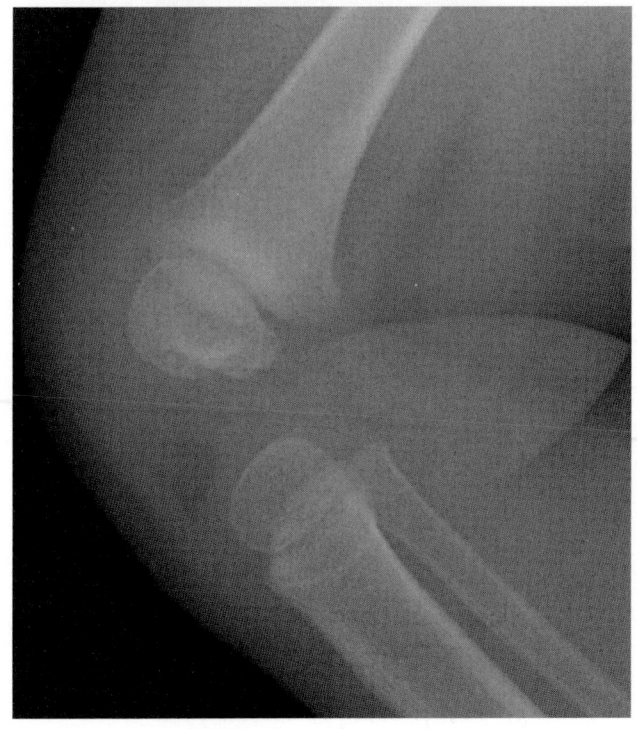

Abb. 31.17 18 Monate alt (w.)

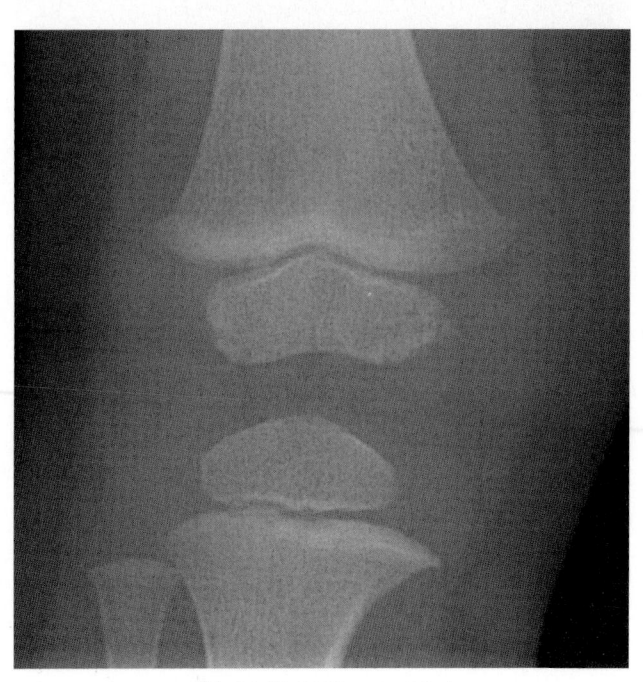

Abb. 31.18 21 Monate alt (w.)

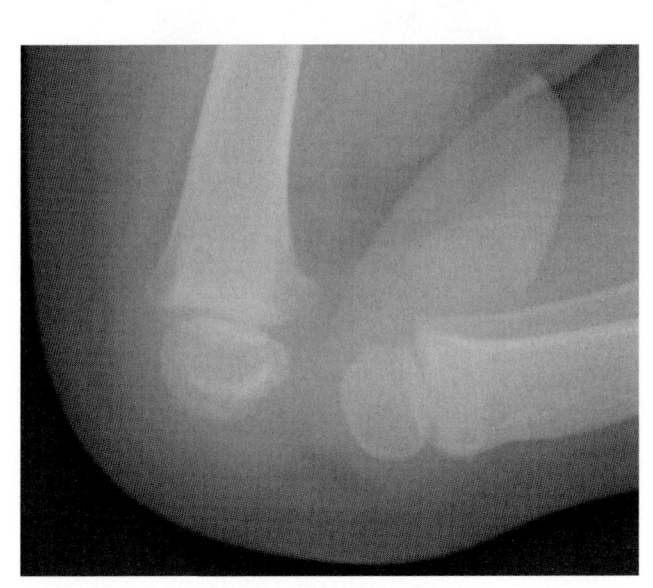

Abb. 31.19 21 Monate alt (w.)

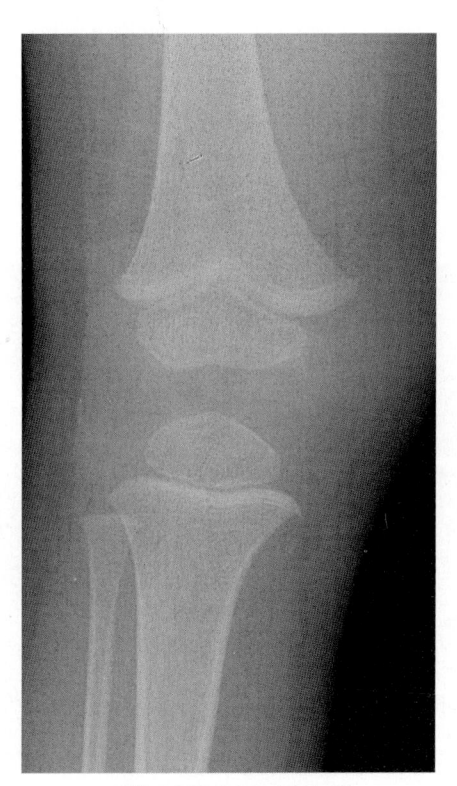

Abb. 31.20 2 Jahre alt (w.)

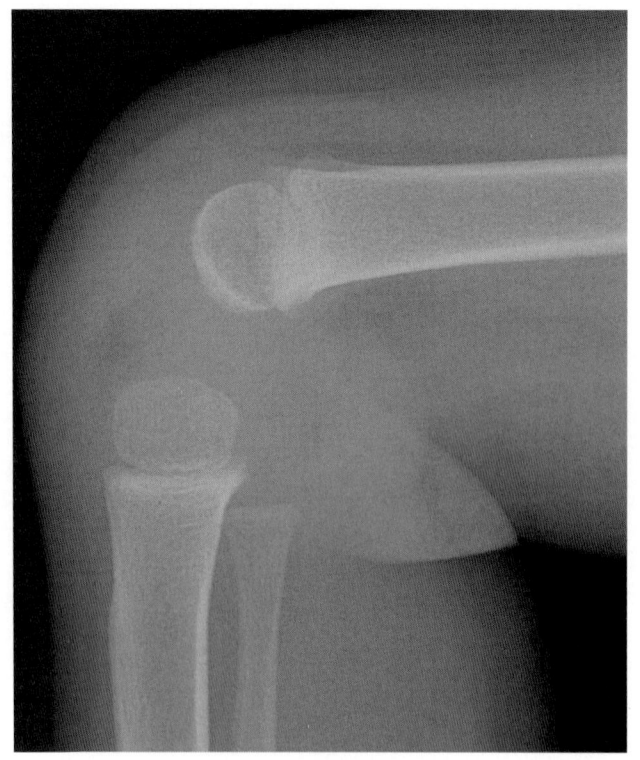

Abb. 31.21 2 Jahre alt (w.)

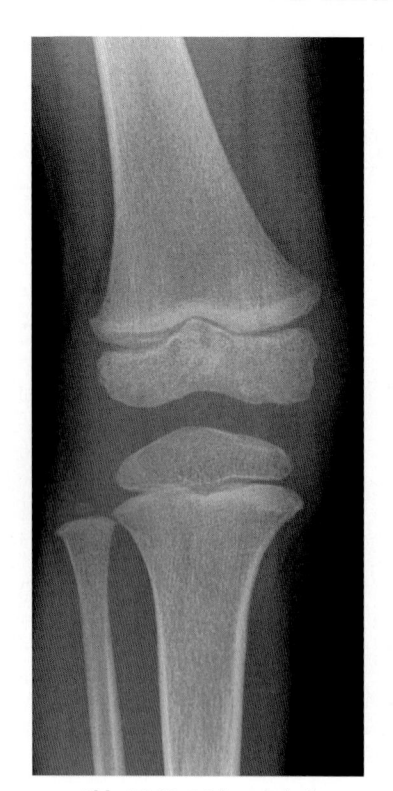

Abb. 31.22 3 Jahre alt (w.)

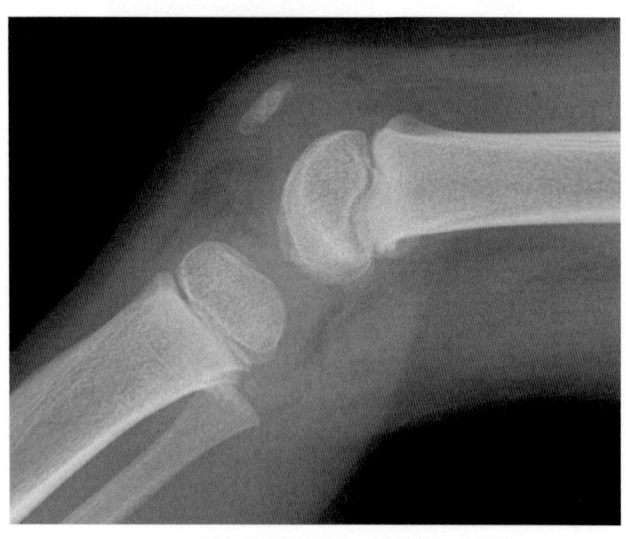

Abb. 31.23 3 Jahre alt (w.)

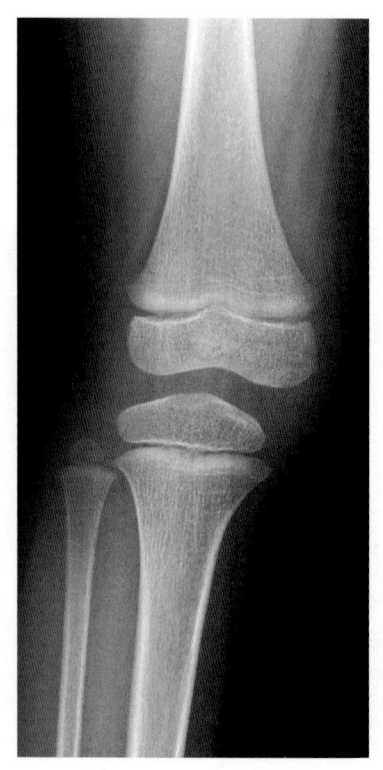

Abb. 31.24 4 Jahre alt (w.)

31 Knie, weiblich

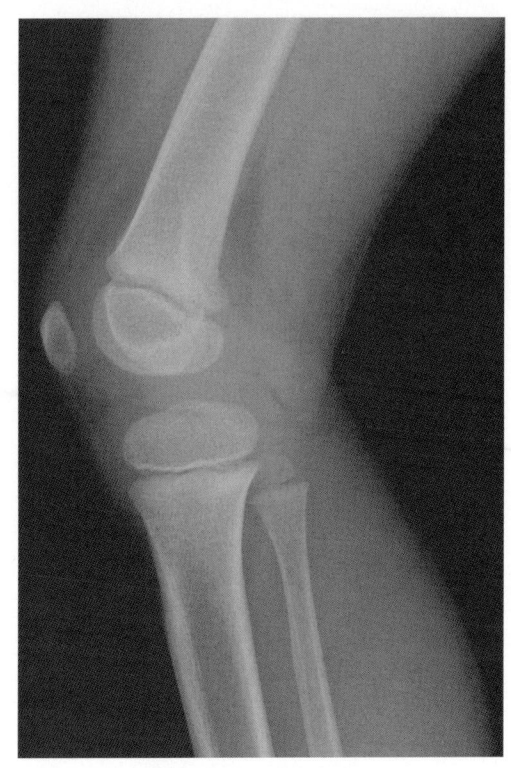

Abb. 31.25 4 Jahre alt (w.)

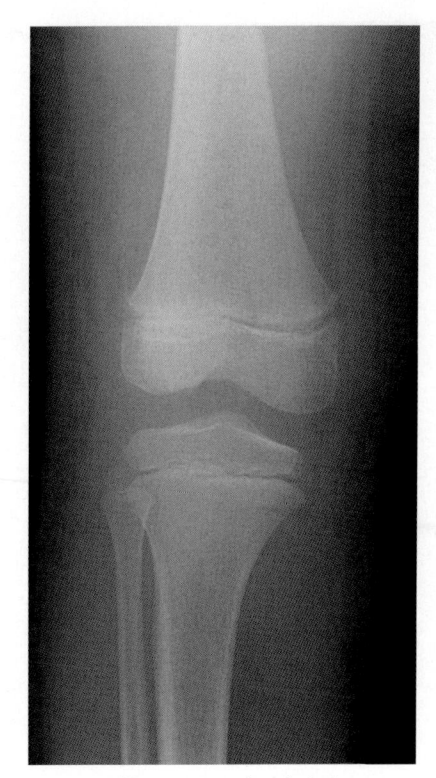

Abb. 31.26 5 Jahre alt (w.)

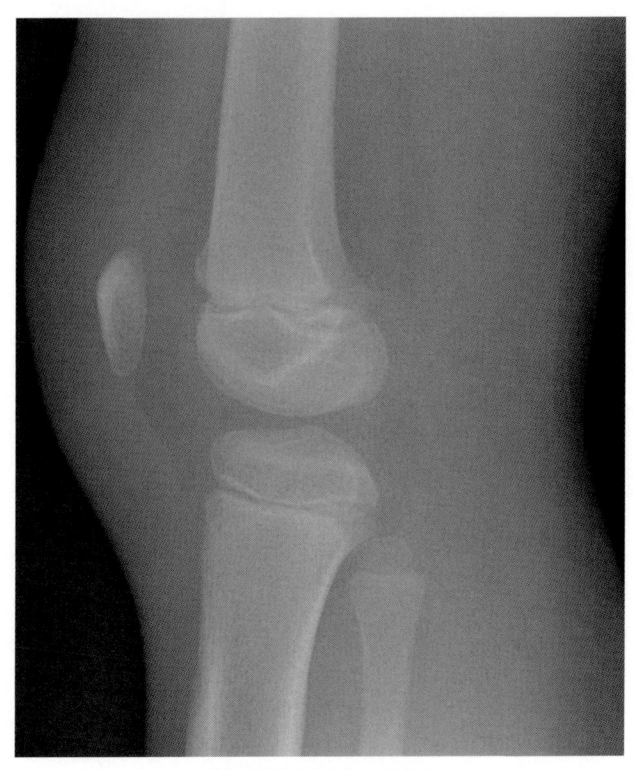

Abb. 31.27 5 Jahre alt (w.)

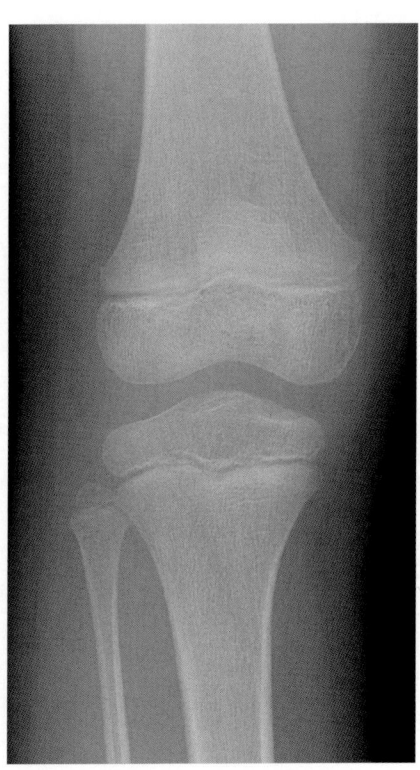

Abb. 31.28 6 Jahre alt (w.)

536 31 Knie, weiblich

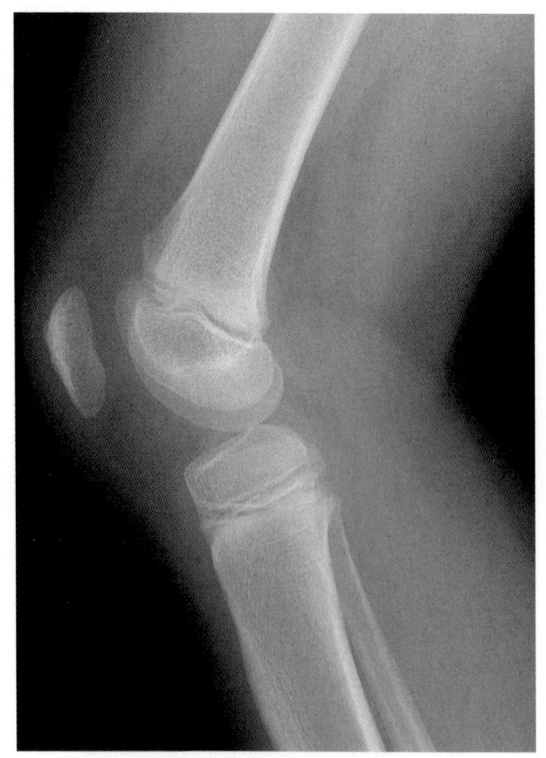

Abb. 31.29 6 Jahre alt (w.)

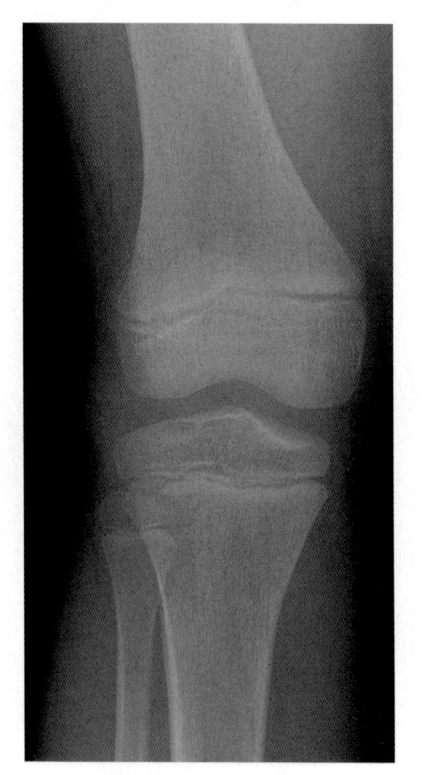

Abb. 31.30 7 Jahre alt (w.)

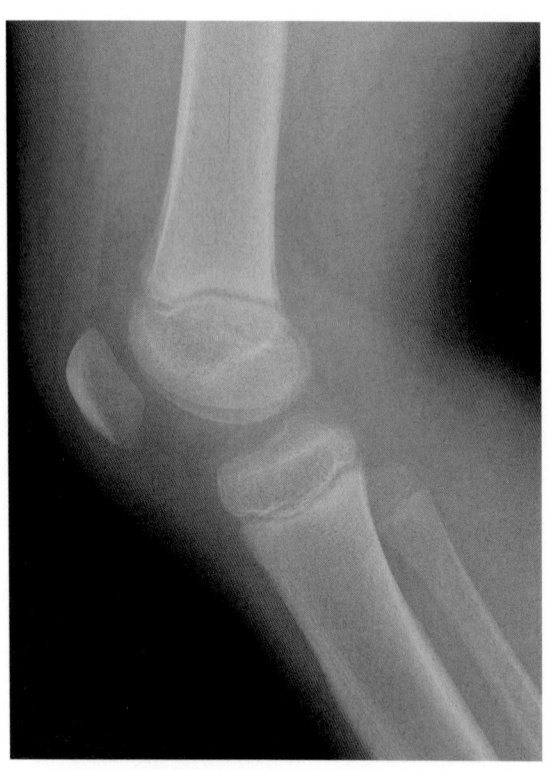

Abb. 31.31 7 Jahre alt (w.)

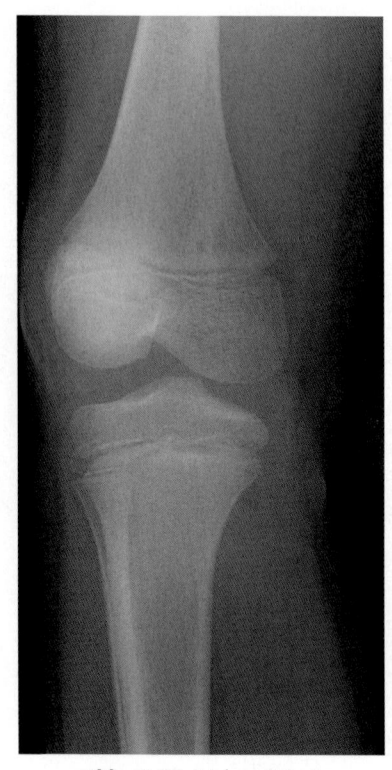

Abb. 31.32 7 Jahre alt (w.)

31 Knie, weiblich 537

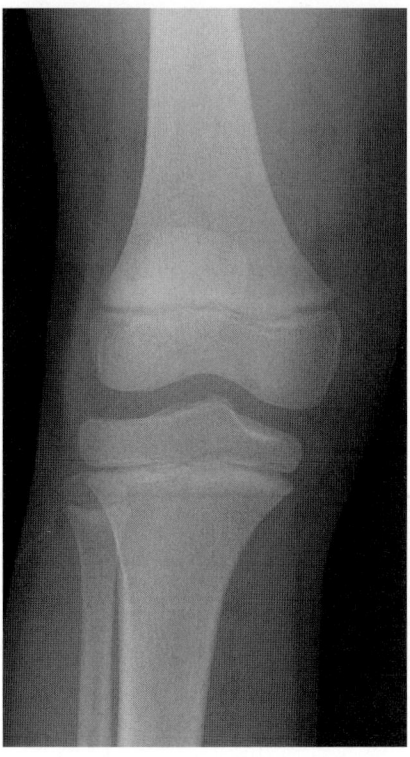

Abb. 31.33 8 Jahre alt (w.)

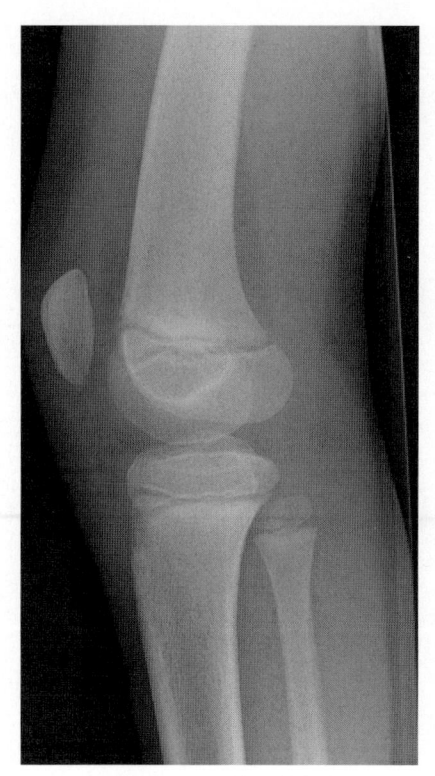

Abb. 31.34 8 Jahre alt (w.)

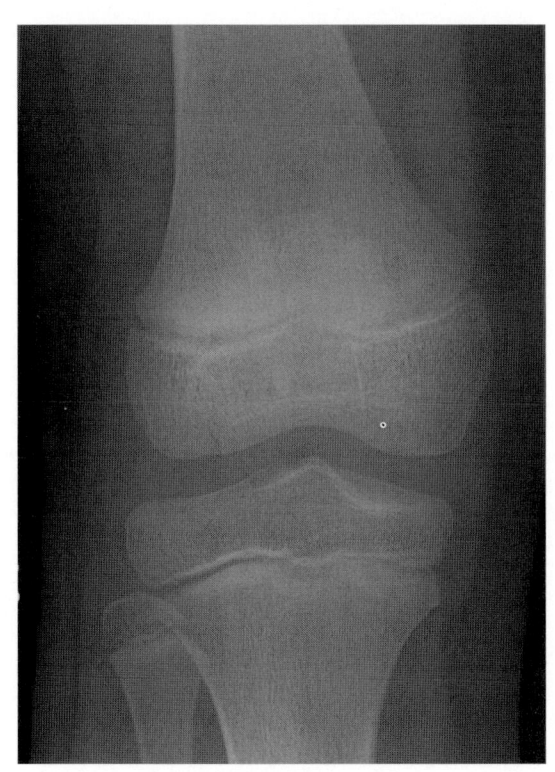

Abb. 31.35 9 Jahre alt (w.)

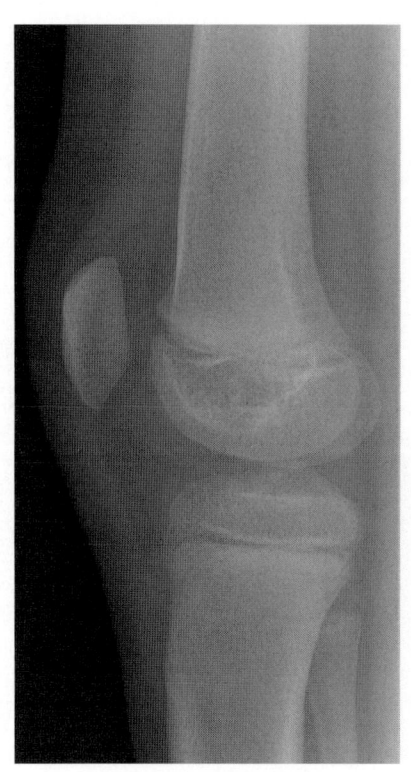

Abb. 31.36 9 Jahre alt (w.)

31 Knie, weiblich

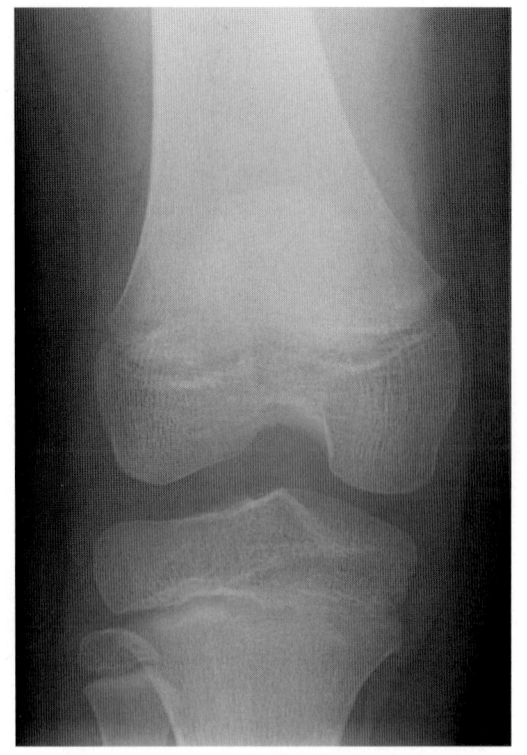

Abb. 31.37 9 Jahre alt (w.)

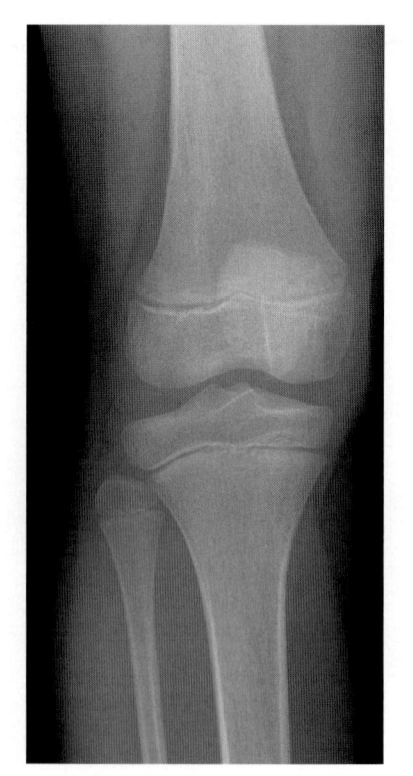

Abb. 31.38 10 Jahre alt (w.)

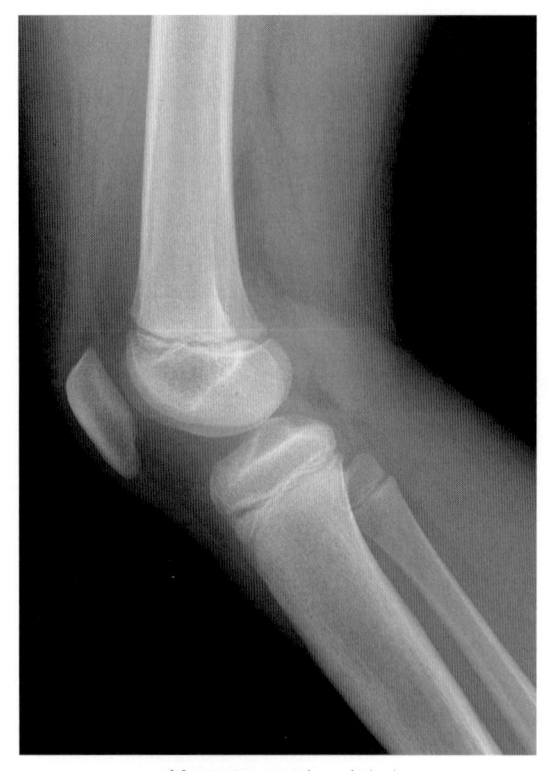

Abb. 31.39 10 Jahre alt (w.)

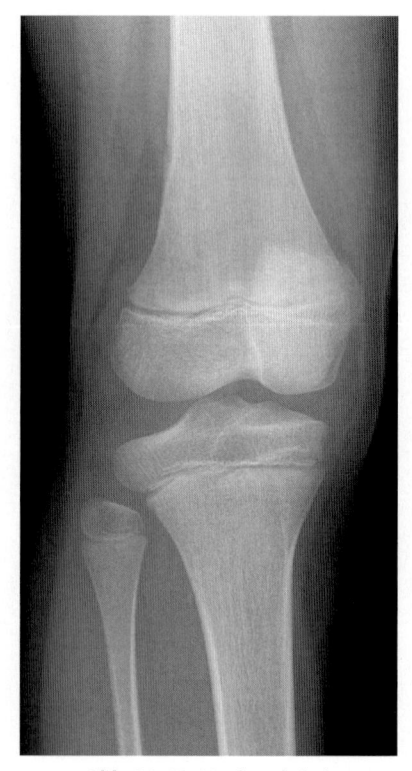

Abb. 31.40 10 Jahre alt (w.)

31 Knie, weiblich 539

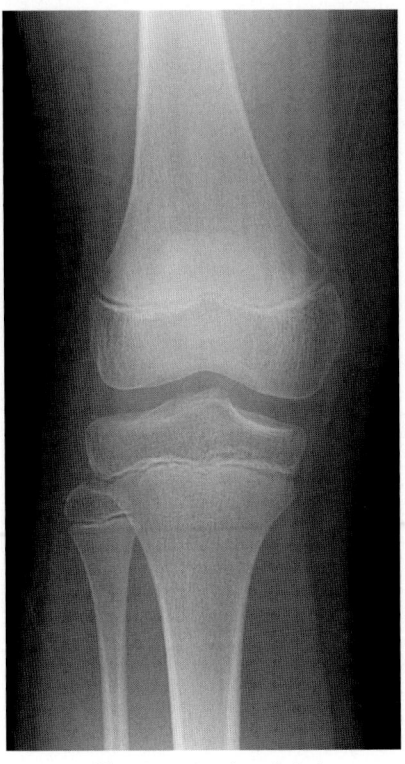

Abb. 31.41 11 Jahre alt (w.)

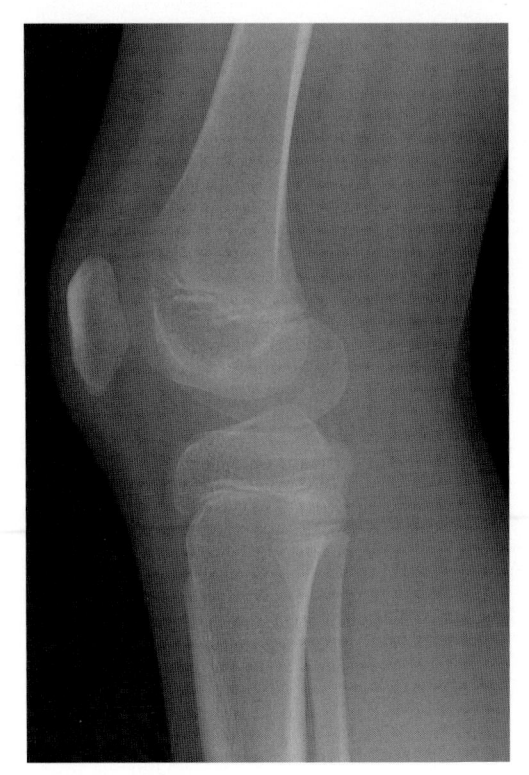

Abb. 31.42 11 Jahre alt (w.)

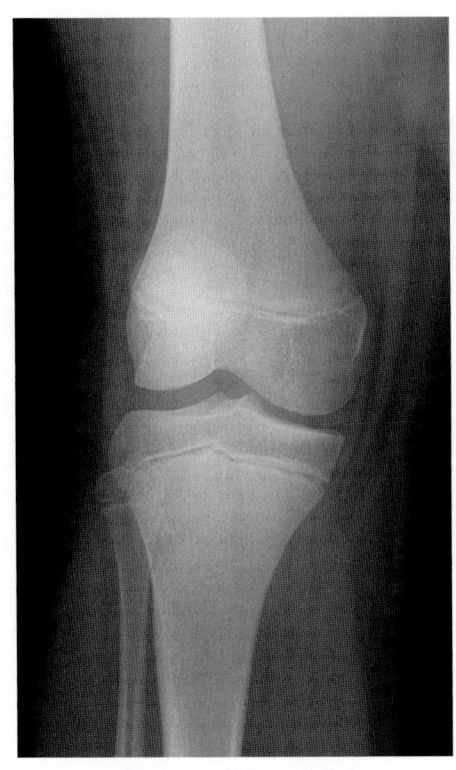

Abb. 31.43 12 Jahre alt (w.)

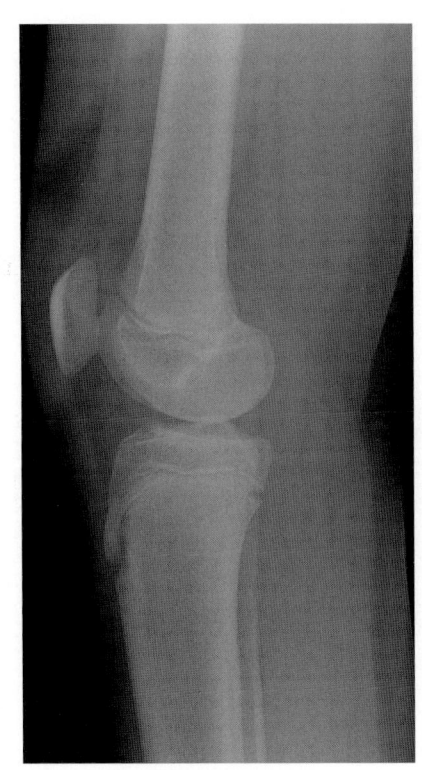

Abb. 31.44 12 Jahre alt (w.)

540 31 Knie, weiblich

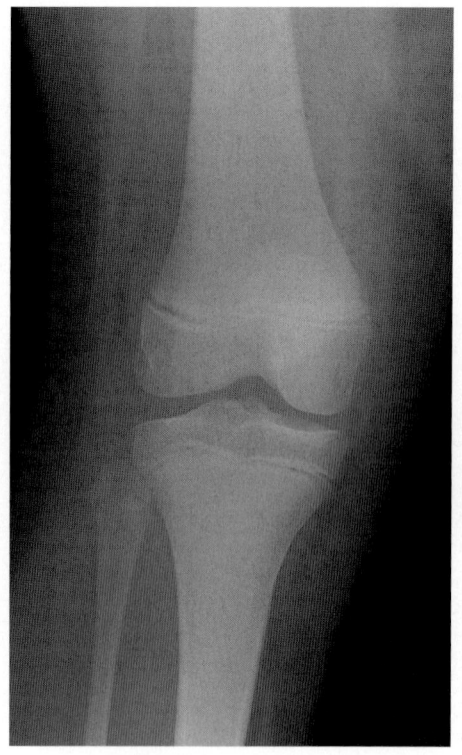

Abb. 31.45 12 Jahre alt (w.)

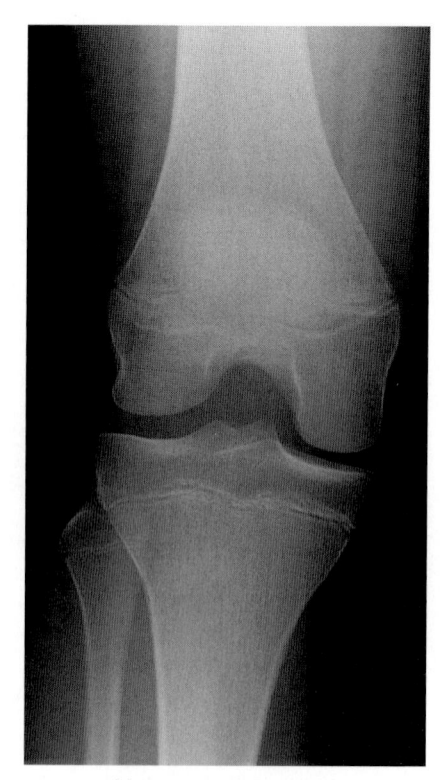

Abb. 31.46 13 Jahre alt (w.)

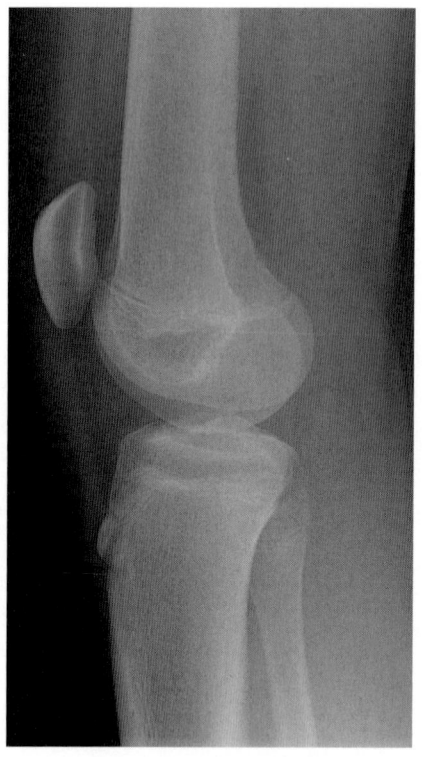

Abb. 31.47 13 Jahre alt (w.)

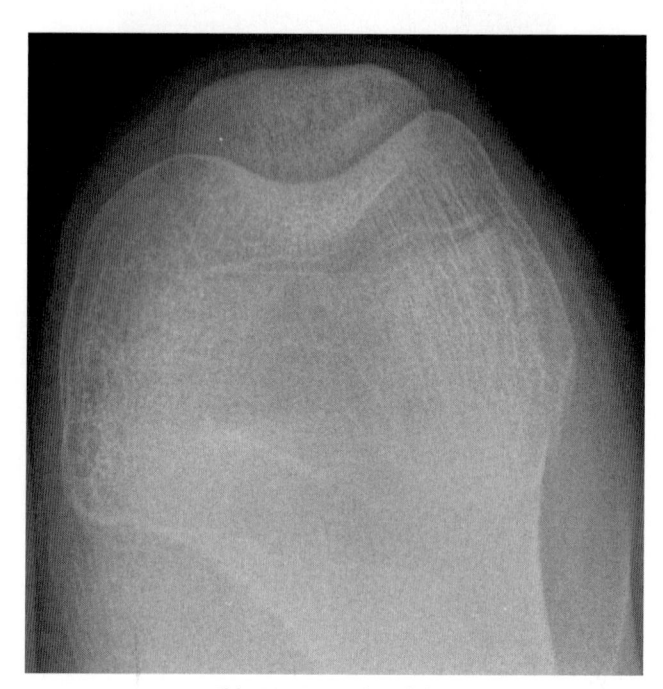

Abb. 31.48 13 Jahre alt (w.)

31 Knie, weiblich 541

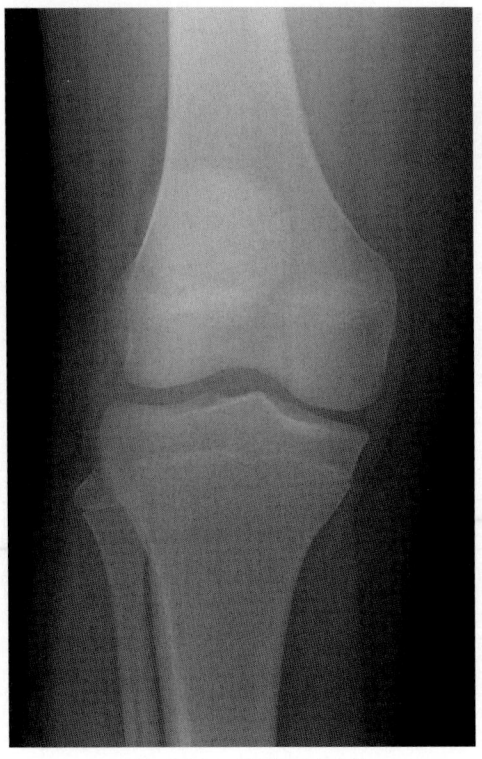

Abb. 31.49 14 Jahre alt (w.)

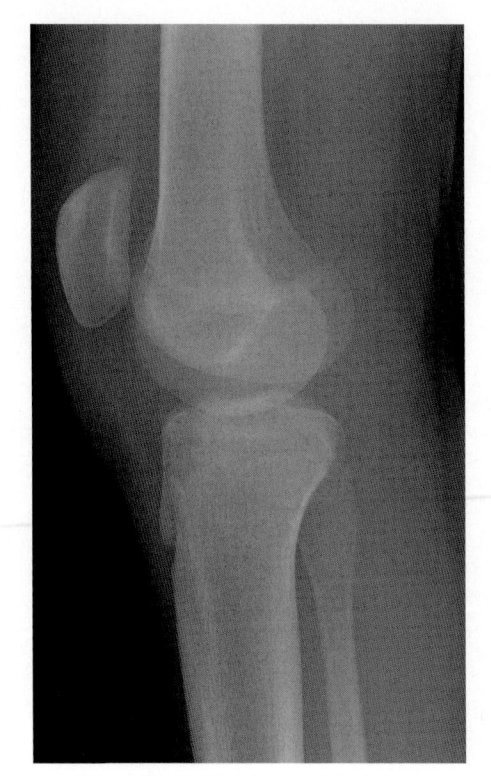

Abb. 31.50 14 Jahre alt (w.)

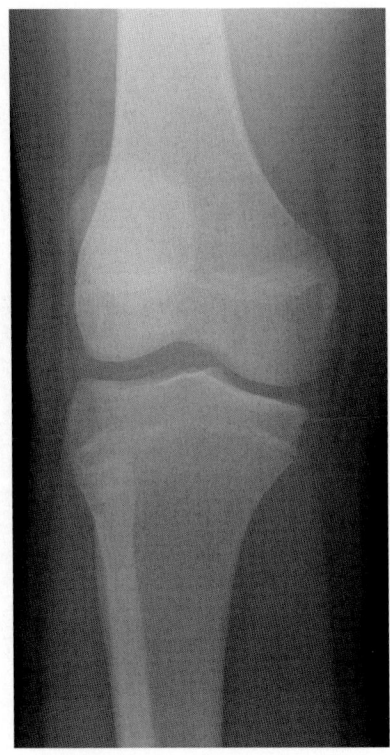

Abb. 31.51 14 Jahre alt (w.)

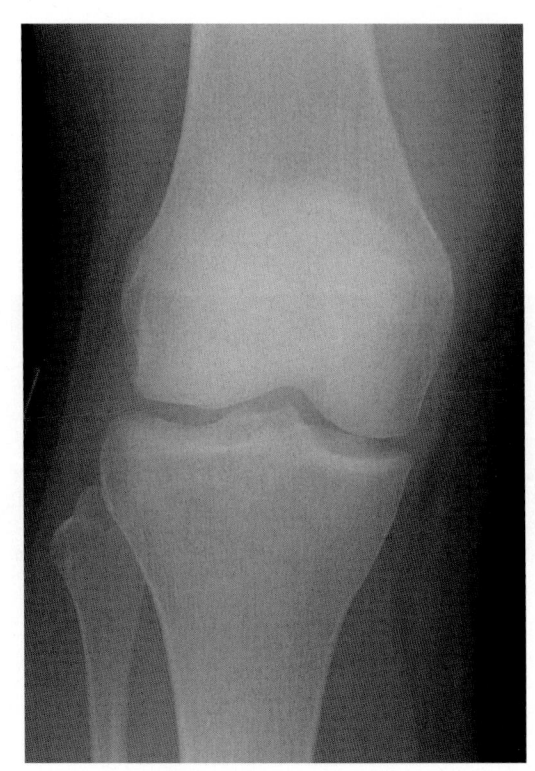

Abb. 31.52 15 Jahre alt (w.)

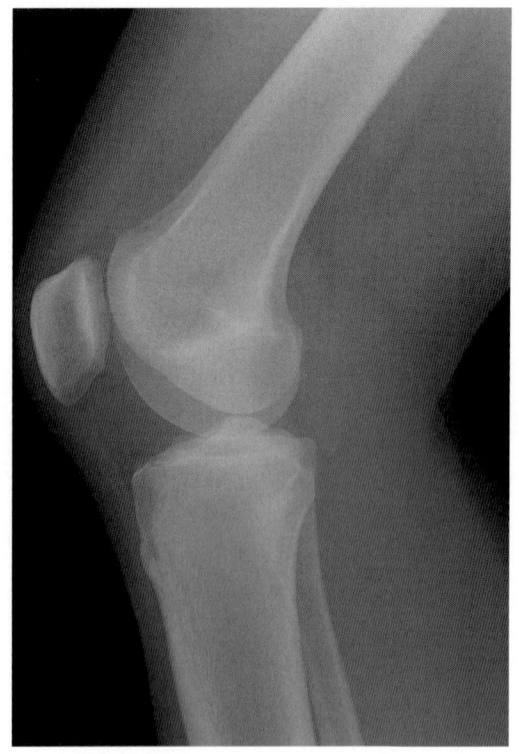

Abb. 31.53 15 Jahre alt (w.)

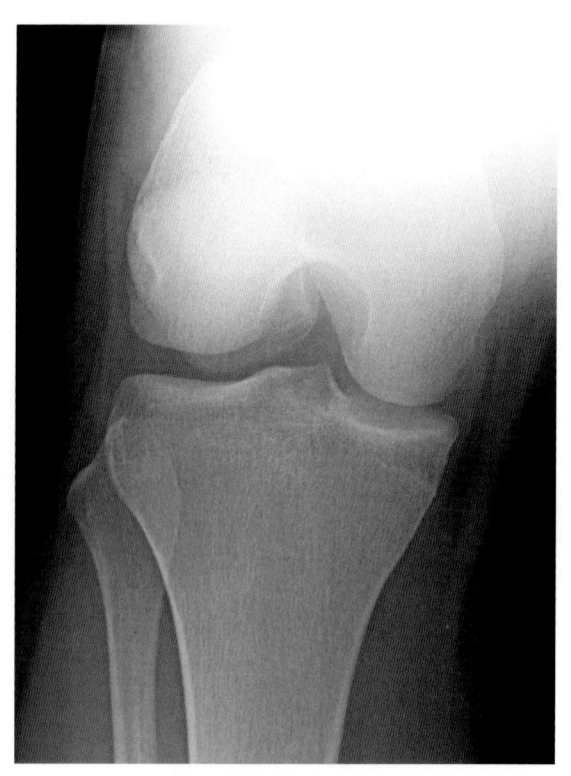

Abb. 31.54 15 Jahre alt (w.)

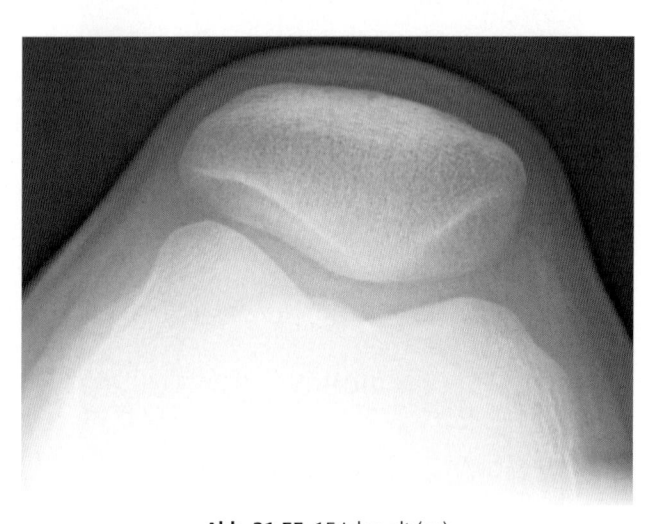

Abb. 31.55 15 Jahre alt (w.)

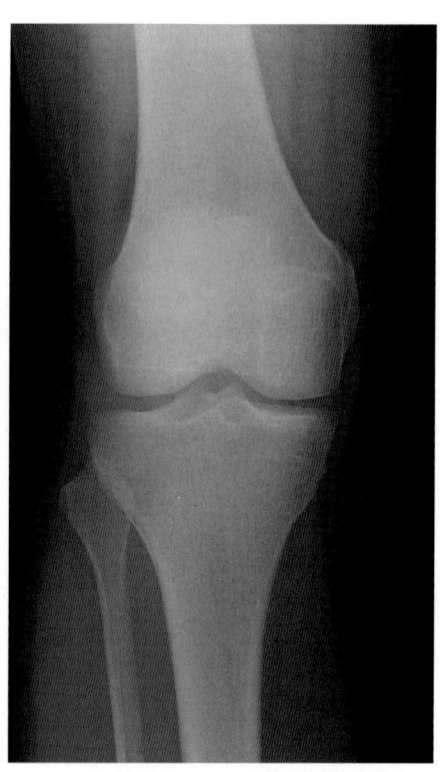

Abb. 31.56 16 Jahre alt (w.)

31 Knie, weiblich

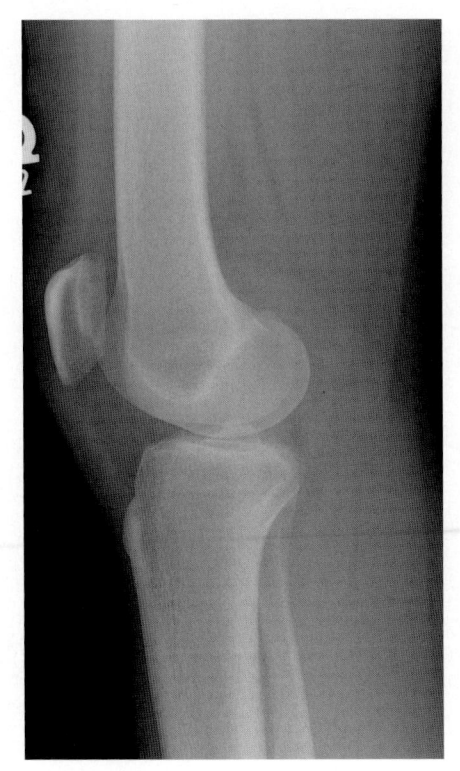

Abb. 31.57 16 Jahre alt (w.)

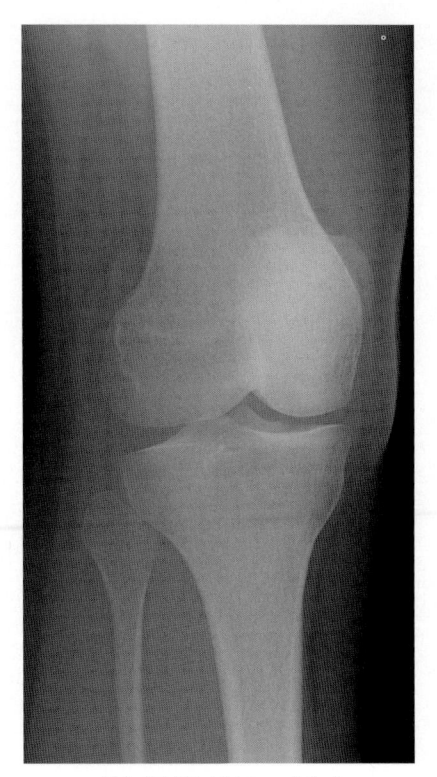

Abb. 31.58 16 Jahre alt (w.)

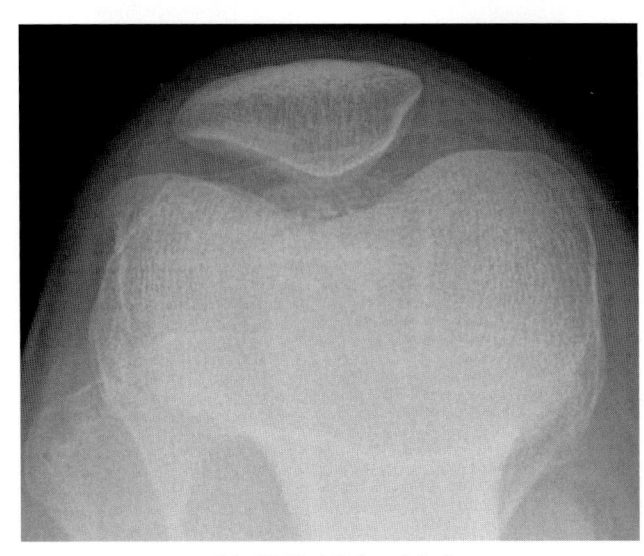

Abb. 31.59 16 Jahre alt (w.)

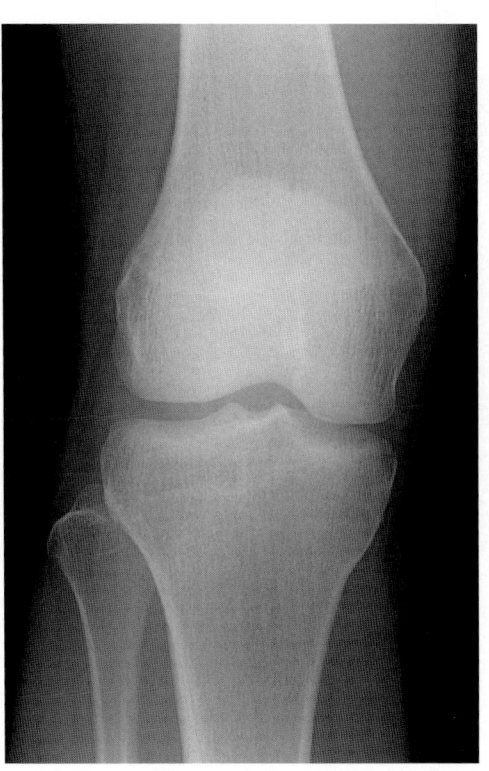

Abb. 31.60 17 Jahre alt (w.)

544 31 Knie, weiblich

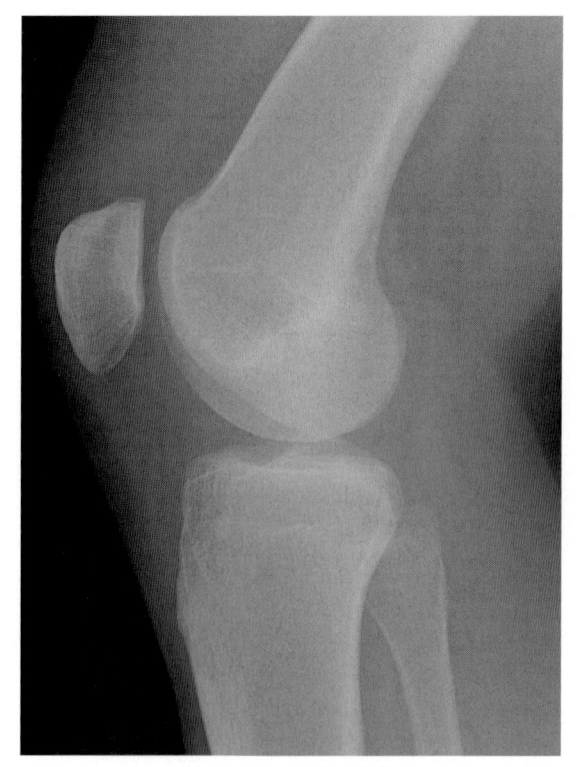

Abb. 31.61 17 Jahre alt (w.)

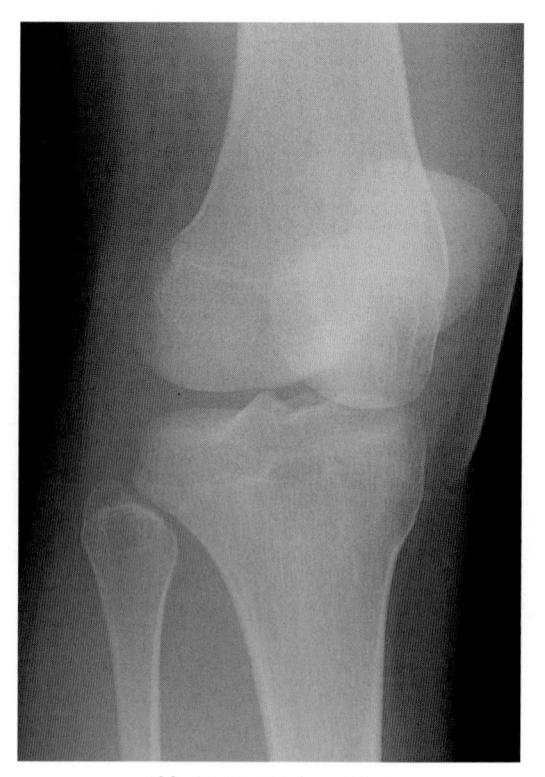

Abb. 31.62 17 Jahre alt (w.)

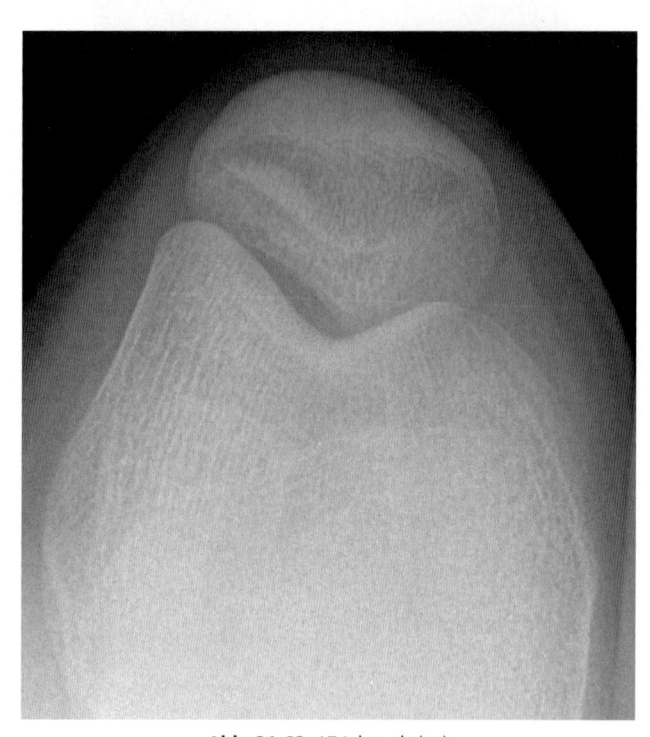

Abb. 31.63 17 Jahre alt (w.)

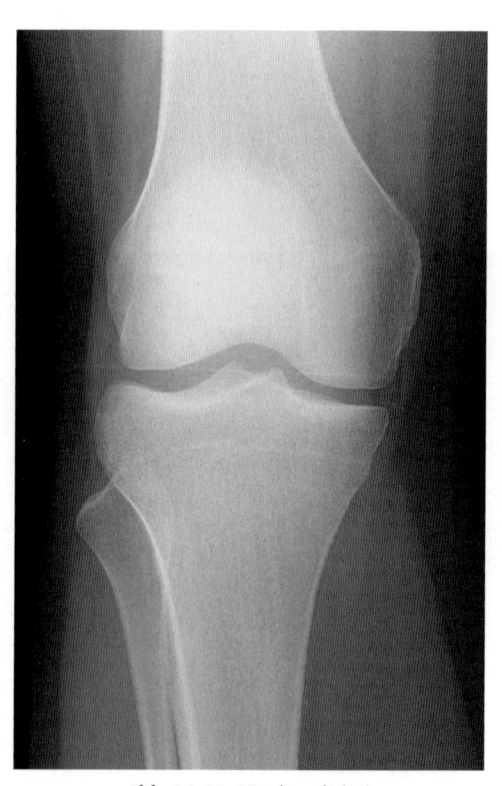

Abb. 31.64 18 Jahre alt (w.)

31 Knie, weiblich 545

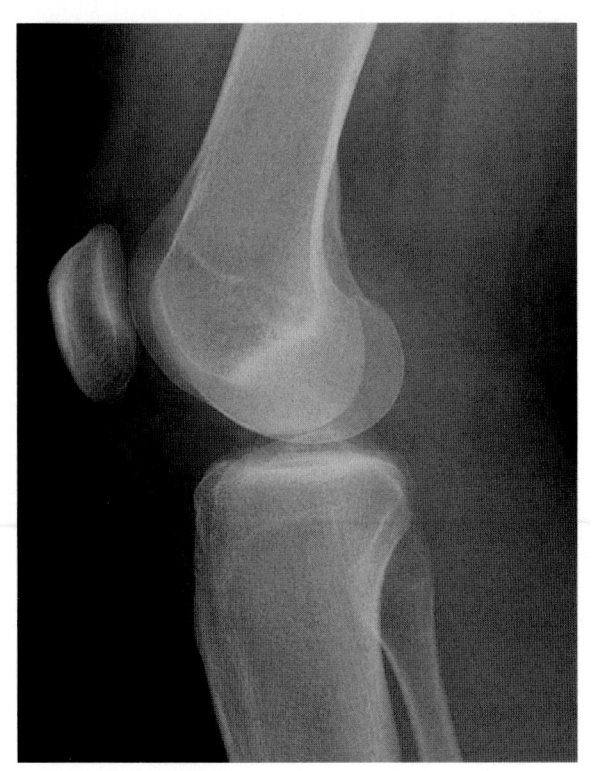

Abb. 31.65 18 Jahre alt (w.)

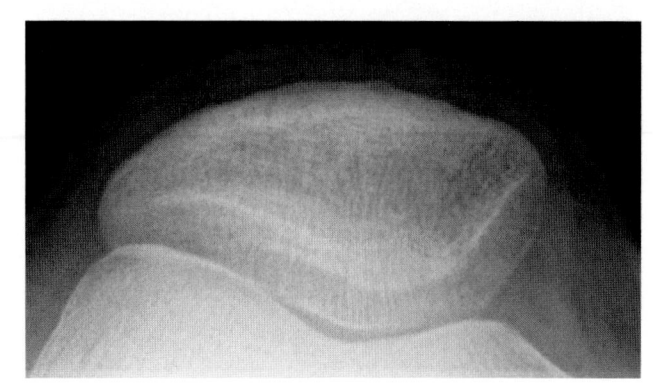

Abb. 31.66 18 Jahre alt (w.)

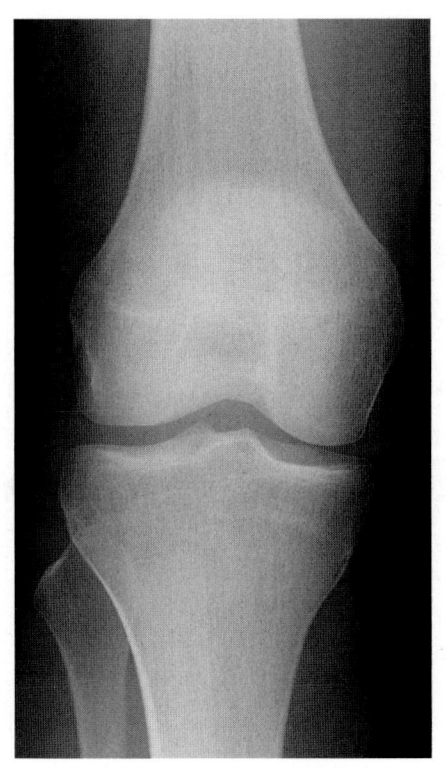

Abb. 31.67 19 Jahre alt (w.)

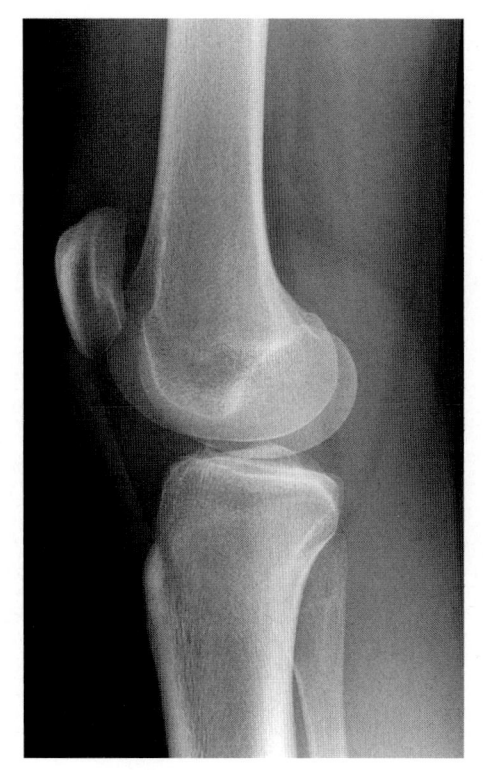

Abb. 31.68 19 Jahre alt (w.)

546 31 Knie, weiblich

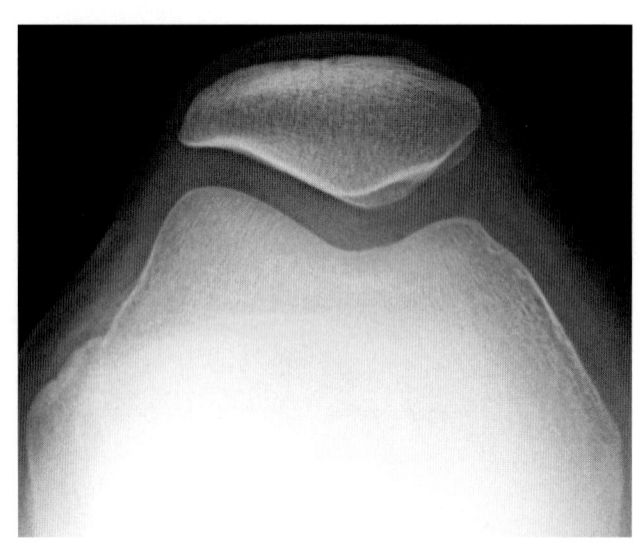

Abb. 31.69 19 Jahre alt (w.)

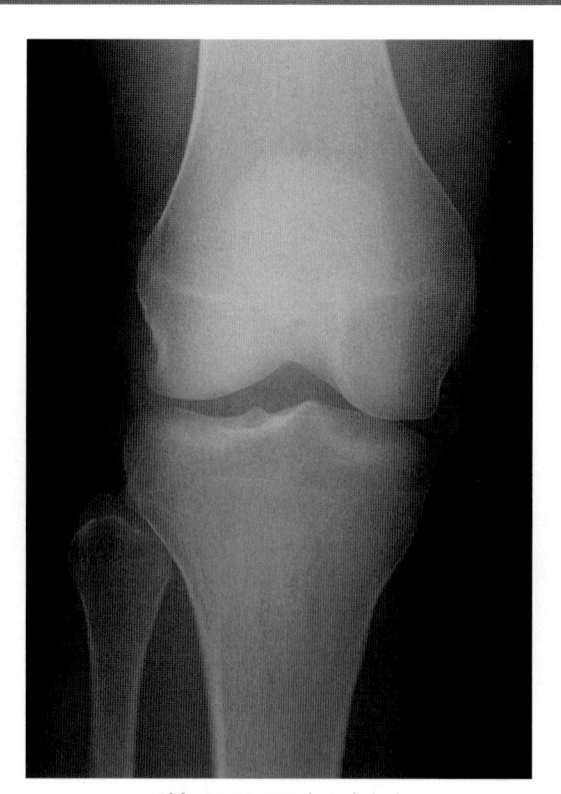

Abb. 31.70 20 Jahre alt (w.)

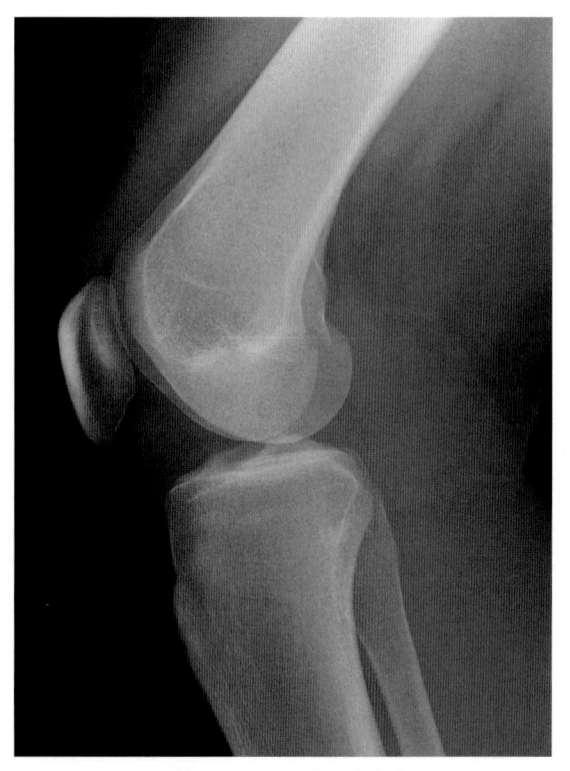

Abb. 31.71 20 Jahre alt (w.)

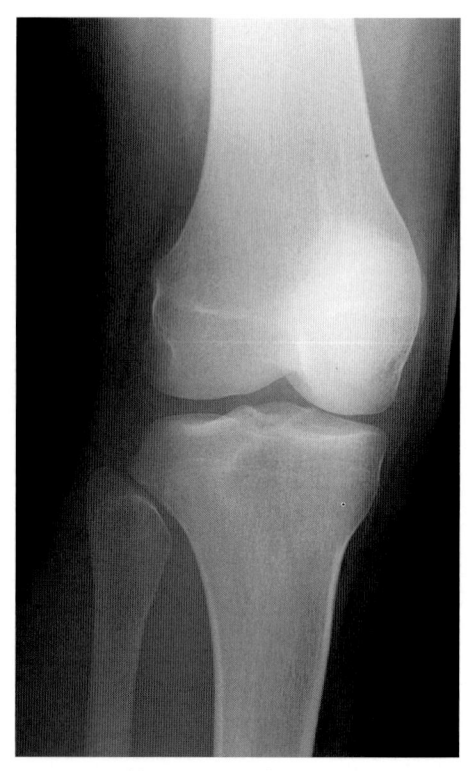

Abb. 31.72 20 Jahre alt (w.)

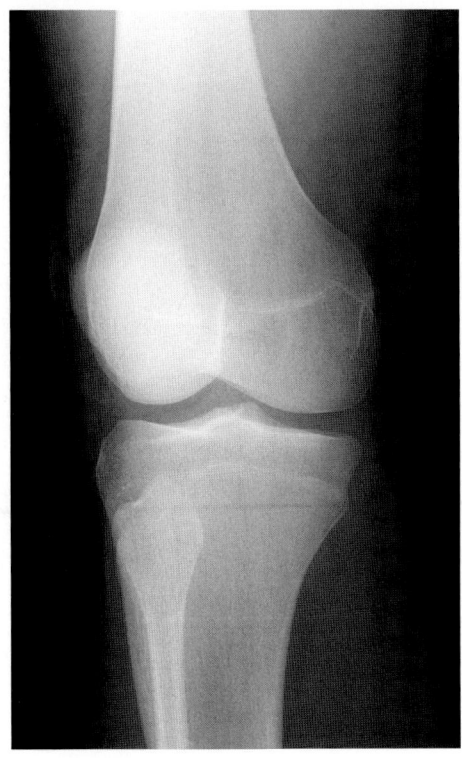

Abb. 31.73 20 Jahre alt (w.)

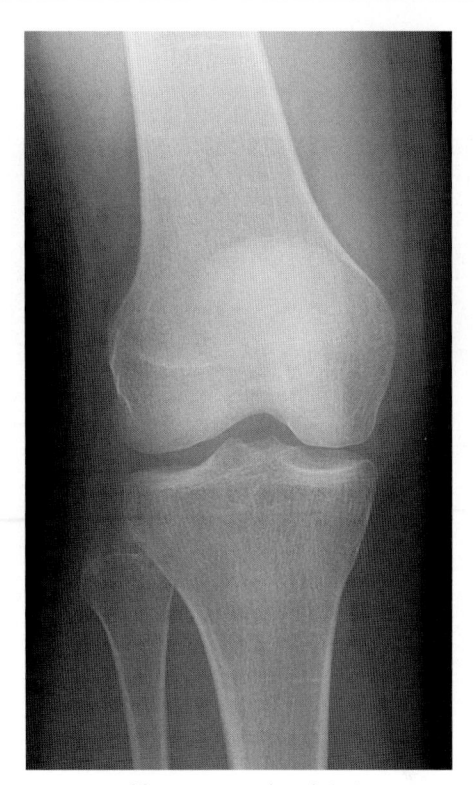

Abb. 31.74 21 Jahre alt (w.)

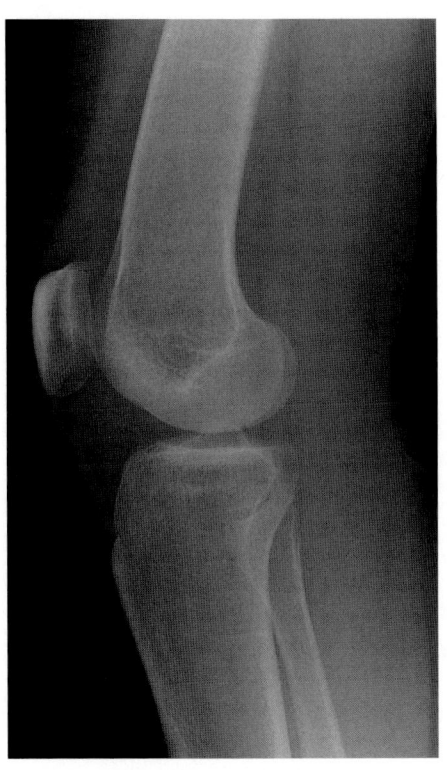

Abb. 31.75 21 Jahre alt (w.)

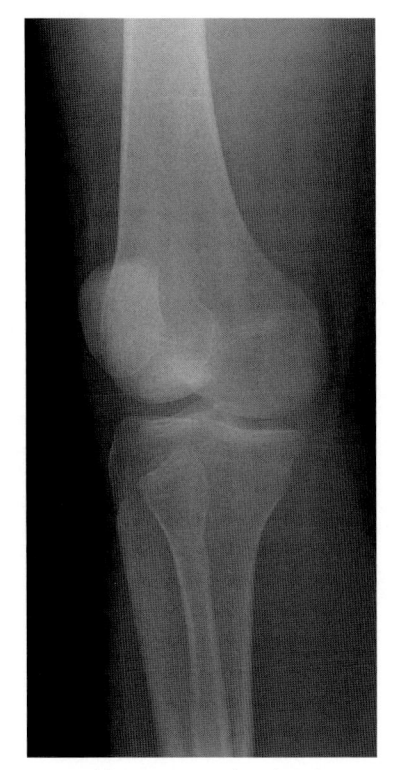

Abb. 31.76 21 Jahre alt (w.)

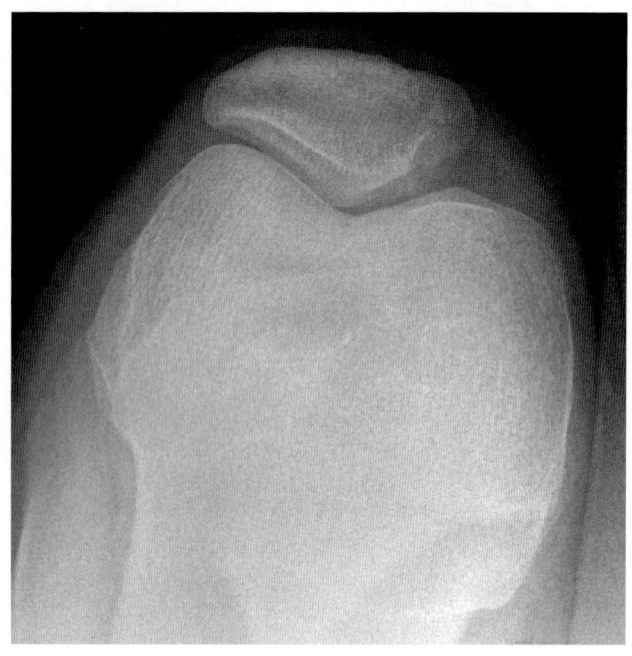

Abb. 31.77 21 Jahre alt (w.)

32 Tibia und Fibula, weiblich

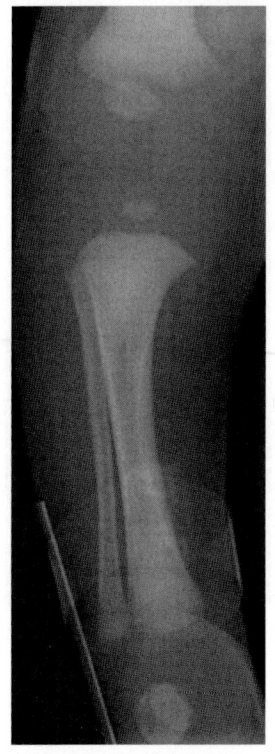

Abb. 32.1 Neugeboren (w.)

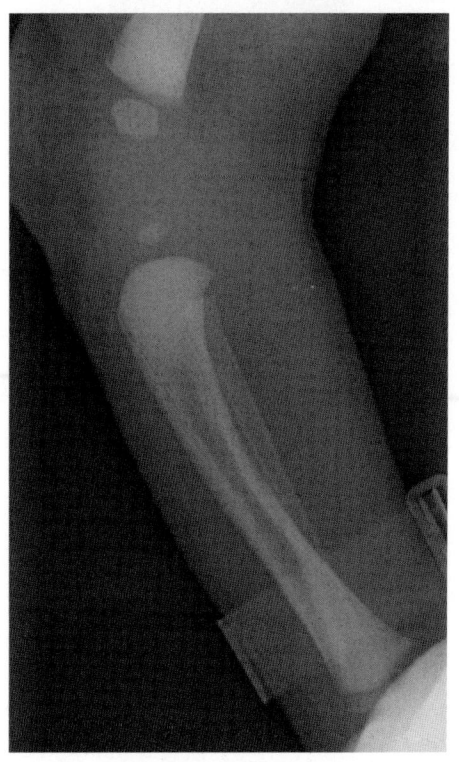

Abb. 32.2 Neugeboren (w.)

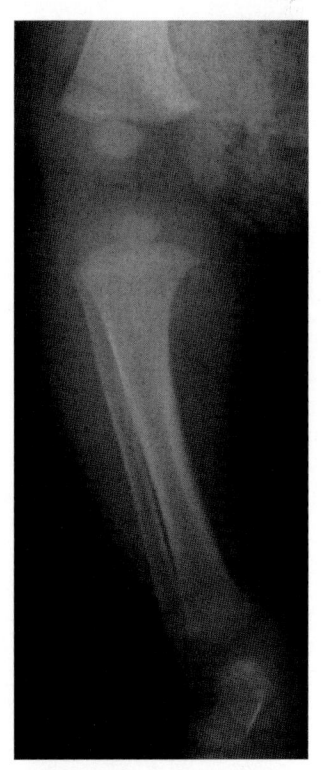

Abb. 32.3 3 Monate alt (w.)

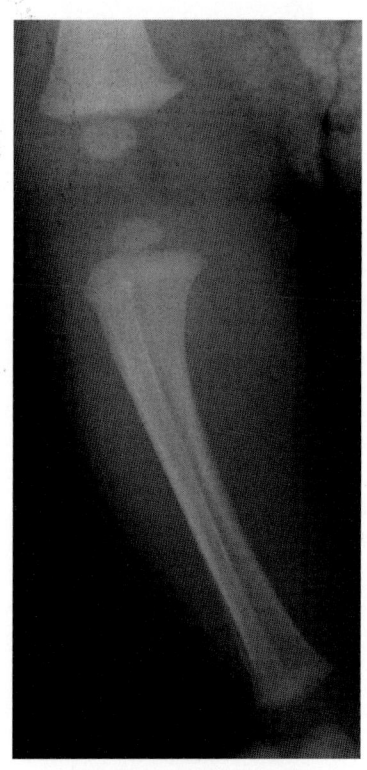

Abb. 32.4 3 Monate alt (w.)

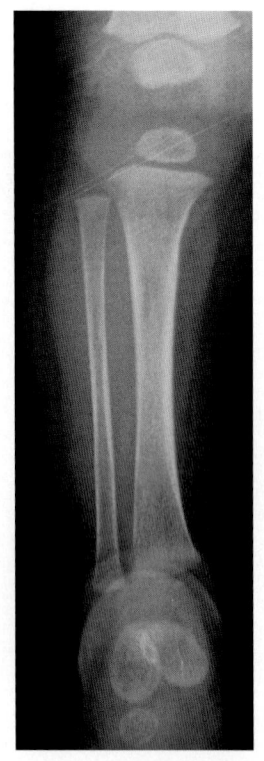

Abb. 32.5 6 Monate alt (w.)

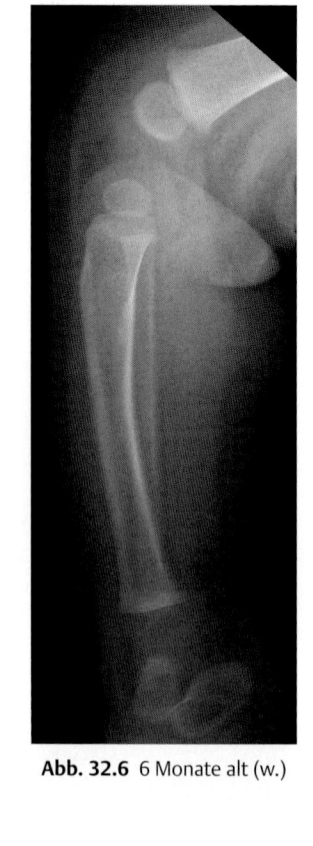

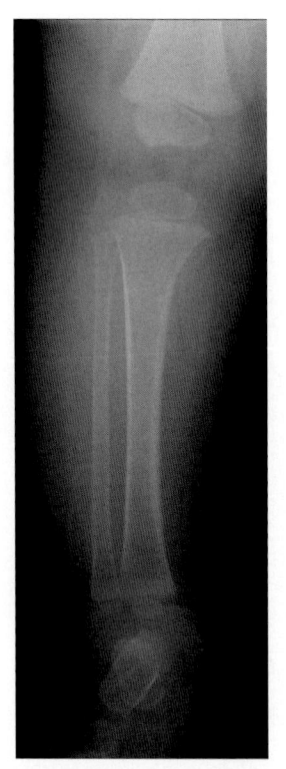

Abb. 32.6 6 Monate alt (w.)

Abb. 32.7 9 Monate alt (w.)

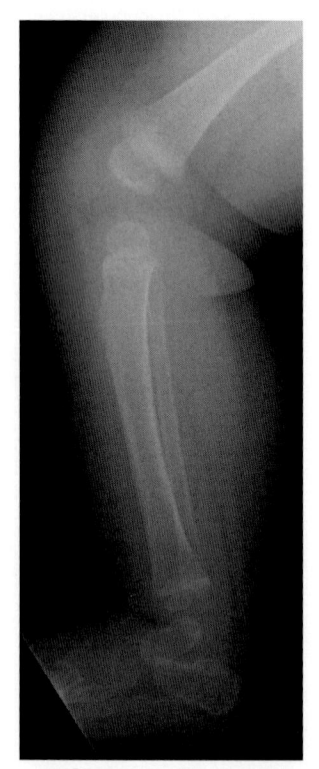

Abb. 32.8 9 Monate alt (w.)

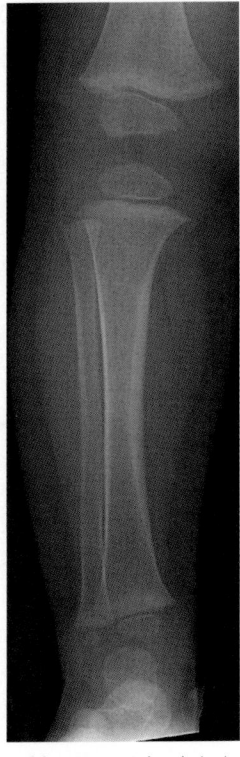

Abb. 32.9 1 Jahr alt (w.)

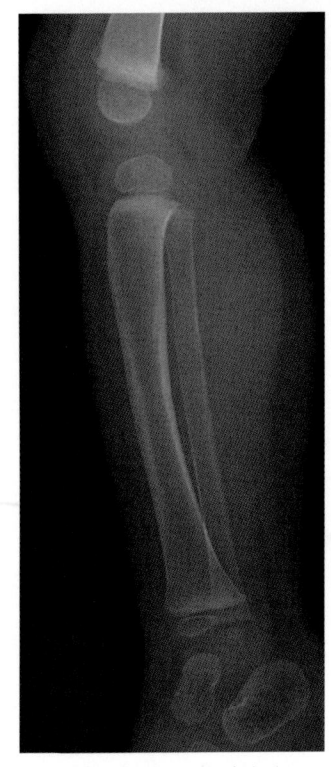

Abb. 32.10 1 Jahr alt (w.)

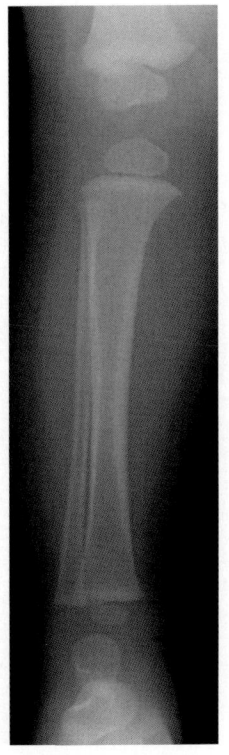

Abb. 32.11 15 Monate alt (w.)

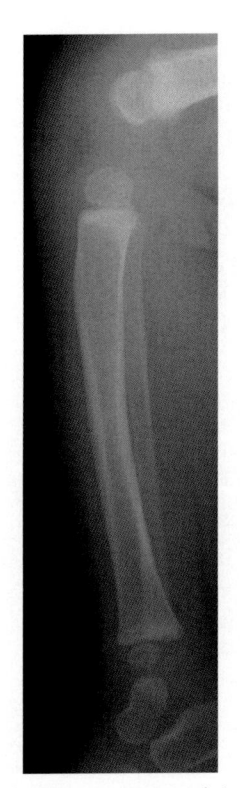

Abb. 32.12 15 Monate alt (w.)

552   32 Tibia und Fibula, weiblich

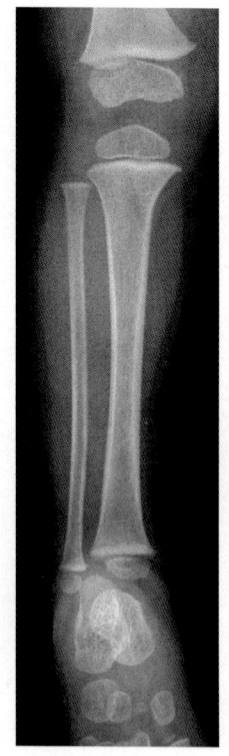

Abb. 32.13 18 Monate alt (w.)

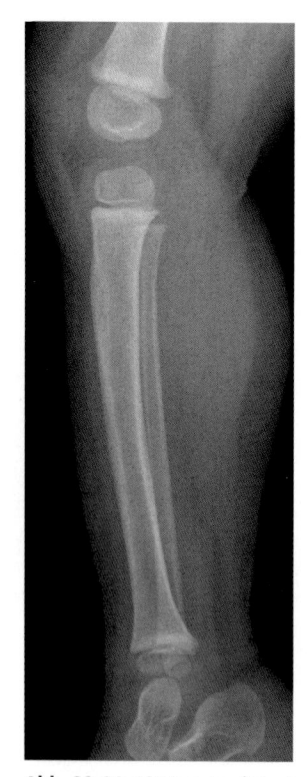

Abb. 32.14 18 Monate alt (w.)

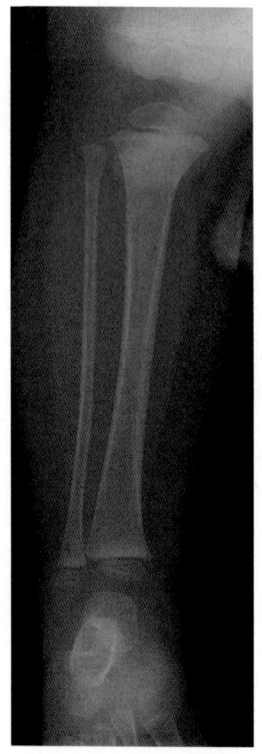

Abb. 32.15 21 Monate alt (w.)

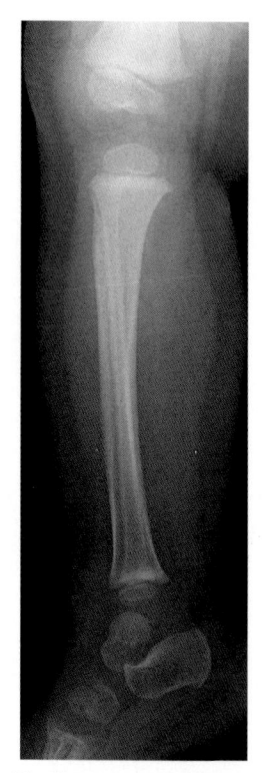

Abb. 32.16 21 Monate alt (w.)

32 Tibia und Fibula, weiblich

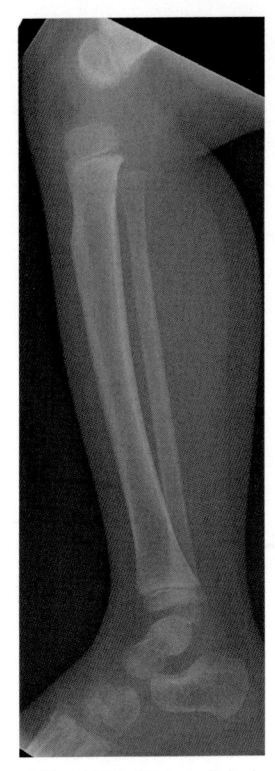

Abb. 32.17 2 Jahre alt (w.)

Abb. 32.18 2 Jahre alt (w.)

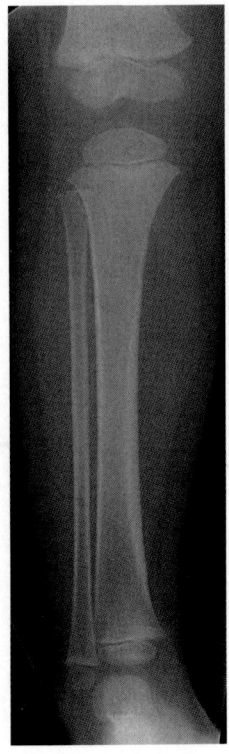

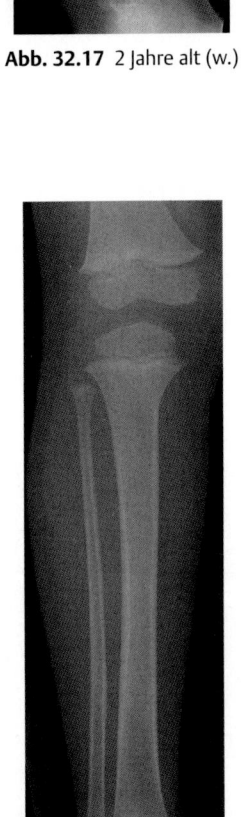

Abb. 32.19 3 Jahre alt (w.)

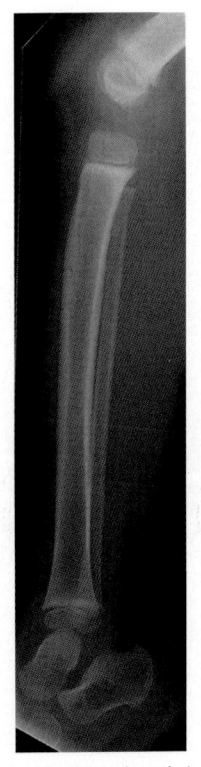

Abb. 32.20 3 Jahre alt (w.)

554 32 Tibia und Fibula, weiblich

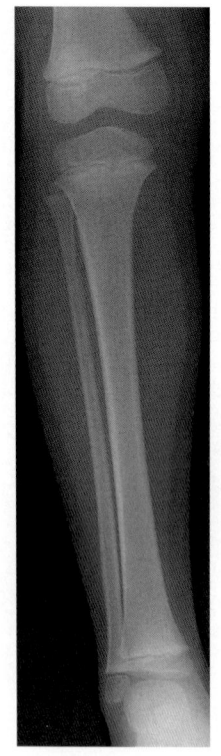

Abb. 32.21 4 Jahre alt (w.)

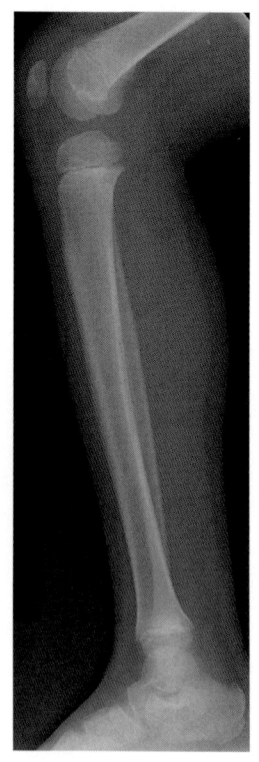

Abb. 32.22 4 Jahre alt (w.)

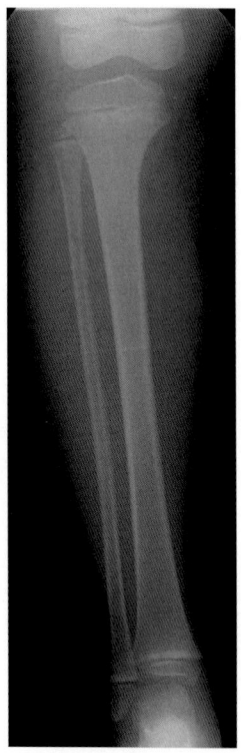

Abb. 32.23 5 Jahre alt (w.)

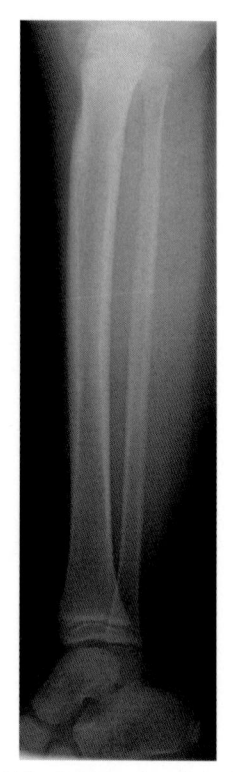

Abb. 32.24 5 Jahre alt (w.)

32 Tibia und Fibula, weiblich 555

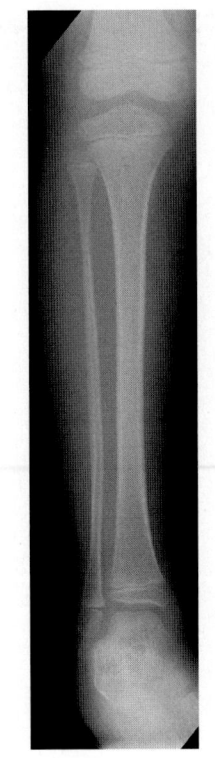

Abb. 32.25 6 Jahre alt (w.)

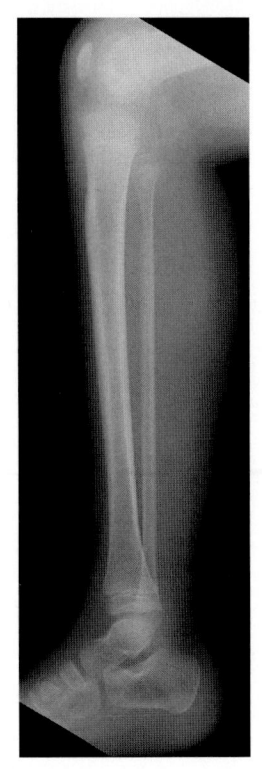

Abb. 32.26 6 Jahre alt (w.)

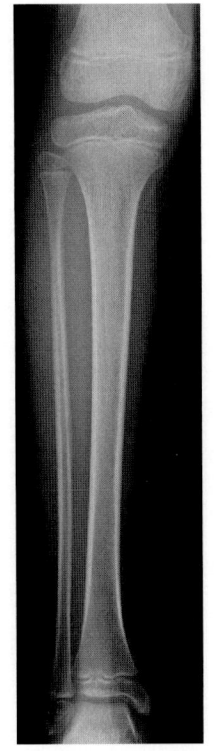

Abb. 32.27 7 Jahre alt (w.)

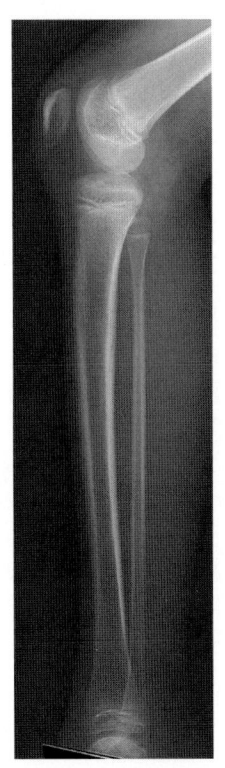

Abb. 32.28 7 Jahre alt (w.)

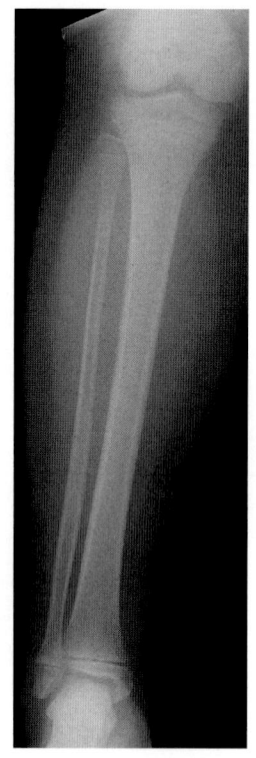

Abb. 32.29 8 Jahre alt (w.)

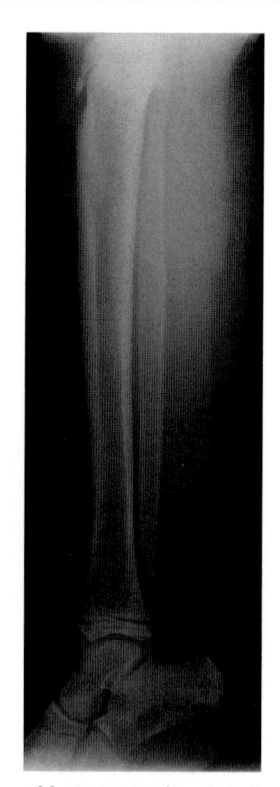

Abb. 32.30 8 Jahre alt (w.)

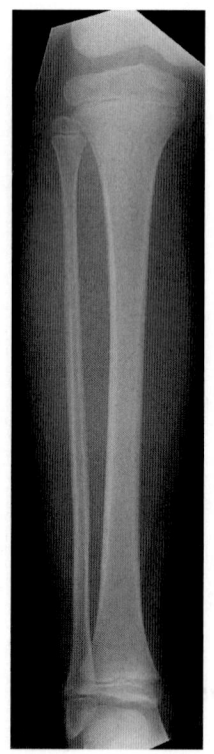

Abb. 32.31 9 Jahre alt (w.)

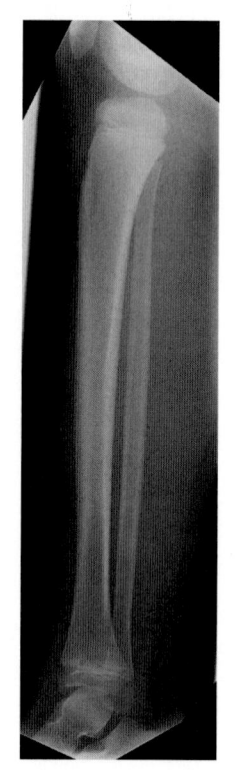

Abb. 32.32 9 Jahre alt (w.)

32 Tibia und Fibula, weiblich 557

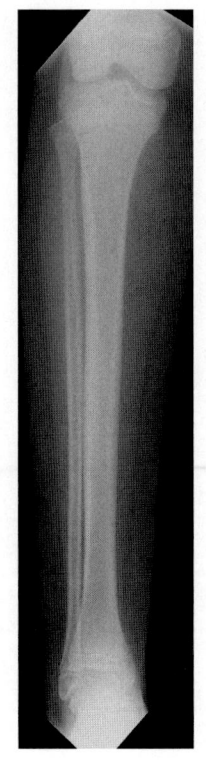

Abb. 32.33 10 Jahre alt (w.)

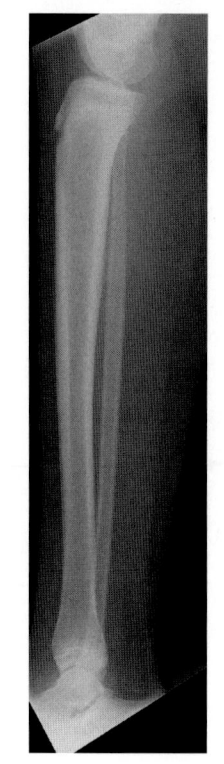

Abb. 32.34 10 Jahre alt (w.)

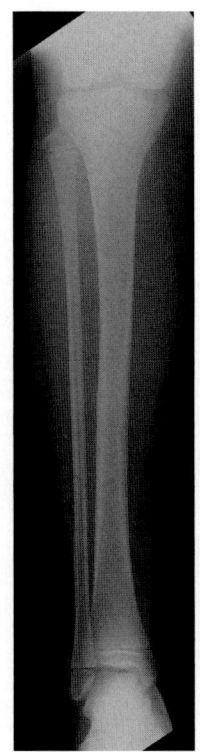

Abb. 32.35 11 Jahre alt (w.)

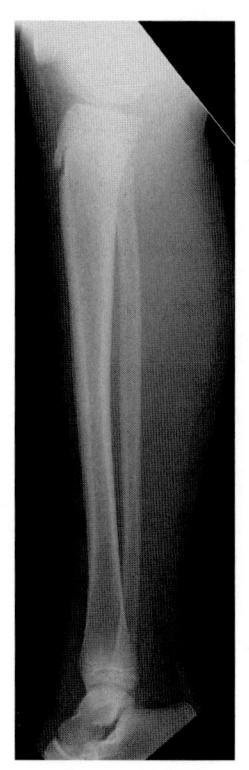

Abb. 32.36 11 Jahre alt (w.)

32 Tibia und Fibula, weiblich

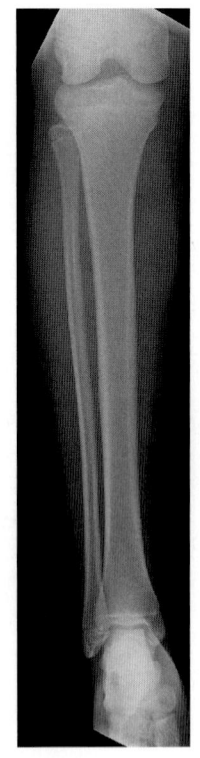

Abb. 32.37 12 Jahre alt (w.)

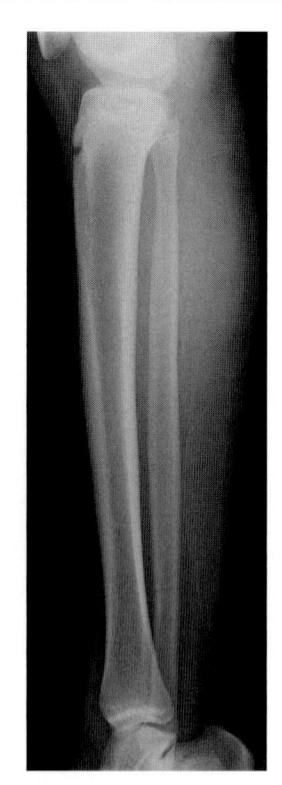

Abb. 32.38 12 Jahre alt (w.)

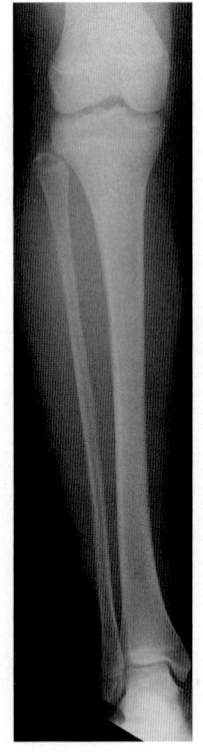

Abb. 32.39 13 Jahre alt (w.)

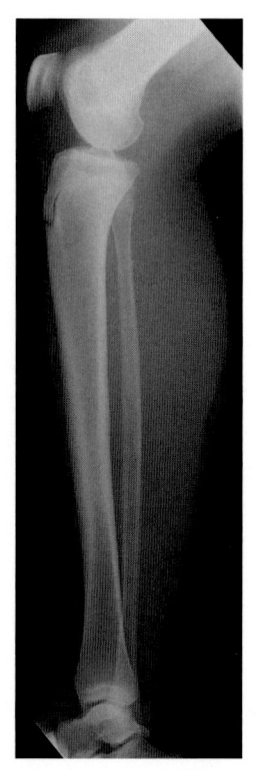

Abb. 32.40 13 Jahre alt (w.)

32 Tibia und Fibula, weiblich 559

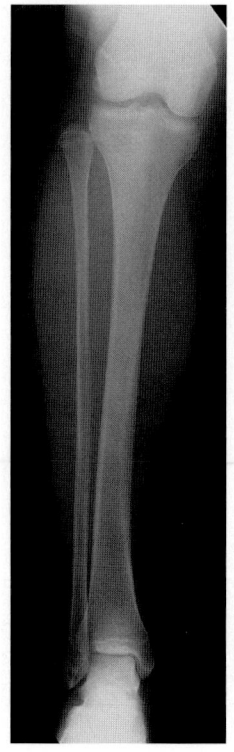

Abb. 32.41 14 Jahre alt (w.)

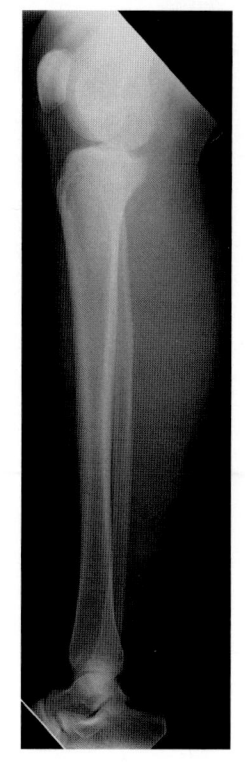

Abb. 32.42 14 Jahre alt (w.)

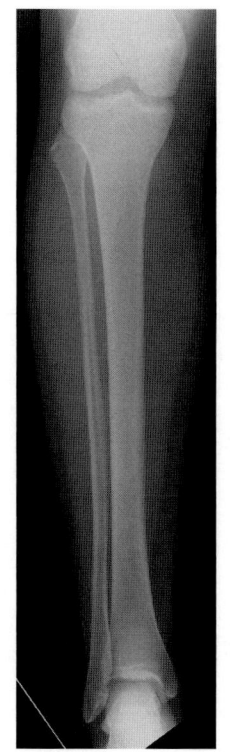

Abb. 32.43 15 Jahre alt (w.)

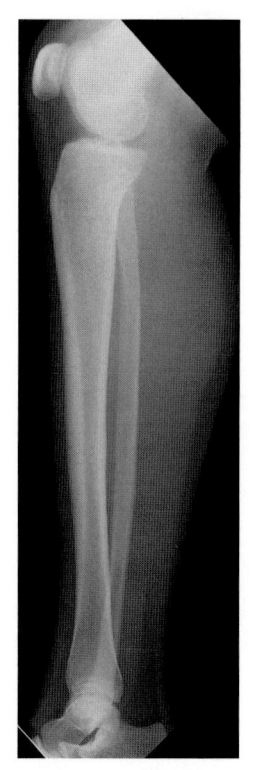

Abb. 32.44 15 Jahre alt (w.)

32 Tibia und Fibula, weiblich

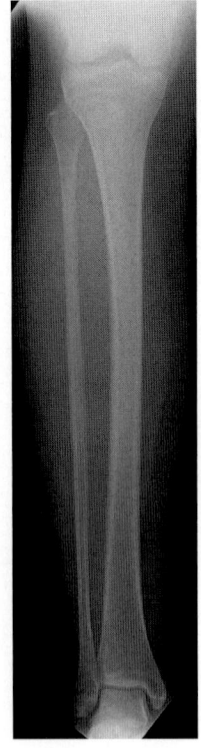

Abb. 32.45 16 Jahre alt (w.)

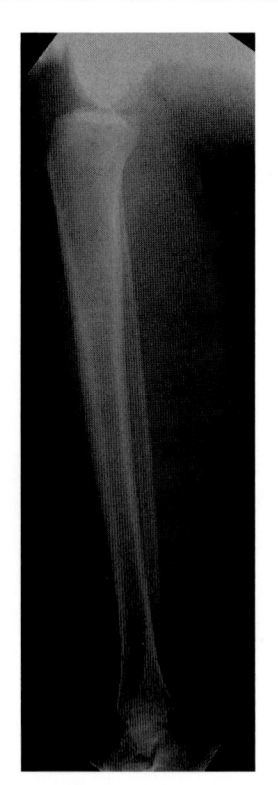

Abb. 32.46 16 Jahre alt (w.)

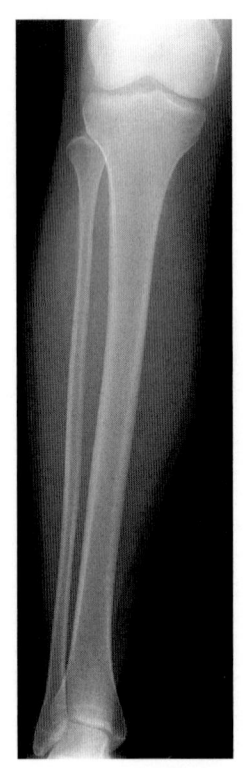

Abb. 32.47 17 Jahre alt (w.)

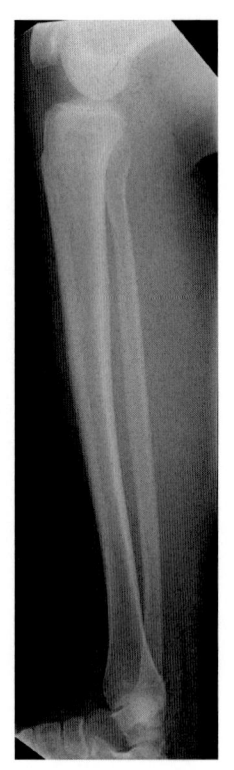

Abb. 32.48 17 Jahre alt (w.)

32 Tibia und Fibula, weiblich

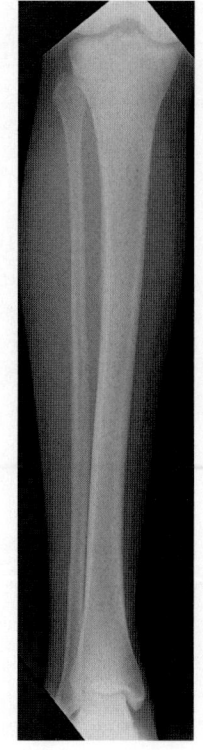

Abb. 32.49 18 Jahre alt (w.)

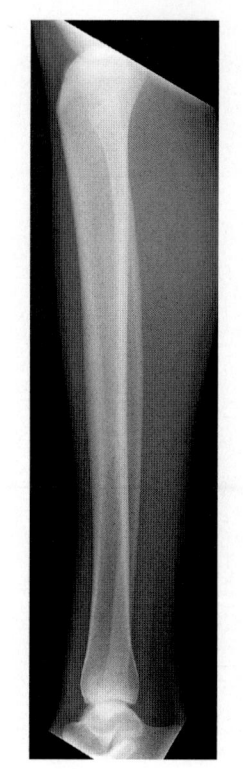

Abb. 32.50 18 Jahre alt (w.)

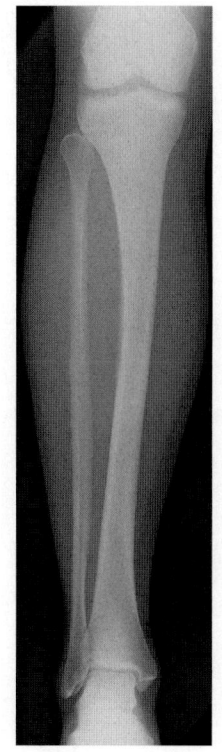

Abb. 32.51 19 Jahre alt (w.)

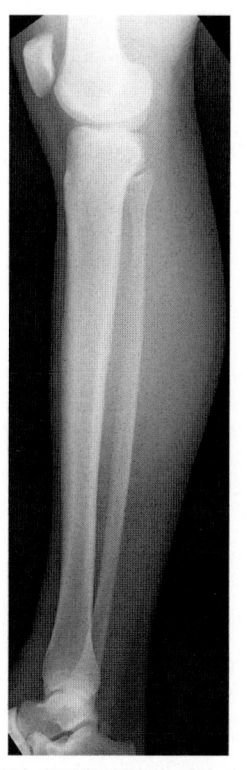

Abb. 32.52 19 Jahre alt (w.)

32 Tibia und Fibula, weiblich

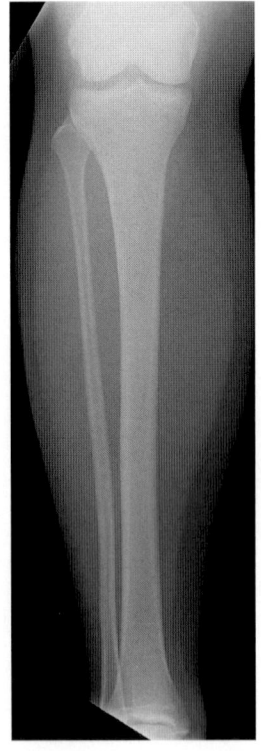

Abb. 32.53 20 Jahre alt (w.)

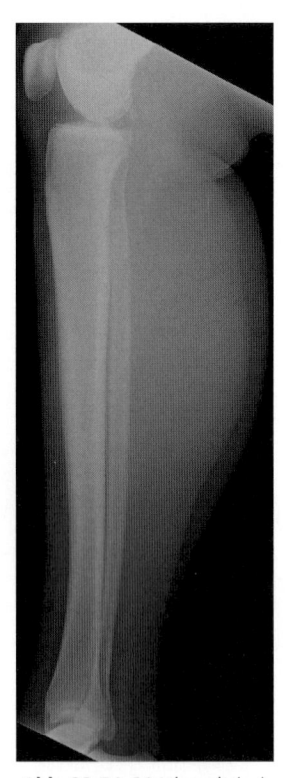

Abb. 32.54 20 Jahre alt (w.)

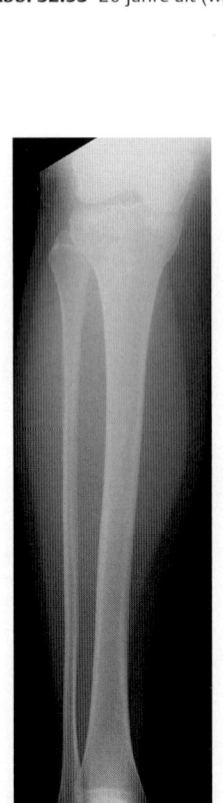

Abb. 32.55 21 Jahre alt (w.)

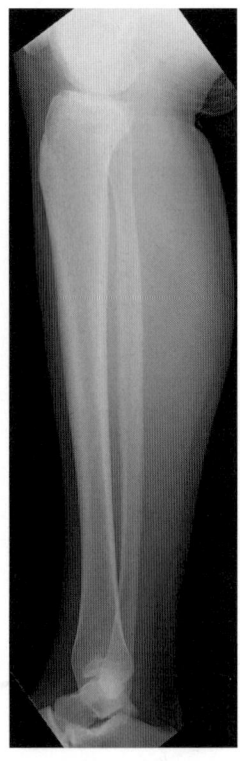

Abb. 32.56 21 Jahre alt (w.)

33 Knöchel, weiblich

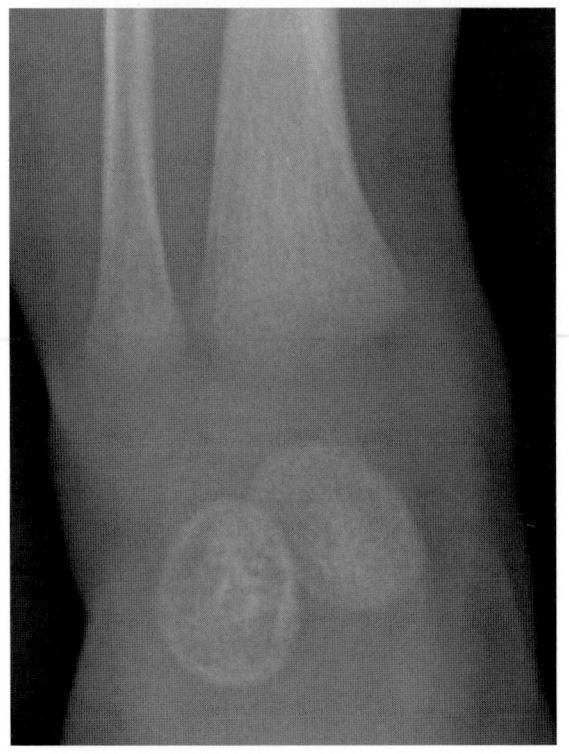

Abb. 33.1 Neugeboren (w.)

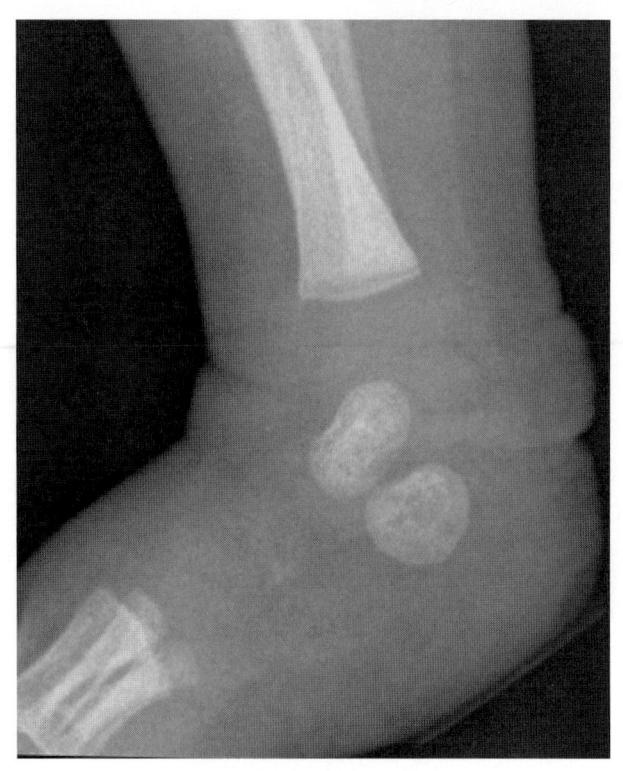

Abb. 33.2 Neugeboren (w.)

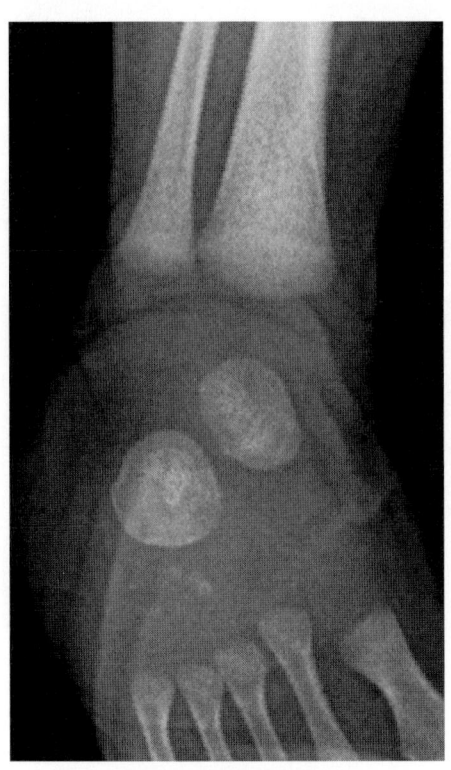

Abb. 33.3 Neugeboren (w.)

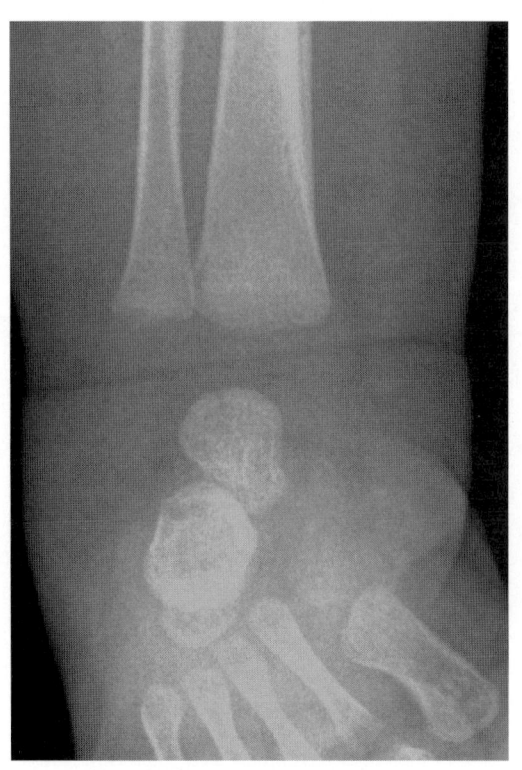

Abb. 33.4 3 Monate alt (w.)

564 33 Knöchel, weiblich

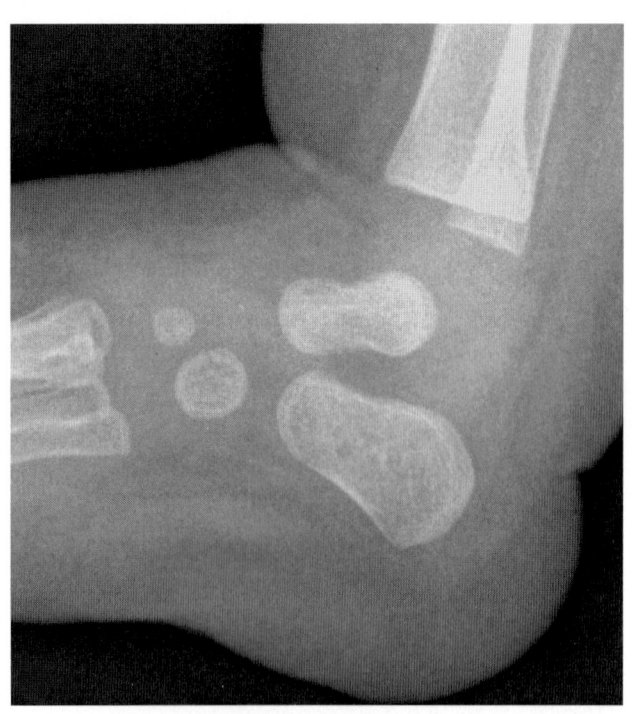

Abb. 33.5 3 Monate alt (w.)

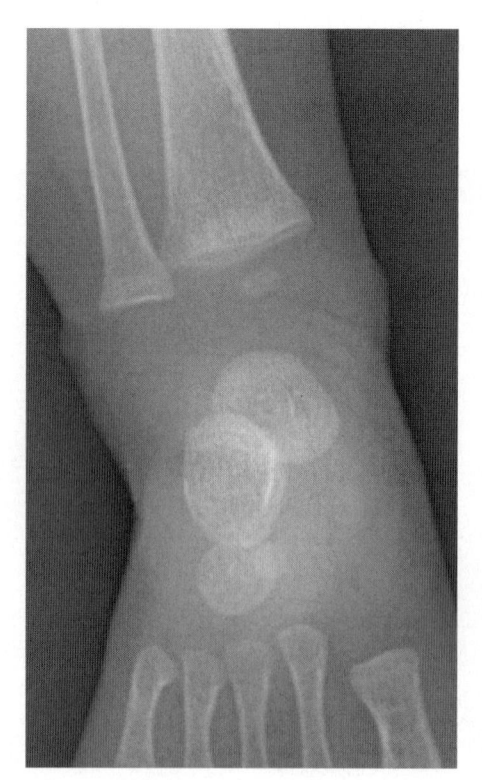

Abb. 33.6 6 Monate alt (w.)

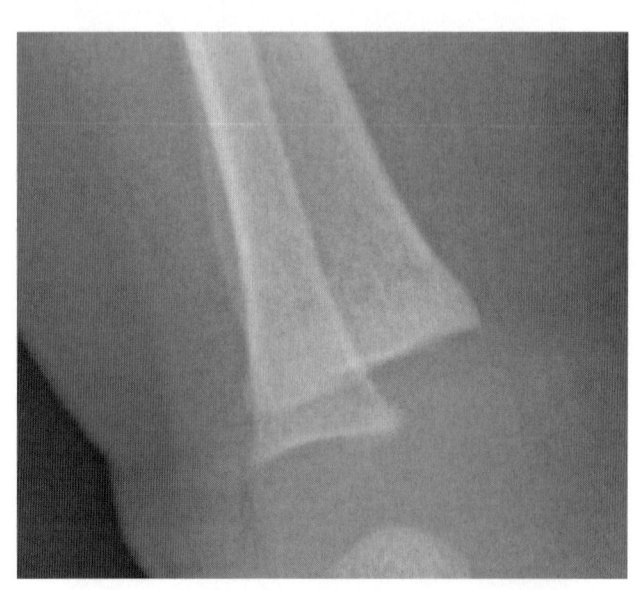

Abb. 33.7 6 Monate alt (w.)

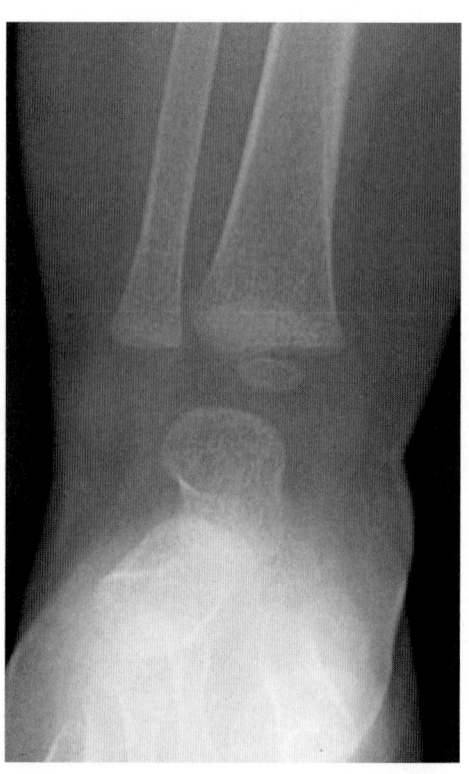

Abb. 33.8 9 Monate alt (w.)

33 Knöchel, weiblich

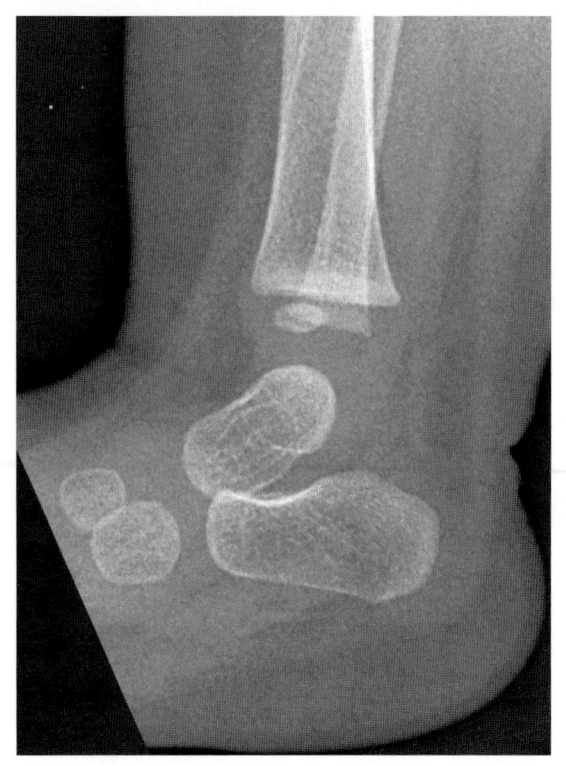

Abb. 33.9 9 Monate alt (w.)

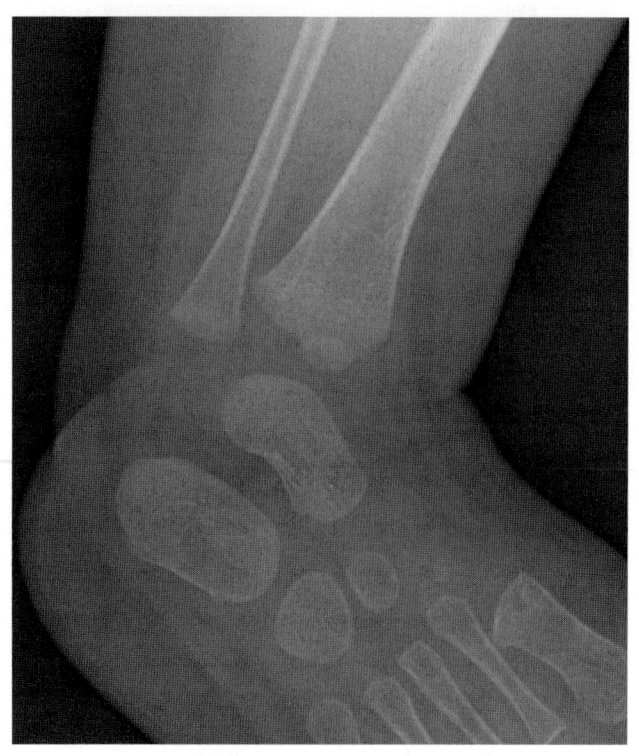

Abb. 33.10 9 Monate alt (w.)

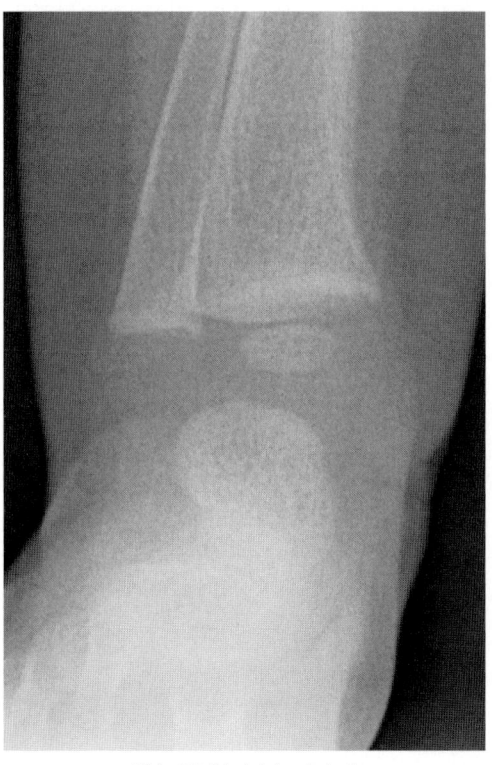

Abb. 33.11 1 Jahr alt (w.)

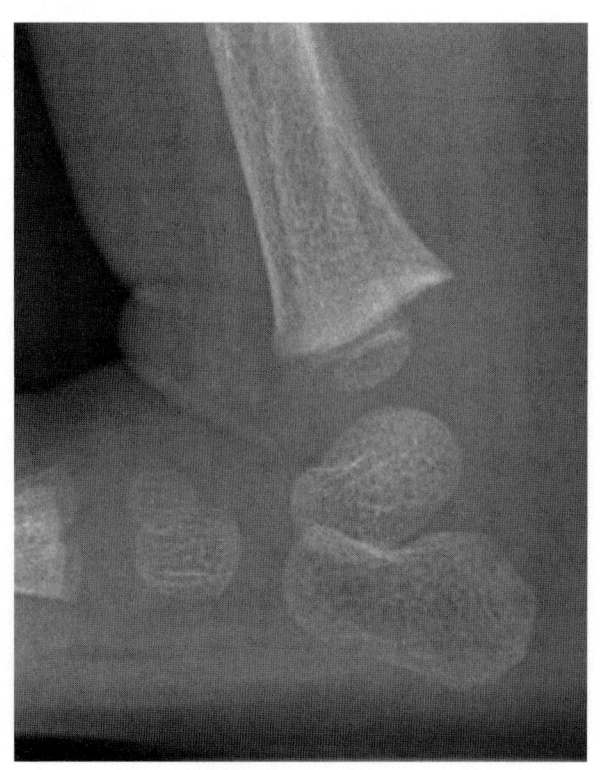

Abb. 33.12 1 Jahr alt (w.)

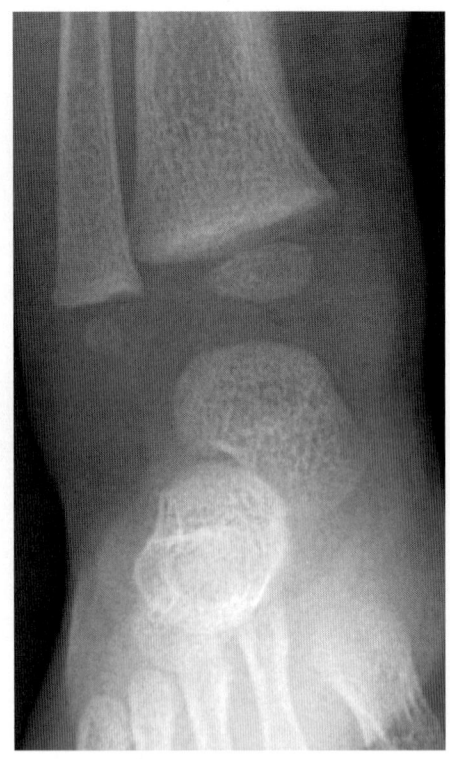

Abb. 33.13 15 Monate alt (w.)

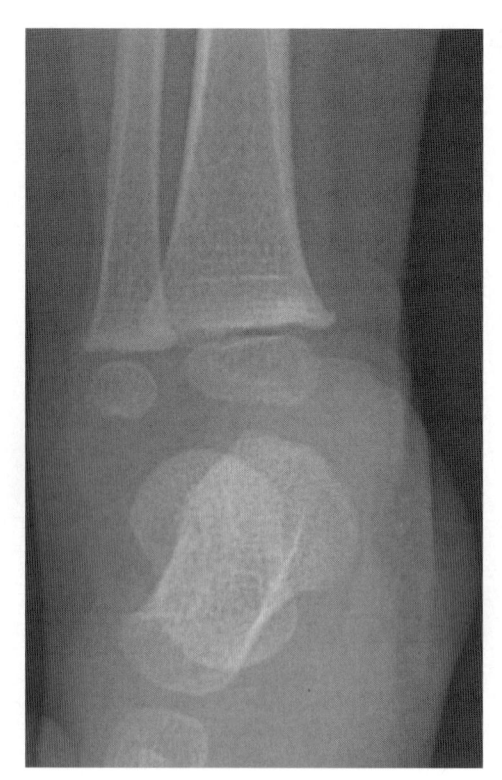

Abb. 33.14 18 Monate alt (w.)

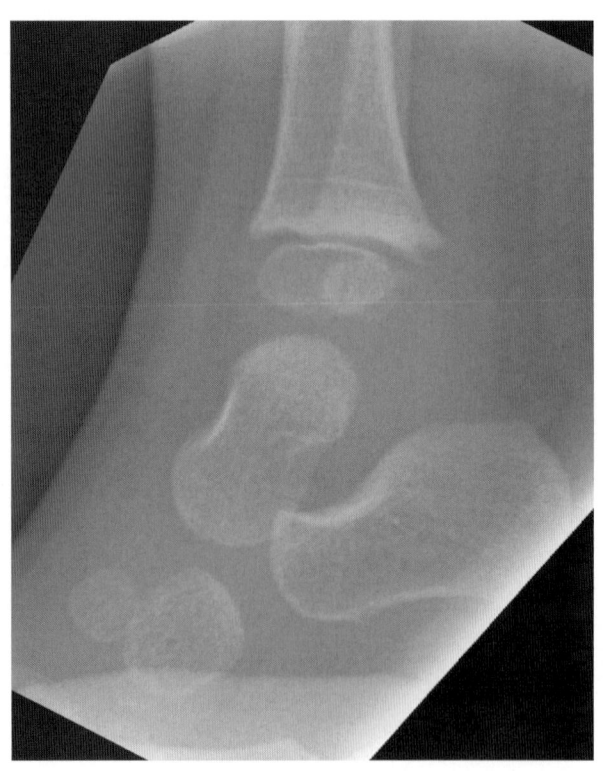

Abb. 33.15 18 Monate alt (w.)

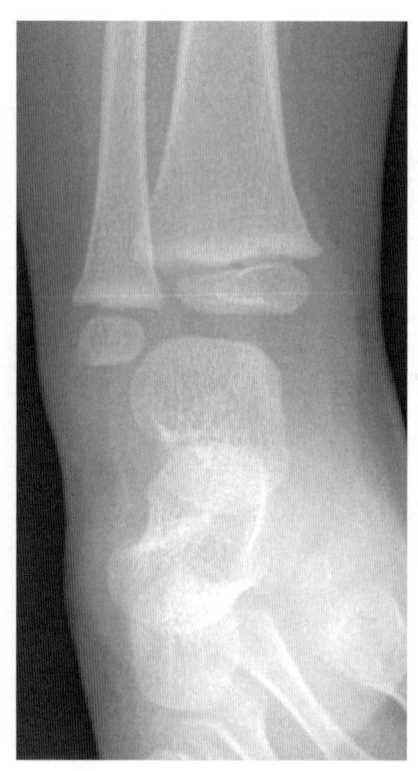

Abb. 33.16 21 Monate alt (w.)

33 Knöchel, weiblich

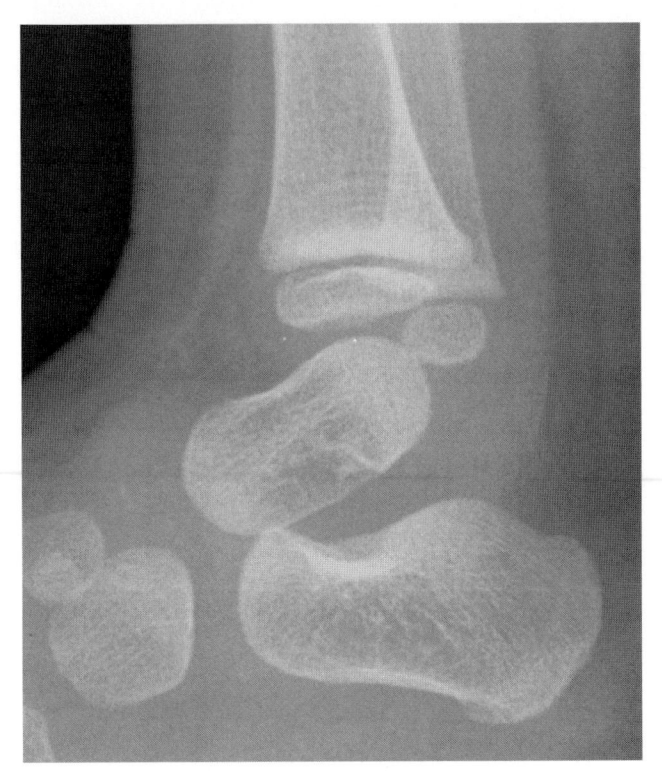

Abb. 33.17 21 Monate alt (w.)

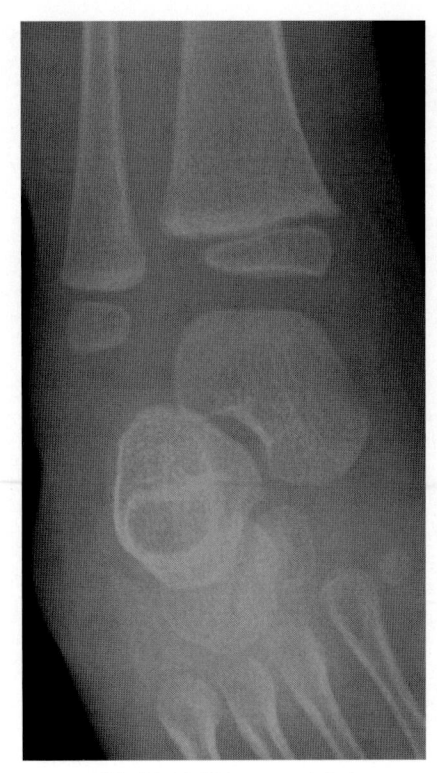

Abb. 33.18 21 Monate alt (w.)

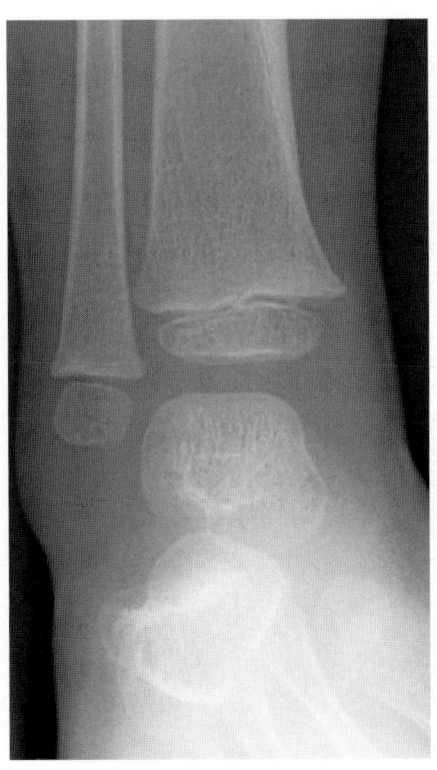

Abb. 33.19 2 Jahre alt (w.)

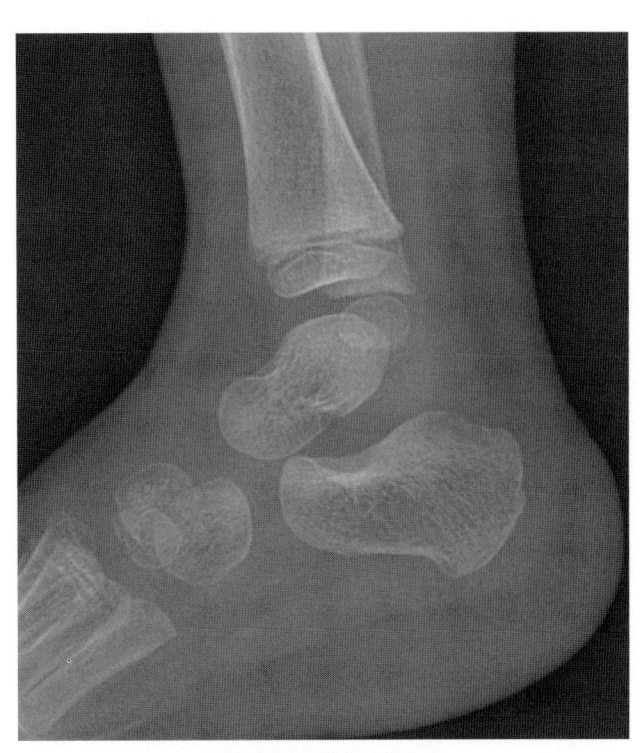

Abb. 33.20 2 Jahre alt (w.)

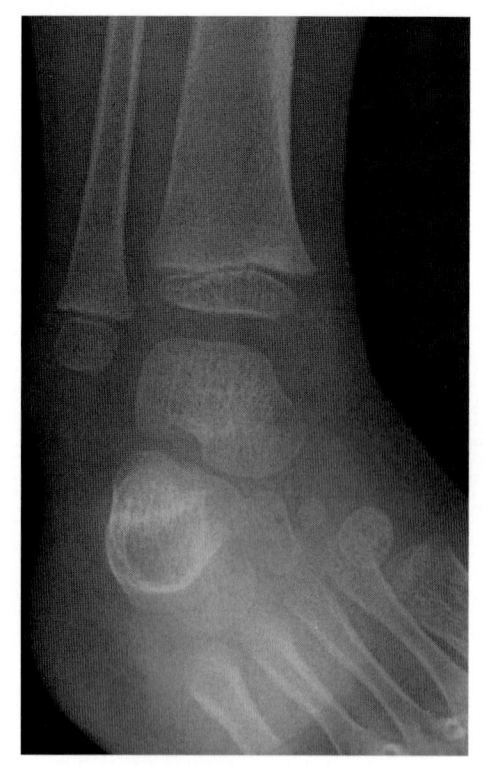

Abb. 33.21 2 Jahre alt (w.)

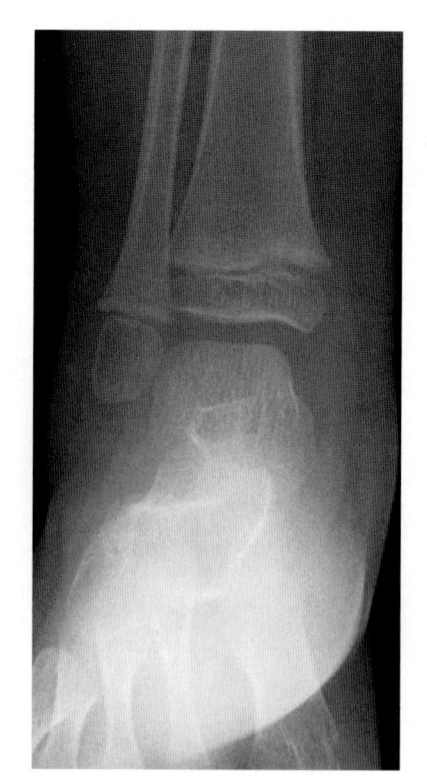

Abb. 33.22 3 Jahre alt (w.)

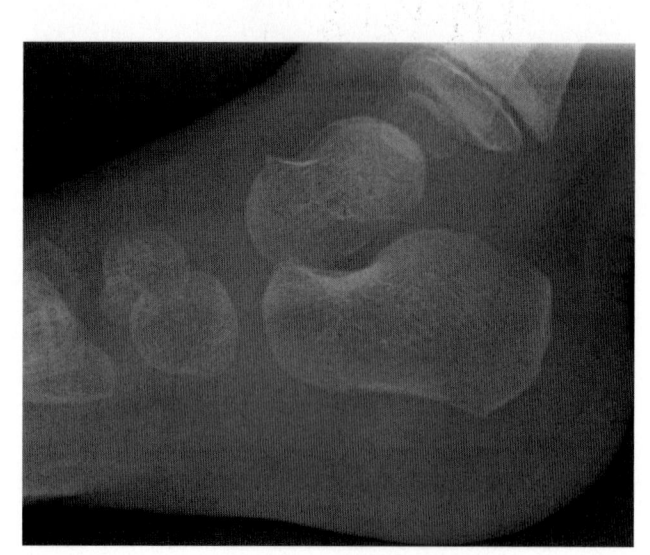

Abb. 33.23 3 Jahre alt (w.)

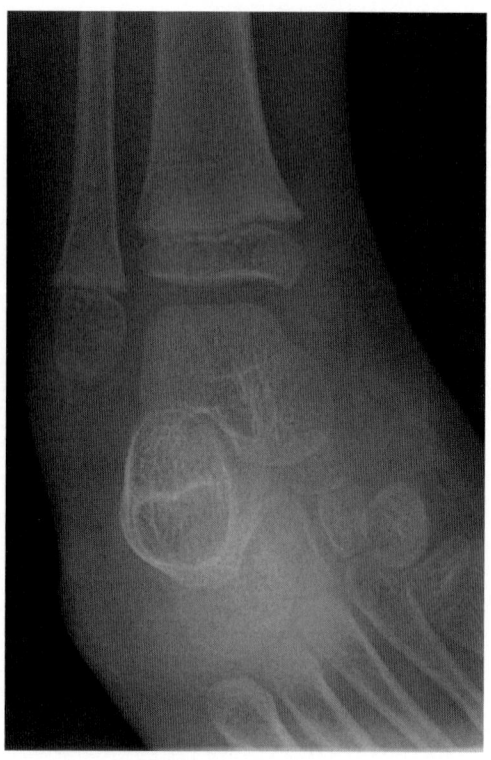

Abb. 33.24 3 Jahre alt (w.)

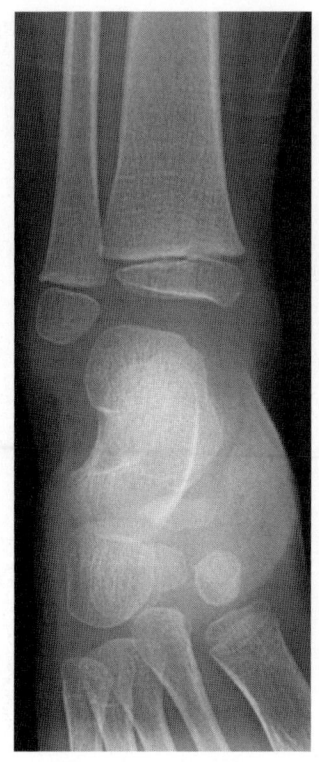

Abb. 33.25 4 Jahre alt (w.)

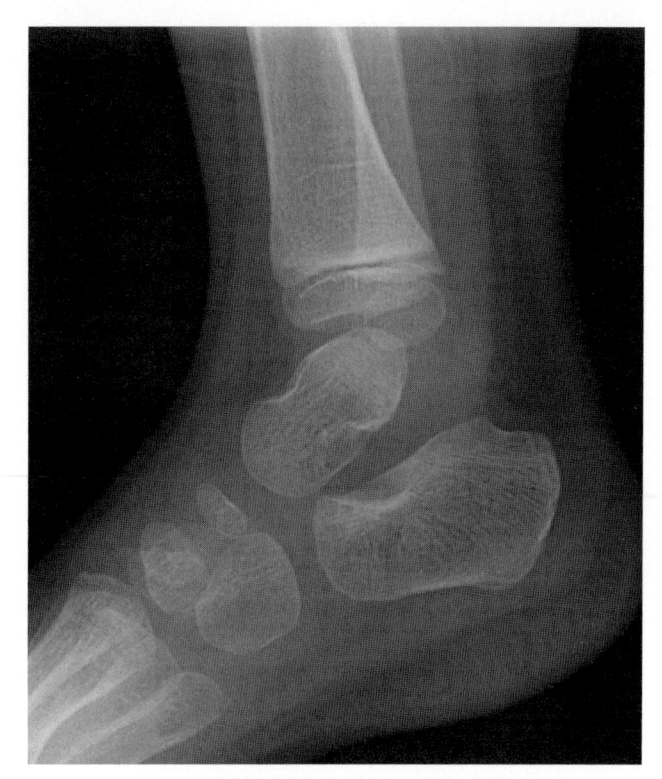

Abb. 33.26 4 Jahre alt (w.)

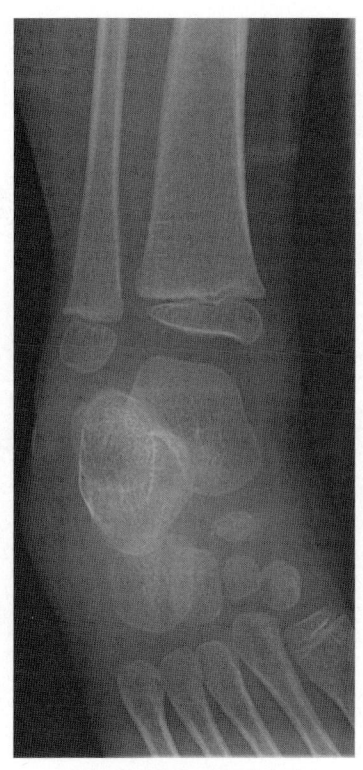

Abb. 33.27 4 Jahre alt (w.)

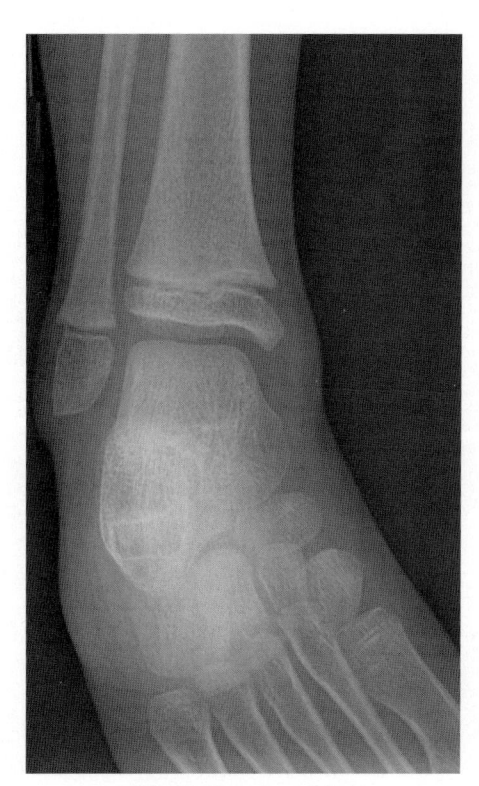

Abb. 33.28 5 Jahre alt (w.)

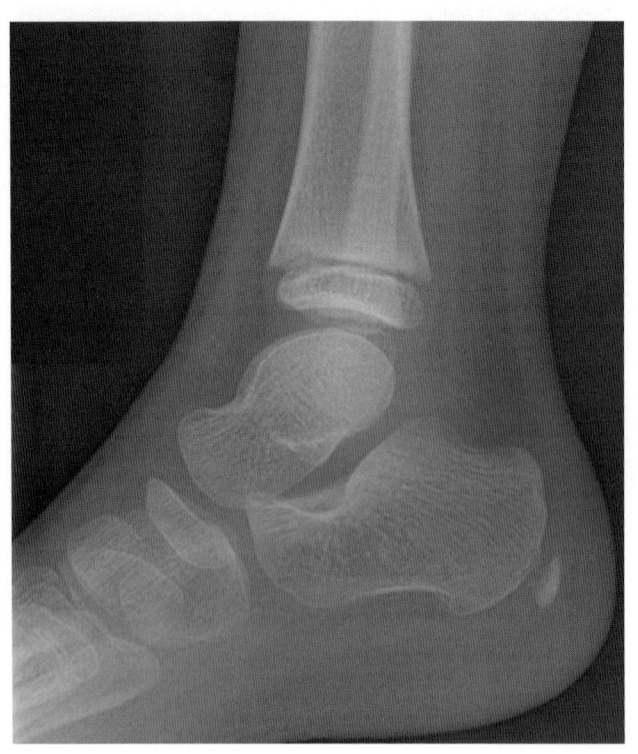

Abb. 33.29 5 Jahre alt (w.)

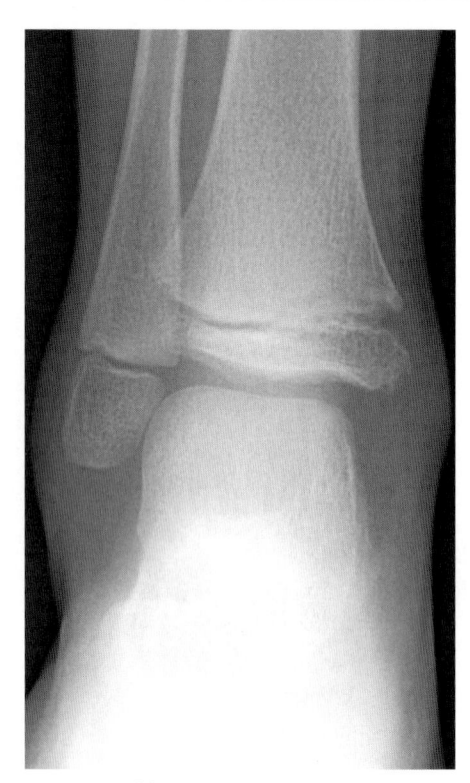

Abb. 33.30 6 Jahre alt (w.)

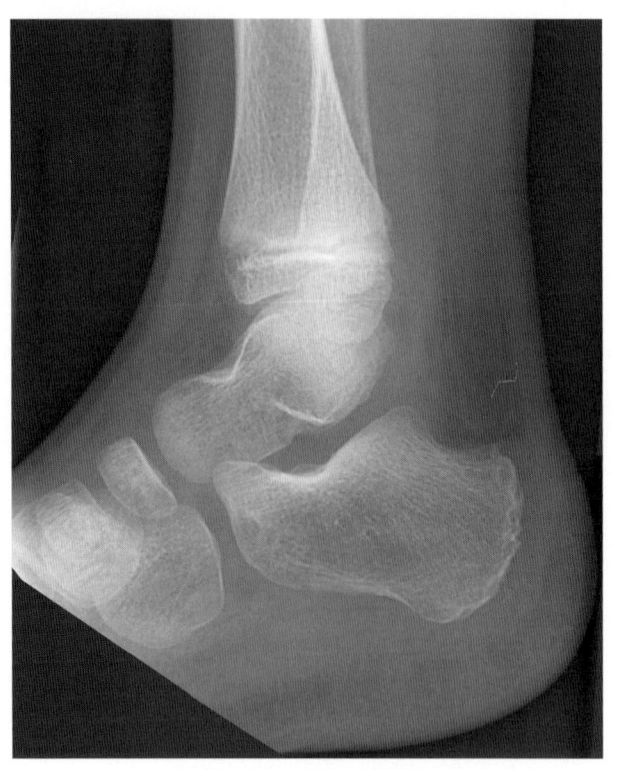

Abb. 33.31 6 Jahre alt (w.)

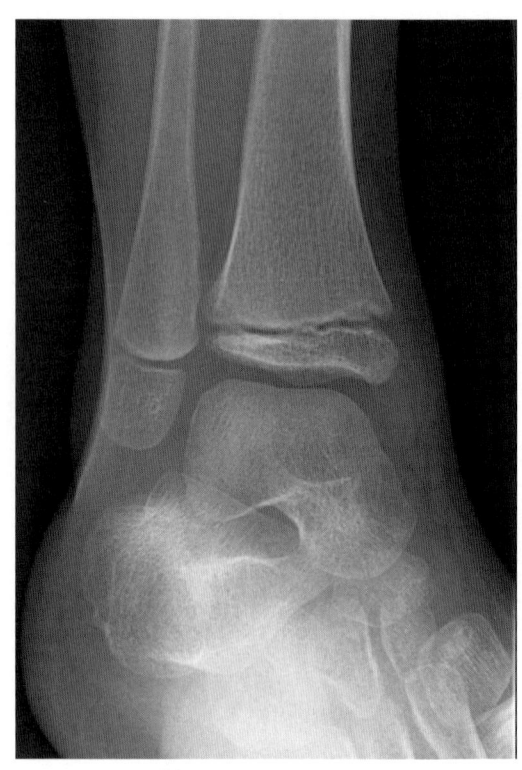

Abb. 33.32 6 Jahre alt (w.)

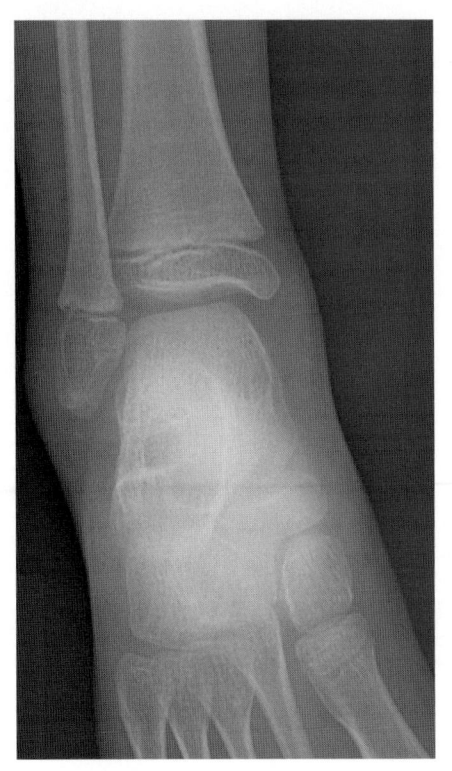

Abb. 33.33 7 Jahre alt (w.)

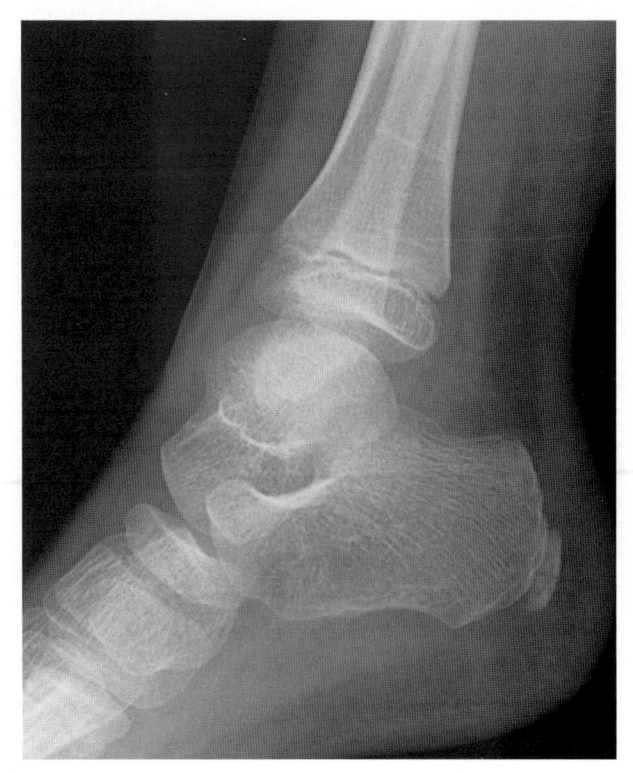

Abb. 33.34 7 Jahre alt (w.)

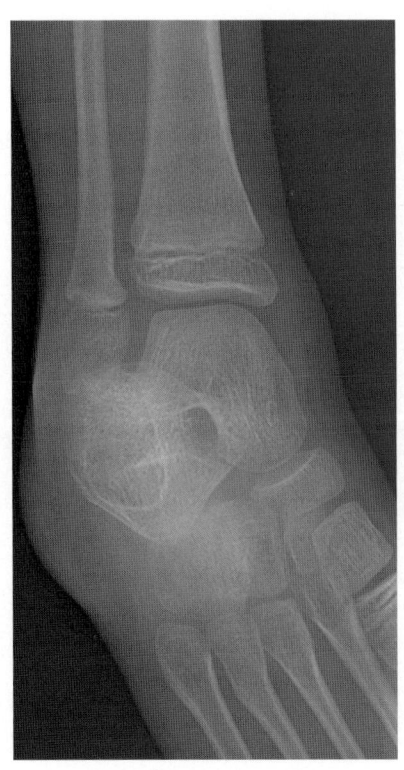

Abb. 33.35 7 Jahre alt (w.)

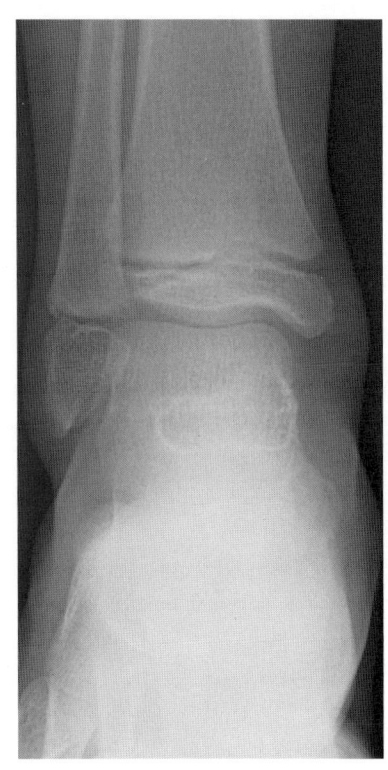

Abb. 33.36 8 Jahre alt (w.)

572   33 Knöchel, weiblich

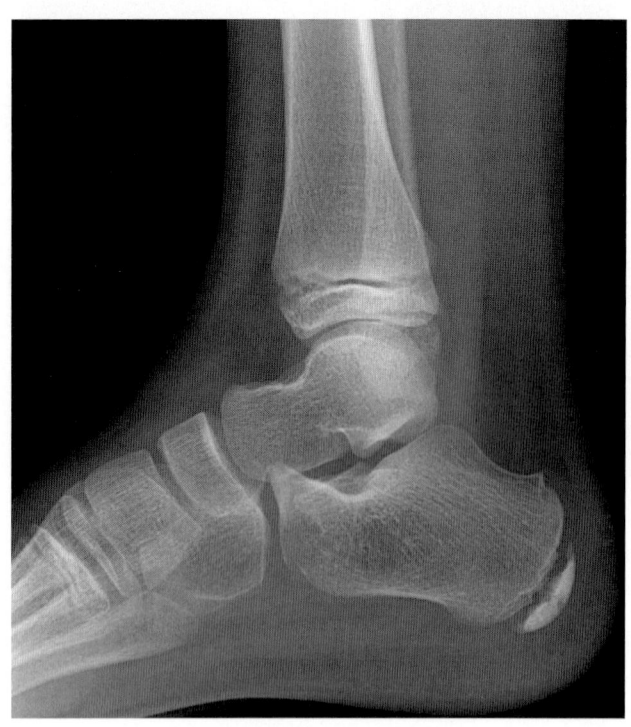

Abb. 33.37 8 Jahre alt (w.)

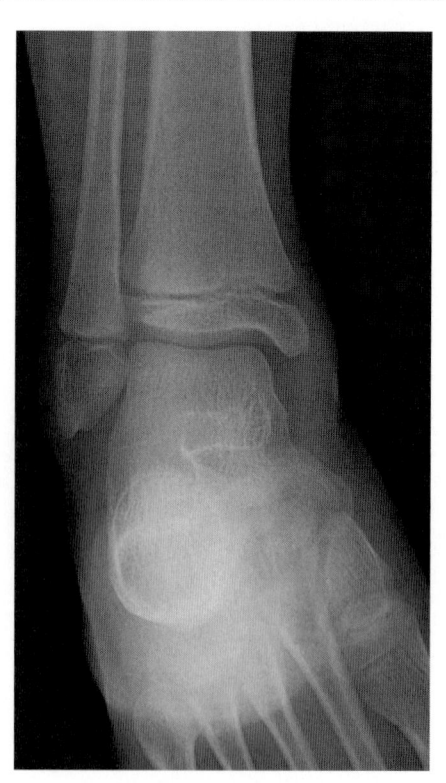

Abb. 33.38 8 Jahre alt (w.)

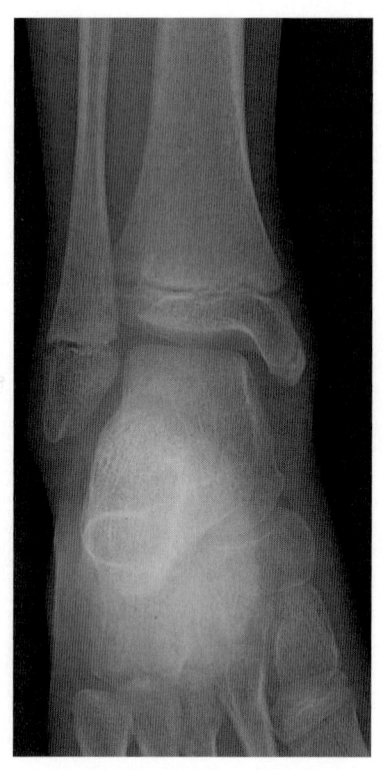

Abb. 33.39 9 Jahre alt (w.)

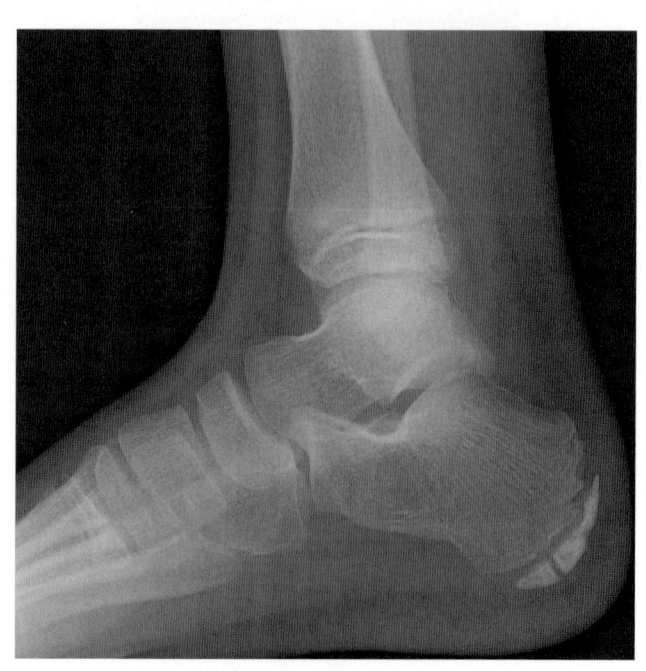

Abb. 33.40 9 Jahre alt (w.)

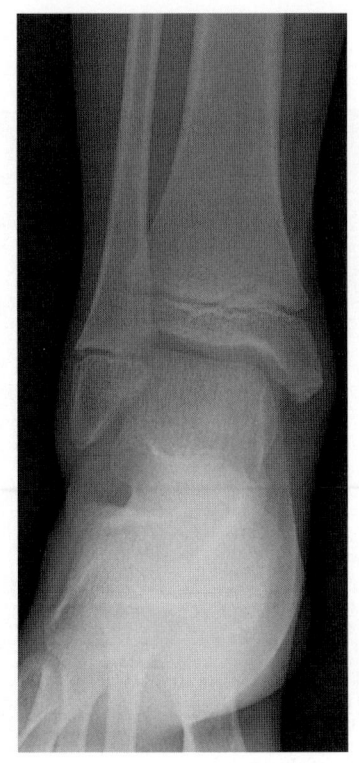

Abb. 33.41 9 Jahre alt (w.)

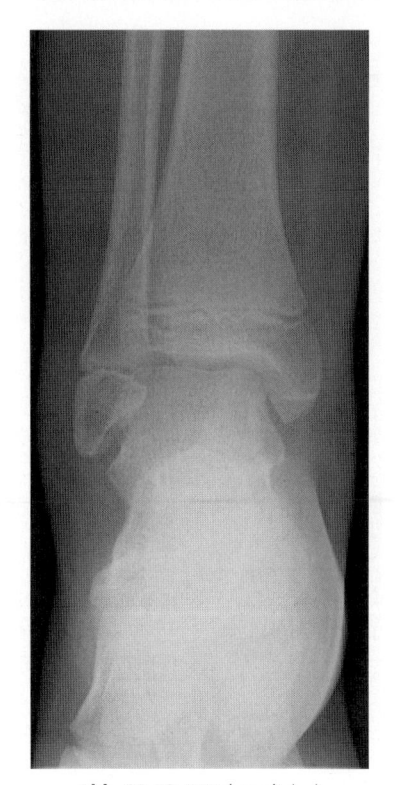

Abb. 33.42 10 Jahre alt (w.)

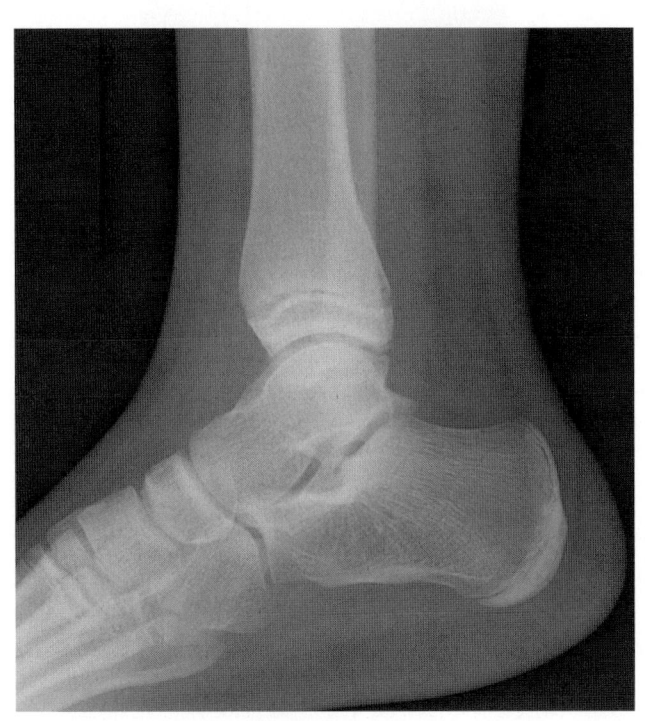

Abb. 33.43 10 Jahre alt (w.)

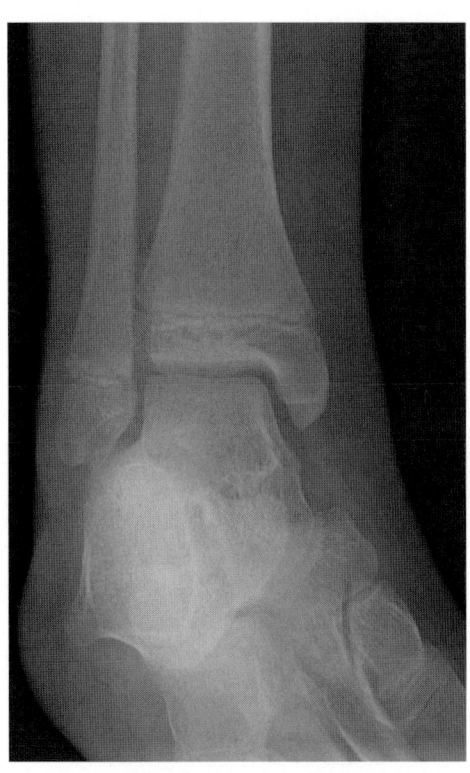

Abb. 33.44 10 Jahre alt (w.)

574 33 Knöchel, weiblich

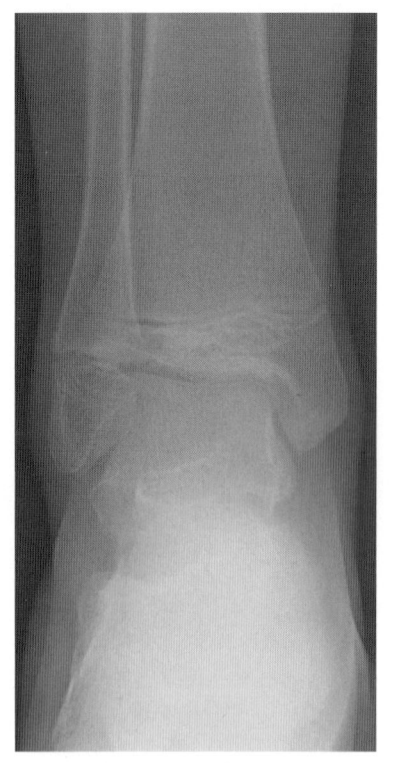

Abb. 33.45 11 Jahre alt (w.)

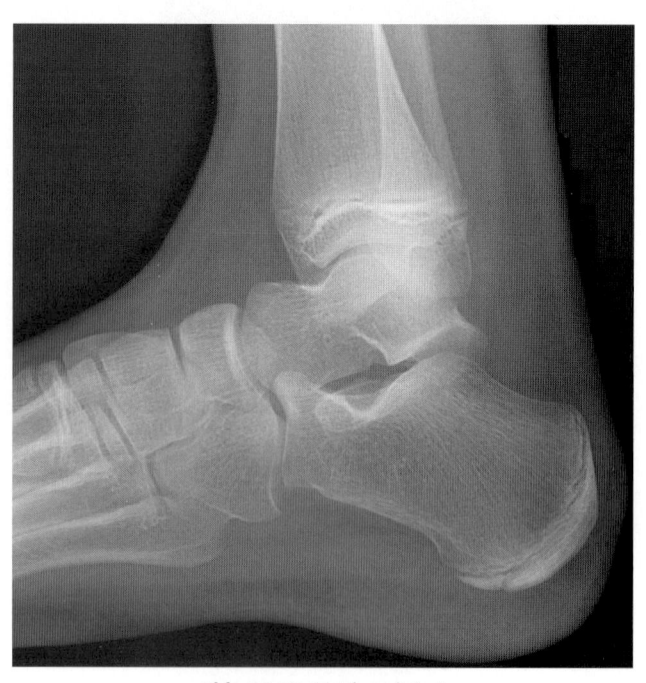

Abb. 33.46 11 Jahre alt (w.)

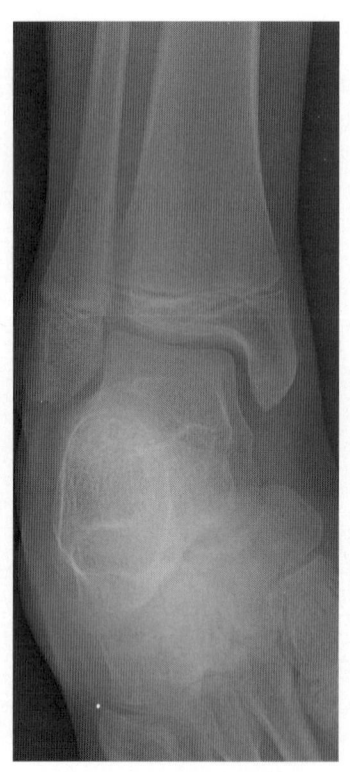

Abb. 33.47 11 Jahre alt (w.)

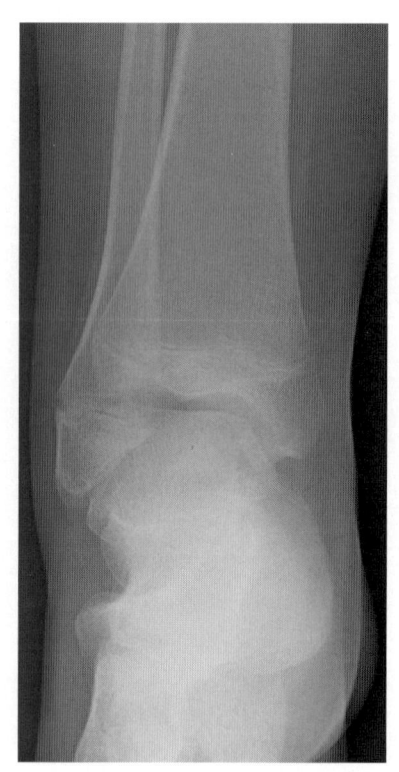

Abb. 33.48 12 Jahre alt (w.)

33 Knöchel, weiblich

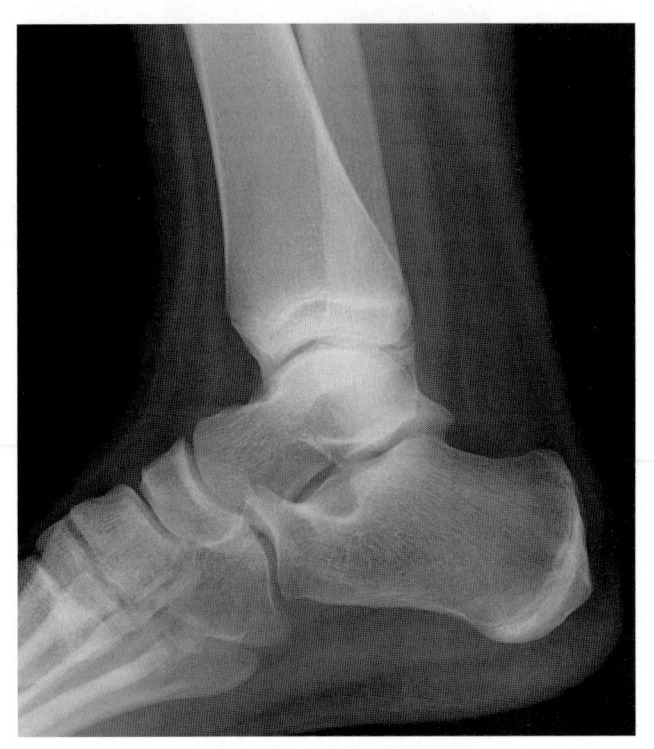

Abb. 33.49 12 Jahre alt (w.)

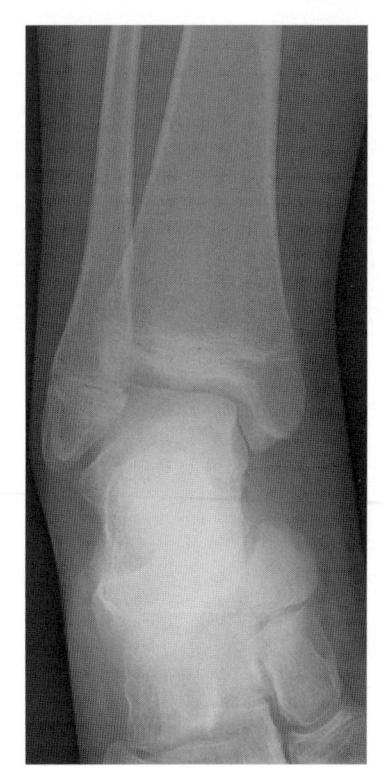

Abb. 33.50 12 Jahre alt (w.)

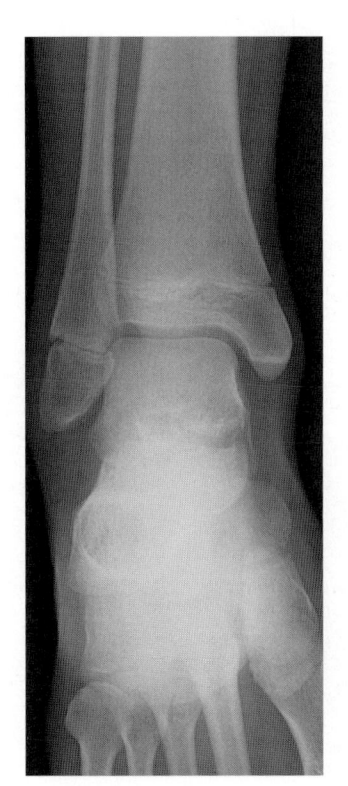

Abb. 33.51 13 Jahre alt (w.)

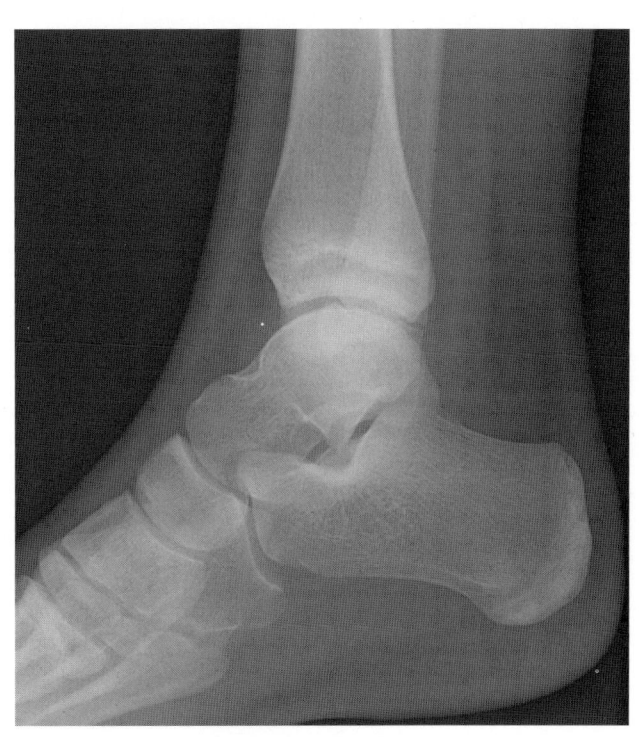

Abb. 33.52 13 Jahre alt (w.)

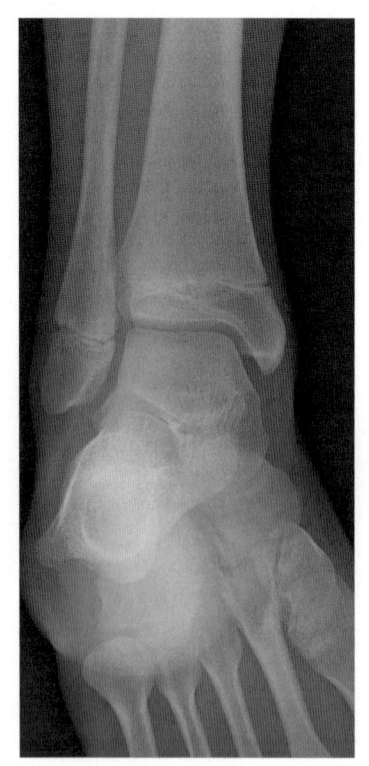

Abb. 33.53 13 Jahre alt (w.)

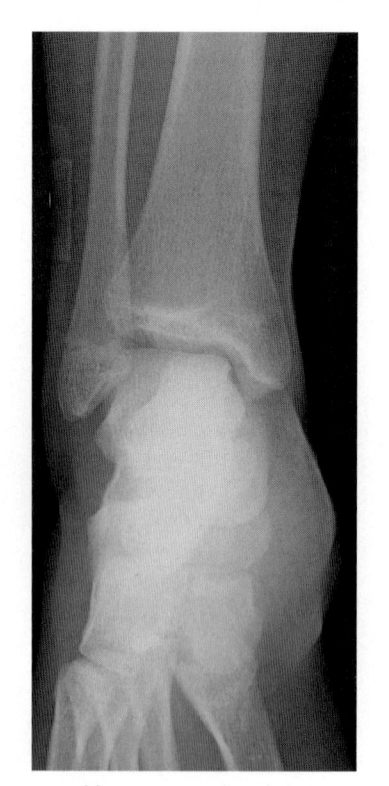

Abb. 33.54 14 Jahre alt (w.)

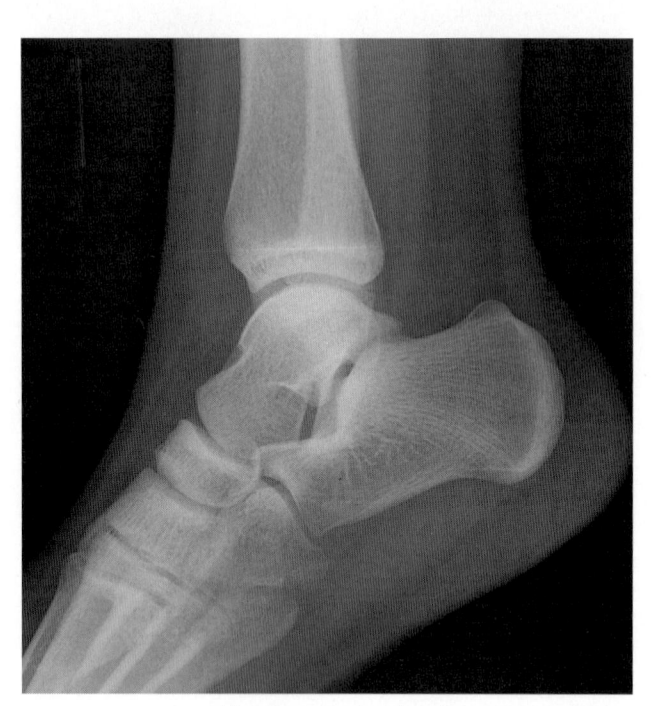

Abb. 33.55 14 Jahre alt (w.)

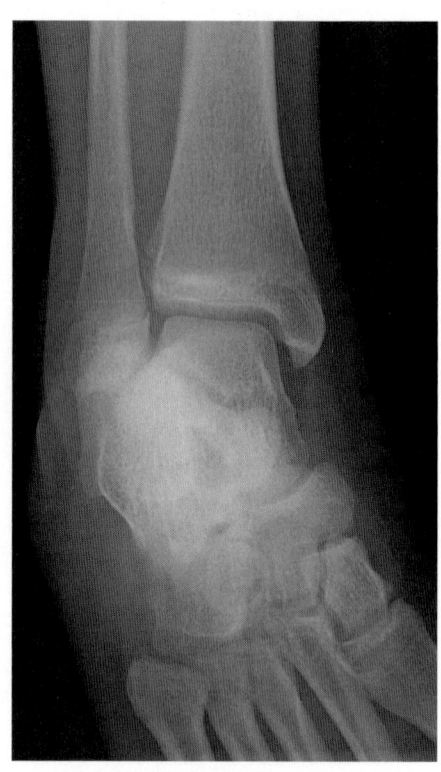

Abb. 33.56 14 Jahre alt (w.)

33 Knöchel, weiblich

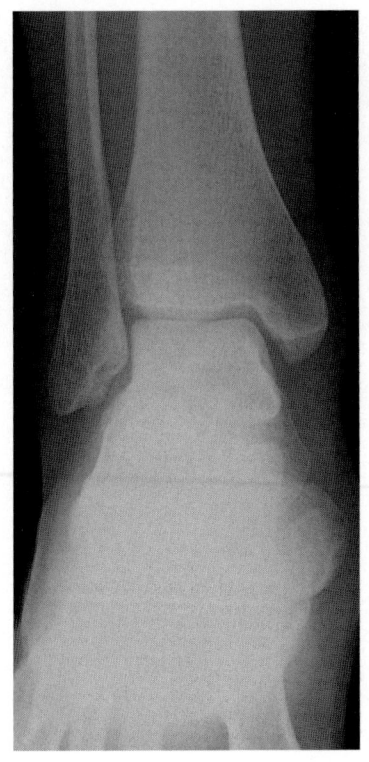

Abb. 33.57 15 Jahre alt (w.)

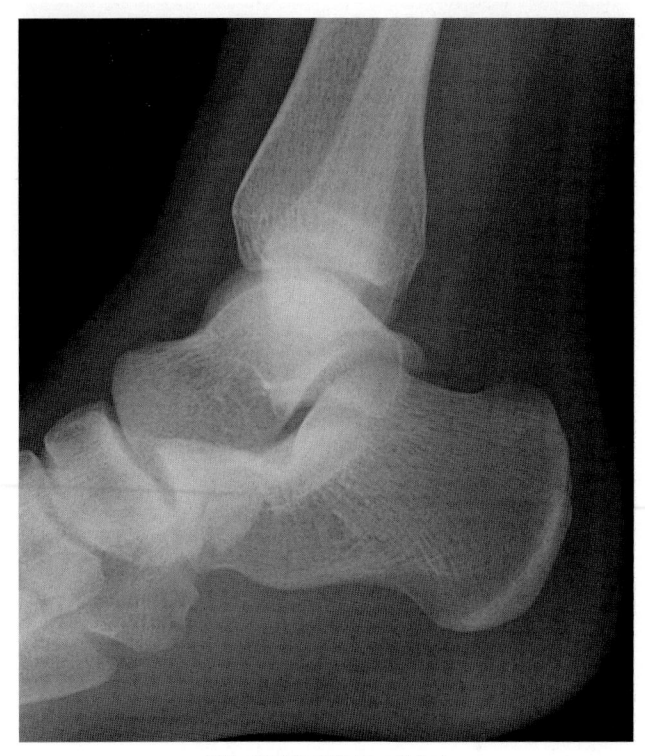

Abb. 33.58 15 Jahre alt (w.)

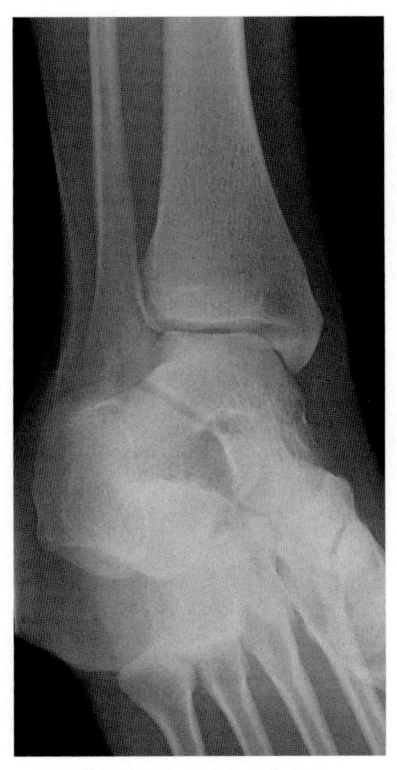

Abb. 33.59 15 Jahre alt (w.)

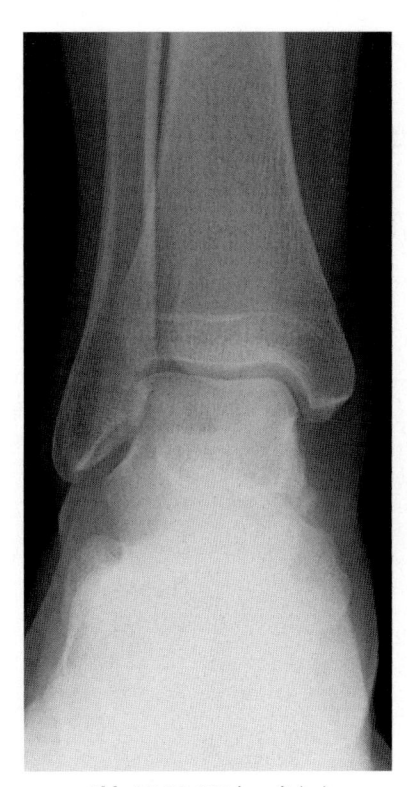

Abb. 33.60 16 Jahre alt (w.)

33 Knöchel, weiblich

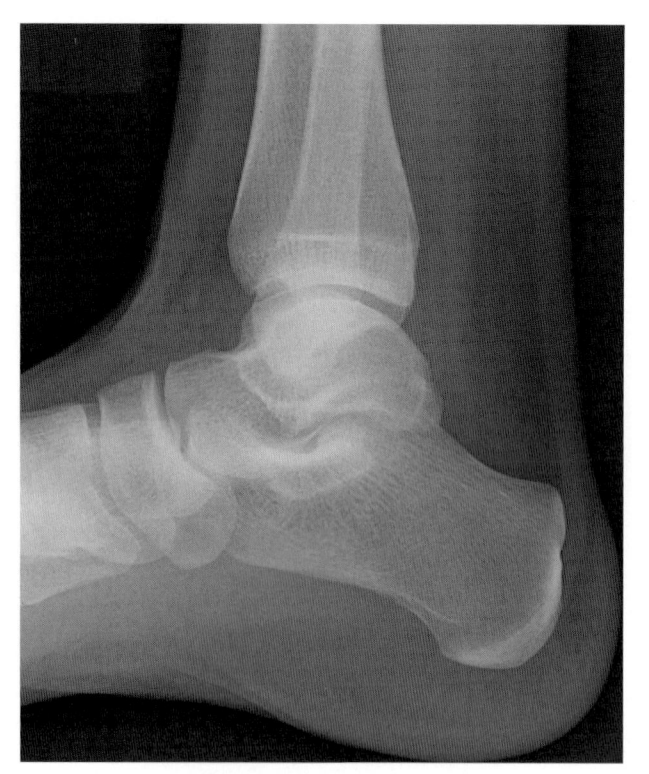

Abb. 33.61 16 Jahre alt (w.)

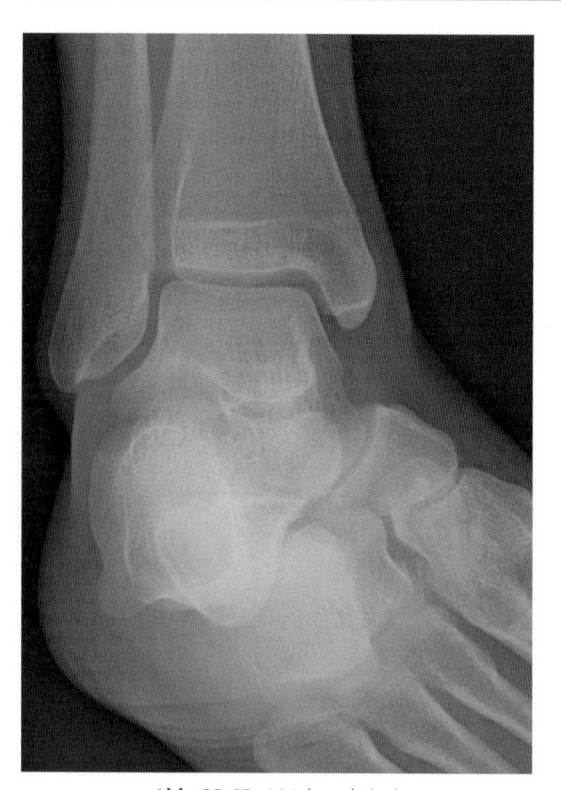

Abb. 33.62 16 Jahre alt (w.)

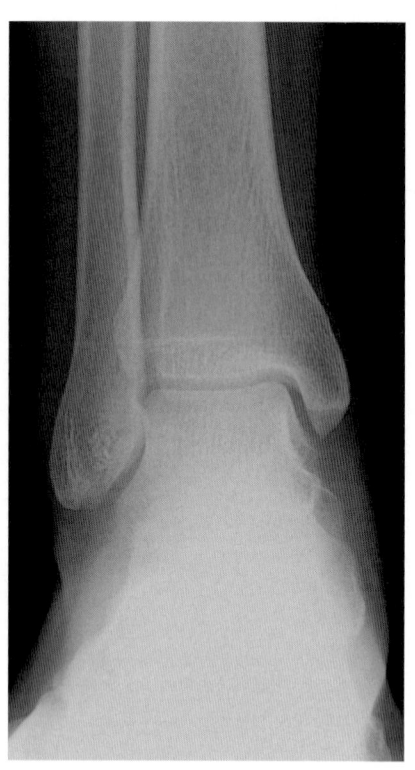

Abb. 33.63 17 Jahre alt (w.)

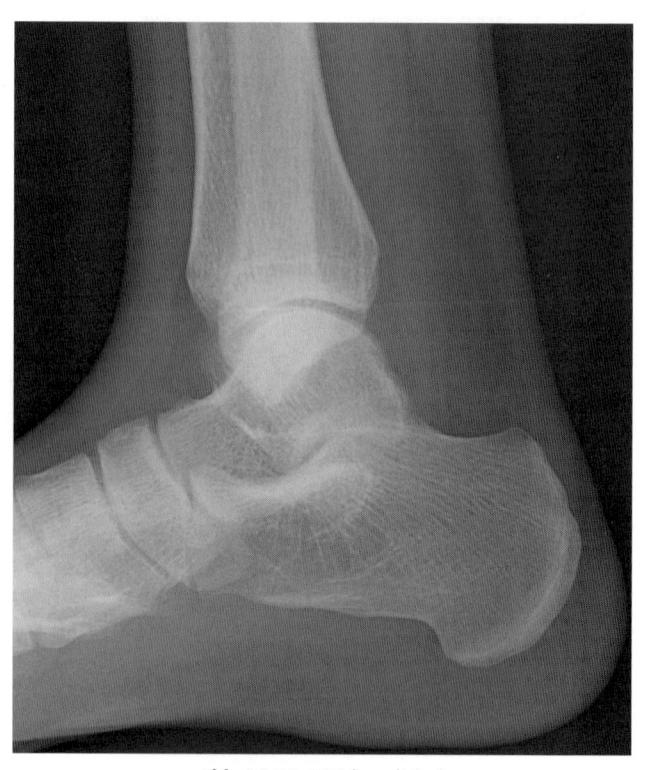

Abb. 33.64 17 Jahre alt (w.)

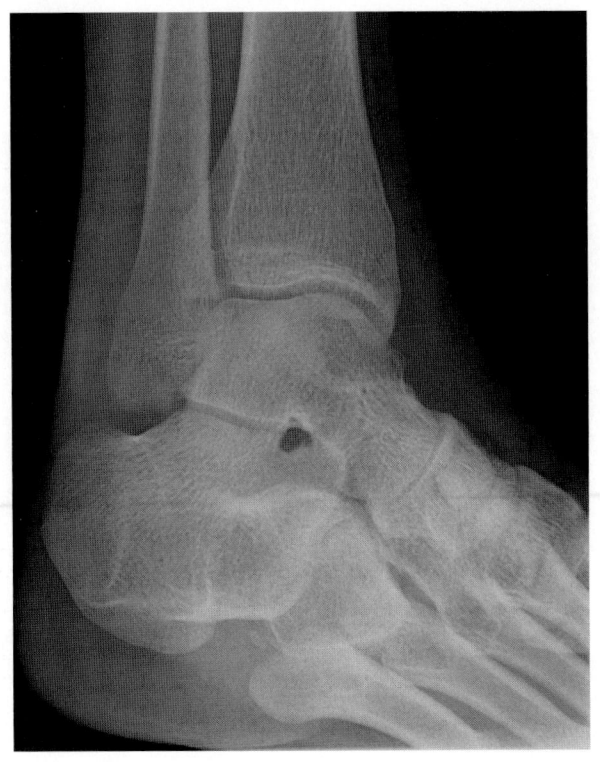

Abb. 33.65 17 Jahre alt (w.)

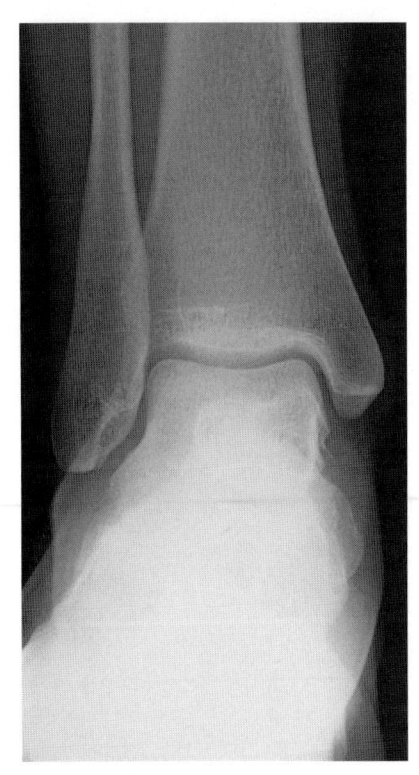

Abb. 33.66 18 Jahre alt (w.)

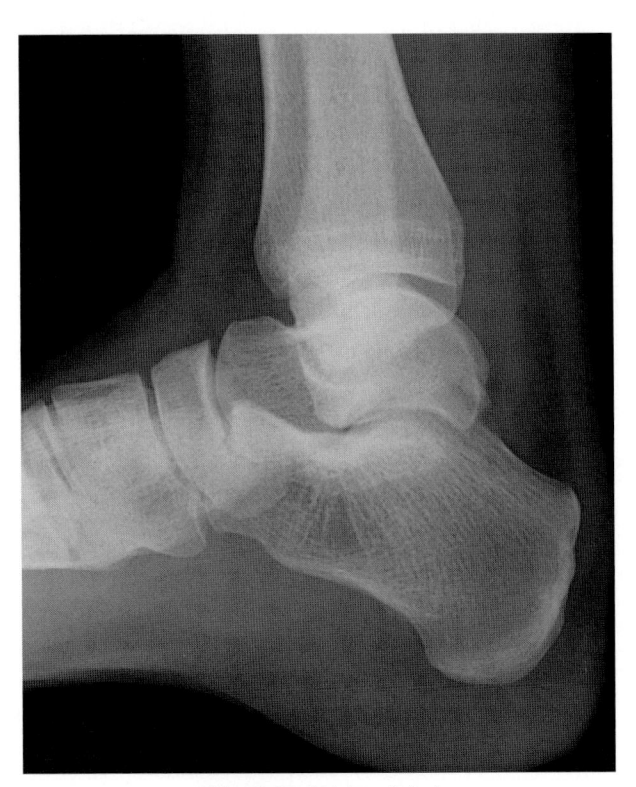

Abb. 33.67 18 Jahre alt (w.)

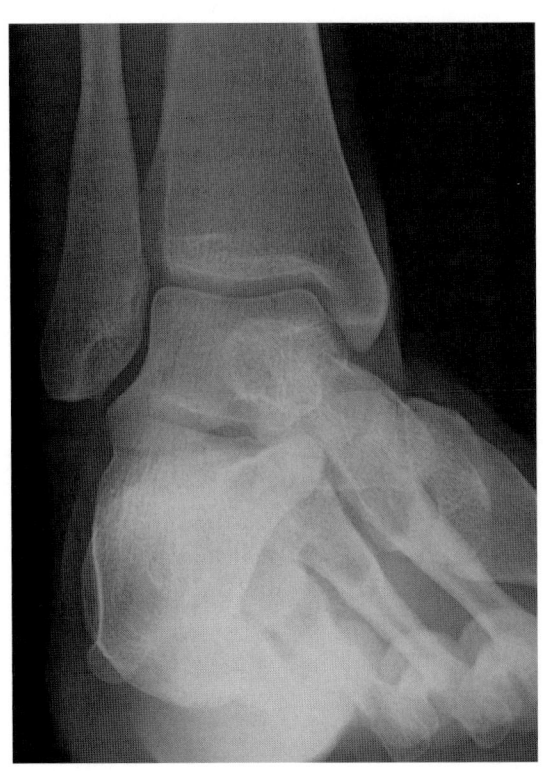

Abb. 33.68 18 Jahre alt (w.)

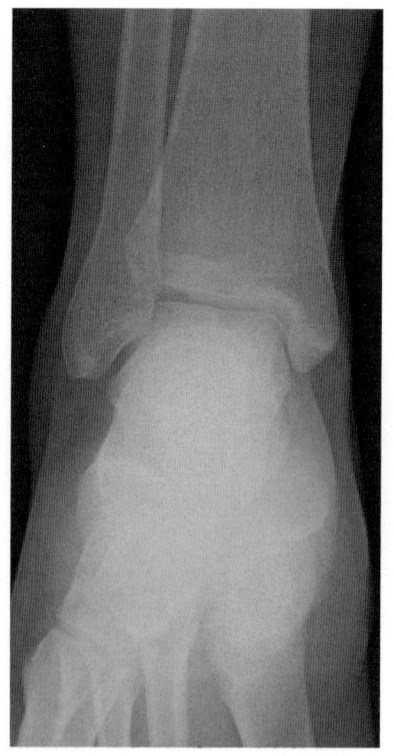

Abb. 33.69 19 Jahre alt (w.)

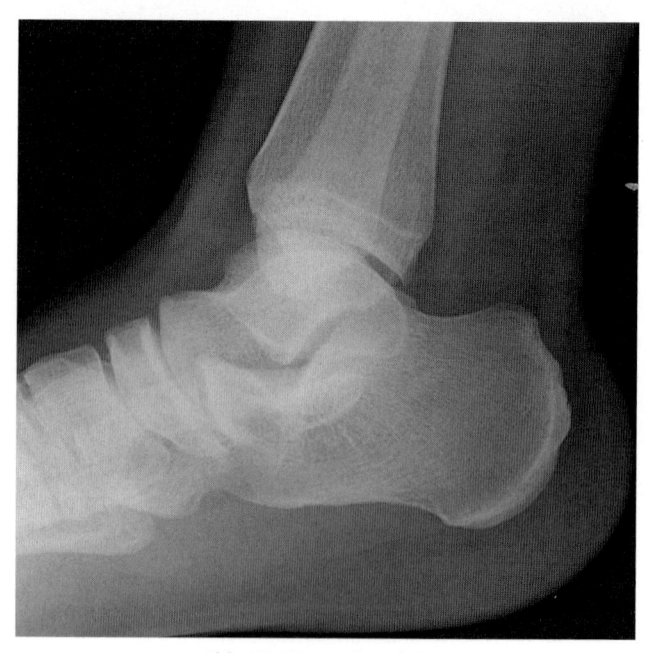

Abb. 33.70 19 Jahre alt (w.)

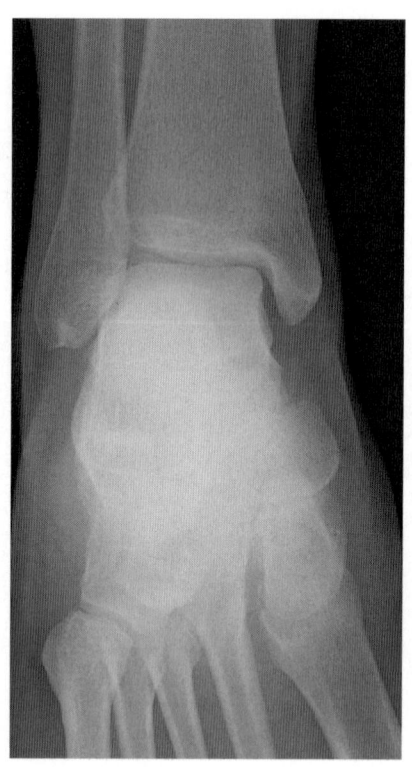

Abb. 33.71 19 Jahre alt (w.)

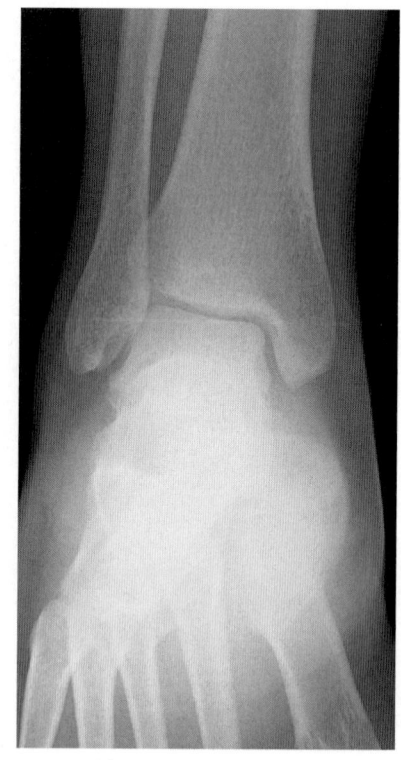

Abb. 33.72 20 Jahre alt (w.)

33 Knöchel, weiblich 581

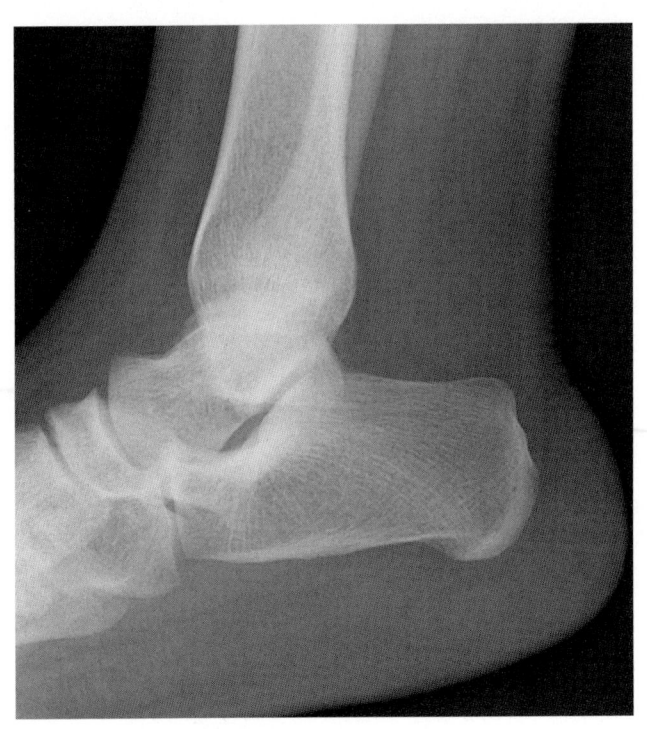

Abb. 33.73 20 Jahre alt (w.)

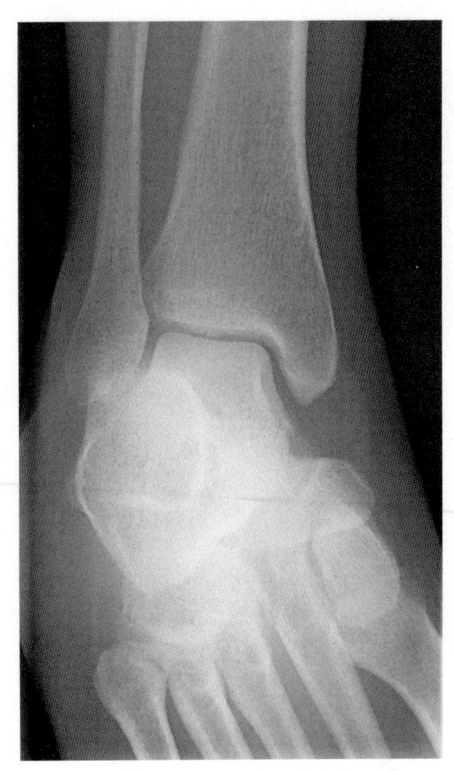

Abb. 33.74 20 Jahre alt (w.)

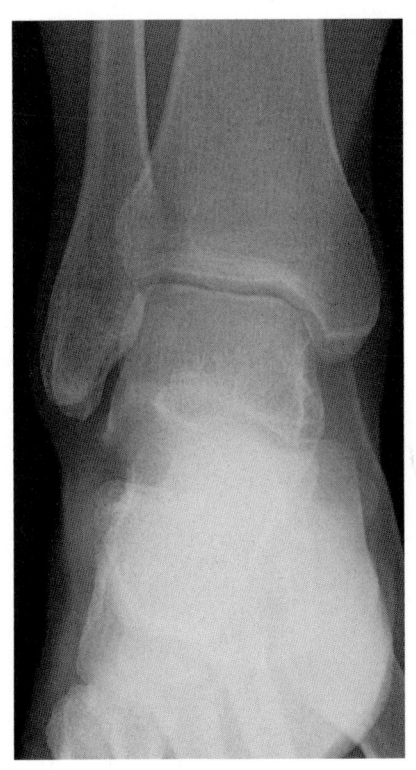

Abb. 33.75 21 Jahre alt (w.)

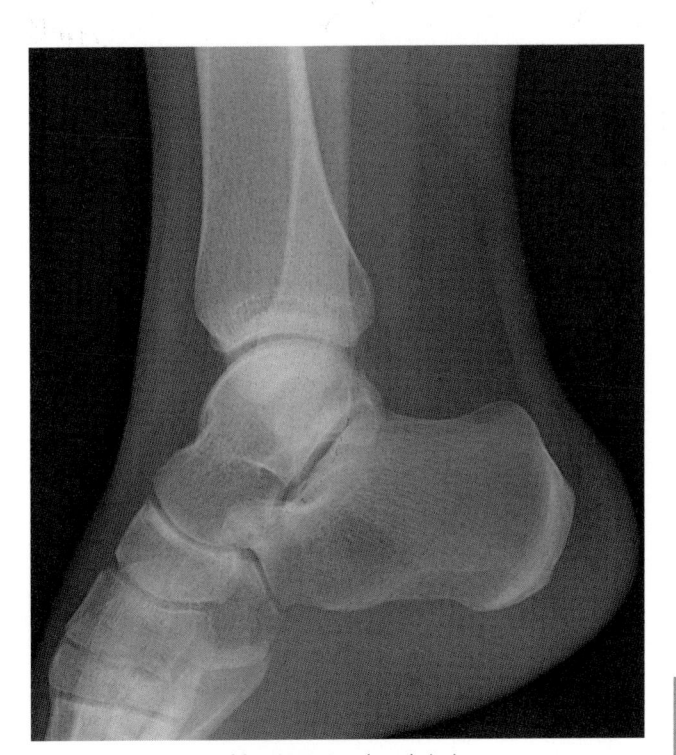

Abb. 33.76 21 Jahre alt (w.)

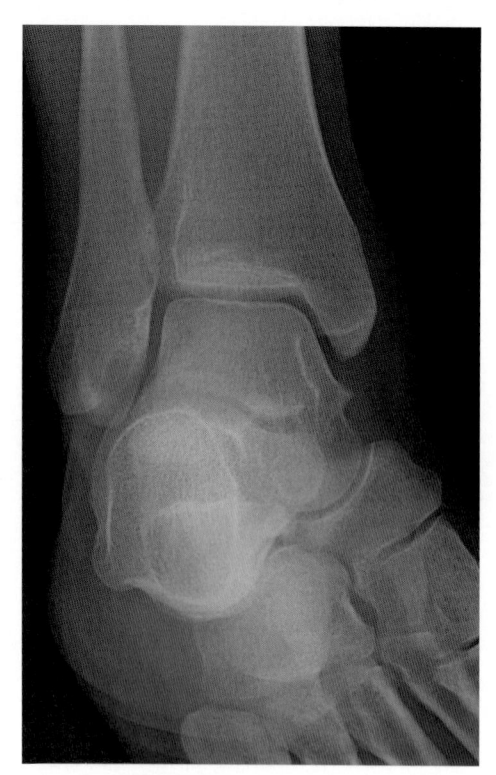

Abb. 33.77 21 Jahre alt (w.)

34 Fuß, weiblich

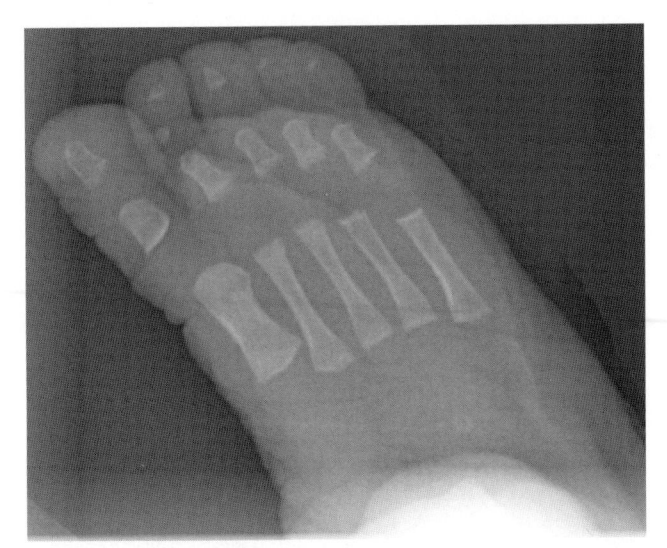

Abb. 34.1 Neugeboren (w.)

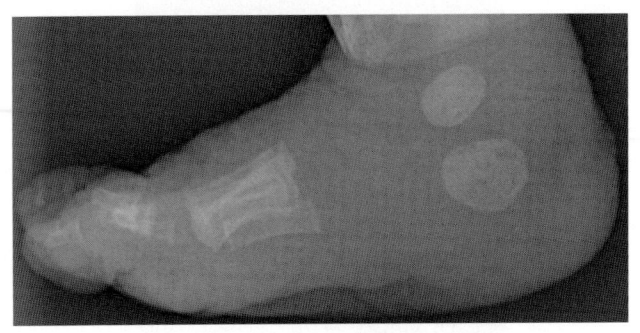

Abb. 34.2 Neugeboren (w.)

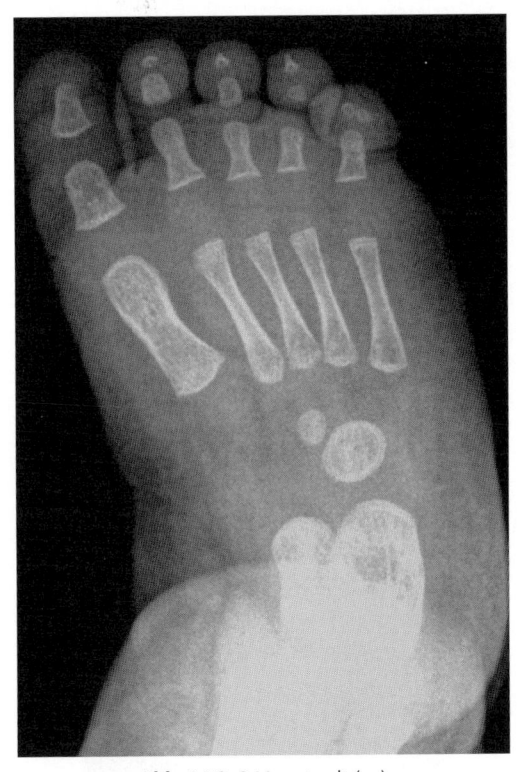

Abb. 34.3 3 Monate alt (w.)

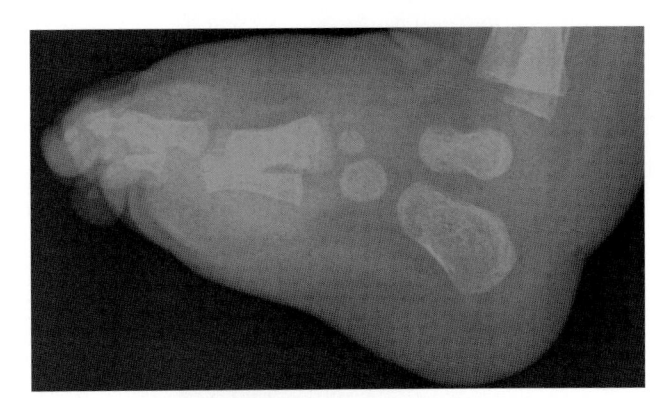

Abb. 34.4 3 Monate alt (w.)

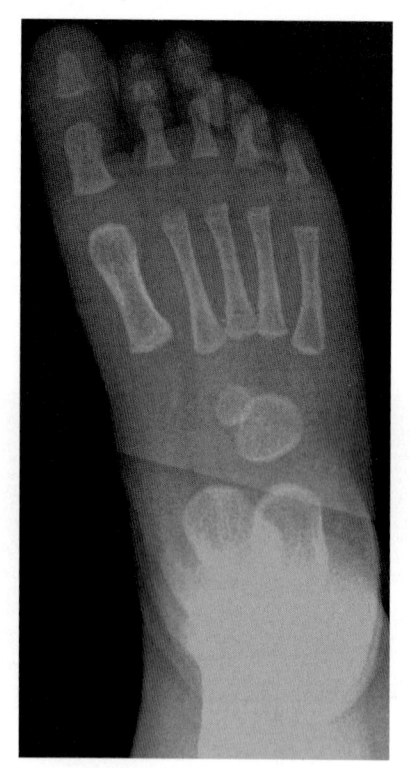

Abb. 34.5 6 Monate alt (w.)

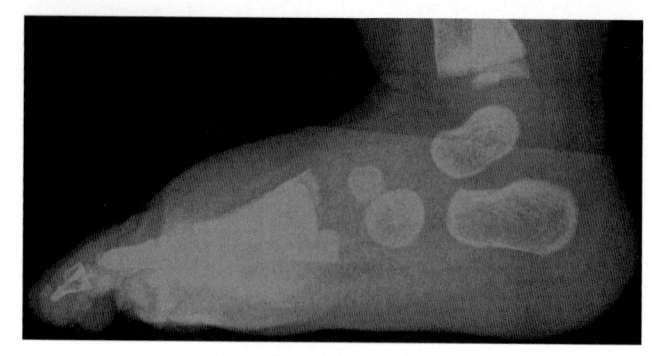

Abb. 34.6 6 Monate alt (w.)

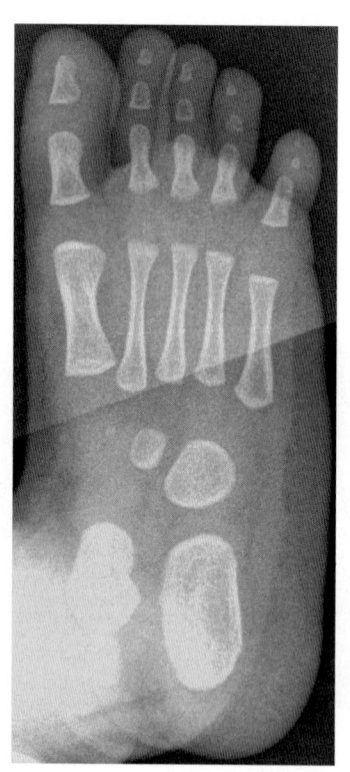

Abb. 34.7 6 Monate alt (w.)

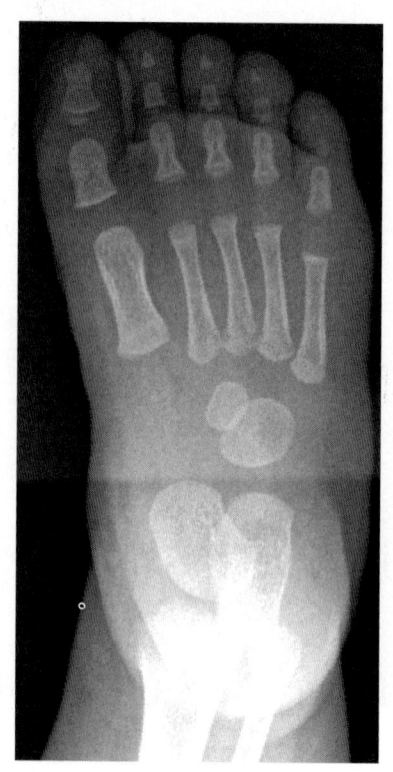

Abb. 34.8 9 Monate alt (w.)

34 Fuß, weiblich

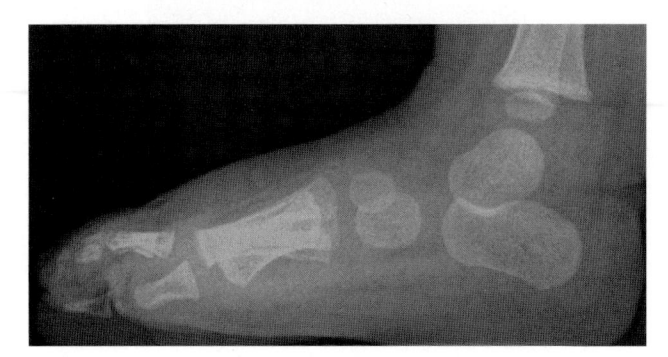

Abb. 34.9 9 Monate alt (w.)

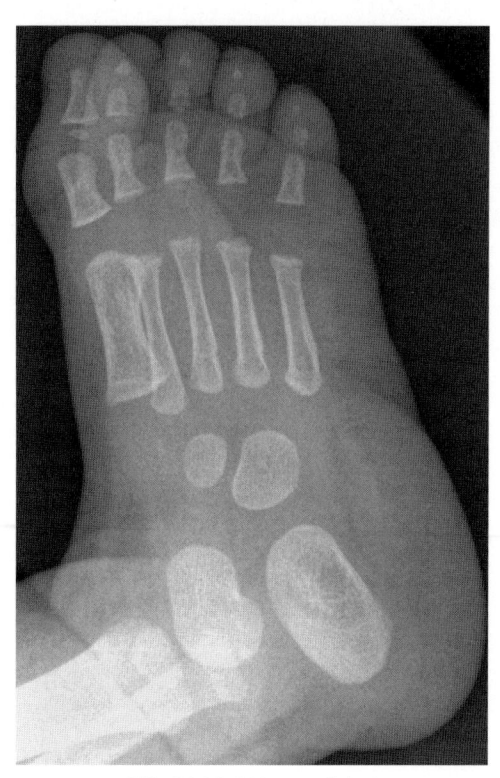

Abb. 34.10 9 Monate alt (w.)

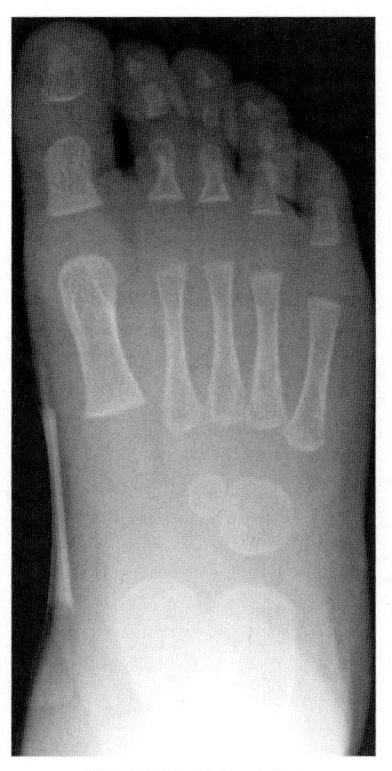

Abb. 34.11 1 Jahr alt (w.)

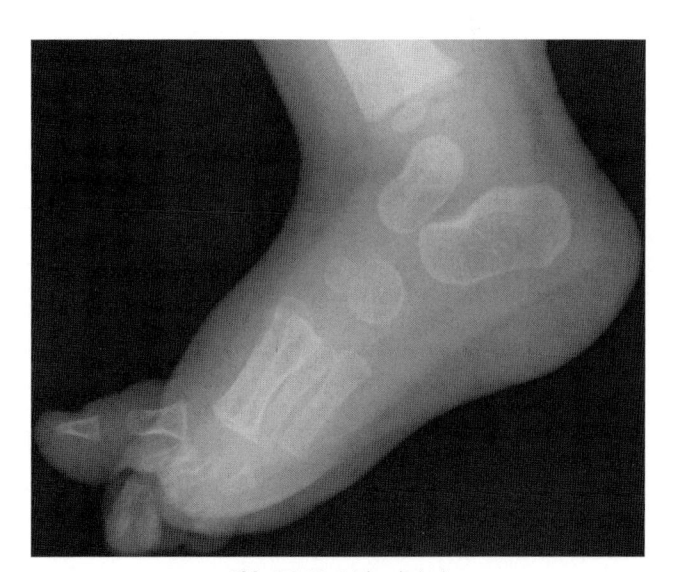

Abb. 34.12 1 Jahr alt (w.)

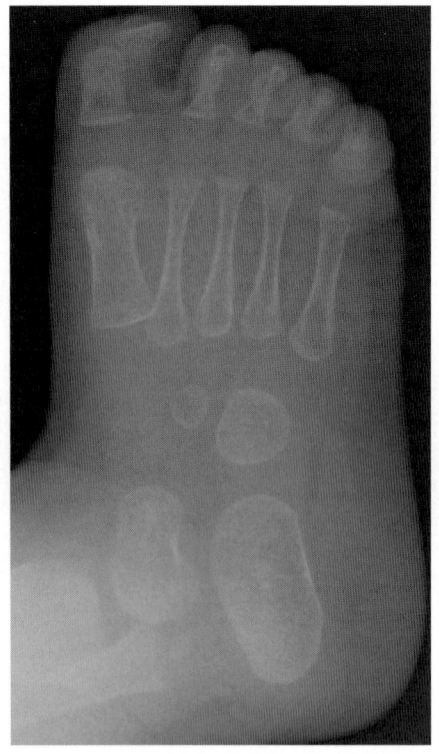

Abb. 34.13 1 Jahr alt (w.)

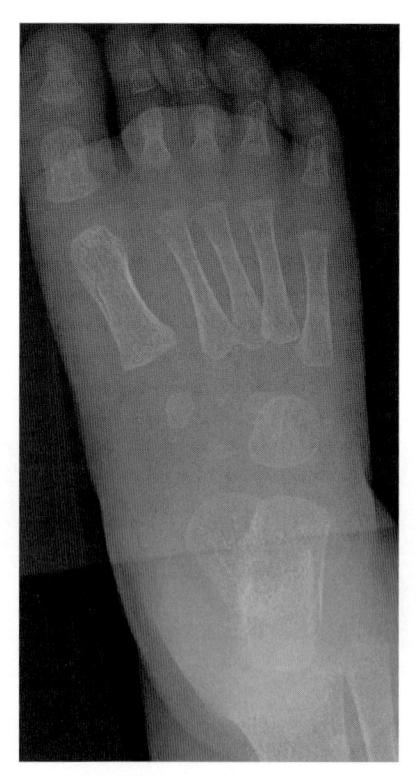

Abb. 34.14 15 Monate alt (w.)

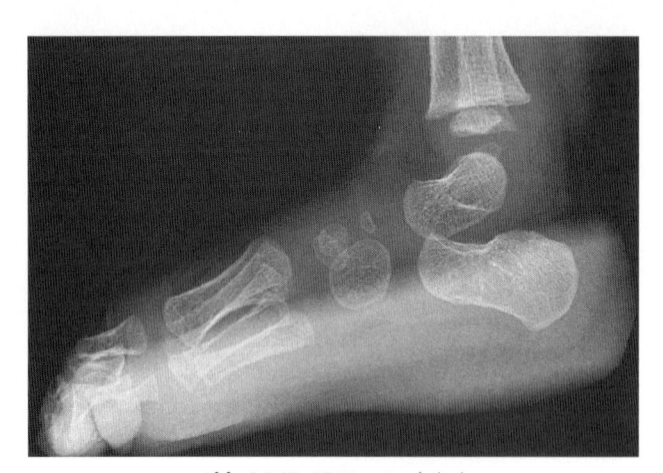

Abb. 34.15 15 Monate alt (w.)

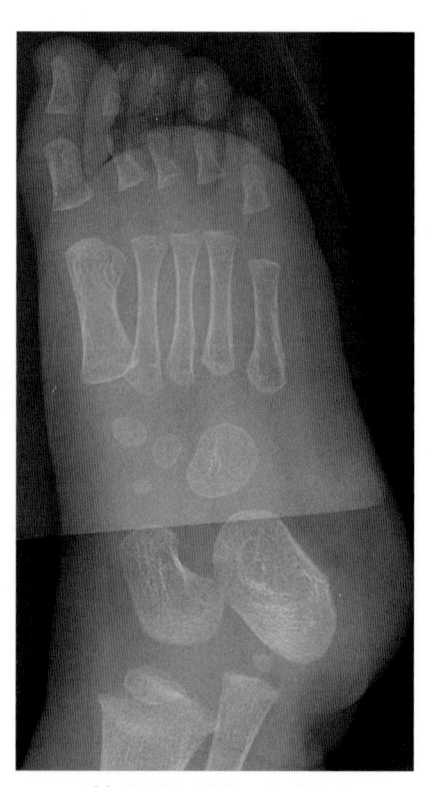

Abb. 34.16 15 Monate alt (w.)

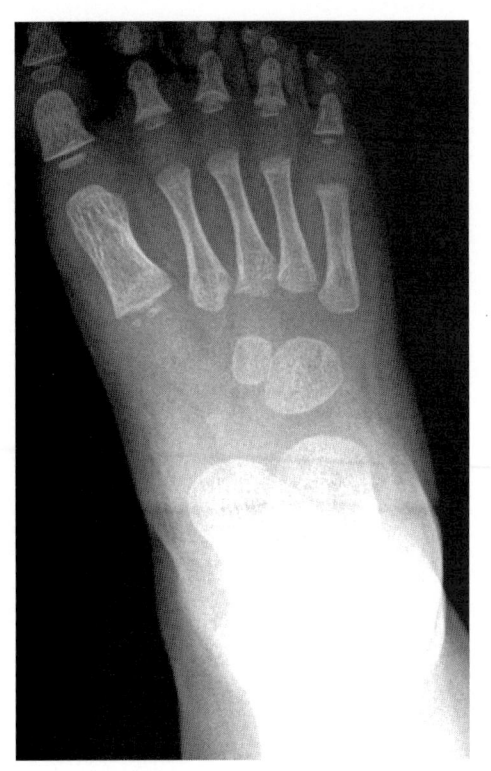

Abb. 34.17 18 Monate alt (w.)

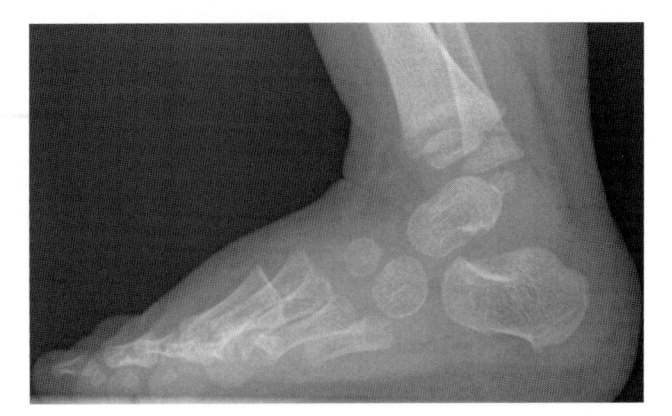

Abb. 34.18 18 Monate alt (w.)

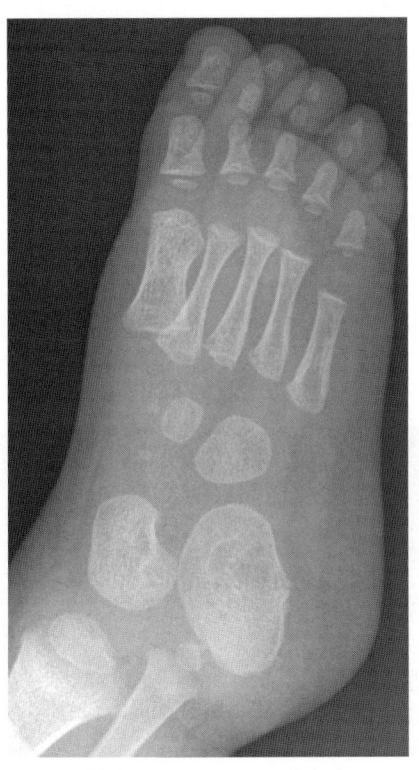

Abb. 34.19 18 Monate alt (w.)

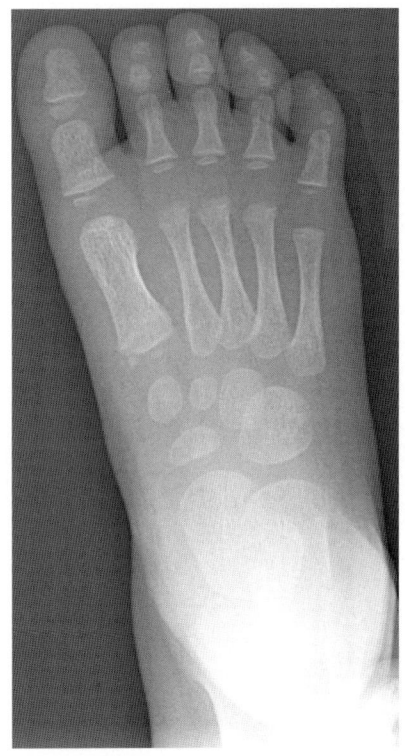

Abb. 34.20 21 Monate alt (w.)

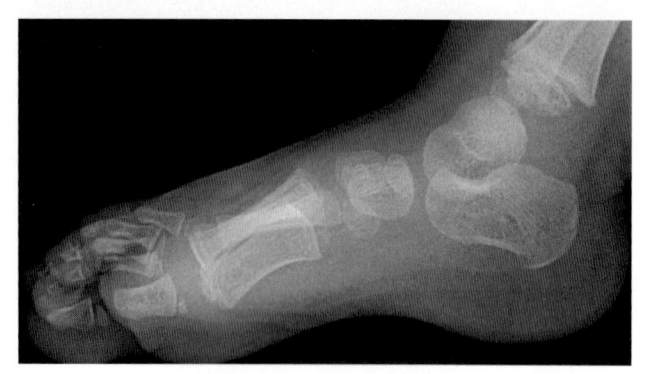

Abb. 34.21 21 Monate alt (w.)

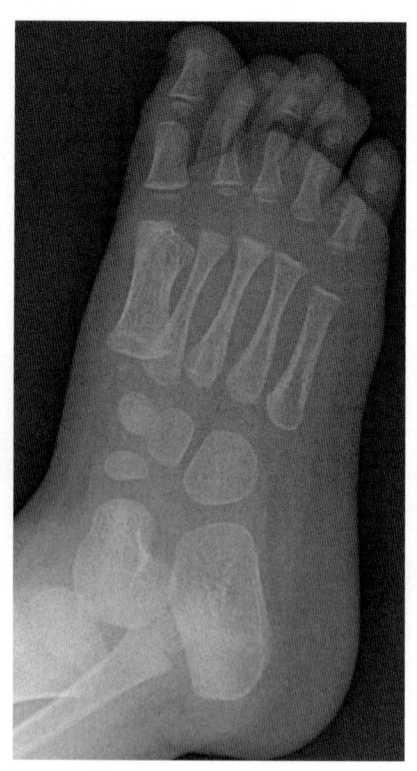

Abb. 34.22 21 Monate alt (w.)

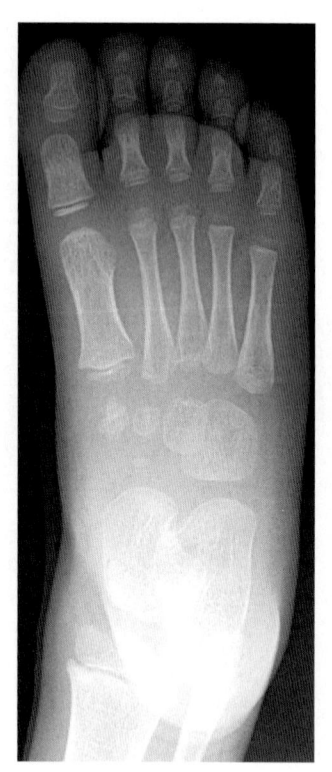

Abb. 34.23 2 Jahre alt (w.)

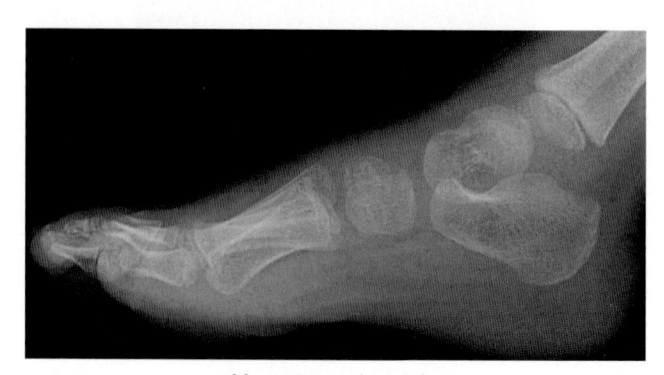

Abb. 34.24 2 Jahre alt (w.)

34 Fuß, weiblich

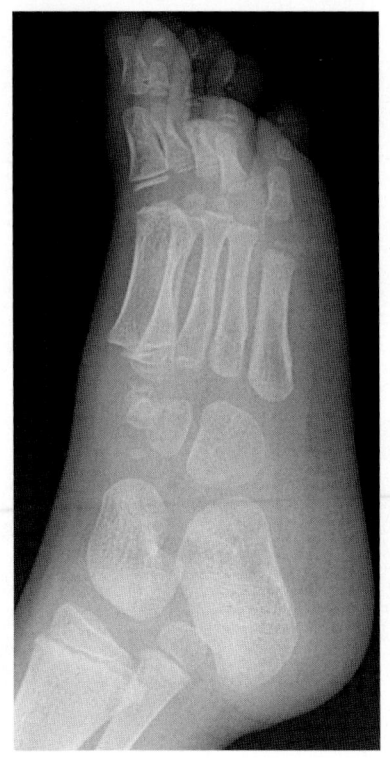

Abb. 34.25 2 Jahre alt (w.)

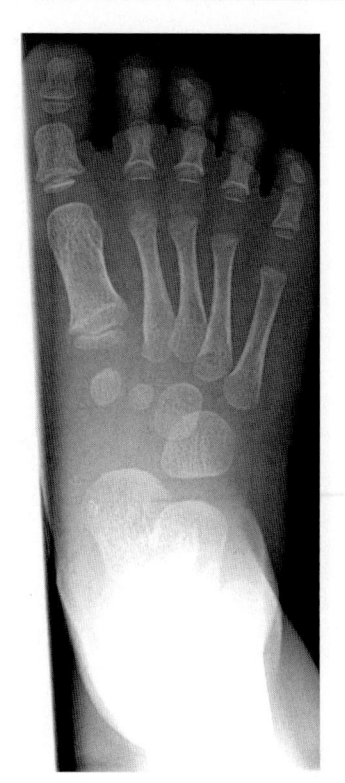

Abb. 34.26 3 Jahre alt (w.)

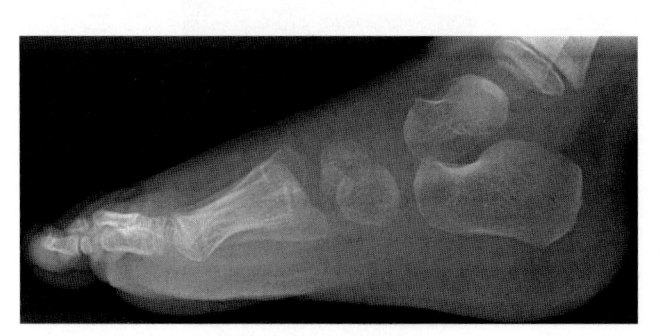

Abb. 34.27 3 Jahre alt (w.)

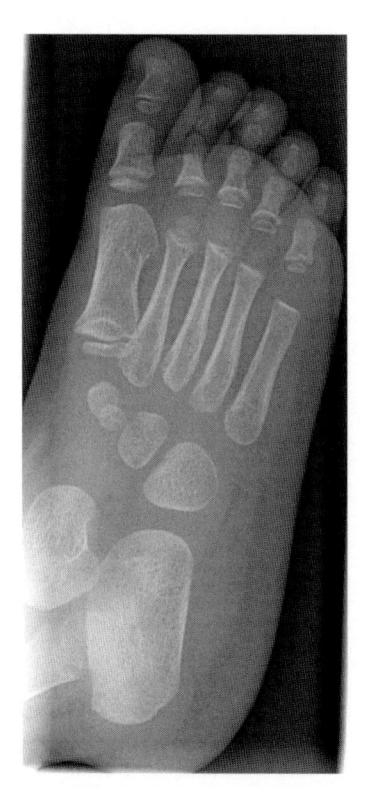

Abb. 34.28 3 Jahre alt (w.)

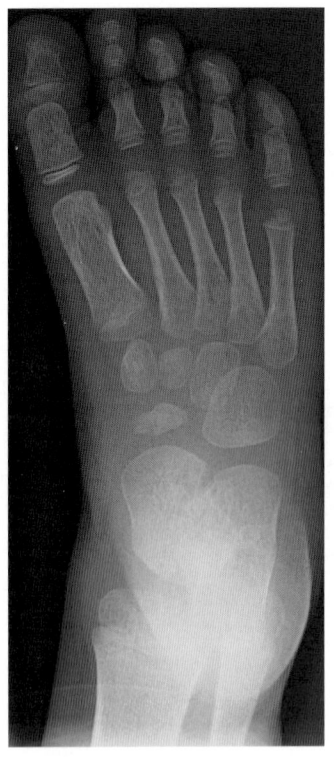

Abb. 34.29 4 Jahre alt (w.)

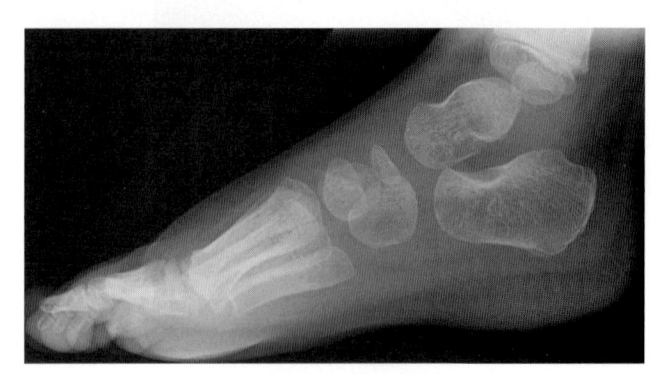

Abb. 34.30 4 Jahre alt (w.)

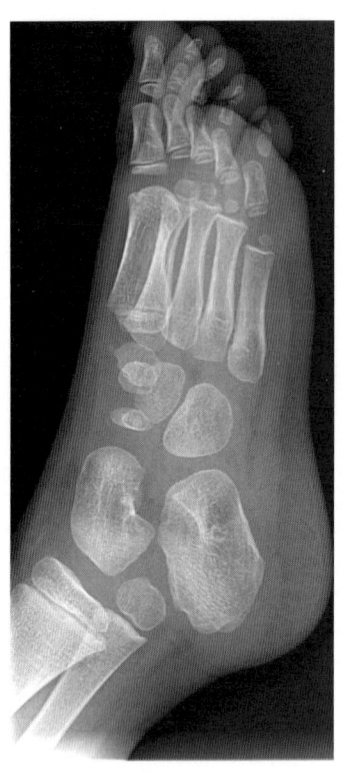

Abb. 34.31 4 Jahre alt (w.)

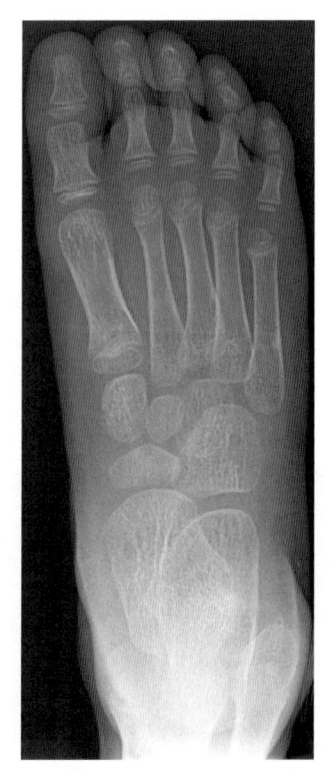

Abb. 34.32 5 Jahre alt (w.)

34 Fuß, weiblich

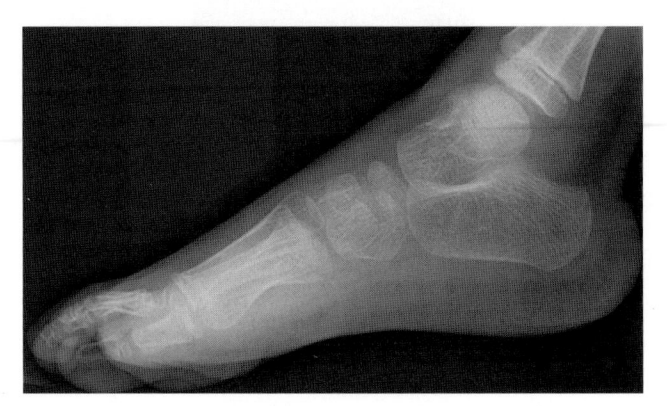

Abb. 34.33 5 Jahre alt (w.)

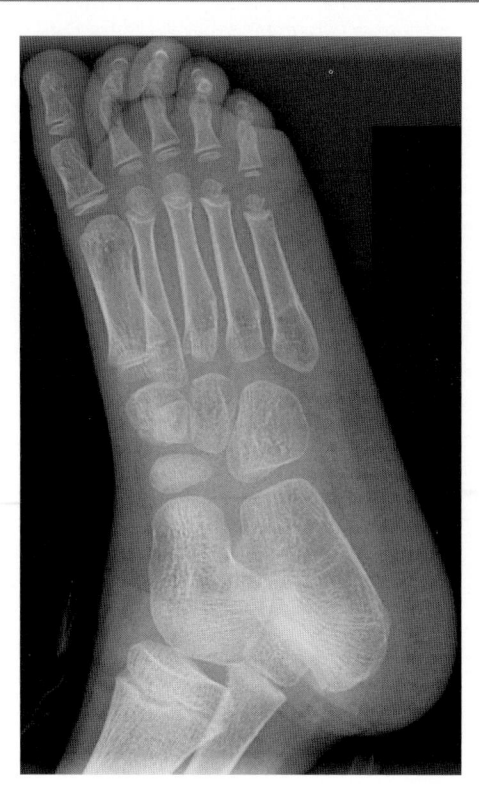

Abb. 34.34 5 Jahre alt (w.)

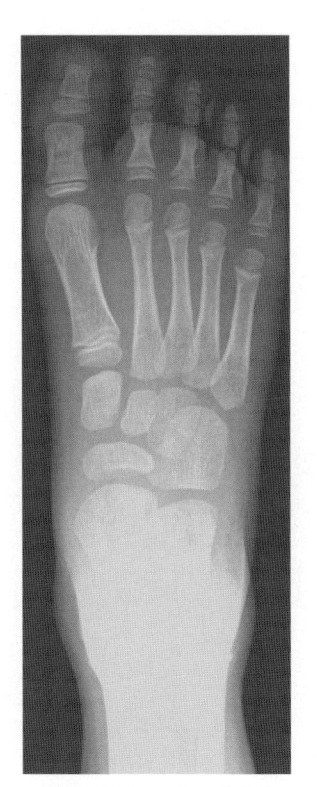

Abb. 34.35 6 Jahre alt (w.)

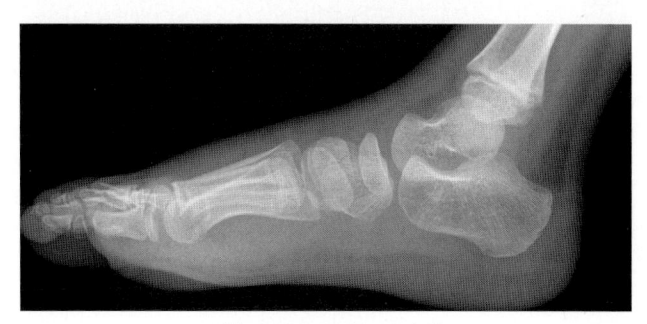

Abb. 34.36 6 Jahre alt (w.)

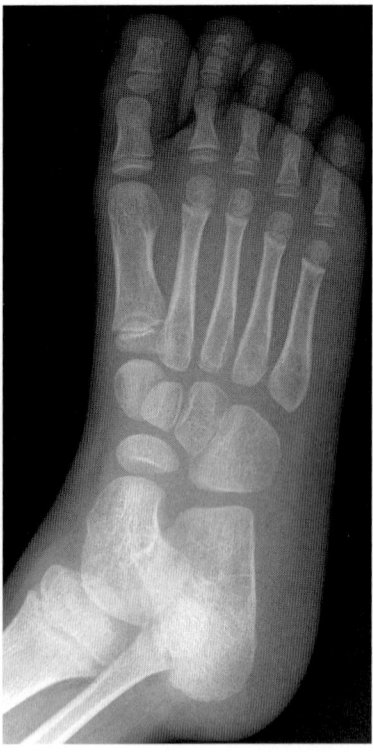

Abb. 34.37 6 Jahre alt (w.)

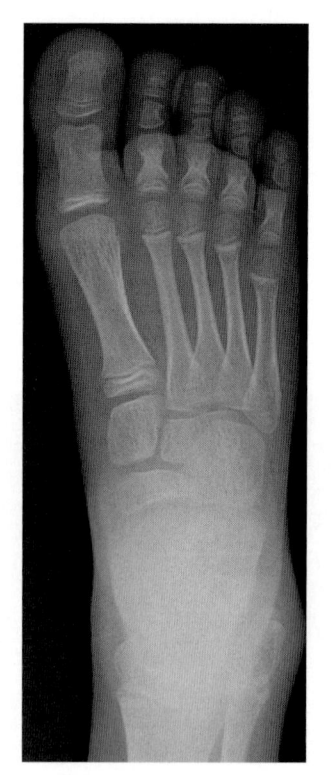

Abb. 34.38 7 Jahre alt (w.)

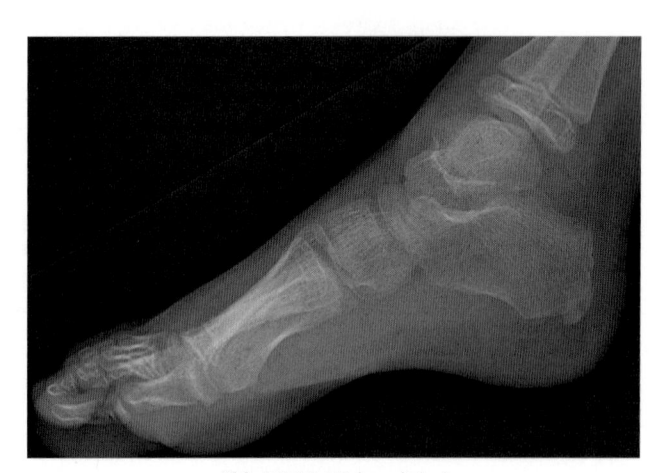

Abb. 34.39 7 Jahre alt (w.)

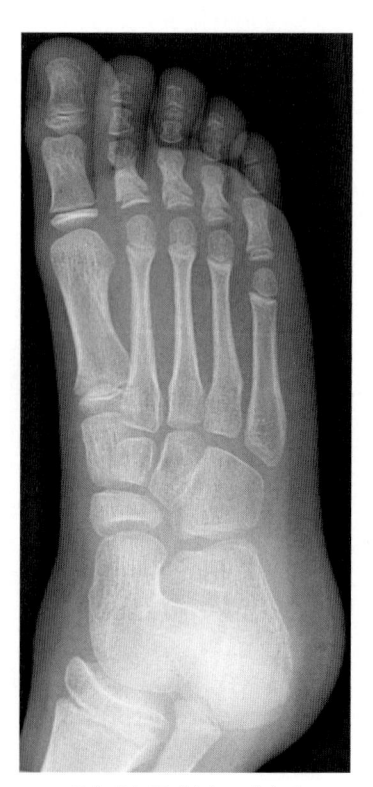

Abb. 34.40 7 Jahre alt (w.)

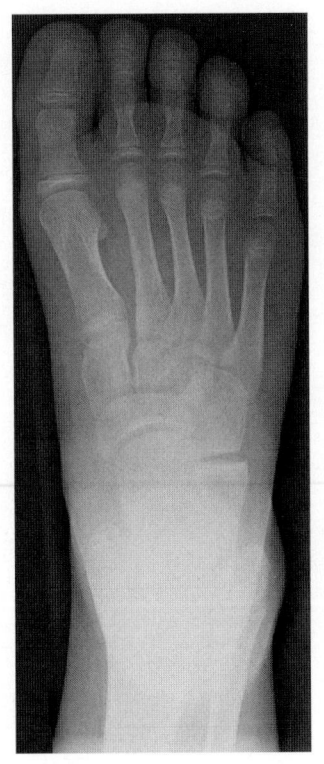

Abb. 34.41 8 Jahre alt (w.)

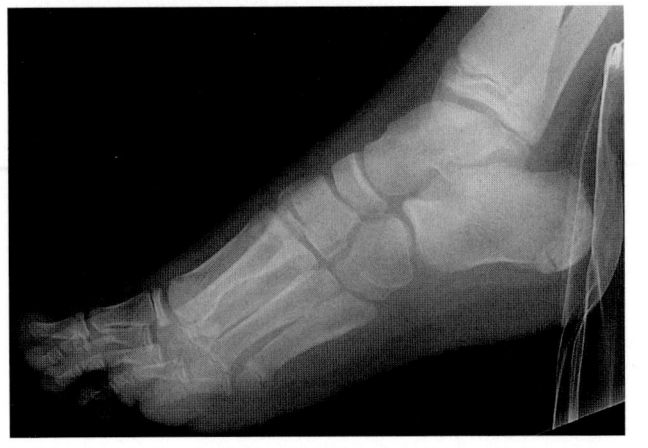

Abb. 34.42 8 Jahre alt (w.)

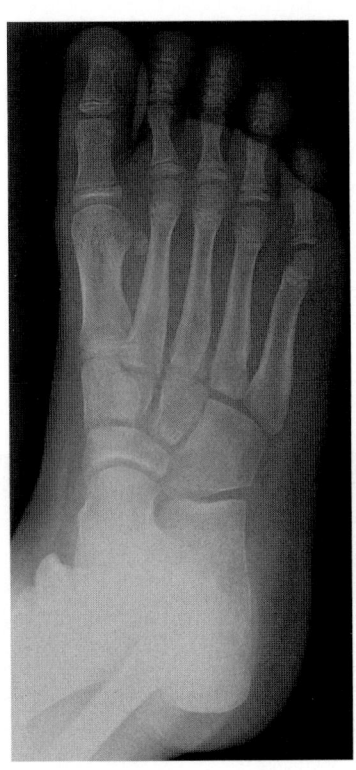

Abb. 34.43 8 Jahre alt (w.)

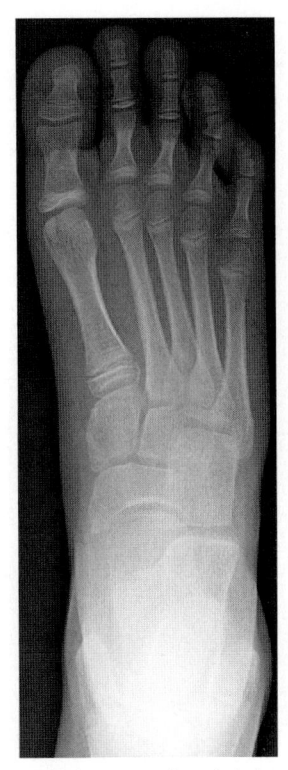

Abb. 34.44 9 Jahre alt (w.)

594　34　Fuß, weiblich

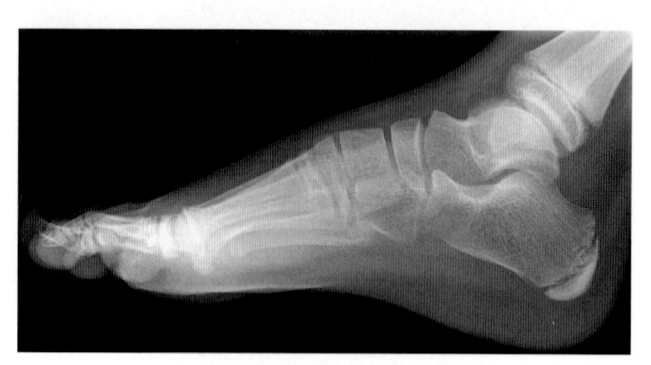

Abb. 34.45 9 Jahre alt (w.)

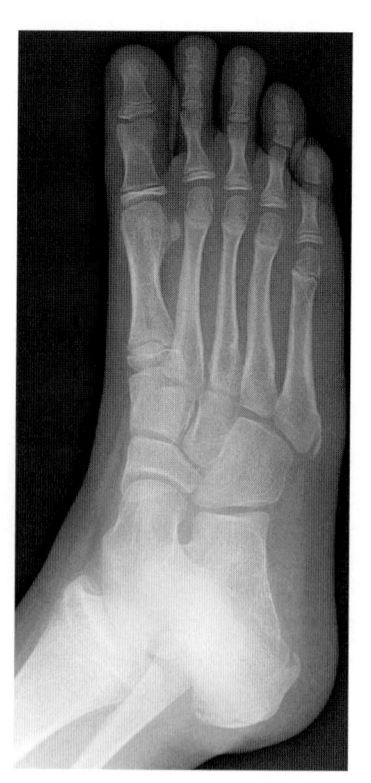

Abb. 34.46 9 Jahre alt (w.)

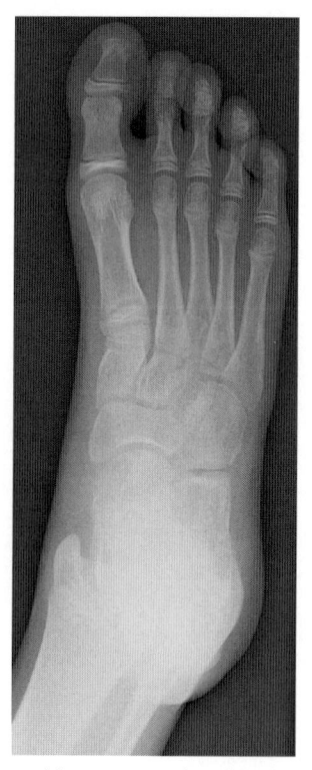

Abb. 34.47 10 Jahre alt (w.)

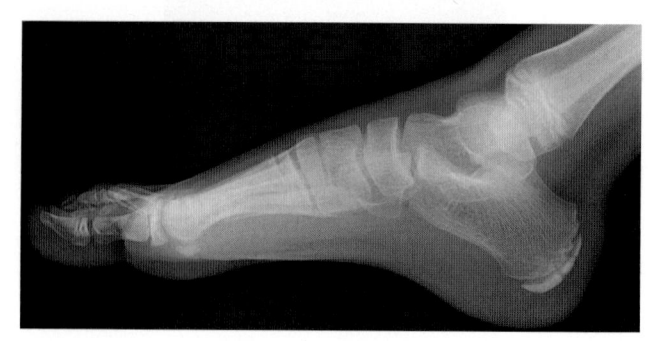

Abb. 34.48 10 Jahre alt (w.)

34 Fuß, weiblich

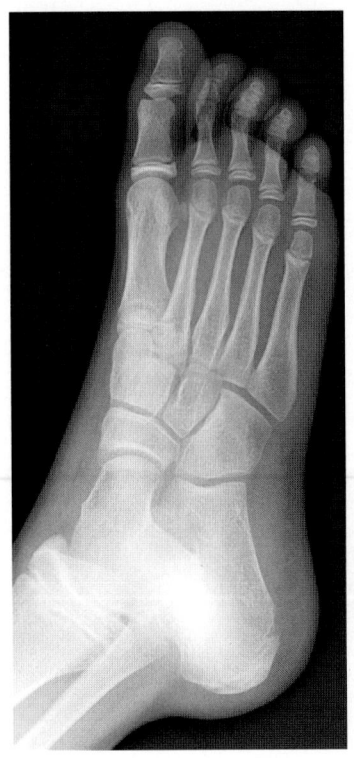

Abb. 34.49 10 Jahre alt (w.)

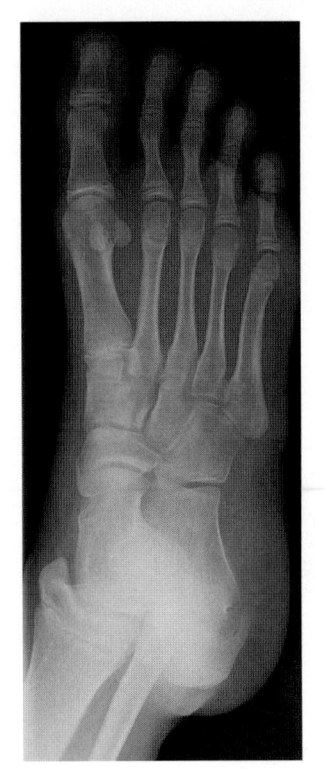

Abb. 34.50 11 Jahre alt (w.)

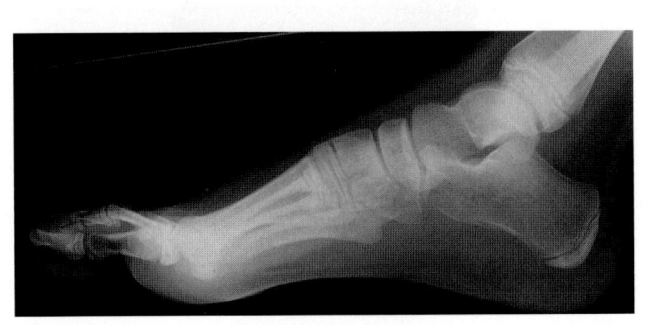

Abb. 34.51 11 Jahre alt (w.)

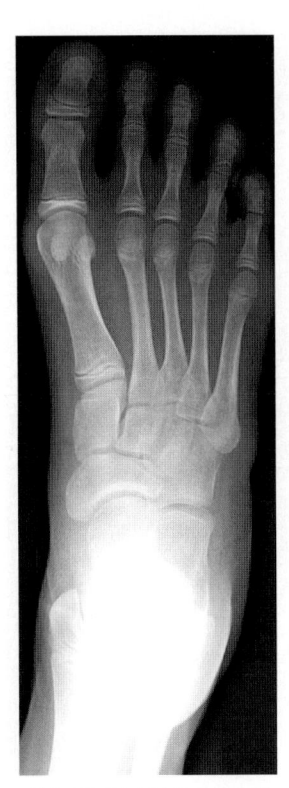

Abb. 34.52 11 Jahre alt (w.)

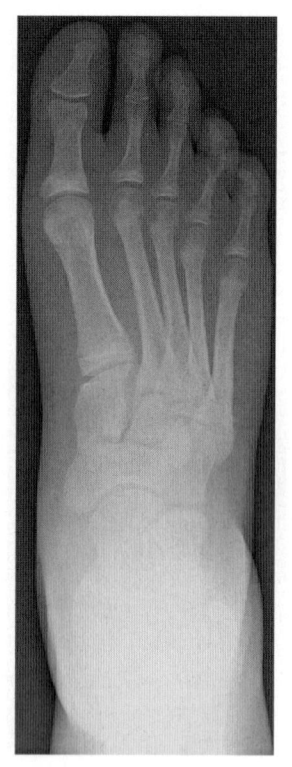

Abb. 34.53 12 Jahre alt (w.)

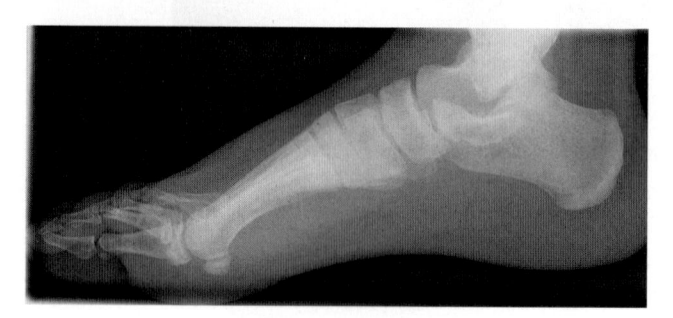

Abb. 34.54 12 Jahre alt (w.)

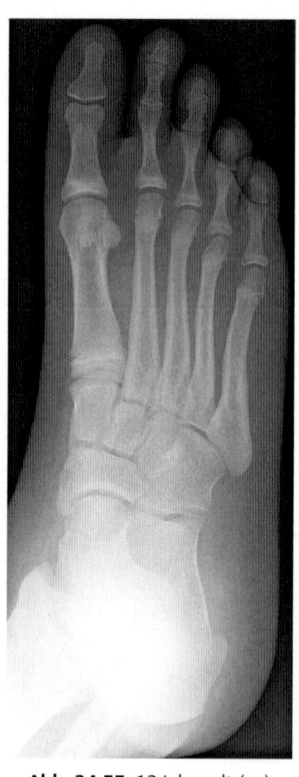

Abb. 34.55 12 Jahre alt (w.)

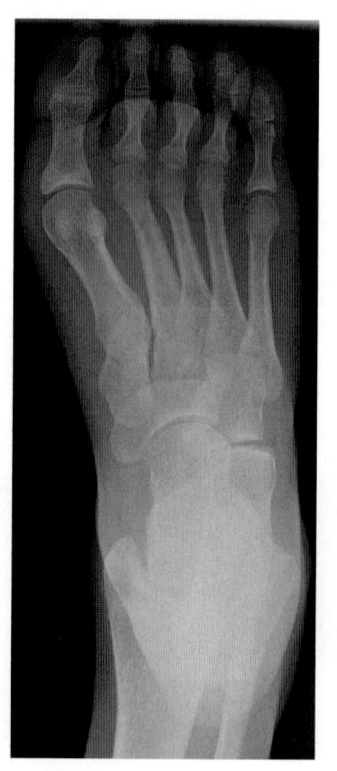

Abb. 34.56 13 Jahre alt (w.)

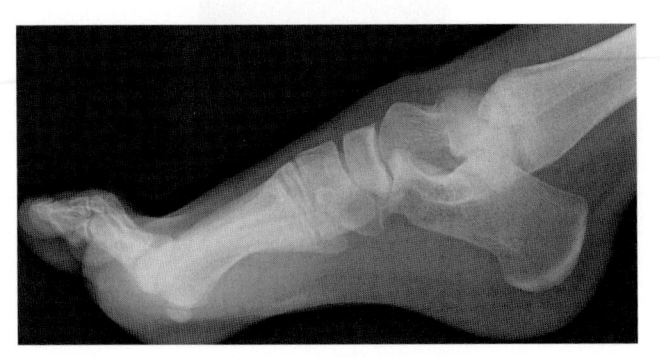

Abb. 34.57 13 Jahre alt (w.)

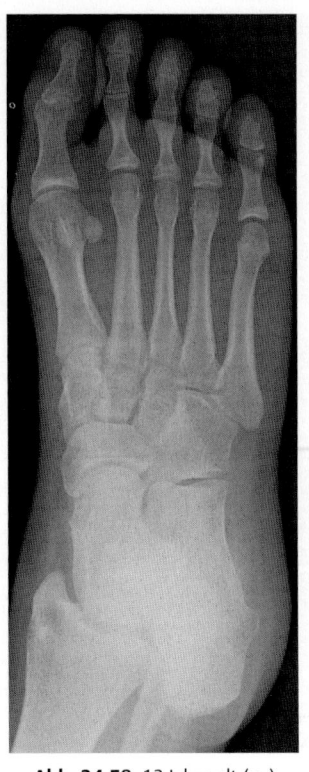

Abb. 34.58 13 Jahre alt (w.)

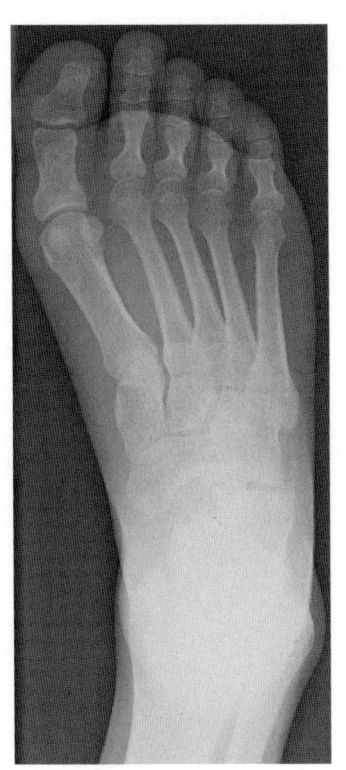

Abb. 34.59 14 Jahre alt (w.)

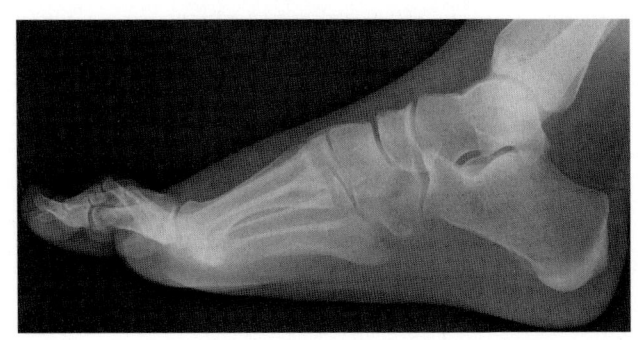

Abb. 34.60 14 Jahre alt (w.)

598   34 Fuß, weiblich

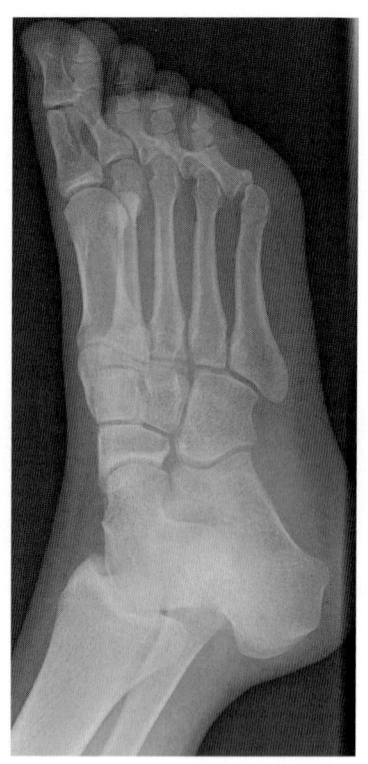

Abb. 34.61 14 Jahre alt (w.)

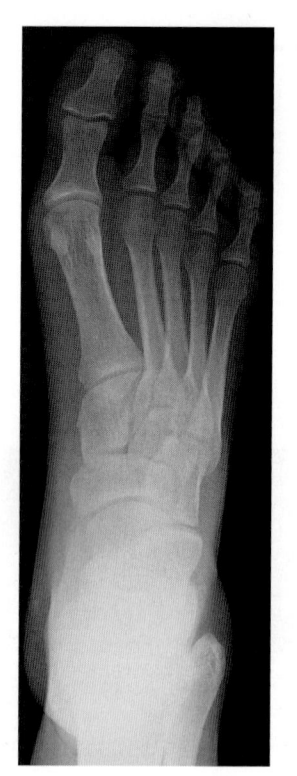

Abb. 34.62 15 Jahre alt (w.)

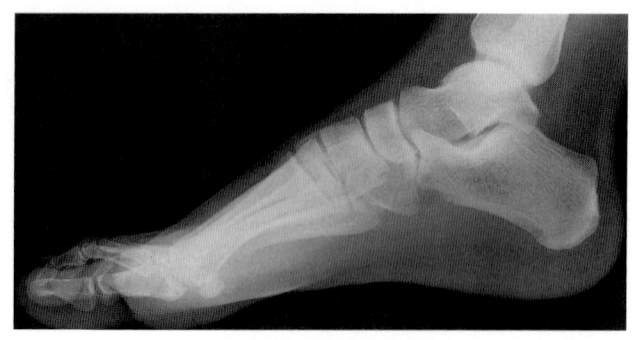

Abb. 34.63 15 Jahre alt (w.)

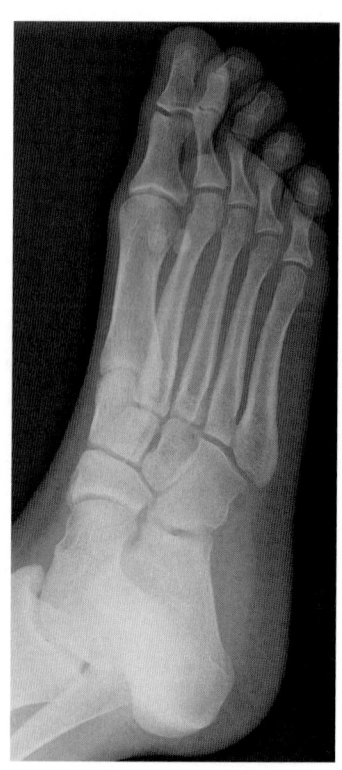

Abb. 34.64 15 Jahre alt (w.)

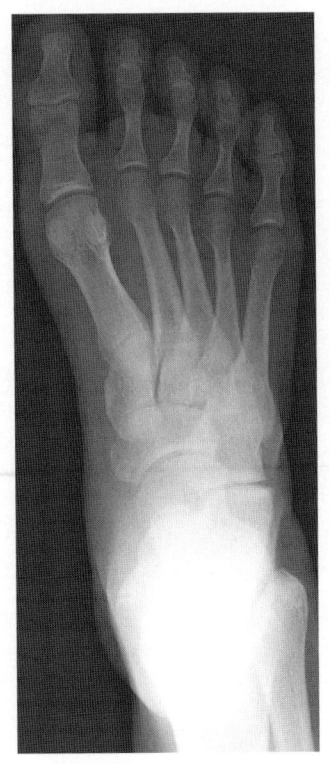

Abb. 34.65 16 Jahre alt (w.)

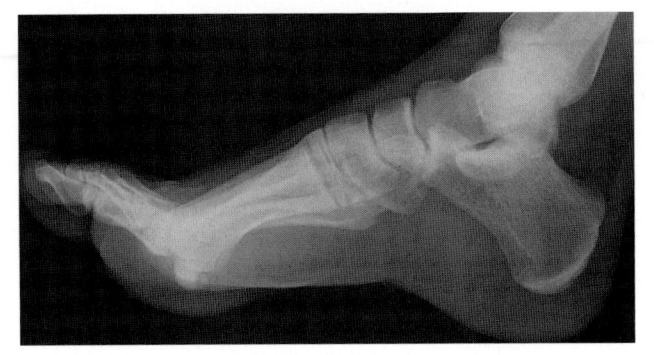

Abb. 34.66 16 Jahre alt (w.)

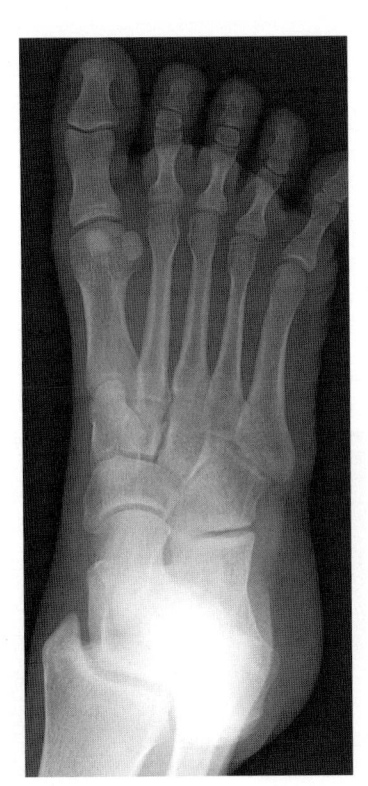

Abb. 34.67 16 Jahre alt (w.)

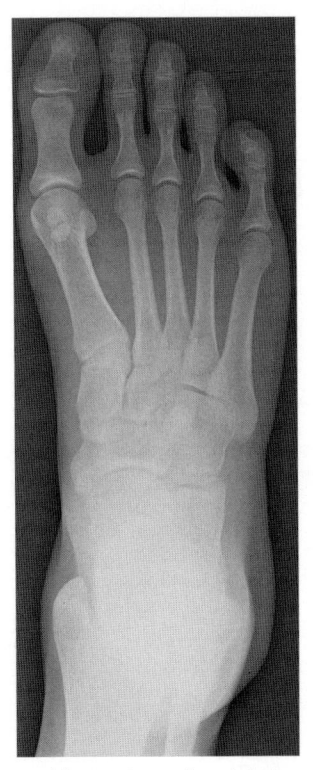

Abb. 34.68 17 Jahre alt (w.)

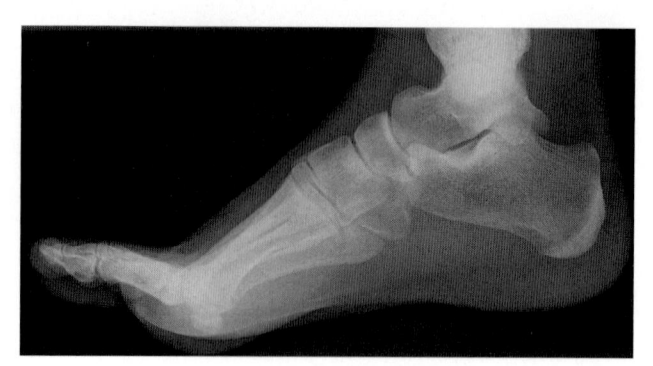

Abb. 34.69 17 Jahre alt (w.)

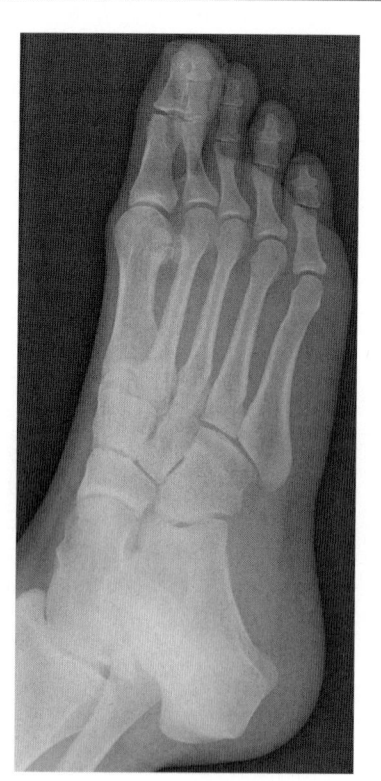

Abb. 34.70 17 Jahre alt (w.)

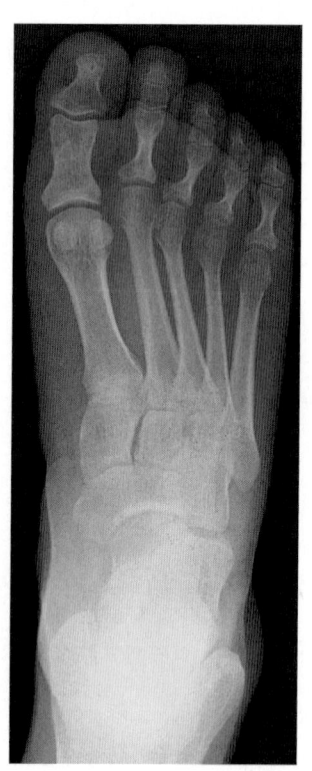

Abb. 34.71 18 Jahre alt (w.)

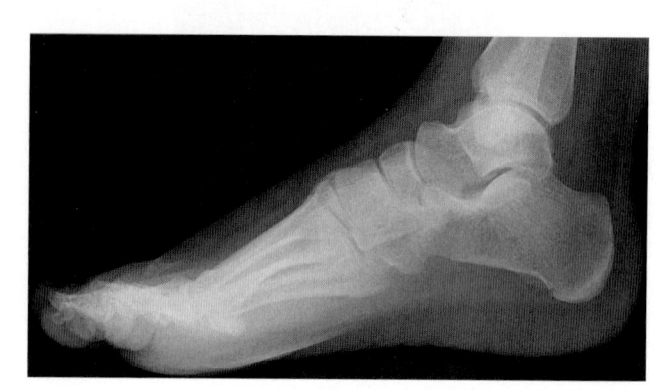

Abb. 34.72 18 Jahre alt (w.)

34 Fuß, weiblich

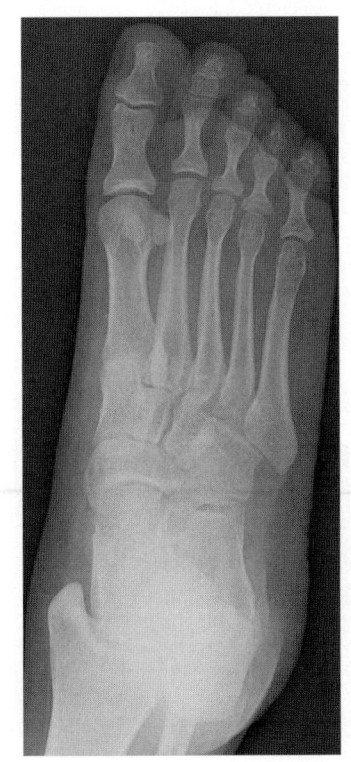

Abb. 34.73 18 Jahre alt (w.)

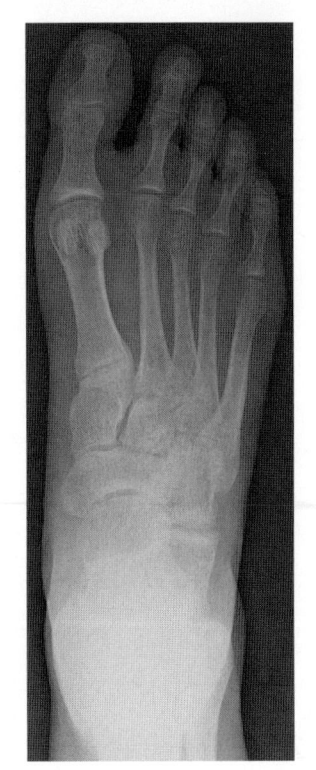

Abb. 34.74 19 Jahre alt (w.)

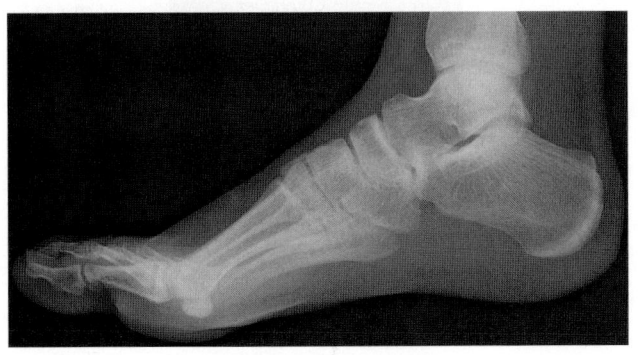

Abb. 34.75 19 Jahre alt (w.)

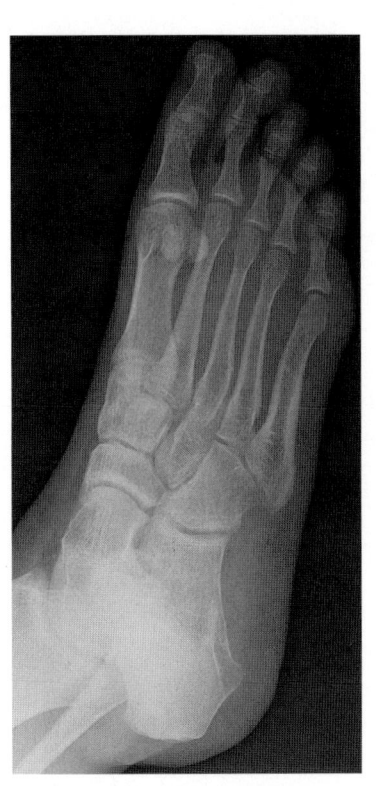

Abb. 34.76 19 Jahre alt (w.)

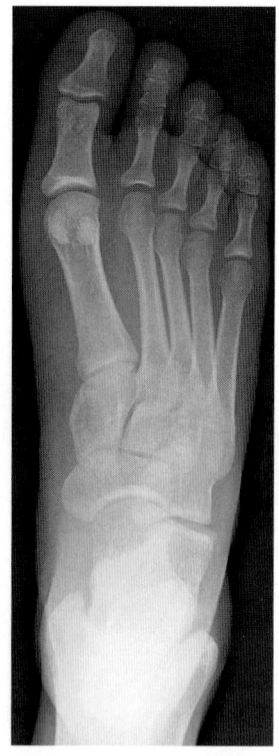

Abb. 34.77 20 Jahre alt (w.)

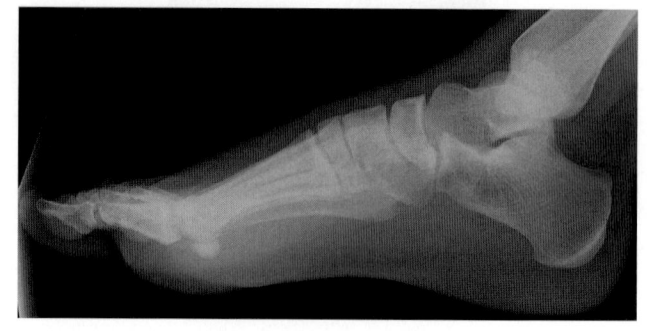

Abb. 34.78 20 Jahre alt (w.)

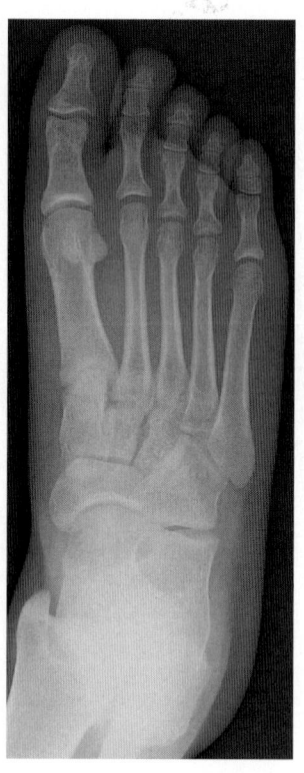

Abb. 34.79 20 Jahre alt (w.)

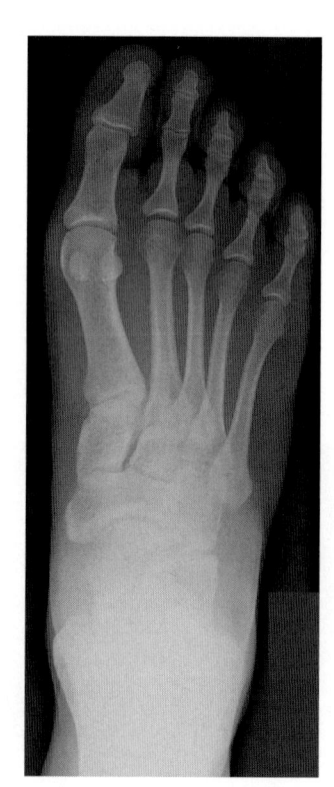

Abb. 34.80 21 Jahre alt (w.)

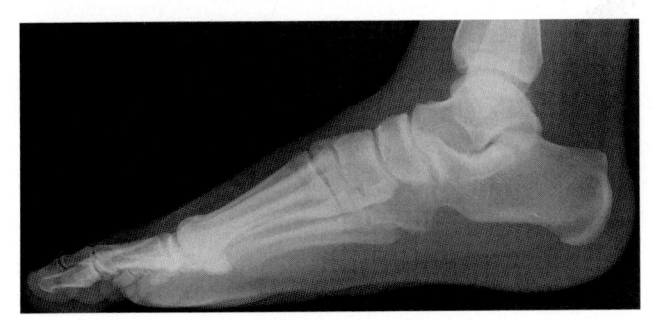

Abb. 34.81 21 Jahre alt (w.)

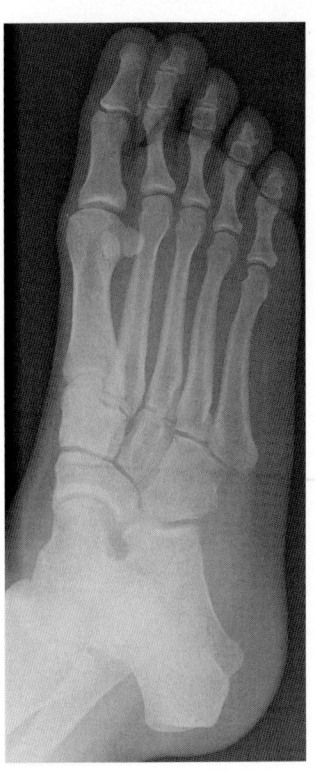

Abb. 34.82 21 Jahre alt (w.)

34 Fuß, weiblich

Anhang

Wachstumstabelle

35 Wachstumstabelle nach Sontag, Snell und Anderson

Anhand der von Sontag, Snell und Anderson durchgeführten Untersuchungen wurde die Anzahl radiologisch sichtbarer Ossifikationszentren in der linken Körperhälfte von Jungen und Mädchen in den ersten fünf Lebensjahren bestimmt. Die Studie umfasste 149 Kinder mit breiterer demografischer Streuung als bei der Forschung von Greulich und Pyle aus den 1950er-Jahren. Alle Ossifikationszentren in Schulter, Humerus, Radius, Händen, Femur, Knie, Tibia, Fibula und Fuß wurden in dieser Studie berücksichtigt. Insgesamt wurden die folgenden 67 Ossifikationszentren gefunden:

Schulter
- Processus coracoideus

Humerus
- Mediale Epiphysis proximalis
- Laterale Epiphysis proximalis
- Capitulum
- Epicondylus medialis

Radius
- Epiphysis proximalis
- Epiphysis distalis

Hand
- Os capitatum
- Os hamatum
- Os triquetrum
- Os lunatum
- Os scaphoideum
- Os trapezium
- Os trapeziodeum
- 5 Epiphysen der Phalanges distalis
- 4 Epiphysen der Phalanges media
- 5 Epiphysen der Phalanges proximalis
- 5 Epiphysen der Ossa metacarpi

Femur
- Epiphysis proximalis
- Trochanter major
- Epiphysis distalis

Knie
- Patella

Tibia
- Epiphysis proximalis
- Epiphysis distalis

Fibula
- Epiphysis proximalis
- Epiphysis distalis

Fuß
- Os cuboideum
- Os cuneiforme mediale
- Os cuneiforme intermedium
- Os cuneiforme laterale
- Os scaphoideum
- Epiphyse des Kalkaneus
- 5 Epiphysen der Phalanges distalis
- 4 Epiphysen der Phalanges media
- 5 Epiphysen der Phalanges proximalis
- 5 Epiphysen der Ossa metatarsi

Die folgende Tabelle zeigt die durchschnittliche Anzahl von Ossifikationszentren bei Jungen und Mädchen.

Alter (Monate)	Jungen Durchschnittliche Anzahl	Standardabweichung	Mädchen Durchschnittliche Anzahl	Standardabweichung
0	4,11	1,41	4,58	1,76
3	6,63	1,86	7,78	2,16
6	9,61	1,95	11,44	2,53
9	11,88	2,66	15,36	4,92
12	13,96	3,96	22,40	6,93
18	19,27	6,61	34,10	8,44
24	29,21	8,10	43,44	6,65
30	37,59	7,40	48,91	6,50
36	43,42	5,34	52,73	5,48
42	47,06	5,26	56,61	3,98
48	51,24	4,59	57,94	3,91
54	53,94	4,35	59,89	3,36
60	56,24	4,07	61,52	2,69